全国名老中医药专家师承教育导师李顺保工作室建设项目

中医骨伤科古代十大名著校注

主　编　李顺保
副主编　田凯文　柳　直
编　委　（按姓氏笔画排序）
　　　　田凯文　任　森　李顺保
　　　　何维俊　赵君虎　柳　直
　　　　郭东武
秘　书　徐学斌　马玉娇

学苑出版社

图书在版编目（CIP）数据

中医骨伤科古代十大名著校注 / 李顺保主编. -- 北京 : 学苑出版社, 2025. 3. -- ISBN 978-7-5077-7097-1

Ⅰ. R274

中国国家版本馆 CIP 数据核字第 2025LN0254 号

责任编辑：付国英
出版发行：学苑出版社
社　　址：北京市丰台区南方庄 2 号院 1 号楼
邮政编码：100079
网　　址：www.book001.com
电子邮箱：xueyuanpress@163.com
联系电话：010-67601101（营销部）　010-67603091（总编室）
印　刷　厂：廊坊市都印刷有限公司
开本尺寸：787mm×1092mm　1/16
印　　张：55.5
字　　数：1144 千字
版　　次：2025 年 3 月第 1 版
印　　次：2025 年 3 月第 1 次印刷
定　　价：288.00 元

前　言

中医骨伤科是中医学科中的一枝奇葩，是研究因破损而致人体骨骼系统、肌肉系统、内脏系统的解剖、生理、病理的改变及诊断和治疗的临床学科，它和中医学一道历经五千年的萌芽、形成、成长、发展、兴盛阶段，至今已为成熟而完备的学科。

一、名称演化

夏商周时代，《周礼·天官》记载医生分为四科：食医、疾医、兽医、疡医，疡医即是外科和骨伤科医生。春秋战国时代因战争动乱、各国医事制度不一，多数仍沿用周代分科制度。汉朝将疡医列入骨科中。唐朝医生分五科：体疗（内科）、疮肿（外科）、少儿（儿科）、耳目口齿（五官科）、角法（用兽角吸拔，犹今日拔火罐），骨伤科仍列在外科中。宋朝医生分九科：大方科（内科）、小方科（儿科）、风科、眼科、疮肿、产科、口齿兼咽喉科、金镞兼书禁科、疮肿兼折伤科，骨伤科列入疮肿兼折伤科中，名为"折伤医"。宋朝后期和元朝改为十三科：大方脉、小方脉、杂医、风科、产科、眼科、口齿科、咽喉科、正骨科、金疮肿科、针灸科、祝由科、禁科，骨伤科列入正骨科，故名"正骨"医。明朝分设十三科，但与宋元朝有差异，它们是：大方脉、小方脉、妇人、疮疡、针灸、眼、口齿、咽喉、伤寒、接骨、金镞、按摩、祝由，骨伤科分别入接骨科和金镞科中。明朝隆庆五年（1571）改为十一科，增设痘疹科，改疮疡科为外科，接骨为正骨科，删去金镞科、按摩科、祝由科，骨伤科医生改名"正骨医"。清朝初仍沿用十三科，后改为九科：伤寒、妇人、小方脉、疮疡、眼科、口齿、咽喉、针灸、正骨，骨伤仍列于正骨科内。民国时期仍称正骨，新中国后统一称中医骨伤科。

二、治法发展

旧石器时代已有治伤的按摩法和导引法，新石器时代已有砭刀、骨针、石镰等骨伤科医疗器械。夏朝酿酒，用酒麻醉和止痛。商朝已用刀为手术工具，以刀刺骨。春秋战国开始出现"动静结合"的疗法，包括手术、功能锻炼、方药。汉朝已用口服和外敷药物，华佗发明麻沸散，用以全身麻醉，行刮骨术。晋朝已使用竹片夹板固定骨折法、桑白皮线缝合术、烧灼止血法、清创疗法等。唐朝已对骨折、脱位、内伤等列出正确复位、夹板固定、内外用药、功能锻炼四大治法原则，制定骨伤早期、中期、后期的治疗方案。宋朝已出现使用刀、针、钩、镊等手术器械。元代首创过伸牵引加手法复位治疗脊柱屈曲型骨折，用曲针缝合术、悬吊复位法治疗脊柱骨折。明朝时期的骨伤学重点阐述疾病局部和整体的辩证关系，内治和外治相结合提高疗效。清朝提出正骨手法八法：摸、接、端、提、推、拿、按、摩，骨伤科医疗器械10种，以及多种骨折和脱臼的治疗手法和外敷及内服药物等等，使骨伤科日臻完善。

三、古代骨伤科著作简介

古代骨伤科著作可分为三类：一是丛书中的"门"或"卷"，如《圣济总录》中的折伤门、《普济方》的折伤门、《证治准绳》的折伤门、《医宗金鉴》的正骨心法要旨卷等。二是综合性著作中涉及的骨伤科内容，如《肘后备急方》《永类钤方》《金疮秘传禁方》《世医得效方》等。三是骨伤科专著，如本书收载的名著。

本着"强化中医经典地位"、选用名著以利于"读经典，做临床"，故从众多古代骨伤科著作中挑选出既有经典理论又能指导临床的十部优秀名著。

本书收载和校注的中医骨伤科古代十大名著是：唐代蔺道人《仙授理伤续断秘方》、明代薛己《正体类要》、清代吴谦等《医宗金鉴·正骨心法要旨》、清代钱文彦《伤科补要》、清代胡廷光《伤科汇纂》、清代江考卿《江氏伤科学》、清代胡启万《跌打损伤回生集》、清代赵濂《伤科大成》、清代陆农《治伤秘旨要纂》、日本二宫献彦可《中国接骨图说》。以上十大名著的作者、内容、学术成就、版本等，均在各专著的"校注说明"中，故在此略去，避赘述。

这十部骨科经典中的内容多次被高等中医药院校《中医骨伤科》教材和《中医骨伤科杂志》《中医骨伤》《中华中医骨伤科杂志》《中国中医骨伤科杂志》《中医正骨》《中国骨伤》等专科杂志参考引用。

需要说明的是本书为何选用日本骨伤科专家二宫献彦可的《中国接骨图说》，原因有三：一是该书取材来自中国骨伤科资料，故示"中国"；二是该书附有作者传承其师及个人心得的接骨手法和治疗器械、图谱较多且佳，图文并茂，有指导临床价值，可借鉴，故而选用；三是证明我国中医骨伤科学早已名扬海外。

四、校注中医骨伤科十大名著的缘由

近因系本书为全国名老中医药专家师承教育导师李顺保工作室建设项目，利于工作室成员学习提高中医骨伤科学的诊疗水平，为病人服务。

远因系我们一直期望在传承中医骨伤科精华、守正创新中医骨伤科事业中尽自己绵薄之力。

五、校注说明

1. 原书系繁体字竖排本，无标点和符号，今改排简化字横排字，并加现代汉语标点和符号，原书中的"右"，一律改为"上"，"左"一律改为"下"。

2. 原书中的药名保持原名，不改现在通用名。

3. 原书中的古体字、异形字、俗用字、通假字等，一律改用现代通用字。中医特殊用字则不改，如"癥瘕"的"癥"，不改为"症"。难字、罕见字、少见名词等加校注。

4. 原书系中医古代骨伤科著作，故书中的运动系统的骨骼和肌肉、关节的名词，皆为古代名词，为今骨伤科和骨科医生阅读学习本书，便利中西医贯通，故将古今骨学、肌学、关节学古今名词做出对照，主要依据李顺保主编《中医正常人体解剖学》（学苑出版社，2016年）一书的考证，并根据《中国人体解剖学名词》（中国解剖学会编，上海科学技术出版社，1982年）、《人体解剖学名词》（人体解剖学与组织胚胎学名词解释审定委员会编，科学出版社，2014年）标出国际通用的拉丁文名词和英文名词。

因校注者的水平所限，缺点或错误在所难免，恳请专家、学者、读者斧正。

本书的顺利出版得到学苑出版社孟白社长、陈辉社长、洪文雄社长及责编付国英的热情指导和大力支持，借此深表谢忱！

全国名老中医药专家学术经验继承导师

甘肃省名中医　甘肃省中医药学会第六届副会长

八十有二叟　主任医师　李顺保

书于金城苕花斋　2021年11月

总 目 录

仙授理伤续断秘方	〔唐〕蔺道人撰	李顺保	赵君虎校注	(1)
正体类要	〔明〕薛己撰	李顺保	任森校注	(21)
医宗金鉴·正骨心法要旨	〔清〕吴谦等编	李顺保	柳直校注	(59)
伤科补要	〔清〕钱文彦撰	李顺保	何维俊校注	(125)
伤科汇纂	〔清〕胡廷光撰	李顺保	田凯文校注	(227)
江氏伤科学	〔清〕江考卿撰	李顺保	何维俊校注	(553)
跌打损伤回生集	〔清〕胡启万撰	李顺保	赵君虎校注	(575)
伤科大成	〔清〕赵濂撰	李顺保	郭东武校注	(657)
治伤秘旨要纂	〔清〕陆农编纂	李顺保	郭东武校注	(681)

一、世医得效方·正骨兼金镞科 …… 〔元〕危亦林 (689)
二、永类钤方·风损伤折 …… 〔元〕李仲南 (705)
三、跌损妙方 …… 〔明〕异远真人 (711)
四、救伤秘旨 …… 〔清〕赵廷海 (735)
五、龙源洪氏家传跌打秘方 …… 〔清〕洪龙源 (768)
六、跌打伤科 …… 〔清〕王锡林 (775)
七、捏骨秘法 …… 〔清〕刘闻一 (780)
八、全体伤科 …… 〔清〕王焕旗 (785)
九、朱君尚先生秘传跌打方 …… 〔清〕朱君尚 (791)
十、跌打损伤方 …… 少林寺法莲仙师太双先生 (799)

中国接骨图说 …… 〔日〕二宫献彦可编撰　李顺保　任森校注 (805)
方剂索引 …… (865)
后记 …… (879)

〔唐〕蔺道人 撰

李顺保 赵君虎 校注

仙授理伤续断秘方

校 注 说 明

《仙授理伤续断秘方》又名《理伤续断方》，系唐代蔺道人所著，是我国现存最早的中医骨伤科专著，具有深远的历史意义和临床的指导价值，为我国骨伤科医生必读之书。

一、作者简介

蔺道人，姓蔺，未知名，因系僧人，后人称"蔺道人"。今陕西省西安（古长安）人，生卒年代不详，依序言推算系唐代中晚期唐武宗李炎前后（842年前生，846年后卒）。

蔺道人，不仅是僧侣，信奉佛教，还身怀中医骨伤科绝技。唐朝中期推行废僧还俗政策，蔺道人四五十岁时，无可奈何的流落至今江西省宜春市郊的钟村，隐姓埋名从事农耕生活，不行医道。

蔺道人在宜春应是唐武宗会昌（841—846）时期。在此期间，闭门修行，少与他人来往，唯有一位老人村民彭踔朴，与蔺道人往来密切，常帮助其耕耘，感情甚笃。某日，彭老者之子，上山砍柴，不慎从树上跌落坠地，颈折，肱骨挫伤，疼痛难忍，呻吟不绝。彭老诉求于蔺道人，蔺道人视诊后，运用正骨手法，并嘱服其所立方药，效如桴鼓，疼痛解除，数日后如常人，一时名扬乡邻。嗣后求医问药者蜂拥而至，蔺道人倦怠，将医术和方药秘术无偿授予彭老人，并叮嘱不可出售，不可传于他人。后不辞而别，日后人言其术是彭氏之技而非蔺道人也。

蔺道人仅有郑先生为友，每年春秋之时，郑氏携子载酒肴相约，醉则高歌，歌曰："经世学，经世学成无用着；山中乐，山中乐土堪耕凿。瘿瓢有酒同君酌，醉卧草庐谁唤觉；松阴忽听双鸣鹤，起来日出穿林薄。"言其厌世脱俗，隐居闲逸之写照。此歌声日后被江西行政长官赞赏，故派员拜访而不遇，故改钟村为巩村。以上内容均来自"序"，读者可参阅。

二、内容简介

1. 理伤接骨十四个步骤：煎水洗→相度损处→拔伸→或用力收入骨→捺住→用黑龙散通→用风流散填疮→夹缚→服药→再洗→再用黑龙散通→或再用风流散填疮口→再夹缚→仍用前服药治之。

2. 立治则四十二条：分述人体各部位损伤、骨科等临床诊断，治疗接骨手法，夹缚器械，选用药物，服药宜忌等四十二治则。

3. 服药七步法：通大小便去瘀血→服黄末药→服白末药→服乌丸子→服红丸子→服麻丸子→服活血丹及服法等。

4. 四十六首方药：其中外用方十首，如，洗药、乌尤角贴药、掺疮口方、除痕方等。内服方三十六首，如，大活血丹、小红丸、大红丸、黑丸子等。

三、学术价值

1. 蔺道人是中医骨伤科的奠基人，他所撰《仙授理伤续断秘方》是我国第一部中医骨伤科经典著作，距今已有千余年，具有深远的历史价值。

2. 该书中骨折整复、小夹板外固定、动静结合、外敷和内服用药等，体现出整体观念和辨证论治，对今日的骨伤科的临床具有指导价值。

3. 该书所立制的外用药和内服药，对今临床有借鉴意义和应用价值。

四、版本简介

该书成熟于唐朝会昌年间，元朝至顺二年（1331）的《永类钤方》曾辑录该书大部分内容，明洪武二十八年（1395），与《仙传外科集验方》《秘传外科方》合集为《青囊杂纂》刊行问世。

现存刻本：①明洪武（846年）刻本，藏国家图书馆。②明刻本，藏南京图书馆。③抄本，藏浙江中医药研究院。④见《青囊杂纂》（明弘治崇德堂刻本，1459年，藏中国中医科学院图书馆）。⑤见《道藏》（明代正统刻本）。

五、该书所用版本

本书选用国家图书馆藏明洪武刻本为底本，参校《青囊杂纂》明弘治崇德堂刻本。

李顺保

2024年1月

仙授理伤续断秘方序

  此方乃唐会昌①间，有一头陀②，结草庵于宜春③之钟村，貌甚古，年百四五十岁，买数亩垦畲④种粟以自给。村氓⑤有彭叟⑥者，常常往来其庐，颜情甚稔⑦，或助之耕。一日，彭之子，升木伐条，误坠于地，折颈挫肱，呻吟不绝。彭诉于道人，道人请视之，命买数品药，亲制以饵。俄而痛定，数日已如平时。始知道人能医，求者益众。道人亦厌之，乃取方授彭，使自制以应求者，且誓之以无苟取，毋轻售，毋传非人。由是言治损者宗彭氏。彭叟之初识道人三十许，今老矣，然风采无异前时。问其姓名，曰：蔺道者。问其氏，曰：长安⑧人也。始道人闭门不通人事，人亦少至，唯一郑先生，每春晴秋爽，携稚过之，必载酒肴从焉。道人悬一椰瓢壁间，郑至则取瓢更酌，彭或遇之亦酌。二人皆谈笑竟晷⑨。醉则高歌，其词曰：经世学，经世学成无用着；山中乐，山中乐土堪耕凿。瘿瓢有酒同君酌，醉卧草庐谁唤觉；松阴忽听双鸣鹤，起来日出穿林薄。彭踽朴⑩不知所言为何，惟熟听其歌，亦得其腔。每归对人歌之，人亦不省。居久，郑先生不至，彭问道人，道人云：已仙去。彭卒不悟。后江西观察使⑪行部至袁州⑫，闻彭所歌，异之，诘其词，得道人姓氏，

---

① 会昌：唐武宗李炎年号（841—846）。
② 头陀：梵文 Dhūta 的音译，又译"杜多"。佛教名词。佛教僧侣行头陀时，应遵守十二项苦行，称为"头陀行"，后也用以称呼行脚气食的僧人。
③ 宜春：江西省宜春市，位于江西西部。
④ 畲（shē）：采用刀耕火种方法的近似荒芜的田地。
⑤ 氓（méng）：居住在郊野的平民。
⑥ 彭叟（sǒu）：姓彭的老人。
⑦ 稔（rěn）：熟悉。
⑧ 长安：今西安市。
⑨ 晷（guǐ）：日影。
⑩ 彭踽朴：彭叟的姓名。
⑪ 观察使：官名。负责考察州县官吏政绩，后兼理民事。唐代为一道的行政长官。
⑫ 袁州：古州名。今江西省宜春市袁州区，因有袁山而得名。

遂遣人同彭叟至其庐邀之，至则行矣，惟瓢存焉。廉①大以为恨，谓彭传其治损诸方，因易其村曰巩②。道人有书数篇，所授者特其最后一卷云。

---

① 廉：疑为观察使之姓氏。
② 巩：观察使将蔺道人所居的钟村易名为巩村。

目　　录

医治整理补接次第口诀 …………………………………………………（9）
　　洗药 ……………………………………………………………………（11）
　　黑龙散 …………………………………………………………………（11）
　　大活血丹 ………………………………………………………………（11）
　　小红丸 …………………………………………………………………（12）
　　大红丸 …………………………………………………………………（12）
　　黑丸子 …………………………………………………………………（13）
　　当归散 …………………………………………………………………（13）
　　乳香散 …………………………………………………………………（13）
　　鳖甲散 …………………………………………………………………（13）
　　小红丸 …………………………………………………………………（13）
　　小黑丸 …………………………………………………………………（14）
　　搜风丸 …………………………………………………………………（14）
　　驱风丸 …………………………………………………………………（14）
　　黑虎丹 …………………………………………………………………（14）
　　首乌丸 …………………………………………………………………（14）
　　匀气散 …………………………………………………………………（14）
　　四物汤 …………………………………………………………………（14）
　　七气汤 …………………………………………………………………（14）
　　五积散 …………………………………………………………………（15）
　　大成汤 …………………………………………………………………（15）
　　小承气汤 ………………………………………………………………（15）
　　排风汤 …………………………………………………………………（15）
　　接骨药 …………………………………………………………………（15）
　　常用整骨药 ……………………………………………………………（15）
　　又方 ……………………………………………………………………（15）
　　至真散 …………………………………………………………………（16）

又治伤损方论 …………………………………………………………（16）

　　黄药末 …………………………………………………………（16）

　　白药末 …………………………………………………………（16）

　　乌丸子 …………………………………………………………（17）

　　红丸子 …………………………………………………………（17）

　　麻丸子 …………………………………………………………（17）

　　活血丹 …………………………………………………………（17）

　　洗药 ……………………………………………………………（18）

　　乌龙角 …………………………………………………………（18）

　　桃红散 …………………………………………………………（18）

　　紫金散 …………………………………………………………（18）

　　七宝散 …………………………………………………………（19）

　　定痛丸 …………………………………………………………（19）

　　七气汤 …………………………………………………………（19）

　　仙正散 …………………………………………………………（19）

　　糁疮口方 ………………………………………………………（19）

　　接骨散 …………………………………………………………（19）

　　除痕方 …………………………………………………………（20）

　　阴红汤 …………………………………………………………（20）

　　胶艾汤 …………………………………………………………（20）

　　洗药 ……………………………………………………………（20）

医治整理补接次第口诀

一、煎水洗；二、相度损处；三、拔伸；四、或用力收入骨；五、捺正；六、用黑龙散通；七、用风流散填疮；八、夹缚；九、服药；十、再洗；十一、再用黑龙散通；十二、或再用风流散填疮口；十三、再夹缚；十四、仍用前服药治之。

凡脑骨伤碎，轻轻用手搏令平正。若皮不破，用黑龙散敷贴。若破，用风流散填疮口，绢片包之，不可见风着水，恐成破伤风。若水与风入脑，成破伤风，则必发头痛，不复可治。在发内者，须剪去发敷之。

凡脑骨伤碎，在头骨上，则可治。在太阳穴，乃是命处，断然不可治矣。

凡肩甲骨①出，相度如何整，用椅当圈住胁，仍以软衣被盛箪②。使一人捉定，两人拔伸，却坠下手腕，又着曲着手腕，绢片缚之。

凡金井骨③，在胁之下，有伤损不可夹缚。只是捺平，令安贴平正，用黑龙散贴，绢片缚。两胁骨亦如此。

凡跨骨④，从臀上出者，可用三两人，挺定腿拔抻，乃用脚捺入。如跨骨从裆内出，不可整矣。

凡手骨出者，看如何出。若骨出向左，则向右边拔入；骨向右出，则向左拔入。

凡手脚骨，皆有两胫。若一胫断，则可治。两胫俱断，决不可治矣。凡手脚骨伤甚者，不可治。

凡伤损重者，大概要拔伸捺正，或取开捺正，然后敷贴、填涂、夹缚。拔伸当相近本骨损处，不可别去一节骨上。

凡拔伸，且要相度左右骨如何出，有正拔伸者，有斜拔伸者。

凡认损处，只须揣摸骨头平正、不平正，便可见。

凡左右损处，只相度骨缝，仔细捻捺、忖度，便见大概。要骨头归旧，要撑捺皮相就入骨。

---

① 肩甲骨：古骨名。今肩胛骨。
② 箪（dān）：竹制或苇制的盛器，常用以盛饭。
③ 金井骨：古骨名，今浮肋。
④ 跨骨：古骨名，今髋骨。

凡拔伸，或用一人，或用二人、三人，看难易如何。

凡皮破骨出差爻，拔伸不入，撙①捺相近，争一二分，用快刀割些捺入骨。不须割肉，肉自烂碎了，可以入骨。骨入之后，用黑龙散贴疮之四围，肿处留疮口，别用风流散填。所用刀最要快，剜刀、雕刀皆可。

凡捺正，要时时转动使活。

凡骨碎断，须要本处平正如何。大抵骨低是骨不曾损，左右看骨方是。损处要拔伸捺正，用药贴，夹缚要平正方是。

凡肿是血作，用热药水泡洗，却用黑龙散敷贴。

凡伤重，必用药水泡洗，然后涂药。如伤轻，不必洗，便涂药。

凡夹缚，夏三两日，冬五三日解开。夹缚处用热药水泡，洗去旧药，洗时切不可惊动损处。了仍用黑龙散敷，夹缚。盖伤重者方如此。

凡皮破，用风流散填，更涂。未破用黑龙散贴。须用杉木皮夹缚之。

凡拔伸捺正要软物，如绢片之类奠②之。

凡皮里有碎骨，只用黑龙散敷贴，后来皮肉自烂，其碎骨必然自出来，然后方愈。

凡骨破打断，或筋断有破处，用风流散填涂，却用针线缝合其皮，又四围用黑龙散敷贴。

凡夹缚，用杉木皮数片，周回紧夹缚，留开皆一缝，夹缚必三度，缚必要紧。

凡平处，骨碎皮不破，用药贴，用密夹缚。大概看曲转处，脚凹之类不可夹缚，恐后伸不得，止用黑龙散贴，帛片包缚，庶可曲转屈伸。有数处，如指骨断，止用苎麻夹缚。腿上用苎麻绳夹缚，绳如钱绳许大。

凡贴药，用板子一片，将皮纸或油纸，以水调黑龙散，摊匀在上，然后卷之，贴损处。

凡用杉皮，浸约如指大片，疏排令周匝，用小绳三度紧缚，三日一次。如前淋洗，换涂贴药。

凡曲转，如手腕、脚凹、手指之类，要转动，用药贴，将绢片包之，后时时运动。盖曲则得伸，得伸则不得屈，或屈或伸，时时为之方可。

凡损伤，其初瘁而不痛。应拔伸捺正，复用刀取开皮，皆不痛。三二日后方痛。

凡损，一月尚可整理，久则不可。

凡损，不可吃草药，吃则所出骨不能如曰。

凡跌损，肠肚中污血，且服散血药，如四物汤之类。

---

① 撙（zǔn）：勒住。
② 奠：通"垫"。

凡损，大小便不通，未可便服损药。盖损药用酒必热，且服四物汤，更看如何，又服大成汤加木通。如大小便尚未通，又加朴硝。待大小便通后，却服损药。

凡伤重者，未服损药，先服气药，如匀气散之类。

凡浑身无故损痛，是风损，当服风损药，如排风汤之类。

凡服损药，不可吃冷物，鱼、牛肉极冷，尤不可吃。若吃牛肉，痛不可治。

凡损药必热，便生血气，以接骨耳。

凡服药，不拘在红酒，无灰酒、生酒皆可。

凡药，三四月炼，不可多合，五月尤甚。存散药随时旋丸。

凡收药丸子、末子，并用罐子收入厨子内，以火焙之。

凡损，用火灸，则医不得，服药不效矣。

诸药，惟小红丸、大活血丹最贵。盖其间用乳香、没药。枫香①可代乳香三之一。血竭难得，合大活血丹，欠此亦可，若有更佳。

合药断不可无乳香、没药。若无没药，以番降真②代，血竭无亦用此代。

凡所用药材，有外道者，有当土者，如当归，土与川不同。丸子可用土当归、土药材。末子须用外道者。

洗药　凡伤重者，用此方煎汤洗之，然后敷药。

生葱切断，一本用生姜　荆芥锉　土当归

上三味煎汤，温热淋洗。

黑龙散贴用　治跌扑伤损，筋骨碎断，差爻出臼。先煎葱汤或药汁淋洗。拔伸整擦，令骨相续平正后，却用生姜汁或生地黄汁，和水调稀，却将熟帛或皮纸量损处大小，薄摊于上贴之。次以木皮，约如指大片，疏排令周匝，将小绳三度缚之要紧，三日一次。再如前淋洗、换药、贴裹。不可去夹。须护，毋令摇动，候骨生牢稳方去夹，则复如故。若被刀箭伤、虫兽伤啮成疮穰烂，肌肉不生，跌磕肿痛。并用姜汁，和水调贴。有破则留口，以风流散填涂。

穿山甲六两，炒黄或烧存性　丁香皮六两　土当归二两　百草霜散血，入半两　枇杷叶根去毛，入半两，一云山枇杷根。

上焙，碾为细末，姜汁水调，或研地黄汁调用。

大活血丹　治扑损伤折，骨碎筋伤，疼痛浮肿，腹有瘀血，灌注四肢，烦满不安。痛疽发背，筋肉坏烂。诸般风疾，左瘫右痪，手足顽麻。妇人血风诸疾，产后败血不行，流入四肢，头面浮肿，血气疼痛。浑身疼痹。经脉湛浊，风痨发动，百

---

① 枫香：金缕梅科植物枫香的果实，名路路通。
② 番降真：降香之别名，因是国外进口（主要印度），故前加"番"。

节酸疼，并宜服之。每服半丸，用无灰酒磨化，微煎三五沸，温服，不拘时，不限多少。此药纱葛袋收收挂净处，经久不坏，可备急用。孕妇莫服。损在上食后服，在下空心服，伤重不拘。余仿此。

天南星一斤，姜汁浸一宿，焙　芍药一斤，赤白皆可　骨碎补一斤，焙，石上生者佳　黑豆一升，酒煮焙干　大栗间①一斤，老者去皮，焙　青桑炭十斤，青桑木取如臂大者，去皮叶，炭火煅，令赤烟起，用酸醋杀为炭　木鳖半斤，去壳，细切，麸炒，取半斤　自然铜半斤，火煅，醋酸淬存性，取半斤　细辛十两，去苗，叶取十两　川牛膝一斤，去芦，酒浸，焙，取一斤　川乌一斤，炮　没药四两，别研。如无，降真为末代　乳香半斤，别研，如无，以三倍枫香代之　血竭六两，别研　白芷一斤

上桑、栗、豆、补、星、药六味为末，和余药研为细末，用米醋煮，糯糊拌，入臼捣千杵，方聚众人急下手丸，下手稍缓则拆。阴干半月，然后用火焙，或晒一日。大丸重六文湿，中丸重三文湿。干则以漆抹在手上，取两三丸，挪漆为衣。每服半丸。合此药，勿令四眼见之，更忌鸡、犬、妇人，见之则折矣。

小红丸　治蹉折伤损，皮破骨出，手足碎断，筋肉坏烂。疼痛，甚至昼夜叫呼，百治不止。手足久损，筋骨差爻，举动不得，损后伤风湿，肢节挛缩，遂成偏废。劳伤筋骨，肩背疼痛，四肢疲乏，动用无力。常服壮筋骨、活经络、生气血。每服三十丸，用生姜煎酒，或盐汤吞下，不拘时候。孕妇莫服。

骨碎补六两，姜制，焙，取六两　土当归六两，焙取　川乌六两，煨　白杨皮六两，焙　肉桂四两，不见火　莪术二两，焙　丁香三两　干姜二两，焙　川芎三两　细辛四两，焙　附子三两半，煨去皮　乳香三钱，别研不焙　没药三钱，别研　芍药六两，焙

上补、药、归、杨四味，用当土者。余八味研为细末，乳、没别制，和醋糊为丸，如绿豆大，信朱为衣。每服三十丸，温酒下。敷用，生姜自然汁煎酒，或盐汤皆可，不拘时候。

大红丸　治扑损伤折，骨碎筋断，疼痛痹冷，内外俱损，瘀血留滞，外肿内痛，肢节痛倦。应诸损痛，不问年深日近，并宜服之。常服补损，坚筋固骨，滋血生力，神验不可具述。每服三十丸，温酒、醋汤任下，不拘时候。孕妇莫服。

赤敛②一斤，即何首乌，焙干　川乌一斤七两，火煨坼　天南星一斤，焙　芍药一斤，焙　土当归十两，焙　骨碎补一斤，姜制，焙　牛膝十两，酒浸，焙　细辛八两，去叶，焙　赤小豆二升，焙　自然铜四两，煅存性　青桑炭五斤，煅，醋淬，钦此一味亦可，其上具要制焙后，方称斤两

上敛、星、芍药、归、补、膝、辛七味，并用当土者，同余药罗为末，醋煮面

---

① 大栗间：栗子之别名。
② 赤敛：《本草纲目》载："濠州有一种赤敛，功用与白敛同，花实亦相类，但表里俱赤耳。"

糊为丸，如梧桐子大，朱为衣。每服三十丸，温酒下，醋汤亦可。损在上食后服，在下空心服。伤重不拘时服。或与小红丸互用亦可。

黑丸子 治打扑伤损，驴马跌坠，骨断筋碎，百节疼痛，瘀血不散，浮肿结毒。一切风疾，四肢疼痹，筋痿力乏，浑身倦怠，手足缓弱，行步不前。妇人诸般血风劳损，并宜服之。每服二十丸、三十丸，用煨葱、酒或茶任下。孕妇莫服。

白蔹一斤，焙　白及四两，焙　南星六两，焙　芍药十两，焙　土当归四两，焙　骨碎补八两，焙　川乌三两，焙　牛膝六两，焙　百草霜十两　赤小豆一斤

上除星、芍、归、补、膝、豆用土产者，草霜釜上取。同为末，醋糊为丸，如梧子大，每服三二十丸。

当归散 治打扑伤损，皮肉破碎，筋骨寸断，瘀壅滞结，肿不散，或作痈疽，疼痛至甚。因损后中风，手足痿痹，不能举动，筋骨缝纵，挛缩不舒，及劳役所损肩背四肢疼痛，并宜服之。此药大能续筋接骨，克日取效。

泽兰十两　川当归十两　芍药五两　白芷五两　川芎五两　肉桂去粗皮，五两　川续断十两　牛膝十两　川乌三两　川椒三两　桔梗四两　甘草四两　白杨皮不用亦可　细辛五两。已上俱要净秤

上为极细末，每服二钱。热酒调下，不拘时候。

乳香散 治跌扑伤损，皮肉破绽，筋骨寸断。败血壅滞，结肿烂坏，疼痛至甚。或劳役所损，背肩四肢疼痛。损后中风，手足痿痹，不能举动，筋骨乖纵，挛缩不舒。大能续筋接骨，卓有奇验。常服活血止疼生力。每服二钱，温汤调下，不拘时候。

肉桂三两　干姜三两　牛膝四两　羌活四两　白芷二两　川芎四两　细辛四两　姜黄四两　骨碎补六两　当归六两　芍药　草乌各四两　苍术二两　桔梗十两　赤小豆一升　乳香半斤　没药五两　何首乌十四两　木鳖去壳，麸炒，六两　乳没别研，一方去木鳖加海桐皮

上焙碾为末，续入乳、没末，和汤，使调服如前。

鳖甲散 治五痨七伤，四时伤寒，浑身憎寒壮热，骨节烦疼，嗽咳痰涎，酒色伤惫，四肢倦怠。及治山岚瘴疟，一切积气。心腹膨胀，呕吐泄泻，应是风疾，并宜服之。

肉桂四两　川芎四两　白芷四两　秦艽四两　鳖甲四两，醋炙三次，令赤色　紫菀四两，净洗，焙干　麻黄四两，不去节　羌活四两，一云独活　当归四两，去尾　干姜四两　橘皮四两　苍术一斤，焙　天台乌药七两　紫苏四两，不过火　桔梗三斤，半焙　柴胡七两　川乌半只，炮　五味子七两

上焙碾为细末，每服二钱。水一盏，姜三片，乌梅一个，同煎至七分，热服。伤寒加葱白煎。劳损入盐，热酒调下。

小红丸

乌头一个　何首乌　苍术　蛇床子　五灵脂　牛膝　赤小豆　白胶香　当归各一

两　乳香二钱

上为末，好酒煮糊为丸，如绿豆大。每服三十丸，温酒送下。

小黑丸

白蔹　白及　南星　芍药各十两　当归五两　细辛三两　赤小豆一升　百草霜六两

上为末，醋糊为丸，如梧子大。每服三十丸，温酒下。

搜风丸　治风损腰痛头疼。治效与黑丸子同。

何首乌　南星　骨碎补　川乌各半斤　土牛膝　芍药各五两，一云二两　细辛三两　当归十两　白鲜皮①

上为末，醋糊为丸，如梧子大。每服三十丸，温酒、盐汤吞下。不拘时。

驱风丸　治效同黑丸子。

骨碎补五两　川乌　川芎各一两　草乌　川当归　牛膝　木鳖各二两　何首乌四两　乌金四两，即百草霜，一云京墨

上为末，醋糊为丸，如梧子大。每服三十丸，空心盐汤下，或荆芥茶吞食后下。

黑虎丹　治男子、妇人手足麻痹。

川乌一斤　木鳖一斤　地龙十两　黑豆半升　五灵脂二两　松墨二两，醋炒

上四味为末。五灵脂醋研碎，煮面糊为丸，如龙眼大。每服一丸，或二丸。细嚼酒下，薄荷茶亦可，不拘时。

首乌丸　治风损宽筋。

何首乌十斤，黑豆半升同蒸熟　牵牛子十两，炒　牛膝　薄荷各二十两　川乌二两　青木香五两　皂角二斤。一斤烧存性，一斤蜜制用

上为末，酒糊为丸，如梧子大。每服三十丸，葱汤或薄荷汤，不拘时下。

匀气散　凡伤重，先下此药调气，然后服损药。

茴香　青皮　厚朴制　白芷　乌药　杏仁去皮尖，各半两　陈皮　麦柏②　前胡　桔梗　苍术　粉草各一两

上为末，每服二钱。水一盏，姜、枣同煎至八分，空心服。

四物汤　凡伤重，肠内有瘀血者用此。

白芍药　川当归　熟地黄　川芎

上各等分，每服三钱。水盏半，煎至七分，空心热服。一方只用当归、大黄二味。

七气汤

半夏五两　人参　肉桂　甘草炙，各一两

---

① 白鲜皮：原书无剂量。
② 麦柏：疑为黄柏之误。

上每服三钱，水一盏，姜三片，煎至七分，食前热服。

五积散 治五痨七伤。凡被伤头痛，伤风发寒，姜煎二钱，仍入葱白，食后热服。

苍术　桔梗各二十两　枳壳　陈皮各六两　芍药　白芷　川芎　川归　甘草　肉桂　茯苓各三两　半夏三两，汤泡　厚朴　干姜各四两　麻黄六两，去根、节

上除枳壳、桂两件外，余细锉，用慢火炒令色变，摊冷，入枳壳、桂令匀。每服三钱。水一盏，姜三片，煎至半盏热服。

大成汤 一名大承气汤。应伤损极重，大小便不通者，方服此。可加木通煎。如未通，加朴硝。俟大小便通，方可服损药。损药不可用酒煎，愈不通矣。然亦须量人肥弱用，如孕妇、小儿莫服。

大黄四两　川芒硝　甘草　陈皮　红花　当归　苏木　木通各二两　枳壳四两　厚朴少许

上件㕮咀，每服二钱。水盏半，煎至一沸，去渣温服，不拘时。此乃专治男子伤重，瘀血不散，腹肚膨胀，大小便不通，上攻心腹，闷乱至死者。急将此药通下瘀血后，方可服损药。

小承气汤

大黄四两　芒硝二钱，煎热渐入　枳实二两　厚朴八两

上治效同大成汤，此较力轻。不拘妇人、女子、小儿，皆可服之。

排风汤 治诸风疾损。

白鲜皮　白术　芍药　肉桂去粗皮　川芎　川当归去芦　杏仁去皮尖　防风、甘草各二两　独活　麻黄去根节　白茯苓各三两

上每服二钱，水一盏半，姜四片，煎至八分，不拘时服。更宜续命汤、消风散。

接骨药 下窟乌①，一名鹗。用骨烧存性，用古铜钱一个煅，醋淬七次，为末，等分。骨断夹缚讫，用药一钱，以酒调下，不可过多。病在下空心服，在上食后服。此方极验。

常用整骨药 用大草乌，刮去皮为细末，每服半钱，温酒调下。如未觉，再添二分药，酒下。

又方：用乳香、没药各一两，别研。次用血竭、自然铜、无名异②、醋煮黄木鳖子各一两，地龙二两，并为末，蜜丸如龙眼大。嚼烂，热酒咽下。俟了，用生葱嚼解。

---

① 下窟乌：鹗的别名，是鹰科鹗的骨骼。
② 无名异：氧化类矿物锰矿的矿石。

至真散 治打破伤损，破脑伤风头疼，角弓反张。一名夺命散。

天南星炮，七次　防风去芦叉

上等分为末。凡破伤风病，以药敷贴疮口，即以温酒调一钱服之。如牙关紧急，以童便调二钱服，垂死心头微温，童便调二钱，并进三服。

又治伤损方论

如伤重者，第一用大承气汤，或小承气汤，或四物汤，通大小便去瘀血也。惟妇人，别有阴红汤通下。第二用黄药末，温酒调，不拘时。病在上食后服，在下空心服，遍身痛，临卧时服。第三服白药末，热酒调，其法同黄药末服。妇人产后诸血疾，并皆治之。第四服乌丸子。第五服红丸子。第六服麻丸子，用温酒吞下，妇人艾醋汤下，孕妇不可服。第七服活血丹、当归散、乳香散。二散方见前方内，并用酒调，不拘时，与黄末、白末服法同。惟乳香散参之。山泉方则又加六味：白杨皮一斤，生芥子十个，泽兰一斤，檀香六两，沉香二两，川芎一斤，余方条具于后。

大承气、小承气、四物汤并见前方内。

黄药末 治跌扑伤损，皮肉破绽，筋肉寸断，败血壅滞，结痛烂坏，疼痛至甚。或劳役所损，肩背四肢疼痛。损后中风，手足痿痹，不能举动，筋骨乖张，挛缩不伸。续筋接骨，卓有奇功。常服活血止肿生力。

川乌炮　草乌醋煮　枫香别研，各三斤　当归去芦头，酒浸一宿，阴干　赤芍药各半两　川独活去芦　川芎汤泡七次　细辛去苗，洗净　香白芷　山桂去粗皮　白姜面裹煨　黄姜湿纸裹煨　五加皮净洗，去骨　桔梗去芦　骨碎补去毛，炒　苍术醋煮七次　何首乌用黑豆酒煮七次。以上各二斤　知母半斤　没药半斤　牛膝二斤，酒浸七日，焙干

上件为细末，每服二钱，盐、酒调。病在上食后服，病在下空心服，遍身损临卧服。孕妇莫服。

白药末 治打扑伤损，皮肉破碎，筋骨寸断，瘀血壅滞，结肿不散。或作痈疽，疼痛至甚。或因损后损后中风，手足痿痹，不能举动，筋骨偏纵，挛缩不伸。及劳伤破损，肩背四肢疼痛，并宜服之。此药大宜续筋接骨。刻日取效。妇人产后诸血疾，并皆治之。

白杨皮十二两，米汁浸一宿　桔梗十两，去苗　赤芍药九两，酒浸一宿　川芎半斤，汤泡七次　白芷十两　山桂半斤，去粗皮　细辛半斤，去苗　甘草十两，炙　花椒五两，去子，合

口者　川乌六两，炮　　续断六两，米汁浸　　牛膝六两，去苗，酒浸一宿　　泽兰叶九两，去叉枝　当归六两　香附子六两，炒

上为细末，每服二钱。酒调下，服法同前。妇人诸血风气，亦皆治之。

乌丸子　治打扑伤损，骨碎筋断，瘀血不散，及一切风疾。筋痿力乏，左瘫右痪，手足缓弱，诸般风损。妇人血疾，产后败血不散，灌入四肢，面目浮肿，并宜服之。惟孕妇勿服。

赤小豆炒　白蔹　赤芍药　何首乌醋煮　细辛去苗　草乌醋煮七次　白及煨　山桂去粗皮　南星面裹煨　当归酒浸一宿　川牛膝去苗，酒浸一宿　川芎　百草霜　骨碎补去毛，炒　天台乌药乌豆酒煮后焙干。以上各一两

上为细末，用煮豆酒煮面糊为丸，如梧子大。每服五十丸。用煨葱酒，或煨葱茶任下。

红丸子　治打扑伤损，骨碎筋断，疼痛痹冷，内外俱损。瘀血留滞，外肿内痛，肢节疼倦，应诸伤损，不问年月日久，并宜服之。常服补损，坚筋固骨，滋血生力，神效不可具述。孕妇勿服。

牛膝酒浸一宿　川乌炮　南星醋煮三次　细辛去苗，净洗　何首乌用水煮熟　桔梗去芦　山桂去粗皮　当归自然铜煅，醋淬七次，别研　白蔹　赤芍药　骨碎补去毛　没药别研　羌活去芦　赤小豆不见火

上除研药外，余并打和，炒干为末。酒煮面糊为丸。每服五十丸，随病上下服之。

麻丸子　治蹉折伤损，皮破骨出，手足碎断，肌肉坏烂，疼痛至甚，日夜叫呼，百治不止。手足久损，筋骨差爻，举动不能，损后伤风湿，肢节挛缩，遂成偏废。劳伤筋骨，肩背疼痛，四肢废乏，动作无力。常服壮筋骨，活经络，生气血。及治妇人血气。惟孕妇勿服。

川当归去苗，净洗　桔梗名布萝卜　牛膝各半两，不用酒浸　骨碎补二两，去毛　川乌不见火，切作片子，酒煮　川芎一斤　百草霜一斤　草乌用山矾灰汁浸，一斤　木鳖子去油壳　赤芍药各半斤　乌豆一斗，浸酒煮，焙干　金毛狗脊去尾

上为末，酒煮面糊为丸，如梧子大。每服五十丸，温酒下。妇人艾醋汤下。

活血丹　治跌扑伤损，折骨断筋，疼痛浮肿。腹有瘀血，灌注四肢，烦闷不安。痈疽发背，肌肉坏烂。诸般风疾，左瘫右痪，手足顽麻。妇人血风发动，并宜服之。每服半丸，用无灰酒磨化，微煎三五沸，温服。不拘时候，不以多少。此药常将纱葛袋收挂净处，经久不坏。可备急用。唯孕妇勿服。

荆芥二两半　枫香一两，别研　檀香一两，不见火　降真节一两　草乌二两，酒煮　山桂去粗皮　当归酒浸一时　苍术米汁浸，春五、夏三、秋七、冬十日，炒干　川羌活去芦　白及面裹煨，晒干　乌豆以糯米炒黄为度　地龙去土，各半两　滴青一钱半，别研　麝香半两，别研

川芎半两，热汤洗三次　　五灵脂一两半，用灯心别研　　乳香一两，别研　　没药一两，别研　　川乌二两，炮　　骨碎补去毛，炒　　川牛膝酒浸一时　　细辛去苗　　花桑木烧灰存性　　白芷不蛀者　　赤芍药酒浸　　川牵牛石灰炒　　南星以石灰炒，黄色为度　　自然铜煅，酒淬，别研　　大栗间各半两　　木鳖二十个，去油壳

上为细末，酒煮面糊为丸，如弹丸大，入臼杵三十余下，围成块，称一两，分作二丸。候丸尽。分作三分，一分阴干，一分晒干半时久，一分焙半时久。却三分打和一处，令阴阳相合，俟药上塺①气为度，然后刷去塺，用黑漆光为衣。

洗药后有仙正散方　如伤重，先用洗，后却用乌龙角贴。其洗药同前方。内又参山泉方洗药用。

木朔翟②　　石楠叶　　白芷　　白杨皮　　生葱　　何首乌　　土当归　　荆芥　　藁本　　芍药

上不拘多少，煎汤候温，将洗损处令净，用绢渗干疮口上为妙。

乌龙角贴药　治跌扑伤损，筋骨碎断，差爻出臼。其用法详见前方黑龙散同。先洗擦整理后调贴夹缚。亦可用此干糁疮口。

白僵蚕六两，去丝嘴，炒　　赤小豆六两　　川牛膝六两，去芦　　山桂去皮　　桔梗　　白及　　百草霜　　山枇杷叶生锉，阴干，各一斤　　当归尾　　骨碎补去毛，炒　　北细辛去苗，各半斤　　白芷　　赤芍药　　南星煨　　何首乌各十两　　白蔹十两　　知母　　草乌各三两，用姜汁煮

上为细末，如药润，亦可焙干碾之。每用姜汁或冷水、茶水调，摊纸上，于痛肿处贴之。三日一洗一换贴。骨碎须夹。

桃红散　治积年不效，朽烂疮口，金疮箭射，打碎皮破，血出不止。可将此药干擫③，次日别用药水洗净再擫，大能散血结口。

石膏一斤，黄泥封固过　　白矾二两，飞过　　血竭一两，别研　　黄丹细研，火飞过　　松糖别研　　五倍子　　粉霜④各三两　　龙骨二两，别研

上研为极细末，罐子收用。

紫金散　整骨续筋生肌止痛。内伤肝肺，呕血不止，或在心腹胀痛，四肢无力，左右半身风痪，并宜服之。

紫金藤皮二两　　降真二两　　续断五两，要细者　　骨碎补二两　　无名异三两，烧红醋淬七次　　琥珀二两　　牛膝三两，去苗酒浸一宿　　当归二两，去尾　　桃仁二两，去皮　　蒲黄一两　　大黄一两，煨　　朴硝半两，热汤泡化，用花叶纸滤过七次

---

① 塺（méi）：灰尘、尘土。《说文解字》："塺，尘也。"
② 木朔翟：接骨木别名。
③ 擫（yè）：同"擪"。用手指按捺。
④ 粉霜：又名白粉霜，系轻粉（氧化亚汞）结晶体的精制品。

上件为末，用苏木煎酒调，日进三服即效。

七宝散 治冷水风脚，湿气下注，脚膝生疮。左瘫右痪，筋脉拘急。脚下隐痛，不得伸屈，不能踏地，并皆治之。

晚蚕砂一升，炒　蛇床子一升，炒　肉桂二两，去皮　荆芥穗五两　干荷叶二两　藁本五两，去土　川乌二两，炮　薏苡仁三两

上件㕮咀，约二两重。用水五升，加花椒、连须葱，同煎至七分。去渣。于痛处热斟淋洗。

定痛丸 治腰痛不可忍。不问男子、妇人、室女、老幼，并皆治之。

威灵仙半两，去土　金铃子①一两，炒，去核　川乌二两，炮　八角茴香一两

上为末，酒煮面糊为丸，如梧子大，每服五十丸。盐汤、酒随上下服之。

七气汤 治积年久损，入经络，服药无效。腰背拘急，咳嗽痰涎。风劳发动，日渐羸瘦，每到秋来损病复作，不问男子、妇人，并皆治之。

青皮去白，炒　陈皮去白　三棱湿纸裹煨　北梗去芦　肉桂去粗皮　藿香去枝　益智去壳，炒　香附子炒　甘草炙　半夏汤泡　赤芍药　乌药　独活去芦　降真香各一两

上㕮咀。每服五钱，水一大盏半，姜三片，枣一枚，煎至七分，去滓，随病上下服之。

仙正散洗药　治男子、妇人骨断，用此煎水洗后整骨，却用乌龙角贴之。如破留口，当夹缚。即依前方为之。

肉桂一钱，去皮　当归三钱，去尾　胡索五钱　白芷五钱　苍术一两　赤芍药五钱　防风一两　荆芥四两

上㕮咀。每服五钱，水五升，干荷叶两皮，煎至七分，去滓。于损处断处，及冷水风脚，筋脉拘急，不得屈伸，行步艰苦，用此药热蒸，用被盖覆，候温淋洗。

糁疮口方 但遇伤损，皮肉血出。或破脑伤风，血出不止，急用此药撒之。

血竭二钱半，别研　降真香四钱　灯心一把　龙骨五花者，二钱，别研　鸡一只，连毛屎同醋煮厚碎之，用黄泥封固，以文、武火煨干后焙为末　苏木同降真碾，少许　乳香五钱，同灯心研　没药五钱，别研　桔梗少许　红花要马头者两，二钱，焙干为末　当归三钱

上为细末，每用少许，干撒疮口上。如血流涌出不止，多撒之，候血药将干，又用清油调涂于疮口。可制一料，以备急用。

接骨散 治飞禽骨断，从高坠下，驴马跌折，筋断骨碎，痛不可忍。此乃接骨续筋，止痛活血。

---

① 金铃子：川楝子之别名。

硼砂一钱半　水粉①　当归各一钱

上为末，每服二钱，煎苏木汤服讫。时时但饮苏木汤立效。

除痕方　欲伤后疮愈无痕，用此。

蔓荆子　随风子②　续随子③　黄荆子④

上件，各等分为细末，饭上蒸九遍，用童便浸一宿后，炒干为度，以花叶纸包在绢巾内揩之。可以除痕。

阴红汤　专治妇人伤损，瘀血不散，腹肚膨胀，大小便不通，上攻心腹，闷乱至死者。急将此药通下。却依前次第服药。

鹿角胶　产妇油发各一钱，烧　没药三钱

上用酒一大盏煎服。

胶艾汤　专治妇人寻常经脉不通，宜先服此，后服鳖甲散。

干地黄三钱　阿胶一钱　川芎　艾叶各一钱

上咬咀。每服二钱，水一大盏，酒半盏，煎至八分，不拘时温服。

洗药　治男子、妇人骨断，用此煎水洗后，整骨了，却用乌龙角贴。

杜仲五两　五加皮七两　葱根一把

上三味，水五升，煎至七分，去滓淋洗。每服二两半重。重伤破留口用药掺。骨断当夹缚，详见前论。

---

① 水粉：铅粉之别名。
② 随风子：诃子之别名。
③ 续随子：又名千金子，性味辛，温，有毒。有逐水消肿、破癥杀虫、导泻、镇静镇痛之功。
④ 黄荆子：性味辛，苦，温。入肺、胃、肝经。具有祛风解表、止咳平喘、理气消食、止痛之功。

〔明〕薛己 撰
李顺保 任森 校注

正体类要

校 注 说 明

一、作者简介

薛己（1486—1558），字新甫，号立斋，今江苏苏州人，明代著名医家，中医世家出身，其父薛铠，字良武，明代名医，尤长儿科，任明代太医院院长。薛己承继家业，钻研医术，贯通诸家，名噪当时，正德年（1506）供称太医院御医，后升职太医院院长。薛己精通内，外，妇，儿，眼，齿，本草等科，尤精于骨伤科。薛氏一生著书立说较多，如《正体类要》《内科摘要》《女科撮要》《校注妇人良方》《校注外科精要》《校注钱氏小儿药证直诀》《口齿类要》《外科心法》《外科枢要》《外科发挥》《疠疡机要》《本草约言》等。后人吴琯编辑《薛氏医案二十四种》，将薛己和其父薛铠的著作24种合刊而成。

二、内容简介

《正体类要》二卷。上卷首述骨伤科主治大法19条，嗣后分阐述扑伤治验30证，坠跌金伤30证，附24条，汤火伤治验4证，共64证。下卷载骨伤科方剂92首。

三、学术价值

1.《正体类要》系骨伤科名著薛己临床实践经验之总结，并提升骨伤科治法的理论水平，制定主治大法19项，是我国骨伤科中较为全面、系统，有创新见解的名著。明清之后的骨伤科专著，其内著法多延袭《正体类要》，如《疡医准数·损伤门》几乎全文辑录，清《医宗金鉴·正骨心法要旨》的内治法多亦沿用引自该书，《正体类要》亦收入《四库全书》中。

2. 创新骨科内治法：薛己本着中医的整体观念和治病求本的精神，务求骨伤疾病的脉理，明察脏腑功能虚实，辨明气血状态变化等，主张除了骨伤的外治法外，治伤以内服药为主，正如陆道师在序言中所言："肢体损于外，则气血伤于内，营卫有所不贯，脏腑由之不和，岂可纯任手法而不求之脉理，审其虚实，以施补泻哉！"此乃至理名言，道出《正体类要》的学术特点和价值。

3. 崇尚三期分治法：初期用"攻法，"中期用"和法"，后期用"补法"。薛己崇尚此三期分治法，治伤初期多用"桃仁承气汤""加味承气汤"等攻下方药，治伤中期多用"复原活血汤""复原通气汤"等和剂，治伤后期多用"四君子汤"

"四物汤""八珍汤""十全大补汤"等补剂，补养脾胃和调理气血。此治疗大法，至今临床使用不衰。

4. 总结治疗失败之教训：薛己不仅善于总结临床经验，可贵之处，还善于总结治疗方案中他人的治疗失败的教训，列举出"行气之非"、"下血之非"、"寒药之非"、"不砭之非"、"不补之非"五证治疗不正确的处理，重新辨证施治，转危为安。

四、版本简介

《正体类要》成书于明嘉靖八年（1529）。明刻本现藏于中华医学会上海分会图书馆中。清本现藏于天津市卫生职工医学院图书馆、河南中医药大学图书馆、山西省图书馆、南京中医药大学图书馆。抄本现藏于浙江医科大学图书馆。1921年上海大成书局，1936年上海大东书局石印本。1957年上海卫生出版社和1959年上海科学技术出版社及2006年人民卫生出版社铅印本。

本书选用《四库全书》中《薛氏医案二十四科》中《正体类要》为底本，以1957年、1959年、2006年铅印本为旁校本。

李顺保
2024年1月

序

　　世恒言：医有十三科，科自专门，各守师说，少能相通者，其大较然也。然诸科方论，作者相继，纂辑不遗，而正体科独无其书，岂非接复之功，妙在手法。而按揣之劳，率鄙为粗工，而莫之讲欤？昔我毅皇帝①因马逸伤，诸尚药以非世业莫能治，独吾苏徐通政镇侍药奏效，圣体如初，而徐亦由此遭际，擢官至九列，子孙世以其术仕医垣。此其所系，岂小小者而可以弗讲也！且肢体损于外，则气血伤于内，荣卫有所不贯，脏腑由之不和，岂可纯任手法，而不求之脉理，审其虚实，以施补泻哉！太史公②有言："人之所病病疾多，医之所病病道少。"吾以为患在不能贯而通之耳。秦越人③过琅琊即为带下医，过洛阳即为耳目痹医，入咸阳即为小儿医。此虽随俗为变，岂非其道固无所不贯哉！立斋薛先生，以痈疽承家，而诸科无所不治。尝病正体家言独有未备，间取诸身所治验，总而集之，为《正体类要》若干卷，极变析微，可谓详且尽矣。而处方立论，决生定死，固不出诸科之外也。然则学者，又岂病道之少乎？先生尝著《外科枢要》，余既为之序以刻矣。将复刻是书，备一家言。余叹其用心之勤，乃复为缀数语于卷首，使后世知先生之术，固无所不通，而未尝不出于一也，学者其勿以专门自诿哉。先生名己，字新甫，官位出处，详《外科枢要④序》中，兹不更列。

前进士礼部主事陆师道著

---

① 毅皇帝：明武宗朱厚熙，谥号"毅皇帝"。
② 太史公：司马迁，西汉史学家、文学家、思想家，著历史名著《史记》，世尊称"太史公"。
③ 秦越人：即扁鹊，春秋战国时期著名医家，著《扁鹊内经》《扁鹊外经》，均佚。
④ 外科枢要：薛己著，4卷，刊于1571年。

目 录

上卷 ··· (33)
 正体主治大法 ··· (33)
 扑伤之症治验 ··· (36)
  血脱烦躁 ··· (36)
  血虚发躁 ··· (36)
  气虚血热 ··· (36)
  瘀血泛注 ··· (36)
  瘀血作痛 ··· (37)
  肝火作痛 ··· (37)
  肝火忿怒 ··· (37)
  肝火胁胀 ··· (37)
  肝胆虚症 ··· (37)
  血虚腹痛 ··· (37)
  气虚不溃 ··· (37)
  寒凝不溃 ··· (38)
  脾虚不敛 ··· (38)
  血虚筋挛 ··· (38)
  肾虚气逆 ··· (38)
  湿热乘肝 ··· (38)
  肝经郁火 ··· (38)
  痛伤胃呕 ··· (39)
  药伤胃呕 ··· (39)
  气血不损 ··· (39)
  行气之非 ··· (39)
  下血之非 ··· (39)
  寒药之非 ··· (39)
  不砭之非 ··· (39)

不补之非 …………………………………………………… (40)
破伤风表症 ………………………………………………… (40)
破伤风里症 ………………………………………………… (40)
脓内焮类破伤风 …………………………………………… (40)
脓溃类破伤风 ……………………………………………… (40)
内虚变症（痉） …………………………………………… (40)
坠跌金伤治验 ………………………………………………… (41)
瘀血腹痛 …………………………………………………… (41)
脾伤腹痛 …………………………………………………… (41)
血虚胁胀 …………………………………………………… (41)
血虚烦躁 …………………………………………………… (41)
亡血出汗 …………………………………………………… (41)
亡血昏愦（二条） ………………………………………… (42)
湿痰作痛（三条） ………………………………………… (42)
肝火作痛 …………………………………………………… (42)
血虚作痛 …………………………………………………… (42)
骨伤作痛（二条） ………………………………………… (42)
气虚血滞 …………………………………………………… (43)
气虚不溃 …………………………………………………… (43)
气虚壅肿（三条） ………………………………………… (43)
瘀血肿痛（二条） ………………………………………… (43)
筋伤壅肿 …………………………………………………… (43)
肺火衄血 …………………………………………………… (44)
肝火出血（三条） ………………………………………… (44)
胃火作呕 …………………………………………………… (44)
阴虚作喘 …………………………………………………… (44)
阴虚发热 …………………………………………………… (44)
气血虚热 …………………………………………………… (44)
血不归经（二条） ………………………………………… (45)
气无所附 …………………………………………………… (45)
气血俱虚 …………………………………………………… (45)
阳气脱陷 …………………………………………………… (45)
胆经血少 …………………………………………………… (45)
肾经虚怯（二条） ………………………………………… (45)

痛伤胃呕 ………………………………………………………（45）
　　气遏肉死（二条）………………………………………………（46）
　　凉药遏经（三条）………………………………………………（46）
汤火所伤治验 …………………………………………………………（46）
　　火毒刑肺金 ………………………………………………………（46）
　　火毒焮作 …………………………………………………………（47）
　　火毒行于下焦 ……………………………………………………（47）
　　火毒乘血分 ………………………………………………………（47）
下卷 ……………………………………………………………………（48）
　方药① …………………………………………………………………（48）
　　四君子汤 …………………………………………………………（48）
　　小柴胡汤 …………………………………………………………（48）
　　神效葱熨法 ………………………………………………………（48）
　　八珍汤 ……………………………………………………………（48）
　　犀角地黄汤 ………………………………………………………（48）
　　十味参苏散 ………………………………………………………（48）
　　二味苏参饮 ………………………………………………………（48）
　　四物汤 ……………………………………………………………（49）
　　桃仁承气汤 ………………………………………………………（49）
　　加味承气汤 ………………………………………………………（49）
　　独参汤 ……………………………………………………………（49）
　　归脾汤 ……………………………………………………………（49）
　　润肠丸 ……………………………………………………………（49）
　　当归补血汤 ………………………………………………………（49）
　　圣愈汤 ……………………………………………………………（49）
　　十全大补汤 ………………………………………………………（49）
　　参附汤 ……………………………………………………………（50）
　　清胃散 ……………………………………………………………（50）
　　清燥汤 ……………………………………………………………（50）
　　生脉散 ……………………………………………………………（50）
　　二妙丸 ……………………………………………………………（50）

---

① 方药：原书无方剂名，今系校注者补加，以利查阅。

四斤丸	(50)
补中益气汤	(50)
四生散	(51)
竹叶黄芪汤	(51)
竹叶石膏汤	(51)
人参平肺饮	(51)
滋肾丸	(51)
六味地黄丸	(51)
清心莲子饮	(51)
七味白术散	(51)
黑丸子	(52)
白丸子	(52)
六君子汤	(52)
回阳玉龙膏	(52)
复原活血汤	(52)
复原通气散	(52)
神效太乙膏	(52)
乳香定痛散	(52)
猪蹄汤	(52)
神效当归膏	(53)
托里散	(53)
加味芎归汤	(53)
当归导滞散	(53)
花蕊石散	(53)
经验方	(53)
消毒定痛散	(53)
药蛆方	(54)
洗药	(54)
黑龙散	(54)
洪宝丹	(54)
治金伤出血不止	(54)
又方	(54)
又方	(54)
没药降圣丹	(54)

万金膏 …………………………………………………………………（54）
接骨散 …………………………………………………………………（55）
《本事》接骨方 ………………………………………………………（55）
没药丸 …………………………………………………………………（55）
羌活防风汤 ……………………………………………………………（55）
防风汤 …………………………………………………………………（55）
蜈蚣散 …………………………………………………………………（55）
羌活汤 …………………………………………………………………（55）
地榆防风散 ……………………………………………………………（55）
大芎黄汤 ………………………………………………………………（56）
白术防风汤 ……………………………………………………………（56）
白术汤 …………………………………………………………………（56）
谦甫朱砂丸 ……………………………………………………………（56）
左龙丸 …………………………………………………………………（56）
江鳔丸 …………………………………………………………………（56）
养血当归地黄汤 ………………………………………………………（56）
广利方 …………………………………………………………………（56）
白丸子 …………………………………………………………………（56）
《本事》玉珍散 ………………………………………………………（57）
又方 ……………………………………………………………………（57）

上 卷

正体主治大法

胁肋胀痛，若大便通和，喘咳吐痰者，肝火侮肺也，用小柴胡汤加青皮、山栀清之。若胸腹胀痛，大便不通，喘咳吐血者，瘀血停滞也，用当归导滞散通之。《内经》云：肝藏血，脾统血。盖肝属木，生火侮土，肝火既炽，肝血必伤，脾气必虚。宜先清肝养血，则瘀血不致凝滞，肌肉不致遍溃。次壮脾健胃，则瘀血易溃，新肉易生。若行克伐，则虚者益虚，滞者益滞，祸不旋踵矣。

肚腹作痛，或大便不通，按之痛甚，此瘀血在内也，用加味承气汤下之。既下而痛不止，按之仍痛，瘀血未尽也，用加味四物汤补而行之。若腹痛按之不痛，血气伤也，用四物汤加参、芪、白术，补而和之。若下而胸胁反痛，肝血伤也，用四君、芎、归补之。既下而发热，阴血伤也，用四物、参、术补之。既下而恶寒，阳气伤也，用十全大补汤补之。既下而恶寒发热，气血俱伤也，用八珍汤补之。既下而欲呕，胃气伤也，用六君、当归补之。既下而泄泻，脾肾伤也，用六君、肉果、破故纸补之。若下后，手足俱冷，昏愦出汗，阳气虚寒也，急用参附汤。吐泻手足俱冷，指甲青者，脾肾虚寒之甚也，急用大剂参附汤。口噤手撒，遗尿痰盛，唇青体冷者，虚极之坏症也，急投大剂参附汤，多有得生者。

肌肉间作痛，营卫之气滞也，用复元通气散。筋骨作痛，肝肾之气伤也，用六味地黄丸。内伤下血作痛，脾胃之气虚也，用补中益气汤。外伤出血作痛，脾肺之气虚也，用八珍汤。大凡下血不止，脾胃之气脱也，吐泻不食，脾胃之气败也，苟预为调补脾胃，则无此患矣。

作痛，若痛至四五日不减，或至一二日方痛，欲作脓也，用托里散。若以指按下复起，脓已成也，刺去其脓，痛自止。若头痛时作时止，气血虚也，痛而兼眩属痰也，当生肝血补脾气。

青肿不溃，用补中益气汤以补气。肿黯不消，用加味逍遥散以散血。若焮肿胀痛，瘀血作脓也，以八珍汤加白芷托之。若脓溃而反痛，气血虚也，以十全大补汤补之。若骨骱接而复脱，肝肾虚也，用地黄丸。肿不消，青不退，气血虚也，内用八珍汤，外用葱熨法，则瘀血自散，肿痛自消。若行血破血，则脾胃愈虚，运气愈滞。若敷贴凉药，则瘀血益凝，内腐益深，致难收拾。

发热，若出血过多，或脓溃之后脉洪大而虚，重按全无，此阴虚发热也，用当归补血汤。脉沉微，按之软弱，此阴盛发躁也，用四君、姜、附。若发热烦躁，肉瞤筋惕，亡血也，用圣愈汤。如汗不止，血脱也，用独参汤。其血脱脉实，汗后脉躁者难治，细小者易治。《外台秘要》①云：阴盛发躁，欲坐井中，用附子四逆汤加葱白。王太仆②先生云：凡热来复去，昼见夜伏，夜见昼伏，不时而动者，名曰无火，此无根之虚火也。

作呕，若因痛甚，或因克伐而伤胃者，用四君、当归、半夏、生姜。或因忿怒而肝伤者，用小柴胡汤加山栀、茯苓。若因痰火盛，用二陈、姜炒黄连、山栀。若因胃气虚，用补中益气汤、生姜、半夏。若出血过多，或因溃后，用六君子汤加当归。

喘咳，若出血过多，面黑胸胀，或胸膈痛而发喘者，乃气虚血乘于肺也，急用二味参苏饮。若咳血衄血者，乃气逆血蕴于肺也，急用十味参苏饮加山栀、芩、连、苏木。

作渴，若因出血过多，用四物、参、术。不应，用人参、黄芪以补气，当归、熟地以养血。若因溃后，用八珍汤。若因胃热伤津液，用竹叶黄芪汤。胃虚津液不足，用补中益气汤。胃火炽盛，用竹叶石膏汤。若烦热作渴，小便淋涩，乃肾经虚热，非地黄丸不能救。

出血，若患处或诸窍出者，肝火炽盛，血热错经而妄行也，用加味逍遥散，清热养血。若中气虚弱，血无所附而妄行，用加味四君子汤，补益中气。或元气内脱，不能摄血，用独参汤加炮姜以回阳。如不应，急加附子。或血蕴于内而呕血，用四物加柴胡、黄芩。凡伤损劳碌怒气，肚腹胀闷，误服大黄等药伤经络，则为吐血、衄血、便血、尿血。伤阴络，则为血积、血块、肌肉青黯，此脏腑亏损，经隧失职，急补脾肺，亦有生者。但患者不悟此理，不用此法，惜哉！

手足损伤，若元气虚弱，或不戒房劳，或妄行攻伐，致死肉上延。或腐而不痛，黑而不脱者，当大补元气，庶可保生。若手足节骱断去者，无妨。骨断筋连，不急剪去。若侵及好肉则不治。若预为调补脾气，则无此患。大凡脓瘀肉者，即针之而投托里散。或口噤遗尿而似破伤风者，急用十全大补汤加附子，多有生者。

腐肉不溃，或恶寒而不溃，用补中益气汤。发热而不溃，用八珍汤。若因克伐

---

① 《外台秘要》：综合性医书，唐代王焘辑录，40卷，1104门，载方6000首，系中医名著之一。

② 王太仆：王冰，号启玄子，又作启元子。唐代著名医家，因补充、整理、注释《素问》而名闻医界，唐代为太仆令，故称王太仆。

而不溃者，用六君子汤加当归。其外皮黑坚硬不溃者，内火蒸炙也，内服八珍汤，外涂当归膏。其死肉不能溃，或新肉不能生而致死者，皆失于不预补脾胃也。

新肉不生，若患处夭白，脾气虚也，用六君、芎、归。患处绯赤，阴血虚也，用四物、参、术。若恶寒发热，气血虚也，用十全大补汤。脓稀白而不生者，脾肺气虚也，用补中益气汤。脓稀赤而不生者，心脾血虚也，用东垣圣愈汤。寒热而不生者，肝火动也，用加味逍遥散。晡热而不生，肝血虚也，用八珍、牡丹皮。食少体倦而不生，脾胃气虚也，用六君子汤。脓秽而不生者，元气内伤也，用补中益气汤。如夏月，用调中益气汤。作泻用清暑益气汤。秋令作泻，用清燥汤。

重伤昏愦者，急灌以独参汤。虽内瘀血切不可下，急用花蕊石散内化之，恐因泻而亡阴也。若元气虚甚者，尤不可下，亦用以前散化之。凡瘀血在内，大小便不通，用大黄、朴硝。血凝而不下者，急用木香、肉桂末二三钱，以熟酒调灌服，血下乃生。如怯弱之人，用硝、黄，须加肉桂、木香同煎，假其热，以行其寒也。

大便秘结，若大肠血虚火炽者，用四物汤送润肠丸，或以猪胆汁导之。若肾虚火燥者，用六味地黄丸。肠胃气虚，用补中益气汤。

伤损症用黑羊皮者，盖羊性热，能补气也。若杖疮伤甚，内肉已坏，欲其溃者贴之，成脓固速，苟内非补剂壮其根本，毒气不无内侵。外非砭刺，泄其瘀秽，良肉不无伤坏。受刑轻，外皮破伤者，但宜当归膏敷贴，更服四物、芩、连、柴胡、山栀、白术、茯苓。又疗痂不结，伤肉不溃，死血自散，肿痛自消。若概行罨贴，则酝酿瘀毒矣。胸闪挫，举重劳役恚怒，而胸腹痛闷，喜手摸者，肝火伤脾也，用四君、柴胡、山栀。畏手摸者，肝经血滞也，用四物、柴胡、山栀、桃仁、红花。若胸胁作痛，饮食少思，肝脾气伤也，用四君、芎、归。若胸腹不利，食少无寐，脾气郁结也，用加味归脾汤。若痰气不利，脾肺气滞也，用二陈、白术、芎、归、栀子、青皮。若切牙发搐，肝旺脾虚也，用小柴胡汤、川芎、山栀、天麻、钩藤钩。或用风药，则肝血易伤，肝火愈炽。若用大黄等药，内伤阴络，反致下血。少壮者必为痼疾，老弱者多致不起。（以上若胸胁作痛，发热晡热，肝经血伤也，用加味逍遥散。）

破伤风，河间云：风症善行数变，入脏甚速，死生在反掌之间，宜急分表里虚实而治之。邪在表者，则筋脉拘急，时或寒热，筋惕搐搦，脉浮弦，用羌活防风汤散之。在半表半里者，则头微汗，身无汗，用羌活汤和之。传入里者，舌强口噤，项背反张，筋惕搐搦，痰涎壅盛，胸腹满闷，便溺闭赤，时或汗出，脉洪数而弦，以大芎黄汤导之。既下而汗仍出，表虚也，以白术防风汤补之，不时灌以粥饮为善。前云乃气虚未损之法也，若脓血太泄，阳随阴散，气血俱虚，而类前症者，悉宜大补脾胃，切忌祛风之药。

发痉，仲景云：诸痉项强，皆属于湿。又云：太阳病，发汗太多，致痉风病。

下之则痉复发，汗则拘急。疮家发汗则痉，是汗下重亡津液所致。有汗而不恶寒曰柔痉，以风能散气也，宜白术汤加桂心、黄芪。无汗而恶寒曰刚痉，以寒能涩血也，宜葛根汤。皆气血内伤，筋无所营，而变非风也。杖疮及劳伤气血而变者，当补气血。未应，用独参汤。手足冷加桂、附，缓则不救。

扑伤之症治验

血脱烦躁

有一患者，两胁胀闷，欲咳不咳，口觉血腥，遍身臀腿胀痛，倦怠不食，烦咳胀大，此血脱烦躁也，与童便酒及砭患处，出死血糜肉甚多。忽发热烦躁汗出，投以独参汤三剂少止，又用补气血、清肝火之药数剂，饮食稍进。后用独参汤间服，诸症悉退，饮食顿加，但不能多寐，以归脾汤加山栀、竹茹，四剂而熟睡。因劳心遂烦渴自汗，脉大无力，以当归补血汤二剂而安。又以十全大补去川芎，加麦门、五味、牡丹、地骨、麻黄根、炒浮麦，数剂而汗止，死肉且溃。又二十余剂而新肉生。

血虚发躁

有一患者，烦躁面赤，口干作渴，脉洪大，按之如无。余曰：此血虚发躁也，遂以当归补血汤，二剂即止。后日晡发热，更以四物加柴胡、牡丹、地骨、黄柏、知母治之，热退而疮敛。东垣云：发热恶寒，大渴不止，其脉大而无力者，非白虎汤症，此血虚发躁也，宜用当归补血汤治之。裴先生云：肌热躁热，目赤面红，其脉洪大而虚，此血虚也。若误用白虎汤，轻则危，重则毙。

气虚血热

有一患者，头额出汗，热渴气短，烦躁骨痛，瘀肉不溃，遂割去之，出鲜血。服芩、连之药益甚，其脉洪大而微，此气血俱虚，邪火炽盛所致。以四物加参、芪、术、炙草，少用柴胡、炒芩，二剂头汗止。又加麦门、五味、肉桂，二剂诸症悉退。后用参、芪、归、术、炒芍、熟地、麦门、五味十余剂，瘀血溃而脓水稠矣。但新肉不生，以前药倍用白术而敛。

瘀血泛注

有一患者，瘀血流注腰臀，两足俱黑。随饮童便酒，砭出瘀血糜肉，投以小柴胡汤，去半夏，加山栀、芩、连、骨碎补，以清肝火。用八珍、茯苓，以壮脾胃，死肉溃而新肉生。后疮复溃，得静调治，年余而痊。

有一患者，瘀血攻注阴囊，溃而成漏，脓水清稀。所服皆寒凉之剂，诊其肝脉短涩，余脉浮而无力，此肝木受肺金克制，又元气虚，不能收敛，遂用壮脾胃生气血之方，元气少复。后终殁于金旺之日。

瘀血作痛

有一患者，肿痛发热，作渴汗出。余曰：此阴血受伤也。先砭去恶秽，以通壅塞。后用四物、柴胡、黄芩、山栀、丹皮、骨碎补，以清肝火而愈。

有一患者，伤处揉散，惟肿痛不消。余曰：此瘀血在内，宜急砭之。不从。余以萝卜自然汁调山栀末敷之，破处以当归膏贴之，更服活血之剂而瘥。数年之后，但遇天阴，仍作痒痛，始知不砭之失。

有一患者，臀腿黑肿，而皮不破，但胀痛重坠，皆以为内无瘀血，惟敷凉药，可以止痛。余诊其尺脉涩而结，此因体肥肉厚，瘀血蓄深，刺去即愈，否则内溃，有烂筋伤骨之患。余入针四寸，漂黑血数升，肿痛遂止。是日发热恶寒，烦渴头痛，此气血俱虚而然也，以十全大补之剂，遂瘥。

肝火作痛

有一患者，瘀血内胀，焮痛发热，口干作渴，饮食不甘，四肢倦怠。余曰：此肝火炽盛，脾土受制，故患前症。喜其禀实年壮，第用降火清肝活血之剂而愈。

肝火忿怒

有一患者，患处胀痛，悲哀忿怒，此厥阳之火，为七情激之而然耳。遂砭去瘀血，以小柴胡汤加山栀、黄连、桔梗而安。后用生肝血、养脾气之药，疮溃而敛。

肝火胁胀

有一患者，患处胀痛，发热欲呕，两胁热胀，肝脉洪大。余曰：肝火之症也。但令饮童便，并小柴胡汤加黄连、山栀、归梢、红花，诸症果退。此症若左关脉浮而无力，以手按其腹，反不胀者，此血虚而肝胀也，当以四物、参、苓、青皮、甘草之类治之。若左关脉洪而有力，胸胁胀痛者，按之亦痛，此怒气伤肝之症也，以小柴胡、芎、归、青皮、芍药、桔梗、枳壳主之。盖此症不必论其受责之轻重，问其患处去血之曾否。但被人扭按甚重，努力恚怒，以伤其气血，瘀血归肝，多致前症。甚则胸胁胀满，气逆不通，或血溢口鼻，卒至不救。

肝胆虚症

有一患者，愈后口苦，腰胁胀痛，服补肾行气等药不愈。余按其肝脉浮而无力，此属肝胆气血虚而然耳，用参、芪、归、地黄、白术、麦门、五味，治之而愈。

血虚腹痛

有一患者，杖后服四物、红花、桃仁、大黄等剂，以逐瘀血。腹反痛，更服一剂，痛益甚，按其腹不痛。余曰：此血虚也，故喜按而不痛，宜温补之剂。遂以归身、白术、参、芪、炙草二剂，痛即止。

气虚不溃

有一患者，瘀血已去，饮食少思，死肉不溃，用托里之药，脓稍溃而清，此血气虚也，非大补不可。彼不从。余强用大补之剂，饮食进而死肉溃，但少寐，以归脾汤加山栀，二剂而寐。因劳心烦躁作渴，脉浮洪大，以当归补血汤，二剂而安。

寒凝不溃

有一患者，受刑太重，外皮伤破，瘀血如注，内肉糜烂，黯肿上彻胸背，下至足指，昏愦不食。随以黑羊皮热贴患处，灌以童便酒薄粥，更以清肝活血、调气健脾之剂，神思稍苏，始言遍身强痛。又用大剂养血补气之药，肿消食进。时仲冬，瘀血凝结，不能溃脓，又用大补之剂，壮其阳气，其脓方熟，遂砭去，洞见其骨，涂以当归膏，及服前药百余剂，肌肉渐生。

脾虚不敛

有一患者，溃而不敛，以内有热毒，欲用寒凉之药。余曰：此气俱虚，而不能敛耳，非归、术、参、芪之类，培养脾土，则肌肉何由而生？岂可复用寒凉克伐之药，重损气血耶！遂用前药治之而愈。

血虚筋挛

有一患者，腹胀呕吐眩晕，用柴胡、黄芩、山栀、紫苏、杏仁、枳壳、桔梗、川芎、当归、赤芍、红花、桃仁，四剂而定。后又出血过多，昏愦目黑，用十全大补等药而苏。时肌肉溃烂，脓水淋漓，筋挛骨痛，余切其脉浮而涩，沉而弱。此因气血耗损，不能养筋，筋虚不能束骨，遂用养气血之药，治之而愈。

肾虚气逆

有一患者，杖疮愈后，失于调理，头目不清。服祛风化痰等药，反眩晕。服牛黄清心丸，又肚腹疼痛，杖痕肿痒，发热作渴，饮食不思，痰气上升，以为杖疮余毒复作。诊左尺脉洪大，按之如无。余曰：此肾经不足，不能摄气归源。遂用人参、黄芪、茯苓、陈皮、当归、川芎、熟地、山药、山茱萸、五味、麦门、炙草，服之而寻愈。后因劳，热渴头痛，倦怠少食，用补中益气汤加麦门、五味而痊。

湿热乘肝

有一患者，愈后腿作痛。余意脓血过多，疮虽愈，肝经血气尚未充实，而湿热乘虚也。遂以八珍加牛膝、木瓜、苍术、黄柏、防己、炙草，以祛湿热，养阴血，痛渐止。乃去防己、黄柏，服之遂瘳。

肝经郁火

有一患者，瘀血失砭，胀痛烦渴。纵饮凉童便，渴胀顿止。以萝卜细捣涂之，瘀血渐散。已而患处作痒，仍涂之痒止。后口干作渴，小腹引阴茎作痛，小便如淋，时出白津，此肝经郁火也，遂以小柴胡汤加大黄、黄连、山栀饮之，诸症悉退，再用养血等药而安。夫小腹引阴茎作痛等症，往往误认为寒症，投以热剂，则诸窍出血，或二便不通，以及危殆，轻亦损其目矣。

痛伤胃呕

有一患者，痛甚发热，呕吐少食，胸膈痞满，用行气破血之剂益甚，口干作渴，大便不调，患处色黯。余曰：此痛伤胃气所致。遂以四君、当归、炒芩、软柴、藿香，二剂诸症渐愈。又用大补之剂，溃之而瘳。

药伤胃呕

有一患者，发热焮痛。服寒凉药，更加口干作渴，肚腹亦痛，自以为瘀血，欲下之。余按其肚腹不痛，脉细微而迟，饮食恶寒，此凉药伤胃而然也。急用六君加芍药、当归、炮附子各一钱，服之前症益甚，反加谵语面赤。余意其药力未至耳，前药再加附子五分，服之即睡，觉来诸病顿退而安。

气血不损

有一患者，瘀血虽去，饮食形气如故，但热渴焮痛，膈痞有痰，以小柴胡汤加天花粉、贝母、桔梗、山栀，二剂少愈。又加生地、归尾、黄芩、柴胡、山栀、花粉而愈。余治百余人，其杖后血气不虚者，惟此一人耳，治者审之。

行气之非

有一患者，服行气之剂，胸痞气促，食少体倦，色黯脓清，此形气俱虚之症也。先用六君、桔梗二剂，胸膈气和。后用补中益气去升麻，加茯苓、半夏、五味、麦门治之，元气渐复而愈。若用前剂，戕贼元气，多致不救。

下血之非

有一患者，去其患处瘀血，用四物、柴胡、红花治之，焮痛顿止，但寒热口干，饮食少思。用四物、白术、茯苓、柴胡、黄芩、花粉，四剂，寒热即退。用六君、芎、归、藿香，而饮食进。腐肉虽溃，脓水清稀，以前药倍用参、芪、归、术、茯苓，二十余剂，腐肉俱溃，脓水渐稠。误服下药一盏，连泻四次，患处色黯。喜其脉不洪数，乃以十全大补倍加肉桂、麦门、五味数剂，肉色红活，新肉渐生。喜在壮年，易于调理。又月余而愈，否则不救。凡杖疮跌扑之症，患处如有瘀血，只宜砭去，服壮元气之剂。盖其气已损，切不可再用行气下血之药，复损脾胃，则运气愈难，营达于下，而反为败症，怯弱者多致夭枉。

寒药之非

有一患者肿痛，敷寒凉之药，欲内消瘀血，反致臀腿俱冷，瘀血并胸腹痞闷。余急去所敷之药，以热童便酒洗患处，服六君、木香、当归，敷回阳膏，臀腿渐温。又以前药去木香，加川芎、藿香、肉桂，四剂瘀血解，乃刺之。更以壮脾胃、养气血得痊。盖气血得温则行，得寒则凝，寒极生热，变化为脓。腐溃深大，血气既败，肌肉无由而生，欲望其生难矣。

不砭之非

有一患者，发热烦躁，用四物、黄芩、红花、软柴、山栀、花粉，烦热已清，瘀血深蓄，欲针出之，不从。忽牙关紧急，患处作痛，始针去脓血即安。用托里养血，新肉渐长。忽患处瘙痒，此风热也，用祛风消毒之剂而痊。

不补之非

有一患者，臀腿胀痛，发热烦躁，刺去死血，胀痛少宽，热躁愈甚。此血脱邪火旺而然也，急用独参汤补之，少愈。又以健脾胃养气血药治之，腐肉渐溃遂愈。大抵此症宜预调补，以顾收敛，切不可伐其气血，不行补益，以至不能收敛矣。

破伤风表症

有一患者，仲夏误伤手，腰背反张，牙关紧急，脉浮而散，此表症也。遂用羌活防风汤，一剂即解。此症若在秋冬，腠理致密之时，须用麻黄之类以发汗。此乃暴伤，气血不损之治法也。

破伤风里症

有一患者，杖处略破而患此，脉洪大而实，此里症也。用大芎黄汤，一剂，大便微行一次，悉退。若投表药，必死。宜急分表里虚实而治之，庶无误矣。

脓内焮类破伤风

有一患者，寒热口干，用四物、参、芪、白术、软柴、炒芩、麦门、五味，四剂少退。余欲砭去瘀血，不从。后怔忡不寐，饮食少思，牙关牵紧，头目疼痛，恶寒发热，此脓内焮也，遂砭去之即安。以八珍、枣仁、麦门、五味二十剂，前症渐愈。又用前药及独参汤，瘀肉渐溃。后因劳又少寐盗汗，以归脾汤、麦门、五味、远志而愈，后牙关胀闷，面目焮赤，又似破伤风，仍以为虚，用八珍等药亦安。

脓溃类破伤风

有一患者，腹胀喘促，作渴寒热，臀腿糜烂，与死肉相和，如皮囊盛糊。用童便煎四物、桃仁、红花、柴胡、黄芩、麦门、花粉，服之顿退。彼用黑羊皮贴之益甚。后砭去脓血甚多，气息奄奄，唇口微动，牙关紧急，患处色黯。或欲用破伤风药。余曰：此气血虚而变症也。用参、芪、芎、归、白术，并独参汤、人乳汁，元气复而诸症愈，乃用十全大补汤调理而安。此症若脓瘀内焮者，宜针之。若溃后口噤遗尿，而类破伤风等症者，乃气血虚极也，急用大补之剂。若素多痰患风症者，宜清痰降火。若因怒而见风症者，宜清肝降火。若人不慎房劳，而忽患前症，此由肾水不足，心火炽甚，宜滋阴补气血为主。若误作风症治之，即死。

内虚变症（痉）

有一患者内溃，针出脓三五碗。遂用大补之剂，翌日热甚，汗出足冷，口噤，腰背反张，众欲投发散之剂。余曰：此气血虚极而变痉也，若认作风治则误矣。用十全大补等药而愈。此症多因伤寒汗下过度，与产妇溃疡，气血亏损所致，但当调补气血为善。若服克伐之剂，多致不救。

有一患者，两月余矣，疮口未完，因怒发痉，疮口出血。此怒动肝火而为患耳，用柴胡、芩、连、山栀、防风、桔梗、天麻、钩藤、甘草，治之顿愈。刘宗厚[①]先生云：痉有属风火之热内作者，有因七情怒气而作者，亦有湿热内盛、痰涎壅遏经络而作者，惟宜补虚降火、敦土平木、清痰去湿。

坠跌金伤治验

瘀血腹痛

有一患者，仲秋夜归坠马，腹内作痛，饮酒数杯，翌早大便自下瘀血即安，此元气充实，挟酒势而行散也。

一男子跌伤，腹痛作渴，食梨子二枚益甚，大便不通，血欲逆上。用当归承气汤加桃仁，瘀血下而瘥。此因元气不足，瘀血得寒而聚凝也。故产妇金疮者，不宜食此。

一男子孟秋坠梯，腹停瘀血。用大黄等药，其血不下，反加胸膈胀痛，喘促短气。余用肉桂、木香末各二钱，热酒调服，即下黑血，及前所服之药而苏。此因寒药凝滞而不行，故用辛温之剂散之。

脾伤腹痛

陈侍御坠马，腿痛作呕，服下药一剂，胸腹胀痛，按之即止，惟倦怠少气，诊其脉微细而涩。余曰：非瘀血也，乃痛伤气血，复因药损脾气而然耳。投养脾胃、生气血之药而愈。

血虚胁胀

李进士季夏伤手，出血不止，发热作渴，两胁作胀，按之即止，此血虚也。用八珍加软柴胡、天花粉，治之顿愈。更用养气血之药，调理而痊。

血虚烦躁

吴给事坠马伤首，出血过多，发热烦躁，肉瞤筋惕。或欲投破伤风药。余曰：此血虚火动所致，当峻补其血为善。遂用圣愈汤，二剂即安，又养气血而疮瘥。

亡血出汗

张进士季秋坠马，亡血过多，出汗烦躁，翌日其汗自止，热躁益甚，口噤手颤。此阴血虚，阳火乘之，而汗出为寒气收敛腠理，故汗不得出，火不得泄，怫郁内甚，而益增他症也。余用四物加柴胡、黄芩、山栀，四剂少止。又用四物、参、芪、软柴胡、五味、麦门，治之而愈。

[①] 刘宗厚：刘完素的九世孙，生卒年代不详，中医世家，元明时期名医，著《医经小学》《伤寒治例》《杂病治例》《玉机微义》《续增》。

亡血昏愦（二条）

一妇人孟冬伤足，亡血头汗，内热作渴，短气烦躁，不时昏愦，其脉洪大，按之微弱。此阴血虚于下，孤阳炎于上，故发厥而头出汗也。以四物合小柴胡汤一剂汗即止。以四物去川芎，加参、芪、麦门、五味、炙草，少用肉桂，四剂诸症悉去。又三十余剂，血气复而愈。

一男子孟夏折腿，出血过多，其初眩晕眼花，后则昏愦。此阴血伤损，阳火炽甚，制金不能平木，木旺生风所致。急灌童便，更用人参、当归各五钱，荆芥、川芎、柴胡、芍药、白术各二钱，山栀、黄芩、桔梗各一钱，甘草五分，服之随爽。又用四物、参、芪各三钱，生地、柴胡各一钱，四剂烦躁悉去。

湿痰作痛（三条）

大宗伯沈立斋，孟冬闪腰作痛，胸间痰气不利。以枳壳、青皮、柴胡、升麻、木香、茴香、当归、川芎、赤芍、神曲、红花，四剂而瘥。但饮食不甘，微有潮热。以参、芪、白术、陈皮、白芍各一钱，归身二钱，川芎八分，软柴胡、地骨、炙草各五分，十余剂而康。

刘尚宝体微臀闪作痛，服透骨丹，反致肢节俱痛，下体益甚。以二陈、南星、羌活、防风、牛膝、木瓜、苍术、黄芩、黄柏治之，身痛遂安。以前药加归尾、赤芍、桔梗，治之而痊。

郑吏部素有湿痰，孟冬坠马，服辛热破血之药，遍身作痛，发热口干，脉大而滑，此热剂激动痰火为患耳。治以清燥汤去人参、当归、黄芪，加黄芩、山栀、半夏、黄柏，热痛顿去，患处少愈。用二陈、羌活、桔梗、苍术、黄柏、姜制生地、当归遂痊。

肝火作痛

杨司天，骨已入臼，患处仍痛，服药不应，肝脉洪大而急。余曰：此肝火盛而作痛也。用小柴胡汤加山栀、黄连，二剂痛止，用四物、山栀、黄柏、知母，调理而康。

血虚作痛

一妇人磕臂出血，骨痛热渴，烦闷头晕，日晡益甚。此阴虚内热之症。用八珍加丹皮、麦门、五味、骨碎补、肉桂，及地黄丸，治之悉愈。却去桂，加牛膝、续断，二十余剂而疮愈。

骨伤作痛（二条）

一小儿足伤作痛，肉色不变，伤在骨也。频用炒葱熨之，五更用和血定痛丸，日间用健脾胃、生气血之剂，数日后服地黄丸，三月余而痊。

一小儿臂骨出臼接入，肿痛发热，服流气等药益甚，饮食少思。余以葱熨之，其痛即止。以六君、黄芪、柴胡、桔梗、续断、骨碎补治之，饮食进而肿痛消。又用补中益气加麦门、五味治之，气血和而热退，愈矣。

气虚血滞

戴给事坠马，腿肿痛而色黯，食少倦怠。此元气虚弱，不能运散瘀血而然耳。遂用补中益气去升麻、柴胡，加木瓜、茯苓、芍药、白术，治之而痊。

气虚不溃

少宗伯刘五清，臁伤一块，微痛少食。用六君子汤，倍加当归、黄芪，其痛渐止。月余，瘀血内涸而不溃，公以为痊。余曰：此阳气虚极，须用调补，不从。至来春，头晕，痰涎壅塞，服清气化痰，病势愈盛，脉洪大而微细。欲以参、芪、归、术、附子之类补之。不信。至秋初，因怒昏愦而厥。

气虚壅肿（三条）

一妇人闪臂，腕肿大已三月，手臂日细，肌瘦恶寒，食少短气，脉息微细。属形病俱虚也，遂投补中益气加肉桂，引诸药以行至臂，再加贝母、香附，以解久病之郁，间服和血定痛丸，以葱熨之，肿消二三。因怒，患处仍胀，胸膈两胁微痛，以前汤更加木香、山栀、半夏、桔梗服之少可。复因惊，不寐少食，盗汗，以归脾汤加五味、麦门，二十余剂而安，肿消三四。手臂渐肥。但经水过期而少，此心脾之血尚未充足而然也。乃用八珍加五味、麦门、丹皮、远志、香附、贝母、桔梗，四十余剂，诸症悉愈。后因怒发热谵语，经水如涌，此怒动肝火，以小柴胡汤，加生地黄三钱，一剂遂止。以四物加柴胡，调理而康。

州守陈克明子，闪右臂，腕肿痛，肉色不变，久服流气等药，加寒热少食，舌干作渴。余曰：伤损等症，肿不消，色不变，此血气虚而不能愈，当助脾胃，壮气血为主。遂从余法治之，不二月形气渐充，肿热渐消，半载诸症悉退，体臂如常。

一小儿闪腿，腕壅肿，形气怯弱。余欲治以补气血为主，佐以行散之剂，不信。乃内服流气饮，外敷寒凉药，加寒热体倦。余曰：恶寒发热，脉息洪大，气血虚极也，治之无功。后内溃，沥尽气血而亡。

瘀血肿痛（二条）

一男子闪伤右腿，壅肿作痛。余谓：急砭去滞血，以补元气，庶无后患，不信。乃外敷大黄等药，内服流气饮，后涌出秽脓数碗许，其脓不止。乃复请治，视其腿细而脉大，作渴发热，辞不治，后果殁。

窗友黄汝道，环跳穴处闪伤，瘀血肿痛，发热作渴。遂砭去瘀血。知其下焦素有虚火，用八珍加黄柏、知母、牛膝、骨碎补，四剂顿止。用十全大补汤，少加黄柏、知母、麦门、五味，三十余剂而敛。

筋伤壅肿

李考功子十四岁，脚腕闪伤，肿而色夭，日出清脓少许，肝脉微涩，此肝经受伤，气血虚而不能溃，难治之症也，急止克伐之剂，不信。乃杂用流气等药，后果出烂筋而死。

肺火衄血

张地官坠马伤腿，服草乌等药，致衄血咳嗽，臂痛目黄，口渴齿痛，小便短少。此因燥剂伤肺与大肠而致。余用生地、芩、连、黄柏、知母、山栀、山药、甘草，以润肺之燥，而生肾水，小便顿长，诸症并止。以山药、五味、麦门、参、芪、芎、归、黄柏、黄芩、知母、炙草，以滋阴血，养元气，而疮敛。

肝火出血（三条）

俞进士折腿，骨已接，三月尚发热，出血不止。正体医治不应。左关脉洪数，此肝火炽甚，血得热而妄行也。遂投小柴胡汤，加山栀、芍药、生地、防风，血止热退。又用八珍、五味、麦门治之，疮口即愈。

田宗伯侄，仲秋因怒跌仆，遍身作痛，发热衄血，肝脉洪大。余曰：久衄脉弦洪，乃肝火盛而制金也。至春则肝木茂盛而自焚，或戕贼脾土，非易治之症，当滋肾水以生肝木，益脾土以生肺金。乃杂用泻肝火等药，殁于仲春之月。

一妇人因怒仆地，伤面出血，痰盛昏愦，牙关紧急。余曰：此怒动肝火，气逆怫郁，神明昏冒而卒倒也，两手脉洪大而无伦次。以小柴胡汤，加黄连、山栀、芎、归、橘红、茯苓、姜汁，治之而苏。

胃火作呕

一膏粱之人跌腿，青肿作痛，服辛热之药，反发热作喘，患处益痛，口干唇揭。余曰：膏粱之人，内多积热，夏服辛热之剂，益其胃火而使然也。频饮童便，以清胃散加山栀、黄芩、甘草，治之顿止。患处以葱熨之，肿即消散。

阴虚作喘

举人杜克弘坠马，服下血药，反作喘，日晡益甚。此血虚所致耳，非瘀血为患。遂以四物加参、芪、五味、麦门治之，其喘顿止。又用补中益气，加五味、麦门而愈。此症果系瘀血蒸熏于肺而喘，只宜活血行血，亦不可下。若面黑胸胀，或膈痛作喘，当用人参一两、苏木二两，作一剂，水煎急服，缓则不治。产妇多有此疾。

阴虚发热

杨进士伤手指，焮痛发热，服寒凉之药，致饮食顿减，患处不溃。余用托里养血之药，食进疮溃，后因劳，每日晡发热，此阴虚而内热也。以四物、软柴胡、地骨皮乃退。更用养血气之药而疮敛。

气血虚热

一男子坠马，腹有瘀血。服药下之，致发热盗汗、自汗，脉浮涩。余以为重剂过伤气血所致，投以十全大补汤益甚，时或谵语，此药力未及而然也。以前药加炮附子五分，服之即睡，觉来顿安，再剂而痊。

血不归经（二条）

大尹刘国信，金疮出血，发热烦躁，属阴虚为患。用圣愈汤治之，虚火息而血归经矣。

梁阁老侄，金疮肿痛，出血不止，寒热口干。此气虚血无所附，而血不归经也。用补中益气、五味、麦门主之，阳气复而愈。

气无所附

举人余时正，金疮焮痛，出血不止，恶寒发热。用败毒等药愈甚，亡血过多，气无所附而然耳。遂以四物、黄柏、知母、软柴胡、玄参、五味、麦门，治之即愈。

气血俱虚

余北仕时，有留都贾学士子，年十六，患流注已二载，公陞北宗伯，邀余治。诊其脉，洪大而数，脓清作渴，食少盗汗，朝寒暮热。余曰：此气血俱虚也。先以固气血为主。午前以四君、芎、归、炙草，午后以四物、参、芪、麦门、五味，两月，诸症遂可一二。有一医，用渗利之剂，保其必生，治之三月，气血极虚，而形体骨立。复恳治，余被命南下，后果殁。

阳气脱陷

梁阁老侄，跌伤腿，外敷大黄等药，内服破血之剂，遂致内溃。余针出秽脓三碗许。虚证悉具，用大补之剂两月余，少能步履。因劳心，手撒眼闭，汗出如水，或欲用祛风之剂。余曰：此气血尚未充足而然也。急以艾炒热，频熨肚脐并气海穴处，以人参四两、炮附子五钱煎灌，良久臂少动，又灌一剂，眼开能言，但气不能接续。乃以参、芪、归、术四味共一斤，附子五钱，水煎，徐徐服之。元气渐复，饮食已进。乃去附子，服之而疮愈。

胆经血少

一女子年十七，闪右臂，微肿作痛，寅申时发热。余决其胆经血虚火盛，经水果先期而至。先以四物合小柴胡汤，四剂热退。更以加味四物汤，加香附、地骨皮、山栀各五分，芩、连、炙草各三分，二十余剂，其肿亦消。乃去黄连、山栀，又五十余剂，经水调而元气充矣。

肾经虚怯（二条）

儒者王清之，跌腰作痛，用定痛等药不愈，气血日衰，面目黧色。余曰：腰为肾之府，虽曰闪伤，实肾经虚弱所致。遂用杜仲、补骨脂、五味、山茱、苁蓉、山药，空心服。又以六君、当归、白术、神曲各二钱，食远服。不月而瘥。

一三岁儿闪腰作痛，服流气等药，半载不愈。余曰：此禀肾气不足，不治之症也。后果殁。

痛伤胃呕

一妇人伤指，手臂俱肿，微呕少食。彼以为毒气内攻。诊其脉沉细，此痛伤胃气所致也。遂刺出脓碗许。先以六君、藿香、当归而食进，继以八珍、黄芪、白芷、桔梗，月余而疮愈。

气遏肉死（二条）

一男子修伤足指，色黑不痛而欲脱。余曰：此因阳气虚，不能运达于患处也。急去之，速服补剂以壮元气，否则死肉延足，必不救矣。不信。果黑烂上胫而死。大抵手足气血罕到之地，或生疮、或伤损，若戕其元气，邪气愈盛，溃烂延上必死，不溃而色黯者亦死。若骨断筋皮尚连者，急剪去之。

一女年数岁，严寒上京，两足受冻不仁，用汤泡渍，至春，十指俱烂，牵连末落。余用托里之剂，助其阳气，自溃脱，得保其生。此因寒邪遏绝，运气不至，又加热汤泡渍，故死而不痛也。余尝见人之严寒而出，冻伤其耳，不知痛痒，若以手触之，其耳即落，当以暖处良久，或热手熨之无恙。若以火烘汤泡，其耳即死，至春必溃脱落矣。北方寒气损人若此，可不察之！

凉药遏经（三条）

云间曹子容，为室人中风灌药，误咬去指半节，焮痛寒热。外敷大黄等药，内服清热败毒，患处不痛不溃，脓清，寒热愈甚。余曰：此因凉药遏绝隧道而然也。遂敷玉龙膏以散寒气，更服六君子汤，以壮脾胃。数日后，患处微痛，肿处渐消，此阳气运达患处也，果出稠脓。不数日半指溃脱，更服托里药而敛。

上舍王天爵，伤足焮肿，内热作渴，外敷内服，皆寒凉败毒，患处益肿而不溃，且恶寒少食，欲作呕吐。余曰：此气血俱虚，又因寒药凝结隧道，损伤胃气，以致前症耳。遂用香砂六君子、芎、归、炮姜，外症悉退。惟体倦晡热，饮食不甘，以补中益气汤，加地骨皮、五味、麦门，治之而愈。

州守王廷用伤指，即用帛裹之，瘀血内溃，焮肿至手。余谓：宜解患处，以出瘀血，更用推陈致新之剂。不信，乃敷凉药。痛虽少止，次日复作，又敷之，数日后，手心背俱溃，出瘀秽脓水。尚服败毒之剂，气血益虚，色黯脓清，饮食少思。仍请余治，投以壮脾胃、生气血之剂，由是脓水渐稠而愈。

汤火所伤治验

火毒刑肺金

一男子孟冬火伤臂作痛，喘嗽发热，此火毒刑肺金之症。用人参平肺散治之，喘嗽乃止。因劳又恶寒发热，此气血虚也，以八珍汤加桔梗、白芷，治之而退。再加薄桂三分，以助药热，温气血，坏肉溃之而愈。若初起焮赤作痛，用神效当归膏敷之，轻者自愈，重者自腐，生肌神效。或用侧柏叶末，蜡油调敷亦效。若发热作渴，小便赤色，其脉洪数而实者，用四物、茯苓、木通、生甘草、炒黄连。脉虽洪数而虚者，用八珍。若患处不溃而色黯者，四君、芎、归、黄芪之类。若肉死已溃而不生肌者，用四君、黄芪、当归、炮姜。若愈后而恶寒，阳气未复也，急用十全大补，切不可用寒凉，反伤脾胃。

火毒焮作

一男子因醉，被汤伤腿，溃烂发热，作渴饮水，脉洪数而有力，此火毒为患。用生地、当归、芩、连、木通、葛根、甘草，十余剂，诸症渐退。却用参、芪、白术、芎、归、炙草、芍药、白芷、木瓜，新肉将完。因劳忽寒热，此气血虚而然也，仍用参、芪之药加五味子、酸枣仁而安。又月余而疮痊。

火毒行于下焦

一男子火伤两臂焮痛，大小便不利。此火毒传于下焦。用生地黄、当归、芍药、黄连、木通、山栀、赤茯苓、甘草，一剂二便清利，其痛亦止。乃以四物、参、芪、白芷、甘草，而坏肉去。又数剂而新肉生。

火毒乘血分

一妇人汤伤胸大溃，两月不敛。脉洪大而无力，口干发热，日晡益甚，此阴血虚，火毒乘之而为患耳。用四物汤加柴胡、丹皮，热退身凉。更用逍遥散加陈皮以养阴血，壮脾胃，腐肉去而新肉生矣。

下 卷

方 药

四君子汤 治脾胃虚弱，或因克伐，肿痛不散，或溃而不敛，或饮食少思，或欲作呕，大便不实等症。

人参　白术　茯苓各二钱　甘草炙，一钱

上作一剂，姜、枣，水煎服。

小柴胡汤 治一切扑伤等症，因肝胆经火盛作痛，出血自汗，寒热往来，日晡发热，或潮热身热，咳嗽发热，胁下作痛，两胁痞满。

柴胡二钱　黄芩一钱五分　半夏一钱　人参一钱　甘草炙，三分

上姜水煎服。

神效葱熨法 治跌扑伤损。用葱白细切，杵烂炒热敷患处，如冷易之，肿痛即止，其效如神。

八珍汤 治伤损等症，失血过多，或因克伐，血气耗损，恶寒发热，烦躁作渴等症。

人参　白术　白茯苓　当归　川芎　白芍药　熟地黄各一钱　甘草炙，五分

上姜、枣水煎服。

犀角地黄汤 治火盛，血热妄行，或吐衄不止，大便下血。如因怒而致，加山栀、柴胡。

犀角镑末　生地黄　白芍药　黄芩　牡丹皮　黄连各一钱五分

用水煎熟，倾于盅内，入犀末服之。

十味参苏散 治气逆，血蕴上焦，发热气促，或咳血衄血，或痰嗽不止，加黄芩、山栀，即加味参苏饮。

人参　紫苏　半夏　茯苓　陈皮　桔梗　前胡　葛根　枳壳各一钱　甘草炙，五分

用姜水煎服。

二味苏参饮 治出血过多，瘀血入肺，面黑喘促。

人参一两　苏木二两

用水煎服。

四物汤 治一切血虚，日晡发热，烦躁不安者，皆宜服之。

当归　熟地黄各三钱　芍药二钱　川芎一钱五分

上水煎服。加白术、茯苓、柴胡、丹皮，即加味四物汤。

桃仁承气汤加当归即当归承汤　治伤损血滞于内作痛，或发热发狂等症。

桃仁　芒硝　甘草各一钱　大黄二钱

用水煎服。大黄更量虚实。

加味承气汤 治瘀血内停，胸腹胀痛，或大便不通等症。

大黄　朴硝各二钱　枳实一钱　厚朴一钱　甘草五分　当归　红花各一钱

用酒水各一盅，煎一盅服，仍量虚实加减，病急不用甘草。

独参汤 治一切失血，与疮疡溃后，气血俱虚，恶寒发热，作渴烦躁者，宜用此药补气。盖血生于气，阳生阴长之理也。用人参二两，枣十枚，水煎服。

归脾汤 治跌扑等症，气血损伤，或思虑伤脾，血虚火动，寤而不寐，或心脾作痛，怠惰嗜卧，怔忡惊悸，自汗盗汗，大便不调，或血上下妄行，其功甚捷。

白术　当归　白茯苓　黄芪炙　龙眼肉　远志　酸枣仁炒，各一钱　木香五分　甘草炙，三分　人参一钱

上姜枣水煎服。加柴胡、山栀，即加味归脾汤。

润肠丸 治跌扑等症，或脾胃伏火，大肠干燥，或风热血结等症。

麻子仁一两　桃仁一两，去皮尖、研　羌活　当归尾　大黄煨　皂角刺　秦艽各五钱

上为末，炼蜜丸，桐子大，猪胆汁丸尤妙，每服三五十丸，食前白滚汤送下。凡怯弱人，先用猪胆导之，不通，宜补气血。

当归补血汤 治杖疮金疮等症，血气损伤，肌热大渴引饮，目赤面红，昼夜不息，其脉洪大而虚，重按全无，此病多得于饥渴劳役者，若误用白虎汤，必死。

黄芪炙，一两　当归酒制，二钱

用水煎服。

圣愈汤 治杖疮、金疮、痈疽，脓血出多，热躁不安，或晡热作渴等症。

熟地黄酒洗　生地黄酒洗　人参各一钱　川芎一钱　当归酒洗　黄芩各五分

用水煎服。

十全大补汤 治杖疮，气血俱虚，肿痛不消，腐而不溃，溃而不敛，或恶寒发热，自汗盗汗，饮食少思，肢体倦怠。若怯弱之人，患处青肿而肉不坏者，服之自愈。若有瘀血，砭刺早者，服之自消。或溃而脓水清稀，肌肉不生。或口干作渴而饮汤者，尤宜服之。

白茯苓　人参　当归　白术　黄芪　川芎　白芍药炒　熟地黄各一钱　肉桂五分　甘草炙，各一钱

用姜、枣水煎服。

参附汤 治金疮、杖疮，失血过多，或脓瘀大泄，阳随阴走，上气喘急，自汗盗汗，气短头晕等症。

人参四钱　附子炮去皮脐，三钱

用水煎服。阳气脱陷者，倍用之。

清胃散 治血伤火盛，或胃经湿热，唇口肿痛，牙龈溃烂，或发热恶寒等症。

生地黄五分　升麻一钱　牡丹皮五分　当归酒洗，五分　黄连五分

用水煎服。如痛未止，黄芩、石膏、大黄之类，皆可量加。

清燥汤 治跌扑疮疡，血气损伤。或溃后气血虚怯，湿热乘之，遍身酸软。或秋夏湿热太甚，肺金受伤，绝寒水生化之源，肾无所养，小便赤涩，大便不调。或腰腿痿软，口干作渴，体重麻木。或头目晕眩，饮食少思。或自汗体倦，胸满气促。或气高而喘，身热而烦。

黄芪一钱五分　苍术一钱　白术　陈皮　泽泻各五分　五味子九粒　白茯苓　人参　升麻各五分　麦门冬　当归身　生地黄　神曲炒　猪苓　酒柏各五分　柴胡　黄连　甘草炙，各三分

上姜水煎服。湿痰壅盛，参、芪、归、地之类，可暂减之。

生脉散 治金疮、杖疮等症，发热体倦，气短。或汗多作渴，或溃后睡卧不宁，阳气下陷，发热烦躁。若六七月间，湿热大行，火土合病，令人脾胃虚弱，身重气短。或金为火制，绝寒水化源，肢体痿软，脚欹眼黑。并宜服。

人参五钱　五味子一钱　麦门冬一钱

用水煎服。

二妙丸 治下焦湿热肿痛，或流注游走，遍身疼痛。

苍术　黄柏各等分

用为末，每服二三钱，酒调服，作丸亦可。

四斤丸 治肝肾精血不足，筋无所养，挛缩不能步履，或邪淫于内，筋骨痿软。

肉苁蓉酒浸　牛膝酒洗　天麻　干木瓜　鹿茸炙　熟地黄　菟丝子酒浸，煮，杵　五味子各等分

上为末，用地黄膏丸，桐子大，每服五七十丸，空心温酒送下。

补中益气汤 治跌扑等症，损伤元气，或过服克伐，恶寒发热，肢体倦怠，血气虚弱，不能生肌收敛。或兼饮食劳倦，头痛身热，烦躁作渴，脉洪大弦虚。或微细软弱，自汗倦怠，饮食少思。

黄芪炙　人参　白术　甘草炙，各一钱五分　当归一钱　陈皮五分　柴胡　升麻各三分

用姜、枣水煎服。

四生散 治肾脏风毒，遍身瘙痒，或脓水淋漓，耳鸣目痒，或鼻赤齿浮，口舌生疮，妇人血风疮更效。

白附子　独活　黄芪　蒺藜各等分

上为末，每服二钱，用腰子一枚，劈开入药，湿纸包裹，煨熟，细嚼，盐汤下，酒服亦可。

竹叶黄芪汤 治气血虚，胃火盛，而作渴者。

淡竹叶二钱　黄芪　生地黄　当归　麦门冬　川芎　甘草　黄芩炒　芍药　人参　石膏煅，各一钱

用水煎服。

竹叶石膏汤 治胃火盛，而作渴者。

淡竹叶　石膏煅　桔梗　木通　薄荷　甘草各一钱

用姜水煎服。

人参平肺饮 治心火克肺，咳嗽喘呕，痰涎壅盛，咽喉不利等症。

人参　陈皮　甘草各一钱　地骨皮　茯苓　知母各八分　五味子　青皮　天门冬　桑白皮各五分

上水煎服。

滋肾丸 治肾经阴虚，发热作渴，足热腿膝无力等症。凡不渴而小便闭者，最宜用之。

肉桂三钱　知母酒炒　黄柏酒炒，各二两

上为末，水丸，桐子大，每服七八十丸，空心，白滚汤下。

六味地黄丸加肉桂、五味各一两，名加减八味丸　治伤损之症，因肾肺二经虚弱，发热作渴，头晕眼花，咽燥唇裂，齿不坚固，腰腿痿软，小便频赤，自汗盗汗，便血诸血，失喑水泛为痰之圣药，血虚发热之神剂。若损重伤骨，不能言如喑者，用此水煎服之，亦效。

熟地黄八两，杵膏自制　山萸肉　干山药各四两　牡丹皮　白茯苓　泽泻各三两

上为末，和地黄丸桐子大。每服七八十丸，空心食前，滚汤下。

清心莲子饮 治发热口渴，白浊，夜安静而昼发热等症。

黄芩一钱　麦门冬　地骨皮　车前子炒　甘草各一钱五分　石莲肉　茯苓　黄芪炙　柴胡　人参各一钱

上水煎服。

七味白术散 治脾胃虚弱，津液短少，口渴作渴，或中风虚热，口舌生疮，不喜饮冷，最宜服之。

人参　白术　木香　白茯苓　甘草炙　藿香各五分　干葛一钱

用水煎服。

黑丸子 一名和血定痛丸　治跌扑坠堕，筋骨疼痛，或瘀血壅肿，或风寒肢体作痛。若流注膝风初结，服之自消。若溃而脓清发热，与补气血药，兼服自敛。

百草霜　白芍药各一两　赤小豆一两六钱　川乌炮，三钱　白蔹一两六钱　白及　当归各八钱　南星泡，三钱　牛膝焙，六钱　骨碎补焙，六钱

上各另为末，酒糊丸，桐子大，每服三十丸。盐汤温酒送下。孕妇不可服。

白丸子　治一切风痰壅盛，手足顽麻。或牙关紧急，口眼歪斜，半身不遂等症。

半夏七两，生用　南星二两，生用　川乌去皮脐，生用，五钱

上为末，用生姜汁调糊丸，桐子大，每服一二十丸，姜汤送下。

六君子汤　治金疮、杖疮等症。因元气虚弱，肿痛不消。或不溃敛，或服克伐伤脾，或不思饮食，宜服之以壮营气。此方即四君子汤，加陈皮、白术。更加香附、藿香、砂仁，名香砂六君子。

回阳玉龙膏　治跌扑所伤，为敷凉药。或人元气虚寒，肿不消散。或不溃敛，及痛肿坚硬，肉色不变，久而不溃，溃而不敛，或筋挛骨痛，一切冷症并效。

草乌二钱　南星一两，煨　军姜炒，一两　白芷一两　赤芍药一两，炒　肉桂五钱

上为末，葱汤调涂。热酒亦可。

复原活血汤　治跌扑等症，瘀血停凝，胁腹作痛，甚者大便不通。

柴胡　当归　红花各二钱　穿山甲炮，五分　大黄酒炒，一钱　桃仁二十枚　甘草五分　栝蒌根一钱

用酒水各半煎服。

复原通气散　治打扑伤损作痛，及乳痈便毒初起，或气滞作痛。

木香　茴香炒　青皮去白　穿山甲酥炙　陈皮　白芷　甘草　漏芦　贝母各等分

上为末，每服一二钱，温酒调下。

愚按：前方治打扑闪错，或恼怒气滞血凝之良剂。《经》云：形伤作痛，气伤作肿。又云：先肿而后痛者，形伤气也；先痛而后肿者，气伤形也。若人元气素弱，或因叫号，血气损伤，或过服克伐之剂，或外敷寒凉之药，血气凝结者，当审前大法，用温补气血为善。

神效太乙膏　治痈疽、发背、杖疮，及一切疮疽溃烂。

玄参　白芷　当归　肉桂　赤芍药　大黄　生地黄各一两

用麻油二斤，入铜锅内煎至药黑，滤去渣，徐入净黄丹十二两，再煎，滴水中捻，软硬得中，即成膏矣。

乳香定痛散　治杖疮、金疮，及一切疮疡，溃烂疼痛。

乳香　没药各五钱　滑石　寒水石煅，各一两　冰片一钱

上为末，搽患处，痛即止，甚效。

猪蹄汤　治一切痈疽，杖疮溃烂。消肿毒，去恶肉。

白芷　当归　羌活　赤芍药　露蜂房蜂儿多者佳　生甘草各五钱

用猪蹄一只，水五碗，煮熟取清汤，入前药，煎数沸去渣，温洗，随用膏药贴之。

神效当归膏　治杖扑汤火疮毒，不问已溃未溃，肉虽伤而未坏者，用之自愈。肉已死而用之自溃，新肉易生。搽至肉色渐白，其毒始尽，生肌最速。如棍杖者，外皮不破，肉内糜烂，其外皮因内焮干缩，坚硬不溃，爬连好肉作痛。故俗云丁痂皮，致脓瘀无从而泄，内愈胀痛，腐溃益深，往往不待其溃，就行割去，而疮口开张，难以溃敛。怯弱之人，多成破伤风症，每致不救。若杖疮内有瘀血者，即用有锋芒瓷片，于患处砭去，涂以此药，则丁痂自结，死肉自溃，脓秽自出，所溃亦浅，生肌之际，亦不结痂，又免皱揭之痛，殊有神效。盖当归、地黄、麻油、二蜡，主生肌止痛、补血续筋，与新肉相宜。此方余以刊行，治者亦多用之。

当归一两　麻油六两　黄蜡一两　生地黄一两

上先将当归、地黄入油煎黑去粗，入蜡溶化，候冷搅匀，即成膏矣。白蜡尤效。

托里散　治金疮、杖疮，及一切疮毒。因气血虚不能成脓，或脓成不能溃敛，脓水清稀，久而不瘥。

人参一钱，气虚多用之　黄芪盐水拌炒，一两　白术炒　陈皮各七分　当归身酒拌，一钱　芍药酒炒　熟地黄生者自制　白茯苓各一钱

用水煎服。

加味芎归汤　治跌扑坠堕，皮肤不破，瘀血入胃作呕。

芎䓖　当归　百合水浸半日　白芍药　荆芥穗各二钱

用酒水煎服。

当归导滞散　治跌扑，瘀血在内，胸腹胀满，或大便不通，或喘咳吐血。

大黄　当归各等分

上为末，每服三钱，温酒下，气虚须加桂。

花蕊石散　治打扑伤损，腹中瘀血，胀痛欲死，服之血化为水，其功不能尽述。

硫黄明色者，四两　花蕊石一两

上为末和匀。先用纸筋和盐泥固济瓦罐一个，候干入药，再用泥封口，安在砖上，虚书八卦五行，用炭三十斤煅之，罐冷取出。每服一钱，童便调下。

愚按：前方若被伤炽盛，元气亏损，内有瘀血，不胜疏导者，用前药一服，其血内化，又不动脏腑，甚妙、甚妙！

经验方　治跌扑瘀血作痛，或筋骨疼痛。

黄柏一两　半夏五钱

上为末，用姜汁调涂患处，以纸贴之。如干，姜汁润之，周日易之。

消毒定痛散　治跌扑肿痛。

无名异炒　木耳炒　大黄炒，各五分

上为末，蜜水调涂。如内有瘀血，砭去敷之。若腐处，更用当归膏敷之，尤妙。

药蛆方　治杖疮溃烂生蛆。用皂矾煅过为末，干掺其内，蛆即死。如未应，佐以柴胡栀子散，以清肝火。

洗药　凡伤重者，用此淋洗，然后敷药。

荆芥　土当归　生葱切断　一方用生姜。

上煎汤温洗。或只用葱一味煎洗，亦可。

黑龙散　治跌扑伤损，筋骨碎断。先用前汤淋洗，以纸摊贴。若骨折，更以薄木片夹贴，以小绳束三日。再如前法，勿去夹板，恐摇动患处，至骨坚牢，方宜去。若被刀剪虫伤成疮，并用姜汁和水调贴口，以风流散填涂。

土当归二两　丁香皮六两　百草霜散血，六两　穿山甲六两，炒黄或炼存性　枇杷叶去毛，半两。一云山枇杷根

上焙为细末，姜汁水调，或研地黄汁调，亦好。

洪宝丹一名济阴丹　治伤损焮痛，并接断。

天花粉三两　姜黄　白芷　赤芍药各一两

上为末，茶汤调搽患处。

治金伤出血不止　治金疮血不止，用牛胆、石灰，掺之即止。以腊月牛胆入风化石灰，悬当风，候干用。

又方：金疮出血不止，以五倍子生为末，干贴。如不止，属血热，宜用犀角地黄汤之类。大凡金疮出血不止，若素怯弱者，当补气。若素有热，当补血。若因怒气，当平肝。若烦热作渴昏愦，当补脾气。若筋挛搐搦，当养肝血。不应，用地黄丸，以滋肾水。

又方：皮破筋断者，以百胶香涂之，或以金沸草汁频涂，自然相续。

没药降圣丹　治伤损筋骨疼痛，或不能屈伸，肩背拘急，身体倦怠，四肢无力。

没药别研　当归酒洗，炒　白芍药　骨碎补捋去毛　川乌去毛脐炮　川芎各一两半　自然铜火煅醋淬十二次，研为末水飞过，焙，一两

上为细末，每一两作四丸，以生姜自然汁与炼蜜为丸。每服一丸，捶碎，用水酒各半盏，入苏木少许，煎至八分，去苏木，空心服。

愚按：脾主肉，肝主筋。若因肝脾二经气血虚弱，或血虚有热而不愈者，当求其本而治之。

万金膏　治痈疽及坠扑伤损，或筋骨疼痛。

龙骨　鳖甲　苦参　乌贼鱼骨　黄柏　黄芩　黄连　白及　白蔹　猪牙皂角　厚朴　草乌　川芎　当归　木鳖子仁　白芷各一两　没药另研　乳香另研，各半两　槐枝　柳枝各四寸长，二十一条　黄丹一斤半，炒过净　清油四斤

上除乳、没、黄丹外，诸药入油内，煎至黑色去之，称净油。每斤入丹半斤，不住手搅令黑色，滴水中不粘手、下乳、没再搅，如硬，入油些少，以不粘手为度。

接骨散 治骨折碎，或骨出骱，先整端正，却服此药。如飞禽六畜所伤，亦能治。

硼砂一钱五分 水粉 当归各一钱

上为末，每服二钱，煎苏木汤调服，后但饮苏木汤，立效。

《本事》接骨方 治打折伤损。

接骨木半两，即蒴藋也 乳香半两 赤芍药 当归 川芎 自然铜各一两

上为末，用黄蜡四两溶入前末搅匀，众手丸龙眼大。如打伤筋骨及闪痛不堪忍者，用一丸，热酒浸开热呷，痛便止。若大段伤损，先整骨，用川乌、草乌等分为末，生姜汁调贴之。挟定服药，无不效者。

愚按：前三方俱效者备录之，以便修用。

没药丸 治打扑筋骨疼痛，或气逆血晕，或瘀血内停，肚腹作痛，或胸膈胀闷。

没药 乳香 川芎 川椒 芍药 当归 桃仁 血竭各一两 自然铜四钱，煅七次

上为末，用黄蜡四两溶化，入前末，速搅匀，丸弹子大，每服一丸，酒化服。

愚按：接骨散、没药丸，元气无亏者宜用。若肾气素怯，或高年肾气虚弱者，必用地黄丸、补中益气汤，以固其本为善。

羌活防风汤 治破伤风，邪初在表者，急服此药以解之，稍迟则邪入于里，与药不相合矣。

羌活 防风 甘草 川芎 藁本 当归 芍药各四两 地榆 细辛各二两

上每服五钱，水煎。

防风汤 治破伤风，表症未传入里，急宜服之。

防风 羌活 独活 川芎各等分

上每服五钱，水煎，调蜈蚣散服，大效。

蜈蚣散

蜈蚣一对 鳔三钱

上为细末，用防风汤调下。

羌活汤 治破伤风，在半表半里，急服此汤。稍缓邪入于里，不宜用。

羌活 菊花 麻黄 川芎 石膏 防风 前胡 黄芩 细辛 甘草 白茯苓 枳壳 蔓荆子各一两 薄荷 白芷各五钱

上每服五钱，水煎。

地榆防风散 治风在半表半里，头微汗，身无汗，不可发汗，兼治表里。

地榆 防风 地丁草 马齿苋各等分

上为细末，每服三钱，米汤调服。

大芎黄汤 治风在里，宜疏导，急服此汤。

川芎　羌活　黄芩　大黄各一两

上五七钱。水煎温服，脏腑通和为度。

白术防风汤 治服表药过多自汗者。

白术　黄芪各一两　防风二两

上每服五七钱，水煎服。脏腑和而自汗者，可服。若脏腑秘，小便赤者，宜用大芎黄汤下之。

白术汤 治破伤风，汗不止，筋挛搐搦。

白术　葛根　升麻　黄芩　芍药各二两　甘草二钱五分

上每服五钱，水煎，无时服。

谦甫朱砂丸 治破伤风，目瞪口噤不语，手足搐搦，项筋强直，不能转侧，目不识人。

朱砂研　半夏洗　川乌各一两　雄黄五钱　凤凰台三钱　麝香一字

上为末，枣肉丸，桐子大。每服一丸或二丸，冷水下，以吐为度。如不吐，加一丸。或吐不住，煎葱白汤止之。汗出为效。

左龙丸 治直视在里者。

左盘龙野鸽粪　白僵蚕　鳔炒，各五钱　雄黄一钱

上为末，烧饭丸桐子大。每服十五丸，温酒下。如里症不已，当用前药末一半，加巴豆霜半钱，烧饭丸桐子大，每服加入一丸，如此渐加，以利为度。利后服和解药。

江鳔丸 治破伤风，传入里症，惊而发搐，脏腑秘涩。

江鳔锉，炒，半两　野鸽粪炒，半两　雄黄一钱　白僵蚕半两　蜈蚣一对　天麻一两

上为末，作三份：二份烧饭丸桐子大，朱砂为衣；一份入巴豆霜一钱，亦用饭烧丸。每服朱砂者二十丸，入巴豆者一丸，渐加至利为度，后只服前丸。

养血当归地黄汤

当归　地黄　芍药　川芎　藁本　防风　白芷各一两　细辛五钱

上依前煎服。

广利方 治破伤风发热。

瓜蒌子九钱　滑石三钱半　南星　苍术　赤芍药　陈皮　炒柏　黄连　黄芩　白芷　甘草各五分

用姜水煎服。

上二方，用竹沥、瓜蒌实辈，治破伤风热痰脉洪者。前方用南星、半夏、草乌、川乌辈，则治破伤风寒痰脉无力者。

白丸子 治一切风痰壅盛，手足顽麻，或牙关紧急，口眼歪斜，半身不遂等症。

半夏生用，七两　　南星生用，二两　　川乌去皮脐，生用，五钱

上为末，用生姜汁调糊丸，桐子大。每服一二十丸，姜汤下。

《本事》玉珍散　治破伤风，及打扑损伤，项强口噤，欲死。南星有防风制其毒，不麻人。

天南星汤泡七次　　防风等分

上为末，先以热童子小便洗净疮口，拭干掺之。良久浑身作痒，疮口出赤水是效。又以温酒调下一钱。如牙关紧急，腰背反张，用药二钱，童子小便调服。至死心头微温者，急灌之，亦可救，累验累效。

又方：治打扑伤损，肿痛伤风者。

天南星　　半夏　　地龙各等分

上为末，用生姜、薄荷汁调搽患处。

〔清〕吴谦 等编

李顺保 柳直 校注

医宗金鉴·正骨心法要旨

校 注 说 明

该书《正骨心法要旨》系清《医宗金鉴》卷八十七～卷九十。

一、作者简介

吴谦（1689—1748），字六吉，今安徽歙人，清代著名医家。清太医院御医，后担任太医院副院长、院长（1736年）。乾隆四年（1739）清高宗弘历命吴谦为总修官（主编）、刘裕铎副主编等70余人编写一部清代综合性医学丛书巨著《医宗金鉴》，采辑自《内经》至清诸医家名著，共90卷，15种，刊于1742年（乾隆七年）武英殿，经乾隆批阅，赐名为《御览医宗金鉴》，曾用作太医院教材。因其内容丰富，论述简明，选方治法平稳，故后世流传颇广。

二、内容简介

《正骨心法要旨》系《医宗金鉴》卷八十七～卷九十。

1. 卷八十七：首先阐述骨伤科手法和释义、正骨器具以及经义和人体骨度尺寸，且附图说明。

2. 卷八十八：阐述头面部骨伤的内外治法，附图和方剂。

3. 卷八十九：阐述胸背部和四肢部骨伤的内外治法，并附图和方剂。

4. 卷九十：阐述骨伤科的内治杂证之法。

三、学术价值

1. 内容丰富：采辑上自《内经》下至清诸骨伤科名著内容，且层次分明，说理清晰，通俗易懂。

2. 总结整骨八法和十种整骨器具：在总结前人论治的基础上，总结整骨八法：摸、接、端、提、按、摩、推、拿。十种整骨器具：裹帘、振梃、披肩、攀索、叠砖、通木、腰柱、竹帘、杉篱、抱膝。

3. 强调骨伤的内伤辨治：本书内伤辨治法以薛已《正体类要》为蓝本以宗，且载方91首。

4. 图文并茂：通俗易懂者图文并茂者也，该书附图27幅，一阅便知。

四、版本简介

1. 武英殿聚珍版：为最早版本，现藏中国科学院图书馆、中国医学科学院图书馆、中国中医科学院图书馆、故宫博物院图书馆等33家图书馆。

2. 清道光、同治、光绪、宣统时期有多种翻刻本，多家图书馆皆有藏本。

3. 1912、1949 年商务印书馆铅印本。

4. 1916、1934 年上海锦章书局石印本。

5. 1919、1929 年上海鸿宝斋书局石印本。

6. 1949 年前尚有 10 家书局出版社该书的石印本和铅印本，现藏多家图书馆，现略文。

7. 1957 年人民卫生出版社出版清乾隆武英殿聚珍版影印本。

8. 1963 年、1973 年、1981 年、1982 年人民卫生出版社铅印本。

9. 《四库全书》本。

10. 本书选用 1957 年人民卫生出版社出版清乾隆武英殿聚珍版影印本为底本，参校薛己《正体类要》及相关骨伤科书籍。

李顺保
2024 年 1 月

目　录

医宗金鉴　卷八十七
正骨心法要旨

外治法 ……………………………………………………………………………（67）
　　手法总论 …………………………………………………………………（67）
　　手法释义 …………………………………………………………………（67）
　　器具总论 …………………………………………………………………（68）
经义 ………………………………………………………………………………（73）
　　击扑损伤应刺诸穴经义 …………………………………………………（73）
　　恶血已留复因怒伤肝经义 ………………………………………………（74）
　　击扑伤后入房伤脾经义 …………………………………………………（74）
　　击仆损伤脉色经义 ………………………………………………………（74）
　　《灵枢经》骨度尺寸 ……………………………………………………（75）
补遗 ………………………………………………………………………………（84）

医宗金鉴　卷八十八

头面部 ……………………………………………………………………………（85）
　　颠顶骨 ……………………………………………………………………（85）
　　囟骨 ………………………………………………………………………（86）
　　山角骨 ……………………………………………………………………（87）
　　凌云骨 ……………………………………………………………………（88）
　　睛明骨 ……………………………………………………………………（89）
　　两颧骨 ……………………………………………………………………（89）
　　鼻梁骨 ……………………………………………………………………（90）

中血堂 ………………………………………………………… (90)
　　唇口 …………………………………………………………… (91)
　　玉堂 …………………………………………………………… (91)
　　地阁骨 ………………………………………………………… (92)
　　齿 ……………………………………………………………… (93)
　　扶桑骨 ………………………………………………………… (94)
　　耳 ……………………………………………………………… (94)
　　玉梁骨 ………………………………………………………… (94)
　　两钓骨 ………………………………………………………… (95)
　　颊车骨 ………………………………………………………… (95)
　　后山骨 ………………………………………………………… (96)
　　寿台骨 ………………………………………………………… (96)
　　旋台骨 ………………………………………………………… (97)

医宗金鉴　卷八十九

胸背部 ……………………………………………………………… (98)
　　锁子骨 ………………………………………………………… (98)
　　胸骨_{附胁肋} …………………………………………………… (98)
　　歧骨 …………………………………………………………… (100)
　　蔽心骨 ………………………………………………………… (100)
　　凫骨 …………………………………………………………… (100)
　　阴囊 …………………………………………………………… (101)
　　背骨 …………………………………………………………… (102)
　　腰骨 …………………………………………………………… (102)
　　尾骶骨 ………………………………………………………… (103)
四肢部 ……………………………………………………………… (103)
　　髃骨 …………………………………………………………… (103)
　　臑骨 …………………………………………………………… (104)
　　肘骨 …………………………………………………………… (105)
　　臂骨 …………………………………………………………… (105)
　　腕骨 …………………………………………………………… (105)
　　五指骨 ………………………………………………………… (106)

竹节骨	(107)
胯骨	(107)
环跳	(108)
大楗骨	(108)
膝盖骨	(108)
骱骨	(109)
踝骨	(109)
跗骨	(110)
足五趾骨	(110)
跟骨	(110)

医宗金鉴 卷九十

内治杂证法	(112)
方法总论	(112)
伤损内证	(112)
伤损出血	(114)
瘀血泛注	(115)
瘀血作痛	(116)
血虚作痛	(116)
呕吐黑血	(116)
发热	(116)
肌肉作痛	(117)
骨伤作痛	(117)
胸腹痛闷	(118)
胁肋胀痛	(118)
腹痛	(119)
少腹引阴茎作痛	(119)
腰痛	(120)
眩晕	(120)
烦躁	(120)
喘咳	(121)
昏愦	(121)

作呕 ………………………………………………………………… (121)
作渴 ………………………………………………………………… (122)
秘结 ………………………………………………………………… (122)
挟表 ………………………………………………………………… (123)
补遗方 ……………………………………………………………… (123)

医宗金鉴 卷八十七
正骨心法要旨

外 治 法

手法总论

夫手法者，谓以两手安置所伤之筋骨，使仍复于旧也。但伤有重轻，而手法各有所宜。其痊可知迟速，及遗留残疾与否，皆关乎手法之所施得宜，或失其宜，或未尽其法也。盖一身之骨体，既非一致，而十二经筋之罗列序属，又各不同，故必素知其体相，识其部位，一旦临证，机触于外，巧生于内，手随心转，法从手出。或拽之离而复合，或推之就而复位，或正其斜，或完其阙，则骨之截断、碎断、斜断，筋之弛、纵、卷、挛、翻、转、离、合，虽在肉里，以手扪之，自悉其情，法之所施，使患者不知其苦，方称为手法也。况所伤之处，多有关于性命者，如七窍上通脑髓，膈近心君，四末受伤，痛苦入心者。即或其人元气素壮，败血易于流散，可以克期而愈，手法亦不可乱施。若元气素弱，一旦被伤，势已难支，设手法再误，则万难挽回矣。此所以尤当审慎者也。盖正骨者，须心明手巧，既知其病情，复善用夫手法，然后治自多效。诚以手本血肉之体，其宛转运用之妙，可以一己之卷舒，高下疾徐，轻重开合，能达病者之血气凝滞，皮肉肿痛，筋骨挛折，与情志之苦欲也。较之以器具从事于拘制者，相去甚远矣。是则手法者，诚正骨之首务哉。

手法释义

摸法 摸者，用手细细摸其所伤之处，或骨断、骨碎、骨歪、骨整、骨软、骨硬、筋强、筋柔、筋歪、筋正、筋断、筋走、筋粗、筋翻、筋寒、筋热，以及表里虚实，并所患之新旧也。先摸其或为跌扑，或为错闪，或为打撞，然后依法治之。

接法 接者，谓使已断之骨，合拢一处，复归于旧也。凡骨之跌伤错落，或断而两分，或折而陷下，或碎而散乱，或岐而傍突，相其形势，徐徐接之，使断者复续，陷者复起，碎者复完，突者复平。或用手法，或用器具，或手法、器具分先后而兼用之，是在医者之通达也。

端法 端者，两手或一手擒定应端之处，酌其重轻，或从下往上端，或从外向内托，或直端、斜端也。盖骨离其位，必以手法端之，则不待旷日迟久，而骨缝即合，仍须不偏不倚，庶愈后无长短不齐之患。

提法 提者，谓陷下之骨，提出如旧也。其法非一，有用两手提者，有用绳帛系高处提者，有提后用器具辅之不致仍陷者，必量所伤之轻重浅深，然后施治。倘重者轻提，则病莫能愈；轻者重提，则旧患虽去，而又增新患矣。

按摩法 按者，谓以手往下抑之也。摩者，谓徐徐揉摩之也。此法盖为皮肤筋肉受伤，但肿硬麻木，而骨未断折者设也。或因跌扑闪失，以致骨缝开错，气血郁滞，为肿为痛，宜用按摩法，按其经络，以通郁闭之气，摩其壅聚，以散瘀结之肿，其患可愈。

推拿法 推者，谓以手推之，使还旧处也。拿者，或两手一手捏定患处，酌其宜轻宜重，缓缓焉以复其位也。若肿痛已除，伤痕已愈，其中或有筋急而转摇不甚便利，或有筋纵而运动不甚自如，又或有骨节间微有错落不合缝者，是伤虽平，而气血也之流行未畅，不宜接、整、端、提等法，惟宜推拿，以通经络气血也。盖人身之经穴，有大经细络之分，一推一拿，视其虚实酌而用之，则有宜通补泻之法，所以患者无不愈也。

已上诸条，乃八法之大略如此。至于临证之权衡，一时之巧妙，神而明之，存乎其人矣。

器具总论

跌扑损伤，虽用手法调治，恐未尽得其宜，以致有治如未治之苦，则未可云医理之周详也。爰因身体上下、正侧之象，制器以正之，用辅手法之所不逮，以冀分者复合，欹者复正，高者就其平，陷者升其位，则危证可转于安，重伤可就于轻。再施以药饵之功，更示以调养之善，则正骨之道全矣。

裹帘 器一无图　裹帘，以白布为之。因患处不宜他器，只宜布缠，始为得法，故名裹帘。其长短阔狭，量病势用之。

振梃 器二无图　振梃，即木棒也，长尺半，圆如钱大，或面杖亦可。盖受伤之处，气血凝结，疼痛肿硬，用此梃微微振击其上下四旁，使气血流通，得以四散，则疼痛渐减，肿硬渐消也。

用法释义：凡头被伤，而骨未碎筋未断，虽瘀聚肿痛者，皆为可治。先以手法端提颈、项、筋骨，再用布缠头二三层令紧，再以振梃轻轻拍击足心，令五脏之气上下宣通，瘀血开散，则不奔心，亦不呕哕，而心神安矣。若已缠头拍击足心，竟不觉疼，昏不知人，痰响如拽锯，身体僵硬，口溢涎沫，乃气血垂绝也，不治。

披肩器三无图　披肩者，用熟牛皮一块，长五寸，宽三寸，两头各开二孔，夹于伤处，以棉绳穿之，紧紧缚定，较之木板稍觉柔活。

用法释义：凡两肩扑坠闪伤，其骨或断碎，或旁突，或斜努，或骨缝开错筋翻。法当令病人仰卧凳上，安合骨缝，揉按筋结，先以棉花贴身垫好，复以披肩夹住肩之前后，缚紧，再用白布在外缠裹毕，更用扶手板，长二尺余，宽三四寸，两头穿绳悬空挂起，令病人俯伏于上，不使其肩骨下垂。过七日后，开视之，如俱痊，可撤板不用。如尚未愈，则仍用之。若不依此治法，后必遗残患芦节。

攀索器四　攀索者，以绳挂于高处，用两手攀之也。

叠砖器五　叠砖者，以砖六块，分左右各叠置三块，两足踏于其上也。

用法释义：凡胸、腹、腋、胁、跌、打、蹦、撞、垫、努，以致胸陷而不直者，先令病人以两手攀绳，足踏砖上，将后腰拿住，各抽去砖一个，令病人直身挺胸；少顷，又各去砖一个，仍令直身挺胸。如此者三，其足著地，使气舒瘀散，则陷者能起，曲者可直也。再将其胸以竹帘围裹，用宽带八条紧紧缚之，勿令窒碍，但宜仰睡，不可俯卧侧眠，腰下以枕垫之，勿令左右移动（图一）。

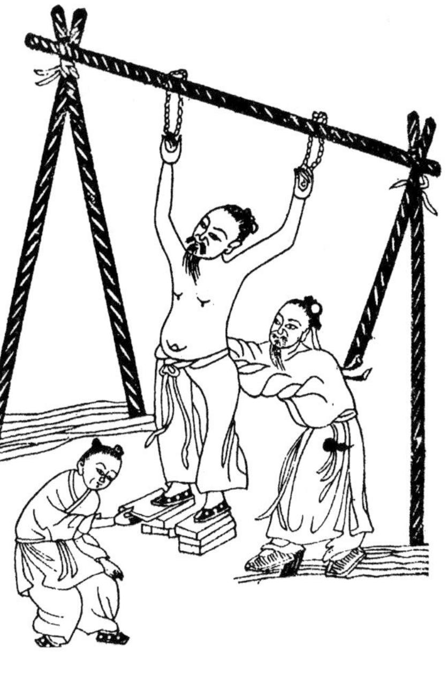

通木器六　用杉木宽三寸，厚二寸，其长自腰起上过肩一寸许，外面平整，向脊背之内面刻凹形，务与脊骨膂肉吻合，约以五分分去声度之，第一分自左侧面斜钻二孔，右侧面斜钻二孔。越第二分至第三分、四分、五分，俱自左右侧面各斜钻一孔，用宽带一条，自第一分上左孔穿入，上越右肩，下胸前，斜向左腋下绕背后，穿于第一分右次孔内。再用一带自第一分上右孔穿入，上越左肩，下胸前，斜向右腋下绕背后，穿入第一分

图一　攀索叠砖用法图

左次孔内，两带头俱折转紧扎木上。第三分、四分亦以带穿之，自软肋横绕腹前，复向后穿入原孔内，紧扎木上。第五分以带穿入孔内，平绕前腹，复向后紧扎木上，切勿游移活动，始于患处有益。凡用此木，先以绵絮软帛贴身垫之，免致疼痛。

用法释义： 凡脊背跌打损伤，脊骨开裂高起者，其人必伛偻难仰。法当令病者俯卧，再著一人以两足踏其两肩，医者相彼开裂高起之处，宜轻宜重，或端或拿，或按或揉，令其缝合，然后用木依前法逼之（图二～四）。

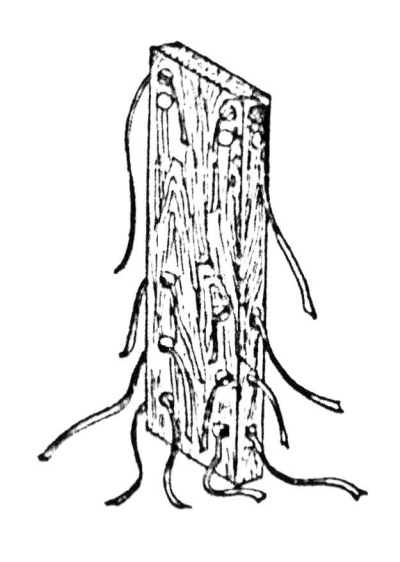

图二　通木图

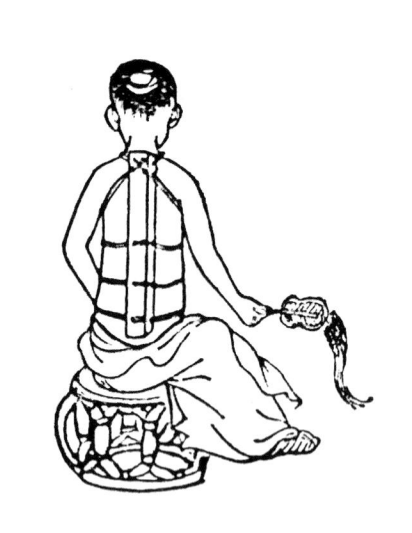

图三　通木背面用法图

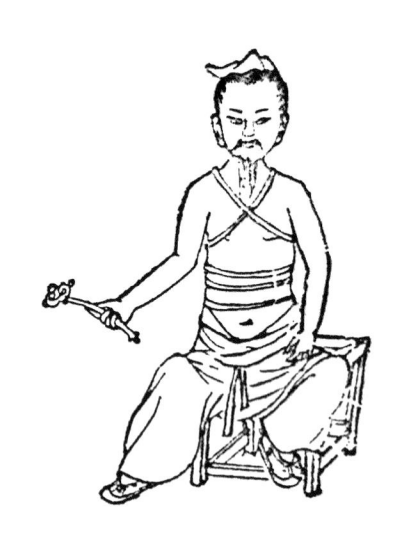

图四　通木正面用法图

腰柱 器七　腰柱者，以杉木四根，制如扁担形，宽一寸，厚五分，长短以患处为度，俱自侧面钻孔，以绳联贯之。

用法释义： 凡腰间闪挫岔气者，以常法治之。若腰节骨被伤错笋，脊肉破裂，筋斜伛偻者，用醋调定痛散，敷于腰柱上，视患处将柱排列于脊骨两旁，务令端正。再用蕲艾，做薄褥覆于柱上，以御风寒，用宽长布带，绕向腹前，紧紧扎裹，内服药饵，调治自愈（图五、六）。

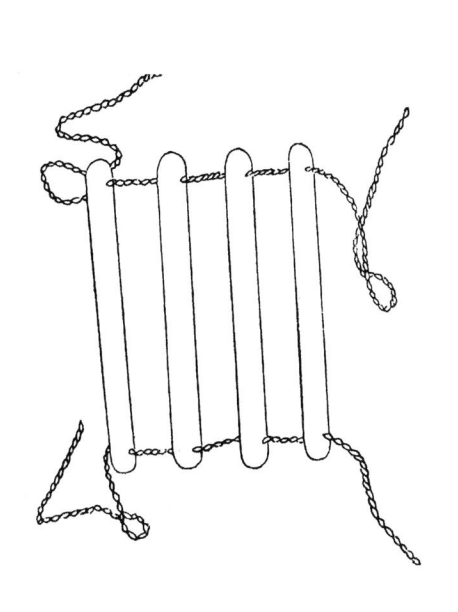

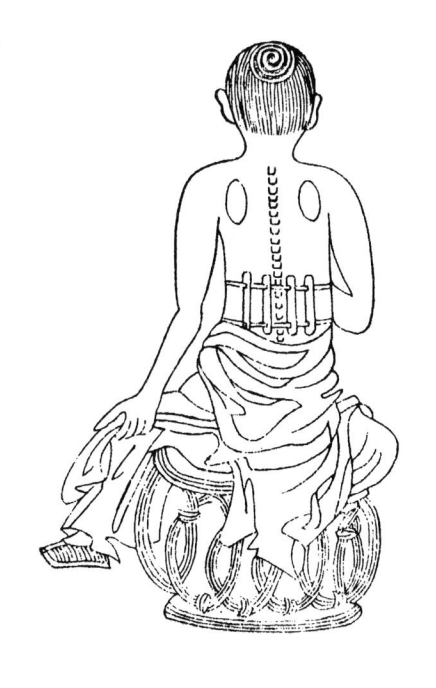

图五　腰柱图　　　　　　　　图六　腰柱用法图

竹帘器八　竹帘者,即夏月凉帘也,量患处之大小长短裁取之。

用法释义：凡肢体有断处,先用手法安置讫,然后用布缠之,复以竹帘围于布外,紧扎之,使骨缝无参差走作之患,乃通用之物也（图七）。

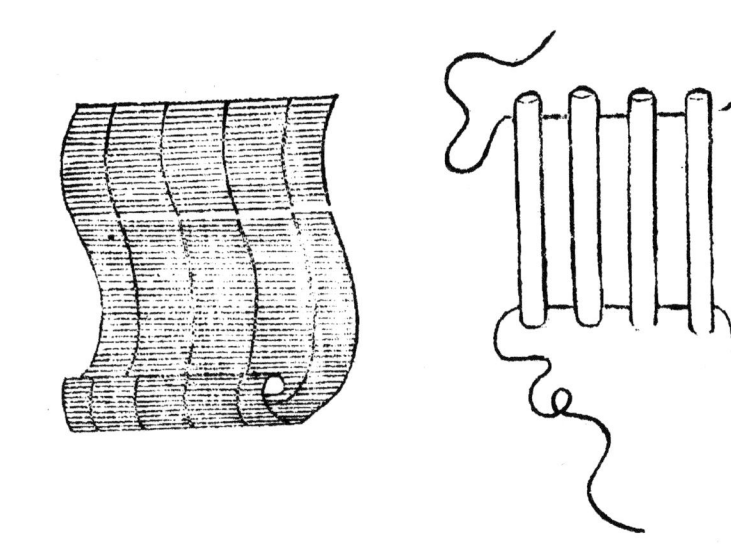

图七　竹帘　杉篱

杉篱器九　杉篱者，复逼之器也。量患处之长短阔狭、曲直凸凹之形，以杉木为之。酌其根数，记清次序，不得紊乱，然后于每根两头各钻一孔，以绳联贯之。有似于篱，故名焉。但排列稀疏，不似竹帘之密耳。

用法释义： 凡用以围裹于竹帘之外，将所穿之绳结住，再于篱上加绳以缠之，取其坚劲挺直，使骨缝无离绽脱走之患也。盖骨节转动之处，与骨节甚长之所，易于摇动，若仅用竹帘，恐挺劲之力不足，故必加此以环抱之，则骨缝吻合坚牢矣（图七、八）。

抱膝器十　抱膝者，有四足之竹圈也。以竹片作圈，较膝盖稍大些须，再用竹片四根，以麻线紧缚圈上，作四足之形，将白布条通缠于竹圈及四足之上。用于膝盖，虽拘制而不致痛苦矣。

用法释义： 膝盖骨覆于䯒、骱二骨之端，本活动物也。若有所伤，非骨体破碎，即离位而突出于左右，虽用手法推入原位，但步履行止，必牵动于彼，故用抱膝之器以固之，庶免复离原位，而遗跛足之患也。其法将抱膝四足，插于膝盖两旁，以竹圈辖住膝盖，令其稳妥，不得移动，再用白布宽带紧紧缚之（图九、一〇）。

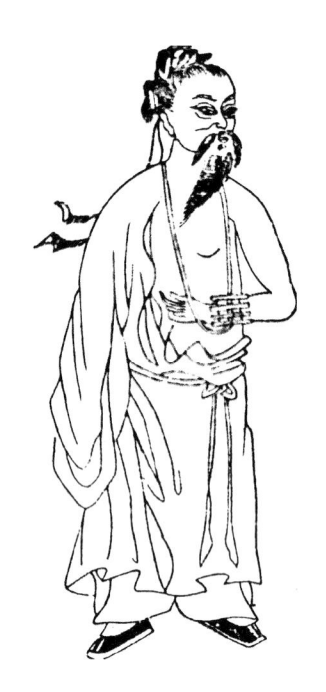

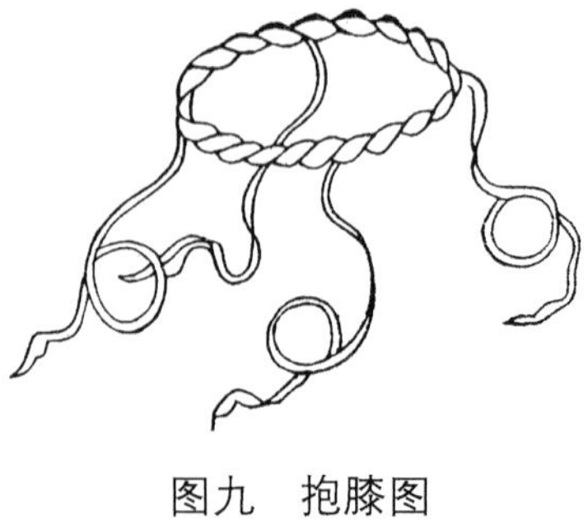

图八　竹帘杉篱用法图

图九　抱膝图

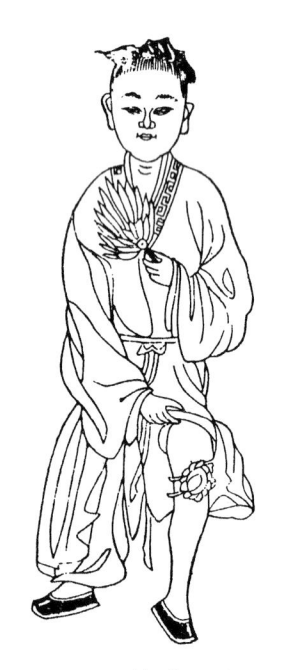

图一〇　抱膝用法图

经 义

击扑损伤应刺诸穴经义

《素问·缪刺论》曰：人有所堕坠，恶血留内，腹中满胀，不得前后，先饮利药。此上伤厥阴之脉，下伤少阴之络，刺足内踝之下，然谷之前血脉出血，刺足跗上动脉。不已，刺三毛各一痏，见血立已。左刺右，右刺左。

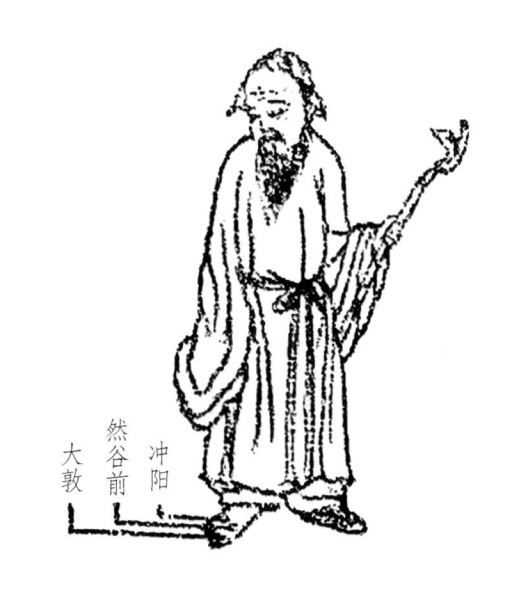

注：此言恶血为病，有缪刺之法也。人因堕坠，致恶血留内，腹中满胀，前后不通，当先用利药。如上伤厥阴肝经之脉，下伤少阴肾经之络，当刺内踝之下，然谷之前，有血脉令出血者，盖以此属少阴之别络，而交通乎厥阴也，兼刺足跗上动脉，即冲阳穴，乃胃经之原也。如病不已，更刺三毛上大敦穴左右各一痏①，见血立已。缪刺者，左刺右大敦，右刺左大敦也。但足跗动脉，上关冲脉，少阴阳明三经，只宜浅刺，不可出血不已也（图一一）。

图一一　应刺穴图

《灵枢经·寒热病篇》曰：身有所伤，血出多，及中风寒，若有所堕坠，四支懈惰不收，名曰体惰，取其小腹脐下三结交。三结交者，阳明太阴也，脐下三寸关元也。

注：此言身有所伤，血出多者，及中风寒者，破伤风之属也。或因堕坠，不必血出，而四支懈惰不收者，皆名体惰也。关元任脉穴名，又足阳明、太阴之脉皆结

---

① 痏（wěi）：针灸针刺的孔。

关元

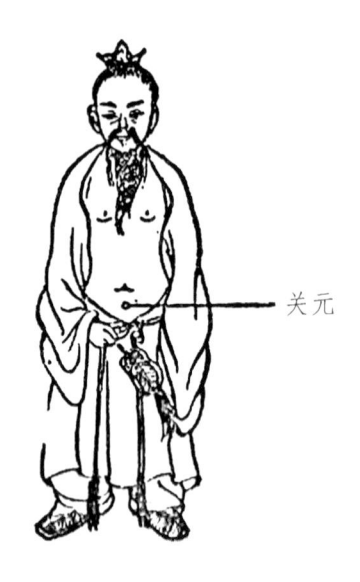

图一二 应刺穴图

于此，故为三结交也（图一二）。

《灵枢经·厥病论》曰：头痛不可取于腧者，有所击堕，恶血在内，伤痛未已，可侧刺不可远取之也。

注：经言恶血在内，头痛不可取其腧者，盖头痛取腧，以泄其气，则头痛可愈也。若有所击堕，恶血在内，而取腧以泄其气，则是血病治气矣，故勿取其腧焉。若所击扑之䐃肉伤痛不已，虽用刺法，亦只于所伤附近之侧刺之，以出在内之恶血而已。若仍按经远取诸腧，以疗头痛，则不可也。

恶血已留复因怒伤肝经义

《灵枢经·邪气脏腑病形篇》曰：有所堕坠，恶血在内，有所大怒，气上而不下，积于胁下，则伤肝。

注：人因堕坠，血已留内，若复因大怒伤肝，其气上而不下，则留内之血，两相凝滞，积于胁下，而肝伤矣。法当先导怒气，勿积于肝，则肝可以无伤，然后饮以利药，以破恶血，则胁下无留血矣。

击扑伤后入房伤脾经义

《灵枢经·邪气脏腑病形篇》曰：有所击扑，若醉入房，汗出当风，则伤脾。

注：有所击扑，乃伤其外体也。如醉后入房，或汗出不知避忌当风，则邪客于肌肤，伤其内体矣，是皆伤脾之因也。

击仆损伤脉色经义

《素问·脉要精微论》曰：肝脉搏坚而长，色不青，当病坠若搏，因血在胁下，令人喘逆。

注：此言肝脉有刚柔，而病亦以异也。肝脉搏击于手，而且坚且长，其色又不青，当病或坠或搏，因血积于胁下，令人喘逆不止也。正以厥阴之脉，布胁肋循喉咙之后。其支别者，复从肝贯膈上注肺，今血在胁下，则血之积气上熏于肺，故令人喘逆也。

《金匮要略》曰：寸口脉浮，微而涩，然当亡血。若汗出，设不汗出者，其身有疮，被刀斧所伤，亡血故也。

注：经言夺血者无汗，夺汗者无血。盖二者皆当脉浮微而涩，今诊之如此，是有枯竭之象，而无汗出之证，非亡血而何？故知有金伤或击扑而亡血之证也。

又论曰：肝脉搏坚而色不变，必有击堕之事。因䐃肉①无破，则恶血必留胁下，兼致呕逆，依经针刺然谷足跗，或三毛等穴出血，或饮利药使恶血开行，当自愈也。若脉浮微而涩，当知亡血过多，依经于三结交关元穴灸之，或饮大补气血之剂而调之，则病已矣。

《灵枢经》骨度尺寸

头部

项发以下至背，骨长二寸半。自后发际以至大椎项骨三节处也。

按： 头部折法：以前发际至后发际，折为一尺二寸。如发际不明，则取眉心，直上后至大杼骨，折作一尺八寸，此为直寸。横寸法：以眼内角至外角，此为一寸，头部横直寸法并依此。

胸腹部

结喉以下至缺盆中，长四寸。此以巨骨上陷中而言，即天突穴处。缺盆以下髃骬之中，长九寸。

胸围四尺五寸。

两乳之间，广九寸半。当折八寸为当。

髃骬中下至天枢，长八寸。天枢足阳明穴名，在脐旁，此指平脐而言。

天枢以下至横骨，长六寸半，横骨横长六寸半。毛际下骨曰横骨。

按： 此古数，以今用上下穴法参较，多有未合，宜从后胸腹折法为当。

两髀之间，广六寸半。此当两股之中，横骨两头之处，俗名髀缝。

按： 胸腹折法：直寸以中行为之，自缺盆中天突穴起，至歧骨际上中庭穴止，

---

① 䐃（jiǒng）肉：肌肉的突起部分。王冰注："䐃，谓肘膝后肉如块者。"

折作八寸四分，自髑骬上歧骨际下至脐心，折作八寸，脐心下至毛际曲骨穴，折作五寸，横寸以两乳相去，折作八寸。胸腹横直寸法并依此。

背部

膂骨以下至尾骶二十一节，长三尺。膂骨脊骨也，脊骨外小而内巨，人之所以能负任者，以是骨之巨也。脊骨二十四节，今云二十一节者，除项骨三节不在内。

腰围四尺二寸。

按：背部折法：自大椎至尾骶，通折三尺，上七节各长一寸四分一厘，共九寸八分七厘。中七节各一寸六分一厘，共一尺一寸二分七厘。第十四节与脐平，下七节各一寸二分六厘，共八寸八分二厘，共二尺九寸九分六厘，不足四厘者，有零未尽也，直寸依此，横寸用中指同身寸法。

脊骨内阔一寸，凡云第二行侠脊一寸半，三行侠脊三寸者，皆除脊一寸外，净以寸半三寸论，故在二行当为二寸，在三行当为三寸半也。

侧部

自拄骨下行腋中不见者，长四寸。拄骨，颈项根骨也。

腋以下至季胁，长一尺二寸。季胁，小肋也。

季胁以下至髀枢，长六寸。大腿曰股，股上曰髀楗，骨之下，大腿之上，两骨合缝之所，曰髀枢，当足少阳环跳穴处也。

髀枢下至膝中，长一尺九寸。

横骨上廉下至内辅之上廉，长一尺八寸。骨际曰廉，膝旁之骨，突出者曰辅骨，内曰内辅，外曰外辅。

内辅之上廉以下至下廉，长三寸半。上廉、下廉可摸而得。

内辅下廉下至内踝，长一尺二寸。

内踝以下至地，长三寸。

四肢部

肩至肘，长一尺七寸。

肘至腕，长一尺二寸半。臂之中节曰肘。

腕至中指本节，长四寸。臂掌之交曰腕。

本节至末，长四寸半。指之后节曰本节。

膝以下至外踝，长一尺六寸。

膝腘以下至跗属，长一尺二寸。腘，腿湾也。跗，足面也。膝在前，腘在后。跗属者，凡两踝前后胫掌所交之处，皆为跗之属也。

跗属以下至地，长三寸。

外踝以下至地，长一寸。

足长一尺二寸，广四寸半。

按：骨度乃《灵枢经·骨度篇》之文，论骨之长短，皆古数也。然骨之大者则太过，小者则不及，此亦言其则耳。其周身手足折量之法，用前中指同身寸法为是。同身寸量法，详刺灸书中。（见图一三～一九）

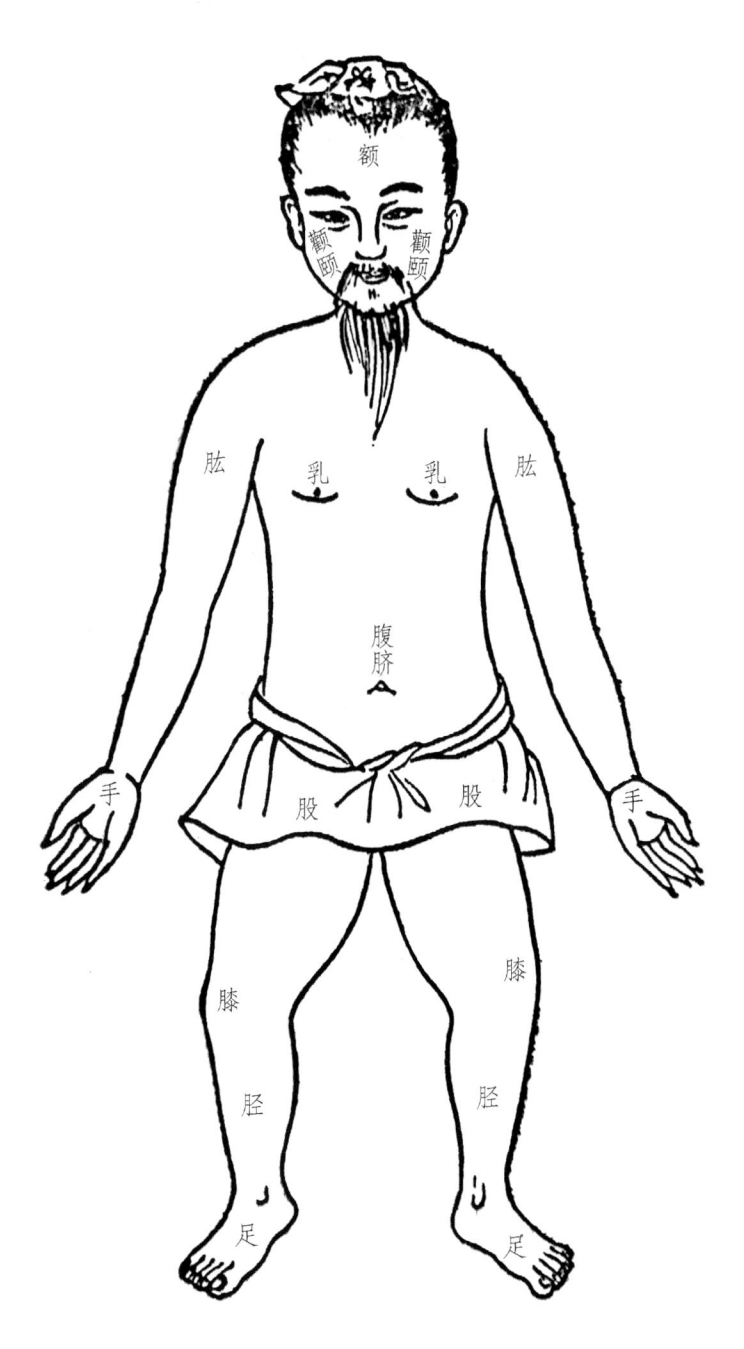

图一三　人身正面全图

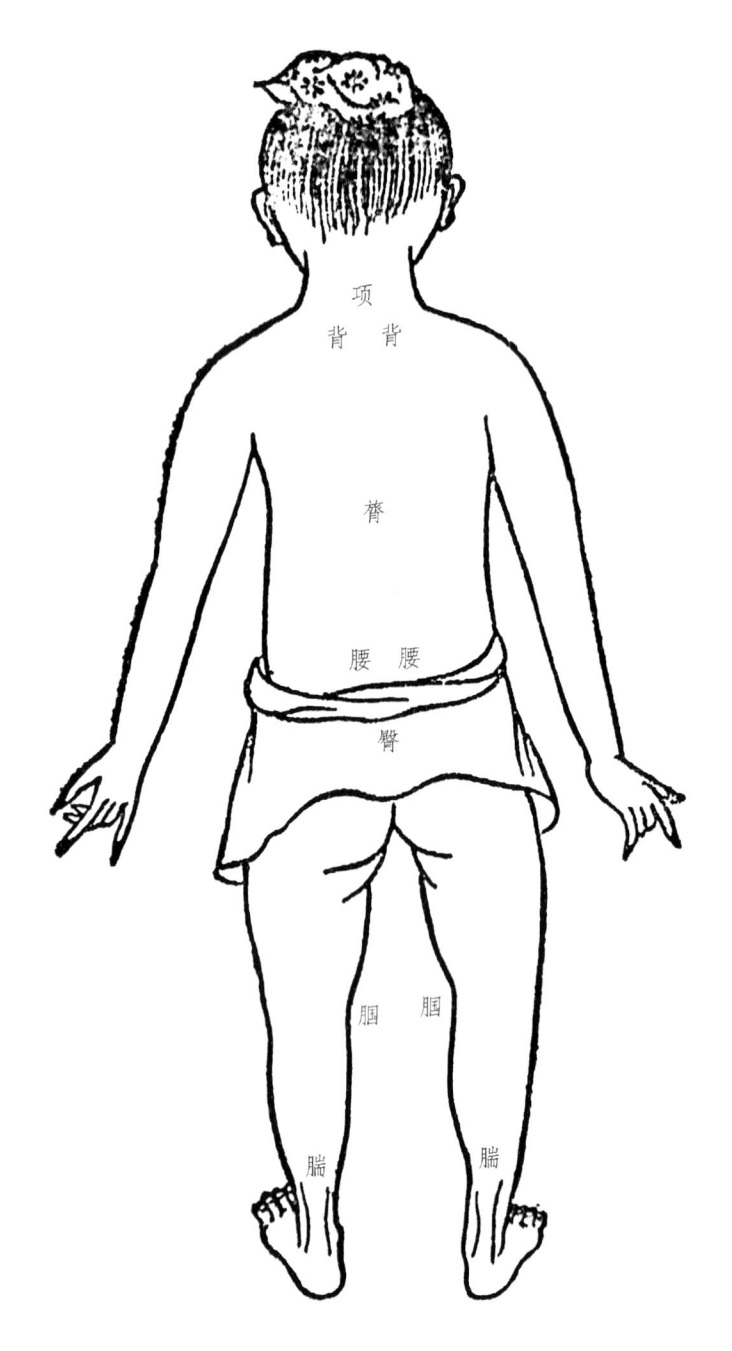

图一四　人身背面全图

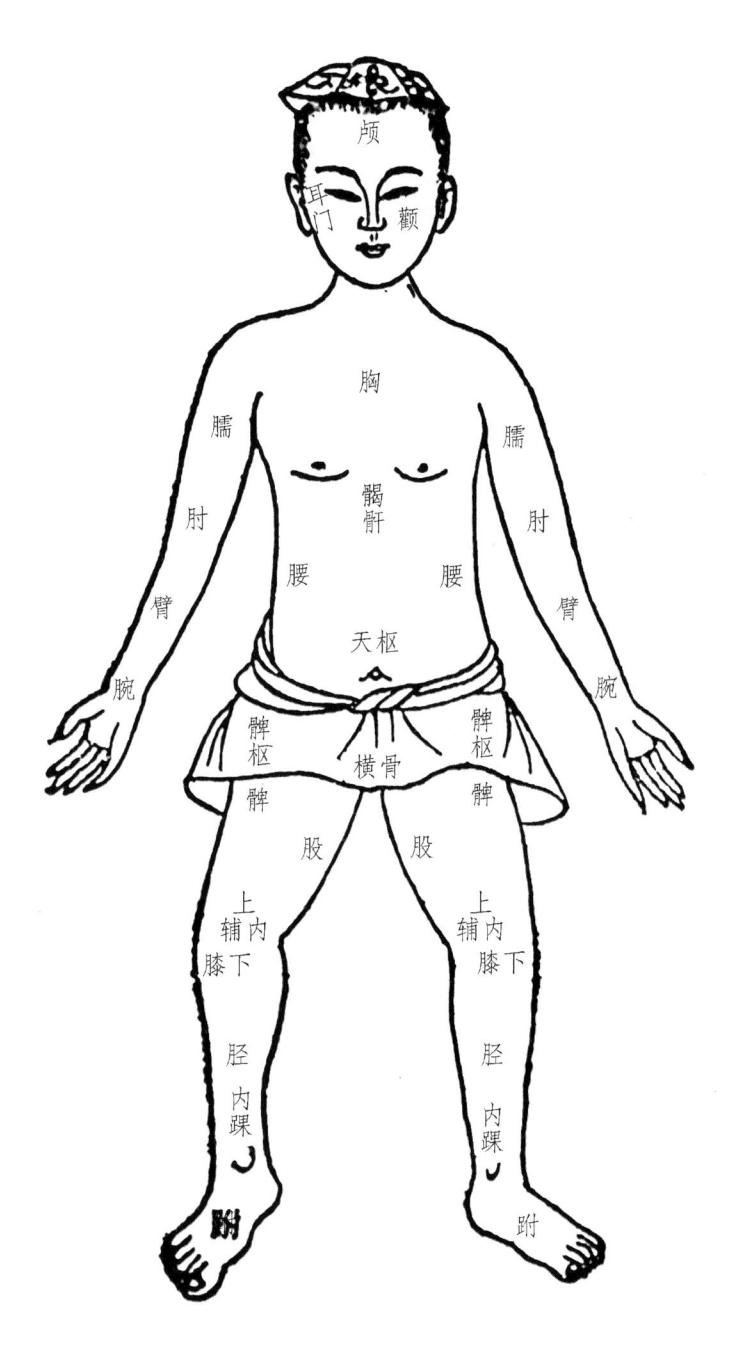

图一五　骨度正面全图

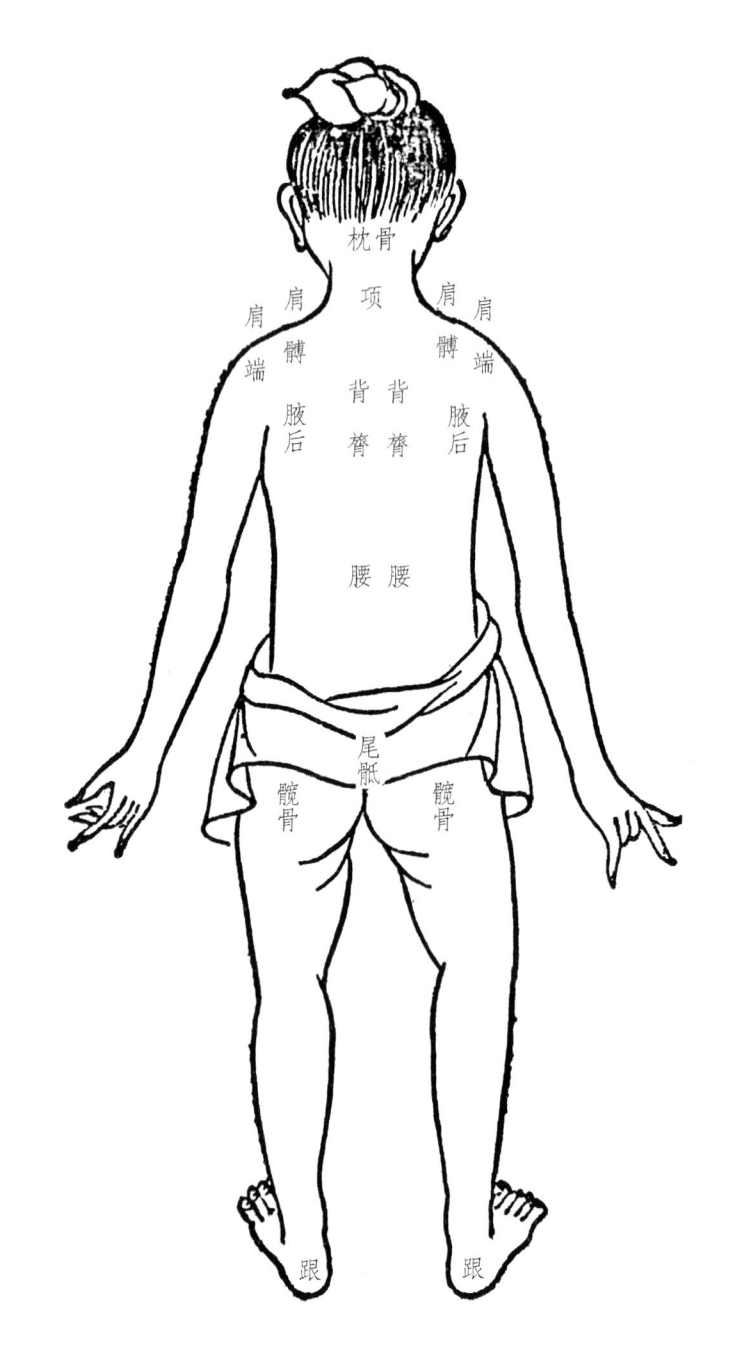

图一六　骨度背面全图

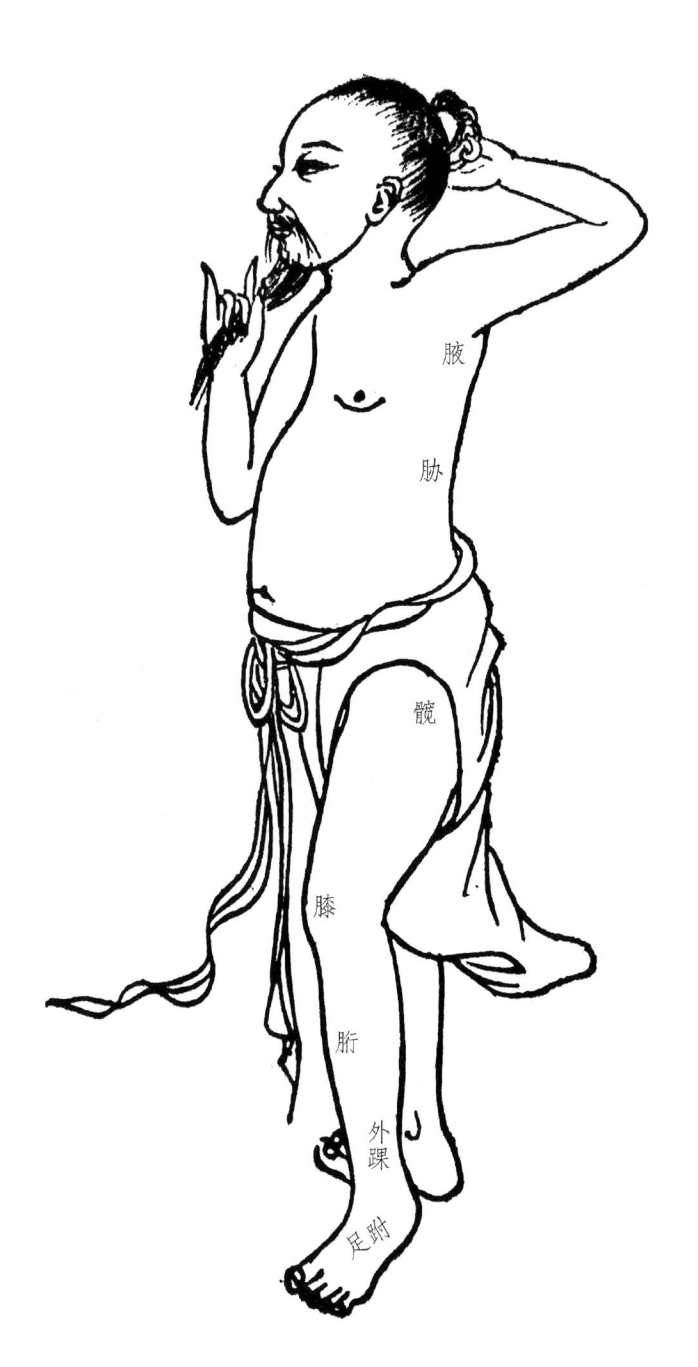

图一七　骨度侧面全图

中医骨伤科古代十大名著校注

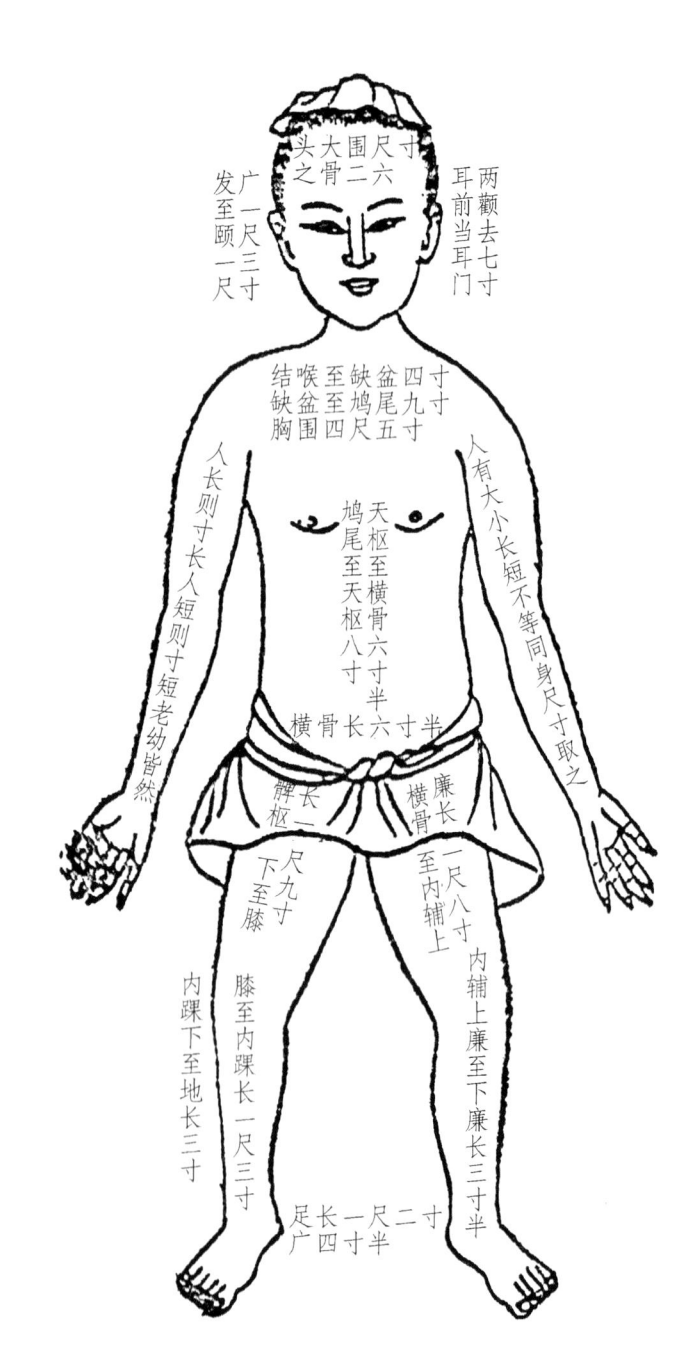

正骨心法要旨 经义

图一八 骨度正面尺寸图

图中标注文字：

- 尺寸
- 围二尺六寸
- 大骨之头
- 广一尺三寸
- 发至颐一尺
- 两颧去七寸
- 耳前当耳门
- 四寸
- 九寸
- 盆至鸠尾五寸
- 喉结至缺盆四寸
- 缺盆围胸
- 天枢至横骨六寸半
- 鸠尾至天枢八寸
- 人有大小长短不等同身尺寸取之
- 人长则寸长人短则寸短老幼皆然
- 横骨长六寸半
- 廉骨横骨
- 髀枢长一尺九寸下至膝
- 一尺八寸至内辅上
- 内辅上廉至下廉长三寸半
- 膝至内踝长一尺三寸
- 内踝下至地长三寸
- 足长一尺二寸广四寸半

82

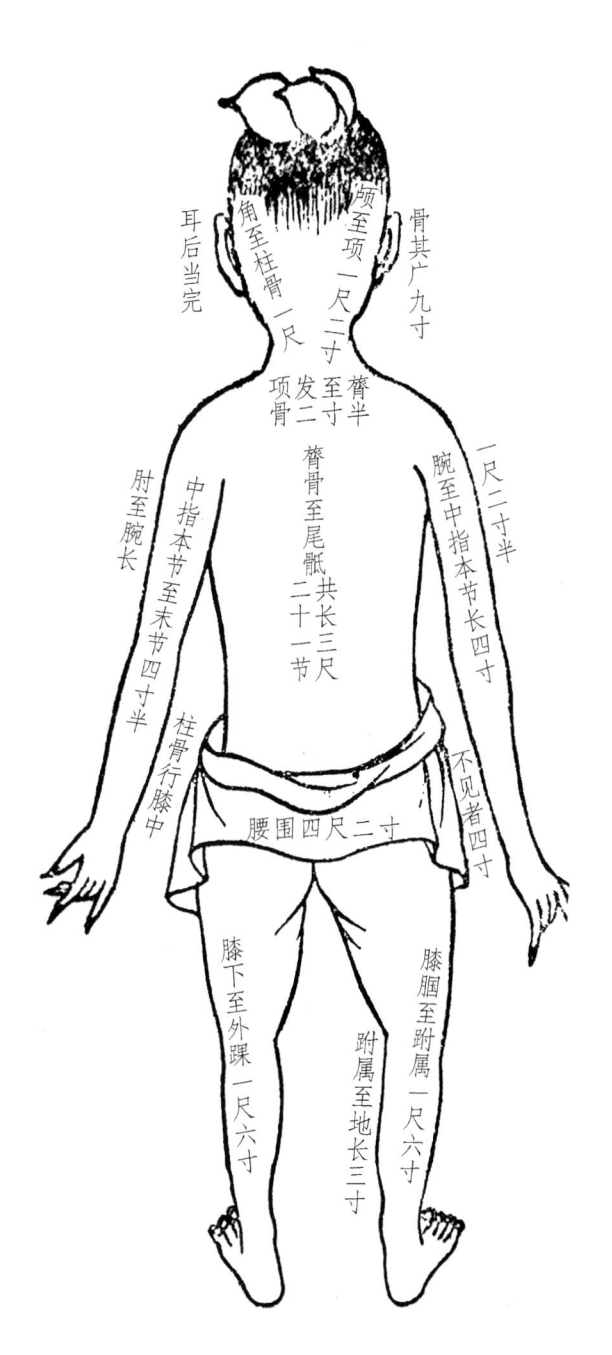

图一九　骨度背面尺寸图

补　遗

十不治证：颠扑损伤入于肺者，纵未即死，二七难过。左胁下伤透至内者。肠伤断者。小腹下伤内者。证候繁多者。伤破阴子者。老人左股压碎者。血出尽者。肩内耳后伤透于内者。脉不实重者。

已上皆不必用药。

医宗金鉴 卷八十八

头面部

颠顶骨[①]

颠者，头顶也。其骨男子三叉缝，女子十字缝，一名天灵盖，位居至高，内函脑髓如盖，以统全体者也。或磞撞损伤，如卒然而死，身体强硬，鼻口有出入声气，目闭面如土色，心口温热跳动者，此证可治。切不可撅拿并扶起盘坐，盖恐惊乱之气上冲，或从伤处或从七窍走泄，必伤性命也。惟宜屈膝侧卧，先将高醋调混元膏，敷于顶上，以定痛消肿，活血拔毒。再将草纸卷点着，令烟气熏其口鼻。再燃煤淬入醋内，使热气熏蒸口鼻，如无煤之处，烧铁淬之亦可。以引五脏血脉，使之通和。待其口中呻吟有声，即以童便调八厘散温服，可以气转阳回。外用手法推按心胸两肋腋下腹上，并轻托内腕攒筋，频频揉摩，即掌后高骨，寸关尺诊脉处也。

夫冲撞损伤，则筋脉强硬，频频揉摩，则心血来复，命脉流通，即可回生。常服正骨紫金丹，复外用散瘀和伤汤，洗去前敷之混元膏，再换敷混元膏。服丸药后，或大便色黑干燥，此乃肠胃存有瘀血，或有耳聋者，俱服加减苏子桃仁汤，以逐瘀血，健脾胃养精神，兼用导气通瘀锭塞于耳中。饮食宜素粥汤饮，忌气怒油腻面食。卧处宜净室，勿令人喧乱。若伤重已死者，用白布缠头，以木棍轻轻拍击足心，再提发令其直正，安定颈骨，舒其筋络，外敷混元膏，内服紫金丹。若坠车马损伤颠缝者，其邪坠而下，多在左，而少在右，因右手利便而然也，其治法同磞撞诸伤。如顶骨塌陷，惊动脑髓，七窍出血，身挺僵厥，昏闷全无知觉者，不治。

混元膏 治打扑损伤，骨碎筋翻，瘀血凝聚，消青紫肿痛等证。

[①] 颠顶骨：又名"天灵盖""天顶盖""头盖骨"，今名"顶骨"。

羚羊血五钱　没药五钱　漏芦三钱　红花三钱　大黄二钱　升麻三钱　白及五钱　生栀子二钱　甘草二钱　麝香三钱　明雄黄五钱　白蔹三钱

共为细末，用高醋熬成膏，敷于顶上。

八厘散　治跌打损伤，接骨散瘀。

苏木面一钱　半两钱一钱　自然铜醋淬七次，三钱　没药三钱　血竭三钱　麝香一分　红花一钱　乳香三钱　丁香五分　番木鳖油煤去毛，一钱

共为细末，黄酒温服，童便调亦可。

正骨紫金丹　治跌打扑坠闪错损伤，并一切疼痛，瘀血凝聚。

丁香　木香　瓜儿血竭　儿茶　熟大黄　红花各一两　当归头　莲肉　白茯苓　白芍各二两　丹皮五钱　甘草三钱

共为细末，炼蜜为丸，每服三钱，童便调下，黄酒亦可。

散瘀和伤汤　治一切磞撞损伤，瘀血积聚。

番木鳖油煤去毛　红花　生半夏各五钱　骨碎补　甘草各三钱　葱须一两

水五碗煎滚，入醋二两，再煎十数滚，熏洗患处，一日十数次。

加减苏子桃仁汤　治瘀血内聚，心经瘀热，大肠不燥者。

苏子三钱　苏木末，一钱　红花一钱　桃仁炒　麦冬　橘红各三钱　赤芍　竹茹　当归酒洗，各二钱

水三钟，煎一钟，渣二钟，煎八分，温服。

导气通瘀锭　专治耳聋奇方。

用不去油巴豆一个，蟹螯三个，麝香少许，以葱涎蜂蜜和捻如麦粒形，丝棉裹置耳中，响声如雷，勿得惊惧。待二十一日，耳中有脓水流出，方可去锭，奇妙无比。

囟　　骨[①]

囟骨者，婴儿顶骨未合，软而跳动之处，名曰囟门。或跌打损伤，骨缝虽绽，尚未震伤脑髓，筋未振转。其形头项浮光，面虚眼肿，鼻大唇翻舌硬，睡困昏沉，肉虽肿而未皮破出血者，宜扶起正坐，即以葱汁合定痛散，敷于伤处。再以毛头纸蘸醋贴药上，烧铁熨斗烙纸上，以伤处觉热疼，口中有声为度。去药贴万灵膏，三日一换。待疼止思食，始揭去膏，以和伤汤洗之，则风除肿散，血活气理矣。肉破

---

① 囟骨：又名"囟门""囟门骨""囟顶"，今名"卤囟"。新生儿颅骨未发育完全，左右顶骨与额骨之间尚未连接而留有骨隙，称囟门，婴儿半岁至二岁内，囟门逐渐闭合。严格而言，囟门为骨间隙、骨缝，言骨欠妥，现参照《中国人体解剖学名词》和《人体解剖学名词》将其列入"卤囟"中。

出血者。即用马屁勃灰先止其血。次用榆树皮灸熨法，内服人参紫金丹，以健脾胃提元气，止渴生津，增长精神，强壮身体，令筋血和通为要。忌发物火酒，戴抽口穿带布帽，以避风寒，不可出房。若肉破血流不止，骨陷筋翻，必损脑髓，身软屈手筋强，气息无声，则危笃难医。若破痕触冒寒风者，不治。

马屁勃俗名狗头灰，产口外者佳。

定痛散 治一切打仆损伤，定痛消肿，舒筋和络。

当归　川芎　白芍　官桂各一钱　三柰三钱　麝香三分　红花五钱　紫丁香根五钱　升麻一钱　防风一钱

共为细末，老葱捣汁合敷患处，再用熨法。

灸熨法 此法专以灸熨肉破血出诸伤。盖因血液津渍潮润，以树皮隔之，方灸熨也。先以榆树皮安患处，再以老葱捣烂，并蕲艾止痛散和匀，置树皮上，连灸五次毕，以软绢包裹。戴抽口布帽，系紧带子，谨避风冷。

万灵膏 治跌打损伤，消瘀散毒，舒筋活血，止痛接骨如神，兼去麻木风痰，寒湿疼痛等证。

鹳筋草　透骨草　紫丁香根　当归酒洗　自然铜醋淬七次　瓜儿血竭　没药各一两　川芎八钱　赤芍二两　半两钱醋淬一次　红花一两　川牛膝　五加皮　石菖蒲　茅山苍术各五钱　木香　秦艽　蛇床子　肉桂　川附子制　半夏　石斛　草薢　鹿茸各三钱　虎胫骨一对　麝香二钱

上除血竭、没药、麝香三味，各研细末另包外，共二十三味。先将香油十斤微火煨浸三日，然后将群药入油内，熬黑为度，去滓加黄丹五斤再熬，将至滴水成珠离火，俟少时药温，将血竭、没药、麝香下入，搅匀取起，出火气。

人参紫金丹 此丹提补元气，健壮脾胃，止渴生津，增长精神，和通筋血。被跌仆闪撞而气虚者，最宜服之。

人参三钱　丁香一两　五加皮二两　甘草八钱　茯苓二钱　当归酒洗，一两　血竭一两　骨碎补一两　五味子一两　没药去油，二两

共为细末，炼蜜为丸，每服三钱，早晚淡黄酒化服，童便化服亦可。

山 角 骨[①]

山角骨，即头顶两旁棱骨也。凡有跌打损伤未破者，不拘左右宣紫肿硬，瘀血

---

① 山角骨：又名"头角"，今名"顶结节"。

凝聚疼痛，或昏迷目闭，身软而不能起，声气短少，语言不出，心中忙乱，睡卧喘促，饮食少进者，宜内服正骨紫金丹，外用灸熨如囟骨伤法。如肉破流血不止者，先用马屁勃灰止血，后以榆树皮盖伤处，以艾合定痛散灸之。如伤重者，先服人参紫金丹，后如前法。如损伤太重成破伤风，不治。

正骨紫金丹 见前颠顶伤。
人参紫金丹 见前囟骨伤。
（见图二〇）

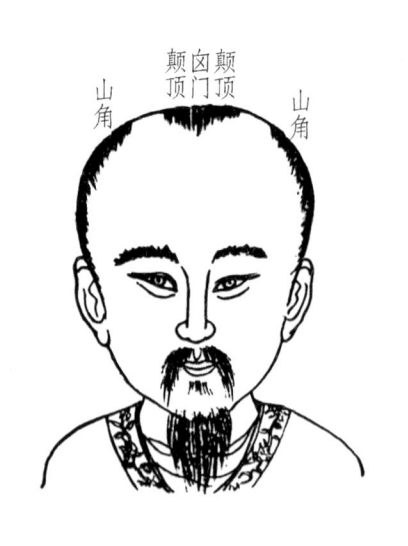

图二〇 颠顶图

凌 云 骨[①]

凌云骨，在前发际下，即正中额骨。其两眉上之骨，即俗名左天贤骨，右天贵骨[②]，两额角也。跌打损伤皮破二目，及面浮虚肿，若内损瘀血，上呕吐衄，气虚昏沉，不省人事，身软，面色干黄，遍身虚浮，躁烦焦渴，胸膈疼痛，脾胃不开，饮食少进，先服疏血丸，再以五加皮汤熏洗患处，敷乌龙膏，定痛消肿。

疏血丸 此药止血开胃。

百草霜三钱　好阿胶蛤粉炒成珠　藕节　侧柏叶　茅根　当归酒洗，各一两

共为细末，炼蜜为丸，如梧桐子大，每服五钱，早晚老酒送下。

五加皮汤 此汤舒筋和血，定痛消瘀。

当归酒洗　没药　五加皮　皮硝　青皮　川椒　香附子各三钱　丁香一钱　麝香一分　老葱三根　地骨皮一钱　丹皮二钱

水煎滚，熏洗患处。

乌龙膏 此膏治跌打损伤，筋断骨折，肿硬青紫。

百草霜三钱　白及五钱　白蔹三钱　百合五钱　百部三钱　乳香五钱　没药五钱　麝香一分　糯米炒一两　陈粉子隔年者佳，炒四两

[①] 凌云骨：又名"额颅骨、颡"，今名"额骨"。
[②] 天贤骨（左）、天贵骨（右）：又名"额角骨"，今名"额鳞"。

共为细末，醋熬为膏。

睛明骨①

睛明骨，即目窠四围目眶骨也。其上曰眉棱骨，其下曰颐骨②，颐骨下接上牙床。打仆损伤，血流满面者，敷刀疮药。掀痛瘀血者，敷混元膏。如骨损者，内服八厘散，忌生冷发物。偶食猪头肉者，必发，至一月后始愈。凡眼胞伤损，而瞳神不碎者，可治。

刀疮药 治一切金刃所伤，敷之止血、收口、定痛、护风。

上白石膏煅，一斤　净板松香水提过，一斤　珍珠豆腐煮过，五钱

上三味，共研细末，和为一处，磁罐收贮备用。

混元膏　八厘散 俱见颠顶伤。

两颧骨③

两颧骨者，面上两旁之高起大骨也。打仆损伤，青肿坚硬疼痛，牙车紧急，嚼物艰难，鼻孔出血，两唇掀翻，内服正骨紫金丹，外以海桐皮汤熏洗，口漱荜茇散，坐卧避冷处。

海桐皮汤 专洗一切跌打损伤，筋翻骨错，疼痛不止。

海桐皮　铁线透骨草　明净　乳香　没药各二钱　当归酒洗，一钱五分　川椒三钱　川芎一钱　红花一钱　威灵仙　白芷　甘草　防风各八分

共为粗末，装白布袋内，扎口煎汤，熏洗患处。

荜茇散 荜茇　良姜　细辛各一钱

水三钟，煎一钟漱口。

正骨紫金丹 见两山角伤。

---

① 睛明骨：今名"眶部（区）"。
② 颐骨：今名"眶面"。
③ 颧骨：又名"面觥骨、颅、大颧"，今同名。

鼻梁骨[①]

鼻孔之界骨，名曰鼻梁骨。下至鼻之尽处，名曰准头。凡鼻两孔伤凹者可治，血出无妨。若鼻梁骨凹陷者，用当归膏敷贴。若两孔跌磕伤开孔窍，或金刃伤开孔窍，用封口药敷伤处，外以消毒定痛散贴之退肿。若鼻被伤落者，用缀法。

封口药 治跌打损伤，皮开肉破，及金刃伤割喉断耳，缺唇伤破肚皮，跌破阴囊皮等证，大效。

明净乳香 没药 儿茶 当归 杉皮炭各一钱 麝香五厘 片脑一分 猪獨聍叶如无此叶，用葛叶毛藤子叶亦可，一钱

上各另碾细末，称合和匀，入麝碾细，次入片脑研匀，磁罐收贮听用。

消毒定痛散 治跌扑损伤，肿硬疼痛。

无名异炒 木耳炒 川大黄各五钱

共为末，蜜水调涂。如内有瘀血，砭去敷之。若腐处，更用当归膏敷之尤好。

神效当归膏 此膏敛口生肌，拔毒止痛，并诸疮毒气壅盛，腐化成脓。

当归 黄蜡各一两 麻油四两

上将当归入油煎令焦黑，去滓，次入黄蜡，急搅化放冷，以磁器收贮，用时以旧绢布摊贴。一方用白蜡。

缀法 耳伤落者同此 用人发入阳城罐，以盐泥固济，煅过为末，乘急以所伤耳、鼻蘸药，安缀故处，以软绢缚定效。昔江怀禅师被驴咬落其鼻，一僧用此缀之如旧。

中血堂[②]

中血堂，即鼻内颏下脆骨空虚处也。若被打仆损伤，血流不止，神气昏迷者，宜塞鼻丹塞于鼻中，外复以新汲冷水，淋激头顶。视其人如气虚内服人参紫金丹。如血瘀服苏子桃仁汤。服后如血仍不止，饮食不进，气虚目闭面黄者，八日死。凡跌打损伤鼻梁骨者，无妨。

[①] 鼻梁骨：又名"明堂骨""天柱骨"，今名"鼻骨"。本书言"鼻骨之界骨"，非也，误，此指"鼻中隔"，非指"鼻梁骨"。

[②] 中血堂：今名"下鼻甲"。

塞鼻丹 此丹治跌打损伤，鼻中流血不止，神气昏迷，牙齿损伤，虚浮肿痛者，及一切衄血之证，皆可用之。

朱砂　麝香　丁香　乌梅肉　川乌　草乌　当归　三奈各一钱　乳香三钱　皂角七分

共为细末，用独头蒜泥为丸，以丝棉包裹，塞于鼻中。

人参紫金丹 见囟骨伤。

苏子桃仁汤 见颠顶伤。

唇　口①

唇口者，司言食之窍也。如跌破击打上唇而拔缺者，用绢片一小条，从脑后扎向前来缚合，先用桑白皮捻线缝定，次以封口药涂敷，次敷截血膏盖住封口药，不令开落，仍忌言语。如整下唇伤而拔缺者，以绢片从下颏兜缚，治同前法。

截血膏 治跌打砍磕诸证，能化血破瘀，退肿止痛。

天花粉三两　片子姜黄　赤芍药　白芷各一两

上共为细末，茶调匀，敷疮口四围。

若头面伤，其血不止者，急用此药调涂颈上周围。若手伤，则涂臂周围。若伤足，则涂腿上。若伤各处，则涂疮口周围，使截住其血不来潮作。若疮口肉硬不消者，此被风袭也，可加独活，用热酒调敷。如又不消，则风毒已深，肌肉结实，加紫荆皮末和敷，有必消之理。

封口药 见鼻柱骨伤。

玉　堂②

玉堂在口内上腭，一名上含，其窍即颃颡也。若被触刺伤于左右者，惟肿痛而已。若触伤正中之孔，则上通于頞③，必伤鼻孔之卷肉俗名鼻须，或再犯空窍俗名玉堂，则血流不止，以致鼻目皆肿，满面青紫，神倦头晕，四肢无力，痛连脑髓。若伤及

---

① 唇口：又名"口唇"，今名"唇"。
② 玉堂：又名"玉堂骨""口盖骨""上含"，今名"腭骨水平板"。
③ 頞（è）：鼻梁。

会厌与上横骨，轻者易愈，重者即不能言。若痛连心膈，则昏迷沉重。急用腻粉冰片敷于纸上，贴肉破处，以止其血。内服正骨紫金丹，以散瘀定痛，理气健脾，宁神定志。复用蟹黄血竭煎汤，日漱口二三十次。如气不舒和，饮食少进，日以柿霜、玉露霜、牛奶皮、奶饼、奶酥油、并炒糜子面诸物，以凉润将息之则愈。

地阁骨[①]

地阁骨，即两牙车相交之骨，又名颏，俗名下巴骨，上载齿牙。打扑损伤者，腮唇肿痛，牙车振动虚浮，饮食不进，目闭神昏，心热神乱，气弱体软。用布兜裹系缚顶上，内服大神效活络丹消瘀散，止痛和血，理气健脾。再噙化人参紫金丹，搽固齿散，口漱荜茇散，以去牙根肿痛，外贴万灵膏。忌风寒冷物，戒气恼。

大神效活络丹　此丹宣畅气血，通利经络，并风湿诸痹，口眼㖞斜，半身不遂，行步艰难，筋骨拘挛，手足疼痛等证。

白花蛇酒浸，焙　乌梢蛇酒浸，焙　麻黄去节　防风　炙草　官桂　草豆蔻　羌活　元参　天麻　藿香　何首乌　白芷　川连黄　黄芪　熟地黄　川大黄各二两　辽细辛　赤芍药　朱砂水飞　没药去油　乳香去油　直僵蚕去黑嘴，炒　天竺黄　败龟板酥炙　丁香　虎胫骨酥炙　乌药　青皮　黑附子　白蔻仁炒　骨碎补　白茯苓　于白术土炒　当归酒洗　沉香各一两　全蝎去毒　葛根　威灵仙酒浸，各二两五钱　瓜儿血竭　犀角各七钱五分　麝香五钱　地龙去土，五钱　净松香五钱　两头尖　川芎各二两　京牛黄二钱五分　片脑二钱五分

共为细末，炼蜜为丸，金铂为衣。每丸重一钱，以蜡皮封裹，温酒送，随病上下，食前后服。

人参紫金丹　见山角骨伤。

固齿散　见齿伤。

荜茇散　见两颧伤。

万灵膏　见颠顶伤。

[①] 地阁骨：又名"颏""下巴骨""下巴颏"，今名"下颌体"。

齿①

齿者，口龈所生之骨也，俗名曰牙。有门牙、虎牙③、槽牙④、上下尽根牙⑤之别。凡被跌打砍磕，落去牙齿者，只用补肌散敷之，并封口药，内服破血药，以止其痛。其药只用水煎，不宜酒煎，此法颇收功效。如牙断跌磕砍伤牙齿未动者，用芙蓉膏涂之。如齿动者，用蒺藜根烧存性为末，常楷搽之即牢，用固齿散时时揩之亦佳。

补肌散 止血除痛，辟风续筋骨，生肌肉。

地黄苗　地菘　青蒿　苍耳苗　赤芍药水煎取汁，各五两　生艾汁三合

上五月五日、七月七日午时修合，以前药汁拌石灰阴干，入黄丹三两，更杵为细末。凡有伤折出血，用药包封不可动，约十日可瘥，不肿不脓。

芙蓉膏 治打扑伤损，肿痛紫黑色，久不退者。

紫荆皮　南星各一两　芙蓉二两
独活　白芷　赤芍药各五钱

上共为末，用生姜汁茶清调温贴敷，伤损紫黑色久不退者，加肉桂五钱。

固齿散 骨碎补　牡鼠骨煅灰

共研细末，磁罐收贮听用。

封口药 见鼻柱骨伤。

（见图二一）

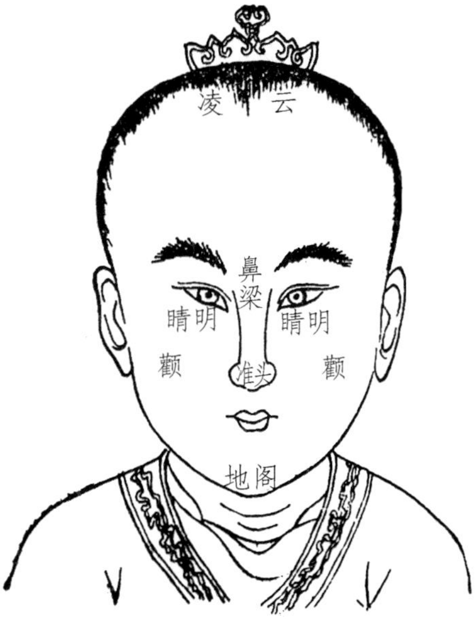

图二一　正面图

---

① 齿：今名"牙"。
② 虎牙：又名"犬牙、犬齿"，今名"尖牙"。
③ 槽牙：又名"牙槽"，今名"牙床"。
④ 尽根牙：今名"臼齿"。

扶 桑 骨[①]

扶桑骨，即两额骨旁，近太阳肉内凹处也。若跌仆损伤，或焮肿，或血出，或青紫坚硬，头疼耳鸣，青痕满面，憎寒恶冷，心中发热，大便干燥，宜内服正骨紫金丹。如破损者，外以灸熨法定痛，外破者乌龙膏敷之。

正骨紫金丹　灸熨法俱见颠顶骨伤。

乌龙膏方见凌云骨伤。

耳[②]

耳者，司听之窍也。耳门[③]之名曰蔽，耳轮[④]之名曰郭。凡耳被砍跌打落，或上脱下粘，或下脱上粘，内用封口药，外用消毒定痛散敷贴。及耳后看脱落所向，用鹅翎横夹定，却用竹夹子直上横缚定，缚时要两耳相对，轻轻缚住，或用缀法。

封口药　消毒定痛散俱见鼻柱骨伤。

缀法见鼻柱骨伤。

玉 梁 骨[⑤]

玉梁骨，即耳门骨。其处上即曲颊，下即颊车，两骨之合钳也，耳门内上通脑髓亦关灵明。若垫伤击伤，而有碍于骨肉者，肿痛流血，服正骨紫金丹，八仙逍遥汤洗之。洗毕贴混元膏，坐卧避冷处。若伤重内连脑髓及伤灵明，必昏沉不省人事，不进饮食，若再平素气血皆虚，必为不治之证。

八仙逍遥汤　专洗跌仆损伤，肿硬疼痛，及一切冷振风湿，筋骨血肉肢体酸痛诸证。

---

① 扶桑骨：又名"鬓骨、颞颥骨"，今名"颞骨鳞部"。
② 耳：古今同名。
③ 耳门：又名"蔽""耳孔"，今名"外耳门"。
④ 耳轮：又名"廓"，今名同。
⑤ 玉梁骨：又名"耳门骨"，今名"颞下颌关节"。

防风　荆芥　川芎　甘草各一钱　当归酒洗　黄柏各二钱　茅山苍术　牡丹皮　川椒各三钱　苦参五钱

共合一处，装白布袋内，扎口，水熬滚，熏洗患处。

两　钓　骨①

两钓骨名曲颊，即上颊之合钳，曲如环形，以纳下牙车骨尾之钩者也。打仆损伤，耳肿腮硬，牙关紧急，嚼物不合。宜内服正骨紫金丹，外贴万灵膏。坐卧避冷处。

正骨紫金丹　万灵膏　俱见颠顶伤。

颊　车　骨②

颊车骨，即下牙床骨也，俗名牙钩。承载诸齿，能咀食物，有运动之象，故名颊车。其骨尾形如钩，上控于曲颊之环。或打仆脱臼，或因风湿袭入钩环脱臼，单脱者为错，双脱者为落。凡治单脱者，用手法摘下不脱者，以两手捧下颏，稍外拽复向内托之，则双钩皆入上环矣。再以布自地阁缠绕头顶以固之，宜内服正骨紫金丹，外贴万灵膏。待能饮食后，去布，只用布兜其下颏，系于顶上，二三日可愈。若双脱者，治法同前。若欠而致脱臼者，乃突滑也，无妨。脱臼者，俗名吊下巴。欠者，俗名打哈气。

正骨紫金丹　万灵膏　方俱见颠顶伤。

（见图二二）

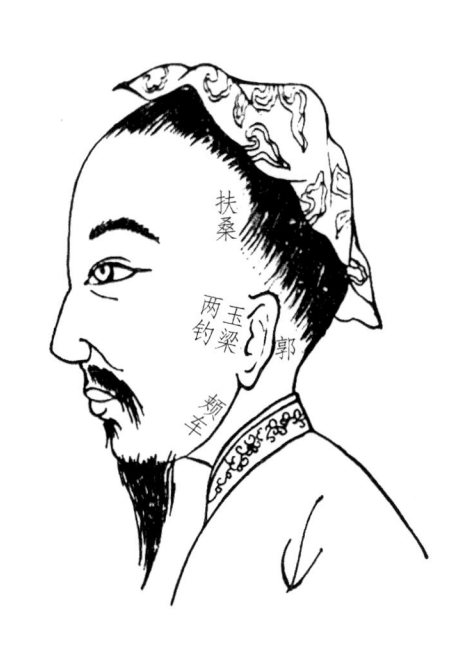

图二二　侧面图

---

① 两钓骨：又名"两钩骨"，今名"髁突"。
② 颊车骨：又名"下牙床骨""下巴骨""牙钩""下口骨"。

后 山 骨①

　　后山即头后枕骨也。其骨形状不同，或如品字，或如山字，或如川字，或圆尖，或月芽形，或偃月形，或鸡子形，皆属枕骨。凡有伤损，其人头昏目眩，耳鸣有声，项强咽直，饮食难进，坐卧不安，四肢无力，内服正骨紫金丹，外敷乌龙膏，洗以海桐皮汤，以散瘀去麻木止痛。如误从高处坠下，后山骨伤太重，筋翻气促，痰响如拽锯之声，垂头目闭，有喘声者，此风热所乘，至危之证，不能治也，遗尿者必亡。惟月芽形者，更易受伤。如被坠堕打伤，震动盖顶骨缝，以致脑筋转拧疼痛，昏迷不省人事，少时或明者，其人可治，急以凉水蘸发，启开牙关，以酒调八厘散灌之，服后目开痛苦有声，二目流泪，愈见可治之兆，服正骨紫金丹，炒米粥调养可愈。

　　正骨紫金丹　见巅顶伤。
　　乌龙膏　见凌云骨伤。
　　海桐皮汤　见两颧骨伤。
　　八厘散　见巅顶伤。

寿 台 骨②

　　寿台骨，即完骨，在耳后接于耳之玉楼骨者也。若跌打损伤，其耳上下俱肿起，耳内之禁骨有伤，则见血脓水，耳外瘀聚凝结疼痛，筋结不能舒通，以致头晕眼迷，两太阳扶桑骨胀痛，颈项筋强，虚浮红紫，精神短少，四肢无力，坐卧不安，饮食少进。以乌龙膏敷耳伤处，用丝棉裹导气通瘀锭塞耳内。内服人参紫金丹，通瘀散肿。外再以八仙逍遥汤熏洗，消散虚浮肿痛。忌食热物发物。如血流不止，三日不饮食，必动脑髓，不宜治之。

　　乌龙膏　见凌云骨伤。
　　导气通瘀锭　见巅顶骨伤。
　　人参紫金丹　见山角骨伤。
　　八仙逍遥汤　见玉梁骨伤。

---

① 后山骨：又名"乘枕骨""头横骨""后枕骨"，今名"枕骨"。
② 寿台骨：又名"完骨""下完骨""耳根台"，今名"颞骨乳突"。

旋台骨[1]

　　旋台骨，又名玉柱骨，即头后颈骨三节也，一名天柱骨。此骨被伤，共分四证。一曰从高坠下，致颈骨插入腔内，而左右尚活动者，用提项法治之；一曰打伤，头低不起，用端法治之；一曰坠伤，左右歪邪，用整法治之；一曰仆伤，面仰头不能垂，或筋长骨错，或筋聚，或筋强骨随头低，用推、端、续、整四法治之。凡治者，临证时问其或坠车马蹍伤，或高处坠下折伤，或打重跌倒，再问其或思饮食，或不思饮食，或四肢无伤，而精神不减，或精神短少，或能坐起行走，或昏睡不语，或疼痛不止，瘀聚凝结肿硬筋胀，皆宜内服正骨紫金丹，外敷万灵膏，并洗海桐皮汤，灸熨定痛散。外按手法治之，手法详首卷。

　　正骨紫金丹　万灵膏　俱见颠顶伤。
　　海桐皮汤　见两额骨伤。
　　定痛散　见两山角骨伤。
（见图二三）

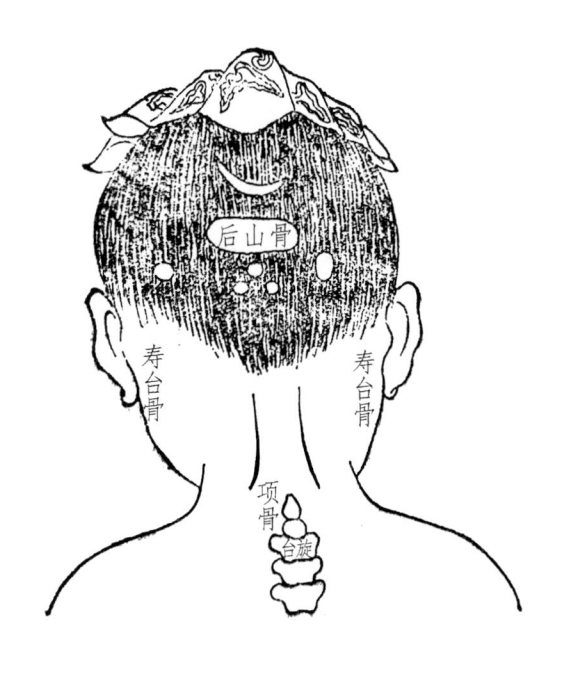

图二三　背面图

---

[1]　旋台骨：又名"玉柱骨""天柱骨""颈骨"，今名"第4颈椎至第六颈椎"。

医宗金鉴 卷八十九

胸 背 部

锁 子 骨①

锁子骨,《经》名拄骨。横卧于两肩前缺盆之外,其两端外接肩解。击打损伤,或骑马乘车,因取物偏坠于地,断伤此骨,用手法先按胸骨,再将肩端向内合之,揉摩断骨令其复位,然后用带挂臂于项,勿令摇动。内服人参紫金丹,外熨定痛散,再敷万灵膏,其证可愈。

人参紫金丹　定痛散 俱见山角骨伤。
万灵膏 见颠顶伤。

胸　骨② 附胁肋

胸骨即䯏骭骨,乃胸胁众骨之统名也。一名膺骨,一名臆骨,俗名胸膛。其两侧自腋而下,至肋骨之尽处,统名曰胁。胁下小肋骨名曰季胁,俗名软肋。肋者,单条骨之谓也,统胁肋之总,又名曰肬。凡胸骨被物从前面撞打跌仆者重,从后面撞仆者轻。轻者先按证用手法治之,再内服正骨紫金丹,外用面麸和定痛散灸熨之,或以海桐皮汤洗之,贴万灵膏即能获效。若内血瘀聚肿痛,伛偻难仰者,早晨以清上瘀血汤、消下破血汤分上膈、下膈以治之,晚服疏血丸。有受伤日久,胸骨高起,

---

① 锁子骨:又名"拄骨""血池骨""血盆骨",今名"锁骨"。
② 胸骨:又名"䯏骭(hé gàn)骨""膺骨""臆骨""胸膛骨""胸脯骨",古今同名。

肌肉削瘦，内有邪热瘀血，痞气膨闷，睛蓝体倦，痰喘咳嗽者，宜加减紫金丹，以消热化痰，理气健脾，润肌定喘。若伤重者，内干胸中，必通心、肺两脏，其人气乱昏迷，闭目，呕吐血水，呃逆战栗者，则危在旦夕，不可医治矣。若两侧撅肋诸骨被伤者，则相其轻重以分别治之，凡胸胁诸伤轻者，如黎洞丸、三黄宝蜡丸等药，皆所必需，宜酌用之。

清上瘀血汤 治上膈被伤者。

羌活　独活　连翘　桔梗　枳壳　赤芍　当归酒洗　山栀子　黄芩　甘草　川芎　桃仁　红花　苏木川　大黄　生地黄

水煎，加老酒童便和服。

消下破血汤 治下膈被伤者。

柴胡　川芎　川大黄　赤芍药　当归　栀子　五灵脂　木通　枳实炒　红花　赤牛膝　泽兰叶　苏木　生地黄　黄芩　桃仁

水煎，加老酒童便和服。

加减紫金丹

白茯苓　苍术米泔浸，炒各二两　当归　熟地黄　白芍药炒　陈皮各四两　肉苁蓉酒洗去鳞甲一两　丁香一钱　红花五钱　瓜儿血竭三钱　乳香去油，三钱　没药去油，三钱

共为细末，炼蜜为丸，弹子大，用黄酒送下。

黎洞丸 治跌打损伤，瘀血奔心，昏晕不省，及一切无名肿毒，昏困欲死等证。

京牛黄　冰片　麝香各二钱五分　阿魏　雄黄各一两　川大黄　儿茶　天竺黄　三七　瓜儿血竭　乳香去油　没药去油，各三两　藤黄隔汤煮十数次，去浮沫，用山羊血五钱拌晒。如无山羊血，以子羊血代之，二两

已上十三味，共为细末，将藤黄化开为丸，如芡实大。若干，稍加白蜜，外用蜡皮封固。内服用无灰酒送下，外敷用茶卤磨涂，忌一切生冷发物。

三黄宝蜡丸 专治一切跌打损伤及破伤风，并伤力成痨，女人产后恶露不尽，致生怪证，瘀血奔心，痰迷心窍，危在旦夕。重者一钱，轻者三分，用无灰酒送下，立刻全生。如被鸟枪打伤，铅子在内，危在顷刻，服一钱，吃酒数杯，睡一时，汗出即愈。如外敷，将香油热化少许，鸡翎扫患处。服药后忌凉水、生冷、烧酒三日，如不忌此酒，则药无功。

天竺黄三两　雄黄二两　刘寄奴　红芽大戟去骨　骐驎竭各三两　归尾一两五钱　朱砂　儿茶各一两　净乳香去油，三钱　琥珀　轻粉　水银同轻粉研不见星　麝香各三钱

已上各称足分两，各研为细末，如无真天竺黄，以真胆星三两代之，再用好黄蜡二十四两，炼净，滚汤坐定，将药投入，不住手搅匀，取出装磁罐内备用。

正骨紫金丹　万灵膏 俱见颠顶骨伤。

定痛散 见山角骨伤。
疏血丸 见凌云骨伤。

歧　骨[1]

歧骨者，即两凫骨端相接之处，其下即鸠尾骨也。内近心君，最忌触犯。或打扑，或马撞，则血必壅瘀而多疼痛，轻者只在于膈上，重者必入心脏，致神昏目闭，不省人事，牙关紧闭，痰喘鼻搧，久而不醒，醒而神乱，此血瘀而坚凝不行者也，难以回生；如神不昏乱，仅瘀痛不止，胸满气促，默默不语，醒时犹能稍进饮食者，宜早晨服加减苏子桃仁汤加枳壳，晚服疏血丸，外贴万灵膏，再以炒热定痛散熨之，庶可愈也。又凡周身骨之两叉者，皆名歧骨，学者宜知之。

加减苏子桃仁汤 见颠顶骨伤。
疏血丸 见凌云骨伤。
万灵膏 见颠顶骨伤。
定痛散 见山角骨伤。

蔽心骨[2]

蔽心骨，即鸠尾骨也。其质系脆骨，在胸下歧骨之间。跌打撞振伤损，疼痛不止，两胁气串，满腹疼痛，腰俯不起，两手按胸者，宜内服八厘散，外用艾醋汤洗之，敷万灵膏，渴饮淡黄酒。忌茶水、生冷、糠米粥。

八厘散　万灵膏 俱见颠顶骨伤。

凫　骨[3]

凫骨者，即胸下之边肋也。上下二条，易被损伤，左右皆然。自此以上，有肘臂护之，难以著伤。在下近腹者，用手提之易治，盖其肋近边可以著手，则断肋能复其位也，其人必低头伛腰，痛苦呻吟，惟侧卧不能仰卧，若立起五内皆痛，或头

---

[1] 歧骨：又名"人字骨"，今名"胸骨下角"。
[2] 蔽心骨：又名"鸠尾骨""主心骨""心骨"，今名"剑突"。
[3] 凫骨：又名"季肋""软肋""边肋"，今名"浮肋"。

迷神昏，饮食少进，宜内服正骨紫金丹，洗以八仙逍遥汤，贴万灵膏及散瘀等药可愈。若在上之第二肋，或有断裂垫伤，塌陷不起，因位居膈上，难以入手，虽强为之，亦难完好。其所伤之血留于膈上，若不随药性开行，必结成包囊。其包轻者系黄水，硬者系血块，则成痼疾矣。

正骨紫金丹 见颠顶骨伤。

八仙逍遥汤 见玉梁骨伤。

万灵膏 见颠顶骨伤。

阴 囊①

凡阴囊被人扯破者，用鸡子黄油，并金毛狗脊毛，薄摊涂油于上，次敷封口药。又用截血膏敷贴，或乌龙膏敷贴亦可。内服加减紫金丹，洗用紫苏叶煎水洗之。

凡阴囊有青黑紫色肿者，用定痛膏加赤芍、草乌、良姜、肉桂各少许打和，用韭叶捣烂同贴。如无韭叶，用葱叶亦可。仍服利小水之药。

定痛膏 治打扑伤损，动筋折骨，跌磕木石压伤肿痛。

芙蓉叶二两　紫荆皮　独活　南星生　白芷各五钱

上共为末，加马齿苋一两，捣极烂，和末一处，用生葱汁老酒和炒暖敷。

封口药 见鼻柱骨伤。

截血膏 见唇口伤。

乌龙膏 见凌云骨伤。

加减紫金丹 见胸骨伤。

（见图二四）

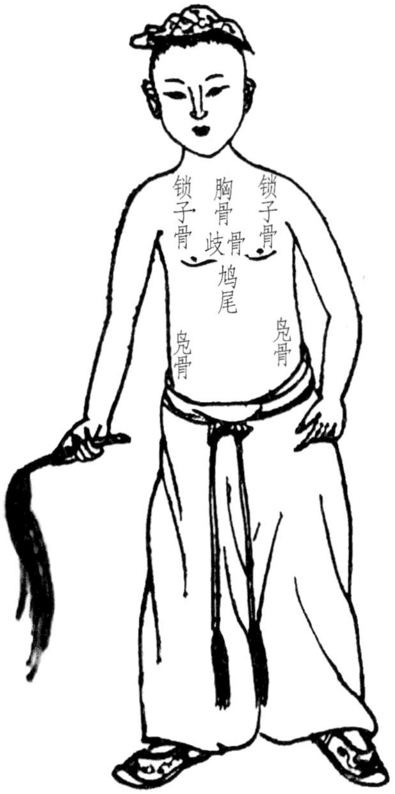

图二四　胸骨图

---

① 阴囊：又名"外肾""睾囊垂""肾囊""阴下"，古今同名。

背　骨[①]

背者，自后身大椎骨以下，腰以上之通称也。其骨一名脊骨，一名膂骨，俗呼脊梁骨。其形一条居中，共二十一节，下尽尻骨之端，上载两肩，内系脏腑，其两旁诸骨，附接横叠，而弯合于前，则为胸胁也。先受风寒，后被跌打损伤者，瘀聚凝结，若脊筋陇起，骨缝必错，则成伛偻之形。当先揉筋，令其和软，再按其骨，徐徐合缝，背膂始直。内服正骨紫金丹，再敷定痛散，以烧红铁器烙之，觉热去敷药，再贴混元膏。

正骨紫金丹　混元膏　俱见颠顶伤。

定痛散　见山角骨伤。

腰　骨[②]

腰骨，即脊骨十四椎、十五椎、十六椎间骨也。若跌打损伤，瘀聚凝结，身必俯卧，若欲仰卧、侧卧皆不能也，疼痛难忍，腰筋僵硬，宜手法：将两旁脊筋向内归附膂骨，治者立于高处将病人两手高举，则脊筋全舒，再令病人仰面昂胸，则膂骨正而患除矣。内服补筋丸，外贴万灵膏，灸熨止痛散。

止痛散　止痛消肿，活血通经，辟风驱寒。

防风　荆芥　当归　蕲艾　牡丹皮　鹤虱　升麻各一钱　苦参　铁线透骨草　赤芍药各二钱　川椒三钱　甘草八分

共用末，装白布袋内，扎口煎滚熏洗。

补筋丸　见髃骨伤。

万灵膏　见颠顶伤。

[①]　背骨：又名"脊骨""膂骨""脊梁骨""龙骨"，今名"椎骨"。椎骨（成人）由颈椎7块、胸椎12块、腰椎5块、骶椎1块、尾骨1块组成。中医书籍中对此数量记载不一，有21块、24块、26块之异，因颈椎Ⅰ、Ⅱ、Ⅲ算1块，或骶骨、尾骨算1块之故。

[②]　腰骨：又名"腰门骨""腰眼骨""腰龙骨""腰脊骨"，今名"腰椎"。腰椎共5块。

尾骶骨①

尾骶骨，即尻骨也。其形上宽下窄，上承腰脊诸骨。两旁各有四孔，名曰八髎。其末节名曰尾闾，一名骶端，一名橛骨，一名穷骨，俗名尾桩。若蹲垫壅肿，必连腰胯，内服正骨紫金丹，洗以海桐皮汤，贴万灵膏。

正骨紫金丹 见颠顶伤。
海桐皮汤 见两颞骨伤。
万灵膏 见颠顶骨伤。

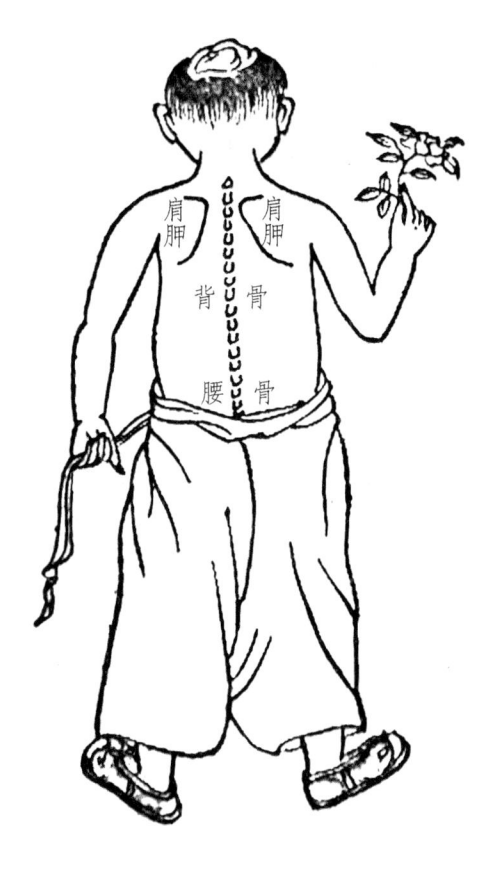

（见图二五）

图二十五　背骨图

四 肢 部

髃 骨②

髃骨者，肩端之骨，即肩胛骨臼端之上棱骨也。其臼含纳臑骨上端，其处名肩解③，即肩髎与臑骨合缝处也，俗名吞口，一名肩头。其下附于脊背，成片如翅者，

---

① 尾骶骨：又名"穷骨""胃尻骨""尻骨""橛骨""尾闾骨""骶端""尾底骨""尾柱骨"，今名"尾骨"。

② 髃骨：又名"肩胛骨""琵琶骨""饭勺骨""肩板骨""肩髆骨""咸叉骨""上棱骨"，今名"肩胛骨"。

③ 肩解：又名"吞口""肩头""肩尖"，今名"肩关节"。

名肩胛，亦名肩髆，俗名锨板子骨。已上若被跌伤，手必屈转向后，骨缝裂开，不能抬举，亦不能向前，惟扭于肋后而已，其气血皆壅聚于肘，肘肿如椎，其肿不能过腕，两手筋反胀，瘀血凝滞，如肿处痛如针刺不移者，其血必化而为脓，则腕掌皆凉，或麻木。若臑骨突出，宜将突出之骨向后推入合缝，再将臑筋向内拨转，则臑肘臂腕皆得复其位矣。内服补筋丸，外贴万灵膏，烫洗用海桐皮汤，或敷白胶香散，或金沸草汁涂之亦佳。

补筋丸 此药专治跌仆蹉闪，筋翻筋挛，筋胀筋粗，筋聚骨错，血脉壅滞，宣肿青紫疼痛等证。

五加皮 蛇床子 好沉香 丁香 川牛膝 白云苓 白莲蕊 肉苁蓉 菟丝子 当归酒洗 熟地黄 牡丹皮 宣木瓜各一两 怀山药八钱 人参 广木香各三钱

共为细末，炼蜜为丸，弹子大，每丸重三钱，用好无灰酒送下。

加减补筋丸

当归一两 熟地黄 白芍药各二两 红花 乳香 白云苓 骨碎补各一两 广陈皮二两 没药三钱 丁香五钱

共为细末，炼蜜为丸，弹子大，每丸重三钱，用好无灰酒送下。

白胶香散 治皮破筋断。

白胶香一味，为细末敷之。

又方：

金沸草根，捣汁涂筋封口，二七日便可相续止痛。一贴即愈，不用再涂。

万灵膏 见颠顶骨伤。

海桐皮汤 见两颧骨伤。

臑　　骨[①]

臑骨，即肩下肘上之骨也。自肩下至手腕，一名肱，俗名胳膊，乃上身两大支之通称也。或坠车马跌碎，或打断，或斜裂，或截断，或碎断。打断者有碎骨，跌断者则无碎骨，壅肿疼痛，心神忙乱，遍体麻冷，皆用手法，循其上下前后之筋，令得调顺，摩按其受伤骨缝，令得平正，再将小杉板周围逼定，外用白布缠之，内服正骨紫金丹，外贴万灵膏。如壅肿不消，外以散瘀和伤汤洗之。

正骨紫金丹　万灵膏　散瘀和伤汤 俱见颠顶骨伤。

[①] 臑骨：又名"胳膊骨""肱骨""膊骨"，今名"肱骨"。

肘　骨①

肘骨者，脱膊中节上、下支骨交接处也，俗名鹅鼻骨。若跌伤其肘尖向上突出，疼痛不止，汗出战栗，用手法翻其臂骨，拖肘骨令其合缝。其斜弯之筋，以手推摩，令其平复，虽即时能垂能举，仍当以养息为妙。若壅肿疼痛，宜内服正骨紫金丹，外贴万灵膏。

正骨紫金丹　万灵膏　俱见颠顶骨伤。

臂　骨②

臂骨者，自肘至腕有正辅二根，其在下而形体长大，连肘尖者为臂骨。其在上而形体短细者为辅骨，俗名缠骨。叠并相倚，俱下接于腕骨焉。凡臂骨受伤者，多因迎击而断也。或断臂辅二骨，或惟断一骨，瘀血凝结疼痛，以手法接对端正，贴万灵膏，竹帘裹之，加以布条扎紧。俟三日后开帘视之，以手指按其患处，或仍有未平，再揉摩其瘀结之筋，令复其旧，换贴膏药，仍以竹帘裹之，每日清晨服正骨紫金丹。

万灵膏　正骨紫金丹　俱见颠顶骨伤。

腕　骨③

腕骨，即掌骨乃五指之本节也，一名壅骨，俗名虎骨。其骨大小六枚，凑以成掌，非块然一骨也。其上并接臂辅两骨之端，其外侧之骨名高骨，一名锐骨，亦名踝骨，俗名龙骨，以其能宛屈上下，故名曰腕。若坠车马，手掌著地，只能伤腕。若手指著地，其指翻贴于臂上者，则腕缝必分开。伤腕者，壅肿疼痛，法以两手揉摩其腕，内服正骨紫金丹，外贴万灵膏。若手背向后翻贴于臂者，以两手捉其手背，

---

①　肘骨：又名"鹅鼻骨""肘尖骨"，今名"尺骨鹰嘴"。

②　臂骨：由臂正骨，又名"正骨""下骨""地骨"，今名"尺骨"。辅骨，又名"缠骨""上骨""天骨""臂辅骨"，今名"桡骨"。

③　腕骨：又名"骰子骨"。腕骨由8块小骨组成，分别是龙骨（手舟骨）、高骨（月骨）、吊骨（三角骨）、圆骨（豌豆骨）、月骨（大多角骨）、鱼骨（小多角骨）、虎骨（头状骨）、合骨（钩骨）。

轻轻回翻之，令其复位，仍按摩其筋，必令调顺，内服人参紫金丹，外敷混元膏。

正骨紫金丹　万灵膏　混元膏　俱见颠顶骨伤。

人参紫金丹　见山角骨伤。

五 指 骨[①]

五指之骨名锤骨，即各指本节之名也。若被打伤折，五指皆同，株连肿痛，因其筋皆相连也。手掌与背，其外体虽混一不分，而其骨在内，乃各指之本节相连而成者也。若手背与手心，皆坚硬壅肿热痛，必正其骨节，则无后患。若不即时调治，其所壅之血，后必化而为脓。气盛者，服疮毒之剂，调治可愈。气虚者，将来成漏矣。洗以散瘀和伤汤，贴万灵膏。

散瘀和血汤　万灵膏　俱见颠顶骨伤。

（见图二六）

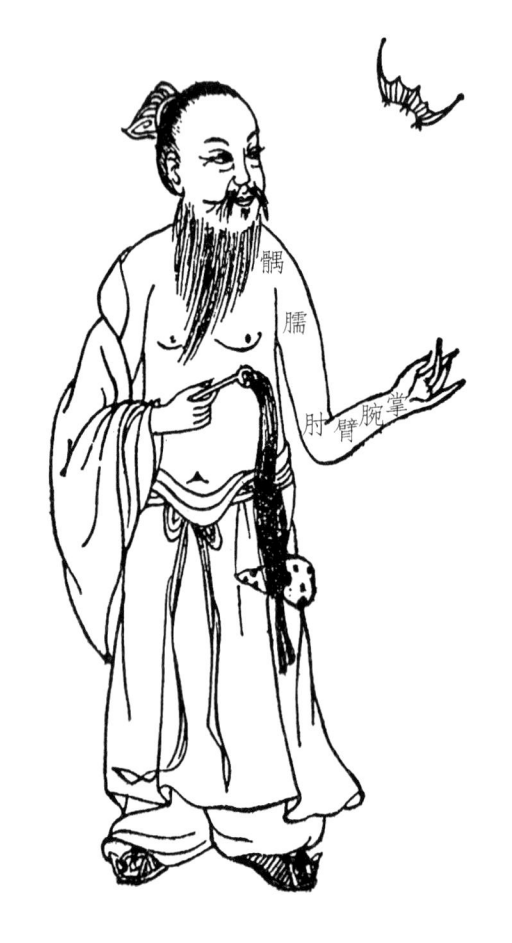

图二六　四肢图

[①] 五指骨：又名"掌骨""壅骨""锤骨""巴掌骨"，今名"掌骨"。由5块组成，分列左右。《医宗金鉴》未单列掌骨，而是混于腕骨和指骨之中，谬误。

竹节骨①

竹节骨，即各指次节之名也。跌打损伤，骨碎筋弯，指不能伸，以手捻其屈节，则指必舒直，洗以散瘀和伤汤，贴以万灵膏。如指甲缝蓄积毒血，其甲必脱落，若再生指甲，其形多不如旧。若第三节有伤，治同次节，其指甲名爪甲。

散瘀和伤汤　万灵膏　俱见颠顶骨伤。

胯　骨②

胯骨，即髋骨也，又名髁骨。若素受风寒湿气，再遇跌打损伤，瘀血凝结，肿硬筋翻，足不能直行，筋短者，脚尖著地，骨错者，臀努斜行。宜手法推按胯骨复位，将所翻之筋向前归之，其患乃除。宜服加味健步虎潜丸，熏洗海桐皮汤，灸熨定痛散。

加味健步虎潜丸　专治跌打损伤，气血虚衰，下部腰、胯、膝、腿疼痛，痿软无力，步履艰难。服此药至一百日，舒筋止痛，活血补气，健旺精神。

龟胶 蛤粉炒成珠　鹿角胶 蛤粉炒成珠　虎胫骨 酥油炙　何首乌 黑豆拌，蒸晒各九次　川牛膝 酒洗晒干　杜仲 姜汁炒断丝　锁阳　当归 酒洗炒干，各二两　威灵仙 酒洗　黄柏 酒洗晒干，小盐少许酒炒　人参 去芦　羌活　干姜　白芍药 微炒　云白术 土炒，各一两　熟地黄 三两　大川附子 童便盐水各一碗，生姜二两，切片同煮一整日，令极熟，水干再添，盐水煮毕取出，剥皮切薄片，又换净水，入川黄连五钱，甘草五钱，同煮长香三炷，取出晒干，如琥珀明亮色方用，一两五钱

共为细末，炼蜜为丸，如梧桐子大，每服三钱，空心淡盐汤送下。冬日淡黄酒送下。

海桐皮汤　见两颧骨伤。

定痛散　见山角骨伤。

---

① 竹节骨：又名"指骨"，今亦名指骨。指骨由 14 块组成，拇指 2 块，其余 4 指，每指 3 块。
② 胯骨：又名"髋骨""跨骨""骻骨""腰髁骨""骶骸"，今名"髋骨"。

环 跳[1]

环跳者，髋骨外向之凹，其形似臼，以纳髀骨之上端如杵者也，名曰机，又名髀枢，即环跳穴处也。或因跌打损伤，或蹉垫挂镫，以致枢机错努，青紫肿痛，不能步履，或行止欹侧艰难。宜先服正骨紫金丹，洗以海桐皮汤，贴万灵膏，常服健步虎潜丸。

正骨紫金丹 见巅顶骨伤。

万灵膏 见巅顶骨伤。

海桐皮汤 见两颧骨伤。

虎潜丸 见髋骨伤。

大 楗 骨[2]

一名髀骨，上端如杵，入于髀枢之臼，下端如锤，接于骱骨，统名曰股，乃下身两大支之通称也，俗名大腿骨。坠马拧伤，骨碎筋肿，黑紫清凉，外起白泡，乃因骨碎气泄，此证治之鲜效。如人年少气血充足者，虽形证肿痛而不昏沉，无白泡者可治。法以两手按摩碎骨，推拿复位，再以指顶按其伤处，无错落之骨，用竹帘裹之，每日早服正骨紫金丹。俟三日后，开帘视之，若有不平处，再捻筋结令其舒平，贴万灵膏，仍以竹帘裹之。

正骨紫金丹 见巅顶骨伤。

万灵膏 见巅顶骨伤。

膝 盖 骨[3]

膝盖骨即连骸，亦名膑骨。形圆而扁，覆于楗骱上下两骨之端，内面有筋联属。

---

[1] 环跳：又名"髀枢、机"，今即指髋关节处穴位。
[2] 大楗骨：又名"股骨""髀骨""大腿骨""楗骨"，今名"股骨"。
[3] 膝盖骨：又名"骸骨""膑骨""膝骨""护膝骨""膝头骨"，今名"髌骨"。

其筋上过大腿，至于两胁，下过骱骨，至于足背。如有跌打损伤，膝盖上移者，其筋即肿大，株连于腘内之筋，腘内之筋，上连腰胯，故每有腰屈疼痛之证，或下移骱骨则焮肿，或足腹冷硬，步履后拽斜行也。若膝盖离位向外侧者，则内筋肿大。向内侧者，则筋直腘肿。宜详视其骨如何斜错，按法推拿，以复其位。内服补筋丸，以定痛散灸熨之，熏八仙逍遥汤则愈。

补筋丸 见顺骨伤。

定痛散 见山角骨伤。

八仙逍遥汤 见玉梁骨伤。

骱 骨[①]

骱骨，即膝下踝上之小腿骨，俗名臁胫骨者也。其骨二根，在前者名成骨[②]，又名骬骨，其形粗；在后者名辅骨，其形细，又俗名劳堂骨[③]。若被跌打损伤，其骨尖斜突外出，肉破血流不止，疼痛呻吟声细，饮食少进，若其人更气血素弱，必致危亡。宜用手法，按筋正骨令复其位，贴万灵膏，以竹帘裹住，再以白布缠之，先服正骨紫金丹，继服健步虎潜丸。

万灵膏 正骨紫金丹 俱见颠顶骨伤。

健步虎潜丸 见髋骨伤。

踝 骨[④]

踝骨者，骱骨之下，足跗之上，两旁突出之高骨也。在内者名内踝，俗名合骨。在外者为外踝，俗名核骨。或驰马坠伤，或行走错误，则后跟骨向前，脚尖向后，筋翻肉肿，疼痛不止。先用手法拨筋正骨，令其复位，再用竹板夹定跟骨，缚于骱骨之上。三日后解缚视之，以枕支于足后，用手扶筋，再以手指点按其筋结之处，必令端平。内服正骨紫金丹，灸熨以定痛散，洗以海桐皮汤，常服健步虎潜丸。若

[①] 骱骨：又名"骬骨""小腿骨""骸骨""跀骨"，今名"小腿骨"。由胫骨和腓骨组成。
[②] 成骨：又名"骬骨""胫骨""臁骨""市骨"，今名"胫骨"。
[③] 劳堂骨：又名"外辅骨""腿辅骨""外辅骨"，今名"腓骨"。
[④] 踝骨：为腓骨外踝和胫骨内踝之合称，外踝又名"核骨"。内踝又名"合骨"。

稍愈后，遽行劳动，致骺骨之端，向里歪者，则内踝突出肿大；向外歪者，则外踝突出肿大，血脉瘀聚凝结，步履无力，足底欹斜，颇费调治。故必待气血通畅全复，始可行动。

正骨紫金丹 见颠顶骨伤。
定痛散 见山角骨伤。
海桐皮汤 见两颧骨伤。
健步虎潜丸 见髋骨伤。

跗　骨①

跗者足背也，一名足跌，俗称脚面，其骨乃足趾本节之骨也。其受伤之因不一，或从陨坠，或被重物击压，或被车马踹砑，若仅伤筋肉，尚属易治。若骨体受伤，每多难治。先以手法轻轻搓摩，令其骨合筋舒，洗以海桐皮、八仙逍遥等汤，贴以万灵膏，内服舒筋定痛之剂，及健步虎潜丸、补筋丸。

海桐皮汤 见山角骨伤。
八仙逍遥汤 见玉梁骨伤。
健步虎潜丸 见髋骨伤。
补筋丸 见颞骨伤。

足五趾骨②

趾者，足之指也。名以趾者，所以别于手也，俗名足节。其节数与手之骨节同，大指本节后内侧圆骨努突者，一名核骨，又名覈骨，俗呼为孤拐也。趾骨受伤，多与跗骨相同，惟奔走急迫，因而受伤者多，治法与跗骨同。

跟　骨③

跟骨者，足后跟骨也。上承胻辅二骨之末，有大筋附之，俗名脚挛筋，其筋从

---

① 跗骨：又名"脚腕骨""附属骨"，古今同名。
② 足五趾骨：又名"趾骨""足指骨""脚趾骨""五趾骨"，今名"趾骨"。趾骨共14块或13块。
③ 跟骨：又名"足后跟骨"，古今同名。跟骨是跗骨的组成部分。

跟骨过踝骨，至腿肚里，上至腘中，过臀抵腰脊至顶，自脑后向前至目眦，皆此筋之所达也。若落马坠蹬等伤，以至跟骨拧转向前，足趾向后，即或骨未碎破而缝隙分离，自足至腰脊诸筋，皆失其常度，拳挛疼痛，宜拨转如旧，药饵调治，皆同前法。

按：正骨紫金丹、混元膏、散瘀和伤汤、海桐皮汤、万灵膏诸药，皆内庭常用经验之方，故已上诸证，多引用之。其或跌打损伤证中，而又兼他病者，则不止此数药也。故采前人旧载诸方，集于末卷，以示证治之法，有不可狭隘者焉。

（见图二七）

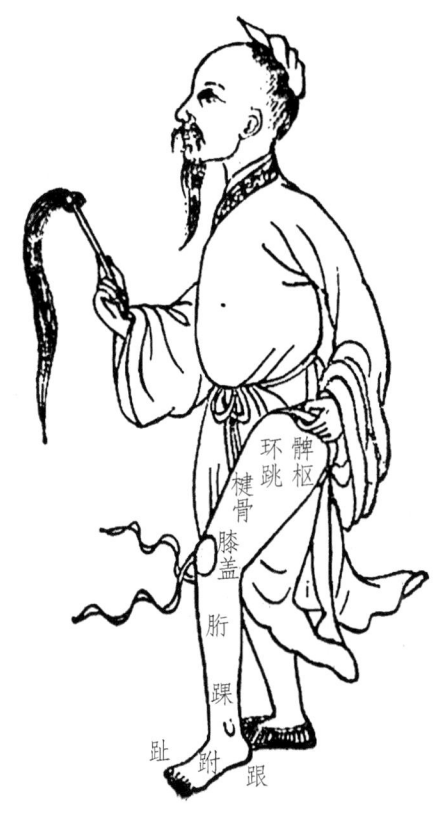

图二七　四肢图

医宗金鉴 卷九十

内治杂证法

方法总论

今之正骨科，即古跌打损伤之证也。专从血论，须先辨或有瘀血停积，或为亡血过多，然后施以内治之法，庶不有误也。夫皮不破而内损者，多有瘀血。破肉伤腘，每致亡血过多。二者治法不同。有瘀血者，宜攻利之。亡血者，宜补而行之。但出血不多，亦无瘀血者，以外治之法治之，更察其所伤上下轻重浅深之异，经络气血多少之殊，必先逐去瘀血，和荣止痛，然后调养气血，自无不效。若夫损伤杂证论中不及备载者，俱分门析类详列于后，学者宜尽心焉。

伤损内证

凡跌打损伤、坠堕之证，恶血留内，则不分何经，皆以肝为主。盖肝主血也，故败血凝滞，从其所属必归于肝，其痛多在胁肋小腹者，皆肝经之道路也。若壅肿痛甚或发热自汗，皆宜斟酌虚实，然后用调血行经之药。王好古云：登高坠下撞打等伤，心腹胸中停积瘀血不散者，则以上、中、下三焦分别部位，以施药饵。瘀在上部者，宜犀角地黄汤。瘀在中部者，宜桃仁承气汤。瘀在下部者，宜抵当汤之类。须于所用汤中加童便好酒，同煎服之。虚人不可下者，宜四物汤加穿山甲。若瘀血已去，则以复元通气散加当归调之。《内经》云：形伤作痛，气伤作肿。又云：先肿而后痛者，形伤气也。先痛而后肿者，气伤形也。凡打扑闪错，或恼怒气滞血凝作痛，及元气素弱，或因叫号血气损伤，或过服克伐之剂，或外敷寒凉之药，致气血凝结者，俱宜用活血顺气之剂。后列诸方，以备选用。

犀角地黄汤

犀角　生地黄_{酒浸，另捣}　丹皮　白芍_{各等分}

水煎服。

桃仁承气汤

大黄　芒硝　桃仁　桂枝　甘草

水煎服，以利为度。

抵当汤

水蛭　䗪虫_{去翅、足，各三十枚}　大黄_{酒浸，两}　桃仁_{去皮、尖，三十枚}

水煎，去渣，取三升，温服一升，不下再服。

复元活血汤

柴胡_{五钱}　当归　穿山甲_炮　栝蒌根_{各三钱}　甘草　红花_{各二钱}　桃仁_{去皮、尖，五十个}　大黄_{酒浸，一两}

上将桃仁研烂，余药剉，如麻豆大，每服一两。水二钟，酒半盏，煎至七分，去渣，大温，食前服，以利为度。

巴戟汤

巴戟_{去心}　大黄_{各半两}　当归　地黄　芍药　川芎_{各一两}

上为末，水煎服，以利为度。

破血消痛汤

羌活　防风　官桂_{各一钱}　苏木_{一钱半}　柴胡　连翘　当归梢_{各二钱}　麝香_{另研少许}　水蛭_{炒去烟尽，另研二钱}

上为粗末，共一服，酒二大盏，水一盏，水蛭、麝香另研如泥，余药煎至一大盏，去火，稍热，调二味服之，两服立愈。

清心药

牡丹皮　当归　川芎　赤芍药　生地黄　黄芩　黄连　栀子　桃仁　甘草_{各等分}

上引用灯心草、薄荷煎，入童便和服。

止痛药

当归　牛膝　川芎　怀庆　生地　赤芍药　白芷　羌活　独活　杜仲　续断_{各一两}　肉桂　八角　茴香　乳香　没药_{各五钱}　南木香　丁皮　沉香　血竭_{各二钱半}

上为末，老酒调用。

活血顺气何首乌散

何首乌_{三钱}　当归　赤芍药　白芷　乌药　枳壳　防风　甘草　川芎　陈皮　香附　紫苏　羌活　独活　肉桂_{各一钱}

上薄荷、生地黄煎，入酒和服。疼痛甚者，加乳香、没药。

调经散

川芎　当归　芍药　黄芪各一钱半　青皮　乌药　陈皮　熟地黄　乳香另研　茴香各一钱

上作一服，水二钟，煎至一钟，不拘时服。

牡丹皮散

牡丹皮　当归　骨碎补　红花酒浸　续断　乳香　没药　桃仁　川芎　赤芍药　生地黄各等分

上水酒煎服，却用秫米饭热罨缚，冷又蒸热，换缚。

橘术四物汤

当归　川芎　白芍药　怀庆生地各二钱　陈皮　白术　红花各一钱　桃仁十枚

上生地黄煎服。骨节疼，加羌活、独活。痛不止，加乳香、没药。

当归补血汤

当归　川芎　白芍药　熟地黄　防风　连翘　羌活　独活　乳香　没药　白芷　续断　杜仲各等分

上生地黄煎，入童便和服，不可用酒。气虚，加人参、白术、黄芪。

复元通气散

木香　茴香炒　青皮去皮　穿山甲酥炙　陈皮　白芷　甘草　漏芦　贝母各等分

上为末，每服一二钱，温酒调下。

伤损出血

伤损之证，或患处或诸窍出血者，此肝火炽盛，血热错经而妄行也，用加味逍遥散清热养血。若中气虚弱，血无所附而妄行，用加味四君子汤、补中益气汤。或元气内脱不能摄血，用独参汤加炮姜以回阳。如不应，急加附子。如血蕴于内而呕血者，用四物汤加柴胡、黄芩。凡伤损而犯劳碌，或怒气肚腹胀闷，或过服寒毒等药致伤阳络者，则为吐血、衄血、便血、尿血。伤于阴络者，则为血积、血块、肌肉青黑，此皆脏腑亏损，经隧失职，急补脾、肺二脏自愈矣。

加味逍遥散

白术　茯苓　当归　白芍各二钱　柴胡一钱　薄荷五分　黑栀　丹皮各一钱五分

水煎服。

补中益气汤

人参二钱　黄芪炙，二钱　白术炒，一钱五分　当归一钱五分　升麻五分　柴胡五分　陈皮八分　甘草炙，三分引用姜、枣，水煎服。

四君子汤

人参　白术　茯苓各二钱　甘草炙，一钱

引用姜、枣，水煎服。

四物汤

当归三钱　川芎　白芍药二钱　熟地黄三钱

水煎服。

独参汤

人参一两

水煎服。

瘀血泛注

伤损瘀血泛注之证，乃跌仆血滞所致。盖气流而注，血注而凝，或注于四肢关节，或留于胸腹腰臀，或漫肿，或结块，初起皆属肝、脾郁火。急用葱熨法，内服小柴胡汤以清肝火，次用八珍汤以壮脾胃，或益气养荣汤，久服自然收功。若日久溃破而气血虚者，宜十全大补汤。若溃而寒邪凝滞不敛者，宜豆豉饼祛散之。此证若不补气血，不慎起居，不戒七情，或用寒凉克伐，俱属不治。

小柴胡汤

柴胡二钱　黄芩一钱五分　半夏制　人参各一钱　甘草炙，五分

引用姜二片，水煎服。

八珍汤

即四君子汤四物汤，相和为剂也。

益气养荣汤

人参　黄芪炒　当归　川芎　熟地黄　白芍炒　香附　贝母　茯苓　陈皮各一钱　白术二钱　柴胡六分　甘草　桔梗各五分

引用姜，水煎服。口干，加五味子、麦冬。往来寒热，加青皮。

十全大补汤

即八珍汤加黄芪、肉桂各一钱

豆豉饼

江西豆豉

上一味为末，唾津和作饼子，如钱大，厚二分，置患处，以艾壮于饼上灸之，干则再易。

葱熨法 方见囟骨伤。

瘀血作痛

伤损之证肿痛者，乃瘀血凝结作痛也。若胀而重坠，色或青黑，甚则发热作渴汗出者，乃经络壅滞，阴血受伤也。宜先刺去恶血以通壅塞，后用四物汤以调之。

四物汤 方见伤损出血。

血虚作痛

伤损之证血虚作痛者，其证则发热作渴，烦闷头晕，日晡益甚，此阴虚内热之证。宜八珍汤加丹皮、麦冬、五味子、肉桂、骨碎补治之。

八珍汤 方见瘀血泛注。

呕吐黑血

伤损呕吐黑血者，始因打扑伤损，败血流入胃脘，色黑如豆汁，从呕吐而出也。形气实者，用百合散；形气虚者，加味芎䓖汤。

百合散

川芎　赤芍药　当归　百合　生地黄　侧柏叶　荆芥　犀角　丹皮　黄芩　黄连　栀子　郁金　大黄各一钱

水煎，加童便和服。

加味芎䓖汤

芎䓖　当归　白术　百合水浸一日　荆芥各一钱

水一钟半，酒半钟，煎八分，不拘时服。

发　　热

伤损之证发热者，若因出血过多，脉洪大而虚，重按之全无者，此血虚发热也，用当归补血汤。脉若沉微，按之软弱者，此阴盛发热也，宜用四君子汤加炮姜、附子。若发热烦躁，肉瞤筋惕者，此亡血也，宜用圣愈汤。如发热汗出不止者，此血脱也，宜用独参汤。血脱之证，其脉实者难治，细小者易治。

当归补血汤

黄芪炙，一两　当归三钱

水煎服

圣愈汤

人参　川芎　当归　熟地黄　生地　黄芪炙，各等分

水煎服。

四君子汤　独参汤　俱见伤损出血。

肌肉作痛

伤损之证，肌肉作痛者，乃荣卫气滞所致，宜用复元通气散。筋骨间作痛者，肝肾之气伤也，用六味地黄丸。

六味地黄丸

熟地黄八两　山萸肉去核，四两　怀山药四两　牡丹皮三两　泽泻三两　茯苓三两

共为末，炼蜜丸，桐子大，空心，白汤服三钱。

复元通气散　方见伤损内证。

骨伤作痛

伤损之证，骨伤作痛者，乃伤之轻者也。若伤重，则或折、或碎，须用手法调治之，其法已详列前篇。此乃磕硼微伤，骨间作痛，肉色不变，宜外用葱熨法，内服没药丸，日间服地黄丸自愈矣。

没药丸

没药去油　乳香去油　川芎　川椒去闭口及目　芍药　当归各半两　自然铜火煅淬七次，二钱半

上为细末，用黄蜡二两熔化，入药末搅匀，丸弹子大，每服一丸，酒一钟化开，煎五分热服。

葱熨法　方见囟骨伤。

地黄丸　方见肌肉作痛。

胸腹痛闷

伤损之证，胸腹痛闷者，多因跳跃捶胸，闪挫举重，劳役恚怒所致。其胸腹喜手摸者，肝火伤脾也，用四君子汤加柴胡、山栀。如畏手摸者，肝经血滞也，用四物汤加柴胡、山栀、桃仁、红花。若胸胁闷痛，发热晡热，肝经血伤也，用加味逍遥散。若胸胁闷痛，饮食少思，肝脾气伤也，用四君子汤加芎、归、柴、栀、丹皮。若胸腹胀满，饮食少思，肝脾气滞也，用六君子汤加柴胡、芎、归。若胸腹不利，食少无寐，脾气郁结也，用加味归脾汤。若痰气不利，脾肺气滞也，用二陈汤加白术、芎、归、山栀、天麻、钩藤钩。如因过用风热之药，致肝血受伤，肝火益甚，或饮糖酒则肾水益虚，脾火益炽，若用大黄、芍药内伤阴络，反致下血。少壮者，必成痼疾。老弱者，多致不起。

加味归脾汤

黑栀一钱　牡丹皮一钱　人参一钱　黄芪炙，一钱五分　白术炒，一钱五分　茯神二钱　枣仁炒，一钱五分　当归一钱　木香五分　远志去心，八分　圆肉二钱　甘草炙，五分

引用姜、枣，水煎服。

二陈汤

陈皮一钱五分　半夏制，二钱　茯苓二钱　甘草五分

引用姜，水煎服。

六君子汤

即四君子汤加陈皮、半夏各一钱五分。

引用姜、枣，水煎服。

四君子汤　四物汤　加味逍遥汤　俱见伤损出血。

胁肋胀痛

伤损胁肋胀痛之证，如大便通和，喘咳吐痰者，肝火侮肺也，用小柴胡汤加青皮、山栀清之。若胸腹胀痛，大便不通，喘咳吐血者，乃瘀血停滞也，用当归导滞散通之。《内经》云：肝藏血，脾统血。盖肝属木，木胜侮土，其脾气必虚。宜先清肝养血，则瘀血不致凝滞，次壮脾胃，则气血充盛。若行克伐，则虚者益虚，滞者益滞，祸不旋踵矣。

当归导滞散

川大黄一两　当归二钱五分　麝香少许

上三味，除麝香另研外，为极细末，后入麝香令匀，每服三钱，热酒一杯调下。

又方：

川大黄　当归各二两

上共为细末，每服三钱，不拘时，温酒调服。

小柴胡汤　方见瘀血泛注。

腹　痛

伤损腹痛之证，如大便不通，按之痛甚者，瘀血在内也，用加味承气汤下之。既下而痛不止，按之仍痛，瘀血未尽也，用加味四物汤补而行之。若腹痛按之反不痛者，血气伤也，用四物汤加参、芪、白术，补而和之。若下而胸胁反痛，肝血伤也，用四君子汤加芎、归补之。既下而发热，阴血伤也，用四物汤加参术补之；既下而恶寒，阳气伤也，用十全大补汤补之。既下而恶寒发热者，气血伤也，用八珍汤补之。下而欲呕者，胃气伤也，用六君子汤加当归补之。下而泄泻者，脾肾伤也，用六君子汤加肉果、补骨脂补之。若下后手足俱冷，昏愦出汗，阳气虚寒也，急用参附汤。若吐泻而手足俱冷，指甲青者，脾肾虚寒之甚也，急用大剂参附汤。口噤、手撒、遗尿、痰盛、唇青体冷者，虚极之坏证也，急用大剂参附汤，多有得生者。

加味承气汤

大黄　朴硝各二钱　枳实　厚朴　当归　红花各一钱　甘草五分

水酒各半，煎服。

参附汤

人参或五钱或一两　制附子或三钱或五钱

引用姜，水煎服。

四君子汤　四物汤　俱见伤损出血。

六君子汤　方见胸腹痛冈。

八珍汤　十全大补汤　俱见瘀血泛注。

少腹引阴茎作痛

伤损而少腹引阴茎作痛者，乃瘀血不行，兼肝经郁火所致。宜用小柴胡汤加大黄、黄连、山栀服之。待痛势已定，再用养血之剂，自无不愈矣。此病若误认为寒证而投以热药，重则必危，轻则损目，治者宜慎之。

小柴胡汤 方见瘀血泛注。

腰　痛

伤损腰痛、脊痛之证，或因坠堕，或因打扑，瘀血留于太阳经中所致，宜地龙散治之。

地龙散
地龙　官桂　苏木各九分　麻黄七分　黄柏　当归尾各二钱五分　桃仁九个　甘草三钱五分

上水煎，食前服。

眩　晕

伤损之证，头目眩晕，有因服克伐之剂太过，中气受伤，以致眩晕者。有因亡血过多，以致眩晕者。如兼腹胀呕吐，宜用六君子汤，兼发热作渴不思饮食者，宜十全大补汤。

六君子汤 方见胸腹痛网。

十全大补汤 方见瘀血泛注。

烦　躁

伤损之证，烦躁而面赤口干作渴，脉洪大按之如无者，宜用当归补血汤。如烦躁自汗头晕，宜用独参汤。如烦躁不寐，宜用加味归脾汤。如烦躁胁痛，宜用柴胡四物汤。如亡血过多烦躁者，宜用圣愈汤。

加味归脾汤 方见胸腹痛网。

当归补血汤　圣愈汤 俱见发热。

柴胡四物汤 即四物汤加柴胡、黄芩。方见伤损出血。

独参汤 方见伤损出血。

喘咳

伤损之证而喘咳者，若因出血过多，面黑胸胀，胸膈痛而发喘者，乃气虚血乘于肺也，急用二味参苏饮，缓则难救。若咳血衄血而喘者，乃气逆血蕴于肺也，只宜活血行气，不可用下法，宜十味参苏饮治之。

二味参苏饮

人参一两　苏木二两

水煎服。

十味参苏饮

人参　紫苏　半夏　茯苓　陈皮　桔梗　前胡　葛根　枳壳各一钱　甘草五分

引用姜二片，水煎服。

昏愦

伤损昏愦乃伤之至重，以致昏愦不知人事，宜急灌以独参汤。虽内有瘀血，断不可下，急用花蕊石散内化之。盖恐下之，因泻而亡阴也。若元气虚甚者，尤不可下，亦用前散以化之。凡瘀血在内，大便不通，用大黄、朴硝。血凝而不下者，须用木香、肉桂二三钱，以热酒调灌服之，血下乃生。怯弱之人，用硝、黄而必加木香、肉桂同煎者，乃假其热以行其寒也。

花蕊石散

石硫黄四两　花蕊石二两

上二味合匀，用瓦罐一个，入药在内，封口，外用纸筋盐泥周围固济，候泥干，安四方砖上，书八卦五行字，用炭十斤笼叠周匝，自午时，从下著火渐渐上彻，直至经宿炭尽火冷，又放经宿，罐冷取出研细，用绢罗罗过，磁盒收贮。每服三钱，以童便调服。

作呕

伤损作呕，若因痛甚，或因克伐而伤胃者，宜四君子汤加当归、半夏、生姜。因忿怒而肝伤者，用小柴胡汤加山栀、茯苓。因痰火盛者，用二陈汤加姜炒黄连、山栀。因胃气虚者，用补中益气汤加生姜、半夏。因出血过多者，用六君子汤加当归。

四君子汤　补中益气汤 俱见伤损出血。

小柴胡汤 方见瘀血泛注。

二陈汤　六君子汤 俱见胸腹痛冈。

作　渴

伤损作渴，若因亡血过多者，用四物汤加人参、白术，如不应，用人参、黄芪以补气，当归、熟地以补血，或用八珍汤。若因胃热伤津液者，用竹叶黄芪汤。如胃虚津液不足，用补中益气汤。如胃火炽盛，用竹叶石膏汤。若烦热作渴、小便淋涩，乃肾经虚热，非地黄丸不能救。

竹叶黄芪汤

淡竹叶二钱　人参　黄芪　生地黄　当归　川芎　麦冬　芍药　甘草　石膏煅　黄芩炒　半夏各一钱

水煎服。

竹叶石膏汤

竹叶三把　石膏一斤　人参三两　甘草炙，二两　麦冬一升　半夏半升　粳米半升

引用生姜，水煎服。

四物汤　补中益气汤 俱见伤损出血。

八珍汤方 见瘀血泛注。

六味地黄丸 方见肌肉作痛。

秘　结

伤损之证，大便秘结，若因大肠血虚火炽者，用四物汤送润肠丸，或以猪胆汁导之。若肾虚火燥者，用六味地黄丸。若肠胃气虚，用补中益气汤。若大便秘结，里实气壮，腹痛坚硬者，用玉烛散。

润肠丸

大黄　当归尾　羌活各五钱　桃仁　麻仁各一两

上为末，炼蜜丸弹子大，空心，白汤送下。

猪胆汁导法

大猪胆一枚，泻汁和法醋少许，以灌谷道内，如一时顷，当大便，出宿食恶物甚效。

玉烛散①

生地黄　当归　川芎　赤芍药　大黄酒浸　芒硝

引用生姜，水煎服。

四物汤　补中益气汤　俱见伤损出血。

六味地黄丸　方见肌肉作痛。

挟　表

伤损之证外挟表邪者，其脉必浮紧，证则发热体痛。形气实者，宜疏风败毒散。形气虚者，宜加味交加散，或羌活乳香汤以散之。

疏风败毒散

当归　川芎　白芍药　熟地黄　羌活　独活　桔梗　枳壳　柴胡　白茯苓　白芷　甘草　紫苏　陈皮　香附

上生姜、生地黄煎，入酒和服。

加味交加散

当归　川芎　白芍药　生地黄　苍术　厚朴　陈皮　白茯苓　半夏　羌活　独活　桔梗　枳壳　前胡　柴胡　干姜　肉桂　甘草

上生姜煎服。有热者，去干姜、肉桂。

羌活乳香汤

羌活　独活　川芎　当归　赤芍药　防风　荆芥　丹皮　续断　红花　桃仁　乳香

上生地黄煎服。有热者，加柴胡、黄芩。

补 遗 方

补损续筋丸　治跌打扑坠，骨碎筋断肉破，疼痛不息。

---

①　玉烛散：原书无剂量。根据《儒门事亲》补"当归　川芎　熟地　白芍　大黄　芒硝　甘草各等分，上剉"。

当归酒洗，五钱　川芎　白芍炒　熟地各三钱　广木香　丹皮　乳香去油净　没药去油净，各五钱　骨碎补　自然铜　红花　瓜儿血竭各三钱　朱砂五钱　丁香一钱　人参一两　虎骨酥油炙，二两　古铜钱三文

共为细末，炼蜜为丸，每服三钱，淡黄酒、童便化服。

补损接骨仙丹　治证同前。

当归酒洗　川芎　白芍炒　熟地　补骨脂　五灵脂　广木香　地骨皮　防风各五钱　乳香去油净　没药去油净　瓜儿血竭各一钱

上到一处，用夜合花树根皮五钱，同入大酒壶内，加烧酒同煮，一炷香，取出温服。

止血定痛生肌散　治伤损等证，失血过多，或因克伐致血气耗损，恶寒发热烦躁。

乳香去油净　没药去油净　龙骨各三钱　血竭二钱　黄丹飞过，五钱　香白芷二钱五分　软石膏煅去火毒，一两　潮脑少许

共为细末，磁器盛之，每以糁患处，止痛生肌。

敷跌打青肿方

生栀子同飞罗面捣涂之，以布缠裹，拔出青毒即消。

回阳玉龙膏　专敷跌打损伤，气虚寒冷。

草乌炒，二钱　南星煨，一两　军姜煨，一两　白芷一两　赤芍炒，一两　肉桂五钱

共为末，葱汤调搽，热酒亦可。

太乙膏[①]　治伤口不收，贴之生肌长肉。

香麻油　当归　生地　生甘草

三味入油内煤枯，去渣，再以丝棉滤净，再入净锅，熬至滴水不散，入炒飞黄丹八两，又用慢火，熬至滴水成珠，取起少顷，入白蜡、黄蜡，各一两，微火再熬，取起少定，入去油净乳香、没药各五钱搅匀，收磁器内，过三宿可贴。

---

① 太乙膏：原书无剂量，今据《奇方类编》补"真麻油1斤　当归12两　生地2两　甘草1两"。同名方剂有多首，但药物组成不同。

伤科补要

〔清〕钱文彦 撰

李顺保 何维俊 校注

校 注 说 明

一、作者简介

《伤科补要》作者钱文彦，字秀昌，号松溪，上海人。钱氏自幼攻读医籍，遍访名家，然终未能获心传。乾隆四十六年（1781），钱氏不慎，左上肢肱骨骨折，得益于当地骨科专家杨雨苍治愈。嗣后拜杨雨苍为师，专攻中医骨伤科，终成晚清骨科名医。

钱氏参以清代吴谦《医宗金鉴·正骨心法要旨》，结合自身之经验，于清嘉庆十三年（1808）撰成该书，经七位上海弟子订正校对，次年（嘉庆十四年）上海县知县苏昌阿作序，赞曰："今伤科书不多见，是书传而世得其济也，得无转胜于多书者欤！独著而删繁，有是而无非，所谓得其要也。"

二、内容简介

该书为四卷本。

1. 卷一为人体体表解剖图和各部穴位图，骨科器具图，伤科脉诀四字歌。
2. 卷二阐述损伤证治三十六则。第一至第五则阐述金疮论治、治伤法论、跌打损伤内治法和不治之论，从高下坠伤；第六则至第二十三则，分述各部受伤症候、治疗和预后；第二十四则至第二十八则，分述受寒、感瘀疫、怀孕伤症等治法；第二十九则至第三十四则，分述杖伤、棍伤、箭伤、咬伤、汤火伤、自缢、溺水等救治法；第三十五则、第三十六则分述运、熏、灸、倒四种分治法及应刺诸穴。
3. 卷三以歌诀形式列举止血黑绒絮、玉红膏等九十一方。
4. 卷四为载录名医各方四十六首，急救良方四十九首。

三、该书特色

强调伤科医师必须熟悉精通人体骨骼解剖学；治伤必须详脉诀，明脉理，脉诊合参，明辨虚实，全身调治；在治则治法中首创"跌打损伤专从血论，血随气转"之新点，治法总目"瘀祛、经通、痛除"之纲领。工巧于手法，"入骱者，所赖其手法也"，"手触于外，巧生于内，手随心转，法从手出。"；髋关节脱位的侧卧复位等手法为其首创；该书所载骨科固定器具，后世大都在其基础上演变而来；方剂应用紧扣伤科诸症，所载玉红膏、抵当汤、生肌散等沿用至今而不衰。该书对骨伤科临床具有指导价值，是一部对骨伤科有影响的专著。

四、版本简介

1. 清嘉庆二十三年（1818）虹口竹荫堂刻本，现藏中国医学科学院图书馆、中国中医科学院图书馆、天津中医药大学图书馆、甘肃中医药大学图学馆等七所图书馆。

2. 清嘉庆二十三年（1818）引溪志远堂刻本，现藏中国中医科学院图书馆、苏州市中医院图书馆等二所。

3. 清嘉安二十三年（1818）上海千顷堂书局刻本，现藏长春中医药大学图书馆、南京中医药大学图书馆，浙江中医药大学图书馆等三所。

4. 清嘉庆二十三年（1918）抱芳阁刻本，现藏成都中医药大学图书馆。

5. 清咸丰八年（1858）姑苏来青阁春记刻本，现藏中国医学科学院图书馆、中国中医科学院图书馆。

6. 1924年上海文元书局石印本，现藏中国中医科学院图书馆，北京中医药大学图书馆、苏州市图书馆、浙江中医药研究院图书馆、四川省图书馆等五所。

7. 1955年千顷堂书局影印本。

8. 1957年上海卫生出版社影印本，1958年上海科技卫生出版社影印本，1959年上海科学技术出版社影印本，1981年上海科学技术出版社铅印本，2003年中国中医药出版社出版电子版本。

五、校注选用版本

本书选用清嘉庆二十三年（1818）虹口竹荫堂刻本（中国中医科学院图书馆）为底本，主校本选用清嘉庆二十三年（1818）引溪志远堂刻本（中国中医科学院图书馆）、1955年千顷堂书局影出本，参校1957年上海和北京各出版社的版本。

李顺保
2024年1月

序

　　良医出而不患夭札,医书成而可绵心传。病者赖医,而医者赖书,以精其业术,书讵不重矣哉! 内科之书,汗牛充栋,外科之书亦夥,若所谓伤科之书,则不少概见。且夫疾之伏于内者,浅延腠理,深居膏肓,其患岐而理微。医之良者,视色、视毫毛,其术难而施易误,著书者推阐精蕴,各名其家,故其书层出而不穷,发为痈疡者次之。若伤也者,由外至其内①,深浅、重轻,可按视而得也,为术或稍易焉。书之不多见,其以是欤? 余司民社有年矣,民健斗而讼,斗而死者,在在有之,每见垂毙人舁②卧阶下,血模糊,气息才属,辄恻然不忍正视,急呼医。盖伤者死,则殴者抵法,孤其子、寡其妇,两家均焉。幸而得全,则两家赖焉。当是时,两家之命悬于医,或浅深重轻失其情,投药违节,医之不良,莫可挽救。故尝亦思得其书,以传其精诣之微妙。上海精是者,曰钱生,呈其书,曰《伤科补要》。余读而善之,又以伤科书仅见而珍之也。嗟乎! 筑室而不成者,道谋之误之也。习焉而不极者,多师之梦之也。内科之书,解古说而如聚讼矣。主其所见,矜其所得,而执偏矣。似是而非,荧学者之心目而惑之矣。读之者,非贯汇诸家,参互其义而择之精,辨之详,鲜不失焉。今伤科书不多见,是书传而世得其济也,得无转胜于多书者欤? 独著而删繁③,有是而无非,所谓得其要也。肱三折而后医良,盖历而试也。非历而有所亲得,何能创说以补古之所缺? 补而能要,余尤善之。故欣然濡笔而为之序。吾闻古医者,解颅理脑,破腹湔④肠,后世不可复得。而余亲见折足者,医断其骨而齐之,中接以杨木,卧百日耳,步履不爽其恒。岂古医之奇者,其遗术在伤科欤? 为之穆然而思。然而,忘亲而斗狠者,民风之悍也;驯悍而化之者,有司

---

① 内:千顷堂本无此字。
② 舁(yú):抬,举起。
③ 繁:原书作"烦",各本同,今据文义改。
④ 湔(jiān):洗。《广韵》:"湔,洗也。"

之责也。彼储玉札、牛溲而察脉者，吾见其书而求其人。伤科乎！吾愿而书之传，而祝而术之无传也。

嘉庆己巳①季春②知上海县事③长白山人铁庵苏昌阿撰

---

① 嘉庆己巳：嘉庆十四年，即1809年。
② 季春：春三月。
③ 知上海县事：上海县知县，相当于今县长。

自　序

　　神农尝草木，始知医药。黄帝咨岐伯，始制《内经》。商周之世，伊尹《汤液》，越人《难经》。汉晋以来，名家林列，内外方书，汗牛充栋，而伤科一法，诸书虽载，略而不详。迨我朝，高宗纯皇帝御纂《医宗金鉴》，无科不备。独于正骨一书，昭垂心法，缕析条分。近世专家，各执秘录，未及参观，所以究其微而折其衷者鲜焉。余幼读医书，乃其义理渊深，未免望洋之叹。欲就是科，遍访名家，心传未获。辛丑岁①，偶折左膊②，得雨苍杨夫子施治，不日疗痊。因一时之痛苦，触乎昔之衷怀，即受业于杨夫子之门。始得接骨入骱之法，秘传治伤之方，参以《正骨心法》③之要旨，屡试屡验。乃叹斯道之神而异也！夫医虽小道，责任非轻，且是科之关系，尤甚于他科。凡人血气方刚，鲜知自爱，跌磕损伤，固所不免，甚或一时斗殴，生死攸关，若毙一人，即伤两命，倾家破产，孤子寡妻。目击情形，心实悯之。余故不辞工贱，务穷其奥。不揣固陋，手辑成编。遵《正骨心法》之精义，合平日试验之真传，分作三十六则，将经验之方，浑括为歌，使学者易于成诵，临症时了然心目。爰集为帙，名之曰《伤科补要》。是道也，既贵心灵，又藉手敏。高明之士，既不屑为之。肤庸之辈，又难知其奥义。余本愚拙，廿载以来，细心穷理，稍得其要，不忍秘笈，欲以公世，未识可补斯道否乎？

　　　　　　大清嘉庆戊辰④荷月⑤上邑钱秀昌松溪氏自序

---

① 辛丑岁：乾隆四十六年，即1781年。
② 左膊：左上肢肱骨。
③ 《正骨心法》：此指《医宗金鉴·正骨心法要旨》一书。
④ 嘉庆戊辰：嘉庆十三年，即1808年。
⑤ 荷月：农历六月。

参订门人

陆雨田苍虬　宝山
戴御天云樵　上海
王沛寰云舟　上海
殷维三蔼堂　上海
罗星海琴圃　南汇
赵东序省庵　南汇
戴上珍秋桥　上海

凡　　例

一、凡治伤，先须认明穴部，若穴不明，治则有误。故绘总穴人图及《灵枢经》骨度全图，以便学者参考。

一、人身骨部长短有尺寸，古抄《灵枢经》骨度，绘出以便刺缪。用法，中指同身寸为准。

一、人之穴部总多，一穴有几名之呼，难以辨别，故照《洗冤录》人图绘阅，有致命不致命处，易于分别。

一、凡人之脱骱、断骨，其骨骱包于肉里，外视难明，恐有差误，故照骨图绘明，可辨其骱之形、其骨之状。临症时虽于肉里，能洞悉其形状。学者能再于枯髅上，细细辨明更详。

一、治伤，制器具以辅手法之成功。应用之器具亦绘图形，使学者依样立法。

一、周身名位骨图甚多，恐难熟记，故录其注释，会集一篇。学者诵而熟之，则了然心目矣。

一、治伤须明其脉理，与症合参，庶不误耳。兹叙其略，若要精微，须详脉诀。

一、三十六则，参《正骨心法》之精义，合平日试验之真传，分为条则，使学者熟读，可括症治诸法之要。

一、凡三十六则内应用诸方，俱以经验。奈其汤液药名总众，记忆良难，浑括为歌，易于成诵，临用时其症、某方、某药了然心目。如其药味加减、分量多寡，全在医者随症之轻重，酌量可也。

一、所编歌括，其中平仄韵脚不计者，因限其汤名、药名，难以更易也。

末附诸方，抄集伤科各家之秘，虽未经试验，不敢擅删，以备明眼之采择。

一、又附急救良方，以便一时之取用，并广学者之心胸，可行方便。

目 录

卷一 ·· (143)
  人身正面穴图 ·· (143)
  人身背面穴图 ·· (144)
  人身侧面穴图 ·· (145)
  骨度正面全图 ·· (146)
  骨度背面全图 ·· (147)
  骨度侧面全图 ·· (148)
  骨度正面尺寸图 ··· (149)
  骨度背面尺寸图 ··· (150)
  《灵枢经》骨度尺寸 ··· (151)
  照《洗冤录》尸格图 ··· (155)
  照检骨格图 ·· (159)
  器具总论 ·· (163)
  周身名位骨度注释 ·· (167)
  伤科脉诀 ·· (171)

卷二 ·· (172)
  治伤三十六则 ·· (172)
    第一则　金疮论治 ··· (172)
    第二则　治伤法论 ··· (173)
    第三则　跌打损伤内治证 ···································· (173)
    第四则　至险之证不治论 ···································· (174)
    第五则　从高坠下伤 ·· (175)
    第六则　颠顶骨伤 ··· (175)
    第七则　囟门骨伤 ··· (176)
    第八则　鼻梁骨断_{附目伤} ································ (176)
    第九则　唇口玉堂伤 ·· (176)
    第十则　伤耳 ·· (177)

第十一则　咽喉伤 ……………………………………………………（177）
　　第十二则　腹伤肠出 ………………………………………………（178）
　　第十三则　手法论 …………………………………………………（178）
　　第十四则　锁子骨 附胸胁 ……………………………………………（179）
　　第十五则　背脊骨伤 ………………………………………………（179）
　　第十六则　接骨论治 ………………………………………………（180）
　　第十七则　脱下颏 附失颈 ……………………………………………（180）
　　第十八则　髃骨骱失 ………………………………………………（181）
　　第十九则　曲瞅骱 …………………………………………………（181）
　　第二十则　手腕骱 …………………………………………………（181）
　　第二十一则　臀骱骨 ………………………………………………（182）
　　第二十二则　大槌骨膝盖骨 ………………………………………（182）
　　第二十三则　胻骨脚踝跗骨 ………………………………………（182）
　　第二十四则　受伤着寒及怀孕而伤 ………………………………（183）
　　第二十五则　受伤感痧疫论 ………………………………………（183）
　　第二十六则　损伤出血吐血 ………………………………………（184）
　　第二十七则　胸腹胁肋痛闷 ………………………………………（184）
　　第二十八则　腹痛腰痛 ……………………………………………（184）
　　第二十九则　杖疮夹棍伤 …………………………………………（185）
　　第三十则　药箭伤 …………………………………………………（185）
　　第三十一则　诸咬伤 ………………………………………………（185）
　　第三十二则　汤火伤 ………………………………………………（186）
　　第三十三则　救自缢法 ……………………………………………（187）
　　第三十四则　救溺水 ………………………………………………（187）
　　第三十五则　运、熏、灸、倒四法及灸脐化痞法附 ……………（187）
　　第三十六则　应刺诸穴 ……………………………………………（188）
卷三 ……………………………………………………………………（190）
　汤头歌括 ……………………………………………………………（190）
　　止血黑绒絮 …………………………………………………………（190）
　　如圣金刀散 …………………………………………………………（190）
　　玉红膏 ………………………………………………………………（190）
　　陀僧膏 ………………………………………………………………（191）
　　三黄宝蜡丸 …………………………………………………………（191）
　　黎洞丸 ………………………………………………………………（192）

八珍汤	(192)
甘葱煎	(192)
金枪铁扇散	(192)
和营养卫汤	(192)
羌活汤	(193)
承气汤	(193)
柴胡汤	(193)
犀角地黄汤	(193)
桃仁承气汤	(193)
抵当汤	(194)
四物汤	(194)
复元通气散	(194)
参黄散	(194)
复元活血汤	(194)
紫金丹	(195)
祛伤散	(195)
通关散	(195)
夺命丹	(195)
开牙散	(195)
接骨紫金丹	(196)
万灵膏	(196)
定痛散	(196)
混元膏	(196)
八厘散	(197)
散瘀和伤汤	(197)
加减苏子桃仁汤	(197)
导气通瘀锭	(197)
补气养血汤	(198)
疏风养血汤	(198)
生肌散	(198)
止血定痛散	(198)
人参紫金丹	(198)
收珠散	(199)
还睛汤	(199)

明目地黄汤	(199)
健脾养胃汤	(199)
止痛生肌散	(199)
八仙逍遥汤	(199)
大神效活络丹	(200)
麻仁丸	(200)
收膜散	(200)
舒肠活血汤	(201)
万灵丹	(201)
玉真散	(201)
代痛散	(201)
地黄汤	(201)
壮筋养血汤	(202)
宽筋散	(202)
补肾壮筋汤	(202)
舒筋活血汤	(202)
生血补髓汤	(202)
和营止痛汤	(203)
健步虎潜丸	(203)
补筋汤	(203)
补筋丸	(203)
麻桂温经汤	(204)
安胎和气饮	(204)
人马平安散	(204)
蟾酥丸	(204)
再造紫金丹	(205)
加味逍遥散	(205)
四君子汤	(205)
补中益气汤	(205)
百合散	(205)
加味芎归汤	(206)
当归补血汤	(206)
圣愈汤	(206)
加味归脾汤	(206)

当归导滞散 …………………………………… (206)
　　加味承气汤 …………………………………… (207)
　　地龙散 ………………………………………… (207)
　　护心丸 ………………………………………… (207)
　　化瘀散 ………………………………………… (207)
　　逐瘀定痛散 …………………………………… (207)
　　定痛和血汤 …………………………………… (208)
　　花蕊石散 ……………………………………… (208)
　　褐铁散 ………………………………………… (208)
　　扶危散 ………………………………………… (208)
　　琥珀碧玉散 …………………………………… (209)
　　玄妙饮 ………………………………………… (209)
　　苏合丸 ………………………………………… (209)
　　瓜皮散 ………………………………………… (209)
　　胜金散 ………………………………………… (209)
　　硫麝散 ………………………………………… (209)
　　䗪虫散 ………………………………………… (210)
卷四 ……………………………………………………… (211)
　　附录各家秘方 ………………………………… (211)
　　　正骨紫金丹 ………………………………… (211)
　　　疏血丸 ……………………………………… (211)
　　　乌龙膏 ……………………………………… (211)
　　　塞鼻丹 ……………………………………… (211)
　　　补肌散 ……………………………………… (211)
　　　定痛膏 ……………………………………… (212)
　　　止痛散 ……………………………………… (212)
　　　白胶香散 …………………………………… (212)
　　　补损续筋丸 ………………………………… (212)
　　　补损接骨仙丹 ……………………………… (212)
　　　止血定痛生肌散 …………………………… (212)
　　　回阳玉龙膏 ………………………………… (213)
　　　太乙膏 ……………………………………… (213)
　　　保命丹 ……………………………………… (213)
　　　八宝丹 ……………………………………… (213)

七厘散	(213)
四症神方	(213)
神仙保命丹	(214)
桃花散	(214)
退风散	(214)
行军金疮方	(214)
八仙散	(214)
洞蛮方	(214)
闪气散	(214)
回生丹	(215)
一粒金丹	(215)
鸡鸣散	(215)
君臣散	(215)
川芎汤	(215)
桂枝汤	(215)
蔓荆汤	(215)
杜仲汤	(216)
杏仁汤	(216)
桔梗汤	(216)
车前汤	(216)
海桐皮汤	(216)
麝香膏	(216)
药酒方	(217)
八厘宝	(217)
杨花散	(217)
阴红汤	(217)
血竭散	(217)
虎骨散	(217)
象皮膏	(217)
和伤治血汤	(218)
活血丹	(218)
透骨丹	(218)
急救良方类	(218)
救中暍	(218)

救冻死	(219)
救魇	(219)
救中恶	(219)
救惊毙	(220)
救惊扑猝死。	(220)
解砒毒	(220)
解巴豆毒	(220)
解斑蝥芫青毒	(220)
治菌毒	(220)
解毒蕈	(220)
解草乌头毒	(220)
解射罔毒	(221)
解轻粉毒	(221)
救服卤	(221)
治吞金	(221)
解药虫金石毒	(221)
解水银入耳	(221)
解煤熏毒	(221)
解饮馔毒	(221)
治骨鲠	(221)
解河豚毒	(221)
解火酒醉死	(221)
误吞麦芒	(222)
误吞铜铁金银	(222)
吞针	(222)
治诸骨鲠	(222)
治稻芒糠谷鲠	(222)
消吞头发	(222)
误吞水蛭	(222)
诸虫入耳	(222)
误吞水银	(223)
铁针入肉	(223)
诸刺入肉	(223)
解百物毒	(223)

饮食中毒 ……………………………………………………………（223）
中酒毒 ………………………………………………………………（223）
解面毒 ………………………………………………………………（223）
解一切食毒 …………………………………………………………（223）
中蟹毒 ………………………………………………………………（223）
食牛马中毒 …………………………………………………………（223）
食斑鸠毒 ……………………………………………………………（224）
解花椒毒 ……………………………………………………………（224）
解诸菜毒 ……………………………………………………………（224）
解半夏毒 ……………………………………………………………（224）
解藜芦毒 ……………………………………………………………（224）
解雄黄毒 ……………………………………………………………（224）
解杏仁毒 ……………………………………………………………（224）
解服丹毒 ……………………………………………………………（224）
解漆毒 ………………………………………………………………（224）
解食鳝鱼龟鳖虾蟆自死禽兽等毒 …………………………………（224）
跋 ………………………………………………………………………（225）
跋 ………………………………………………………………………（226）

卷 一

人身正面穴图

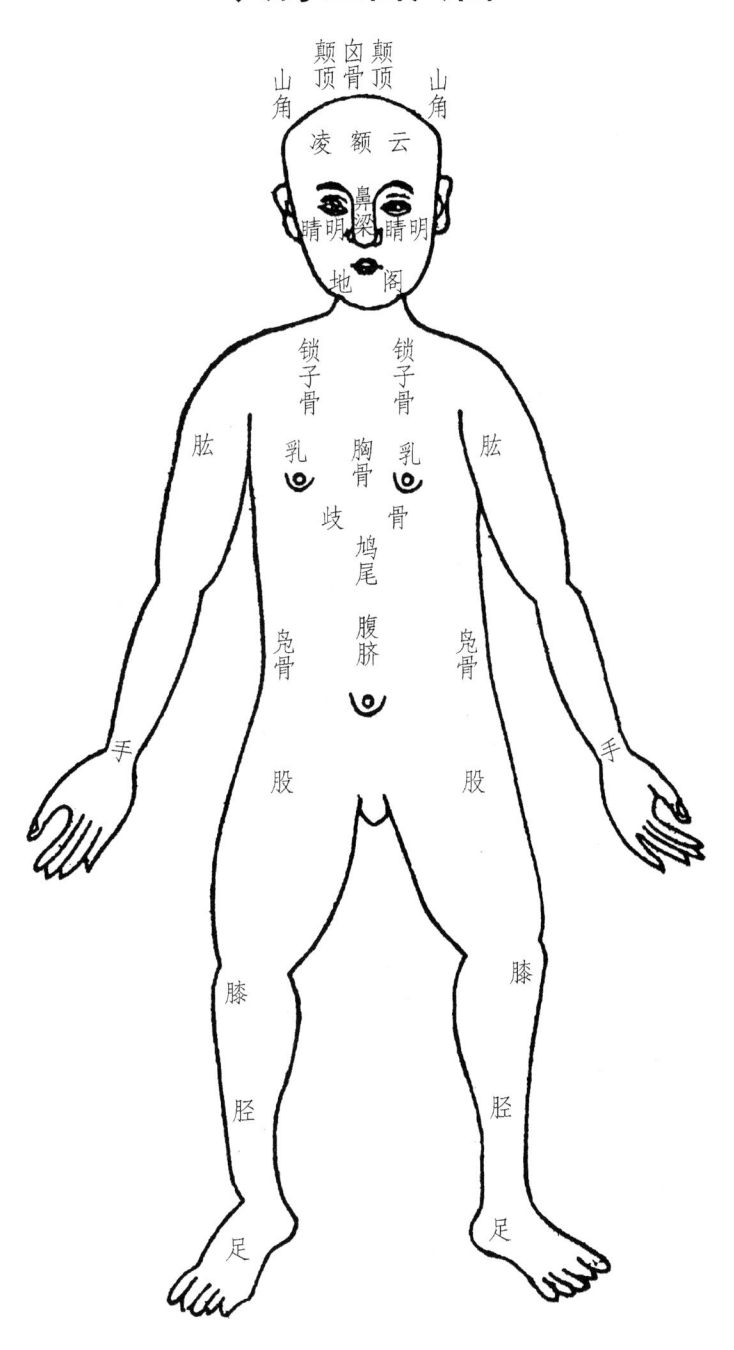

颠顶 囟骨 颠顶
山角　　　　　山角
　凌云 额 　
　　鼻梁
睛明　　　睛明
　地阁
锁子骨　　锁子骨
肱　乳骨 胸骨 乳歧　肱
　　　　鸠尾 腹脐
　　　凫骨　　凫骨
手　　　　股　　股　　　手
　　　膝　　　　膝
　　　胫　　　　胫
　　　足　　　　足

人身背面穴图

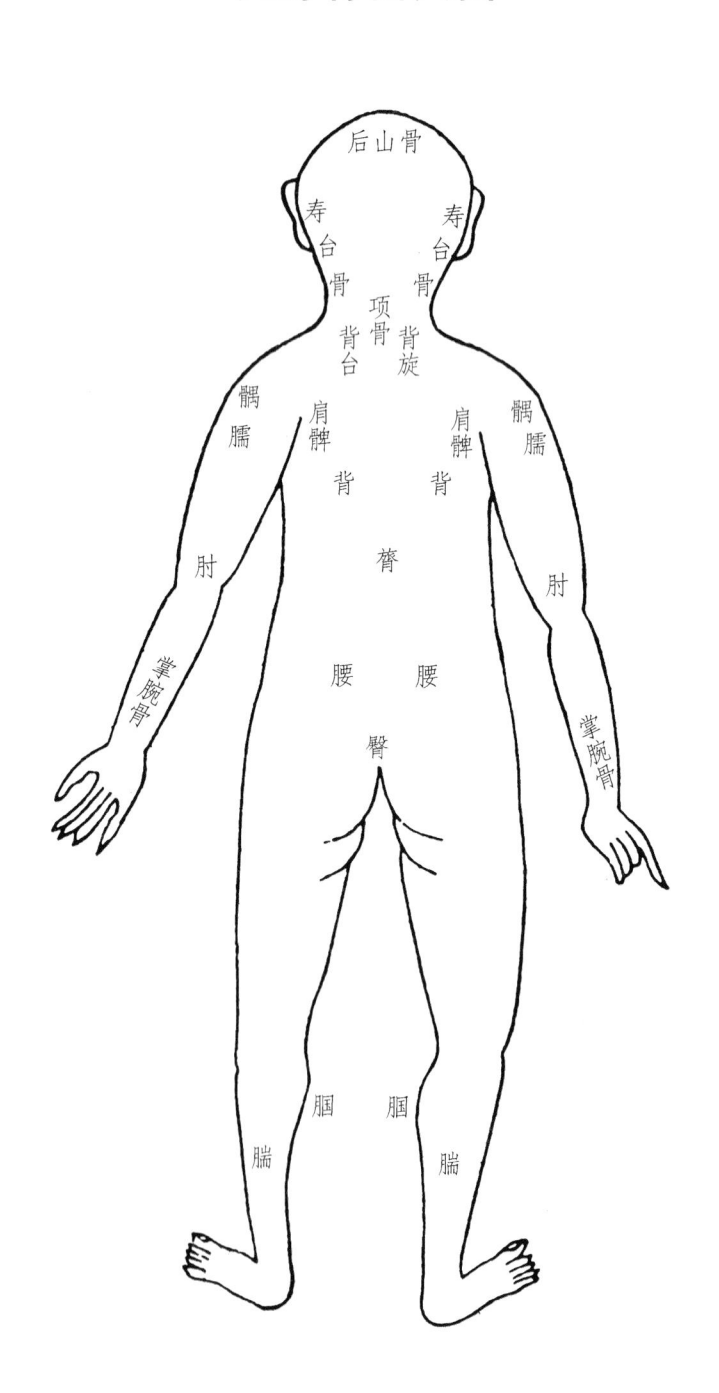

人身侧面穴图

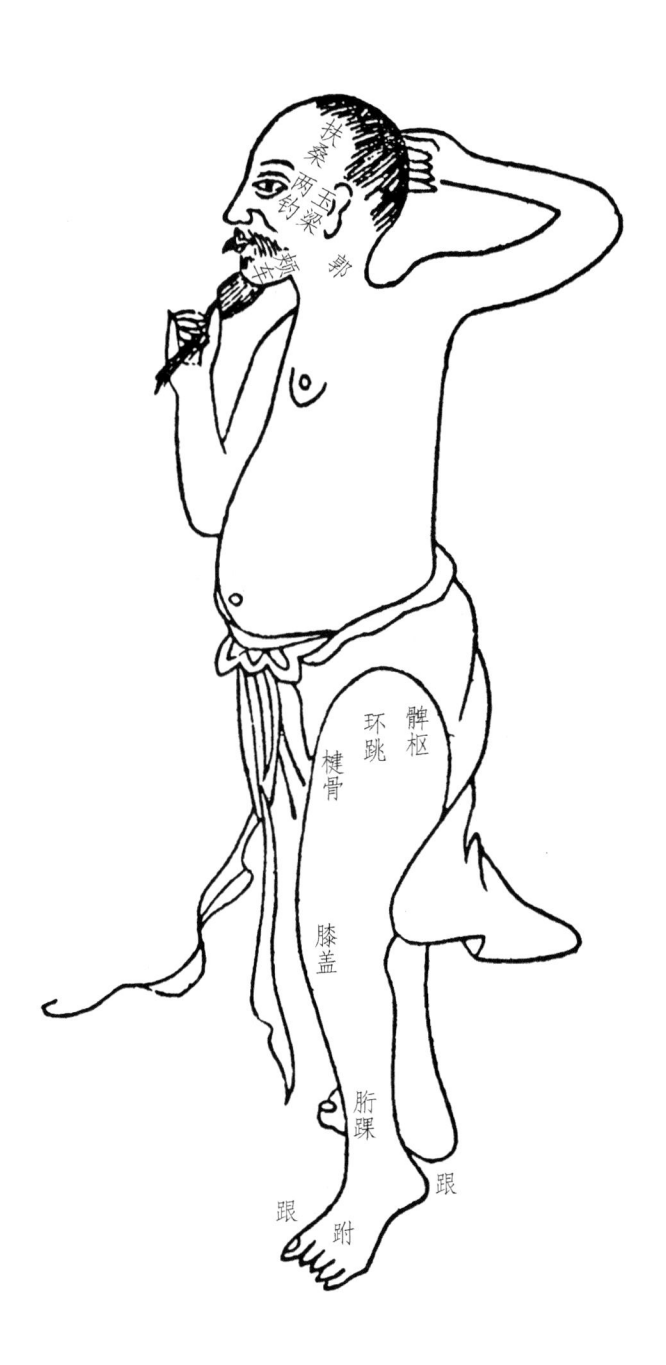

骨度正面全图

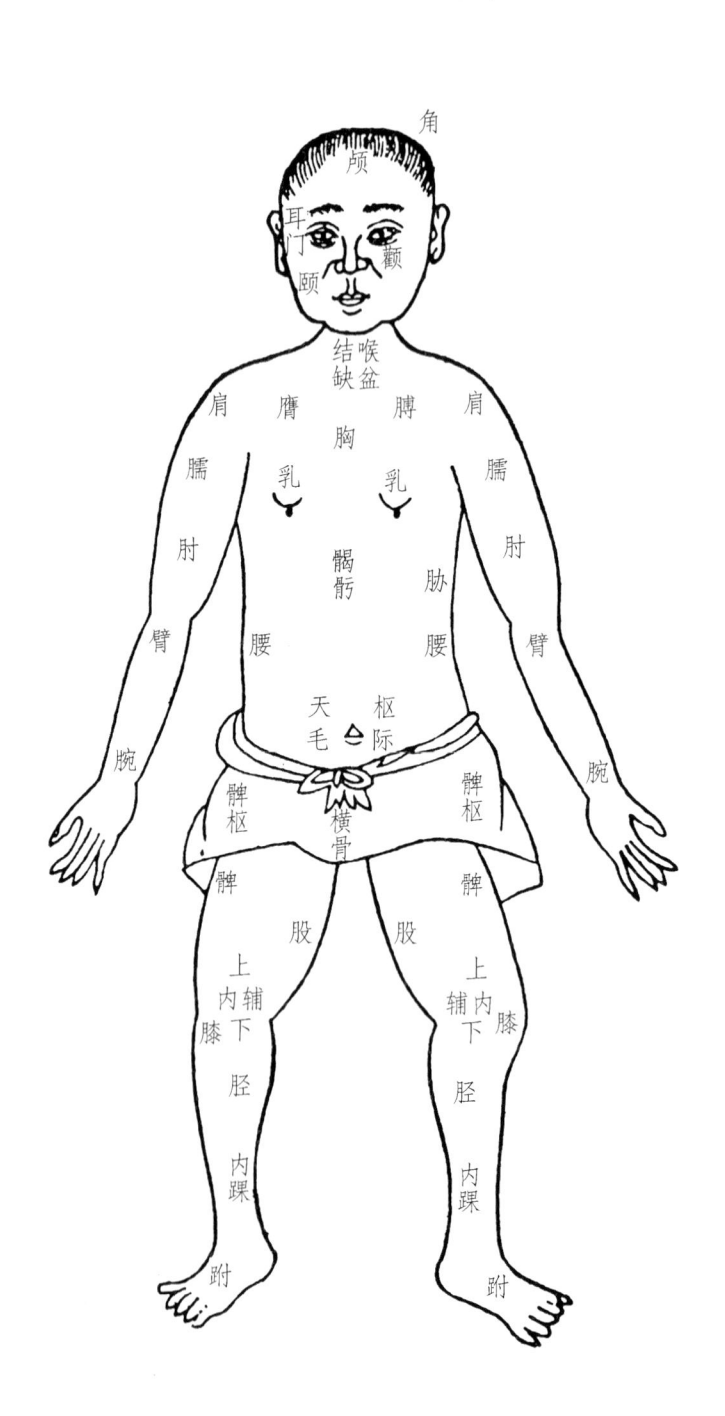

骨度背面全图

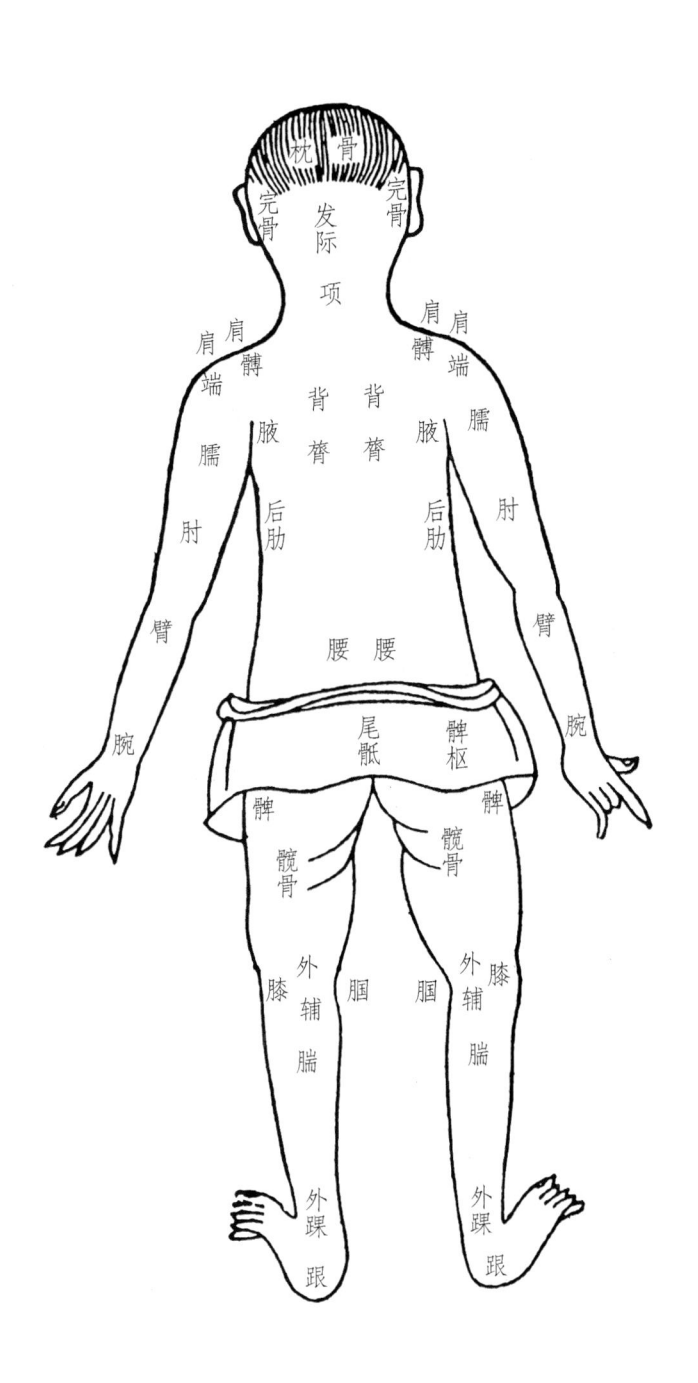

骨度侧面全图

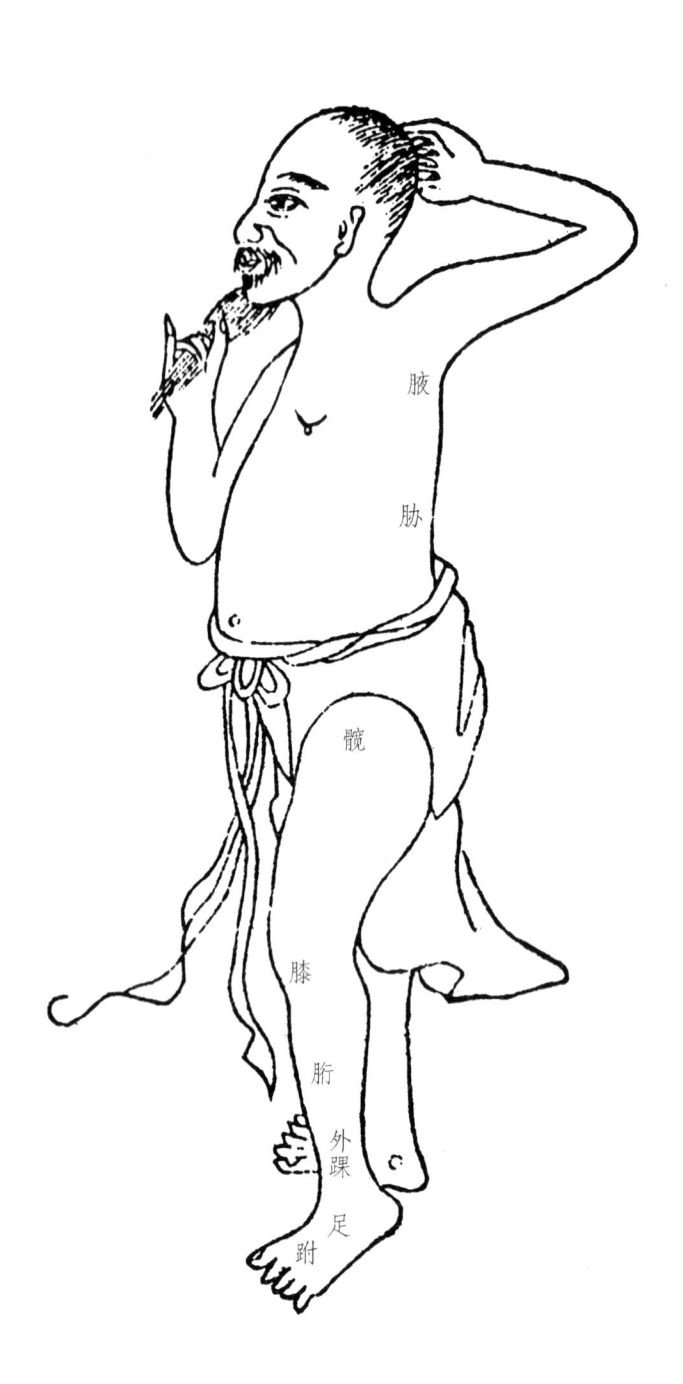

骨度正面尺寸图

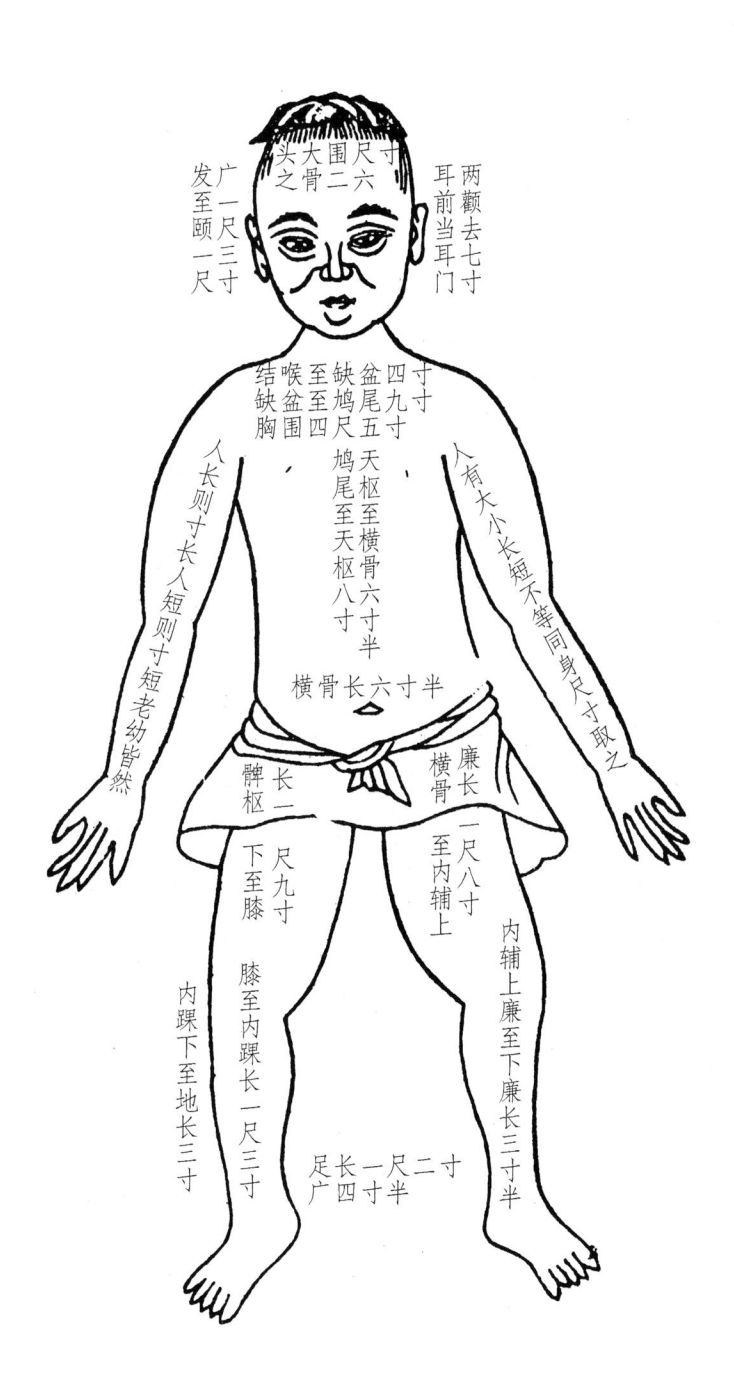

头之大骨围二尺六寸
耳前当耳门两颧去七寸
发至颐一尺广一尺三寸
结喉至缺盆缺盆至胸
缺盆至鸠尾四寸天枢至横骨六寸半鸠尾至天枢八寸
人有大小长短不等同身尺寸取之
横骨长六寸半
人长则寸长人短则寸短老幼皆然
髀枢长一尺九寸下至膝
膝至内踝长一尺三寸
内踝下至地长三寸
横骨长一尺八寸至内辅上
内辅上廉至下廉长三寸半
足长一尺二寸广四寸半

骨度背面尺寸图

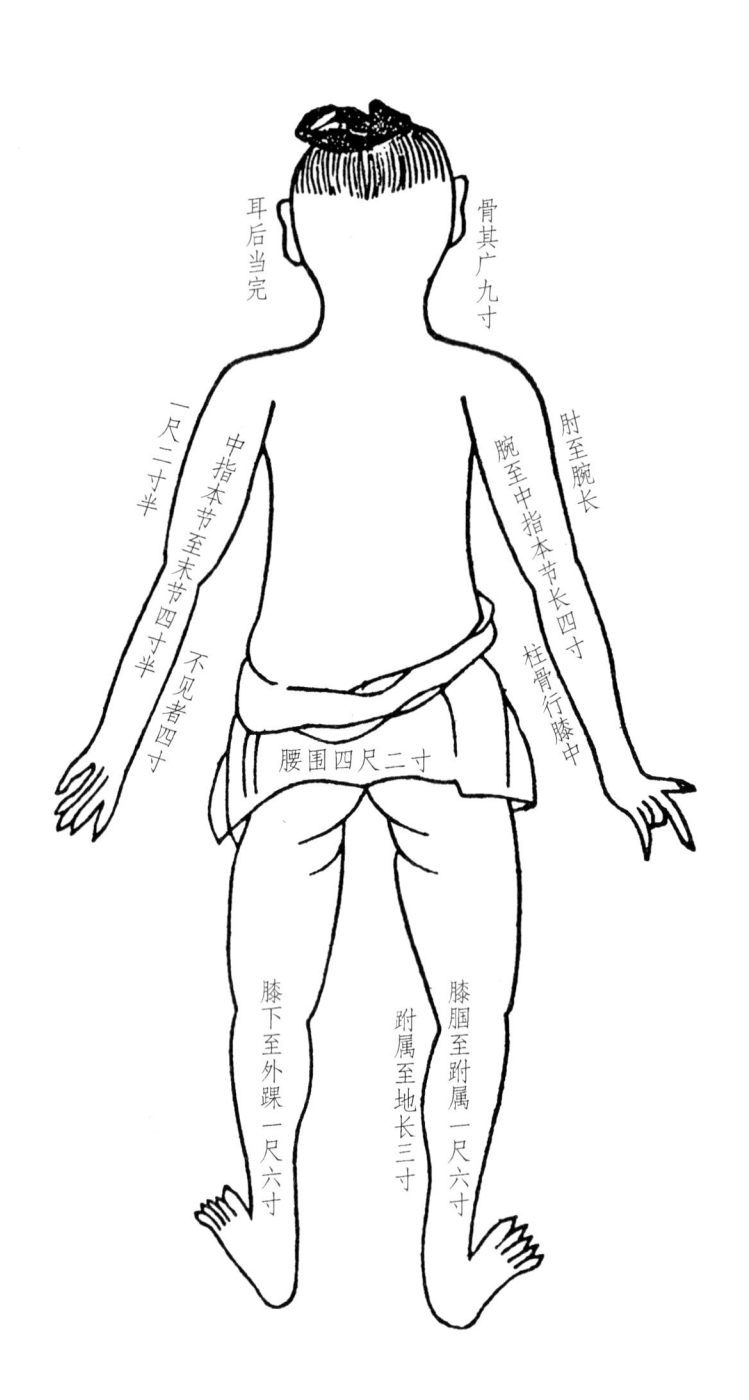

耳后当完

骨其广九寸

肘至腕长

腕至中指本节长四寸

柱骨行膝中

一尺二寸半

中指本节至末节四寸半

不见者四寸

腰围四尺二寸

膝下至外踝一尺六寸

膝腘至跗属一尺六寸

跗属至地长三寸

《灵枢经》骨度尺寸

头部

项发以下至脊骨①长二寸半。自后发际以至大椎项骨②三节处也。

按：头部折法，以前发际至后发际，折为一尺二寸。如发际不明，则取眉心直上，后至大杼骨③，折作一尺八寸，此为直寸。横寸法：以眼内角至外角，此为一寸。头部横直寸法，并依此。

胸腹部

结喉以下至缺盆中，长四寸。此以巨骨④上陷中而言，即天突空处。

缺盆以下𩩲骬之中，长九寸。

胸围四尺五寸。

两乳之间广九寸半。当折八寸为当。

𩩲骬⑤中下至天枢，长八寸。天枢，足阳明穴名，在脐旁，此指平脐而言。

天枢以下至横骨⑥，长六寸半。横骨横长六寸半。毛际下骨曰横骨。

按：此古数，以今用上下穴法参较，多有未合，宜从后胸腹折为当。

两髀之间广六寸半。此当两股之中、横骨两头之处，俗名髀缝。

按：胸腹折法：直寸以中行为之。自缺盆中天突穴起，至歧骨⑦际上中庭穴止，折作八寸四分。自𩩲骬上歧骨际下至脐心，折作八寸。脐心下至毛际曲骨穴，折作五寸。横寸以两乳相去，折作八寸。胸腹横直寸法，并依此。

背部

膂骨⑧以下至尾二十一节⑨，长三尺。膂骨，脊骨也。脊骨外小而内巨。人之所以能负任

---

① 脊骨：今名"椎骨"。
② 大椎项骨：今名"第七颈椎（隆椎）"。
③ 大杼骨：今名"第一胸椎"。
④ 巨骨：今名"锁骨"。
⑤ 𩩲骬：又名"蔽心骨""𩩲骭"，今名"胸骨剑突"。
⑥ 横骨：今名"耻骨"。
⑦ 歧骨：今名"胸骨下角"。
⑧ 膂骨：今名"第一胸椎"。
⑨ 二十一节：脊骨二十四节，为今颈椎7块、胸椎12块、腰椎5块，共24块，除颈椎三，为二十一节。脊骨不含骶骨和尾骨。

者，以是骨之巨也。脊骨二十四节，今云二十一节者，除项骨三节不在内也。

腰围四尺二寸。

按：背部折法：自大椎至尾骶①，通折三尺。上七节各长一寸四分一厘，共九寸八分七厘。中七节各一寸六分一厘，共一尺一寸二分七厘。第十四节与脐相平。下七节各一寸二分六厘，共八寸八分二厘。共二尺九寸九分六厘，不足四厘者，有零未尽也。直寸依此，横寸用中指同身寸法。脊骨内阔一寸。凡云第二行挟脊一寸半，三行挟脊三寸者，皆除脊一寸外，净以寸半三寸论。故在二行当为二寸，在三行当为三寸半也。

侧部

自柱骨②下行腋中不见者，长四寸。柱骨，颈项根骨也。

腋以下至季胁③，长一尺二寸。季胁，小肋也。

季胁以下至髀枢④，长六寸。大腿曰股，股上曰髀，楗骨⑤之下，大腿之上，两骨合缝之所曰髀枢，当足少阳环跳穴处也。

髀枢下至膝中，长一尺九寸。

横骨上廉下至内辅之上廉，长一尺八寸。骨际曰廉，膝旁之骨突出者曰辅骨⑥，内曰内辅⑦，外曰外辅⑧。

内辅之上廉以下至下廉，长三寸半。上廉下廉，可摸而得。

内辅下廉下至内踝，长一尺二寸。

内踝以下至地，长三寸。

四肢部

肩至肘，长一尺七寸。

肘至腕，长一尺二寸半。臂之中节曰肘。

腕至中指本节⑨，长四寸。臂掌之交曰腕。

本节至末，长四寸半。指之后节曰本节。

膝以下至外踝，长一尺六寸。

---

① 尾骶：今名"尾骨"。
② 柱骨：今名"第七颈椎"。
③ 季胁：今名"浮肋"。
④ 髀枢：今名"髋关节"。
⑤ 楗骨：今名"坐骨"。
⑥ 辅骨：今为"胫骨"和"腓骨"之合称，俗称"小腿骨"。
⑦ 内辅：今名"胫骨"。
⑧ 外辅：今名"腓骨"。
⑨ 本节：今名"掌骨"。上接腕骨，下连指骨，左右各五块。

膝胭以下至跗属，长一尺二寸。胭，腿弯也。跗，足面也。膝在前，胭在后。跗属者，凡两踝前后、胫掌所交之处，皆为跗之属也。

跗属以下至地，长三寸。

外踝以下至地，长一寸。

足长一尺二寸，广四寸半。

按：骨度乃《灵枢经·骨度》篇之文，论骨之长短，皆古数也。然骨之大者则太过，小者则不及，此亦言其则耳。若周身手足折量之法，用前中指同身寸法①为是。同身寸量法为是。详刺灸书中。

---

① 中指同身寸法：患者大拇指和中指屈曲如环，取中指中节内侧两端横纹之间直线距离为"一寸"，现今多采用此法，多用于四肢、背部和腰部。

应刺穴图

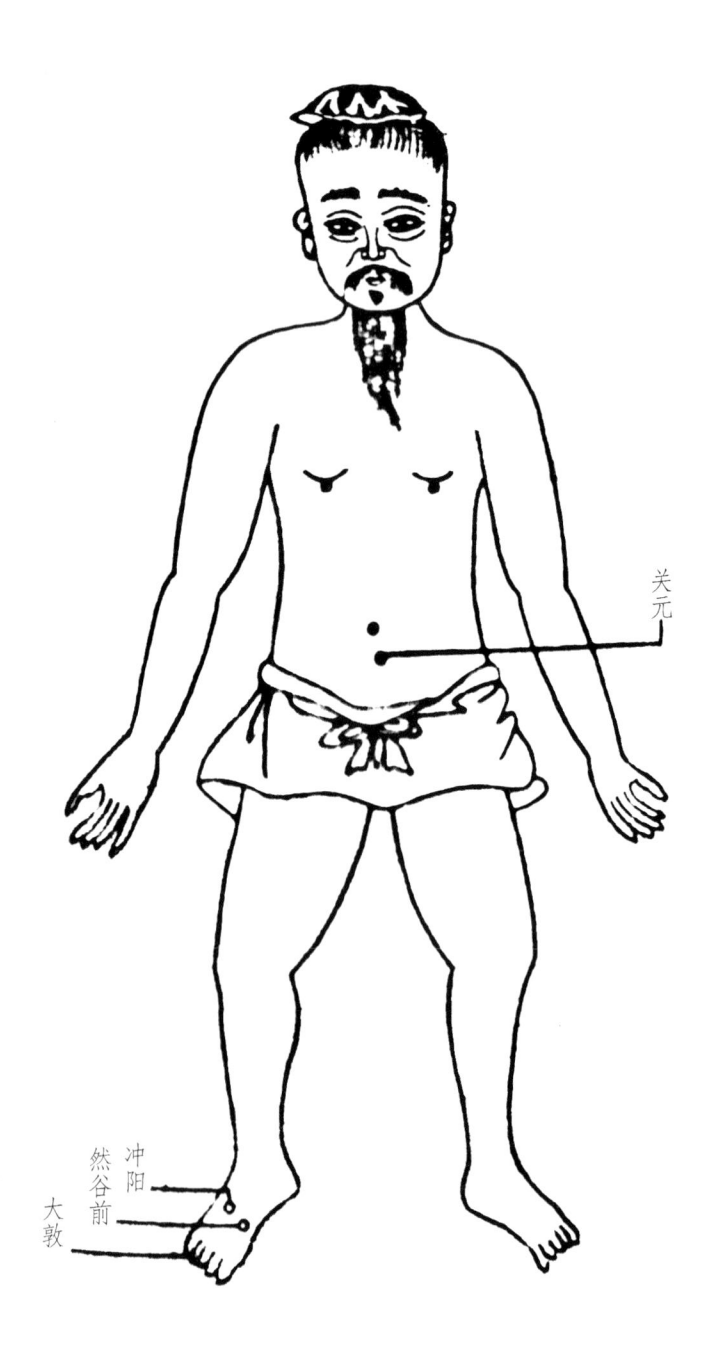

关元

冲阳
然谷前
大敦

应刺之法，详于第三十六则内。

照《洗冤录》尸格图

一、仰面致命共十六处

顶心	偏左	偏右	囟门
额颅	额角	两太阳穴左右	两耳窍左右
咽喉	胸膛	两乳左右	心坎
肚腹	两肋	脐肚	肾囊妇人产门，女子阴户

一、仰面不致命

两眉左右	眉丛①左右	两眼胞左右	两眼双睛②左右
两腮颊左右	两耳左右	两耳轮左右	两耳垂左右
鼻梁③	鼻准④左右	人中	上下唇吻
上下牙齿口舌	颔颏左右	食气嗓	盆骨⑤左右
两肩甲左右	两腋肢左右	两胳膊左右	两曲䐐⑥左右
两手腕左右	两手两手心	十指	
十指甲缝	两肋	两胯左右	茎物⑦
两腿左右	两膝左右	两臁肕⑧左右	两脚腕
两脚面左右	十趾	十趾甲	

一、合面致命共六处

脑后	两耳根左右	脊背	脊膂
两后胁左右	腰眼左右		

一、合面不致命

发际	项颈	两臂膊左右	两胳肘左右
两手腕左右	两手背左右	十指左右	十指甲左右

---

① 眉丛：今名"眉"，俗称"眉毛"。
② 两眼双睛：原书作"两眼睛"，误，今据《洗冤录》改。
③ 鼻梁：原书作"鼻梁准"，误，今据《洗冤录》改。鼻梁，今名"鼻柱"。
④ 鼻准：原书作"鼻窍左右"，误，今据《洗冤录》改。鼻准，今名"鼻准"。
⑤ 血盆骨：今名"锁骨"。
⑥ 曲䐐：今名"肘关节"。
⑦ 茎物：今名男子"阴茎"。
⑧ 臁肕：今名"小腿骨"。

两后肋 左右　　两臀 左右　　谷道①　　　两腿 左右
两曲瞅② 左右　两腿肚 左右　两脚踝 左右　两脚根 左右
两脚心 左右　　十趾 左右　　十趾肚 左右　十趾甲 左右
十趾甲缝 左右

---

① 谷道：今名"肛门"。
② 曲瞅：今名"膝关节"。

图像穴部（正）

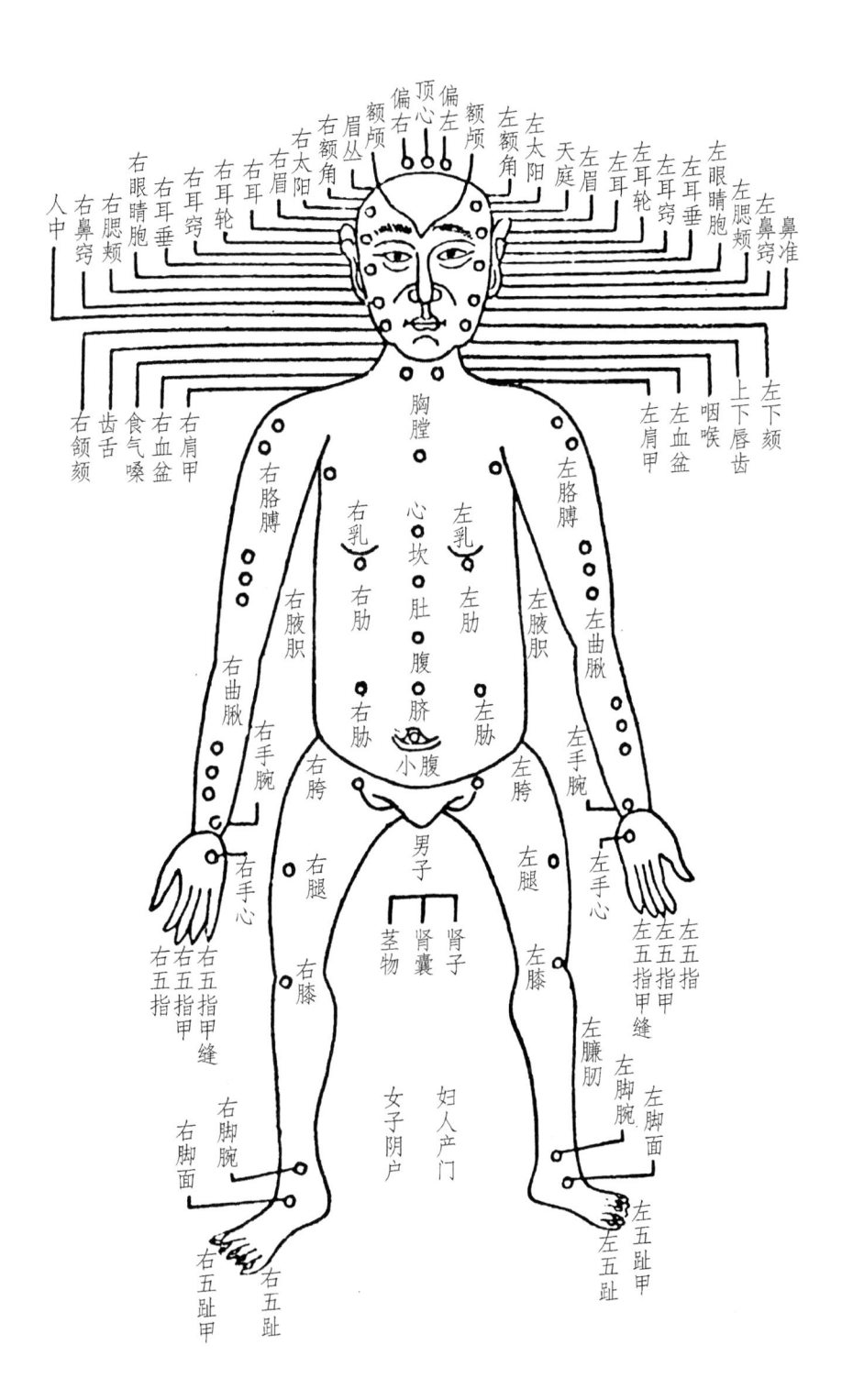

图像穴部（反）

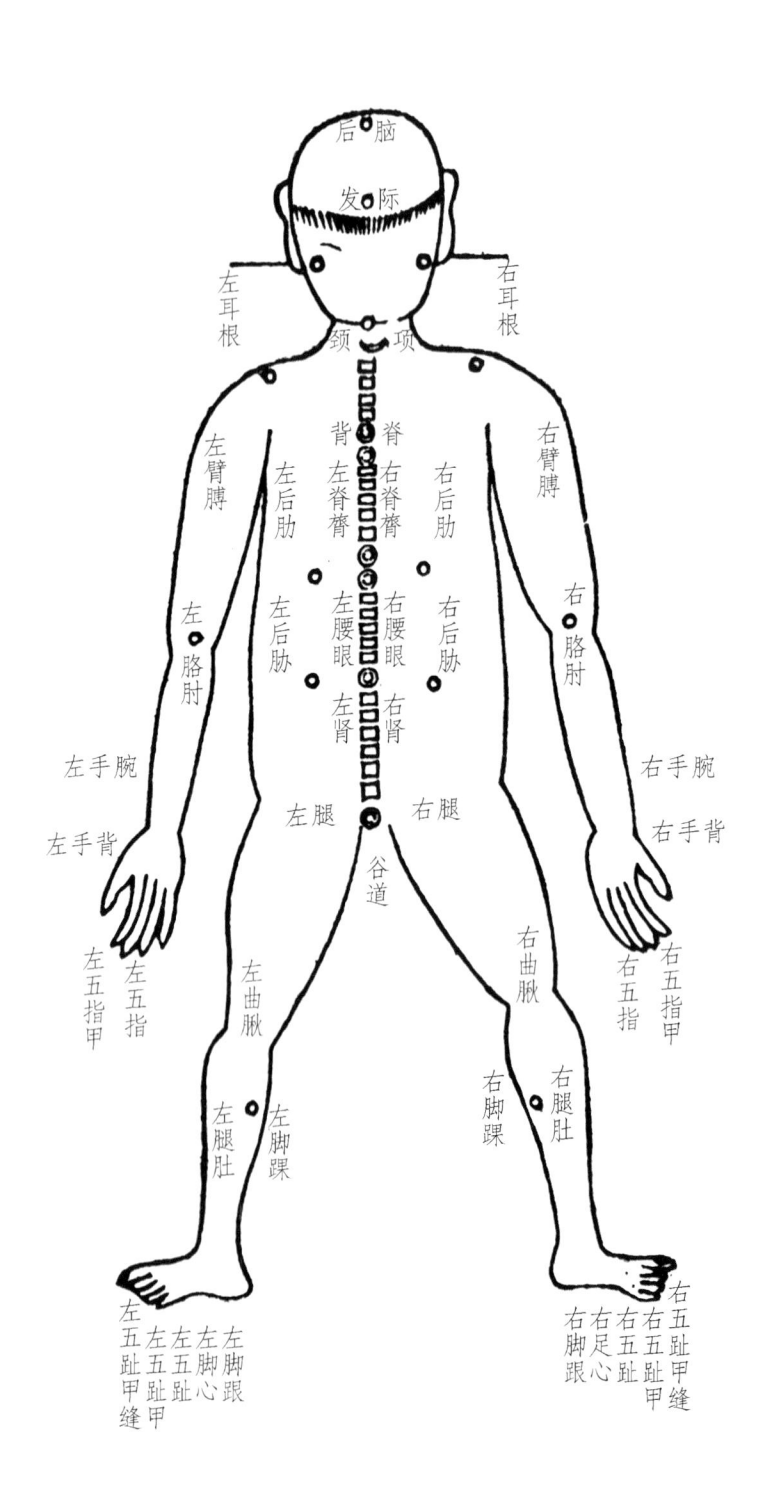

照检骨格图

一、仰面

（致命）顶心①
（致命）囟门骨②
（致命）额颅骨③
（致命）两太阳穴左右
（不致命）两眉棱骨④左右
（不致命）两眼眶骨左右
（不致命）鼻梁骨
（不致命）两颧骨
（不致命）两腮颊骨左右
（不致命）口骨上下
（不致命）齿上下
（不致命）颔颏骨⑤
（不致命）颊车骨⑥上下
（致命）两耳窍左右
（致命）嗓喉骨、结喉骨共四层，系脆骨，如日久亦腐，不可检
（致命）龟子骨⑦即胸前三骨，系排速，有左右
（致命）心坎骨⑧
（不致命）两肩井臆骨左右
（致命）两血盆骨左右
（不致命）两横髃骨左右
（不致命）两饭匙骨左右
（不致命）两胳膊骨左右
（不致命）两肘骨左右
（不致命）两臂骨
（不致命）两髀骨左右，妇人无
（不致命）两手踝左右
（不致命）两手外踝左右
（不致命）两腕骨
（不致命）两手掌骨十块左右
（不致命）两手十指骨二十八节左右
（不致命）胯骨前左右
（不致命）两腿骨
（不致命）两膝盖骨左右
（不致命）两胫骨左右
（不致命）两胻骨⑨左右，妇人无
（不致命）两足外踝左右

---

① 顶心：今名"顶骨"。
② 囟门骨：今名"颅囟"。
③ 额颅骨：今名"额骨"。
④ 眉棱骨：今名"眉弓"。
⑤ 颔颏骨：今名"下颌骨"。
⑥ 颊车骨：今名"下颌骨"。
⑦ 龟子骨：今名"胸骨柄"。
⑧ 心坎骨：今名"胸骨体"。
⑨ 胻骨：今名"小腿骨"。

（不致命）两肢骨左右　　　　　　　（不致命）两足掌骨跌骨十块左右
（不致命）十趾共二十六节左右　　　（不致命）两脚跟骨共八块左右

一、合面

（致命）脑后骨①　　　　　　　　　（致命）乘枕骨②左右，妇人无
（致命）两耳根骨左右　　　　　　　（致命）项颈骨第一节
（不致命）第二节　　　　　　　　　（不致命）第三节
（不致命）第四节　　　　　　　　　（不致命）第五节
（不致命）琵琶骨③亦名髀骨　　　　（致命）脊背骨第节
（不致命）二节两旁横出者髋骨④　　（不致命）第三节
（不致命）第四节　　　　　　　　　（不致命）第五节
（不致命）第六节　　　　　　　　　（致命）脊背骨第一节
（不致命）第二节　　　　　　　　　（不致命）第三节
（不致命）第四节　　　　　　　　　（不致命）第五节
（不致命）第六节　　　　　　　　　（不致命）第七节
（不致命）两肋骨共二十四条即钗骨，妇人多四条　　（致命）腰眼骨⑤第一节
（不致命）第二节　　　　　　　　　（不致命）第三节
（不致命）第四节　　　　　　　　　（不致命）第五节
（致命）方骨⑥　　　　　　　　　　（不致命）胯骨⑦后左右
（不致命）尾蛆骨⑧男了九窍，妇人六窍

---

① 脑后骨：今名"枕鳞"。
② 乘枕骨：今名"枕骨"。
③ 琵琶骨：今名"肩胛骨"。
④ 髋骨：今名亦同。
⑤ 腰眼骨：今名"腰椎"。
⑥ 方骨：今名"骶骨"。
⑦ 胯骨：今名"髂骨"。
⑧ 尾蛆骨：今名"尾骨"。

全身骨骼图，标注如下：

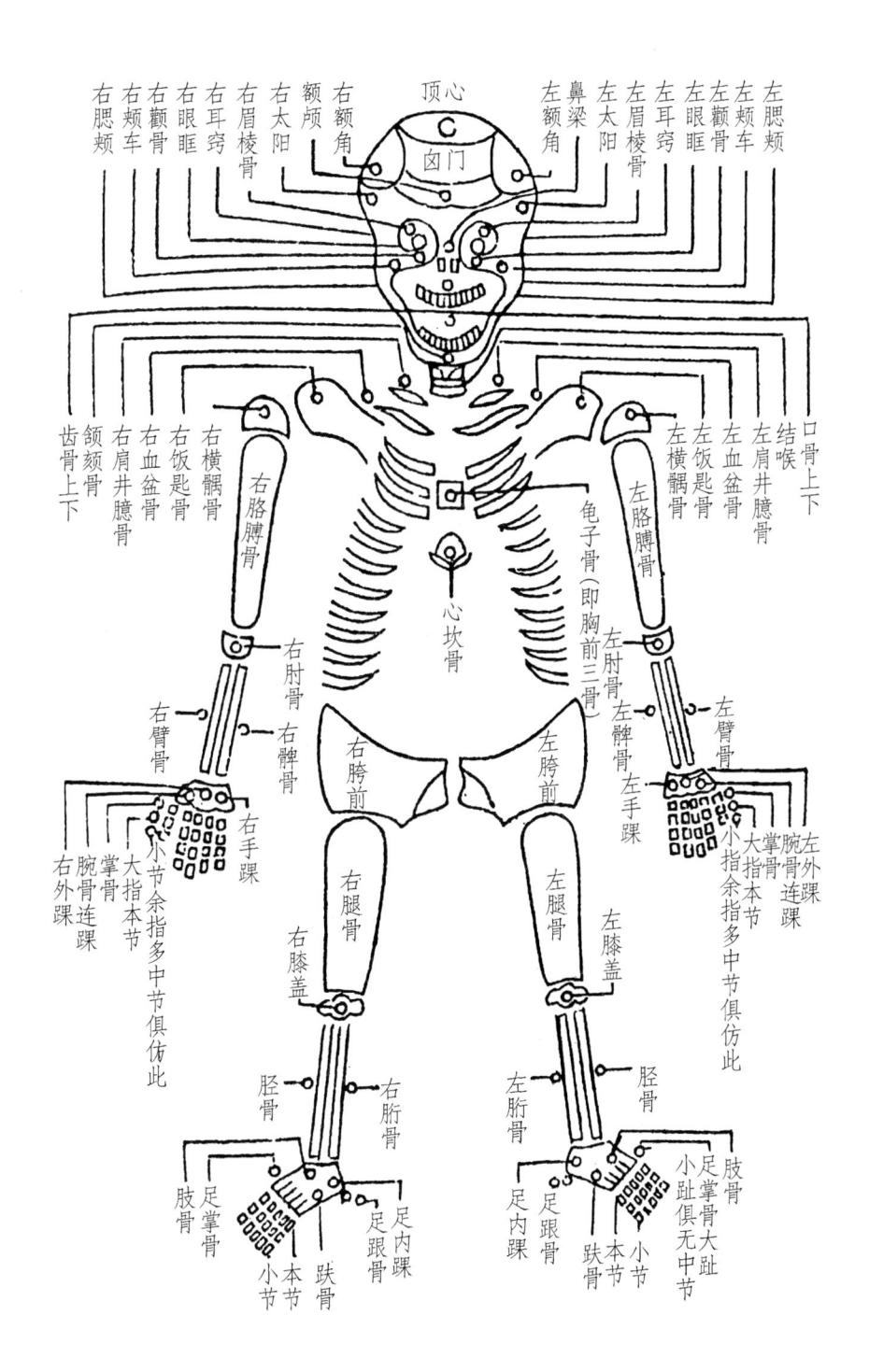

头部：心顶、囟门、左额角、右额角、左眉棱骨、右眉棱骨、左太阳、右太阳、左眼眶、右眼眶、鼻梁骨、左耳窍、右耳窍、左颧骨、右颧骨、左颊车、右颊车、左腮颊、右腮颊、颔颏骨上下、齿骨、口骨上下、结喉

躯干：左肩井臆骨、右肩井臆骨、左血盆骨、右血盆骨、左饭匙骨、右饭匙骨、左横髃骨、右横髃骨、左胳膊骨、右胳膊骨、左肘骨、右肘骨、左臂骨、右臂骨、左髀骨、右髀骨、龟子骨（即胸前三骨）、心坎骨、左胯前、右胯前

手部：左手踝、右手踝、左外踝、右外踝、腕骨连踝、掌骨、大指本节、小指余指多中节俱仿此

腿足：左腿骨、右腿骨、左膝盖、右膝盖、胫骨、左胻骨、右胻骨、左内踝、右内踝、足跟骨、跗骨、本节、小趾、足掌骨大趾、小趾俱无中节、肢骨

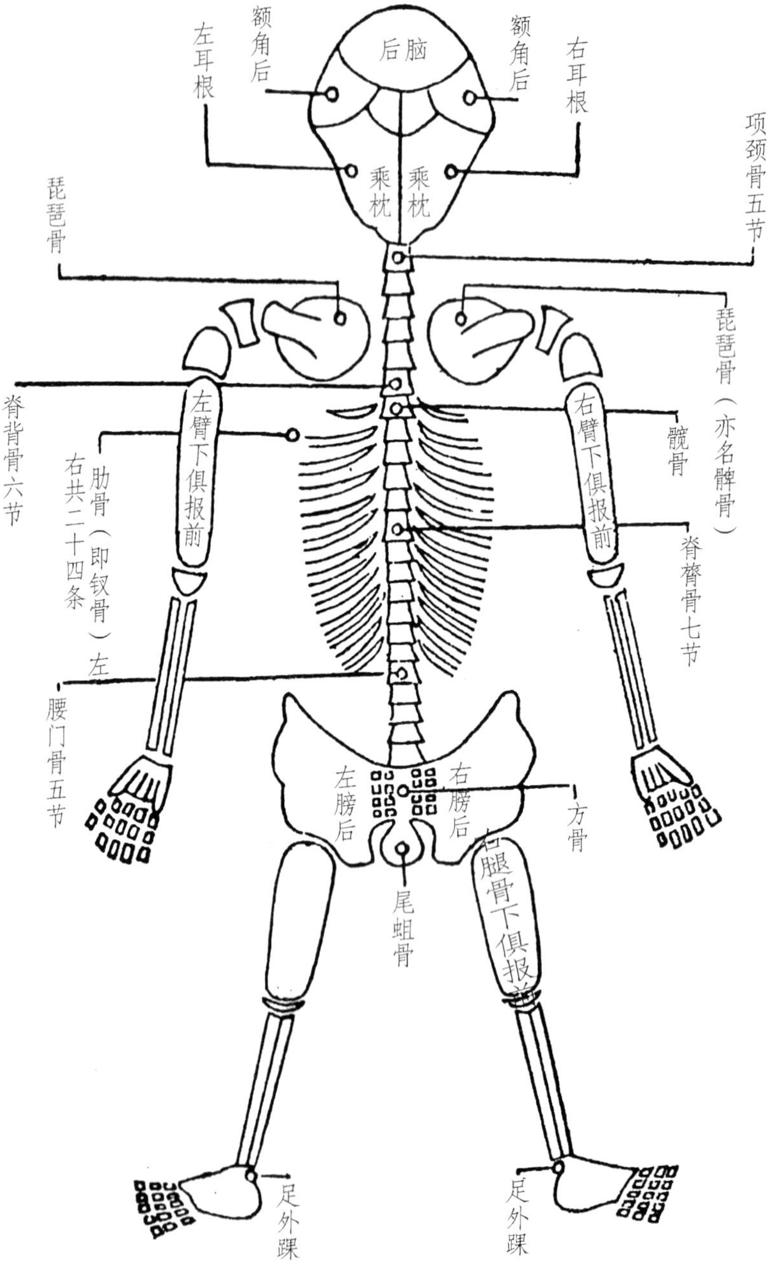
后脑
额角后
额角后
左耳根
右耳根
乘枕
乘枕
项颈骨五节
琵琶骨
琵琶骨
脊背骨六节
左臂下俱报前
右臂下俱报前
髋骨（亦名髀骨）
右共二十四条 肋骨（即钗骨）左
脊膂骨七节
腰门骨五节
左膀后
右膀后
方骨
尾蛆骨
右腿骨下俱报前
足外踝
足外踝

器具总论

　　跌扑损伤，虽用手法调治，恐未尽得其宜，以致有治如未治之苦，则未可云医理之周详也。爰因身体上下正侧之象，制器以正之，用辅手法之所不逮，以冀分者复合，欹者复正，高者就其平，陷者升其位，则危证可转于安，重伤可就于轻。再施以药饵之功，更示以调养之善，则正骨之道全矣。

攀索叠砖用法图

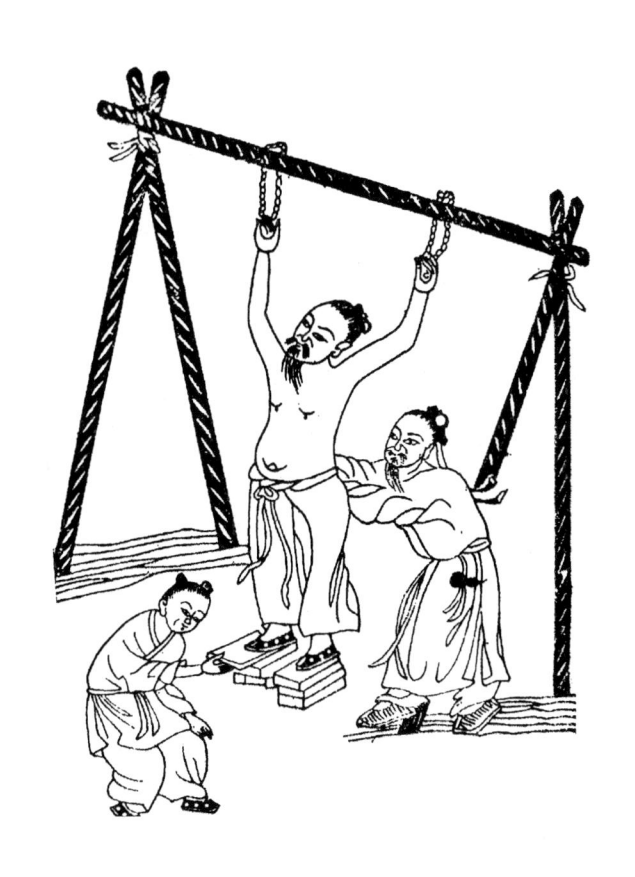

攀索
攀索者，以绳挂于高处，用手攀之也。
叠砖
叠砖者，以砖六块分左右，各叠置三块，两足踏于其上也。
用法详于第十五则内。

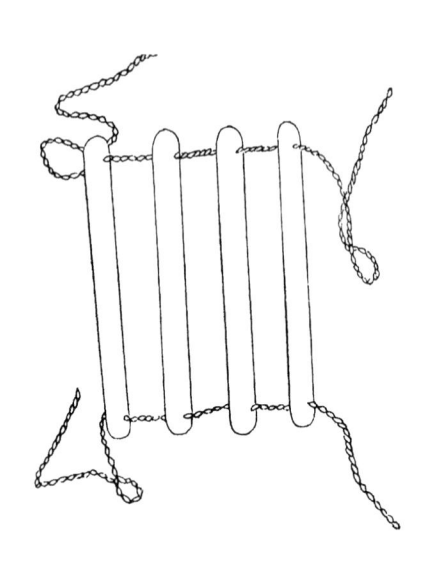

腰　柱　图　　　　　腰柱用法图

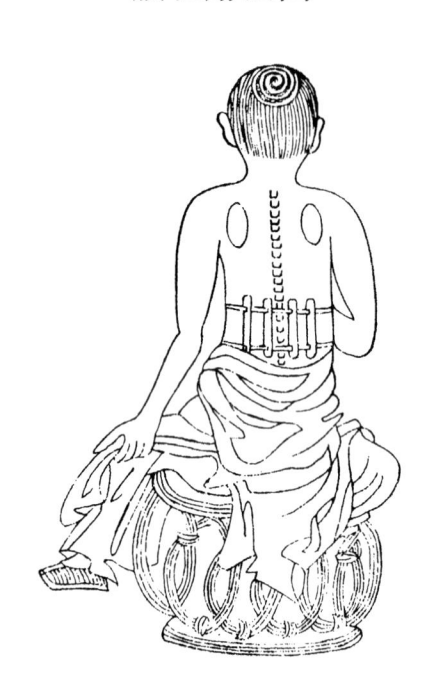

腰柱

腰柱者，以杉木四根，制如扁担形，宽一寸，厚五分，长短以患处为度，俱自侧面钻孔，以绳联贯之。

用法释义

凡腰间闪挫结气者，以常法治之。若腰节骨被伤错笋①，膂肉破裂，筋斜佝偻者，用醋调定痛散，敷于腰柱上。视患处，将柱排列于脊柱两旁，务令端正。再用蕲艾做成薄褥，覆于柱上，以御风寒。用宽长布带绕向腹前，紧紧扎裹。内服药饵调治，自愈。

---

① 笋（sǔn）：同"榫"，器物利用凹凸方式相接处凸出的部分。

木 板 图　　　　　　杉 篱 图

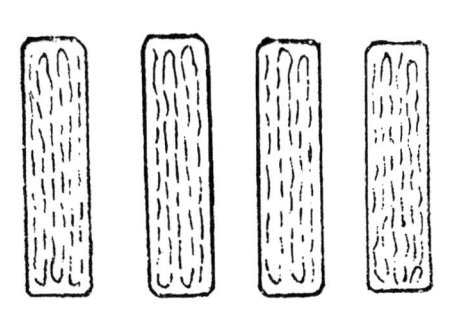

木板杉篱用法图

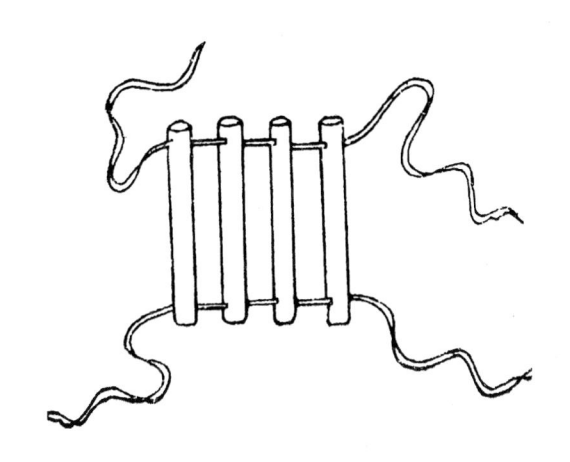

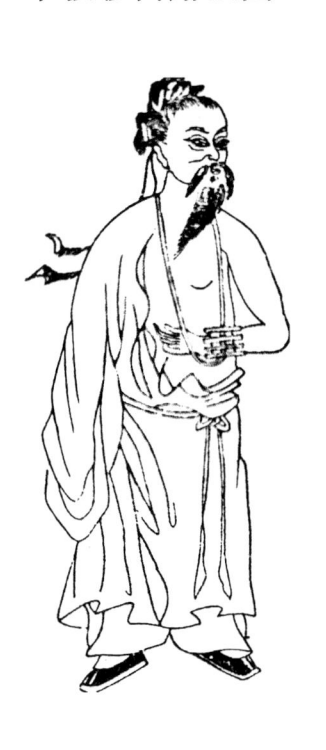

木板

木板者，用极薄之杉木板。如有糕匣木板者，更妙。用法：先以白布条缠于伤处，至二三重后，将板四围覆上，又将布缠之，外再用杉篱裹于外也。

其用详于第十六则内。

杉篱

杉篱者，复逼之器也。量患处之长短阔狭、曲直凸凹之形，以杉木为之。酌其根数，记清次序，不得紊乱。然后于每根两头各钻一孔，以绳联贯之，有似于篱，故名焉。裹于杉板之外，取其坚劲，不致断骨之走动耳。

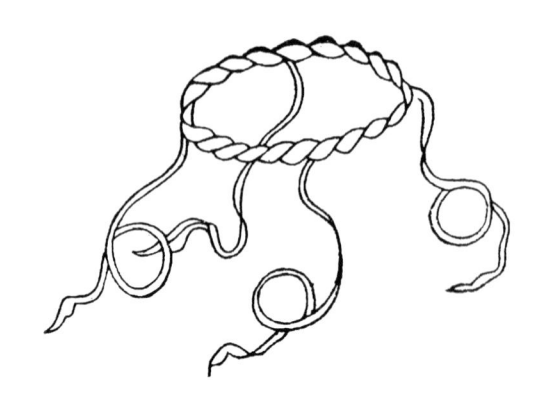

抱 膝 图　　　　　抱膝用法图

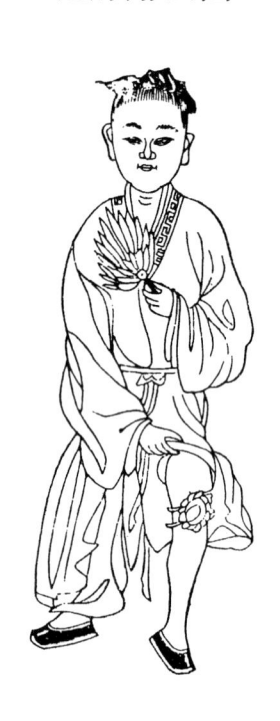

抱膝

抱膝者，用丝弦藤作圈，较膝盖骨稍大一些，以布条缠于圈上，作四足之形，箍于膝上。

用法详于第二十二则内。

周身名位骨度注释

　　头者，人之首也。凡物独出之首，皆名曰头。脑者，头骨之髓也，俗名脑子。颠者，头顶也。颠顶之骨，俗名天灵盖①。囟者，颠前之头骨也。小儿初生未阖，名曰囟门；已阖，名曰囟骨，即天灵盖后合之骨。面者，凡前曰面。凡后曰背。居头之前，故曰面也。颜者，眉目间名也。额颅②，额前发际之下，两眉之上，名曰额，一曰颡者，亦额之谓也。头角，额两旁棱处之骨也。鬓骨③，即两太阳之骨也。目者，司视之窍也。目胞④者，一名目窠，一名目裹，即上下两目外围之胞也。目纲者，即上下目胞之两睑边，又名曰睫，司目之开阖也。目内眦者，乃近鼻之内眼角，以其大而圆，故又名大眦也。目外眦者，乃近鬓前之眼角也，以其小而尖，故称目锐眦也。目珠⑤者，睛之俗名也。目系者，目睛入脑之系也。目眶骨者，目窠四围之骨也。上曰眉棱骨，下即颇骨⑥，颇骨之外，即颧骨。颇者，目下之眶骨，颧骨内，下连上牙床者也。䪼⑦者，鼻梁，即山根也。鼻者，司臭之窍也，两孔之界骨，名曰鼻柱⑧，下至鼻尽之处，名曰准头。鸠者，颇内鼻旁间近生门牙之骨也。颧者，面两旁高起之大骨也。顑者，俗呼为腮，口旁颊前肉之空软处也。耳者，司听之窍也。蔽者，耳门也。耳郭者，耳轮也。颊，耳前颧侧面两旁之称。曲颊⑨者，颊之骨也。曲如环形，受颊车骨尾之钩者也。颊车者，下牙床骨也，总载诸齿，能咀食物，故名颊车。人中者，鼻柱之下，唇之上，穴名水沟。口者，司言食之窍也。唇者，口端也。吻者，口之四周也。颐者，口角后，顑之下也。颏者，口之下唇至末之处，俗名下巴壳⑩也。颔者，颏下结喉上，两侧肉之空软处也。齿

---

① 天灵盖：今名"顶骨"。
② 额颅：今名"额骨"。
③ 鬓骨：今名"颞骨鳞部"。
④ 目胞：今名"眼眶"。
⑤ 目珠：今名"眼珠"。
⑥ 颇骨：今名"眶骨"。
⑦ 䪼：今名"鼻根"。
⑧ 鼻柱：今名"犁骨"。
⑨ 曲颊：今名"下颌窝"。
⑩ 下巴壳：又名"下牙床骨"，今名"下颌骨"。

者，口龂所生之骨也，俗名曰牙，有门牙①、虎牙③、槽牙④、上下尽根牙⑤之别。舌者，司味之窍也。舌本者，舌之根也。颃颡者，口内之上二孔，司分气之窍也。悬壅垂者，张口视喉上，似乳头之小舌，俗名碓嘴。会厌者，覆喉管之上窍，似皮似膜，发声则开，咽食则闭，故为声音之户也。咽者，饮食之路也，居喉之后。喉者，通声息之路也，居咽之前。喉咙者，喉也，肺之系也。嗌者，咽也，胃之系也。结喉者，喉之管头也，其人瘦者，多外见颈前，肥人则隐于肉内，多不见也。胸膺者，缺盆下，腹之上，有骨之处也。膺者，胸前两旁高处也。一名曰臆，胸骨肉也，俗名胸膛。髃骬⑤者，胸之众骨名也。乳者，膺上突起两肉，有头，妇人以乳儿者也。鸠尾者，即蔽心骨⑥也，其质系脆骨，在胸骨之下、歧骨之间。膈者，胸下腹上之界内之膜也，俗名罗膈。腹者，膈之下曰腹，俗名肚。脐之下曰少腹，亦名小腹。脐者，人之初生胞蒂之处也。毛际者，小腹下横骨间，丛毛之际也。下横骨⑦，俗名盖骨。篡者，横骨之下，两股之前，相合共结之凹也。前后两阴之间，名下极穴，又名屏翳穴、会阴穴，即男女阴器之所也。睾丸者，男子前阴之两丸也。上横骨，在喉前宛宛中天突穴之外。小湾横骨，旁接柱骨之骨也。柱骨⑧者，膺上缺盆之外，俗名锁子骨也。内接横骨，外接肩解也。肩解者，肩端之骨节解处也。髃骨者，肩端之骨也，即肩胛骨，头臼之上棱骨也。其臼接臑骨上端，俗曰肩头。其外曲卷翅骨，肩后之棱骨也。其下棱骨⑨，在背肉内。肩胛者，即髃骨之末，成片骨也，亦名肩膊，俗名锨板子骨。臂者，上身两大肢之通称也。一名曰肱，俗名胳膊。胳膊中节，上下骨交接处，名曰肘⑩。肘上之骨，曰臑骨⑪。肘下之骨，曰臂骨。臂骨有正辅二骨，辅骨⑫在上，短细偏外；正骨⑬居下，长大偏内，俱下接腕骨也。腕者，臂掌骨接交处，以其宛屈故名也。当外侧之骨，名曰高骨⑭，一名锐骨，亦名

---

① 门牙：今名"门齿"，古今同名。
② 虎牙：今名"尖牙"。
③ 槽牙：今名"臼齿"。
④ 根牙：今名"齿本"。
⑤ 髃骬：今名"胸骨"。
⑥ 蔽心骨：又名"鸠尾骨"，今名"剑突"。
⑦ 下横骨：又名"盖骨"，今名"耻骨"。
⑧ 柱骨：今名"锁骨"。
⑨ 下棱骨：今名"肩胛骨"。
⑩ 肘：今名"肘关节"。
⑪ 臑骨：今名"肱骨"。
⑫ 辅骨：今名"桡骨"。
⑬ 正骨：今名"尺骨"。
⑭ 高骨：今名"月骨"。

踝骨。掌者，手之众指之本也。掌之众骨，名壅骨①，合凑成掌，非块然一骨也。鱼③者，在掌外侧之上陇起，其形如鱼，故谓之鱼也。手者，上体所以持物也。手心者，即掌之中也。手背者，手之表也。指骨者，手指之骨也。第一大指，名巨指，在外二节，本节在掌。第二名食指，又名大指之次指，三节在外，本节在掌。第三中指，名将指，三节在外，本节在掌。第四指，名无名指，又名小指之次指，三节在外，本节在掌。第五指为小指，三节在外，本节在掌。其节节交接处，皆有碎骨筋膜联络。爪甲者，指之甲也。足趾同。歧骨者，凡骨之两叉者，皆名歧骨，手足同。臑者，肩膊下内侧对腋处，高处奭③白肉也。腋者，肩之下，胁之上际，俗名胳肢窝。胁肋者，腋下至肋骨尽处之统名也。曰肋者，胁之单条骨之谓。统胁肋之总，又名曰胠④。季胁者，胁之小肋骨也，俗名软肋。䏚⑤者，胁下无肋骨空软处也。脑后骨⑥者，俗呼脑杓。枕骨者，脑后骨之下，隆起者是也，其骨或棱或平，或长或圆不一。完骨⑦者，耳后之棱骨，名曰完骨，在枕骨下两旁之棱骨也。颈项者，颈之茎也。又曰颈者，颈之侧也。项者，颈之后也，俗名脖项。颈者，头之颈骨，肩骨上际之骨，俗名天柱骨也。项骨者，头后颈骨之上，三节圆骨也。背者，后身大椎以下，腰以上之统称也。膂者，挟脊骨两旁肉也。脊骨者，脊膂骨也，俗名脊梁骨。腰骨⑧者，即脊骨十四椎下，十五十六椎间，尻上之骨也，其形中凹，上宽下窄，方圆二三寸许，两旁四孔，下接尻骨上际也。胂者，腰下两旁踝骨上之肉也。臀者，胂下尻旁大肉也。尻骨⑨者，腰骨下十七椎、十八椎、十九椎、二十椎、二十一椎，五节之骨也。上四节纹之旁，左右各四孔，骨形内凹如瓦，长四五寸许，上宽下窄。末节更小，如人参芦形，名尾闾⑩，一名骶端，一名橛骨，一名穷骨。在肛门后，其骨上外两旁，形如马蹄，附着两踝骨上端，俗名胯骨⑪。肛者，

---

① 壅骨：今名"掌骨"。
② 鱼：今名"手鱼"，有"大鱼"和"小鱼"之分。此处"鱼"特指"大鱼"。
③ 奭（ruǎn）：软弱。
④ 胠（qū）：今名"肋骨"。
⑤ 䏚（miǎo）：浮肋下空软部。
⑥ 脑后骨：今名"枕鳞"。
⑦ 完骨：今名"颞骨乳突"。
⑧ 腰骨：今名"腰椎"。
⑨ 尻骨：此非今名之尻骨，而是今名"骶骨"。上有八髎（上髎、次髎、中髎、下髎）孔，各四对，呈轴对称排列。"八髎"今名"骶后孔"，儿童五块，成人融合成一块。
⑩ 尾闾：今名"尾骨"。
⑪ 胯骨：今名"髂骨"。

大肠下口也。下横骨、踝骨楗骨者，下横骨在少腹下，其形如盖，故名盖骨①也，其骨左右二大孔；上，两分出向后之骨，首如张扇下寸许，附着于尻骨之上，形如马蹄之处，名曰踝骨；下，两分出向前之骨，末如楗柱，在于臀内，名曰楗骨②，与尻骨成鼎足之势，为坐之主骨也，妇人俗名曰交骨。其骨面名曰髋，挟髋之曰名曰机，又名髀枢③，外接股之髀骨也，即环跳穴处，此一骨五名也。股者，下体两大肢之通称也，俗名大腿。小腿中节上下交接处名曰膝，膝上之骨曰髀骨，股之大骨也。膝下之骨曰胻骨④，胫之大骨也。髀骨者，膝上之大骨也，上端如杵，接于髀枢，下端如锤，接于胻骨也。胻骨者，俗名臁胫骨也，其骨两根，在前者名成骨⑤，又名骬骨，形粗，膝外突出之骨也。在后者，名辅骨⑥，形细，膝内侧之小骨也。伏兔⑦者，髀骨前，膝之上，起肉如俯兔，故曰伏兔。膝解⑧者，膝之节解也。髌骨者，膝上盖骨也。连骸者，膝外侧二高骨也。腘者，膝后屈处，俗名腿凹也。腨者，下腿肚也，一名腓肠，俗名小腿肚。踝骨者，胻骨之下，足跗之上，两旁突出之高骨，在外为外踝，在内为内踝⑨也。足者，下体所以趋步也，俗名脚。跗骨者，足背也，一名足趺，俗称脚面。跗骨⑩者，足趾本节之众也。足心者，即踵之中也。跟骨⑪者，跟足后根之骨也。趾者，足之指也。其数五，名为趾者，别于手也。居内之大者，名大趾；第二趾，名大趾之次趾；第三趾，名中趾；第四趾，名小趾之次趾；第五趾居外之小者，名小趾。足之指节，亦与手指节同，其大趾之本节后，内侧圆骨形突者，名核骨⑫。三毛⑬者，足大趾爪甲后为三毛，毛后横纹为聚毛⑭。踵⑮者，足下面着于地之谓也，俗名脚底板。

---

① 盖骨：今名"耻骨"。
② 楗骨：今名"坐骨"。
③ 髀枢：今名"髋关节"。
④ 胻骨：今名"小腿骨"。
⑤ 成骨：今名"胫骨"。
⑥ 辅骨：今名"腓骨"。
⑦ 伏兔：今股四头肌股内肌隆起处。
⑧ 膝解：今名"膝关节"。
⑨ 内踝：今名"胫骨内踝"。
⑩ 跗骨：古今同名。
⑪ 跟骨：古今同名。
⑫ 核骨：今名"籽骨"。
⑬ 三毛：三毛骨，今名"足舟骨"。
⑭ 聚毛：聚毛骨，今名"内侧楔骨"。
⑮ 踵：踵骨，今名"外侧楔骨"。

伤科①脉诀

伤科之脉，须知确凿。蓄血之症，脉宜洪大。失血之脉，洪大难握。蓄血在中，牢大却宜。沉涩而微，速愈者稀。失血诸症，脉必现芤。缓小可喜，数大甚忧。浮芤缓涩，失血者宜。若数且大，邪胜难医。蓄血脉微，元气必虚。脉症相反，峻猛难施。左手三部，浮紧而弦，外感风寒。右手三部，洪大而实，内伤蓄血。或沉或浮，寒凝气束。乍疏乍数，传变莫度。沉滑而紧，痰瘀之作。浮滑且数，风痰之恶。六脉模糊，吉凶难摸。和缓有神，虽危不哭。重伤痛极，何妨代脉，可以医疗，不须惊愕。欲知其要，细心习学。

---

① 伤科：原书脱此二字，今据其他版本"目录"补。

卷 二

治伤三十六则

第一则 金疮论治

夫金疮者，乃刀斧剑刃之所伤也，故名曰金疮。盖木乃春之权，金乃秋之令。春则万物始生，故春属震，乃东方甲木之气也。秋则万物凋零，故金属兑，乃西方庚金之气也。金疮之色，最喜者淡红，故吉多而凶少。最恶者紫黑，故少吉而多凶。但金属肺，患金疮者，则忌咳嗽呕哕，亟宜避风为妥。夫风属巽木，肝之气也。疮属庚金，肺之候也。如疮口被风邪所客，则木旺生火，反克肺金，而成破伤风矣。致疮口浮肿，溃烂流脓，变生诸症。甚则憎寒壮热，口噤目斜，身体强直，角弓反张，危在旦夕，救之不及者死。其看法：须辨疮口之浅深，脉象之虚实，年岁之老少，禀赋之厚薄。若胃气益旺，饮食如常，此为最善。盖脾胃属土，土生万物，为阳气之元，阳气旺则阴血易生。尤须戒怒绝欲，怒则疮口迸裂，变生胬肉。欲则疮口腐烂，易损新肌。所赖随经而治，转危为安矣。凡金疮初治，轻者，当出血之时，用止血絮封固伤口，急止其血，如无所犯，待其结痂自愈。重者，筋断血飞，掺如圣金刀散，用止血絮扎住，血止后，若肿溃，去其前药，再涂玉红膏，外盖陀僧膏，止痛生肌。初服三黄宝蜡丸，若肿痛服黎洞丸。如出血过多，面黄眼黑，不可攻瘀，宜服八珍汤，甚者，独参汤，先固根本。凡初伤时，切忌热汤淋洗，恐冒汤火之毒。若伤口肿溃流脓，用甘葱煎洗净，再掺金枪铁扇散，收湿拔脓，外盖玉红膏，止痛生肌，防护风邪，可无后患。凡服汤药，必以和营养卫为主。若有伤风身热肿痛等象，视其脉浮无力，则病在太阳，宜羌活汤汗之。脉长有力，则病在阳明，宜承气汤下之。脉紧而弦，则病在少阳，宜柴胡汤和解之。若传变入里，则不治矣。夫金疮变易，各有治法，或居于边疆，偶为刀箭所伤，非得胜之药，安能治之乎！《虎钤经①》

---

① 虎钤经：系我国宋代著名兵书，北宋苏州人许洞所著，共20卷，210篇。

曰："人为兵器所伤，出血者，必口渴甚，不可妄与热汤及热酒，须干食肥腻之物，取其解渴而已，斯无妨害，即热粥亦不宜多，饮多则血沸出不止。"其所忌，盖有八焉：一忌嗔①怒，二忌喜笑，三忌高声，四忌劳力，五忌妄动，六忌热羹粥饮，七忌过酒，八忌酸咸。此八者犯之，鲜有得生者。亦有不可治者九：曰伤脑，曰伤天仓，曰伤臂中跳脉，曰伤大小肠，曰伤五脏，此九者皆死。又有难治者四：脑破髓出，及咽喉中沸声，两目直视，并痛在不伤处。《经》曰："出血不止，前赤后黑，或肌肉腐烂，寒凝坚实，其疮难愈。"有此四者，皆不可疗。更按其脉之虚、细、沉、小、和、缓者生，若浮、洪、数、大、急、疾者死。如失血过多，急宜人参补气，即《经》所谓"阳生阴长"之义耳。

第二则　治伤法论

夫跌打损伤，坠堕磕碰之证，专从血论。或有瘀血停积，或为亡血过多，然后施治，庶不有误。若皮不破而内损者，多有瘀血停滞，或积于脏腑者，宜攻利之。或皮开肉绽，亡血过多者，宜补而行之。更察其所伤上下、轻重、浅深、之异，经络气血多少之殊，先逐其瘀，而后和营止痛，自无不效。《内经》云："形伤则痛，气伤则肿。"又曰："先肿而后痛者，形伤气也；先痛而后肿者，气伤形也。"凡打扑闪挫，或恼怒气滞，血凝肿痛，或因叫号，血气损伤，或过服克伐之剂，或外敷寒凉之药，致气血凝结者，宜活血顺气之法。夫损伤杂证，不及备载，俱分门析类，详列于后，学者宜尽心焉。

第三则　跌打损伤内治证

凡②跌打损伤之证，恶血留内，则不分何经，皆以肝为主。盖肝主血也，败血必归于肝。其痛多在胁肋小腹者，皆肝经之道路也，宜疏肝、调血、行经为主。王好古③云："登高坠下、撞打等伤，心腹胸中停积瘀血，或气瘀攻冲，昏迷不醒，或寒热往来，日轻夜重，变症多端。医者不审其原，不切脉之虚实，不分经络脏腑，妄投药剂，枉死者多矣。"故临症时，须察脉之虚实，审症轻重，药配君臣佐使，治分老幼强弱，即从上、中、下三焦分别部位：若瘀在上而吐血者，宜犀角地黄汤；

---

① 嗔：千顷堂本作"骂"，志远堂本缺此字。
② 凡：志远堂本同，千顷堂本作"是"，误。
③ 王好古：字进之，号海藏，河北赵县人。元代著名医家。著作颇多，有《阴证略例》《此事难知》《汤液本草》《医垒元戎》《仲景详辨》《活人节要歌括》《伤寒辨惑论》《斑疹论》等。

在中者，桃仁承气汤；在下者，抵当汤。虚人，宜佐以四物汤。若瘀散，复元通气散调之。或伤处青肿坚实，痛难转侧，脉涩而滞者，防其气瘀上冲，宜投参黄散逐瘀，又宜复元活血汤。或受伤日久才医者，败血坚凝，宜服紫金丹逐瘀，又祛伤散疏通为要，俟其色散淡，血和痛止为度。或有牙关紧闭，用通关散吹入鼻中取嚏，投三黄宝蜡丸或夺命丹。如口开纳药者可治，不纳药者危。须忌湿地当风坐卧，忌食生冷硬物，忌服寒凉药饵，恐其血凝难化，遗留后患也。凡视重伤，先解开衣服，遍观伤之重轻，穴之致命与否，察色闻声，脉探虚实。如六脉和缓者生，九候不调者死。阴囊内有肾子①者，可治，如入小腹者，不治。如牙关闭，急用开牙散搽之，若能苏醒，再投黎洞丸，或可挽回。医者须细心审察，不可草率误人。

第四则　至险之证不治论

凡至险之症，有气管全断者，不治。若稍连续者，可治。或气管捏扁，气塞不通，医将二指捻正其管，用通关散吹鼻取嚏可也。或天柱骨②断，额冷脉绝者，死。或囟门骨破，髓出者，不治。若内膜不穿，髓不出者，可治。或食饱受伤，及跌损五内者，不治。若过得三日，可治。或耳后寿台骨③破，血流不止者，难治。胸口大痛，青色裹心者，死。两乳重伤痛极，呼吸不得者，难治。或肾囊皮破，肾子挂出者，可治。肾子入小腹者，不治。或腰眼重伤，内肾离位，或笑或哭者，立死。或胃肠受伤，吐粪或泄粪者，立死。孕妇足踢小腹者，难治。重伤后，气出不收，眼开者，不治。口如鱼嘴，吹沫缠风者，不治。小腹重伤，不分阴阳者，难治。或跨物失足，骑伤阳物，始而溺孔出血，继则玉茎④肿胀，小便点滴不通，小腹坚实者，死于七日内，不治。又有八忌：一忌伤脑髓出，二忌伤臂中跳脉，三忌伤小腹膀胱，四忌伤海底穴，五忌伤内脏，六忌伤气海，咽喉痰声如锯物。七忌疼在不伤处，两目直视。八忌血出不止，先赤后黑，肌肉腐烂，臭秽不堪。犯此八者，难治。凡斗殴时，向上打为顺气，平打为塞气，倒插打为逆气。凡人血随气转，气顺则血顺，气逆则血逆，塞则气闭，逆则上冲。是以伤有平塞顺逆之别，若治之不辨，危在须臾。又有五绝之论：一看两眼白睛上红筋多，则瘀血亦多，若直视无神，不治。二扳掀其指甲，血即还原者，可治，不还原者，不治。三若脚趾与手指甲俱黑者，死。四阳物缩者，不治。五脚底之色蜡黄者，难治。此五绝之症也。又有十不治之

---

① 肾子：今名"睾丸"。
② 天柱骨：今名"鼻骨"。
③ 寿台骨：今名"颞骨乳突"。
④ 玉茎：今名"阴茎"。

证：颠扑损伤入于肺者，纵未即死，二七难过。左胁下伤透至内者，肠伤断者，小腹下伤入内者，证候繁多者，伤破阴子者，老人左股压碎者，血出尽者，肩内耳后伤透于内者，脉不实者。以上诸证，不必用药。

第五则　从高坠下伤

凡人从高坠下，跌伤五脏，不省人事，气塞不通者，看其两太阳及胸前胁下如何？若动，则可救，急用通关散吹鼻中，如有嚏，语声得出者，投黎洞丸，再服复元活血汤，逐瘀生新，若迟，则不救。或有从高倒坠，天柱骨折，致颈插入腔内，而左右尚活动者，用提法治之，或打伤，头低不起，用端法治之。或坠伤，左右歪斜，用整法治之。或伤而面仰，头不能垂，或筋长骨错，或筋聚筋强，头垂不起者，用推、端、续、整四法治之。临症时，须问其或翻车坠马，或高处坠下，或打重跌倒，再问或思食不思食。若四肢无伤，精神不减，或能坐起行动者，轻。或昏睡不语，或疼痛呼号，瘀聚凝结，肿硬筋胀者，重。投三黄宝蜡丸，服接骨紫金丹，敷万灵膏，熨定痛散。手法详后。

第六则　颠顶骨伤

颠顶骨，男子三叉缝，女子十字纹，一名天灵盖，位居至高，内函脑髓，以统全体者也。或跌打碰撞等伤，卒然而死，身体强直，口鼻尚有出入之气，心口温热跳动者，可救。惟宜屈膝盘坐，先将醋调混元膏，敷于顶上，再将草纸卷点燃着，令烟气熏其口鼻，或炭或铁烧红淬入醋内，使热气熏其口鼻，引五脏血脉之气通和。待其口中呻吟有声，用童便调八厘散，或黎洞丸亦可。俟其气转阳回，外用手法，按摩心胸两腋下，并托其手腕，频频揉摩两手脉窠。凡伤则筋脉强硬，频频揉摩，则心血来复，命脉流通，即可回生。再服接骨紫金丹，外用散瘀和伤汤，洗去前药，换敷混元膏。或大便干燥，乃内存瘀血，服加减苏子桃仁汤。或耳聋者，用导气通瘀锭，塞耳中。食宜素粥，切戒恼怒，忌油腻面食，卧宜净室，勿令人喧扰。若重伤已死者，用白布缠头，以木棍轻轻拍击足心，再提发令其颈端直，舒其筋络，外敷混元膏，内服紫金丹。如外皮未破，而骨已碎，内膜已穿，血向内流，声哑不语，面青唇黑者，不治。或顶骨塌陷，惊动脑髓，七窍出血，身挺僵厥，昏闷全无知觉者，不治。或骨碎髓出，不治。或皮开肉绽，血流不止者，可治。用止血絮封固，先止其血，服补气养血汤。宜避风寒，戒怒远色，俟其结痂。若溃烂流脓，用甘葱煎洗去封药，掺铁扇散，盖玉红膏，服疏风养血汤。照法洗换，待其结痂痊愈。

第七则　囟门骨伤

囟骨者，即婴儿顶骨未合时，软而跳动之处，名囟门。或跌打损伤，骨缝虽绽，尚未震动脑髓，其头面浮光，眼肿鼻大，唇翻舌硬，睡卧香沉，肉虽肿而皮未破，瘀血内蓄者，宜扶起正坐，以葱汁调定痛散敷于伤处，用粗纸蘸醋，贴于药上，烧铁熨斗烙纸上，以伤处觉热疼，口中有声为度。去药，贴万灵膏，二三日一换，用和伤汤洗之，自然肿消痛止。或皮破血出不止，用止血絮封固，内服和营养卫汤。若溃烂流脓，用甘葱煎洗去前药，掺生肌散，贴玉红膏。宜避风寒，忌食发物火酒。若皮破血流不止，骨陷筋翻，必损脑髓，气息无声，则危笃难医。若破伤风者，照前伤风法治之。山角骨，即头顶两旁棱骨也。凌云骨，在前发际下，即正中额骨，即额颅也。左右天贤骨①者，即两额角也。睛明骨，即目窠四围目眶骨也。眉棱骨其下曰頞骨②，下接上牙床也。若伤之，均照前囟骨伤法治之可也。然临症之权衡，用药之巧妙，神而明之，存乎其人。

第八则　鼻梁骨断附目伤

鼻梁骨，下至准头，伤而出血，可治。外将止血定痛散敷之，内服接骨紫金丹。或伤开孔窍，或鼻破歪落，用整端法，用药敷贴可也。若骨破碎，内膜穿破，口鼻流血者，不治。中血堂，即鼻内颏下脆骨空处也。若伤之，血流不止。神气昏迷者，宜塞鼻丹塞于鼻中，用冷水淋激头顶。视其人如气虚，内服人参紫金丹。如血瘀，服苏子桃仁汤。若血流不止，饮食不进，气虚目闭面黄者，八日而死。或睛明骨伤，眼珠挂落者，先将收珠散，用银针蘸井花水，将药点眼珠上，及点血筋上，用旧绢温汤挪上，服还睛汤二三剂，又服明目地黄汤，调理可愈。

第九则　唇口玉堂伤

唇口者，司言食之窍也。或伤破唇缺，先用油线缝合，敷止血生肌散，盖玉红膏，内服健脾养胃汤可愈。或含刀误割其舌，将断而未落者，用鸡子内软衣袋舌，将止痛生肌散蜜调敷舌上，频频添换。使患人仰卧，薄粥灌喉，不动其舌，则易愈。又有玉堂③，在口内上腭，一名上含，其窍即顽颡也。若触刺伤其左右者，惟肿而

---

① 天贤骨：今名"额鳞"。
② 頞骨：原书缺"骨"字，千顷堂本为"頞骨"。
③ 玉堂：今名"腭骨水平板"。

已。若伤正中之孔，上通于颏，必伤鼻孔之卷肉，或犯空窍，则血流不止，以致鼻目皆肿，满面青紫，神倦头晕，痛连脑髓。若伤及会厌与上横骨，重则不能言，痛连心膈，昏迷沉重者险。急用腻粉冰片细研，吹于患处，以止其血，服接骨紫金丹，再用蟹黄血竭煎汤，日漱口二三十次。如饮食难进，以柿霜、玉露霜，牛奶或奶油，或粉粥、面粥等物，以凉润将息得法，可愈。

第十则　伤耳

耳者，司听之窍也。耳门名曰蔽，耳叶名曰郭。或被砍跌打落，或上脱下粘，或下脱上连，须捻正，用封药敷贴。若全脱落，急用缀法，将两耳相对，用药贴定，再用竹夹子，直上横缚可全。又有玉梁骨①，即耳门骨，其处上即曲颊，下即颊车，两骨之合钳也，内通脑髓，亦关灵明。若伤者肿痛流血，服接骨紫金丹，外用八仙逍遥汤熏洗，贴混元膏。若伤重，内动脑髓，及伤灵明，昏沉不省，若平素气血皆虚者，不治。

地阁骨②，即两车相交之骨，又名颏，俗名下巴骨也，上载牙齿。伤之饮食不进，目闭神昏，心热神乱，服大神效活络丹，再噙化人参紫金丹，搽固齿散，外贴万灵膏，忌风寒冷物。或牙齿伤动者，用蒺藜根烧存性为末揩之，或以固齿散揩之亦佳。

第十一则　咽喉伤

咽喉者，乃气息之路也。或被伤，或自刎，其症迅速，急则可救，迟则血脱额冷，气绝不治。乘其气未绝而身未冷，急用油线缝合，掺止痛散。将止血絮止其血，盖玉红膏。又将长肉膏，长四五寸，阔二三寸，横贴连及好肉处，不使封药脱落。外用布条缠颈，高枕仰卧，使项屈不伸，刀口易合。宜处密室避风，使呼吸舒徐，用人参、川米、生姜煎汤，时时饮之，补接元气。若二三日后，有脓水流出，解去前药，用甘葱汤洗净，掺生肌散，搽玉红膏，又外贴长肉膏，防护风邪。冬天三日，夏天一二日，照法洗换，自然痛止，其肌渐长，服八珍汤调治月余可愈。如大便闭结，不可妄攻，服麻仁丸。至急者，用胆导法，无损其元。按《内景图③》云："喉在前主出，咽在后主纳。"喉系坚空，连接肺本，为气息之路，呼吸出入，下通诸脏，乃气化之要道也。咽系柔空，下接胃本，为饮食之路，水谷归胃，下通诸腑，

---

① 玉梁骨：今名"颞下颌关节"。
② 地阁骨：今名"下颌体"。
③ 内景图：又然"内镜图"，系五代时期烟箩子绘制的我国最早的人体解剖图谱，共六幅。

乃转运之关津也。若伤之，岂不至险乎！治者，须心手相应，不差毫发，乃无误也。而先看其刀弯者，其痕深。其刀直者，其痕浅。若左手持刀而刎者深，右手持刀而刎者浅。一刀勒者深，两刀勒者浅。如喉脘破而有出入之气，封药吸进必呛咳，先用鸡子内软衣盖于破脘之上，再将药封之，则不呛矣。如单脘破者，月余而痊。双脘破者，两月而愈。照法治之，可也。

第十二则　腹伤肠出

如镞破大小腹，致肠突出者，看肠外衣膜穿破否？若膜穿者，肠必逐条而散也，则不治。若肠虽未出，而内膜已穿，血向内流者，不治。如膜未穿破，虽险可治。又有油膜突出者，亦可治。不可伤其膜，宜敷收膜散，外盖玉红膏，冀其渐平。如肠出者，将温汤浴暖其肠，不可伤犯。一人将醋和冷水，不令病者知觉，急㗱其面，其肠自收。用油线缝合，不可太深，恐伤其肉。掺铁扇散，搽玉红膏，外盖长肉膏。又用布缠腰数转。须避风邪，切戒恼①怒、高声，恐有崩裂之患。初服舒肠活血汤，再服八珍汤，调理月余可愈。或阴囊皮破，肾子挂出，用温汤挪上，油线缝合，搽玉红膏，又盖长肉膏，服调理之剂可愈。或皮不破而肾子入小腹者，不治。

凡皮肉穿破之症，失血过多，营卫已虚，或被风邪袭入经络，渐传入里，寒热交作，口噤咬牙，角弓反张，口吐涎沫，身冷自汗，伤口反为底陷，其毒内攻，其危甚速。投万灵丹，或大神效活络丹，以玉真散敷于患处，得脓㶆②肿、身温有汗为效。若前症不退，伤口不高，乍醒乍昏，时发时止，口噤不开，语声不出，终属死症。

第十三则　手法论

夫接骨入骱者，所赖其手法也。两手安置其筋骨，仍复于旧位也。其伤有轻重，而手法有所宜、失宜。其痊可之迟速，及遗留之残疾，皆关乎手法之所施也。人身有十二经，筋脉罗列，必知其体，识其部位。机触于外，巧生于内，手随心转，法从手出。或拽之离而复合，或推之就而复位。或正其斜，或完其阙。或骨有截断、碎断、斜断，骱有全脱、半脱，筋有弛纵、卷挛、翻转、离合。在其肉内，以手扪之，自悉其情。法之所施，不知其苦，方为手法也。伤有关性命者，如七窍上通脑髓，膈近心君，四末受伤，痛苦入心。若元气素壮，败血易消，刻期可愈。元气素

---

① 恼：原书作"脑"，各本同，误，今据文义改。
② 㶆：原误作"掀"，各本同，误，据文义改。

弱，一旦被伤，势必难支。若手法再误，万难挽回，尤当慎之。医者，心明手巧，知其病情，善用手法，治之多效。若草率不较，误入非浅。虽笔之于书，乃活法多端，难以尽述。须得口传心授，临症多而活法变，庶无误耳。

第十四则　锁子骨 附胸胁

锁子骨①，《经》名柱骨，横卧于两肩前，缺盆之外，其两端外接肩解②。或击打偏坠伤断者，用手法先按胸骨，将肩端向内合之，揉摩断骨令其复位，用带挂肩于项，勿使摇动。服接骨紫金丹，外敷定痛散，贴万灵膏，可愈。胸骨，即髑骬骨，一名膺骨，又名臆骨，俗名胸膛。其两腋下至肋骨尽处名胁，胁下小肋名季胁，俗名软肋，统胁肋之总，名曰胠。歧骨③者，即两凫骨端相接之处，下即鸠尾骨也。蔽心骨，即鸠尾骨也。其质系脆骨，在胸下歧骨之间。凫骨④者，即胸下边肋也。伤者，从前面撞打跌仆者重，从后面来者轻。用手法按摩之，如肋骨断者，用布缠缚数转，服接骨紫金丹，外用定痛散熨之，贴万灵膏。若内蓄瘀血肿痛，伛偻难仰者，服紫金丹。或大便实者，参黄散下之。若受伤日久，胸骨高起，肌肉削瘦，内有邪热瘀血，痞气膨闷，睛蓝体倦，痰喘咳嗽者，服紫金丹。若伤重，内干胸中肺两脏之气，昏迷目闭，呕吐血水，呃逆战栗者，危在旦夕，不治。心坎上横骨，又名人字骨，从下而上，若第一节伤者，一年死。第二节伤者，二年死。第三节伤者，三年死。此穴内应乎肺，伤必吐血咳嗽。凡胸前背后重伤，久则成痰火劳怯。左乳伤，发咳嗽。右乳伤，发呃逆。凡胸胁诸伤，黎洞丸、三黄宝蜡丸皆可酌用之，再服理肺之剂以收功。

第十五则　背脊骨伤

背者，自后身大椎骨以下，腰以上之通称也，一名脊骨，一名膂骨，俗呼脊梁骨。其形一条居中，共二十一节，下尽尻骨之端，上载两肩，内系脏腑，其两旁诸骨，附接横叠而弯，合于前，则为胸胁也。腰骨者，即脊骨之十四椎、十五椎、十六椎也。尾骶骨，即尻骨也，其形上宽下窄，上承腰脊诸骨，两旁各有四孔，名曰八髎。其末节名曰尾闾，一名骶端，一名橛骨，一名穷骨，俗名尾椿也。或跌打伤

---

① 锁子骨：今名"锁骨"。
② 肩解：今名"肩关节"。
③ 歧骨：今名"胸骨下角"。
④ 凫骨：今名"浮肋"。

者，瘀聚凝结，脊筋隆起，当先柔筋，令其和软，内服紫金丹，敷定痛散，烧红铁烙熨之，贴混元膏。若骨缝叠出，俯仰不能，疼痛难忍，腰筋僵硬，使患者两手攀索，两足踏砖上，每足下叠砖三块踏定，将后腰拿住，各抽去砖一块，令病人直身，又各去一块，如是者三，其足着地，使气舒瘀散，陷者能起，曲者可直。再将腰柱裹住，紧紧缚之，勿令窒碍，但宜仰卧，不可侧睡，膂骨正而患除，服接骨紫金丹。如胸陷不直者，亦用此法。或气门伤，则气塞不通，口噤反张，身强如死，过不得三个时辰，若气从大便出者立毙。凡遇此症，不可慌张，候其气息有无，如无气者，为倒插拳所伤，令患人盘坐，揪其发伏我膝上，敲击其背心，使气从口出得苏，服黎洞丸。尾闾，若蹲垫壅肿，必连腰胯，服黎洞丸，再服接骨紫金丹，贴万灵膏。踢伤海底穴，血必上冲，当时耳内响声大震，人必昏晕，先服护心丸，再服紫金丹。

第十六则　接骨论治

接骨者，使已断之骨合拢一处，归于旧位也。凡骨之断而两分，或折而陷下，或破而散乱，或岐而傍突，相其形势，徐徐接之，使断者复续，陷者复起，碎者复完，突者复平，皆赖乎手法也。或皮肉不破者，骨若全断，动则辘辘有声。如骨损未断，动则无声。或有零星败骨在内，动则淅淅之声，后必溃烂流脓。其骨已无生气，脱离肌肉，其色必黑，小如米粒，大若指头，若不摘去，溃烂经年，急宜去净。如其骨尚未离肉，不可生割，恐伤其筋，俟其烂脱，然后去之。治法：先用代痛散煎汤熏洗，将其断骨拔直，相对按摩平正如旧，先用布条缚紧，又将糕匣木板修圆绑之，又将布条缠缚，再将杉篱环抱外边，取其紧劲挺直，使骨缝无离绽脱走之患，内服接骨紫金丹，兼调理用地黄汤。四五日后，放绑复看，如其走失，仍照前法。二、三月间，换绑数次，百日可痊。凡人断臂与断膊、断腿与断胻，绑法相同，治分上下。或用器具，与形体相得，随机变化可也。或筋断者，难续。盖筋因柔软，全断则缩于肉里，无用巧之处也。若断而未全，宜用续筋药敷之，内服壮筋养血汤可愈。

第十七则　脱下颏 附失颈

下颏①者，即牙车相交之骨也。若脱，则饮食言语不便，由肾虚所致。其骱曲如环形，与上颏合钳，最难上也。先用宽筋散煎汤熏洗，次用布条裹医者二拇指入口，余指抵住下颏，捺下推进，其骱有响声，齿能合者上也。服补肾壮筋汤。

---

① 下颏：今名"下颌体"。

夫人之筋，赖气血充养，寒则筋挛，热则筋纵，筋失营养，伸舒不便。感冒风寒，以患失颈，头不能转。使患人低坐，用按摩法频频揉摩，一手按其头，一手扳其下颏，缓缓伸舒，令其正直，服疏风养血汤可也。

第十八则　髃骨骱失

髃骨①者，肩端之骨，即肩胛骨也。其臼含纳臑骨上端，其处名肩解，即肩骸与臑骨合缝处也，俗名吞口，一名肩头。其下附于脊骨成片如翅者。其骱若脱，手不能举。使患人低坐，一人抱住其身，将手拔直，用推拿法，酌其重轻，待其筋舒，一手捏其肩，抵住骱头，齐力拔出，骱内有响声者，乃复其位矣。用布带落其项下，服舒筋活血汤。凡上骱时，骱内必有响声活动，其骱以上；若无响声活动者，其骱未上也，不可误人！

第十九则　曲瞅骱

肘骨②者，胳膊中节上下支骨交接处也，俗名鹅鼻骨。上接臑骨，其骱名曲瞅。自肘至腕，有正辅二根：其在下，而形体长大连肘尖者，为臂骨；其在上，而形体短细者，为辅骨。叠并相倚，下接于腕骨。其骱若出，一手捏住骱头，一手拿其脉窝，先令直拔下，骱内有声响，将手曲转，搭着肩头，肘骨合缝，其骱上矣。服生血补髓汤，或紫金丹。

第二十则　手腕骱

腕骨，即掌骨③，乃五指之本节也，俗名虎骨④。其大小六枚，凑以成掌，非块然一骨也。其上并接臂、辅两骨之端，其外侧高骨，俗名龙骨⑤，能宛屈上下，故名腕。若手掌着地，只能伤腕。若手指着地，其指翻贴于臂者，腕缝必开，壅肿疼痛。先两手揉摩其腕，一手按住其骱，一手拔其指掌，掬转有声活动，其骱复位；

---

① 髃骨：今名"肩胛冈"。
② 肘骨：古今同名。
③ 腕骨，即掌骨：误。今名"腕骨"，系由8块腕骨与掌骨构成的"腕关节"；掌骨由5块组成，上连腕骨，下连指骨。
④ 虎骨：今名"头状骨"，第七块腕骨。
⑤ 龙骨：腕骨第1块骨，古今同名。

仍按摩其筋，必令调顺。然命脉之所，服宽筋散，须防着寒，得免酸疼之患。凡人手指有三节，其骱突出者，俱可拔直捏正，屈伸活动，服和营止痛汤。其法相同，不必逐骱论也。

第二十一则　臀骱骨

胯骨，即髋骨也，又名髁骨。其外向之凹，其形似臼，以纳髀骨之上端如杵者也，名曰机，又名髀枢，即环跳穴处也，俗呼臀骱。若出之则难上，因其膀大肉厚，手捏不住故也。必得力大者三四人，使患人侧卧，一人抱住其身，一人捏膝上拔下，一手撅其骱头迭进，一手将大膀曲转，使膝近其腹，再令舒直，其骱有响声者，已上。再将所翻之筋向前归之。服生血补髓汤，再服加味健步虎潜丸。若骱不上，则臀努斜行，终身之患也。慎之！

第二十二则　大楗骨膝盖骨

大楗骨①，名髀骨。上端如杵，入于髀枢之臼，下端如锤，接于胻骨，统名曰股，乃下体两大肢之通称也，俗名大腿骨。其下有膝盖骨，即连骸，又名膑骨，形圆而扁，覆于楗胻上下两骨之端，本活动物也。内面之筋，上过大腿至两胁，下过胻骨至足背。《内经》曰："膝乃筋之府。"若伤之，上连腰屈疼痛，下移胻骨焮肿，或足腹冷硬，步履斜行，或膀子重伤，后成黄病。服紫金丹，再茵陈等汤，治黄病之药收功。若膝盖离位，向外侧者，则内筋肿胀；向内侧者，则筋直腘肿。须详视其骨，如何斜错，按法推拿，以复其位，服补筋汤。其骱出者，一手按住其膝，一手捏住其膀，上下拔直，将膝曲转，抵着豚爿，其骱有声者，上也，服生血补髓汤。若膝盖骨破两爿者，用丝弦藤作箍，布条缚之，生线四根，如抱膝图法，将手挤圆，箍定其骨，膀下缚住，屈卧月余。服接骨紫金丹。若箍后仍两爿，一生跛足，不可治矣。

第二十三则　胻骨脚踝跗骨

胻骨，即膝下踝上，下腿骨也，俗名臁胫骨。其形二根：在前名成骨，其形粗；在后名辅骨，其形细，俗名劳堂骨。下至踝骨、胻骨之下，足跗之上，两旁突出之

---

① 大楗骨：今名"股骨"。

高骨也。在内名内踝，俗名合骨；在外为外踝，俗名核骨。其骱出者，一手抬住其脚踝骨，一手扳住脚后根拔直，拨筋正骨，令其复位。其骱有声，转动如故，再用布带缚之，木板夹定，服舒筋活血汤。一二日后，解开视之，倘有未平，再用手法，按摩其筋结之处，必令端直，再服健步虎潜丸。稍愈后，若遽行劳动，致骱骨之端复走。向里歪者，则内踝突出肿大；向外歪者，则外踝突出肿大。瘀聚凝结，步履无力，颇费调治，必待气血通畅，始可行动。若脚趾骱失，与手指同法治之。跗者，足背也，一名足跌，俗称脚面，其骨乃足趾本节之骨也。其受伤不一，轻者仅伤筋肉，易治，重则骨缝参差，难治。先以手轻轻搓摩，令其骨合筋舒，洗八仙逍遥汤，贴万灵膏，内服健步虎潜丸及补筋丸可也。

第二十四则　受伤着寒及怀孕而伤

凡人跌扑斗殴，内伤其血。复轻生投水，外着于寒，血得寒而凝结，寒得血而入深，未有能生者也。治法：先祛其寒，继逐其瘀。祛寒用麻桂温经汤，逐瘀投紫金丹。若迟延日久，则气滞血凝，筋脉拘紧，手足挛拳，必致不治，急服大神效活络丹，冀其渐渐疏通，或可挽回。若妇人怀孕受伤，不可妄投伤药，恐伤胎元，反为不美。宜服安胎和气饮，稍加祛瘀生新之剂，使气血和，而痛自止矣。

第二十五则　受伤感痧疫[①]论

凡受不甚重伤，越四五日，腹中绞痛，胸闷呕恶，或四肢麻木，或骨节疼痛，脉象或浮或伏，与症不合。指甲紫，两腿弯有青筋，必是痧秽之毒，宜刮，宜放，宜先服散痧之药，不可服伤药与姜酒热汤等物。若犯之，则祸不旋踵矣。治法：吹人马平安散，吃蟾酥丸，又服再造紫金丹。俟痧退后，再投祛瘀生新之药，始无妨碍。又有伤症兼疫症者，先治其疫，而后治伤，庶可两痊。予临症时，常遇之，故特补出。

放痧穴道歌

歌曰：放痧有的穴　百会印堂寻　两太阳当刺喉　旁双下针
　　　舌根旁点破　两乳必须针　十指尖头放曲　瞅左右分
　　　趾头双足取　腿弯刺青筋　忌服姜汤酒还　须治绝根

---

① 疫：原书阙，各本同，今据目录补。

第二十六则　损伤出血吐血

伤损之症，或患处或诸窍出血者，此肝火炽盛，血热错经妄行也，用加味逍遥散。中气虚弱，血无所附而妄行，加味四君子汤。中气下陷，补中益气汤。元气内脱，用独参汤加炮姜、附子。血蕴于内而呕血者，四物汤加柴芩。烦劳太过，或恼怒气逆，或过服寒毒等药，致伤阳络，则吐血、衄血、便血；伤阴络，则血积血块，肌肉青黑，脏腑亏损，经隧失职，急补脾肺二脏自愈。或呕吐黑血者，因打扑伤损，败血流入胃脘，色如豆汁，从呕而出。形实者，用百合散；形虚者，加味芎归汤。或出血过多，脉洪大而虚，重按全无，血虚发热，用当归补血汤。脉细沉微，按之轻弱，此阴盛发热，四君子汤加姜附。或筋惕肉，此亡血也，用圣愈汤。发热汗出不止者，血脱也，用独参汤。凡血脱之症，脉实者难治，脉虚者可疗也。

第二十七则　胸腹胁肋痛闷

伤损之症，胸腹痛闷，因跳跃捶胸、闪挫举重、劳欲恚怒所致。喜手摸者，肝火伤脾，用四君子汤加柴胡、山栀。如畏摸者，肝经血滞也，用四物汤、柴胡、山栀、桃仁、红花。若胸胁闷痛，日晡发热，肝经伤也，用加味逍遥散。若胸腹闷痛，饮食少思，肝脾气俱伤也，用四君子汤，加芎、归、柴、栀、丹皮。若胸腹不利，食少无寐，脾气郁结也，用加味归脾汤。若胁肋胀痛，大便通和，喘咳吐痰，肝火侮肺也，用小柴胡汤加青皮、山栀。若胸腹胀痛，大便不通，喘咳吐血者，乃血瘀停滞，用当归导滞散。《内经》云："肝藏血，脾统血。"盖肝属木，木胜侮土，脾气必虚，宜清肝养血，次壮脾胃，则气血充盛。若妄行克伐，虚者益虚，滞者益滞，祸不旋踵矣。

第二十八则　腹痛腰痛

伤损腹痛，大便不通，按之痛甚，瘀血内蓄，用加味承气汤。既下而痛不止，按之仍痛者，瘀未尽也。用加味四物汤补而行之。若腹痛，按之不痛者，血气伤也，四物汤加参、芪、白术，补而和之。下而胸胁反痛，肝血伤也，用四君汤加芎、归。既下发热，阴血伤也，四物汤加参、术。下后恶寒发热者，气血伤也，八珍汤。下后呕吐者，胃气伤也，六君子汤加当归。下后泄泻不止者，六君子汤加肉果、补骨脂。下后手足俱冷，昏愦汗出者，阳气虚寒也，用参附汤。若吐泻，手足俱冷，指甲青黑，脾肾虚寒甚也，急用大剂参附汤。口噤手撒，遗尿痰盛，唇青体冷者，虚极坏症也，大剂参附汤，以图侥幸。或少腹引阴茎作痛者，乃瘀血不行，肝经火郁所致，用小柴胡汤加大黄、黄连、山栀，待其痛势已定，再宜养血。若误认寒症，投以热药，重则必危，轻则损目。若腰痛、脊痛，因瘀血留太阳经所致，服地龙散治之。

第二十九则　杖疮夹棍伤

凡人受杖后，腿必蓄瘀紫黑，甚则气瘀攻心而死，速服护心丸，或以酒冲童便服之亦可。外用热豆腐涂于患上，其气如蒸，其腐即紫，再易色淡，以此为度。或用葱熨法，熨散其瘀亦可。或用凤仙花，连根叶捣烂涂之，干则易换。或用真绿豆粉微炒，鸡子清调敷。或用白萝卜捣烂罨之。或用大黄末童便调涂。又法：用银针刺去其毒血，敷生肌散，盖玉红膏，内服化瘀散。若杖后隔四五日，肿痛溃烂流脓，用甘葱煎洗净，掺生肌散，盖玉红膏，逐日洗换，服理气养营之剂调治。凡人受夹棍之后，一出衙门，即用热童便一盆将足浸之，如便冷，烧红砖二块，淬之即热，浸至童便面上浮起白油面者，其伤始出，后不溃烂。再用肥皂捣如泥，入鸡子清，和匀，涂患处，扎紧一夜。或用何首乌捣罨亦可。内服逐瘀定痛散，另服定痛活血汤。倘损骱骨，再投接紫金丹，可无患矣。

第三十则　药箭伤

有交广蛮夷，用燋铜作箭镞甚毒，人若中之，才伤皮肉，便闷胀沸烂而死。急饮金汁，外亦金汁抹之。若金汁一时不得，即灌人粪汁，并外敷之，非此不能解毒也。又一种毒药喂箭，名为射罔，人若中之甚毒，急用葛氏方，用蓝靛汁一碗饮之，外亦用涂抹伤处。一法：用大豆猪羊血内服外敷，解毒亦效。又法：须防毒气攻心，急投护心丹，伤口即将麻油灌之，用黄连、管仲煎汤洗去毒气，敷花蕊石散，又盖玉红膏，防护风邪。若箭头入骨，不可拔者，用蜣螂、乳香等分，麝香少许，为末敷上，微痒可拔。或蜣螂、巴豆敷之，候极痒可以拔出，人尿洗之，或黄连管仲汤洗之，敷花蕊石散，贴陀僧膏。又有铁珠入肉，敷褐①铁散，或割开皮，用笔管扑之，扑则珠入管内而出。又有铅弹入肉，以水银灌入伤处，其铅即化，随水银而出，用麻油洗净，盖玉红膏收功。

第三十一则　诸咬伤

凡被人咬伤，或臂或指，痛不可忍，若久则烂脱指节。或病人咬者，毒气攻心而

---

① 褐：原书作"碣"，各本同，据千顷堂本卷三"褐铁散"方名改。

死。先投护心丹，外治用热尿洗去牙黄瘀毒，以蟾酥丸涂孔中，或嚼生白果涂之。如痛极，用麻油纸燃火焰熏之，或急用人尿入瓶内，将手指浸之一夕，贴玉红膏可愈。

凡犬咬伤者，初咬之时，须忍痛，以河水捏净血水为主，用生虎骨刮末，擦咬处可愈。或刮肉店墩板上油腻，拌砂糖敷之亦可。若溃烂流脓，用木鳖子煎汤洗净，掺生肌散，盖玉红膏收功。

疯犬咬伤：犬因五脏受毒而成疯犬，故经其咬，必致伤人，九死一生之证也。初被咬时，急就咬处刺出毒血，以口含浆水，吮洗伤处，或以拔法拔之，或以人尿淋洗拭干，即以核桃半边之壳，以人粪填满，罨在患处，上着艾火灸之，壳焦粪干再易，灸至百壮，以玉真散吐津调敷。次日再灸，渐灸至三五百壮为度。于初灸时，即服扶危散，逐恶物血片，从小便中出。若毒物血片填塞茎中，致小水涩滞，痛而如淋者，即服琥珀碧玉散以通利之。被咬之人，顶心有红发一根，速当拔去。又法：用豆豉研末，香油调稠，丸如弹子大，常揩拭所咬处。掐开看豉丸内，若有狗毛茸茸然，此系毒气已出，易丸再揩，至无茸毛方止，甚效。始终禁忌，必当慎重：终身忌食狗肉、蚕蛹、赤豆。百日内忌见麻物，忌饮酒。三年内忌食一切毒物及房事。可常食杏仁，以防其毒。若治迟，犬毒入心，烦乱腹胀，口吐白沫者，用虎头骨、虎牙、虎胫骨为末，酒调二钱服之。若发狂叫唤，人声似虎声，眼神露白者，逆。终始犯禁忌者，不救。

若有猫咬伤者，用薄荷汁涂之见效。

有马咬伤者，粟子嚼烂敷之。毒气入里，心烦呕闷者，用马齿苋捣烂敷之。如溃烂者，照前法治之。

熊虎狼牙爪伤人皮肉成疮者，初宜葛根浓煎，内服三钟，外洗十数度，或煮生铁有味洗之。又用青布急卷为绳，燃着纳竹筒中，注疮口熏之出毒水，次宜独窠栗子，生嚼涂疮口，效。

蛇咬伤者，即时饮好醋一二碗，使气不随血走，以绳扎伤处两头。若昏昏困倦，宜用五灵脂五钱、雄黄二钱五分，共为末，酒调服，少时咬处出黄水，水尽则肿消，以雄黄末掺之，口合而愈。

蜈蚣咬伤者，即取雄鸡倒挂少时，以手指蘸口内鸡涎，抹搽伤处，其痛立止。甚者，生鸡血乘热饮之，立效。

蝎螫伤，取大蜗牛一个，捣烂涂之，其痛立止。一时不得蜗牛，即螫处挤去毒水，急用膏药烘热贴之，亦止。

第三十二则　汤火伤

凡汤火伤人，最忌浸冷水中，恐防火毒攻心，有立毙之祸，亦不宜服冷食寒凉之物。急服护心丹，或服童便护其心，使火毒不内攻。外用无灰酒洗净，拔其火毒，用黄连末桐油调敷，或猪毛煅存性研末，加轻粉、硼砂、麻油调敷，或鸡子清调大黄末敷之，或蚌粉掺之，内服玄妙散解毒可也。若花炮火药烘燎者，治法相同。

第三十三则　救自缢法

凡自缢者，不可割断其绳。一人抱起，解结放下，置平坦处仰卧，一人坐于头前，将两脚踏其肩上，揪住其发，要用力拔紧，不可使其头垂下，一人用二指捏正其喉脘。凡缢则喉脘必扁，故气不得通耳，所以先正其脘，后吹通关散于两鼻孔内，得嚏则生。二人用芦管吹其两耳，不可住口。再得一人，以手抚摸其胸腹，二人将其手足屈伸活动，待一个时辰，呼吸之气出入，其人必苏。即磨再造紫金丹，灌其口内服之。若依此法，无不活者，即身虽僵冷，亦可救也。

第三十四则　救溺水

凡人溺水者，捞起之时，急撬开其口，横衔竹箸一只，使可出水。将通关散吹其鼻内，或生半夏末亦可，再用笔管吹两耳，又将皂角末置管中，吹其谷道。如夏月，将溺人腹横覆牛背上，两边使人扶住，牵牛缓缓行动，腹中之水，从口并大便流出，将生姜汤化苏合丸灌之。如无牛，以有力之人，躬腰将溺人如前覆人背上，微微动摇，水亦可出。或用锅覆于地上，将溺人腹覆于锅底亦可。如冬月，急将湿衣解脱，更干衣。用盐炒热，布包熨脐。或将被褥铺地，用灶内热灰铺于褥上，将溺人覆卧，其肚下垫绵枕一个，再将热灰浑身盖之，再用绵被盖之，不可使灰迷其眼口，使其出水。苏醒后，宜服姜汤热酒。按：灰性最能拔水。若救起时，尚有微气，胸前温暖，令速脱湿衣换干服，屈其两足，担人肩上，将溺人背贴于人背担走，吐水即活。

第三十五则　运、熏、灸、倒四法及灸脐化痞法附

外用运、熏、灸、倒四法，宿伤可用，新伤不可用。新伤者，血未归经，恐其瘀血攻心之患也。

运法　凡最轻之伤，先用瓜皮散，次用麦麸一片，胡葱一把，酒药十丸，醋炒香附一升，同入锅内炒热，以社醋烹之，盖片时，乘热布包，运动患处，冷即换易，待其患处，汗出如油可也。

熏法　凡宿伤在皮里膜外，虽服行药不能除根，服瓜皮散。次用落得打草、陈小麦、艾叶三味，用河水共煎一锅，滚透，入小口缸内，横板一块，患人坐板上，

再将单被盖身，其汗立至，不可闪开，恐汗即止，病根不清也。

灸法 或瘀血在骨节中，恐其发毒，先服瓜皮散，用生炭烧红地皮，社醋烹之，再将稻草摊上，单被为席，使患人卧上，厚被盖暖，使其汗出如雨，服胜金散而安。若气虚之体，不可用此。

倒法 凡病人不能言，不能食，无法可治。不得已要使恶物吐之。先服硫麝散，将患人卧被上，每边两人牵被抖动，使人滚转反侧，吐出恶物。服虻虫散，再调理可愈。

灸脐法 若膀胱伤，小便秘结，可用田螺、麝香捣烂，先置脐中，再将飞盐盖脐上，如铜钱厚薄。盐上用艾火灸二三壮即通，去麝可也。

化痞熨法 凡人蓄血成痞，或在胁内，或在腹中，服药难消。用飞面量痞之大小，四围作圈，使恶物无从逃避，圈内置朴硝满，圈恐其侧边卸落，以脚条缚之，又衬纸二三十重，将熨斗盛火熨之，俟患处有响声，乃痞消之验。

斯运、熏、灸、倒之法，恐患人不善服药，不得已而用之，亦不可轻使。若元气虚弱之人用之太过，必致气促厥逆之虞，医者慎之！

第三十六则　应刺诸穴

《素问·缪刺论》曰：人有所堕坠，恶血留内，腹中满胀，不得前后，先饮利药。此上伤厥阴之脉，下伤少阴之络，刺足内踝下、然谷之前血脉出血，刺足跗上动脉，不已，刺三毛上各一痏①，见血立已。左刺右，右刺左。

《灵枢经·寒热病论篇》曰："身有所伤，血出多，及中风寒。若有所堕坠，四肢懈惰不收，名曰体惰。取其小腹脐下三结交。三结交者，阳明太阴也，脐下三寸关元也。"

《灵枢经·厥病论》曰："头痛不可取于腧者，有所击堕，恶血在于内，若肉伤，痛未已②，可侧刺，不可远取也。"

《灵枢经·邪气脏腑病形篇》曰："有所堕坠，恶血留内。有所大怒，气上而不下，积于胁下，则伤肝。"法当先导怒气，勿积于肝，则肝可以无伤。然后饮以利药，以破恶血，则胁下无留血矣。又曰："有所击仆③，若醉入房，汗出当风，则伤脾。"

《素问·脉要精微论》曰："肝脉搏坚而长，色不青，当病坠若搏④，因血在胁

---

① 痏（wěi）：针刺的刺处。
② 恶血在于内，若肉伤，痛未已：原书原作"恶血在内，伤痛未已"，误，今据《灵枢经》改之。
③ 仆：原书作"朴"，各本同，今据《灵枢·邪气脏腑病形》改。
④ 搏：今据《灵枢经》补。

下，令人喘逆。"

《金匮要略》曰："寸口脉浮微而涩，然当亡血，若汗出。设不汗出者，其身有疮，被刀斧所伤，亡血故也。"又论曰："肝脉搏坚而色不变，必有击堕之事。因腘肉无破，则①恶血必留胁下，兼到呕逆。"依经针刺然谷、足跗，或三毛等穴出血。或饮利药，使恶血开行，当自愈也。若脉浮微而涩，当知亡血过多，依经于三结交关元穴灸之，或饮大补气血之剂而调之，则病已矣。

---

① 无破则：志远堂本阙，千顷堂本作"击伤故"。

卷 三

汤头歌括

止血黑绒絮

歌曰：止血先将黑絮封　元参茜草寄奴同
　　　大黄芩柏乌梅等　五倍绿矾京墨浓
　　　百草霜研入社醋　旱莲捣汁马兰冲
　　　煎来收得真元色　血沸逢之立断红

治初伤时血流不止，将絮封上，其血立止。

元参　茜草　寄奴　大黄　黄芩　黄柏　乌梅　五倍

以上等分，煎三次，去渣，留净汁。再用：

旱莲汁　马兰①汁　皂矾　京墨　百草霜

同煎浓，用好绵絮收干。二汁与社醋同煎，滚时入矾、墨、草霜，将絮收之。

如圣金刀散

歌曰：如圣金刀用二矾　生枯二味炼为丹
　　　松香三共研成末　止血兼收脓水干②

治金疮出血不止，或溃烂流脓，撒于患处，能止血燥湿。

松香七两　生矾　枯矾各一两五钱

共研为极细末，磁罐收贮。

玉红膏

歌曰：玉红紫草共生甘　归地象皮并合欢
　　　乳没麻油加血竭　煎收须用白黄占

治一切疮口，能止痛、生肌、长肉。

---

① 马兰：马蔺子之别名，为鸢尾科植物马蔺子的成熟种子。
② 干：志远堂本阙，千顷堂本作"朝"。

紫草二两　全归三两　生地四两　象皮二两　乳香二两　没药一两　甘草五钱　合欢皮二两

上药用麻油斤半，煎枯去渣，再入：

黄占四两　白占二两　血竭五钱

以上共煎至滴水不化成膏听用。

陀僧膏

歌曰：陀僧膏贴恶诸疮　流注瘿瘤跌扑伤

　　　赤芍陀僧归乳没　苦参银黝赤脂良

　　　桐香油共儿茶竭　百草霜研锦大黄

此膏专贴诸般恶疮、流注瘰疬、跌扑损破、金刃误伤等证用之。

南陀僧二十两,研末　赤芍二两　全当归二两　乳香五钱,去油研　没药五钱,去油研　赤石脂二两,研　苦参四两　银黝一两　百草霜二两,筋研　桐油二斤　香油一斤　血竭五钱,研　孩儿茶五钱,研　川大黄半斤

上药先将赤芍、当归、苦参、大黄入油内炸枯，熬至滴水不散，再下陀僧末，用槐柳枝搅至滴水将欲成珠，将百草霜细细筛入，搅匀，再将群药及银黝筛入，搅极匀，倾入水盆内，众手扯千余下，再收入磁盆内。常以水浸之。

三黄宝蜡丸

歌曰：三黄宝蜡古来传　天竺藤雄刘寄全

　　　归尾儿茶麒麟竭　水银水粉共为研

　　　朱砂琥珀同元麝　乳戟调和化蜡丸

　　　跌打诸伤皆可服　力伤成怯亦能痊

专治一切跌打损伤及破伤风，并伤力成痨，女人产后恶露不尽，致生怪证，瘀血奔心，痰迷心窍，危在旦夕。重者一钱，轻者三分，用无灰酒送下，立刻全生。如被鸟枪打伤，铅子在内，危在顷刻，服一钱，吃酒数杯，睡一时，汗出即愈。如敷，将香油热化少许，鸡翎扫患处。服药后忌凉水、生冷、烧酒三日，不忌此酒，则药无功。

天竺黄三两　雄黄二两　藤黄四两,隔汤炖十数次,去沫　红牙大戟三两,去骨　刘寄奴麒麟竭①各三两　归尾一两五钱　朱砂一两五钱　儿茶　乳香去油　琥珀　轻粉　水银同轻粉研,不见星　麝香各三钱

以上各称足分两，各研为末。如无真天竺黄，以真胆星三两代之。再用好黄蜡二十四两炼净，滚汤生定，将药投入，不住手搅匀，取出装磁罐内备用。

---

① 麒麟竭：血竭之别名，为棕榈科植物麒麟竭果实及树干中的树脂。味甘、咸，性平。有散瘀定痛、止血生肌之功效。

黎洞丸

歌曰：黎洞丸中牛麝冰　雄黄天竺大黄藤
　　　儿茶血竭参三七　阿魏还同乳没称

治跌打损伤，瘀血奔心，昏晕不省，及一切无名肿毒，昏困欲死等证。

京牛黄　冰片　麝香各二钱五分　阿魏　雄黄各一两　大黄　儿茶　三七　天竺黄　瓜儿血竭　乳香　没药各二两，去油　藤黄二两，隔汤煮十数滚，去浮沫，用山羊血五钱拌晒，如无山羊血，即以子羊血代

以上十三味共为细末，将藤黄化开为丸，如芡实大。若干稍加白蜜，外用蜡皮封固。内服用无灰酒送下，外敷用茶卤磨稠粘涂之。忌一切生冷发物。

八珍汤

歌曰：八珍四物四君匀　地芍芎归治血真
　　　参术苓甘能补气　调和营卫有奇勋

治失血过多之后，气血两亏。服此以调营卫。

生地　当归　白芍　川芎　人参　白术　茯苓　甘草

以上俱以河水煎服，分两随症轻重。

甘葱煎

歌曰：甘葱二味煮成汤　温洗诸般脓水疮
　　　换贴膏时先净洗　庶无秽气药相当

治诸疮有脓水者，洗净用药。

甘草　大胡葱

以上二味煎浓汤，候温可洗患处。

金枪铁扇散

歌曰：金枪铁扇散　松柏降材香
　　　乳没明矾共　象皮和末镶

治破伤流血及溃烂，收湿、拔毒、生肌。

乳香二两　没药二两　明矾一两　松香一两　降香一两　象皮二两　老材香即古棺材内之陈石灰也，二两　黄柏一两

上药共为极细末，磁瓶收贮。

和营养卫汤

歌曰：和营养卫用参芪　归芍防风及桂枝
　　　苓术陈甘加姜枣　血虚之症服斯宜

此方气血并补，调理之剂。

人参　黄芪　当归　白芍　白术　防风　云苓　桂枝　陈皮　甘草

加姜、枣煎服。

羌活汤

歌曰：羌活防风汤　甘芎藁本当
　　　　细辛榆白芍　在表服之康

治破伤风，邪在太阳经等症。

羌活　防风　细辛　藁本　白芍　川芎　当归　地榆　甘草

加生姜、黑枣服。

承气汤

歌曰：承气朴芒硝　大黄枳实邀
　　　　救阴并泻热　急下独功超

治阳明证，燥实便闭不通。

大黄　芒硝　厚朴　枳实

用水煎服。

柴胡汤

歌曰：柴胡汤解表　甘草与人参
　　　　半夏黄芩共　煎加姜枣吞

治少阳半表半里之症。

柴胡　人参　半夏　黄芩　甘草

加姜、枣煎服。古方用人参，如力艰者，可以党参代之。

犀角地黄汤

歌曰：犀角地黄芍药丹　血升胃热火邪干
　　　　斑黄阳毒皆堪治　或益柴芩总伐肝

治上焦蓄血，胃火上冲而吐，及斑黄阳毒等证。

生地　白芍　丹皮　犀角

河水煎服。

桃仁承气汤[①]

歌曰：桃仁承气五般奇　甘草硝黄并桂枝
　　　　热结膀胱小腹胀　如狂蓄血最相宜

治中焦蓄血，小腹满如狂等症。

桃仁去皮尖，研　大黄　芒硝　桂枝　甘草

以上河水煎服。

---

① 汤：原书脱，各本同，据目录补。

抵当汤

歌曰：抵当水蛭及虻虫　桃核将军猛烈雄
　　　　蓄瘀逢之顷刻化　虚人体弱莫轻攻

治下焦蓄瘀不解，服此能散瘀。若体弱之人忌服，宜四物加味可也。

水蛭　虻虫　桃仁　大黄

用河水煎服。先去渣，温服。如不下，再服二煎。

四物汤

歌曰：四物地芍与归芎　血家百病此方通
　　　　八珍合入四君子　气血双疗功独崇

养血通用之剂。

生地　当归　白芍　川芎

以河水煎服。

复元通气散

歌曰：复元通气木茴香　山甲青陈贝母良
　　　　白芷漏芦甘草共　瘀消气畅不为殃

治气滞不舒，瘀结作痛。

木香　茴香　穿山甲　青皮　甘草　陈皮　白芷　贝母　漏芦

水调服。

参黄散

歌曰：参黄三七大黄君　朴实桃仁归尾臣
　　　　赤芍红花山甲片　郁金胡索桂甘青
　　　　柴胡引用为佐使　实体初伤用酒斟

治体实重伤。逐瘀下降、疏通之要药。

参三七[①]一两　大黄四两　厚朴一两　枳实一两　桃仁三两　归尾三两　赤芍一两五钱　红花五钱　穿山甲五钱　郁金一两　胡索一两　肉桂五钱　柴胡六钱　甘草四钱　青皮一两

共为细末，酒调送下。

复元活血汤

歌曰：复元活血汤柴胡　花粉当归山甲俱
　　　　桃核红花大黄草　损伤瘀血酒煎祛

治损伤积血，能祛瘀生新。

---

① 参三七：三七之别名，为五加科植物人参三七的根。味甘，微苦，性温。有止血、散瘀、消肿、止痛之功效。

柴胡　花粉　当归　山甲　桃仁　红花　大黄　甘草

用陈酒煎服。

紫金丹

歌曰：紫金没药自然铜　血竭川乌土狗同

苏粉降香松节末　乳香龙骨助成功

消瘀止痛，能去骨节经络之宿伤。

没药一两　血竭五钱　降香一两　自然铜二两　乳香一两　松节一两　苏木一两　川乌一两　土狗一两，即蝼蛄　龙骨五钱

共为极细末，糯米粥汤捣和为丸，朱砂为衣。

祛伤散

歌曰：祛伤散辅配均加　续桂全归兼五加

羌独芎牛堪作使　细辛乌药及红花

二乌制入兼甘草　经络之伤酒服佳

能通经活络，散寒去瘀。疏散之药。

川断一两五钱　全归二两　羌活一两　独活一两　加皮一两五钱　川芎五钱　牛膝一两　肉桂三钱　草乌五钱　细辛四钱　乌药一两　红花五钱　川乌五钱　甘草五钱

共为细末，热酒冲服。

通关散

歌曰：通关散皂末　白芷细辛研

冰麝蟾酥及　吹鼻得嚏痊

吹鼻中取嚏，通经之要药。

牙皂五钱　白芷三钱　细辛三钱　冰片二分　麝香二分　蟾酥五分

共为极细末，收入磁瓶内用。

夺命丹

歌曰：夺命丹中地鳖虫　儿茶乳没自然铜

红花归尾桃仁竭　碎补将军朱麝红

治一切重伤险症，脏腑蓄瘀危急之候，服之能通关窍。

归尾三两　桃仁三两　血竭五钱　地鳖虫一两五钱　儿茶五钱　乳香一两　没药一两　自然铜二两　红花五钱　大黄三两　朱砂五钱　骨碎补一两，去毛　麝香五分

共为细末，用黄明胶熟化为丸，朱砂为衣。每用一丸，陈酒磨冲服。

开牙散

歌曰：开牙用乌梅　细嚼烂如泥

冰麝同研末　牙开药可挤

治牙关紧闭，药不得入。

乌梅肉　冰片　麝香

上药：将乌梅嚼烂，冰、麝细研，合涂牙上，即开。

接骨紫金丹

歌曰：接骨然铜地鳖虫　地龙龙骨麝香同

　　　　石脂鹿角川乌引　滑石调和乳没功

治一切骨碎损断，服之能续。

地龙一两　龙骨二两　麝香五分　自然铜三两　川乌一两，姜制　滑石四两，水飞，醋炒　地鳖虫二两　赤石脂二两，醋炒　乳香一两五钱　没药一两五钱　鹿角霜二两

各为极细末，用鹿角胶烊化，捣和为丸，如弹子大，朱砂为衣，陈酒化下。

万灵膏

歌曰：万灵膏共蛇床煎　透骨鹤筋二草仙

　　　　赤芍红花芎归竭　然铜乳没半两钱

　　　　丁香根与茅山术　牛膝加皮桂附川

　　　　萆薢鹿茸虎胫麝　秦艽夏斛木香全

治跌打损伤。消瘀散毒，舒筋活血，止痛接骨如神，兼去麻木、风痰、寒湿、疼痛等证。

鹤筋草　透骨草　当归酒洗　自然铜醋淬七次　丁香根　血竭　没药各一两　川芎八钱　赤芍二两　红花一两　半两钱一枚，醋淬　川牛膝　五加皮　石菖蒲　苍术各五钱　木香　秦艽　蛇床子　肉桂　石斛　川附子制　半夏制　萆薢　鹿茸各三钱　虎胫骨一对　麝香二钱　乳香一两

上除血竭、没药、麝香三味各研细末另包外，共二十三味，先将香油十斤，微火煨浸三日，然后将群药入油内熬黑为度，去渣，加黄丹五斤，再熬将至滴水成珠，离火俟少时药温，将血竭、没药、麝香下入搅匀，取起出火气。

定痛散

歌曰：定痛散龙骨　二乌并乳没

　　　　蟾酥共川椒　醋捣敷如失

以敷伤处，即能止痛，但皮肉破者不用。

川乌五钱　草乌五钱　乳香一两　白龙一两　蟾酥烧酒烊化少许　没药一两　川椒一两

共为末，醋调敷患处。

混元膏

歌曰：混元膏用羚羊血　没药漏芦白及甘

　　　　栀子大黄升雄麝　红花白芨醋熬煎

治打扑损伤，骨碎筋翻，瘀血凝聚。消青紫肿痛。

羚羊血五钱　没药五钱　漏芦三钱　红花三钱　大黄二钱　麝香三钱　升麻三钱　白

及五钱　生栀子二钱　明雄黄五钱　白芨三钱　甘草三钱

共为细末，用社醋熬成膏，敷于顶上。

八厘散

歌曰：八厘然铜半两钱　红花木鳖麝丁全

乳香没药同苏木　血竭调和酒服痊

治跌打损伤，接骨散瘀。

苏木面一钱　乳香三钱　没药三钱　半两钱一钱　自然铜　红花　血竭各三钱　麝香　丁香　番木鳖一钱，油炸去毛

共为细末，黄酒温服，或童便调亦可。

散瘀和伤汤

歌曰：散瘀和伤水醋煎　红花木鳖共生甘

葱须碎补生半夏　熏洗诸伤数次痊

治一切碰撞损伤，瘀血积聚。

番木鳖油炸去毛　原红花　生半夏各五钱　骨碎补　甘草各三钱　葱须一两

水五碗煎滚，入醋二两，再煎十数滚，熏洗患处，一日数次。

加减苏子桃仁汤

歌曰：苏子桃仁汤润肠　麦冬赤芍竹茹良

红花苏木能消瘀　加减陈皮水煮尝①

治瘀血内聚，心经瘀热，大肠干燥者。

苏子三钱　苏木一钱　红花一钱　桃仁　麦冬　橘红各三钱　赤芍　竹茹　当归各二钱，酒洗

水二钟，煎一钟；渣二钟，煎八分。温服。

导气通瘀锭

歌曰：通气导瘀锭②　巴豆共斑蝥

元麝葱涎蜜　耳聋也可疗

专治耳聋之奇方。

用不去油巴豆一个，斑蝥三个，麝香少许，以葱涎、蜂蜜和捻如麦粒形，丝棉裹，置耳中。响声如雷，勿得惊惧，待二十一日耳中有脓水流出，方可去锭，奇妙无比。

---

① 陈皮：志远堂本同，千顷堂本作"陈酒"。
② 通气导瘀锭：各本同，据方名当作"导气通瘀锭"。

补气养血汤

歌曰：补气养血汤　四君四物襄
　　　　黄芪和肉桂　气血自然康

治营卫不足，气血兼补之剂。

人参　白术　甘草　白茯　生地　当归　白芍　川芎　黄芪　肉桂

以河水煎服。

疏风养血汤

歌曰：疏风养血汤　荆芥共羌防
　　　　芎芍秦艽薄　红花花粉当

治破伤失血后调养之剂。

荆芥　羌活　防风　川芎　花粉　白芍　秦艽　薄荷　红花　当归

用河水煎服。

生肌散

歌曰：生肌珠粉珀　龙骨象皮冰
　　　　轻粉儿茶竭　黄连共末成

治穿溃损烂，生肌收敛。

真珠　琥珀　龙骨　象皮　黄连　冰片　轻粉　儿茶　血竭

共研细末，磁瓶收用。

止血定痛散

歌曰：止血定痛用当归　乳没桃仁续断随
　　　　乌药荆防同白芍　木通甘草共陈皮

治失血伤痛，难忍者用之。

当归二两　乳香一两　没药一两　桃仁二两　川断二两　乌药八钱　荆芥五钱　防风五钱　白芍一两五钱　木通五钱　甘草五钱　陈皮一两

上药共为细末，酒调服。

人参紫金丹

歌曰：人参紫金归苓甘　碎补加皮五味全
　　　　血竭丁香同没药　气虚血脱服之痊

此丹提补元气，健壮脾胃，止渴生津，增长精神，和通筋血，被跌仆闪撞而气虚者最宜服之。

人参三钱　丁香一两　五加皮二两　甘草八钱　茯苓二钱　当归一两，酒浸　骨碎补一两　血竭一两　五味子一两　没药二两，去油

共为细末，炼蜜为丸。每服三钱，早晚淡黄酒化服，或童便化服亦可。

收珠散

歌曰：收珠散血竭　冰片乳香方
　　　没药同为助　星眸复旧光

治眼珠落出者点之。

血竭二钱　冰片二分　乳香四钱，去油　没药四钱，去油

上药共为极细末，磁瓶收贮。

还睛汤

歌曰：还睛汤固本　白茯共人参
　　　枸杞苁蓉入　二冬二地存

治目伤睛暗者，可以还光。

人参　云苓　枸杞　肉苁蓉　天冬　麦冬　生地　熟地黄

上方用河水煎服。

明目地黄汤

歌曰：明目地黄汤泽泻　茯苓山药牡丹皮
　　　山萸枸杞兼甘菊　石决当归白蒺藜

调理伤目之剂，极效。

生地　泽泻　茯苓　山药　萸肉　枸杞　甘菊　当归　石决明　白蒺藜　丹皮

上药用河水煎服。

健脾养胃汤

歌曰：健脾养胃术参芪　归芍陈皮共小茴
　　　山药茯苓兼泽泻　中宫健运却无虞

调理脾胃之剂。

人参　白术　黄芪　归身　白芍　陈皮　小茴　山药　云苓　泽泻

上方用河水煎服。

止痛生肌散

歌曰：止痛生肌散象皮　儿茶乳没石膏煨
　　　黄丹三七均为末　刀斧诸伤掺效奇

能长肉、生肌、收口。

象皮一两　儿茶三钱　乳香五钱　没药五钱　石膏一两　黄丹三钱　三七五钱

共为细末，掺伤口上。

八仙逍遥汤

歌曰：八仙逍遥汤　荆防黄柏当
　　　苦参芎椒合　甘草牡丹苍

专洗跌扑损伤，肿硬疼痛，及一切冷振风湿，筋骨血肉肢体酸痛诸证。

防风　　荆芥　　川芎　　甘草各一钱　　当归酒洗　　黄柏　　茅山苍术①　　牡丹皮　　川椒各二钱　　苦参五钱

共入白布袋内，扎口，水煎滚，熏洗患处。

大神效活络丹

歌曰：神效活络治疯瘫　　四十八味炼成丹
　　　乌白二蛇全蝎炙　　僵蚕龟板地龙干
　　　朱砂乳没真天竺　　血竭松香碎补还
　　　白蔻芎归苓术葛　　羌防麻桂细辛关
　　　天麻乌药青皮藿　　黑附丁香虎胫端
　　　何首元参连白芷　　黄芪熟地大黄颁
　　　威灵草蔻牛黄麝　　犀角沉香赤芍安
　　　冰片生甘和鼠粪　　拘挛诸痹尽可餐

此丹宣畅气血，通利经络，并风湿诸痹，口眼㖞斜，半身不遂，行步艰难，筋骨拘挛，手足疼痛等证。

白花蛇酒浸焙　　乌梢蛇酒浸焙　　麻黄去节　　防风　　炙甘草　　官桂　　草豆蔻　　羌活　　元参　　天麻　　藿香　　何首乌　　白芷　　川连　　黄芪　　熟地黄　　川大黄各二两　　辽细辛　　赤芍药　　朱砂水飞　　没药去油　　乳香去油　　真僵蚕去黑嘴，炒　　天竺黄　　败龟板酥炙　　丁香　　虎胫骨酥炙　　乌药　　青皮　　黑附子　　白蔻仁炒　　骨碎补　　白茯苓　　于白术土炒　　当归酒洗　　沉香各一两　　全蝎去毒　　葛根　　威灵仙各二两五钱，酒浸　　犀角　　瓜儿血竭各七钱五分　　麝香五钱　　地龙五钱七分　　净松香五钱　　两头尖　　川芎各二两　　京牛黄　　片脑各二钱五分

共为细末，炼蜜为丸，金箔为衣，每丸重一钱，以蜡皮封裹。温酒化送，随病上下，食前后服。

麻仁丸

歌曰：麻仁丸润汤　　归尾大黄羌
　　　桃核麻仁共　　蜜丸白水尝

治血燥便闭，润肠养血之剂。

归尾　　大黄　　麻仁　　羌活　　桃仁

上方以总药为末，炼蜜为丸，白汤送下。

收膜散

歌曰：收膜散内用乌梅　　五倍绿矾佐使随

---

① 茅山苍术：产于江苏茅山地区苍术，质量好，又称"茅术"。

若遇油膜来突出　醋调敷上立收回

乌梅一两，去核　五倍五钱　绿矾三钱

共研为末，醋调敷上，立收。

舒肠活血汤

歌曰：舒肠活血索归芎　桃核将军大腹青

续断红花并枳壳　木通利水即安宁

治腹伤肠出等症。

川芎　归身　桃仁　大腹皮　青皮　红花　续断　延胡索　枳壳　木通　大黄

水煎温服。

万灵丹

歌曰：万灵茅术蝎归芎　石斛天麻荆芥雄

羌细麻黄甘草共　二乌何首及防风

治破伤风重症。发汗通经，解一切毒。

茅术米泔炒，八两　全蝎　石斛　天麻　川芎　羌活　防风　荆芥　细辛　川乌汤泡去皮，姜汁煮　草乌制同上　何首乌　雄黄六钱，研　当归　麻黄　炙草各一两

上为细末，炼蜜为丸。每药一两分作四丸、一两作六丸、一两作九丸三等做下，以备年岁老壮、病势缓急取用。预以朱砂六钱研细，水飞为衣，磁瓶收贮。

玉真散

歌曰：玉真散用芷星风　羌附天麻好和同

热酒一钟敷服后　破伤风症奏神功

治破伤风，疮口溃烂诸证。

南星　防风　白芷　天麻　羌活　白附子各等分

上为末，每服二钱，热酒一钟调服，更敷患处。

代痛散

歌曰：代痛散蟾酥　乳香没药多

二乌同何首　敷洗痛如无

敷伤处便觉麻木，其痛可止。

生川乌五钱　乳香一两　没药一两　草乌五钱，生用　何首乌一两　蟾酥三钱，火酒烊化

共为末，用烧酒调敷，或姜汁亦可。

地黄汤

歌曰：地黄汤六味　熟地山萸济

淮药共丹皮　泽泻茯苓利

治阴虚怯弱，肝肾不足之证。

熟地黄　山萸肉　淮山药　白茯苓　牡丹皮　建泽泻
以河水煎服。

壮筋养血汤

歌曰：壮筋养血芍归芎　续断红花生地同
　　　牛膝丹皮杜仲炒　筋舒血活自然松

治伤筋络，调理之剂。

白芍　当归　川芎　川断　红花　生地　牛膝　丹皮　杜仲
河水煎服。

宽筋散

歌曰：宽筋散羌防　续断桂枝当
　　　芍药和甘草　筋舒痛自良

宽筋止痛。

羌活一两　防风一两　续断一两　桂枝四钱　当归一两五钱　芍药一两　甘草四钱
共为末，陈酒调下。

补肾壮筋汤

歌曰：补肾壮筋汤　萸牛熟地当
　　　加皮苓续断　杜仲芍青方

治肾经虚损，常失下颏。

熟地　当归　牛膝　山萸　云苓　川断　杜仲　白芍　青皮　五加皮
用河水煎服。

舒筋活血汤

歌曰：舒筋活血羌防荆　独活当归续断青
　　　牛膝加皮并杜仲　红花枳壳又通经

治失骱后调理之剂。

羌活　防风　荆芥　独活　当归　续断　青皮　牛膝　加皮　杜仲　红花　枳壳
用河水煎服。

生血补髓汤

歌曰：生血补髓汤　芍地芎芪当
　　　杜仲加牛膝　红花续断尝

治上骱后补虚之剂。

生地　白芍　川芎　黄芪　牛膝　红花　当归　续断
用河水煎服。

和营止痛汤

歌曰：和营止痛芍归芎　苏木桃仁续断同

　　　　乌药陈皮共乳没　木通甘草辅成功

活血通经止痛，去瘀生新之剂。

赤芍　归尾　川芎　苏木　陈皮　乳香　桃仁　续断　乌药　没药　木通　甘草

上药以河水煎服。

健步虎潜丸

歌曰：健步虎潜丸　首乌虎胫坚

　　　　锁阳参术地　姜附威灵仙

　　　　龟鹿胶黄柏　羌牛杜仲全

　　　　当归同白芍　炼蜜共为丸

专治跌打损伤，血虚气弱，下部腰胯膝腿疼痛，酸软无力，步履艰难。服此药至一百日，舒筋止痛，活血补气，健旺精神。

龟胶 蛤粉炒成珠　鹿角胶 制同上　虎胫骨 酥油炙　何首乌 黑豆拌，蒸晒各九次　川牛膝 酒洗晒干　杜仲 姜汁炒断丝　锁阳　威灵仙 酒洗　当归各二两，酒洗晒干　黄柏 酒洗晒干，盐水拌少许酒炒　人参 去芦　羌活　白芍 微炒　云白术各一两，土炒　熟地二两　大川附子一两五钱，童便、盐水各一碗，生姜一两切片，同煮一日令极熟，水干再添盐水，煮毕取出，剥皮切片，又换净水，入川黄连五钱、甘草五钱同煮，长香三炷，取出晒干如琥珀色，明亮可用。

上药共为细末，炼蜜和丸，如桐子大。每服三钱，空心淡盐汤送下，冬日淡黄酒送下。

补筋汤

歌曰：补筋归地芍　乳没白云苓

　　　　碎补丁陈入　红花酒煮吞

治跌扑伤筋，血脉壅滞，宣肿青紫疼痛等证。

当归一两　熟地黄　白芍药各二两　红花　乳香　白茯苓　骨碎补各一两　陈皮二两　没药三钱　丁香五钱

上方用水、酒煎服。

补筋丸

歌曰：补筋丸熟地　山药牡丹皮

　　　　莲蕊苁蓉膝　蛇床丝子肥

　　　　加皮沉丁木　参茯木瓜归

　　　　炼蜜为丸服　筋伤可挽回

治筋翻、筋挛、筋胀、筋粗、筋聚、骨错，血脉壅滞，宣肿青紫疼痛等证。

好沉香　丁香　川牛膝　白云苓　白莲蕊　肉苁蓉　菟丝子　当归酒洗　熟地黄　牡丹皮　宣木瓜各一两　山药八钱　人参　广木香各一钱　五加皮　蛇床①各一两

共为末，炼蜜为丸，如弹子大。每服三钱，用无灰酒送下。

麻桂温经汤

歌曰：麻桂温经汤治寒　红花白芷细辛餐
　　　桃仁赤芍姜葱入　国老和中危自安

治伤后着寒，通经活络去瘀。

麻黄　桂枝　红花　白芷　细辛　桃仁　赤芍　甘草

用河水煎服。

安胎和气饮

歌曰：安胎和气饮　归芍地黄芎
　　　白术条芩入　砂仁为末冲

治孕妇受伤。

当归　白芍　生地　川芎　条芩　白术　砂仁

用河水煎服。

人马平安散

歌曰：人马平安散治痧　西黄元麝共硼砂
　　　火硝金箔梅花片　飞净朱砂搐鼻瘥

治一切痧暑秽恶之气着人，触鼻即安。

西黄②一钱　麝香一钱五分　硼砂五钱　火硝三钱　梅花冰片三钱　金箔百张　朱砂六两，水飞

共研为细末。

蟾酥丸

歌曰：蟾酥烊化共为丸　茅术朱砂丁麝甘
　　　雄大二黄宜配合　二麻重用治痧痉

治一切痧秽等恶气中人脏腑，服之即愈。

麝香三钱　丁香六钱　大黄六两　雄黄三两六钱　茅术三两　麻黄三两六钱　天麻三两六钱　朱砂三两六钱　蟾酥九钱　甘草三两四钱

上药共研细末，将烧酒化烊蟾酥为丸。如不敷，再加糯米糊和为丸，朱砂为衣。

---

① 蛇床：蛇床子之别名，为伞形植物蛇床的果实。味辛、苦，性温。有祛风、燥湿、杀虫之功效。
② 西黄：产于我国西北地区的牛黄，又称"西牛黄"。因产地不同，前冠地区名以区别，有"东黄""京牛黄""金山牛黄""印度牛黄"。西黄味苦、甘，性凉，有清心、化痰、利胆、镇惊之功效。

再造紫金丹

歌曰：再造金丹元麝冰　西黄文蛤共千金
　　　茅菇大戟雄黄配　外着朱砂血染新

治一切秽恶痧暑之毒，山岚瘴气闭塞脏腑经络，昏迷不醒，呕吐等症。

元麝一两五钱　冰片一两五钱　西黄七分半　文蛤七两五钱　朱砂七钱五分　千金霜五两　茅菇十两　雄黄五两　大戟肉十两

上药共研极细末，饭捣和为丸，朱砂为衣。

加味逍遥散

歌曰：加味逍遥归芍荷　柴胡白术茯苓扶
　　　丹皮河水山栀服　肝火平时血自和

治肝经火郁，胸胁闷痛，日晡发热。

柴胡　当归　白芍　薄荷　白术　茯苓　丹皮　山栀

上药共为末，白滚汤送下。

四君子①汤

歌曰：四君汤参术　苓草枣姜煎
　　　气弱人宜服　阳生阴长全

此治气虚怯弱，扶元固卫。

白术　人参　白茯　甘草

上药以河水煎服。

补中益气汤

歌曰：补中益气芪术陈　升柴参草当归身
　　　虚劳内伤功独擅　亦治虚阳外感因
　　　木香苍术易归术　调中益气畅脾神

治虚劳内伤、中气下陷。

黄芪　人参　当归　白术　柴胡　升麻　陈皮　甘草

以河水煎服。

百合散

歌曰：百合芎归赤芍地　丹皮犀角郁金连
　　　芩栀侧柏生军芥　童便调和立可痊

治打扑伤损，败血流入胃脘，色如豆汁，从呕而出。形体实者宜之。

犀角　郁金　丹皮　黄连　当归　川芎　赤芍　生地　百合　侧柏叶　荆芥　黄芩　栀子　大黄

---

① 子：原书脱，各本同，今据目录补。

共为末，陈酒或童便调服。
加味芎归汤
歌曰：加味芎归汤　川芎百合良
　　　当归同白术　荆芥水煎尝
治伤损呕血，形体虚弱。
当归　川芎　百合　白术　荆芥
上方以河水煎服。
当归补血汤
歌曰：当归补血芎归芍　乳没翘防独与羌
　　　杜断地黄兼白芷　气虚参共术芪尝
附古：古方仅用归芪者　亦号当归补血汤
治出血过多，脉浮洪大、重按全无，血虚发热者宜之。
黄芪　当归　川芎　芍药　羌活　独活　连翘　防风　乳香　没药　生地　杜仲　续断　人参　白术　白芷
用河水煎服。
圣愈汤
歌曰：圣愈汤芎归　参芪二地随
　　　血亡并肉瞤　筋惕服斯宜
治筋惕肉瞤，亡血过多之证。
人参　黄芪　川芎　当归　生地　熟地
上方用河水煎服。
加味归脾汤
歌曰：加味归脾参术芪　茯神远志枣仁归
　　　木香栀子丹皮草　龙眼煎加姜枣随
治胸腹不利，食少无寐，脾气郁结。
人参　黄芪　白术　茯神　枣仁　栀子　远志　木香　当归　丹皮　龙眼　甘草
药水煎①。
当归导滞散
歌曰：当归导滞散　一两大黄君
　　　归用二钱半　麝香少许群
治腹胀胸痛，大便不通，喘咳吐血，及血瘀停滞。

---

① 上药水煎：各本同，据歌括当加姜、枣煎。

大黄　当归　麝香

共为细末，磁器收贮。

加味承气汤

歌曰：加味承气汤　大黄朴实当
　　　　芒硝红甘草　蓄瘀立时康

治损伤蓄血，腹痛，大便不通。

大黄　芒硝　枳实　厚朴　红花　甘草

水煎服。

地龙散

歌曰：地龙散治脊腰伤　官桂麻黄黄柏当
　　　　苏木桃仁和国老　太阳留血水煎尝

治腰痛、脊痛，因瘀血留太阳经。

地龙　官桂　苏木各九分　麻黄七分　归尾二钱五分　桃仁九个　黄柏　甘草三钱五分

共为细末，水调服。

护心丸

歌曰：护心丸内用牛黄　血竭辰砂乳没方
　　　　木耳灰研蜜炼服　攻心之患不须防

治汤火之患，毒气攻心，及瘀血上冲昏晕等症。

牛黄一钱　血竭四钱　辰砂水飞为衣　木耳灰一两　乳香　没药各一两五钱

共研为末，炼蜜为丸。

化瘀散

歌曰：化瘀大黄干漆桃　红花土狗青皮调
　　　　川芎枳朴和甘草　赤芍归须饮即消

治杖后瘀毒上攻，一切蓄瘀作痛。

大黄三两　干漆五钱　桃仁二两　土狗一两　青皮一两　川芎一两　枳实一两五钱　厚朴一两　赤芍一两五钱　归须二两　甘草五钱　红花一两

上药共为细末，炼蜜为丸。

逐瘀定痛散

歌曰：逐瘀归须索五灵　红花赤芍共桃仁
　　　　乳香没药穿山甲　甘草和中痛自宁

治夹棍后瘀血不散。

归尾三两　胡索二两　红花一两　五灵脂三两　赤芍一两　桃仁二两　甘草五两　穿山甲一两　乳香　没药各一两五钱

共为细末，陈酒调服。

定痛和血汤

歌曰：定痛汤和血　红花乳没灵
　　　　蒲黄芄续断　归尾及桃仁

治夹棍后调理之剂。

乳香　没药　红花　当归　秦芄　川断　蒲黄　五灵脂　桃仁

水、酒各半煎服。

花蕊石散

歌曰：花蕊乳香没药羌　紫苏朴芷细辛当
　　　　乌头苏降蛇含石　檀麝星龙轻粉方

治一切疮口湿烂肿痛等处掺之。

花蕊石一两　紫苏五钱　厚朴五钱　白芷三两　乳香五钱　羌活五钱　没药五钱　细辛四钱　草乌三钱　龙骨五钱　苏木五钱　降香五钱　当归一两　檀香三钱　蛇含石①五钱　麝香三分　南星三钱　轻粉三钱

共为细末，敷掺伤处。

褐②铁散

歌曰：褐铁石研末　水仙根捣汁
　　　　调和涂疮上　铁物随能出

治铁珠入肉不出。

褐铁石　水仙根③

将褐铁石为细末，再将水仙根捣烂绞汁，和涂患处。

扶危散

歌曰：扶危散内主斑蝥　按日加添糯米炒
　　　　滑石雄黄元麝少　酒吞疯犬毒能消

治疯犬咬毒，逐恶物血片从小便而出。

斑蝥按日数用之，如犬咬七日用七个，十日用十个，去翅足，加糯米同炒焦黄色，去米用蝥　滑石一两，水飞　雄黄一钱　麝香二分

共研细末，每服酒下一钱，不饮酒者，米汤调下。

---

① 蛇含石：又名"蛇黄"，为氧化物矿物褐铁矿的结核。味甘，性寒。有安神镇惊、止血定痛之功效。
② 褐：原书作"碣"，志远堂本同，据千顷堂本改。下同，不再注。
③ 水仙根：为石蒜科植物水仙的鳞茎，其花名"水仙花"。味甘、苦，性寒，有治痈肿疮毒、虫咬、鱼骨哽之功效。

琥珀碧玉散

歌曰：琥珀碧玉散生甘　滑石能调六腑宣
　　　　青黛研和同琥珀　灯心汤下溺如泉

治服扶危散后，毒物血片填塞茎中，小水涩痛如淋者。

滑石六两　甘草一两　琥珀五钱　青黛八分

共研细末，每服三钱，灯心汤下。

玄妙饮

歌曰：玄妙饮疗汤火毒　芩连花粉共元参
　　　　山栀炒黑陈皮桔　甘草和中药不争

此方能解汤火之毒。

黄连　花粉　元参　黑山栀　陈皮　桔梗　甘草　黄芩

用河水煎，温服。

苏合丸

歌曰：苏合丸须苏附良　麝安薰陆木丁香
　　　　冰犀白术沉香合　炼蜜朱衣蜡壳镶

治一切恶毒之气中人，关窍不通者，服之能通关辟邪解毒。

苏合香一两　元麝香三分　安息香三钱　薰陆香三钱　广木香五钱　水沉香五钱　母丁香五钱　香附子一两　冰片三分　白术五钱　犀角三钱

炼蜜为丸，朱砂为衣，外蜡为壳。

瓜皮散

歌曰：瓜皮散二味　炒脆牛皮胶
　　　　为末酒调服　汗淋病自消

治伤后发汗。

冬瓜皮　牛皮胶等分

为细末，酒调服。

胜金散

歌曰：胜金散降香　地鳖及归须
　　　　共末酒调服　遍身疼痛除

能消瘀降气。

降香五钱　归须一两　地鳖虫五钱

共为细末，酒调下。

硫麝散

歌曰：硫麝硫黄及麝香　不能言语此方良
　　　　服之卧被人牵滚　吐出痰涎无祸殃

此药能吐去恶物。

硫黄　麝香

共为末，滚水冲服。

虻虫散

歌曰：虻虫散用牡丹皮　二味兼和干漆灰

　　　若遇宿伤酒饮下　瘀消痛止最相宜

专治宿伤蓄瘀凝结，能化瘀为水。

牛虻虫一两　牡丹皮一两　干漆灰五钱

夏天将牛身上饱血虻虫阴干为末，和丹皮、漆灰。酒冲服。

卷　四

附录各家秘方

正骨紫金丹

治跌打扑坠，闪错损伤，并一切疼痛，瘀血凝聚。

丁香　木香　瓜儿血竭　儿茶　熟大黄　红花各一两　当归头　莲肉　白茯苓　白芍各二两　丹皮五钱　甘草三钱

共为末，炼蜜为丸。每服三钱，童便调下，或黄酒亦可。

疏血丸

此药止血开胃。

百草霜三钱　好阿胶蛤粉炒成珠　藕节　侧柏叶　茅根　当归各一两，酒洗

共为细末，炼蜜为丸，如桐子大。每服五钱，早晚老酒送下。

乌龙膏

此膏治跌打损伤，筋断骨折，肿硬青紫。

百草霜三钱　白及五钱　白蔹三钱　百合五钱　百部三钱　乳香三钱　没药五钱　麝香一分　糯米一两，炒　陈粉子四两炒，隔年者佳

共为细末，醋熬为膏。

塞鼻丹

此丹治跌打损伤，鼻中流血不止，神气昏迷，牙齿损伤，虚浮肿痛者，及一切衄血之证，皆可用之。

朱砂　麝香　丁香　乌梅肉　川乌　草乌　当归　山柰各一钱　乳香三钱　皂角

共为细末，用独头蒜泥为丸，以丝棉包裹，塞于鼻中。

补肌散

止血，除痛，辟风，续筋骨，生肌肉。

地黄苗　地菘①　青蒿　苍耳苗　赤芍药各五钱，水煎取汁　生艾汁三合

上药以五月五日、七月七日午时修合。以前药汁拌石灰阴干，入黄丹三两，更杵为细末。凡有伤折出血者，用药包封，不可摇动，约至十日可瘥，不脓不肿。

定痛膏

治打扑伤损，动筋折骨，跌磕，木石压伤肿痛。

芙蓉叶二两　紫荆皮　独活　南星生　白芷各五钱

上药共为末，加马齿苋一两捣极烂，和药末一处，用生葱汁、老酒和炒暖敷。

止痛散

止痛消肿，活血通经，辟风驱寒。

防风　荆芥　当归　蕲艾　牡丹皮　鹤虱　升麻各一钱　苦参　铁线透骨草　赤芍药各二钱　川椒三钱　甘草八分

共为末，装白布袋内，扎口煎滚熏洗。

白胶香散

治皮破筋断。

白胶香一味，为细末，敷之。

补损续筋丸

治跌打扑坠，骨碎、筋断、肉破，疼痛不息。

当归五钱，酒洗　川芎　白芍　炒熟地各三钱　广木香　牡丹皮　乳香去油　没药各五钱，去油　骨碎补　自然铜　红花　朱砂五钱　瓜儿血竭三钱　丁香一钱　人参一两　虎骨二两，酥油炙　古铜钱三文

共为细末，炼蜜为丸。每服三钱，黄酒、童便化服。

补损接骨仙丹

治证同前。

当归酒洗　川芎　白芍　熟地　补骨脂　五灵脂　广木香　地骨皮　防风各五钱　乳香去油净　没药去油净　血竭各一钱

上锉一处，用夜合花树根皮五钱，同入大酒壶内，加烧酒同煮，一炷香取出温服。

止血定痛生肌散

治伤损等证失血过多，或因克伐致血气耗损，恶寒发热烦躁。

乳香去油净　没药去油净　龙骨各三钱　血竭二钱　黄丹五钱，飞过　香白芷二钱五分　软石膏一两，煅去火毒　樟脑少许

---

① 地菘：天名精之别名，为菊科植物天名精的根及茎叶。味辛，性寒，有祛痰、清热、凉血、止血、解毒、杀虫之功效。

共为细末，磁器盛之。每以掺患处，止痛生肌。

回阳玉龙膏

专敷跌打损伤，气虚寒冷。

草乌二钱，炒　南星一两，煨　军姜一两，煨　白芷一两　赤芍一两，炒　肉桂五钱

共为末，葱汤调搽，热酒亦可。

太乙膏

治伤口不收，贴之生肌长肉。

香麻油　当归　生地　生甘草

三味入油内，炸枯去渣，再以丝绵滤净，再入净锅熬至滴水不散，入炒飞黄丹八两，又用慢火熬至滴水成珠取起，少倾入白蜡、黄蜡各一两，微火再熬，取起少定，入去油净乳香、没药各五钱，搅匀，收磁器内，过三宿可贴。

保命丹

治跌打损伤。

巴霜[1]一钱，去油　黑丑一钱　大黄一钱　血竭五分　朱砂一钱　麝香二分

共为末，酒浆为丸绿豆大，金箔为衣。壮人服五分，虚人三分，小儿二分，俱陈酒送下。

八宝丹

治一切破伤。出血时即以此药封之。

琥珀　川连　龙骨　象皮　儿茶　轻粉　凤凰衣[2]　血竭各一钱　珠子[3]三分　冰片三分

共为细末，掺伤口上。生肌神效。

七厘散

散瘀定痛。

乳香　没药各去油净，一钱　巴霜去油　血竭　自然铜煅　硼砂　半夏各一钱　归尾二钱

共为末，每服七厘，老酒下。

四症神方

服药之后周遍一身，若遇伤处渐渐有声，病人自觉药力往来。

乳香　没药　苏木　降香　松节各一两　川乌五钱　自然铜一两，煅　地龙五钱

---

[1] 巴霜：巴豆经碾碎，用多层吸油纸包裹，加热微炕，压榨去油，如法六七次至油尽为止，取出，碾细，过筛，即为巴豆霜。

[2] 凤凰衣：为家鸡蛋壳的内膜。味淡，性平，有养阴清肺之功效。

[3] 珠子：珍珠之别名，为珍珠贝科动物珍珠类等贝类动物珍珠囊中形成的无核珍珠。味甘、咸，性寒，有镇心安神、养阴熄风、清热坠痰、去翳明月、解毒生肌之功效。

水蛭五钱　血竭五钱　生龙骨五钱　土狗十个

共研细末，每服五钱，陈酒调下，随症上下，食前后服。

神仙保命丹

治跌打损伤，痈疽发背。

牛黄　冰片五钱　麝香　白芷　穿山甲　蛤粉一两，煅　乳香　胡椒二两　自然铜二两　大黄四两　没药　归尾　桃仁　苏木　五灵脂　红花　赤芍　木香　五加皮　血竭　青皮　无名异　甜瓜皮各二两，炒　大戟　千金子去油净，四两　地鳖虫一升，熔干　山豆根五钱　山慈菇一两　朱砂五钱

共为末，蜜丸弹子大，朱砂为衣，再用金箔为外衣，晒干，入磁瓶内封固，不可泄气。每服老酒下丸，重者二丸。

桃花散

风化石灰半升　大黄八两五钱

切片同炒，灰色变红，放地上去火毒，筛去大黄，研细，掺伤处，绢扎，血止后葱汤洗净，换玉红膏，即长肉收敛。忌房事、发物。

退风散

治破伤风，不省人事，角弓反张。

防风一钱　荆芥五分　薄荷七分　僵蚕五分，炒净　白芷一钱　天麻一钱，酒洗　麻黄一钱　当归一钱　甘草五分，炙

加生姜煎服。

行军金疮方

平时将雌雄鸡血对相晒干，研末。敷患处，即收口。

八仙散

治杖打极重，瘀血冲心，不治即死。急服八厘，好酒送下。

半夏姜汁炒　巴豆霜　当归　乳香　没药　硼砂　血竭　土鳖虫

等分，共为细末。

洞蛮方

治跌扑损伤，拳泛呕逆，筋骨疼痛。

牛黄五分　麝香三分　冰片三线　大黄　天竺　郁金　乳香　没药　儿茶　血竭二钱　雄黄　阿魏

共为细末，炼蜜丸如绿豆大，朱砂为衣。每服二丸，好酒送下。

闪气散

治闪气伤，胁肋疼痛。

麝香二钱　雄黄五分

共为细末，入药瓶内。每遇闪气者将药点在眼潭内，睡一疿[1]即愈。

回生丹

治极重损伤垂危等症。

五加皮一两五钱　川牛膝一两五钱　当归身五钱　炙甘草四钱　木耳一两三钱，蜜炙　黄麻灰五钱　鹿角胶一两，麸炒　穿山甲一两八钱　自然铜一两八钱，煅　骨碎补一钱

另放自然铜，其各药共为细末，和匀，用老米饭打糊为丸，分作六十丸，每丸加自然铜末三分，辰砂为衣。每服酒磨一丸。

一粒金丹

专治周身筋骨疼痛，诸药不效者，服此除根。

麝香二钱　真京墨一钱，炒去烟　乳香一钱　没药一钱　白松香一两　五灵脂一钱　当归一钱　地龙一钱　番木鳖七分　草乌七分

共为细末，糯米汤丸。

鸡鸣散

治胸腹蓄血。

归尾五钱　桃仁三钱　大黄一两

酒煎。鸡鸣时服，至天明攻下瘀血即愈。

君臣散

治跌打损伤。

肉桂一两　红花　归尾　赤芍　丹皮　生地　乌药　胡索　桃仁各五钱　川膝　杜仲　川芎各三钱　毛姜二钱　川断　加皮　防风　羌活各三钱　花粉二钱　甘草　姜黄五分

上为细末，入瓶内，临用配服。

川芎汤

治头面伤。

川芎　白芷　防风　当归　赤芍　生地　羌活　陈皮　黄荆子　花粉　加皮

加姜三片，水煎服。

桂枝汤

凡伤手或伤臂用之。

桂枝　枳壳　陈皮　红花　香附　生地　归尾　胡索　防风　赤芍　独活

各等分，童便、陈酒煎服。

蔓荆汤

凡眼目损伤用之。

---

[1] 疿（hū）：通齁。吴语称睡一觉为一齁。

白芷　生地　蔓荆子　红花　当归　川芎　白术

各等分，水、酒各一钟煎服。

杜仲汤

凡腰脊伤痛用之。

肉桂　乌药　杜仲　生地　赤芍　丹皮　归尾　胡索　桃仁　川断各一钱

童便、酒煎服。

杏仁汤

跌打肚腹疼痛用之。

杏仁三钱　生大黄五钱　桃仁三钱　归尾一钱　甘草三分

童便、老酒煎服。

桔梗汤

凡跌扑损伤，大小便不通用之①。

桔梗三钱　红花　苏木　芒硝各五钱　猪苓　泽泻各三钱　大黄一两　归尾五钱　桃仁四钱

加姜三片，童便、酒各半煎服。

车前汤

凡大小便不通者用之。

车前子　枳壳　归尾　赤芍　木通　桔梗　大黄　芒硝各一钱

童便、酒煎服。

海桐皮汤

凡足伤用之。

海桐皮　独活　赤芍药　秦艽　五加皮　川断　当归尾　肉桂　牡丹皮　生地　川牛膝　防风　广陈皮　姜黄

童便、酒煎，食远服。

麝香膏

凡跌打骨碎皮破等用之。

红花　白芷　牛膝各一钱　归尾一两　苏木　加皮　灵仙各一钱　防风　荆芥　川断　生地　紫荆皮　麻黄　黄柏　苦参　桃仁　丹皮　肉桂　独活　发灰各五钱　大黄

用麻油一斤，将大黄、红花等药浸内，夏天二日，冬天四日，入铜锅熬，药枯黑色，滤绢去渣，入姜、葱汁各二碗。又熬，再滤过，入冰片一钱。又熬，再滤过，入锅加黄占四两、净百草霜二两。同熬膏，取起，下细药麝香一钱，乳香、没药各

---

① 用之：原书阙，各本同，今据上下文补。

一两，同麝香研入膏内，摊贴。

药酒方

治跌打损伤，筋骨疼痛。

参三七　红花　生地黄　川芎　当归身　乌药　落得打　乳香　五加皮　防风　川牛膝　干姜　牡丹皮　肉桂　延胡索　姜黄　海桐皮各五钱

入绢袋，放瓶内，用酒五斤，隔汤煮，三柱香为度，早晚服。

八厘宝

治痛极难忍，服之觉宽，但宜避风。

川芎　草乌　半夏各二钱　麻黄一钱　蟾酥五分　南星四钱

以酒浸，晒干为末，再将芋艿叶绞汁拌湿，晒干研细。酒下八厘。

杨花散

割开肉上敷之麻木。

南星二钱　草乌一钱，姜汁炒　闹羊花三钱　半夏二钱

共为末，黄麻根、蓖麻子根、芋艿叶三味打汁，拌南星四味晒干，再研极细听用。

阴红汤

凡妇人损伤用。

阿胶　发灰　没药

等份酒煎，加童便服。

血竭散

凡跌打血流口出用之①。

血竭　发灰　茅根　韭根

各等分，童便、酒煎服。

虎骨散

治跌打损伤愈后筋不能伸。

黄荆子一两　川续断八钱　独活七钱　秦艽八钱　海桐皮八钱　鸡骨节　虎骨节　龙骨大骨节

各等分，以酒炙为末，陈酒服。

象皮膏

治跌打断骨破伤。

大黄二两　川芎　当归　生地各一两　红花三钱　川连三钱　甘草五钱　荆芥三钱　肉桂三钱　白及三钱　白蔹二钱　冰片一钱

---

① 用之：原书阙，各本同，今据上文补。

用麻油一斤，先将药片入内，用柳枝搅匀，俟药渣枯色，以麻布绞去药渣，入黄占、白占各三两，白及、白蔹末，同熬滚至滴水不化，顷入净水缸内，将膏在水中捻长，一块分作五块，渐入大锅内熔化。膏入带水气，油花滚泛满锅，看药泛红黄色，渐渐化尽，其膏如镜面，可以照人，将膏滴水试老嫩，贴手不粘为度。如老加麻油，如嫩加冰片、百草霜一两搅匀，再入后药：

地鳖虫二两　血竭五钱　象皮五钱　龙骨三钱　海螵蛸三钱　真珠二钱　乳香五钱，去油　没药五钱，去油　人参二钱

共研极细末，并入膏内搅匀。

和伤治血汤

治损伤瘀血，腹胀内壅，红肿暗青瘀痛，昏闷欲死，伤最重者服之。

山甲炒，为末　归尾　红花　生地　灵仙　加皮各二钱　川芎　乳香　没药　花粉各五分　甘草三分　血竭二分　桃仁打碎，四十九粒　大黄五钱

水、酒各一碗煎好，临服加童便一杯，服后泻出瘀血为效。后再服活血丹调理痊愈。若打扑气闭已死者，先用通关散见中风门吹入鼻中，有嚏者后服此药自活。

活血丹

治跌扑损伤神药。

刘寄奴花头　桃仁去皮尖　加皮　山楂　地鳖虫用酒浸死，晒干，各四两　红花　当归酒洗　延胡索醋煮　牛膝酒洗　牡丹皮　香附各三两，童便浸炒　蓬术醋炒　青皮　苏木　枳实　川芎　降香末　山棱醋炒　凌霄花　赤芍　威灵仙　槟榔各二两　乳香去油　没药各一两　大黄八两，陈酒煮干

上如法制度，为极细末。每服二钱，壮者三钱，陈酒送下，核桃四五枚过口。

透骨丹

治扑打损伤，深入骨髓，或隐隐痛，或天阴则痛，或年远四肢沉重无力，此药主之，真神方也。

闹羊花子一两，火酒浸炒三次，童便浸二次，焙干　乳香　没药不去油　真血竭各三钱

各为末，称准和匀，再加麝香一分，再研，磁罐收贮封固。每服三分，壮者五六分，不必用夜饭，准要黄昏睡好方服，药酒可尽醉送下，荤用猪肉过口，素用豆腐过口。服后避风，有微汗出为效。忌房事、酸寒茶醋等物及诸般血。虚弱者间五六日一服，壮实者间三日服。

急救良方类

救中暍

暍死于行路上，旋以刀器掘开一穴，入水捣之，取烂浆以灌死者，即活。

中暍不省人事者，与冷水吃即死。可急取灶间微热灰壅之，复以稍热汤蘸手巾熨腹胁间，良久苏醒，不宜便与冷物吃。

暑月热倒，急扶在阴凉处，切不可与冷水饮，当以布巾、衣服蘸热汤覆脐下及气海间，续以汤淋布帛上，令彻脐腹，但暖则渐苏也。如仓猝无汤处，掬道上热土于脐端，以多为佳，冷则频换，后与解暑毒药。或道途无汤处，即掬热土于脐上，仍拨开作窝子，令众人旋溺于中，以代热汤，亦可取效。

凡中暑，如已迷闷，嚼大蒜瓣，冷水送下。如不能嚼，即用水研灌之，立醒。路中仓猝，无水渴甚，急嚼生葱二寸许，和津同咽，可抵饮水二升。

救冻死

冻死，四肢直、口噤、有微气者，用大锅炒灰令暖，袋盛熨心上，冷即换之，候目开，以温酒及清粥稍稍与之。若不先温其心，便以火炙，则冷气与火争，必死。

又用毡或藁荐卷之，以索系定，放在平稳处，令二人相对踏，令滚转往来如擀毡法，候四肢温即活。冬月溺水之人及被冻极之人，虽纤毫人事不知，但胸前有微温，皆可救。倘或微笑，必为急掩其口鼻，如不掩，则笑而不止，不可救矣。切不可骤令近火，但一见火则必大笑，不可救药。

凡冻死已经救活者，宜用生姜带皮捣碎、陈皮捶碎，用水三升煎一碗，温服。

救魇①

魇死不得用灯火照，并不得近前急唤，但痛咬其足跟及足大拇趾，频频呼其名及唾其面，再灌以姜汤，必活。

魇不醒者，移动小卧处，徐徐唤之，即醒。夜间魇者，原有灯即存灯，无灯者不可用灯照。

又用笔管吹两耳，及取病人头发二七茎，捻捻成绳，刺入鼻中。

又盐汤灌之。

又研韭菜汁半盏灌鼻中，冬月用根，亦可得嚏。

又灸两足大拇趾聚毛中三七壮聚毛乃足趾向上生毛处。

又方：皂角末如豆许，吹两鼻内，得嚏则气通，三四日者尚可救。

魇死者，若身未冷，急以酒调苏合丸灌之，即活。

救中恶

凡中恶客忤猝死者，或先病，及睡卧间忽然而绝，皆中恶也。用韭黄心于男左女右鼻内刺入六七寸，令目开血出，即活。

视上唇内沿，有如粟米粒，以针挑破。

---

① 魇（yǎo）：梦中惊叫，或在梦中觉得有东西压在身上，不能动弹，出现恐惧感。

又用皂角或生半夏末如大豆许，吹入两鼻。

又用羊屎烧烟，熏鼻中。

又绵浸好酒半盏，手按令汁入鼻中，及捉其两手，勿令惊，须臾即活。

又灸脐中百壮，鼻中吹皂角末，或研韭汁灌耳中，可活。

又用生菖蒲研汁一盏，灌之。

救惊毙

惊怖死者，以温酒一两盏，灌之即活。

救惊扑猝死

卒暴随撷筑倒及鬼魇死，若肉未冷，急以酒调苏合香丸灌入口，若下喉去可活。

解砒毒

砒霜服下未久者，取鸡蛋一二十个打入碗内搅匀，入明矾末三钱灌之，吐则再灌，吐尽便愈。但服久，砒已入腹则不能吐出，急用黑铅四两重一块者，用井水于石上磨出黑水，旋磨旋灌，砒消则愈。即先吐出之后，亦宜服铅水以解余毒，方无后患。中砒霜毒，急取热鸭血灌之，立解。又粪清灌之亦解。又方，以豆豉浓煎汤饮之亦解。又用甘草汁同篮汁饮之亦可。用热豆腐浆灌之，亦效。

解巴豆毒

中巴豆毒，下痢不止者，以大豆一升煮汁饮之。

又巴豆畏大黄、黄连、芦笋、菰笋①、藜芦，各煎冷服，皆能止泄。

又用芭蕉叶捣自然汁，服之即止。

解斑蝥芫青毒

用猪膏、大豆汁、戎盐汁、蓝汁服之，或用盐汤煮猪膏、巴豆饮之。又或用大小黑豆汁服之，并瘥。用肥皂水灌之，再以鹅翎绞喉数次，令吐即活。

治菌毒

四明温台间山谷多产菌，然种类不一，食之间有中毒，往往至杀人，盖蛇虺毒气所熏蒸也。有僧教掘地，以冷水搅之令浊，少顷取饮，皆得全活。其方自见《本草》。枫树菌食之笑不止，俗言笑菌，居山间，不可不知此法也。

解毒蕈

误食毒蕈至吐，即采生金银花嚼之，可解。

解草乌头毒

用饴糖、黑豆、冷水解之。

---

① 菰笋：茭白之别名，为禾木科植物菰的花茎经茭白黑粉刺激而形成的纺锤形肥大的菌瘿。味甘，性寒，有解热毒、除烦渴、利二便之功效。

解射罔毒

用甘草汁或小豆叶、浮萍、荠苨汁、冷水解之。荠苨，又名甜桔梗，河南人呼为杏叶沙参，能解百药之毒。

解轻粉毒

用黑铅五斤，打壶一把，盛烧酒十五斤，纳土茯苓半斤、乳香三钱封固，重汤煮一日夜，埋土中出火毒。每日早晚任饮数杯，溺时以瓦盆接之，当有粉出，服至筋骨不痛乃已。

中冰片毒，饮以新汲冷水可解。

救服卤

服盐卤，将常用擦桌布洗水灌之，使吐即解。

或多饮豆腐浆亦可。

治吞金

中黄金毒者，食鹧鸪肉。中白银毒者，以黄连、甘草解之。又洗金，以盐、骆驼驴马脂、余甘子①皆能柔金，羊脂、荻子皆能柔银。吞金银入腹中，当服食前品，柔则易出。

又服金者，用真轻粉细水调下，能金从大便而出。

解药虫金石毒

治一切药毒、虫毒及金石诸毒，用一石蟹以热水磨服。

解水银入耳

以黄金枕耳边自出。若水银入肉，令人筋挛，以金物熨之，水银乃出蚀金，其病即瘥。

解煤熏毒

饮冷水可解。或萝卜捣汁灌口鼻，移向风吹，便能醒转。

解饮馔毒

凡中饮馔之毒，不知何物，即煎甘草汤、荠苨汤饮之便治。

治骨鲠②

橄榄、野苎根、狗涎水，或醋煎威灵仙加砂糖服。

解河豚毒

中河豚毒者，以金汁解之，或粪清，或以香油吞吐，俱可。

解火酒醉死

---

① 余甘子：庵摩勒之别名，为大戟科植物油柑的果实。味苦、甘，性寒，有化痰、生津、止咳、解毒之功效。

② 鲠：原书误作"硬"，各本同，今据文义改。下同，不再注。

浸发贴腐饮、葛根汤气汗水，或绿豆汤。

误吞麦芒

以鸭涎水饮之。

误吞铜铁金银

多食肥肉以利便，或食干饭以逼送，不宜饮水。或食钱者，多食茨菇以化之。

吞针

误吞针者，以不切韭菜同蚕豆煮食，或茶面粉。又食水鸡眼睛一对，其眼在针两头戴出。冬月水鸡必于桑树下土掘取。

治诸骨鲠

诸骨鲠喉，用苎麻根杵烂，丸如弹子大，将所鲠物煎汤化下。

一方：鱼骨鲠用细茶、五倍子等份为末，吹入咽喉立愈。

一方：以犬吊一足取其涎，徐徐咽之，即消。

又方：用白萼花根捣烂、取汁，徐徐咽之，不可着牙齿。

治稻芒糠谷鲠

从鲠稻芒糠谷者，将鹅吊一足取其涎，徐徐咽下即消。

治吞钉铁金银等物，但多食肥羊脂、肥肉等味，可随大便而下。

一方：吞钱者，烧炭末，白汤调服数匙即出。或服蜜升许。

消吞头发①

消治吞发绕喉，不可取出，将自己头发作灰，白汤调服可消。

治吞铁物，用饧糖半斤，浓煎艾汁调和服之。

误吞水蛭

治吞水蛭，食蜜即愈。试以活蛭投蜜中，即化为水，屡验。一书云：井中生蛭，以白马骨投之即无，试之亦验。夫蛭即蚂蝗也，虽死为末，见水复活，人误吞之，为害不小，治以前法，无不应验。

诸虫入耳

百虫入耳，用蓝汁灌之，或葱汁尤良。或猪肉少许炙香，置耳孔边，亦出。或用细芦管入耳内，口吸之，虫随出。

蜒蚰入耳，以盐少许搽入耳内，即化为水。

蜈蚣入耳，以鸡肉置耳边自出。凡虫毒入腹作胀，饮好酪②二升，诸虫化为水，而毒亦消。

---

① 消吞头发：原书脱，各本同，今据目录补。
② 酪：原书误作"酩"，志远堂本同，今据千顷堂本改。

误吞水银

用黄泥作丸，凉水送下，其水银混入泥中，可从大便而出，或饮生羊血亦可解。

铁针入肉

凡铁针误入肉中，无眼者不动，有眼者随气流走，若走向心窝胸膛者险，急用乌鸦翎数根，炙焦黄色，研细末，酒调服一钱或二钱俱可，外用神圣膏贴之，三五次其针自出。前法用在一二日间效。

神圣膏用车脂荤油不拘多少，即研如膏，调磁石末摊纸上如钱许贴之，每日二换。

诸刺入肉

诸刺入肉，外伤之证也。软浅者以针拨出，硬深者捣蝼蛄涂之，少时即出。如刺已出而仍作痛者，再以蝼蛄涂之，即愈。

解百物毒

误食毒草或中蛊毒。

板蓝根_{洗净晒干，四钱}　贯众_{去毛}　青黛_研　生甘草_{各一两}

上为末，炼蜜为丸如桐子大，另以青黛为衣，即名解毒丸。如稍觉精神恍惚，即是误中诸毒。急取十五丸嚼烂，用新汲水送下，或用水浸蒸饼尤佳。

饮食中毒

凡中饮食毒而觉烦热胀满者，急用苦参三两、苦酒一升半煮半沸，陆续饮之，吐出毒食即瘥，或以水煮亦得。

或用犀角汤亦可解。

中酒毒

饮酒中毒者，经日不醒是也，谓之中酒。用黑豆一升煮汁，温服一盏，不过三盏即愈。

解面毒

只以萝卜生啖之，或捣汁服之。麦面性热，萝卜能解其性。

或用大蒜嚼食之，亦善解面毒。

解一切食毒

凡一切饮食之毒，及饮酒不知所伤何毒，卒急无药可解者，亦用荠苨、甘草，锉细煎浓，停冷去渣，分作三服，或加蜜少许煎服。与前饮馔方同。

中蟹毒

凡食蟹中毒，用紫苏叶浓煎汁饮之，或用紫苏子捣汁饮之亦良。或捣藕汁，或捣蒜汁饮之，俱可解。或用冬瓜汁，或食冬瓜亦可。

食牛马中毒

粉草擂无灰酒服，当吐泻。若渴者，不可饮水，饮水必死。

一方：淡豆豉擂人乳，服之即解。

食斑鸠毒
葛粉二合，水调服可解，姜汤调服亦解。

解花椒毒
冷水饮之即解，或地浆水更妙。

解诸菜毒
食后多腹胀者，是中诸菜毒也，以醋解之。

解半夏毒
生姜捣汁饮之。有中此毒，口不能言，倒地将死者，速用姜汁灌之，须臾自苏。

解[1]藜芦毒
解藜芦毒者，用雄黄为末，温酒调服一钱。

一方：用葱煮汁服。

解雄黄毒
汉防己煎汤饮之。

有用雄黄搽疮，或熏阴囊受毒，用防己煎汤，洗敷数次，愈。

解杏仁毒
蓝子研水服，则解。

解服丹毒
地浆服之为上。

一方：用蚌肉食之，良。

解漆毒
一州牧以生漆涂囚眼，囚即盲。一村叟见而怜之，语以蟹捣汁滴眼内，漆当随汁流散，疮亦愈矣。如其言，觅得一小蟹，用之目睛果愈，略无损。

或成红斑烂疮，取生蟹黄涂之，不数次，即愈。

一方：用杉木煎汁洗之。

解食鳝鱼龟鳖虾蟆自死禽兽等毒
豆豉一合，新汲水煎浓，炖温服之，可解。

---

[1] 解：原书脱，各本同，今据目录补。

跋

　　古人云："不为良相，即为良医。"夫良医之等于良相，其义何居？盖以医之起死回生，亦如相之转乱为治耳。松溪钱先生抽青囊之秘旨，立丹灶之玄机，诊疾之暇，博览医书，集古今之精英，启将来之俊杰，制三十六则，补前贤之未备。歌九十一方，祛沉疴之的要。属予抄录，握笔之暇，窥其志之不特寿人于今，直欲寿世于后。其扶危济困之功，悠久无疆之愿，岂浅鲜哉！所谓良医之即同良相焉，可也！

嘉庆庚午年①季秋月②谷旦③七十老人愚溪陈炳④谨跋。

---

① 嘉庆庚午年：嘉庆十五年，即1810年。
② 季秋月：农历九月。
③ 谷旦：农历九月初一。亦示"美好吉日"。
④ 陈炳：生平不祥。

跋

　　昔外曾祖父松溪钱公，以伤科无专书作是编，以补其要，意至深也。惜年逾六旬，未有似续及门极盛先君子（字沛寰，号云舟）尤得心传，松溪公将归道山，即命是书，原板代为收藏，且嘱勿靳刷印以冀流传。松溪公殁，先君子广招书肆，令其刷出，壬寅①癸丑②之乱，板在危城，先君子设法取出，免遭兵燹。今先君子有医方，切韵之刻，而季弟鱼门（焕封）承先人余绪，术守岐黄。崧因与之将旧板迭次校阅，虑有剥蚀，即行列补，钜四十年来毫无缺失，于以见松溪公德泽之长，而先君子亦不负付托之重也。校阅既遍，谨赘数语，以志板之所在。

云时咸丰戊午③秋仲，外曾孙王焕崧④拜跋。

---

① 壬寅：清道光二十二年，即1842年。
② 癸丑：清咸丰三年，即1853年。
③ 咸丰戊午：清咸丰八年，即1858年。
④ 王焕崧：作者钱文彦的曾外孙，生平不祥。该刻本为姑苏（苏州）来青阁春记刻本，现藏中国医学科学院和中国中医科学院图书馆。

〔清〕胡廷光 撰

李顺保 田凯文 校注

伤科汇纂

校 注 说 明

一、作者简介

胡廷光,字耀山,号洛思山山人,晴川主人,今浙江省萧山区人。生卒年代不详。清代骨伤科学家。系中医世家,三代业医,自先祖世业伤科,胡廷光继承家业,于清嘉庆二十年(1815)撰《伤科汇纂》,校订七年,三易其稿而付梓。

二、内容简介

该书系中医骨伤科专著,共12卷。

卷首列图42幅,图解人体解剖部位名称、骨伤科器械。复位手法等。

卷1~卷2系中医骨伤科总论,即中医骨伤科的基础理论、解剖学知识、损伤程度表述。

卷3则阐述正骨理筋手法,治疗骨伤的器械。

卷4系分述骨伤内证的出血、发热、骨痛等30证的辨治,并辑录多部医籍《正体类要》《儒门事亲》《名医类案》等,书中87则骨伤医案。

卷5~卷6分述各部位骨骼损伤治法,并附作者自身治验41则。

卷7~卷8则总论骨伤科用药原则。并辑录内服外治方剂344首

卷9~卷12为其他金刃器物损伤、虫兽啮伤及补遗骨伤科常用药物的性状和功效。

三、核书学术价值

1. 该书辑录自《内经》始,至晚清前各医籍有关骨伤科之论,从及村姬野叟单方,若经应用,尽皆叙入,参以作者家传之法,汇编成书,堪称骨伤科之大全。

2. 该书阐述骨伤科理论详尽,并收载骨伤科医案128则,可谓为中医骨伤科理论联系实践之典范。

3. 该书绘图42幅,图文并茂也。

4. 该书除骨伤科外,尚介绍虫兽啮伤的治法,亦是一举。

四、版本简介

1. 清嘉成二十三年(1818)博施堂抄本,现藏北京大学图书馆。

2. 1962年2月人民卫生出版社铅印本,1981年12月再版。

李顺保
2024年1月

序

粤①自月轮产树②，号托药王③，雷部④遗碪效收律令⑤。盖药之为用，既成形成象于天文。而医必有傅，经作者述者于圣哲。是以炎晖纪物，彰收采之期。云瑞名官，察诊候之术。与夫邠风⑥据古，远志称葽⑦。尔疋证今⑧，冰台即艾。讵惟盲史，载鞠穷麦曲之名。何止蒙庄⑨，着鸡壅豕零之品。然而毒尝七十，神奋赭鞭⑩。病有亿千，谁探《金匮》。纵图经证对，代出专家。而《素问》《灵枢》，难窥秘奥。此疾除无妄，臂折九而医始称良⑪；业贵有恒，世历三而药才可服也⑫。矧⑬夫医学之有伤科也，职任疡医，隶属天官之掌。瞻伤命理，典详《月令》⑭之文。辨症则内外分科，论治必本末兼理。乃正骨正体，书以约而欠赅。攻腹攻心，法以繁而寡要。茫茫先正，率因陋就简之是仍。种种疮痍，将号泣呻吟而谁救。脱令变生肘腋，

---

① 粤（yuē）：助词，用于句首，发语词。
② 月轮产树：神话故事，月轮指月亮圆时，树指月宫上的桂树。
③ 药王：世称唐代著名医家、药物学家孙思邈（581—682），今陕西耀县人，著《千金要方》和《千金翼方》。
④ 雷部：道教中指天庭最大的权力部门，可发号施令。
⑤ 遗碪（zhēn）效收律令：给予颁发强硬如岩的法律。
⑥ 邠（bin）风：文彩盛旺之风。
⑦ 葽（yǎo）：中药远志的古别名。
⑧ 尔疋证今：你等引经（《诗》）论今。
⑨ 蒙庄：庄子的别名，名周，战国时期宋国蒙人，古代思想家、哲学家、文学家，道学学派的代表人物。著《逍遥游》《齐物论》《养生主》。
⑩ 赭鞭：打马的紫红的马鞭。此句出自《史记·三皇本纪》："神农氏……以赭鞭鞭草木，始尝百草，始有医药。"
⑪ 臂九折而医始称良：语出自三国曹植《黄初五年令》："九折臂知为良医。"屈原《楚辞·九章》："九折臂而成医兮。"《左传》有言："三折肱知为良医。"为后世所习用语。
⑫ 世历三而药才可服也：三代中医世家方可服其药。语出自《礼记·曲礼下》："医不三世，不服其药。"
⑬ 矧（shěn）：况，况且。夫（fú）：发语辞。
⑭ 《月令》：我国古代的天文历法著作，阐述人与自然的关系，和对自然社会的认识。

明夷占左股之残；祸甚膏肓，雷火箆右肱之折。援手者怒偏逢彼，绝脤者咸只自贻，艮①其背而厉且熏心，驼应类橐②。鼎颠趾而跛何能履，足竟如夔③。嗟④辅车之失依，颐已颠而莫朵。叹籧篨⑤之不殄，脐即噬⑥而何功。非无忾切如伤，隐忧徒结。转冀喜符勿药，待毙奚疑。更或短狐喷影，瘈狗骇人。鼠甘口而为灾，蝮螫腕而必断。入深即密，讵豺虎之可投。见小忽微，虽蜂虿其有毒。凡诸痛苦，并在阽危。求厥方书，嗟无善本。乃吾乡晴川胡君，术究彭咸⑦，书精和缓⑧。缀珠囊之三洞，学本趋庭。汇玉册于庚辛，情殷悯世。凡夫药诗茶对，蜂纪龟经。均流贯于胸中，每澜翻于舌底。示枕中之秘籍，尽属完书。纂箧行之伤科，特来问序。余也长无著述，惭朱氏⑨之五经。幼却虚羸，类李家⑩之百药。猥以分校木天之暇，泛寻稗海之支。蓻白疗伤，粗识寄奴之号。吉财解蛊，闲征潜取之形。兹也阅此简编，综其崖略。绘图子细，手法与接法兼传。叙论丁宁，歌诀与丹诀并举。方以类聚，证则分门。稿经三易而始定，时更七载以犹赢。统览搜罗之包括，益征经纬之精研。允推此道专家，宜交劂剧⑪。从此留心问世，倍显渊源。彼夫录琐事于秘辛，骋多能于遁甲。借工笔札，殊耗居诸。问鸡峰备急之抄，未免口呿而舌𦚗⑫，拾兔园⑬册子之慧，无非貌合而神离。未见书只是娇花宠柳⑭，乾撰子纷然祸枣灾梨⑮。岂知《儒门事亲》⑯，虽薄方抄为小道。上药医命，允资停毒于太和。凡为有用之文章，必属生

---

① 艮（hén）：牵引，拉。
② 橐（luò）：骆驼。
③ 夔（kuí）：中国古代神话传说的独足的怪兽，出自《山海经》。
④ 嗟（jiē）：感叹词。
⑤ 籧篨（jǔ chú）：丑疾而不能俯身的人。殄（tiǎn）：善。此句出自《诗经·邶风·新台》。
⑥ 脐即噬：即噬脐，意为后悔莫及。
⑦ 彭咸：彭祖，夏代长寿之人。咸，商代贤臣。
⑧ 和缓：春秋时期名医医和与医缓二人的合称。
⑨ 朱氏：此指朱熹（1130—1200），南宋哲学家、教育家、儒学家，推崇四书五经。
⑩ 李家：此指明代著名药学家李时珍，著《本草纲目》。
⑪ 劂（ji）剧（jué）：雕板，印刷书籍用。
⑫ 口呿（gū）而舌𦚗（jǔ）：张口结舌，无语可言。
⑬ 兔园：汉梁孝王建筑的官室苑囿之乐的场所，后人都有诗赋赞许。
⑭ 娇花宠柳：成语，语出李清照《念奴娇》词，惹人喜爱的娇艳的花枝和柳色，形容春色。
⑮ 祸枣灾梨：古代多用枣木和梨木刻板印书，此句指滥刻无用的书，今已为成语。
⑯ 《儒门事亲》：金代张子和撰，综合性医书，共15卷。张氏为金元四大家之一的攻下派代表。

民所利赖。用垂不朽，业有先机。率复典签，敢劳垂诿。此序。

时嘉庆二十一年①岁在丙子四月浴佛日②

赐进士出身翰林院编修山西道
监察御史盛唐芦汀氏书于京邸

---

① 嘉庆二十一年：1816年。
② 浴佛日：佛祖释迦牟尼诞辰，农历四月初八，又浴佛节。佛教徒举行盛大而隆重的浴佛仪式和活动。

序

凡物以适用为贵，苟无所用，虽珠玉绮罗，曾不如来谷之疗饥，裘褐之御寒也。窃惟著书之道亦然，从古圣贤经世立教，所言皆性命之精，民彝①日用之常，故其书与天地并垂不朽。其次则先儒格言，讲学明道，使人心知所趋向，抑亦为圣贤之功臣。若夫诸子之支离曼衍②，词人之月露风云③，虽极浩繁，无关实用，其与珠玉罗绮，徒供耳目之玩者，相去几何。而近世文人染翰操觚，撷拾缀辑，思欲自成一家言，以表见于天下后世。卒之作焉而不传，传焉而不久，灾梨祸枣，于世奚裨。夫大道虽云不器，而一艺必有可观。与其殚思竭虑④，费笔墨于虚浮无用之辞。孰若方技者流，专精深造，勒为一编，犹易传而可久耶。顾星命堪舆，其理幽渺而难测，其说恍惚而无凭。惟医家一种，方药乍投，成亏立见，所谓判得失于毫厘，转存亡于呼吸者，于是乎在。故医道之流传，其术为近仁，而其用为至切。余尝见世之业医者，其于辨药性、审脉候、分经络、治荣卫之法，言之凿凿，所在俱有通人。至于跌扑损折、虫兽啮伤等症，变生俄倾，危在旦夕，往往束手而不能救，甚至通都大邑，求一接骨上髎起死回生之人不可得。毋乃内治之易于藏拙，而外伤难于奏功乎？抑内治诸书，古人著作已富，而外伤各条，纪载未备，是以师传绝少乎？余于轩岐之术，素未究心，然性好检阅《本草纲目》等书，又爱手录经验奇方，以为行李仓皇应变拯危之计。今夏侨寓都门⑤，山阴⑥陈子予平携萧山⑦晴川胡氏所辑伤科汇纂一书，余披览数过，虽未能剖晰精微，然观其图象之详，门类之全，方法之备，缕析条分，了如指掌。使业医者读之，无难为专门名家，即素不善医者，箧藏

---

① 彝：同彝（yí），常，常规。
② 支离曼衍：分散残缺而连绵不绝。后为成语。
③ 月露风云：比喻无用的文字，语出《隋书·李谔传》："连篇累牍，不出月露之形，唯是风云之状。"后为成语。
④ 殚（dān）思竭虑：殚，极、尽；虑，心思。形容用尽心思。语出白居易《策头》："殚思竭虑，以尽微臣献言之道乎！"
⑤ 都门：京都。
⑥ 山阴：古地名，今浙江省绍兴市。
⑦ 萧山：原为浙江省萧山县，今为杭州市萧山区。

一帙，亦可救猝然之急。则是书之为用，真无异米谷之可以疗饥，裘褐之可以御寒也。余卜其必传，且传之必无不久。以视世之撺拾浮词，缀辑韵语，而迄无成功者，其得失何如哉。晴川自叙有云：校订七载，稿经三易。良非虚语。余嘉其用意之勤，而有合于古仁人君子博爱之心也，于是乎书。

时嘉庆二十二年①岁次丁丑九月望后三日

赐进士出身翰林院庶吉士西夏俞登渊
陶泉氏书于京寓之藤月山房

---

① 嘉庆二十二年：1817年。

题　　词

　　人生天地当有为，不为良相为良医，弗能举手起疮痍，究于人世终何裨。晴川先生卓荦①资，娇然长驱来京师，玉树临风②好容仪，朝考夕稽神忘疲。贱子耳熟不相知，暗暗心讶称英奇，去岁花时乃见之，握手各恨相见迟。晨晡过从情怡怡，清谈彻骨沁心脾，细穷牛毛析鵕鸃③，雄缚虎豹却熊羆④。自言于学无不窥，尤承庭训⑤精轩岐，按经格物评参耆，秤水制丸辨毫厘。伤科一帙先人贻，摩挲手泽涕连洏，网罗搜讨右手胝，年将十稔功孜孜。更有各类当补遗，附诸卷后尽寸私，非敢妄招燕雀嗤⑥，勉成先志在此而。我闻舌挢转移时，羡君行谊乃如斯，初钦豁达不可羁，今钦著述本孝思。自怜劳碌貌植鳍，愿借瑶函驱狐疑，携归灯下先校厘，绘图仔细光陆离⑦。手法按摩坚且垂，序论叮咛详而宜，发凡起例抒鸿词，立排众说斩乱丝。断臂拳手及颠颐，损胘洞胸折腰肢，壮趾重腿痛尻胵，都教病榻安念咿。内滋外补沐整治，虫鱼草木听指麾，四然二反⑧勿参差，譬诸矿石投痤睢。不用癖方悯胳疧⑨；起朽生枯立见锥，王道黜霸⑩醇无疵，李醯之辈如儿嬉。禹鼎铸象魅与魑⑪，山居虎狼木石夔⑫，射工溪毒寒风吹，猘犬黠鼠龙睚眦。蜂针蝮尿蛤子漦⑬，

---

① 卓荦（luò）：卓越，突出。语出《后汉书·班固传》："卓荦乎方州。"
② 玉树临风：比喻才貌之美。杜甫《饮中八仙歌》："皎如玉树临风前。"
③ 鵕（jǔn）鸃（yí）：锦鸡，羽毛美丽，可以为饰。细穷牛毛：认真仔细。析：分析，辨议。
④ 熊羆（pí）：均为凶猛的熊类动物。毛泽东《冬云》："更无豪杰怕熊羆。"
⑤ 庭训：父对子的家庭训示。出自《论语》。
⑥ 燕雀嗤：燕子和麻雀的嗤笑。此句为"燕雀安知鸿鹄之志"。
⑦ 细光陆离：光彩变异。
⑧ 四然二反：语出晋代程本《子华子》察四然二反：医者，理也；理者，意也。药者，瀹也；瀹者，养也。……察于四然者而谨训于理，夫是之谓医。以其所有余也而养其所乏也；以其所益多也而养其所损也。反其所养则益者弥损矣；反其所养则有余者弥乏矣。察于二反者，而加疏瀹焉，夫是之谓药。
⑨ 疧（jí）：病。《五音集韵》："疧，病也。"
⑩ 王道黜霸（同霸）：崇扬王道，摈弃霸道。此借儒家之说，说此书醇厚无比。
⑪ 禹鼎铸象魅与魑：大禹铸九鼎象物，使民知神奸，魑魅魍魉莫能逢之。语出《左传》。
⑫ 木石夔（kuí）：木石，山也。古代传说山上的怪兽，如龙，有角，鳞甲光如明。
⑬ 蛤（gé）子漦（chú）：蚌蛤的涎沫。

各有主治群措施，罗罗清疏便检披，工于运古新葳蕤①。鳖酢吐蛇悬累累，割额取蟹行蚑蚑②，自来非常非我欺，总可贯通一理推。沙碛漠漠四边陲，穷乡僻壤江海湄，偶罹疾疢合属悲，衒推不到愈者谁。难得先生沛宏慈，笔舌互用兼歌诗，伤科集成同鼎彝③，十二卷在非卑卑。吁嗟乎！济农开仓救民饥，活人书刻救民危，劝君急措梨枣资，俾得家庋一编功无涯。

　　戊寅阳月中浣④

同邑弟陈金拜撰

---

① 葳蕤（wēi ruí）：形容草木枝叶茂盛，比喻词藻华丽的文章。
② 蚑（qí）：动物行走。
③ 鼎彝（dǐng yí）：夏鼎商彝，古代奠器，比喻名贵而庄重的物品。
④ 戊寅阳月中浣：嘉庆二十三年（1818）农历十月中旬。

自　叙

粤稽炎帝，尝百草而本草经以传，岐伯雷桐，赞襄仁术，医学使具，苍苍生生，大有疵焉。迄三代以下，战国之际，则有卢医扁鹊①，立论解经，正考订于前。医缓②高和，知表达里，辨阴阳于后。汉之时，张仲景③作《金匮玉函》《伤寒》等论，方法大备。暨以华陀④刮骨洗肠等技，医法极神，惜乎不传。而唐宋之君，整理医道，如《广济方》⑤《广利方》⑥《圣惠方》⑦《圣济录》⑧，皆集诸家之粹，以卫民生。后有《宣明论》⑨《明理论》⑩《事亲书》⑪《珍珠囊》⑫，各阐岐黄之秘，以开后

---

①　扁鹊：战国时期杰出医家，本名秦越人，今河北任邱人。著《扁鹊内经》《扁鹊外经》，均已佚，另存《难经》系后人托名所作。

②　医缓：春秋时期秦国名医，"病入膏肓"之语源于医缓。

③　张仲景：张机，字仲景，东汉时期杰出医家，今河南南阳人。著《伤寒论》《金匮要略》，后世尊称"医圣""医方之祖"。奠定了中医学发展的基础。

④　华佗：东汉末年杰出的外科学家，又名旉，字元化，今安徽亳县人。创制"麻沸散"行全身麻醉手术，创制"五禽戏"。后被曹操杀害。著多种医书，均已佚。《中藏经》乃后人托名之作。

⑤　《广济方》：唐玄崇李隆基"亲制广济方颁示天下"之作，收载病种60余，方剂104首。

⑥　《广利方》：唐德宗贞元12年创制《贞元广利方》586首，颁布天下。

⑦　《圣惠方》：《太平圣惠方》之简称，系北宗翰林医官王怀隐等集体编写，100卷，所载方剂一万余首。

⑧　《圣济录》：《圣济总录》之简称，又名《政和圣济总录》，200卷。系北宋宋徽宗组织朝廷人员集体编写，收载方剂二万首。

⑨　《宣明论》：《黄帝素问宣明论方》之简称，又名《宣明论方》，共15卷。金代刘光素撰。将《素问》书中61个病名逐条制定处方。现有《刘河间伤寒三书》。

⑩　《明理论》：《伤寒明理论》之简称，系金代成无己撰，4卷，阐述伤寒的病理和常用20首方剂的配伍。

⑪　《事亲书》：《儒门事亲》之简称，综合性医书，15卷，系金代张子和名医所撰，金书阐述病证十形，善用汗、吐、下三法。

⑫　《珍珠囊》：《洁古老人珍珠囊》之简称，金代张元素撰，原书已佚，今仅存入《济生拔萃》一书的节录本，是一本临床药物学。

学。至元之季，又有李东垣①、王好古②、朱丹溪③、刘宗厚④、罗谦甫⑤、危达斋⑥辈竞起，均推宗诸家之理，以成一家之言，其并垂不朽也宜矣。惟接骨上髎之书，虽散见于各籍，而零星记述，绝少成篇。窃思身体发肤，受之父母，不敢毁伤。岂学习岐黄，具济人之术，秉济世之心，而于跌扑损伤，疾痛惨怛，呼号奔救者，竟可视同秦越耶。前明《薛氏医案》⑦十六种，内有《正体类要》⑧二卷，以平补之方，治伤损之证，咸遵为则，惜端接之法未备。惟《准绳》⑨一书稍详，然于骨髎筋脉，亦未明晰。钦维国朝，薄海内外，圣德覃敷。恭阅高宗纯皇帝御制《医宗金鉴》⑩，实为卫生之至宝，救世之针砭，理无不赅，法无不备，盖所谓补苴罅漏，张皇幽眇者也。余仰读瑶函，转忆庭训，因先君子遗有陈氏接骨书一卷，乃专科家秘，而书中论简未详。是以猎祭群借，钦遵御制《金鉴》，《正骨要旨》四卷为经，以诸子百家为纬，溥搜伤科诸要，更参以家传之法，汇辑成编。计续辑诸伤四十四门，附增单方一千有奇，类分六集，卷为十二，校订七载，稿经三易。不敢自秘，付诸

---

① 李东垣：李杲，字明之，号东垣老人，今河北正定县人。金代著名医家，金元四大家补土派之代表，著《脾胃论》《内外伤辨惑论》《兰室秘藏》《医学发明》等。
② 王好古：字进之，号海藏，今河北赵县人，元代著名医家，李东垣之弟子，著作颇丰，有《阴证略例》《汤液本草》《医垒元戎》《此事难知》《仲景详辨》《活人节要歌括》《斑疹论》《伤寒辩惑论》等。
③ 朱丹溪：朱震亨，字彦修，又称丹溪，今浙江义乌人。元代著名医家，金元四大家滋阴派之代表，著《丹溪心法》《格致余论》《局方发挥》《本草衍义补遗》等。
④ 刘亲厚：刘纯，字宗厚，今淮南人。明代医家，著《伤寒治例》《玉机微义》《医经小学》等。
⑤ 罗谦甫：罗天益，字谦甫，今河北正定县人。元代医家，李东垣弟子。著《卫生宝鉴》《内经类编》等。
⑥ 危达斋：危亦林，字达斋，今江西南丰人。元代著名医家，我国古代骨伤科代表人物之一。著《世医得效方》19卷，特别在正骨科方面有较高造诣。
⑦ 《薛氏医案》：又名《薛氏医案二十四种》，系明代医家薛己，字新甫，号立斋，今江苏苏州人。薛氏先后任御医及太医院使，著《内科摘要》《校注外科精要》《校注妇人良方》《校注钱氏小儿药证直诀》《口齿类要》《本草约言》《正体类要》等，均收入《薛氏医案二十四种》内。《薛氏医案》为后人整理。
⑧ 《正体类要》：明代医家薛己撰，骨伤科专著，2卷，刊于1529年。上卷正骨大法，下卷骨伤科方剂。
⑨ 《准绳》：《证治准绳》之简称，又名《六科证治准绳》，系明代著名医家王肯堂，字宇泰，号损庵，自号念西居士，今江苏金坛县人所著，刊于1602年。该书包括《杂病·伤寒·疡医·幼科·女科证治准绳》和《杂病证治类方》44卷。
⑩ 《医宗金鉴》：清乾隆年间，由政府组织，吴谦任主编，集体编写的大型医学丛书，共90卷，15种，刊于1742年。其中《正骨心法要旨》为本书的参考书之一。

梨枣，以公海内，请质高明，惟望后贤勿哂以蠡测海①之意云尔。

时嘉庆乙亥仲冬②长至前三日

萧山晴川氏胡廷光耀山甫叙于都门之旅舍

---

① 从蠡（lí）测海：成语，语出自汉代东方朔《答客难》。蠡：贝壳做的瓢。以蠡测海：用瓢来量海水，比喻见识浅薄。作者引用此语为谦词。

② 嘉庆乙亥仲冬：清嘉庆二十年（1815）农历十一月。

凡　例

余自先祖世业伤科，传至不佞①，已三世矣。代以经济存心，不图蝇头微利。余稚幼时，先君子以《人子须知》一书授余不肖曰："此书实为六经之羽翼，人伦之大道，欲尽人子之道者，必从此始。"是故不佞自垂髫以至弱冠，读书而外，并留心医学。讵知不才负罪良深，资禀愚钝，不克远绍宗功，显扬祖德，少壮之年，即遭陟岵②之悲。尝阅家藏医书，系先君子所录，手泽犹存。以是不揣鄙陋，节录伤科方药诸论，增附接骨入臼诸法，采珠探玉，集腋成裘，以继先志，如下③凡例云：

一、伤科古无专门，附于疡医也。按周官云：医师职掌四医：疾医、疡医、食医、兽医。而疡医分掌四症：肿疡、溃疡、金疡、折疡。而金疡者，即金刃之伤也。折疡者，即跌扑骨折之伤也。后有专其事者，或称正骨科，或称正体科。今即分列科门，总由损伤而成，故名之伤科。

一、是书目录，先经义而后叙骨论，次手法而再详证治，周身骨髂，自顶及踵，次序并然，列如星布。惟方以类聚，丸散膏丹，名目不能细载，以方名字数多寡概之，如三字丸、五字散、七字丹之类，挨次载录，以便翻阅。

一、《灵》《素》④经文，乃医家之祖，如读书家之五经也，其义渊源，故冠于卷首。至历朝诸家论注，散见集中者，必详考姓氏书目，即片言只字，不敢妄袭，必按某书某氏曰。间有自述一二条，非独逞臆见，必引古而证今，然后敢畅其说，而竟其论。

一、脉乃四诊之一。损伤之症，虽有外形可观，然其内脏虚实，血气盛衰，非察候脉息，何由悉其病情。故广引《脉经》⑤，详为解注，以便学者参悟也。

一、针灸之文无多，非阙略而仍其旧也。但其文简而详，即如论刺、论灸法中，

---

① 不佞（nìng）：谦词，指自己，没有才能。
② 陟岵（zhì qǐ）：思念母亲。词出自《诗·魏风·陟岵》。
③ 下：原书为"左"，今改横排本，故改之。
④ 灵素：《灵枢经》和《素问》两书。
⑤ 《脉经》：西晋王叔和撰中医最早的脉学专著，10卷。《脉经》后经北宋林亿等人校订后，篇次和内容均有所更动，但卷数未变。

兼及或攻或补之义，简而且备。学者不可以非专科，少用针灸而忽之。

一、骨之图，骨之论，悉依《部颁经书图注》①论定。间有同骨异名，或异骨同名，或一骨二三名，或三四骨合一名，及乎骨之大小长短，并以男女互异不等，详参细译，同归一辙。至骨之致命处，另为标出。

一、论筋，乃接骨上髎之要事也。《经》曰："诸筋皆属于节。节者骨之节髎也，专是科者能不讲乎。"兹按《灵枢》经文，详为注释，列于简次，知有端绪也。

一、治跌闪折骨出臼，先用手法，按摩推拿，端提摸接，然后方可用器具夹缚，至用方药，又在后也。故其次序，仍遵《金鉴》编列，稍有增补手法，悉注各骨之下。惟有用捐用㧬②之法，附于注后，以广其则。

一、伤科证治，悉考薛氏《正体类要》，并《灵》《素》经旨，以及各家方法，重为增订。但以出汗附于发热之条，呕血并入作呕之下。较之《金鉴》，复加外邪、不食、头痛、筋挛、肝火、湿痰、青肿、烂溃、不敛、伤风、发痉诸门，虽属兼症，而发明余绪，实可以备参考。至注中议论，不过遍考经史，搜索前人著述，间或事出见闻，心怀臆断之文，敢以存俟高明，定其可否也。

一、自颠顶骨至足跟骨，详加论注，并引手法治验，复增咽喉、肚腹二条，以补身图之不足。

一、凡人跌闪之伤，多在手足四肢。手有肩、肘、腕三出臼之区，又有上下骨折之所。足亦有环跳、膝湾、踝骨三髎，大腿、小胫二折，左右共四折骨六出髎，与两手同。其接骨入髎，家传秘法，无不各按诸骨图考，采录精详，公诸同业，于医学稍有裨益。

一、所集丸散膏丹方中，皆详载炮制分两，便于依方预为修合，以备急用。至汤饮煎药方中，偶有不载分两者，如古方之分两，难施于今人，因禀质有强弱，病样非一致。又如时方之无分两者，可因人变通，增减为用也。更有古方，药味分两与今不同者，尽皆详考群书，别其宜否而载之。

一、拙纂损伤、啮伤等门，即《金匮要略》云："金刃虫兽所伤，非内外因也。"然其条下集附单方，不可执定此伤而用此药，总缘病无别致，方可通用也。

一、所附单方，即古之奇方也，本诸百家子书所录，皆系效验。窃恐用此者，或见笑于大方，以致良璧怀疑，明珠见弃。故特为表出，使穷乡僻壤无医之处，按症选方，甚便甚捷。

一、是书凡属有关跌闪伤损之论无不搜罗，而片言只字似无遗漏，设或专门口

---

① 《部颁经书图注》：清乾隆钦定颁布交律例馆刻板印刷，交各省施行。
② 㧬（jiàn）：支撑使之平正的方法。

授手法，以及村妪野叟单方，若经试验，尽皆叙入。东坡①曰："已经效于世间，不必皆从于己出。"惟法近怪异，药用胎骨之类，一概屏弃。卷尽十二，科专一门，学者珍之。

洛思山②山人晴川③胡廷光又题

	陆　崑（宗潢）	
同邑	钟　峻（云章）	校订
	陈　金（赅南）	
	谷　兰（松音）	

---

① 东坡：苏轼，字子瞻，号东坡居士，今四川眉山人。北宋文学家，曾任翰林学士，礼部尚书。唐宋八大家之一。苏轼除文学作品外，曾撰《苏学士方》，与宋代沈括所撰《良方》二书合编为《苏沈良方》，共15卷，现存10卷本。

② 洛思山：今浙江省萧山区东28里。

③ 晴川：胡氏家族堂号。

目 录

- 卷之一 …………………………………………………………………………（295）
  - 经义 …………………………………………………………………………（295）
  - 脉要 …………………………………………………………………………（295）
  - 针灸 …………………………………………………………………………（297）
  - 歌诀 …………………………………………………………………………（299）
    - 病原歌诀 …………………………………………………………………（299）
    - 脉证歌诀 …………………………………………………………………（299）
    - 宜忌歌诀 …………………………………………………………………（299）
    - 针灸歌诀 …………………………………………………………………（299）
- 卷之二 …………………………………………………………………………（300）
  - 骨度 …………………………………………………………………………（300）
  - 骨脉 …………………………………………………………………………（302）
  - 经筋 …………………………………………………………………………（303）
  - 部位 …………………………………………………………………………（305）
  - 骨节 …………………………………………………………………………（308）
  - 骨格 …………………………………………………………………………（311）
    - 仰面 ………………………………………………………………………（311）
    - 合面 ………………………………………………………………………（313）
- 卷之三 …………………………………………………………………………（316）
  - 手法总论 ……………………………………………………………………（316）
    - 摸法 ………………………………………………………………………（316）
    - 接法 ………………………………………………………………………（317）
    - 端法 ………………………………………………………………………（317）
    - 提法 ………………………………………………………………………（317）
    - 按摩法 ……………………………………………………………………（317）
    - 推拿法 ……………………………………………………………………（317）

器具总论 ··· (318)
　　裹帘 ··· (318)
　　振梃 ··· (318)
　　披肩 ··· (318)
　　攀索 ··· (319)
　　迭砖 ··· (319)
　　通木 ··· (319)
　　腰柱 ··· (319)
　　竹帘 ··· (320)
　　杉篱 ··· (320)
　　抱膝 ··· (321)
接骨歌诀 ··· (322)
上髎歌诀 ··· (322)
托下巴歌诀 ··· (322)
提颈骨歌诀 ··· (322)
整背腰骨歌诀 ··· (323)
上肩髎歌诀 ··· (323)
托肘尖歌诀 ··· (323)
挪手腕歌诀 ··· (323)
上大腿髎歌诀 ··· (323)
推膝盖骨歌诀 ··· (323)
拽脚踝拐歌诀 ··· (324)

卷之四 ··· (325)
方法总论 ··· (325)
内证 ··· (325)
　　出血 ··· (326)
　　泛注 ··· (327)
　　发热 ··· (328)
　　外邪 ··· (328)
　　昏愦 ··· (329)
　　眩晕 ··· (331)
　　烦躁 ··· (331)
　　发喘 ··· (331)
　　作呕 ··· (332)

口渴 …………………………………………………… (332)
不食 …………………………………………………… (333)
秘结 …………………………………………………… (333)
瘀滞 …………………………………………………… (334)
血虚 …………………………………………………… (334)
作痛 …………………………………………………… (335)
筋挛 …………………………………………………… (335)
骨痛 …………………………………………………… (336)
肝火 …………………………………………………… (336)
湿痰 …………………………………………………… (337)
头痛 …………………………………………………… (337)
胸痛 …………………………………………………… (338)
胁痛 …………………………………………………… (339)
腹痛 …………………………………………………… (339)
腰痛 …………………………………………………… (340)
阴痛 …………………………………………………… (341)
青肿 …………………………………………………… (341)
难溃 …………………………………………………… (342)
不敛 …………………………………………………… (342)
破伤风 ………………………………………………… (343)
发痉 …………………………………………………… (344)
论攻利 ………………………………………………… (345)
辨生死 ………………………………………………… (346)

医案 ……………………………………………………… (347)
出血不止 ……………………………………………… (347)
瘀血泛注 ……………………………………………… (348)
寒药之非 ……………………………………………… (348)
不砭之非 ……………………………………………… (349)
发热 …………………………………………………… (349)
昏愦 …………………………………………………… (349)
眩晕 …………………………………………………… (350)
发喘 …………………………………………………… (351)
作呕 …………………………………………………… (351)
作渴 …………………………………………………… (351)

瘀血作痛 …………………………………………………… （352）
血虚作痛 …………………………………………………… （352）
疮口痛 ……………………………………………………… （352）
阳气脱陷 …………………………………………………… （353）
不补之非 …………………………………………………… （353）
骨伤作痛 …………………………………………………… （353）
肝火作痛 …………………………………………………… （353）
湿痰作痛 …………………………………………………… （354）
胁肋胀痛 …………………………………………………… （354）
腹内作痛 …………………………………………………… （354）
腰痛 ………………………………………………………… （355）
阴茎作痛 …………………………………………………… （355）
青肿不消 …………………………………………………… （355）
腐肉不溃 …………………………………………………… （356）
新肉不敛 …………………………………………………… （356）
行气之非 …………………………………………………… （356）
下血之非 …………………………………………………… （357）
破伤风 ……………………………………………………… （357）
发痉 ………………………………………………………… （357）

卷之五 ………………………………………………………… （360）
　诸骨总论 …………………………………………………… （360）
　　颠顶骨 …………………………………………………… （361）
　　囟骨 ……………………………………………………… （362）
　　山角骨 …………………………………………………… （363）
　　凌云骨 …………………………………………………… （363）
　　睛明骨 …………………………………………………… （364）
　　两颧骨 …………………………………………………… （365）
　　鼻梁骨 …………………………………………………… （366）
　　中血堂 …………………………………………………… （366）
　　唇口 ……………………………………………………… （366）
　　玉堂 ……………………………………………………… （367）
　　地阁骨 …………………………………………………… （368）
　　齿 ………………………………………………………… （368）
　　扶桑骨 …………………………………………………… （369）

耳 …………………………………………………………………………（369）

玉梁骨 ……………………………………………………………（369）

两钩骨 ……………………………………………………………（370）

颊车骨 ……………………………………………………………（370）

后山骨 ……………………………………………………………（371）

寿台骨 ……………………………………………………………（371）

旋台骨 ……………………………………………………………（372）

咽喉 ………………………………………………………………（373）

卷之六 ………………………………………………………………（375）

锁子骨 ……………………………………………………………（375）

胸骨 ………………………………………………………………（375）

歧骨 ………………………………………………………………（377）

蔽心骨 ……………………………………………………………（377）

凫骨 ………………………………………………………………（377）

肚腹 ………………………………………………………………（378）

阴囊 ………………………………………………………………（379）

背骨 ………………………………………………………………（380）

腰骨 ………………………………………………………………（382）

尾骶骨 ……………………………………………………………（382）

髃骨 ………………………………………………………………（383）

臑骨 ………………………………………………………………（384）

肘骨 ………………………………………………………………（385）

臂骨 ………………………………………………………………（385）

腕骨 ………………………………………………………………（386）

五指骨 ……………………………………………………………（388）

竹节骨 ……………………………………………………………（388）

跨骨 ………………………………………………………………（388）

环跳骨 ……………………………………………………………（389）

大楗骨 ……………………………………………………………（389）

膝盖骨 ……………………………………………………………（390）

胻骨 ………………………………………………………………（390）

踝骨 ………………………………………………………………（391）

跗骨 ………………………………………………………………（392）

趾骨 ………………………………………………………………（393）

247

跟骨 ··· (393)
　　治验 ··· (394)
卷之七 ··· (401)
　用药总论 ··· (401)
　二字药 ··· (406)
　　痹药 ··· (406)
　　麻药 ··· (406)
　三字丸 ··· (406)
　　嶤峒丸 ··· (406)
　　里东丸 ··· (406)
　　玉壶丸 ··· (407)
　　没药丸 ··· (407)
　　补筋丸 ··· (407)
　　疏血丸 ··· (407)
　　润肠丸 ··· (407)
　　江鳔丸 ··· (407)
　　应痛丸 ··· (408)
　三字散 ··· (408)
　　乳香散 ··· (408)
　　急风散 ··· (408)
　　一字散 ··· (408)
　　八厘散 ··· (408)
　　千里散 ··· (408)
　　雄鼠散 ··· (408)
　　星风散 ··· (409)
　　榆丁散 ··· (409)
　　安髓散 ··· (409)
　　固齿散 ··· (409)
　　住痛散 ··· (409)
　　止血散 ··· (409)
　　消风散 ··· (409)
　　定痛散 ··· (409)
　　舒筋散 ··· (409)
　　七厘散 ··· (409)

四圣散	(410)
铁扇散	(410)
臭科散	(410)
慈云散	(410)
急救散	(410)
调气散	(410)
玉龙散	(411)
黑龙散	(411)
土龙散	(411)
内补散	(411)
内塞散	(411)
百草散	(411)
退热散	(411)
一赤散	(411)
一黄散	(411)
一白散	(412)
一紫散	(412)
一绿散	(412)
走马散	(412)
补肌散	(412)
通关散	(412)
圣神散	(412)
如神散	(412)
黑神散	(412)
活血散	(412)
佛手散	(413)
托里散	(413)
百合散	(413)
立安散	(413)
清胃散	(413)
独圣散	(413)
双解散	(413)
五苓散	(413)
五积散	(413)

249

泽兰散 …………………………………………………………… (413)
地龙散 …………………………………………………………… (414)
荜茇散 …………………………………………………………… (414)
鸡鸣散 …………………………………………………………… (414)
失笑散 …………………………………………………………… (414)
白金散 …………………………………………………………… (414)
桃花散 …………………………………………………………… (414)
玉烛散 …………………………………………………………… (414)
玉真散 …………………………………………………………… (414)
止痛散 …………………………………………………………… (415)
辛香散 …………………………………………………………… (415)
三字膏 ……………………………………………………………… (415)
万灵膏 …………………………………………………………… (415)
混元膏 …………………………………………………………… (415)
回阳膏 …………………………………………………………… (415)
当归膏 …………………………………………………………… (415)
太乙膏 …………………………………………………………… (416)
乌龙膏 …………………………………………………………… (416)
玉红膏 …………………………………………………………… (416)
地黄膏 …………………………………………………………… (416)
芙蓉膏 …………………………………………………………… (416)
定痛膏 …………………………………………………………… (416)
退肿膏 …………………………………………………………… (416)
散血膏 …………………………………………………………… (416)
消肿膏 …………………………………………………………… (417)
苣子膏 …………………………………………………………… (417)
紫金膏 …………………………………………………………… (417)
黄金膏 …………………………………………………………… (417)
仙传膏 …………………………………………………………… (417)
忍冬膏 …………………………………………………………… (417)
益母膏 …………………………………………………………… (417)
木鳖膏 …………………………………………………………… (417)
掺头药 …………………………………………………………… (418)
松葱膏 …………………………………………………………… (418)

截血膏 …………………………………………………… (418)
　　补肉膏 …………………………………………………… (418)
　　接骨膏 …………………………………………………… (418)
三字丹 ……………………………………………………… (418)
　　麻肺丹 …………………………………………………… (418)
　　保命丹 …………………………………………………… (419)
　　破血丹 …………………………………………………… (419)
　　活血丹 …………………………………………………… (419)
　　塞鼻丹 …………………………………………………… (419)
　　接骨丹 …………………………………………………… (419)
　　洪宝丹 …………………………………………………… (419)
　　接骨丹 …………………………………………………… (419)
　　玉枢丹 …………………………………………………… (420)
　　紫金丹 …………………………………………………… (420)
　　圣灵丹 …………………………………………………… (420)
　　接骨丹 …………………………………………………… (420)
　　火龙丹 …………………………………………………… (420)
　　接骨丹 …………………………………………………… (420)
　　续筋丹 …………………………………………………… (420)
　　活血丹 …………………………………………………… (421)
　　透骨丹 …………………………………………………… (421)
　　活络丹 …………………………………………………… (421)
　　接骨丹 …………………………………………………… (421)
　　九龙丹 …………………………………………………… (421)
　　补损丹 …………………………………………………… (421)
　　胜金丹 …………………………………………………… (421)
　　回生丹 …………………………………………………… (422)
三字汤 ……………………………………………………… (422)
　　独参汤 …………………………………………………… (422)
　　四物汤 …………………………………………………… (422)
　　八珍汤 …………………………………………………… (422)
　　圣愈汤 …………………………………………………… (422)
　　归脾汤 …………………………………………………… (422)
　　芎归汤 …………………………………………………… (422)

参附汤 ……………………………………………………………（422）
　　白术汤 ……………………………………………………………（422）
　　葛根汤 ……………………………………………………………（423）
　　独活汤 ……………………………………………………………（423）
　　羌活汤 ……………………………………………………………（423）
　　羌麻汤 ……………………………………………………………（423）
　　二陈汤 ……………………………………………………………（423）
　　防风汤 ……………………………………………………………（423）
　　清燥汤 ……………………………………………………………（423）
　　苏气汤 ……………………………………………………………（423）
　　安神汤 ……………………………………………………………（423）
　　抵当汤 ……………………………………………………………（424）
三字饮 …………………………………………………………………（424）
　　香苏饮 ……………………………………………………………（424）
　　香薷饮 ……………………………………………………………（424）
　　柴胡饮 ……………………………………………………………（424）
　　蓝汁饮 ……………………………………………………………（424）
三字子 …………………………………………………………………（424）
　　红散子 ……………………………………………………………（424）
　　黄末子 ……………………………………………………………（424）
　　白末子 ……………………………………………………………（425）
　　红末子 ……………………………………………………………（425）
　　黑末子 ……………………………………………………………（425）
三字药 …………………………………………………………………（425）
　　清心药 ……………………………………………………………（425）
　　止痛药 ……………………………………………………………（425）
　　洗伤药 ……………………………………………………………（425）
　　杀蛆药 ……………………………………………………………（426）
　　金枪药 ……………………………………………………………（426）
　　接骨药 ……………………………………………………………（426）
　　刀疮药 ……………………………………………………………（426）
　　封口药 ……………………………………………………………（426）
　　止血药 ……………………………………………………………（426）
　　破血药 ……………………………………………………………（427）

三字法 ··· (427)
　　葱熨法 ··· (427)
　　豉灸法 ··· (427)
　　胆导法 ··· (427)
四字丸 ··· (427)
　　苏合香丸 ·· (427)
　　大活血丸 ·· (427)
四字散 ··· (428)
　　麒麟竭散 ·· (428)
　　紫金皮散 ·· (428)
　　败弩筋散 ·· (428)
　　何首乌散 ·· (428)
　　牡丹皮散 ·· (428)
　　花蕊石散 ·· (428)
　　白胶香散 ·· (429)
　　人中白散 ·· (429)
　　生地黄散 ·· (429)
　　石决明散 ·· (429)
四字膏 ··· (429)
　　金体神膏 ·· (429)
四字丹 ··· (429)
　　续骨神丹 ·· (429)
　　接骨金丹 ·· (430)
四字汤 ··· (430)
　　四君子汤 ·· (430)
　　六君子汤 ·· (430)
　　小柴胡汤 ·· (430)
　　五加皮汤 ·· (431)
　　海桐皮汤 ·· (431)
　　小芎黄汤 ·· (431)
　　大芎黄汤 ·· (431)
四字药 ··· (431)
　　整骨麻药 ·· (431)
　　外敷麻药 ·· (431)

253

跌打膏药 …………………………………………………………………… (431)
卷之八 ……………………………………………………………………… (432)
　五字丸 ……………………………………………………………………… (432)
　　三黄宝蜡丸 ……………………………………………………………… (432)
　　补损续筋丸 ……………………………………………………………… (432)
　　搜损寻痛丸 ……………………………………………………………… (432)
　　和血定痛丸 ……………………………………………………………… (432)
　　六味地黄丸 ……………………………………………………………… (433)
　　桂附八味丸 ……………………………………………………………… (433)
　五字散 ……………………………………………………………………… (433)
　　活血住痛散 ……………………………………………………………… (433)
　　消风住痛散 ……………………………………………………………… (433)
　　消毒定痛散 ……………………………………………………………… (433)
　　乳香趁痛散 ……………………………………………………………… (433)
　　川芎行经散 ……………………………………………………………… (433)
　　乳香神应散 ……………………………………………………………… (434)
　　洗药荆叶散 ……………………………………………………………… (434)
　　本事地黄散 ……………………………………………………………… (434)
　　大紫荆皮散 ……………………………………………………………… (434)
　　生干地黄散 ……………………………………………………………… (434)
　　定痛乳香散 ……………………………………………………………… (434)
　　定痛当归散 ……………………………………………………………… (434)
　　乌药顺气散 ……………………………………………………………… (434)
　　复原通气散 ……………………………………………………………… (434)
　　胶艾安胎散 ……………………………………………………………… (435)
　　加味逍遥散 ……………………………………………………………… (435)
　　藿香正气散 ……………………………………………………………… (435)
　　加味交加散 ……………………………………………………………… (435)
　　疏风败毒散 ……………………………………………………………… (435)
　　杖疮珍珠散 ……………………………………………………………… (435)
　　洁古末药散 ……………………………………………………………… (436)
　五字丹 ……………………………………………………………………… (436)
　　正骨紫金丹 ……………………………………………………………… (436)
　　人参紫金丹 ……………………………………………………………… (436)

没药降圣丹	………………………………………………………	(436)
逐瘀至神丹	………………………………………………………	(436)
接骨至神丹	………………………………………………………	(436)
万全神应丹	………………………………………………………	(437)
接骨紫金丹	………………………………………………………	(437)
加减紫金丹	………………………………………………………	(437)
五字汤	……………………………………………………………………	(438)
补中益气汤	………………………………………………………	(438)
当归补血汤	………………………………………………………	(438)
清暑益气汤	………………………………………………………	(438)
白术防风汤	………………………………………………………	(438)
羌活防风汤	………………………………………………………	(438)
复原活血汤	………………………………………………………	(438)
除风益损汤	………………………………………………………	(439)
柴胡四物汤	………………………………………………………	(439)
竹叶石膏汤	………………………………………………………	(439)
桃仁承气汤	………………………………………………………	(439)
加味承气汤	………………………………………………………	(439)
竹叶黄芪汤	………………………………………………………	(439)
当归导滞汤	………………………………………………………	(440)
破血消痛汤	………………………………………………………	(440)
破血散瘀汤	………………………………………………………	(440)
羌活乳香汤	………………………………………………………	(440)
清上瘀血汤	………………………………………………………	(440)
消下破血汤	………………………………………………………	(440)
犀角地黄汤	………………………………………………………	(440)
川芎肉桂汤	………………………………………………………	(440)
附子四逆汤	………………………………………………………	(440)
十全大补汤	………………………………………………………	(441)
东垣圣愈汤	………………………………………………………	(441)
人参养荣汤	………………………………………………………	(441)
益气养荣汤	………………………………………………………	(441)
加味芎归汤	………………………………………………………	(441)
加味归脾汤	………………………………………………………	(441)

和伤活血汤 …………………………………………………………………（441）
　　四草定痛汤 …………………………………………………………………（442）
　　桔术四物汤 …………………………………………………………………（442）
　　加味四物汤 …………………………………………………………………（442）
　　散瘀和伤汤 …………………………………………………………………（442）
　　八仙逍遥汤 …………………………………………………………………（442）
五字饮 …………………………………………………………………………（442）
　　二味参苏饮 …………………………………………………………………（442）
　　十味参苏饮 …………………………………………………………………（442）
　　活血和气饮 …………………………………………………………………（442）
　　仙方活命饮 …………………………………………………………………（443）
　　五字锭 ………………………………………………………………………（443）
　　导气通瘀锭 …………………………………………………………………（443）
六字丹 …………………………………………………………………………（443）
　　大神效活络丹 ………………………………………………………………（443）
　　补损接骨仙丹 ………………………………………………………………（443）
六字酒 …………………………………………………………………………（444）
　　跌打损伤药酒 ………………………………………………………………（444）
七字丸 …………………………………………………………………………（444）
　　加味健步虎潜丸 ……………………………………………………………（444）
七字散 …………………………………………………………………………（444）
　　止血定痛生肌散 ……………………………………………………………（444）
　　安胎万全神应散 ……………………………………………………………（444）
七字膏 …………………………………………………………………………（445）
　　秘治跌打损伤膏 ……………………………………………………………（445）
　　刘氏跌打损伤膏 ……………………………………………………………（445）
七字汤 …………………………………………………………………………（445）
　　半夏白术天麻汤 ……………………………………………………………（445）
　　加减苏子桃仁汤 ……………………………………………………………（445）
　　加味调中益气汤 ……………………………………………………………（446）
附方 ……………………………………………………………………………（446）
　　金疮秘方 ……………………………………………………………………（446）
　　破伤秘方 ……………………………………………………………………（446）
　　接骨神方 ……………………………………………………………………（446）

接骨仙方 …………………………………………………（446）

怀德堂笔记方 ……………………………………………（447）

天下第一金疮药 …………………………………………（447）

神圣饼子 …………………………………………………（447）

安胎神方 …………………………………………………（447）

左盘龙方 …………………………………………………（447）

地榆绢煎 …………………………………………………（447）

败蒲席煎 …………………………………………………（448）

金簇伤方 …………………………………………………（448）

瞿麦丸 ……………………………………………………（448）

定痛丸 ……………………………………………………（449）

没药散 ……………………………………………………（449）

雄黄散 ……………………………………………………（449）

蜈蚣散 ……………………………………………………（449）

金伤散 ……………………………………………………（449）

生肌散 ……………………………………………………（449）

定血散 ……………………………………………………（449）

续断散 ……………………………………………………（450）

当归散 ……………………………………………………（450）

泽兰散 ……………………………………………………（450）

蓝子散 ……………………………………………………（450）

蒲黄散 ……………………………………………………（450）

消石散 ……………………………………………………（450）

止血散 ……………………………………………………（451）

桃仁汤 ……………………………………………………（451）

生地汤 ……………………………………………………（451）

胶艾汤 ……………………………………………………（451）

破瘀汤 ……………………………………………………（451）

医牛马疮方 ………………………………………………（451）

解诸毒药方 ………………………………………………（451）

金刀如圣散 ………………………………………………（451）

托骨大黄散 ………………………………………………（452）

涂封方 ……………………………………………………（452）

葫芦方 ……………………………………………………（452）

　　　　羊毛饼 ……………………………………………………… (452)
　　　　胡椒饼 ……………………………………………………… (452)
　　　　上部损伤 …………………………………………………… (452)
　　　　中部损伤 …………………………………………………… (452)
　　　　下部损伤 …………………………………………………… (452)
　　　　接骨神方 …………………………………………………… (453)
　　　　金刃伤方 …………………………………………………… (453)
　　　　跌打损伤方 ………………………………………………… (453)
　　　　神仙一把抓 ………………………………………………… (453)
　　　　过街笑 ……………………………………………………… (453)
　　　　金不换 ……………………………………………………… (453)
　　　　二十五味药 ………………………………………………… (453)
　　　　上部末子药 ………………………………………………… (454)
　　　　中部末子药 ………………………………………………… (454)
　　　　下部末子药 ………………………………………………… (454)
　　　　上部汤药方 ………………………………………………… (454)
　　　　中部汤药方 ………………………………………………… (454)
　　　　下部汤药方 ………………………………………………… (454)
　　　　金疮神效方 ………………………………………………… (455)
　　　　草蝎经进方 ………………………………………………… (455)
　　　　内伤神效方 ………………………………………………… (455)
　　　　外敷膏子药 ………………………………………………… (455)
　　陈氏三方 ……………………………………………………… (455)
　　　　内伤脏腑方 ………………………………………………… (455)
　　　　外伤肿痛方 ………………………………………………… (456)
　　　　外伤见血方 ………………………………………………… (457)

卷之九 ……………………………………………………………… (458)
　　后序 …………………………………………………………… (458)
　　伤科本草主治 ………………………………………………… (458)
　　　　金镞竹木伤 ………………………………………………… (458)
　　　　跌仆折伤 …………………………………………………… (460)
　　　　破伤风 ……………………………………………………… (462)
　　　　汤火伤 ……………………………………………………… (463)
　　　　诸虫伤 ……………………………………………………… (463)

诸兽伤	(465)
损伤总论	(466)
金刃伤	(467)
箭镞伤	(469)
磁锋伤	(472)
签刺伤	(473)
坠堕伤	(475)
跌磕伤	(477)
挫闪伤	(478)
压迮伤	(479)
铁器伤	(480)
砖石伤	(481)
木器伤	(482)

卷之十 …… (483)
足踢伤	(483)
口咬伤	(483)
拳手伤	(484)
板子伤	(485)
夹棍伤	(488)
拶指伤	(490)
皮掌伤	(490)
觚触伤	(491)
践踏伤	(491)
骨折伤	(492)
筋断伤	(493)
风湿伤	(494)
汤火伤	(497)

卷之十一 …… (503)
啮伤总论	(503)
蛇蠹伤	(503)
蜂叮伤	(509)
蝎螫伤	(510)
狐刺伤	(511)
蝮溺伤	(512)

蜈蚣伤	（513）
蜘蛛伤	（514）
蚰蜒伤	（516）
蚯蚓伤	（517）
射工伤	（517）
沙虱伤	（519）
百虫伤	（520）

卷之十二 ……（523）

狗咬伤	（523）
马咬伤	（527）
猪咬伤	（528）
猫咬伤	（528）
鼠咬伤	（528）
狼咬伤	（529）
熊爪伤	（529）
虎噬伤	（530）

补遗 ……（531）

水	（532）
赤土	（532）
黑铅	（532）
赤铜屑	（532）
自然铜	（532）
铜钴鉧	（532）
铁衣	（532）
玉	（532）
雄黄	（532）
无名异	（532）
花乳石	（533）
石灰	（533）
代赭石	（533）
菩萨石	（533）
滑石	（533）
石青	（533）
石蚕	（533）

石油	(533)
盐药	(533)
特蓬杀	(533)
半边莲	(533)
蛇含草	(533)
蚕茧草	(534)
蛇茧草	(534)
蛇莓草	(534)
蛇床子	(534)
蛇眼草	(534)
草犀根	(534)
菴䕡子	(534)
滴滴金	(534)
野鸡冠	(534)
铁扫帚	(534)
牛蒡子	(534)
苍耳子	(535)
豨莶草	(535)
天南星	(535)
半夏	(535)
菩萨草	(535)
玉簪花叶	(535)
荨麻草	(535)
坐拿草	(535)
押不芦草	(535)
茉莉花根	(535)
八角金盘	(535)
草乌头	(535)
山芝麻	(536)
大虫杖	(536)
合子草	(536)
鲜葛根	(536)
猫儿卵	(536)
鹅抱根	(536)

黄药子	(536)
白药子	(536)
羊婆奶	(536)
山慈姑	(536)
茅针花	(536)
地榆	(537)
柴参	(537)
金不换	(537)
三七	(537)
刘寄奴	(537)
山荞麦	(537)
石龙藤	(537)
甜藤叶	(537)
苦芙	(537)
清风藤	(538)
紫金藤	(538)
折伤木	(538)
落雁木	(538)
每始王木	(538)
千里及藤	(538)
风延莓	(538)
万一藤	(538)
紫背浮萍	(538)
田字草	(538)
虾蟆兰	(538)
凤仙花	(538)
白芷	(538)
猴姜	(539)
当归	(539)
川芎	(539)
芍药	(539)
鲜地黄叶	(539)
牡丹皮	(539)
郁金	(539)

蓬术	(539)
马兰	(539)
鹿蹄	(539)
马鞭草	(539)
猪腰子	(539)
老鹳草	(540)
鸭跖草	(540)
葵	(540)
蓼	(540)
威灵仙	(540)
五爪龙	(540)
过山龙	(540)
血见愁	(540)
金疮小草	(541)
井中苔及萍蓝	(541)
蓝草	(541)
唐夷草	(541)
金茎草	(541)
火焰草	(541)
兔肝草	(541)
千金鑺	(541)
虐药	(541)
胡堇草	(541)
撮石合草	(541)
露筋草	(541)
九龙草	(541)
荔枝草	(541)
爵床	(541)
天芥菜	(542)
山枇杷柴	(542)
辟虺雷	(542)
阿儿只	(542)
阿息儿	(542)
奴哥撒儿	(542)

黄麻根及叶	(542)
苎麻	(542)
鬼油麻	(542)
大蓟、小蓟	(542)
大接骨草、小接骨草	(542)
金樱榄	(542)
透骨草	(543)
龙舌草	(543)
兔儿酸	(543)
堇堇菜	(543)
绿豆粉	(543)
红曲	(543)
米醋	(543)
豆酱	(543)
饴糖	(543)
酒糟	(543)
葱	(544)
姜	(544)
蒜	(544)
薤白	(544)
韭汁	(544)
藕	(544)
慈姑叶	(544)
芥菜子	(544)
甜瓜叶	(545)
苦李核仁	(545)
甜杏仁	(545)
白梅肉	(545)
桃仁	(545)
栗子	(545)
梨	(545)
乌柿	(545)
杨梅树皮	(545)
樱桃叶	(545)

胡桃肉	(545)
乌桕树根白皮	(545)
杉树皮	(545)
降真香	(545)
乳香	(545)
没药	(545)
血竭	(546)
质汗	(546)
白杨木	(546)
接骨木	(546)
合欢木	(546)
桑树叶	(546)
谷树	(547)
槐实	(547)
椰桐皮	(547)
紫荆皮	(547)
金雀花	(547)
鬼箭羽	(547)
买子木	(547)
苏木	(547)
松	(547)
竹	(547)
绯帛	(547)
青布	(547)
裈裆	(547)
楮纸	(547)
拨火杖	(548)
竹簟	(548)
白蜡	(548)
紫铆	(548)
蜘网	(548)
壁钱	(548)
蜣螂	(548)
蟅虫	(548)

马肉蛆	(548)
灶壁鸡	(548)
吉吊脂	(548)
鲤鱼目	(548)
鲫鱼肉	(548)
乌鲗骨	(548)
鲍鱼肉	(548)
海蛇	(549)
蠵龟	(549)
鳖甲	(549)
蟹	(549)
海赢厴	(549)
鹳	(549)
阳乌	(549)
鹰	(549)
鸩	(549)
鸡	(549)
鹅	(549)
猪耳垢	(549)
狗脑	(549)
羊肉	(550)
牛骨髓	(550)
驴溺	(550)
骡屎	(550)
鹿角	(550)
野猪黄	(550)
羚羊肉	(550)
山羊血	(550)
狐狸目	(550)
山獭骨	(550)
白獭髓	(550)
牡鼠	(550)
土坑	(550)
树膏	(551)

吸毒石 …………………………………………………………（551）
　　脆蛇 ……………………………………………………………（551）
　　木乃伊 …………………………………………………………（551）
自跋 …………………………………………………………………（552）

耀山曰：身骨尺寸之图，其文载于《内经》《灵枢》之篇，此成法长度也。然而身有修短不齐，皆取本人中指中节为一寸之法，是合度耳。更有上身长而下体短，以及首大而足小者，其何以度量哉？惟取上身者，取上之尺寸，取下体者，取下之尺寸，直者取直，横者取横，无不合度矣。至于骨之名目，及部位等穴，似有不同之处。今校各书所载，统绘图中，详注骨下，以便阅者参考而归于一也。

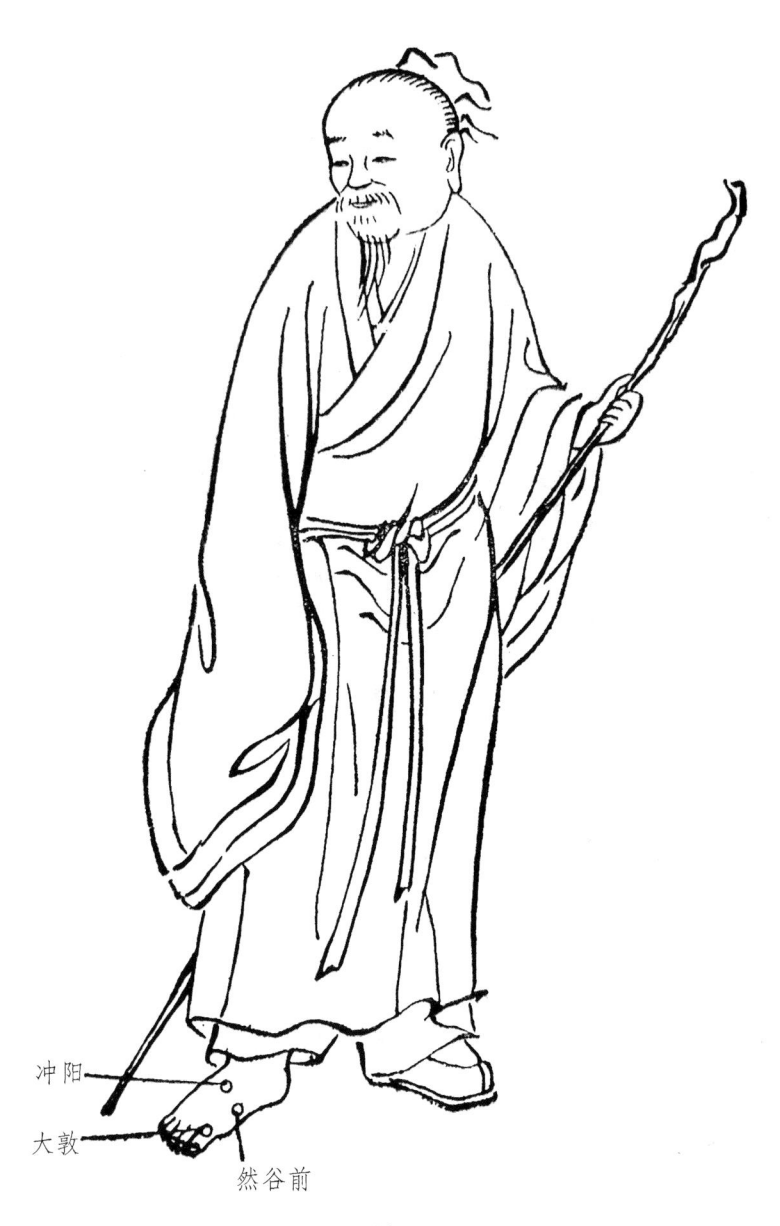

冲阳
大敦
然谷前

应刺穴图

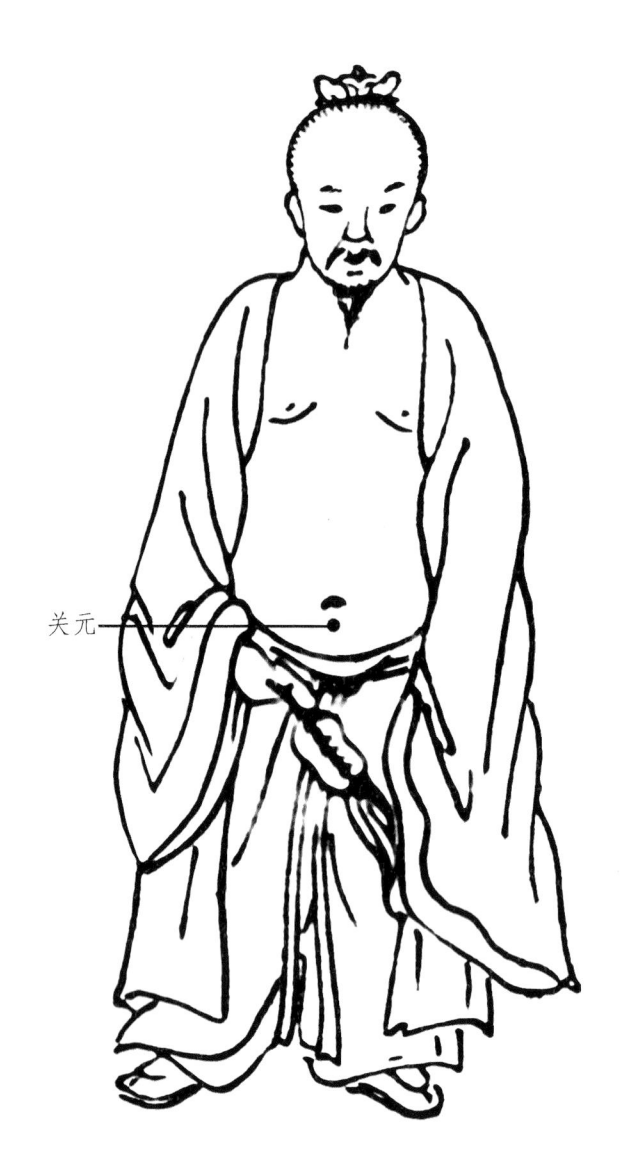

应灸穴图

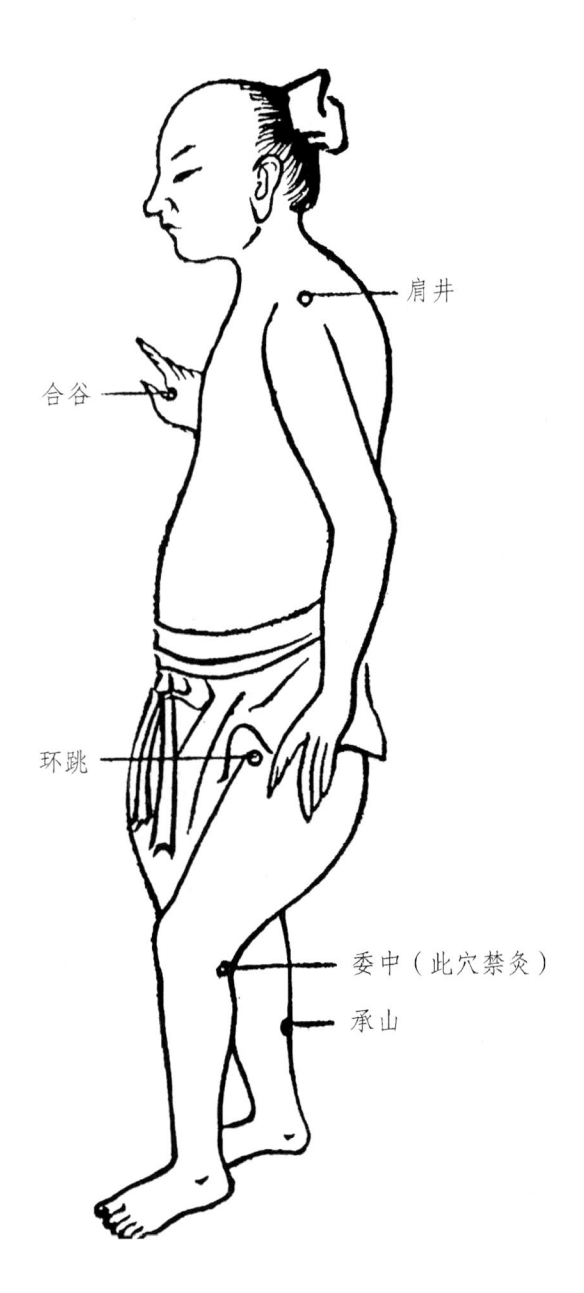

应针灸图

伤科汇纂 图注

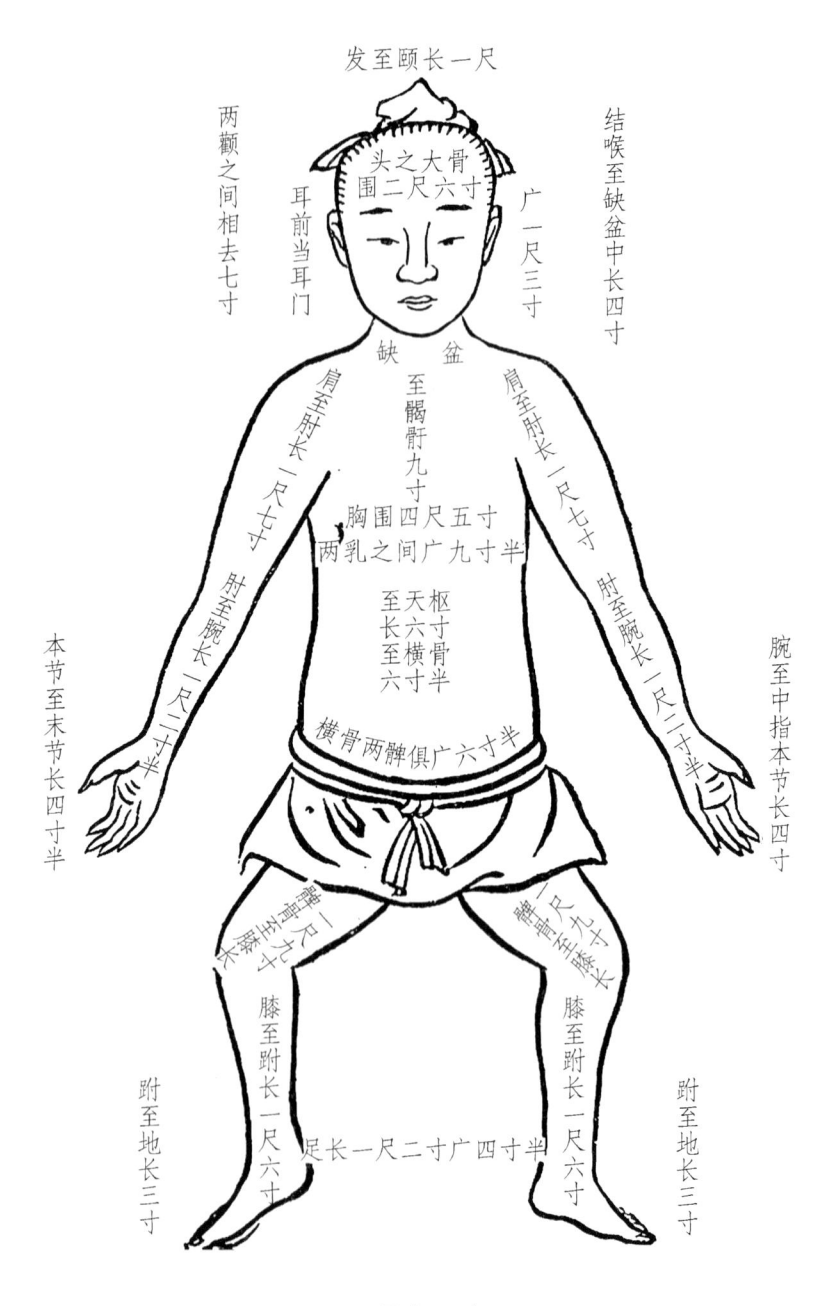

发至颐长一尺
头之大骨围二尺六寸
结喉至缺盆中长四寸
两颧之间相去七寸
耳前当耳门
广一尺三寸
缺盆至髃骨九寸
肩至肘长一尺七寸
胸围四尺五寸
两乳之间广九寸半
天枢骨至横骨长六寸
肘至腕长一尺二寸半
肩至肘长一尺七寸
腕至中指本节长四寸
本节至末节长四寸半
肘至腕长一尺二寸半
横骨两牌俱广六寸半
膝至跗长一尺六寸
膝至跗长一尺六寸
足长一尺二寸广四寸半
跗至地长三寸
跗至地长三寸

正面骨度尺寸图

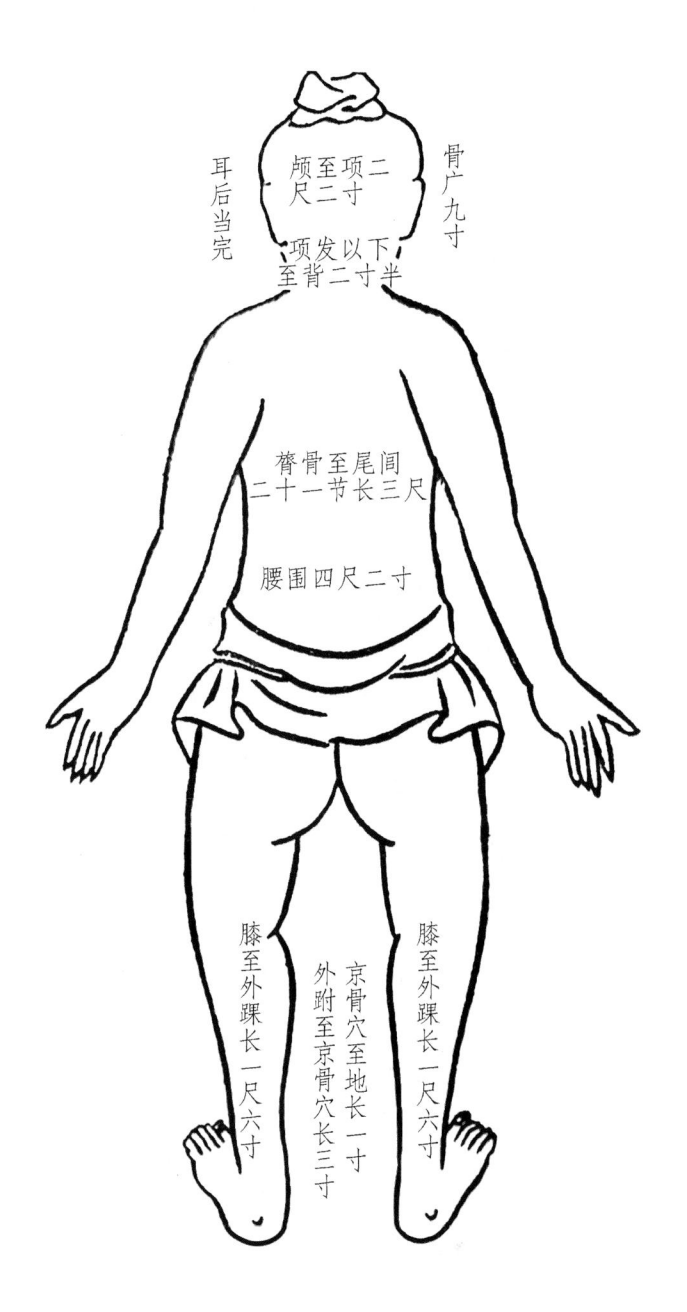

骨广九寸
颅至项二尺二寸
耳后当完
项发以下至背二寸半
脊骨至尾闾二十一节长三尺
腰围四尺二寸
膝至外踝长一尺六寸
京骨穴至地长一寸
外跗至京骨穴长三寸
膝至外踝长一尺六寸

合面骨度尺寸图

中医骨伤科古代十大名著校注

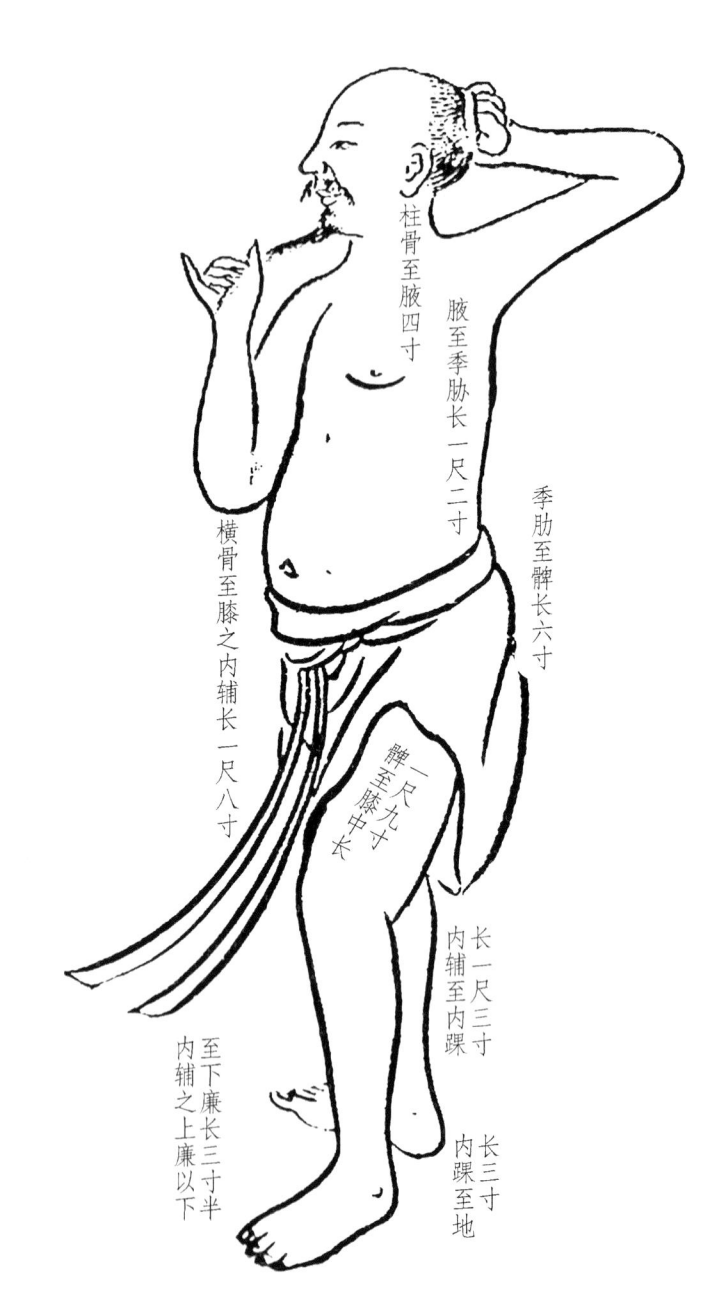

伤科汇纂 图注

柱骨至腋四寸
腋至季胁长一尺二寸
季肋至髀长六寸
横骨至膝之内辅长一尺八寸
髀至膝中长一尺九寸
内辅至内踝长一尺三寸
内踝至地长三寸
内辅之上廉以下至下廉长三寸半

侧面骨度尺寸图

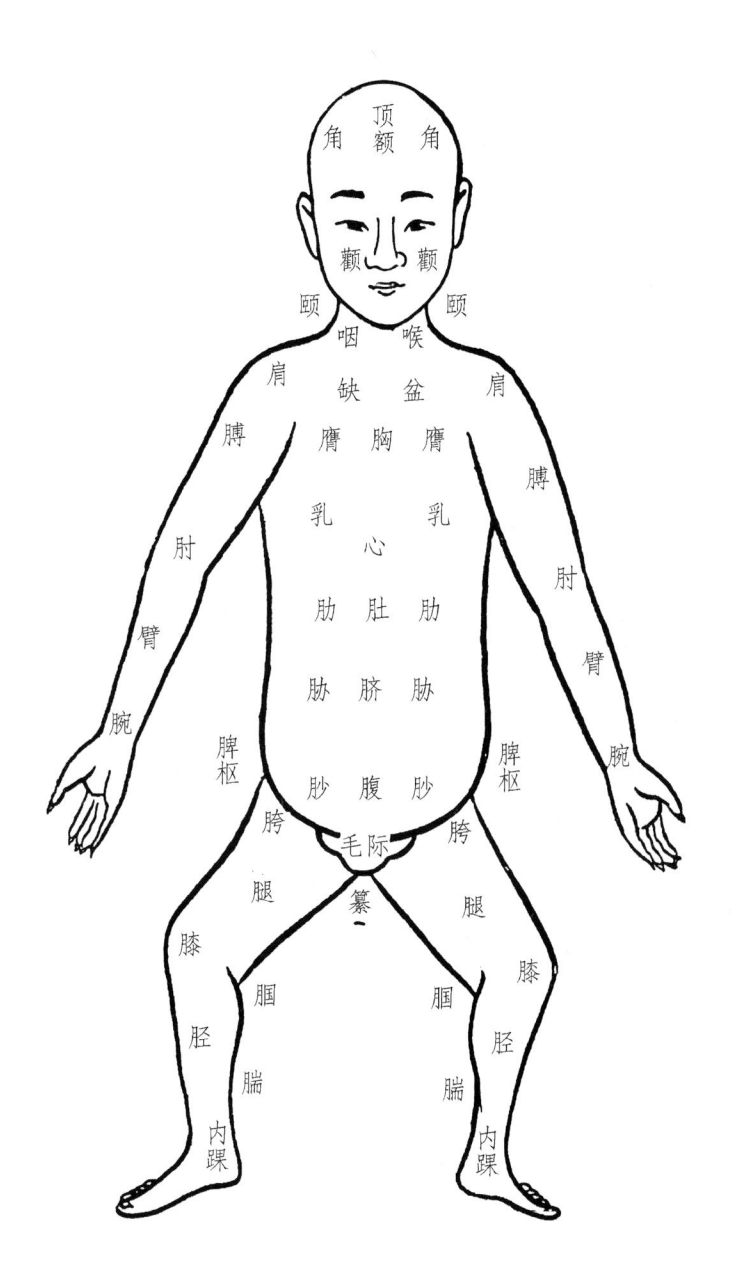

人身正面部位图

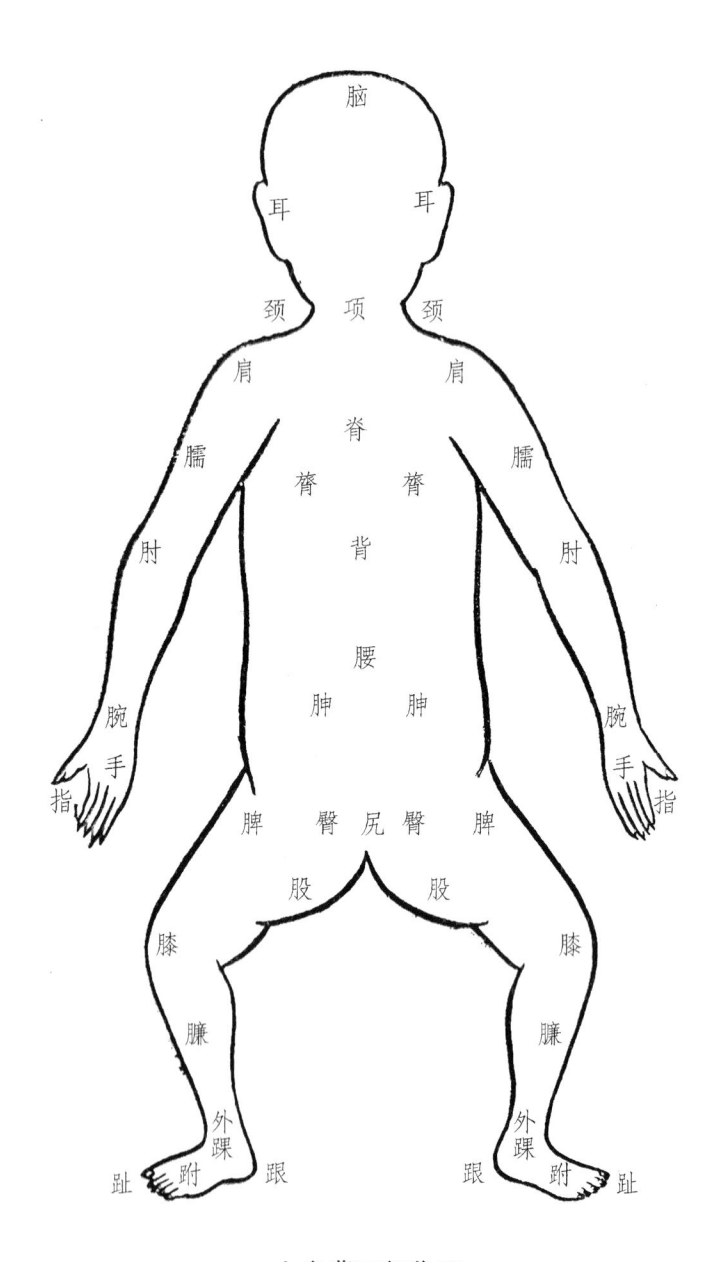

人身背面部位图

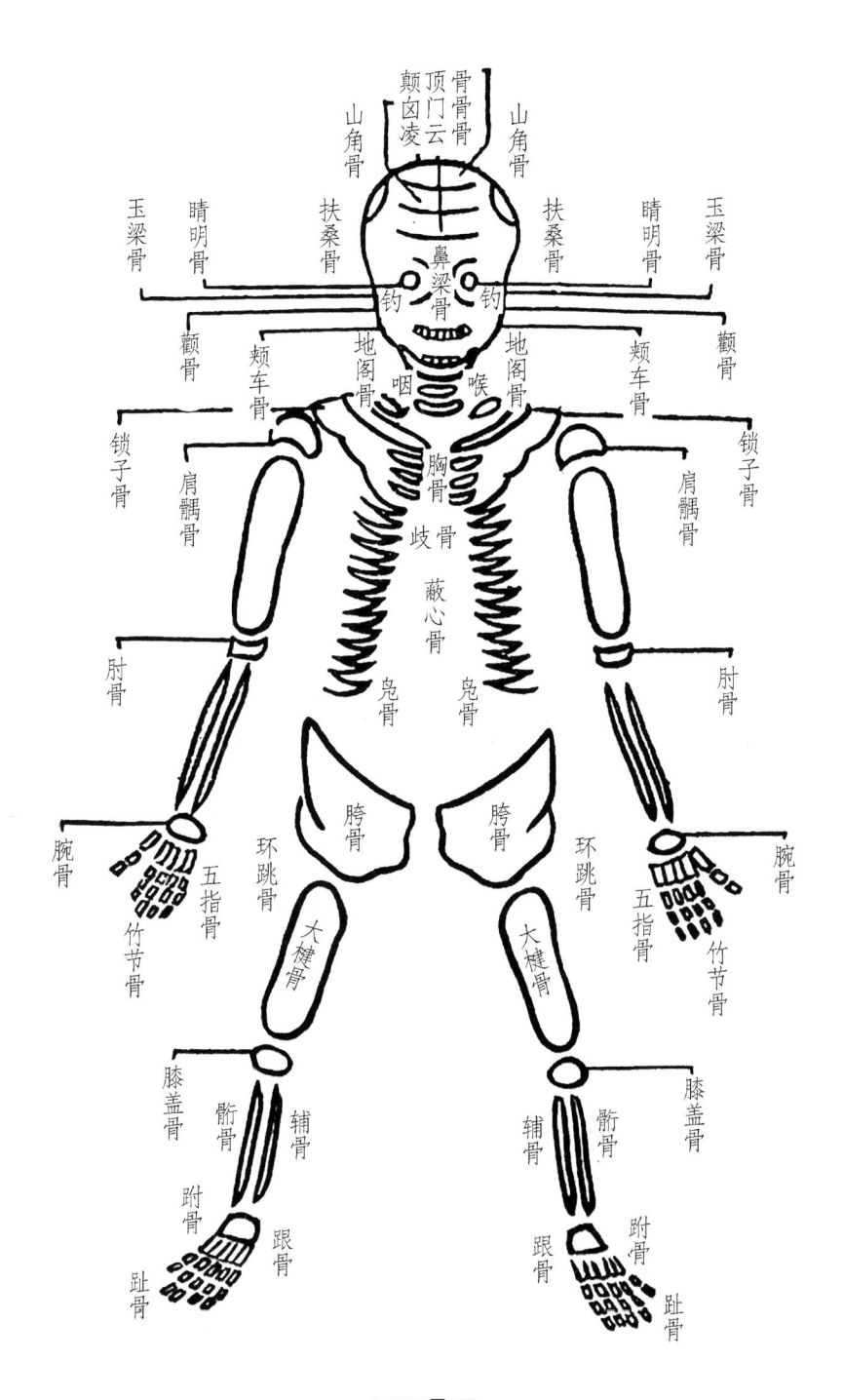

正面骨图

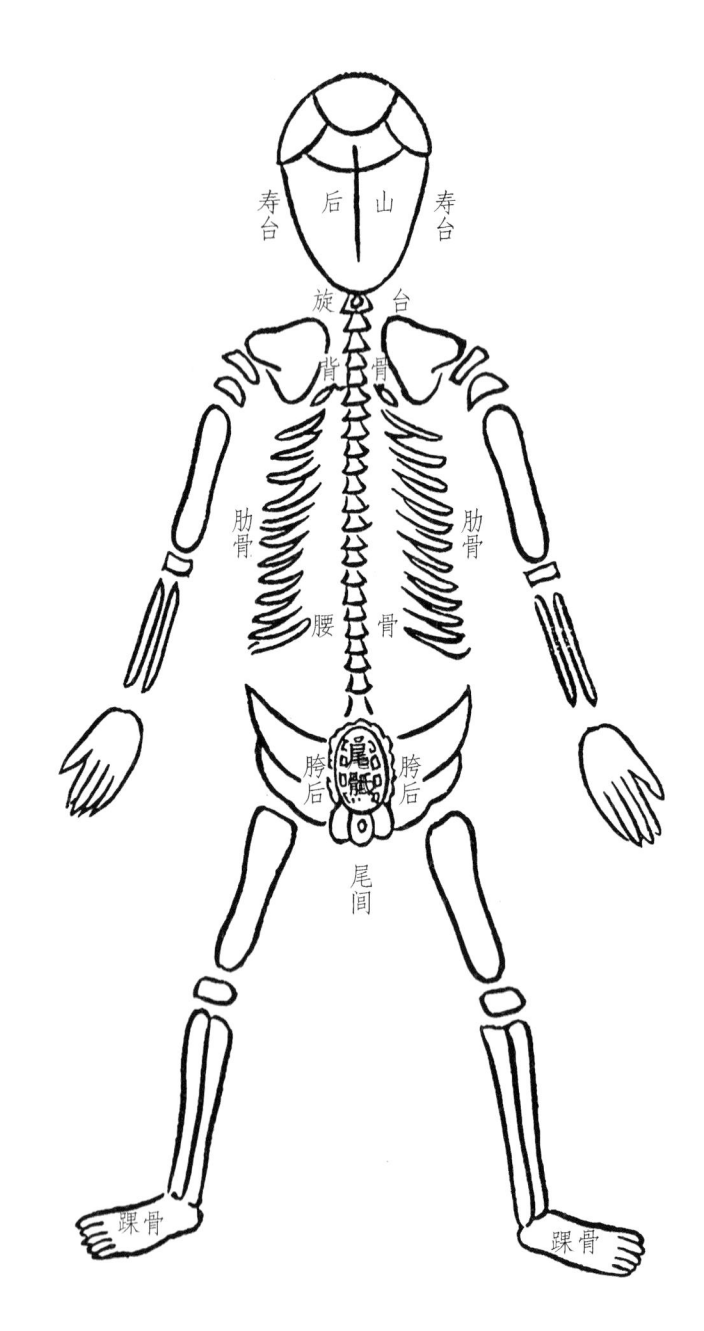

合面骨图

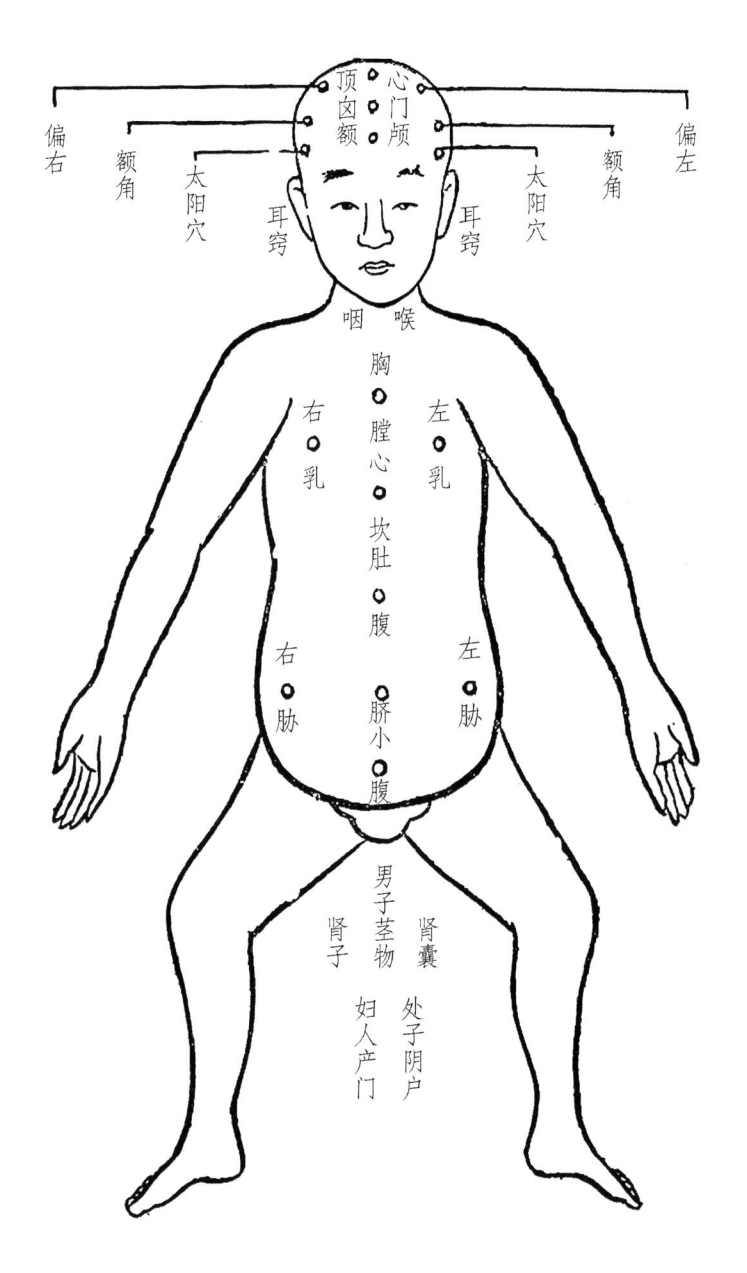

正面致命处图

中医骨伤科古代十大名著校注

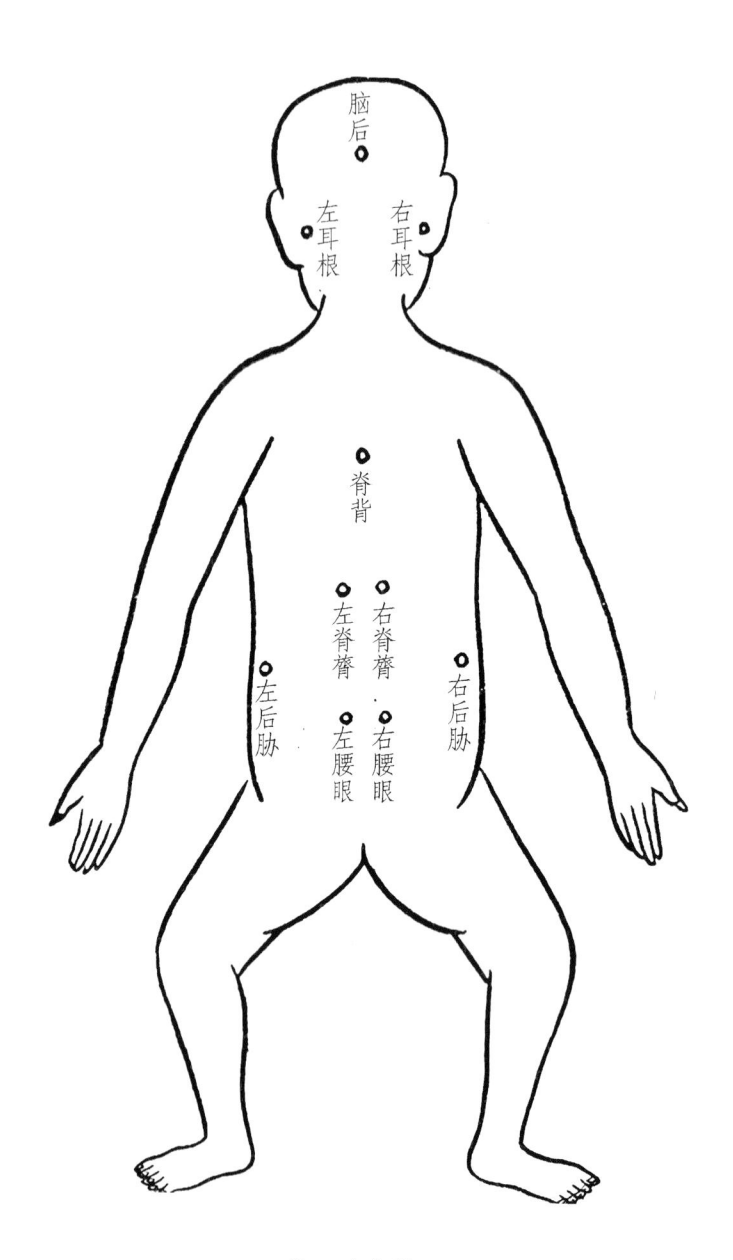

伤科汇纂 图注

背面致命处图

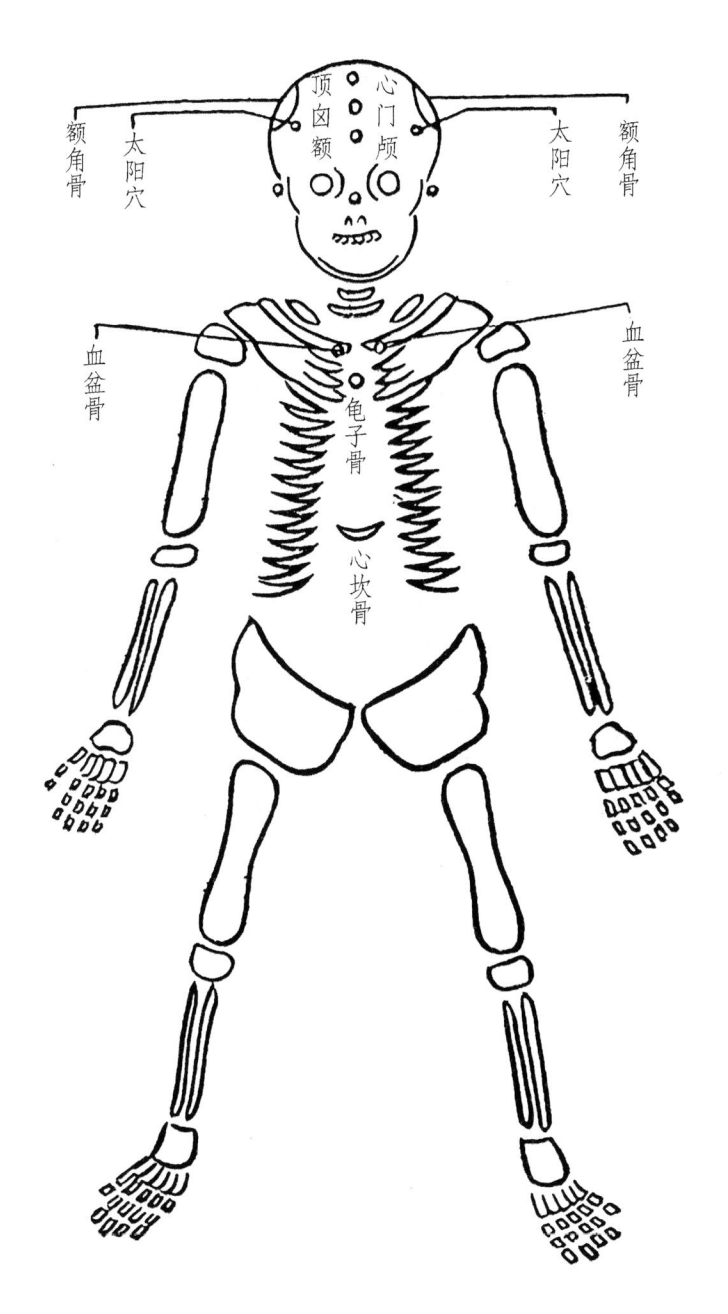

正面致命骨图

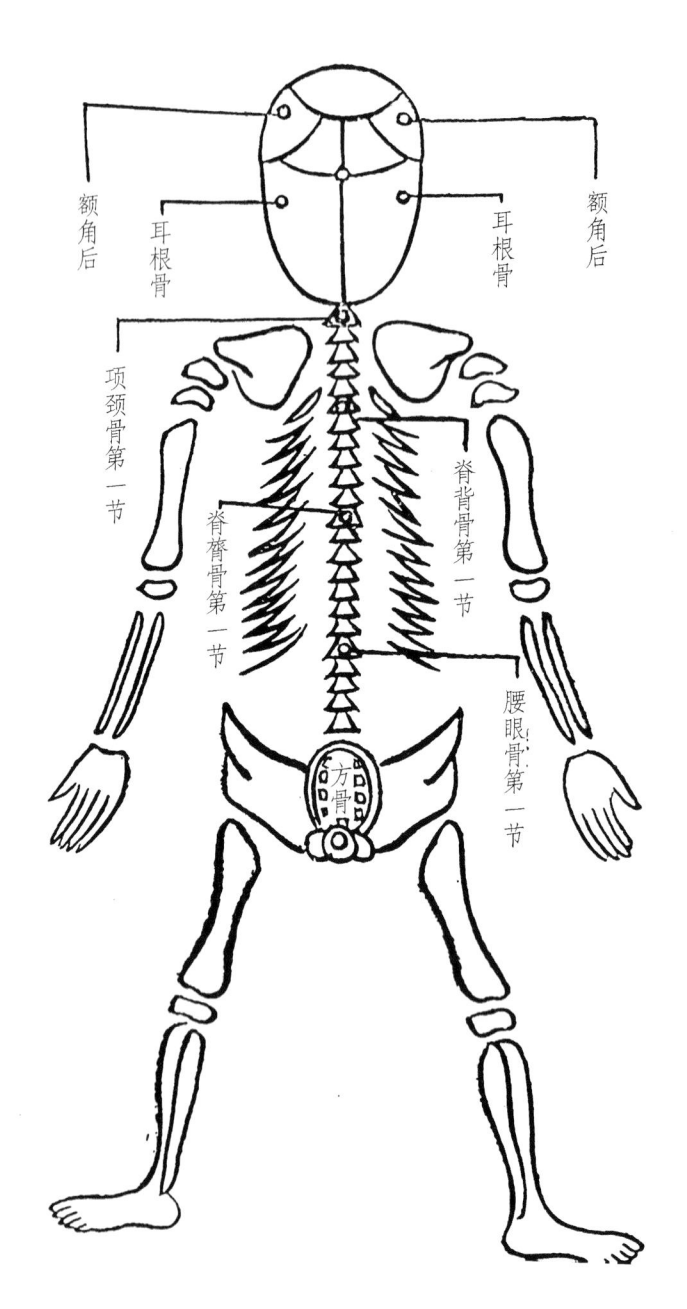

合面致命骨图

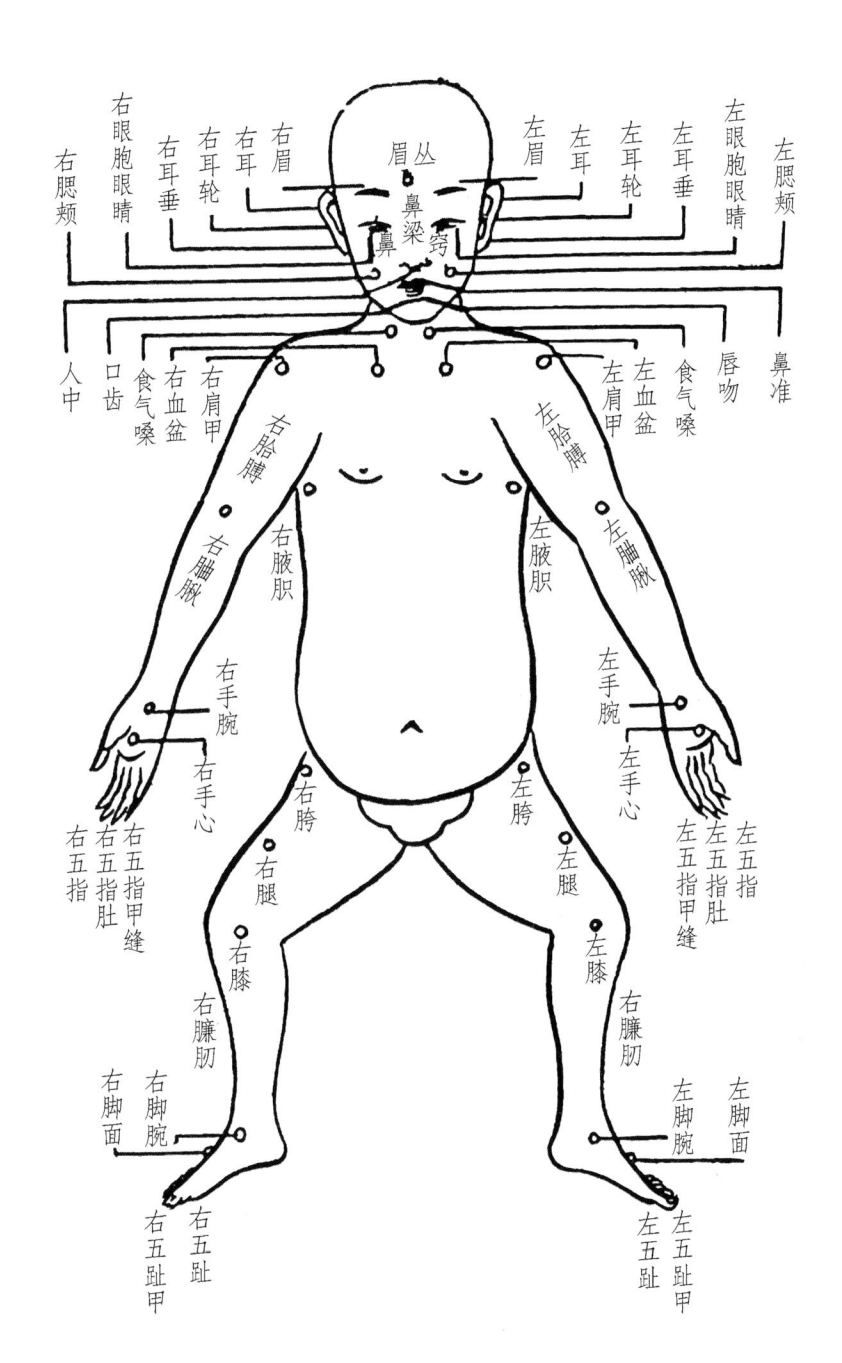

正面不致命处图

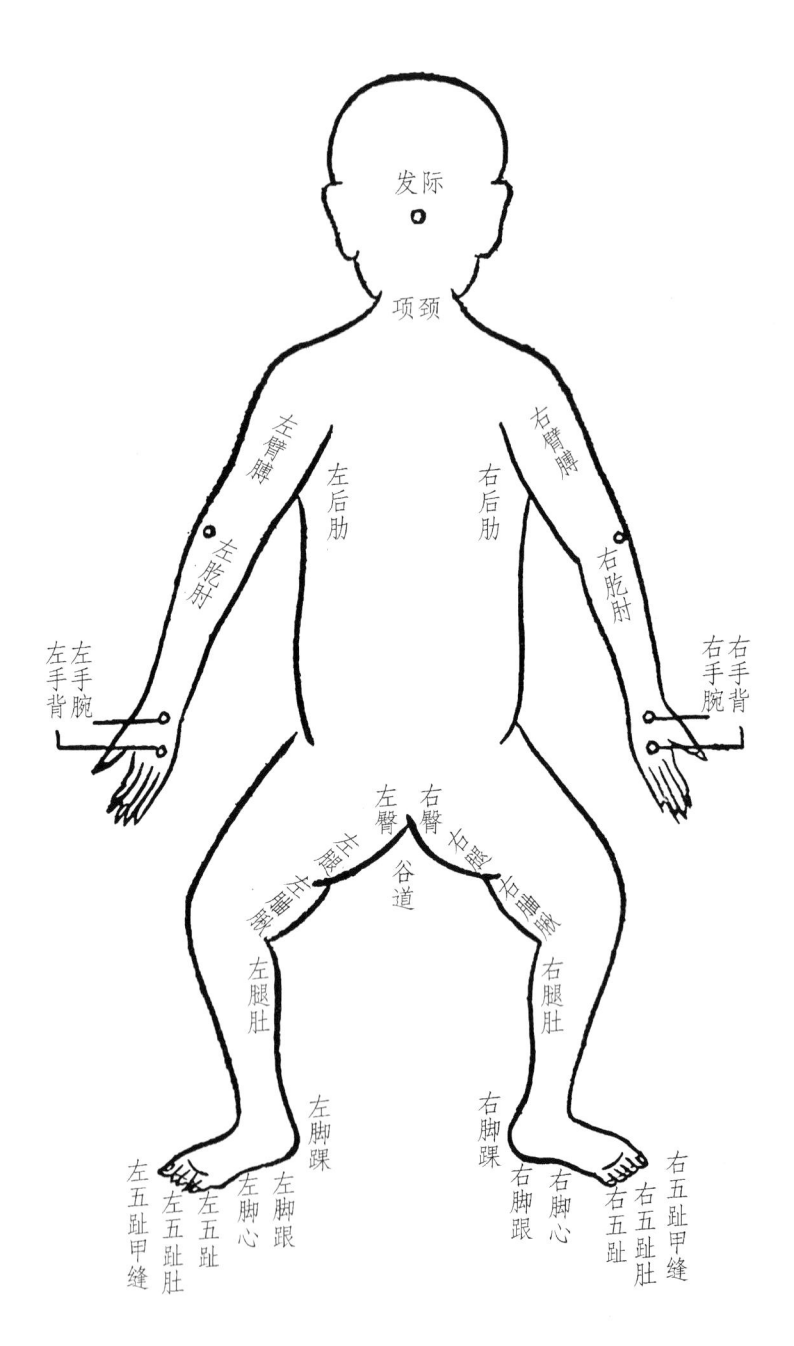

背面不致命处图

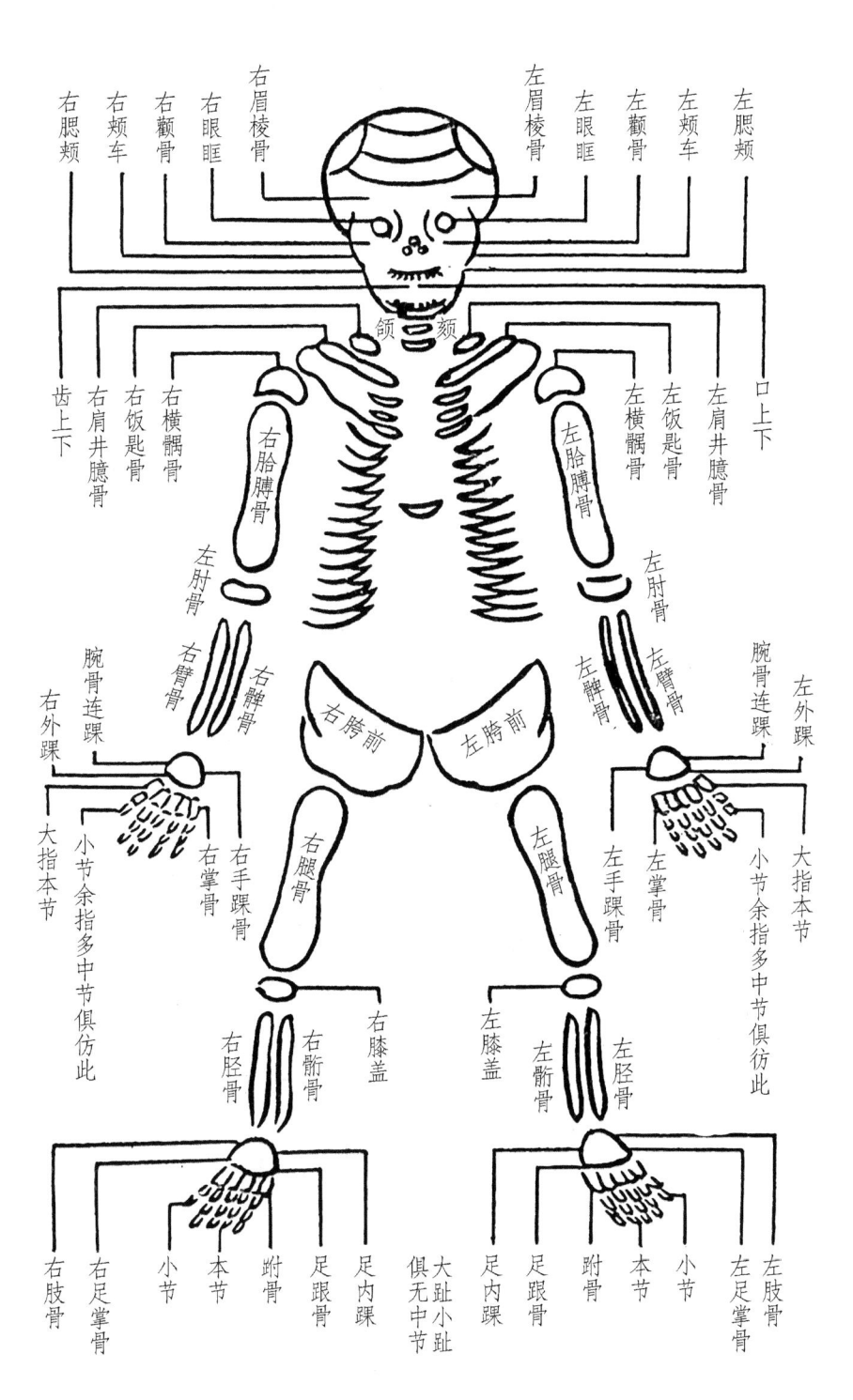

正面不致命骨图

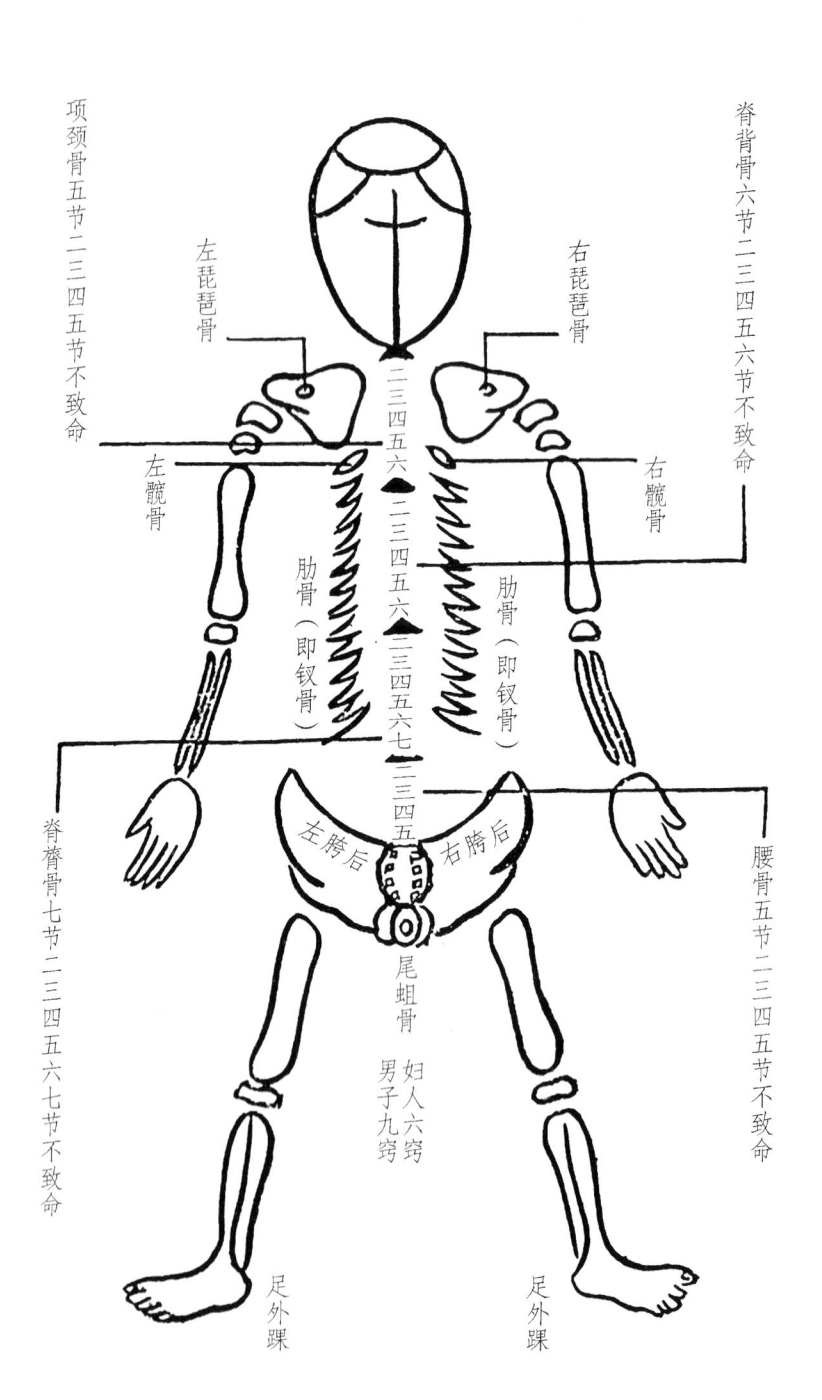

合面不致命骨图

- 项颈骨五节 二三四五节不致命
- 左琵琶骨
- 右琵琶骨
- 脊背骨六节 二三四五六节不致命
- 左髋骨
- 右髋骨
- 肋骨（即钗骨）一二三四五六七
- 肋骨（即钗骨）一二三四五六七
- 一二三四五六
- 二三四五六
- 一二三四五
- 脊脊骨七节 二三四五六七节不致命
- 左胯骨
- 右胯骨
- 尾蛆骨 妇人六窍 男子九窍
- 腰骨五节 二三四五节不致命
- 足外踝
- 足外踝

耀山曰：按通木、腰柱、杉篱、竹帘、抱膝各图，乃接骨之器具，辅助其成功也，非图形象不可。至裹帘、披肩、攀索、迭砖等器具，义已详释于后，故不复图。而上髎之器具，并其用法，皆绘于上髎手法各图之内。智者自能融会贯通，不必斤斤冗述耳。

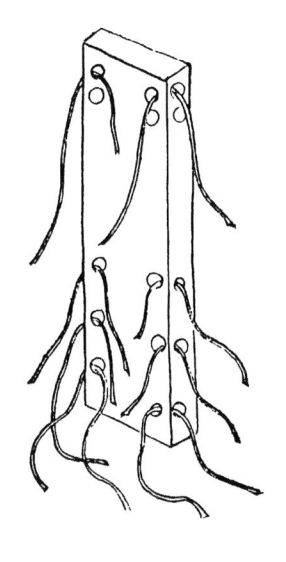

通木图

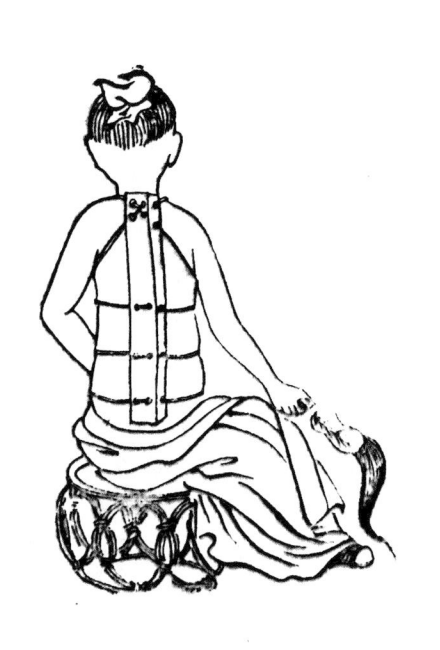

通木背面用法图　　　通木正面用法图

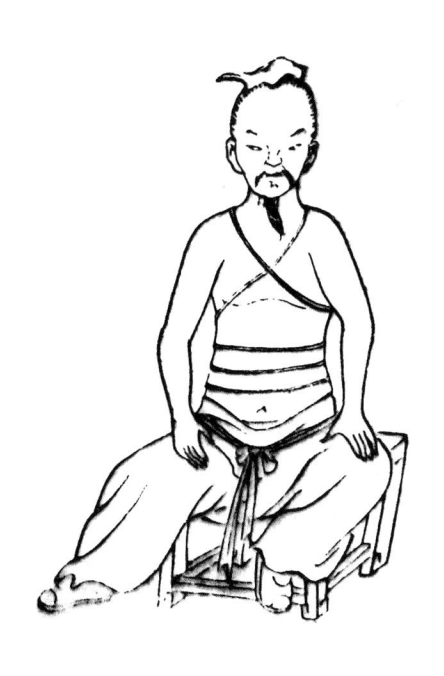

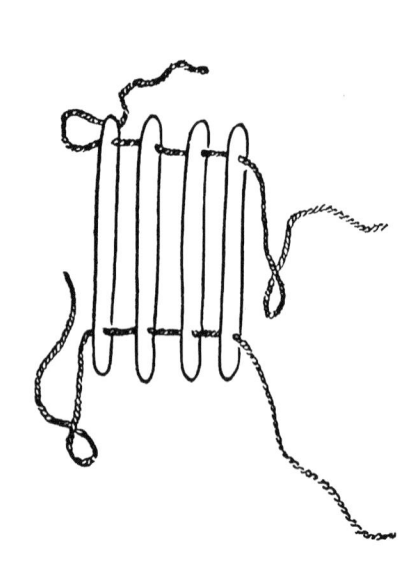

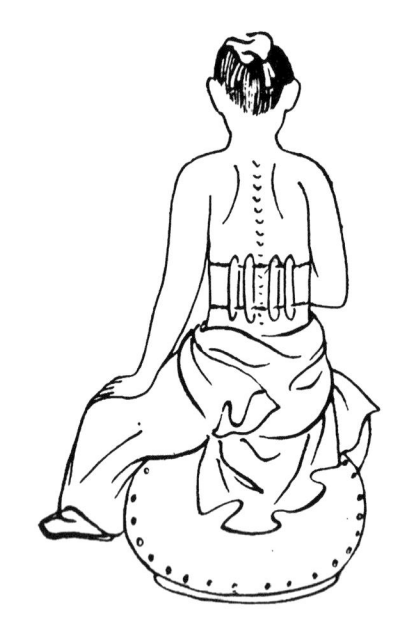

腰柱图　　　　　　　　腰柱用法图

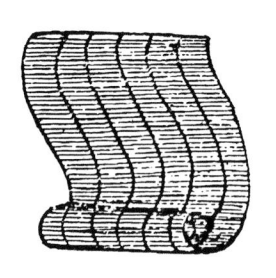

竹帘图

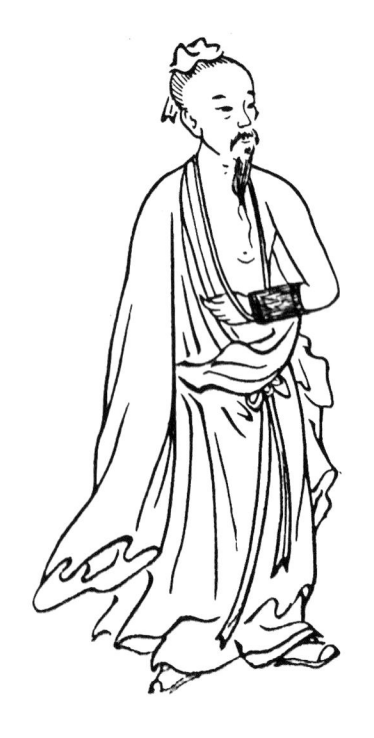

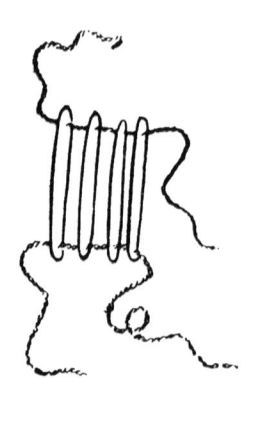

杉篱图　　　　　　　　竹帘杉篱用法图

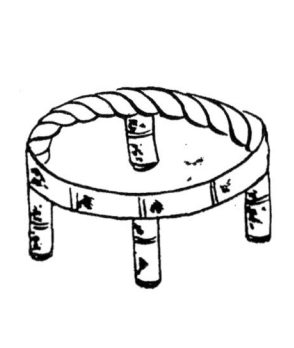

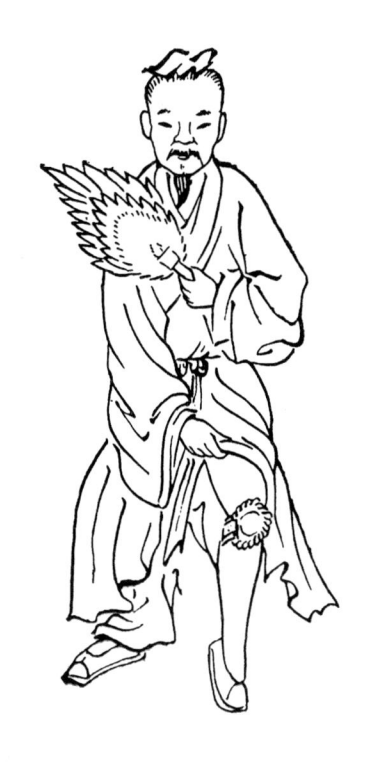

抱膝图　　　　　　　　抱膝用法图

耀山曰：溯医道之源，古人针灸药饵，使内邪不留，外邪不入。若损伤折跌，以法正之。今接骨之法，既有器具图论矣。惟上髎手法，虽专门名家，间有叙论及此，从未见有绘图以详其义者。余维古人左图右史，并行不悖，大抵论物叙事，无以征信，须赖图以发明，图之重也久矣。爰倩名手，绘上髎手法十四图，则兼写其情而摹其神也。学者如留心细玩，自能法外生法矣。

双落难言语，单错口不齐，倩人头扶直，莫教面朝低，先从大指捺，然后往上挤，须分错与落，托法辨东西。

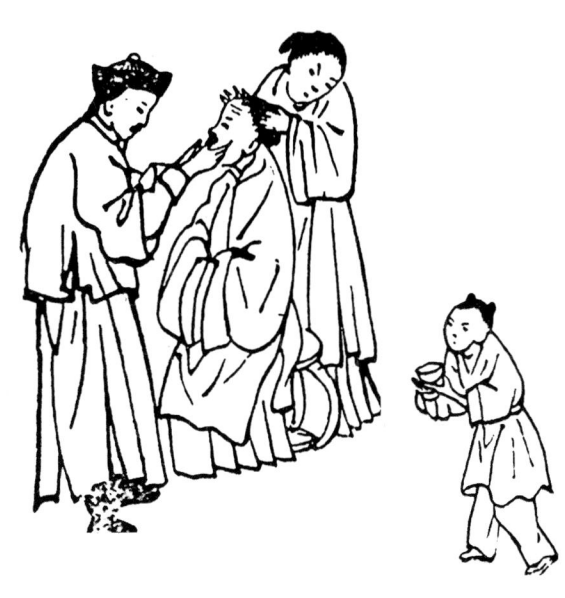

治下巴脱落用手托法图

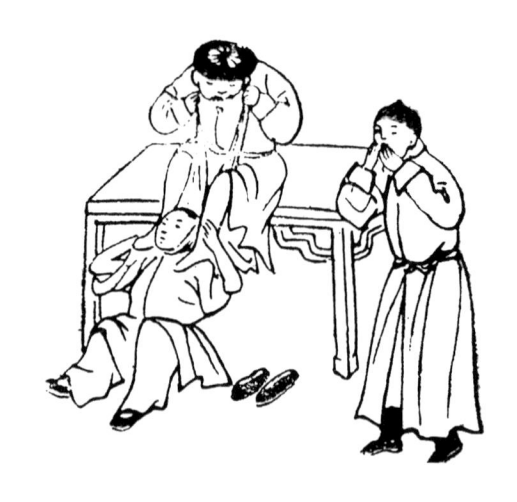

治颈骨缩进用汗巾提法图

颈骨缩入里，左右尚可动，发辫先解散，布巾下兜笼，两肩齐踏实，双手一把总，缓缓提拔出，安舒莫倥偬。

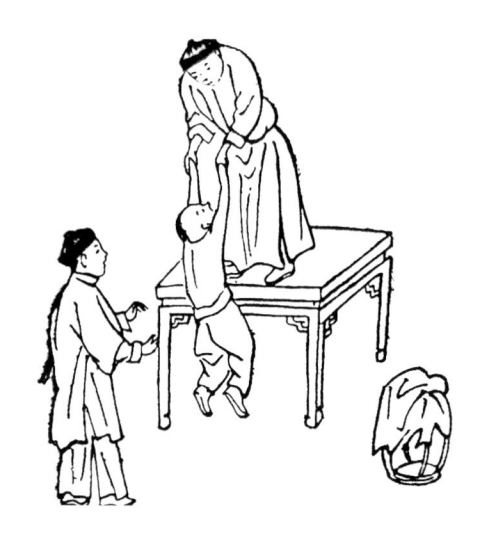

整背骨突出用手提法图

背骨突出外，伛偻似虾躬，骨缝必开错，脊筋定起陇，从高提两手，底下脚并空，筋骨按平直，还仗绑缚功。

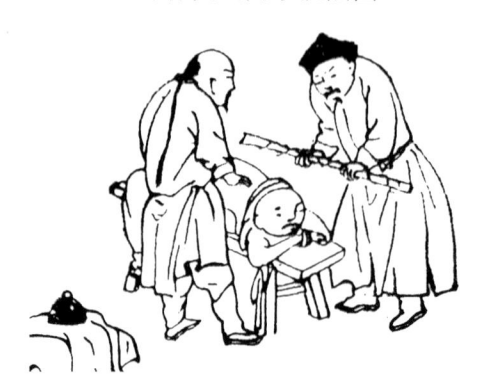

整腰骨陷入用枕矴法图

腰骨陷入内，皆因筋绷裂，俯伏板凳上，脊背骨（矴）凸，器具安妥当，手法并按捏，腰背俱一般，莫逢致命节。

肩胛骨髎脱，有须不能捯，胸中拦抱住，两边齐拉拔，入臼骨归原，手动上下活，不用夹与缚，全凭膏药抹。

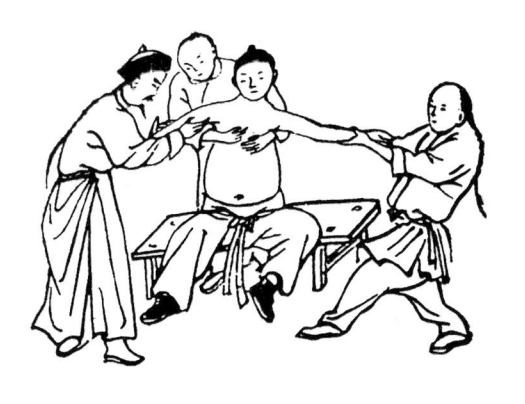

上肩髎用手两边拉法图

上肩巧捷法，独自一人搞，手先擒拿住，肩从腋下填，将身徐立起，入髎已安痊，漫道容易事，秘诀不乱传。

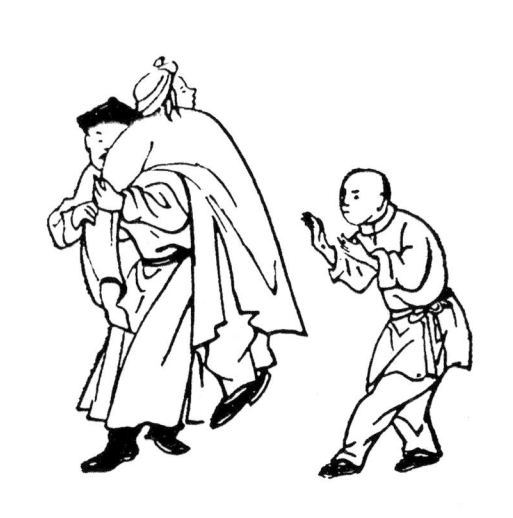

上肩髎用肩头搞法图

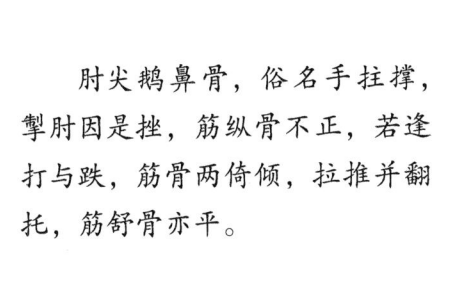

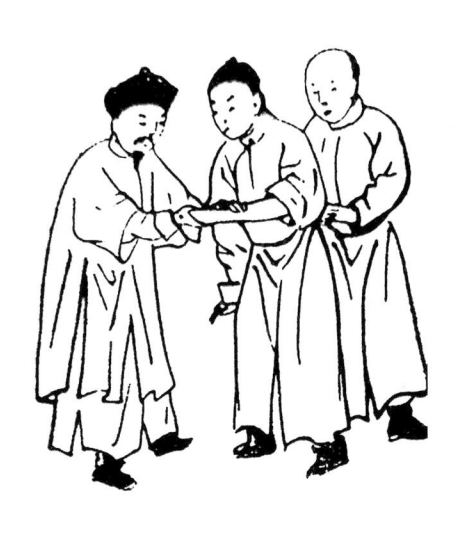

肘尖鹅鼻骨，俗名手拄撑，掣肘因是挫，筋纵骨不正，若逢打与跌，筋骨两倚倾，拉推并翻托，筋舒骨亦平。

拉肘骨用手翻托法图

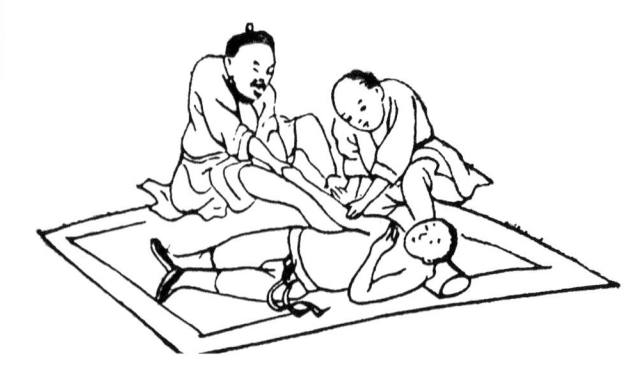

肘弯骨搓出，卧病忧采薪，脚从腋下踏，指向臂上亲，手拉同足举，骨平筋自伸，推摩无痛苦，较比两肘匀。

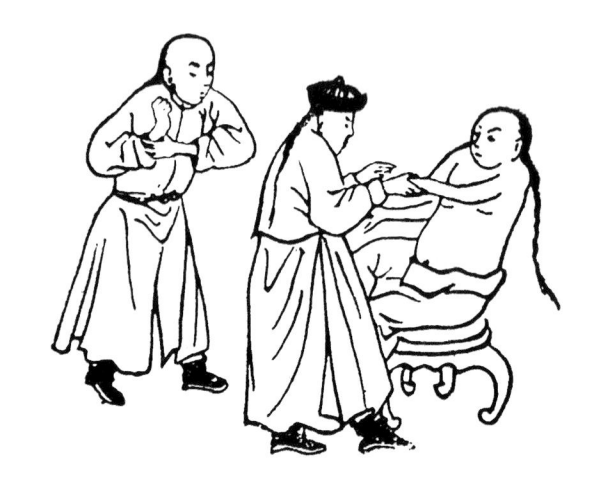

拉肘骨用脚举法图

腕骨屈而宛，形如龙虎吞，手心贴于前，仰掌向上掀，指背翻于后，手掌往下扣，均须带拔势，妙法出秘门。

捏腕骨入髎手法图

人身之大髎，惟有环跳穴，上胯如碗臼，下腿似拇节，走马因坠堕，行路成跛蹩，抱住毋使动，拽入莫再跌。

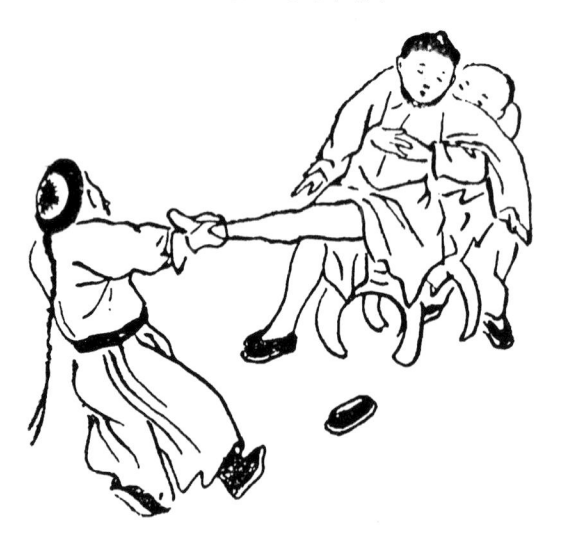

上大腿髎用手拽法图

大腿骨出髎，法莫妙于吊，将脚高悬起，用手漫按调，骨响髎已入，腿平患即消，贴膏与服药，行动休过趋。

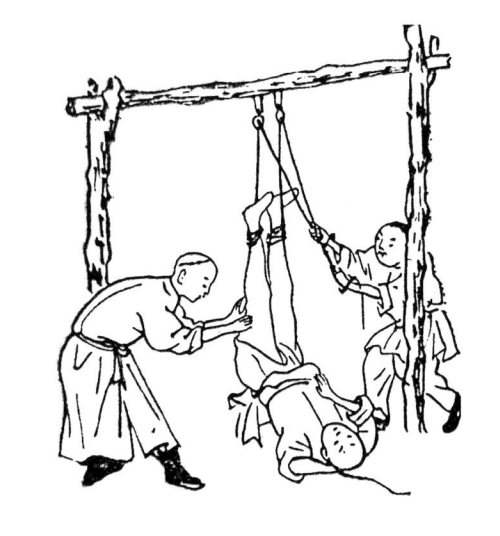

上大腿髎用绳倒吊法图

伡法如何伡，两人抵足眠，足踏臀尻上，手捧胫跗边，手仗身势捷，足趁腿力便，静听骨内响，其患即安然。

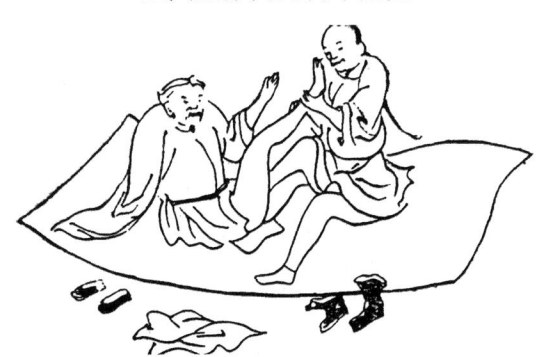

上大腿髎用脚伡法图

膝盖活动骨，昔者孙膑刖，离窠即为患，出臼便成窟，能左能右偏，或下或上越，推拿归于原，徐徐莫仓卒。

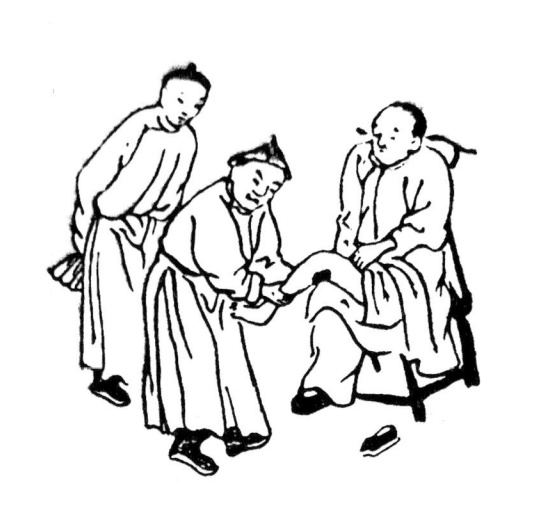

推膝盖骨归原手法图

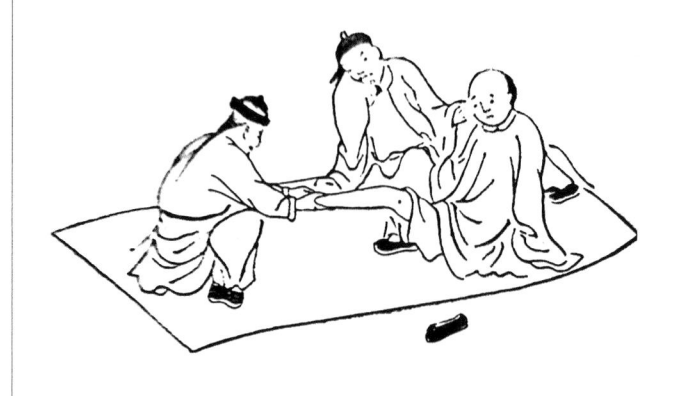

挪脚踝骨入臼手法图

胻下跗之上，俗称脚孤踝，内凸向外拗，外出望里把，只要无偏倚，莫使有高下，并用拉拽捏，此法谓之挪。

卷之一

经　　义

《灵枢经·邪气脏腑病形篇》曰：有所堕坠，恶血留内，若有所大怒，气上而不下，积于胁下，则伤肝。

《医宗金鉴》注云：人因堕坠，血已留内，若复因大怒伤肝，其气上而不下，则留内之血，两相凝滞，积于胁下，而肝伤矣。

《难经》曰：恚怒气逆，上而不下，则伤肝。

《类纂约》注云：肝藏血，胁为肝经部分，故血多积于两胁。

《医学入门》云：凡损伤，专主血论。肝主血，不问何经所伤，恶血必归于肝，流于胁，郁于腹而作胀痛。实者下之，虚者调之。

《灵枢经·邪气脏腑病形篇》曰：有所击扑，若醉入房，汗出当风，则伤脾。

《医宗金鉴》注云：有所击扑，乃伤其外体也，如醉后入房，或汗出不知忌避当风，则邪客于肌肤，伤其内体也，是皆伤脾之因矣。

《灵枢经·邪气脏腑病形篇》曰：有所用力举重，若入房过度，汗出浴水，则伤肾。

耀山云：举重用力，骨有所损。《经》曰：肾主骨。又曰：肾之合骨也，故伤肾。如交接无度，必损肾元，故伤损之症，最忌入房。又《经》曰：持重远行，汗出于肾。又《难经》曰：久坐湿地，强行入水则伤肾。水湿，阴类也，阴伤其阴，肾更惫矣。

脉　　要

《素问·脉要精微论》曰：肝脉搏坚而长，色不青，当病坠若搏，因血在胁下，令人喘逆。

《医宗金鉴》注云：肝脉有刚柔而病亦以异也。肝脉搏击于手，而且坚且长，其色又不当病或坠或搏，因血积于胁下，令人喘逆不止也。正以厥阴之脉，布胁肋，循喉咙之后。其支别者，复从肝贯膈，上注肺。今血在胁下，则血之积气，上熏于肺，故令人喘逆也。又按《经脉别论》曰：有所堕恐，喘出于肝。度水跌仆，喘出于肾与骨。当是之时，勇者气行则已，怯者则着而为病。故曰：诊病之道，观人勇怯，骨肉皮肤，能知其情，以为诊法也。

《灵枢经·邪气脏腑病形篇》曰：脾脉大甚为击仆。

耀山云：脾主肌肉，凡打击跌仆，肌肉先伤，肌肉伤，则气血凝滞而不通，故脾脉大甚也。

《金匮要略》曰：寸口脉浮微而涩，法当亡血若汗出。设不出汗者，其身有疮，被刀斧所伤，亡血故也。

耀山云：按《金鉴》注曰：夺血者无汗，夺汗者无血，盖二者，皆当脉浮微而涩。今诊之如此，是有枯竭之象，而无汗出之证，非亡血而何，故知有金疮，或击仆而亡血之证也。

崔紫虚①《脉诀》曰：诸病失血，脉必见芤。缓小可喜，数大可忧。瘀血内蓄，却宜牢大。沉小涩微，反成其害。

耀山云：芤，慈葱也，下指成窟，有边无中。戴同父②云：营行脉中，脉以血为形，芤脉中空，脱血之象也。血既衰脱，脉应和缓细小。如遇数大，身必烦躁，可忧可惊。至于瘀血内积，滞而不通，脉应牢大。牢者坚固也，大者洪大也，脉病相应，法用通瘀导滞，无妨于证。如见沉小涩微，其害立至，沉主里病，有力尚可用攻，微小与病不应，涩主血少，蓄血之证，反现涩脉，必有精伤之故，败血在内作害也。

《脉经》曰：从高颠仆，打仆损伤，内有瘀血，腹胀满，其脉坚强者生，小弱者死。

耀山云：伤虽重，命脉和缓，可保无虞。伤虽轻，命脉虚促，是可虑也。如内伤脏腑，并外伤致命之处，脉见虚促，命即危矣。促者，数而一止也。

《史记》云：齐中郎破石病，淳于意③诊其脉，告曰，肺伤不治，当后十日溲血死，即后日十一溲血而死。破石之病，得之堕马僵石上。故知破石之病者，切其脉得肺阴气，其来散、数道至而不一也，色又乘之。所以知其堕马者，切之番阴脉，番阴脉入虚里乘肺脉，肺脉散者，固色变也乘之。所以不中期死者，师言曰：病者安谷则过期，不安谷则不及期。其人嗜黍，黍主肺，故过期。所以溲血者，《诊脉法》曰：病喜养阴处者顺死，喜阳养处者逆死，其人喜自静不躁，又久安坐伏几而

---

① 崔紫虚：崔嘉彦，字希苑，号紫虚道人，江西南康人。南宋医家，著歌括《脉诀》一卷。
② 戴同父：戴启宗，字同父，南京人。元代医家，著《活人书辨》《五运六气撰写》《脉诀刊误》。
③ 淳于意：山东临淄人，西汉著名医家，因任齐国太仓长，故又称仓公或太仓公。相传其所著书中记载二十五例病案，为我国最早的病案材料，古称"诊籍"。

寝，故血下泄。耀山云：凡颠仆损伤入于肺者，为不治之症也。又脉不重实者，亦属不治之候也。此案载于《医说》，虽无治法医药，但讲论脉理精微，可启后学之悟也，故附于此。

《脉经》曰：金疮出血太多，其脉虚细者生，数实大者死。

耀山云：出血甚者，最忌洪大，只宜平正安静耳。

《脉经》曰：金疮出血，脉沉小者生，浮大者死。

耀山云：脉与病相应与不相应，以浮沉定其吉凶，以小大决其生死也。

《脉经》曰：砍刺出血不止，脉来大者七日死，滑细者生。

耀山云：脉可预知，能勿讲乎，故撮其要者详之。

王叔和①《脉诀》曰：金疮血盛虚细活，急疾大数必危身。

张世贤②注云：金疮，刀刃所伤之疮也。血盛，血出多也。血既出多，脉应虚细，反得急疾数大，势必风热乘之，其身不危者几希。

针　　灸

《素问·缪刺论》曰：人有所堕坠，恶血留内，腹中满胀，不得前后，先饮利药。此上伤厥阴之脉，下伤少阴之络。刺足内踝之下，然骨（谷）之前，血脉出血。刺足跗上动脉，不已，刺三毛上各一痏，见血立已，左刺右，右刺左。

《医宗金鉴》注云：此言恶血为病，有缪刺之法也。人因堕坠，致恶血留内，腹中满胀，前后不通，当先用利药。如上伤厥阴肝经之脉，下伤少阴肾经之络，当刺内踝之下，然谷之前，有血脉令出血者，盖以此属少阴之别络，而交通乎厥阴也。兼刺足跗上动脉，即冲阳穴，乃胃经之原也。如病不已，更刺三毛上大敦穴，左右各一痏，见血立已。缪刺，左刺右大敦，右刺左大敦也。但足跗动脉，上关冲脉、少阴、阳明三经，只宜浅刺，不可出血不已也。

《灵枢经·寒热病篇》曰：身有所伤，血出多，及中风寒，若有所堕坠，四肢懈惰不收，名曰体惰，取其小腹脐下三结交。三结交者，阳明、太阴也，脐下三寸关元也。

《医宗金鉴》注云：此言身有所伤，血出多者，及中风寒者，破伤风之属也。或因堕坠，不必血出，而四肢懈惰不收者，皆名体惰也。关元，任脉穴名，又足阳

---

① 王叔和：王熙，字叔和，山西高平人。西晋时期医家，编著《脉经》十卷，系我国最早的脉学专著。

② 张世贤：字天成，号静庵，浙江宁波人。明代医家，著《图注八十一难经》。

明、太阴之脉皆结于此，故为三结交也。

《灵枢经·厥病论》曰：头痛不可取于腧者，有所击堕，恶血在于内，若肉伤痛未已，可侧刺，不可远取之也。

《医宗金鉴》注云：《经》言恶血在内，头痛不可取其腧者，盖头痛取腧以泄其气，则头痛可愈也。若有所击堕，恶血在内，而取腧以泄其气，则是血病而治其气矣，故勿取其腧焉。若所击仆之䐃肉伤痛不已，虽用刺法，亦只于所伤附近之侧刺之，以出在内之恶血而已。若仍按经远取诸腧以疗头痛，则不可也。

耀山云：此即推类砭去瘀血之意而详言之。

《医宗金鉴》曰：肝脉搏坚而色不变，必有击坠之事，因䐃肉无破，则恶血必留胁下，兼致呕逆，依经针刺然谷、足跗、或三毛等穴出血，或饮利药，使恶血开行，当自愈也。若脉浮微而涩，当知亡血过多，依经于三结交关元穴灸之，或饮大补气血之剂而调之，则病已矣。

耀山云：此针灸服药之总论，即医是症之提纲也。按《刺灸心法要诀》，肩井穴，主治扑伤，肘臂疼痛不举，针五分，灸五壮，孕妇禁针。环跳穴，主治闪挫腰痛，不能回顾，针一寸，留十呼，灸三壮。合谷穴，主治破伤风，针三分，留六呼，灸三壮。又有隔纸灸法，专治跌打损伤疼痛极效，方附于后，系古之熨法也。

肩井穴：足少阳经穴也，在肩大骨前一寸半，以三指按取当中指陷中者是也。

合谷穴：手阳明经第四穴也，在大指次指歧骨陷中，俗名虎口也。

关元穴：任脉奇经穴也，在脐下三寸是也。

环跳穴：足少阳经穴也，在髀枢之中，侧卧伸下足、屈上足取之。

冲阳穴：足阳明胃经穴也，在足面上动脉处，即足跗也。

然谷穴：足少阳肾经涌泉穴上，内踝前起大骨陷中也。

大敦穴：足厥阴肝经第一穴也，在大趾侧，即三毛穴处也。

《针灸大成》云：闪挫腰脊强，腰胁痛，取人中穴，针三分，留六呼，灸三壮。又取委中穴，针五分，留七呼，禁灸。如打扑疼痛者，取承山穴，针七分，灸五壮。

人中穴：一名水沟，在鼻柱下，沟中央，近鼻孔陷中，乃督脉手足阳明之会也。

委中穴：一名血郄，足太阳膀胱经穴也，在腘中央约纹动脉陷中，令人面挺伏地，卧取之。

承山穴：一名鱼腹，一名肉柱，一名肠山，足太阳经也。在腿肚下分肉间，须用两手高托按壁上，两足跟离地，用足大趾竖起，上看足锐腨肠下分肉间而取之。

雷火针法：治闪挫诸骨间痛，及寒湿气，而畏刺者。用沉香、木香、乳香、茵陈、羌活、干姜、穿山甲各三钱，麝少许，蕲艾二两，以绵纸半尺，先铺艾茵于上，次将药末掺，卷极紧，收用。按定痛穴，笔点记，外用纸六七层隔穴，将卷艾药，名雷火针也。取太阳真火，用圆珠火镜，皆可燃红，按穴上良久，取起，剪去灰，再烧再按，九次即愈。

闪跌灸药：专治跌打损伤，兼医疯痛。硫黄二两，银朱、明雄黄、辰砂各三钱，川乌、草乌各一钱五分，生大黄、黄柏各一钱，麝香一分。先将硫黄熔化，入诸药末搅匀，地上预铺大纸一张，将药倾上，再用纸一张盖上，压匾成块，候冷，每纸一寸可裁十块，每用一块点着，放粗浓草纸上，不住手以浓纸移熨，药尽又换药点熨，至热气透入肌骨，则气血立刻流通，其患如失。

歌　诀

病原歌诀

损伤之症无多般，有所堕坠气不安，恶血内留兼大怒，积于胁下则伤肝。身经击扑痛难支，醉饱行房复犯之，汗出当风漫不避，两般俱是病伤脾。举重用力骨多倾，交接无度必耗精，入水远行并湿地，肾伤精骨共须惊。

脉证歌诀

肝脉坚长色不青，当知血积不流行，令人喘逆无休止，瘀滞熏蒸入肺经，寸口脉浮微而涩，血多亡失难收摄，经言夺血应无汗，必是金疮刀斧及。

宜忌歌诀

跌扑损伤脉要坚，却宜洪大数长弦，沉微涩小皆应忌，虚促逢之命不延。金疮失血见诸芤，沉细虚微病可瘳，若遇浮洪并数大，须防七日内中忧。

针灸歌诀

恶血内留胸腹胀，先针然谷与冲阳，病如不已三毛上，左右大敦缪刺良。身有所伤血出多，四肢不收曰体惰，急于脐下关元穴，艾炷灸之病即瘥。腰痛要寻环跳中，合谷主治破伤风，臂伤不举肩井穴，针灸原来各有功。打扑伤损破伤风，先于痛处下针攻，后向承山刺与灸，甄权留下意无穷。强痛脊背泻人中，挫闪腰酸治亦同，更有委中之一穴，腰间诸症任君攻。浑身疼痛疾非常，不定穴中细审详，有筋有骨须浅刺，灼艾临时要度量。

卷之二

骨　度

《灵枢经》曰：头之大骨围二尺六寸，发所复者，颅至项一尺二寸，发以下至颐，长一尺。耳后当完骨者，广九寸，耳前当耳门者，广一尺三寸。项发以下至背骨，长二寸半，两颧之间，相去七寸，结喉以下至缺盆中，长四寸。

《金鉴》注云：按头部折法，以前发际至后发际，折为一尺二寸。如发际不明，则取眉心，直上后至大杼骨，折为一尺八寸，此为直寸法。其横寸法，以眼内角至外角，此为一寸。头部横直寸法，并依此。

耀山云：颐即腮也。完骨者，耳后高骨，名寿台骨也。缺盆者，天突穴也。大杼骨未详，或言大椎骨也。

《灵枢经》曰：胸围四尺五寸，缺盆以下，至䯏骬之中，长九寸，两乳之间，广九寸半，䯏骬中，下至天枢，长八寸，天枢以下至横骨，长六寸半，横骨横长六寸半，两髀之间，广六寸半。

《金鉴》注云：胸腹折法，直寸以中行为之，自缺盆中天突穴起，至歧骨际上中庭穴止，折作八寸四分。自䯏骬上歧骨际，下至脐心，折作八寸。脐心下至毛际曲骨穴，折作五寸。横寸以两乳相去，折作八寸。胸腹横直寸法，并依此。

耀山云：天枢，足阳明经穴名，在脐旁各开二寸。横骨，在毛际下。髀者，当两股之中，横骨两头之处，俗名髀缝也。

《灵枢经》曰：膂骨以下至尾骶，二十一节，长三尺，腰围四尺二寸。

《神应针经》[①] 曰：自大椎至尾骶，通折三尺，上七节，各长一寸四分一厘，共九寸八分七厘。中七节，各长一寸六分一厘，共一尺一寸二分七厘。下七节，各长一寸二分六厘，共八寸八分二厘，统共二尺九寸九分六厘，不足四厘者，有零未尽也，直寸依此。横寸，用中指中节同身寸法。

[①] 《神应针经》：《扁鹊神应针灸玉龙经》之简称，元代王国瑞着，托名扁鹊著，1卷。

耀山云：膂，脊背也，此骨外小而内巨，人之所以能负任者，以是骨之巨也。背骨二十四节，今云二十一节者，除项骨三节不在内。尾骶骨，男子者尖，女人者平。

《灵枢经》曰：自柱骨下行腋中不见者，长四寸，腋以下至季胁，长一尺二寸，季胁以下至髀枢，长六寸，髀枢以下至膝中，长一尺九寸，横骨上廉，下至内辅之上廉，长一尺八寸，内辅之上廉以下，至下廉，长三寸半，内辅之下廉以下，至内踝，长一尺三寸，内踝以下至地，长三寸。

耀山云：此侧身之部分也。柱骨者，颈项根骨也。季胁者，小肋也。大腿曰股，股上曰髀，所谓髀枢者，足少阳环跳穴处也。骨际曰廉。膝傍之骨，突出者曰辅骨，内曰内辅，外曰外辅。踝者，胻骨之下，足跗之上，两傍突出之高骨也。

《灵枢经》曰：肩至肘，长一尺七寸。肘至腕，长一尺二寸半。腕至中指本节，长四寸。本节至其末，长四寸半。膝以下，至外踝，长一尺六寸。膝腘以下，至跗属，长一尺六寸。跗属以下至地，长三寸。外踝以下至京骨，长三寸。京骨以下至地，长一寸。足长一尺二寸，广四寸半。

《金鉴》注云：骨度，乃《灵枢经·骨度篇》之文也。论骨之长短，皆古数也。然骨之大者则太过，小者则不及。

《保命集》①云：北人上长下短，头骨大，腰骨小。南人下长上短，头骨偏，腰骨软，此又言其大概耳。

耀山云：按《物理小识》②论骨肉之概曰：铜人骨度，以各人中指一节为寸，两乳间九寸半可验。然曰此众人之骨度，则出格者有矣。《主制群征》曰：首骨自额连于脑，其数八，上额之骨十有二，下则浑骨一焉。齿三十有二。膂二十有四。胸之上，有刀骨焉，分为三。肋之骨二十有四，起于膂上。十四环至胸前，直接刀骨，所以护心肺也。下十较短，不合其前，所以宽脾胃之居也。指之骨，大指二，余各三，手与足，各二十有奇。诸骨各有本向，或纵入如钉，或斜迎如锯，或合笋如匵③，或环抠如攒，种种不一，总期体之固，动之顺而已。凡各骨之向，约有四十，各肉约有十，悉数之，则数万也。以身之高言之，六倍者广，十倍者厚，比于肘四倍，比于足六倍，比于手大指七十二倍，连余四指比之，其倍也二十有四，而舒两肘比之，纵与横适等矣。面之长，连四指，三量之，下颏至鼻孔一，鼻与额各一。额至顶连四指，二量之尽矣。其广也连四指，四量之，鼻左右至眼之角各一，又至

---

① 《保命集》：《素问病机气宜保命集》之简称，系金元四大家"寒凉派"代表人物刘完素所著的综合性医书，刊于1186年，3卷本。

② 《物理小识》：又名《名物小识》系明末学者方以智撰的一部百科全节式的学术著作，十二卷，涵盖物理学、医学、哲学、地理学等方面的科学知识，内容丰富。

③ 匵（dú）：《说文解字》："匵，匣也。"同"椟"，木柜子、木匣子。

两耳亦各一。耳弓至于眉，下于唇，其相去也，适相等。此亦大概而言也。至论骨如钉如锯，如匮如攒，是《灵》《素》所未发，故附之。

骨　脉

《沿身骨脉论》[1]曰：人两手指甲相连者小节，小节之后中节，中节之后本节，本节之后肢骨之前生者掌骨，掌骨上生者掌肉，掌肉后可屈曲者腕，腕左起高骨者手外踝，右起高骨者手内踝，二踝相连生者臂骨，辅臂骨者髀骨，三骨相继者肘骨，前可屈曲者曲肘，曲肘上生者臑骨，臑骨上生者肩髃，肩髃之前者横髃骨，横髃骨之前者髀骨，髀骨之中陷者缺盆，即血盆骨，缺盆之上者颈，颈之前者嗓喉，嗓喉之上者结喉，结喉之上胲，胲两傍者曲颔，曲颔两傍者颐，颐两傍者颊车，颊车上者耳，耳上者曲鬓，曲鬓上行者顶，顶前者囟门，囟门之下者发际，发际正下者额，额下者眉际，眉际之末者太阳穴，太阳穴前者目，目两傍者两小眦，两小眦上者上睑，下者下睑，正位能瞻观者目瞳子，瞳子近鼻者两大眦，近两大眦者鼻山根，鼻山根上印堂，印堂两傍斜上者脑角，脑角后下者承枕骨，脊骨下横生者髋骨，髋骨两傍者钗骨，钗骨下中者腰门骨，钗骨之下与身骨连生者腿，腿骨下屈曲者曲瞅，曲瞅上生者膝盖骨，膝盖骨下生者胫骨，胫骨傍生者骱骨，骱骨下外起高大者两足外踝，内起高大者两足内踝，胫骨前垂者两足跂骨，跂骨前者足本节，本节前者小节，小节相连者足指甲，指甲后生者足前跌，跌后凹陷者足心，下生者足掌骨，掌骨后生者踵，踵后生者脚跟骨也。

注云：髃，音鱼，与腢同。《诗传释文》云：髃谓肩前两间骨。横髃血盆两界间，有饭匙骨。胲，足大指毛肉也，恐是颏字之讹。颊车之下有腮颊，颊车之上有颧骨。眉际即眉棱骨。钗骨即肋骨。腰门骨即腰眼骨。膝盖骨中有顿骨。辅臂者髀骨，胫骨旁生者骱骨亦名髀骨，又横腢骨之前者髀骨，又《检骨格》[2]云琵琶骨亦名髀骨。所云妇人无者，即辅臂之髀骨、辅胫之髀骨，非横髃前之髀骨、琵琶骨之髀骨也。

耀山云：按沿身骨脉，乃周身之骨部也。脉者血脉，乃气血之道路，故气行脉外，血行脉内，血无气而不行，故气曰卫，气无血而何附，故血曰营，昼夜并外，人之一身，阴阳交递，周而复始，无有间断。伤科最当于气血脉络，潜心体会。夫

---

[1] 《沿身骨脉论》：系宋代法医学家宋慈所著。宋慈，字惠父，福建建阳人，任提刑官，故称宋提刑。其撰《宋提刑洗冤集录》，此段文字即录于该书卷之三《论沿身骨脉》。

[2] 《检骨格》：清乾隆三十五年（1770）九月二十一日，皇帝钦定《刑部题定检骨图格》，交律例馆刻板印刷，颁发直隶各省等予从施行。

头为诸阳之会，面为三阳之交。督脉行乎背脊，任脉通乎腹中。手背为阳，手之三阳，从头走至手。手心为阴，手之三阴，从手走至腹。足之内跗为阴，足之三阴，从腹走至足。足之外跗为阳，足之三阳，从足走至头。太阳行身之背，阳明行身之前，手足少阳行乎身首之侧。凡遇击扑，气血壅塞，营卫乃滞。若至破损，气血大泄，营卫俱伤。虽骨无系属，脉有部位，若不按经而施补泻，鲜有不误者也。

经　　筋

《灵枢经》曰：足太阳之筋，起于足小指，上结于踝，邪上结于膝，其下循足外侧，结于踵，上循跟，结于腘。其别者，结于踹外，上腘中内廉，与腘中并，上结于臀，上挟脊上项。其支者，别入结于舌本，其直者，结于枕骨，上头下颜，结于鼻。其支者，为目上纲，下结于頄。其支者，从腋后外廉，结于肩髃。其支者，入腋下，上出缺盆，上结于完骨。其支者，出缺盆，邪上出于頄。

足太阳，膀胱经也。踝，足外踝也。踵，脚底板也。腘音国，膝后湾也。踹音善，小腿肚也。髃音虞，肩胛头也。頄音求，颊间之骨也。完骨者，耳后之高骨也。

《灵枢经》曰：足少阳之筋，起于小指次指，上结外踝，上循胫外廉，结于膝外廉。其支者，别起外辅骨，上走髀，前者结于伏兔之上，后者结于尻。其直者，上乘眇季胁，上走腋前廉，系于膺乳，结于缺盆。直者，上出腋，贯缺盆，出太阳之前，循耳后，上额角，交巅上，下走颔，上结于頄。支者，结于目眦，为外维。

足少阳，胆经也。小指次指，第四指也。胫，小腿骨也。外辅骨者，附小腿骨之小骨外也。髀者，大腿骨也。伏兔者，髀骨前之起肉也。尻，臀也。眇音杪，季胁下之空软处也。膺，胸也。巅，顶心也。眦，眼角也。

《灵枢经》曰：足阳明之筋，起于中三指，结于跗上，邪外上加于辅骨，上结于膝外廉，直上结于髀枢，上循胁属脊。其直者，上循骭，结于膝。其支者，结于外辅骨，合少阳。其直者，上循伏兔，上结于髀，聚于阴器，上腹而布，至缺盆而结，上颈，上挟口合于頄，下结于鼻，上合于太阳。太阳为目上纲，阳明为目下纲。其支者，从颊结于耳前。

足阳明，胃经也。中三指，足之居中第三指也。跗，脚背也。髀枢，即环跳穴处也。

《灵枢经》曰：足太阴之筋，起于大指之端内侧，上结于内踝。其直者，络于膝内辅骨，上循阴股，结于髀，聚于阴器，上腹结于脐，循腹里，结于肋，散于胸中，其内者着于脊。

足太阴，脾经也。端者，指之头也。内踝者，足内踝也。阴股者，大腿之阴面也。

《灵枢经》曰：足少阴之筋，起于小指之下，并足太阴之筋，邪内踝之下，结于踵，与太阳之筋合，而上结于内辅之下，并太阴之筋，而上循阴股，结于阴器，循脊内挟膂，上至项，结于枕骨，与足太阳之筋合。

足少阴，肾经也。脊，背栋骨也。膂，背骨两旁之肉也。

《灵枢经》曰：足厥阴之筋，起于大指之上，上结于内踝之前，上循胫，上结于内辅之下，上循阴股，结于阴器，络诸筋。

足厥阴，肝经也。足三阴并阳明之筋，皆会于阴器，故阴器又名宗筋也。

《灵枢经》曰：手太阳之筋，起于小指之上，结于腕，上循臂内廉，结于肘内锐骨之后，弹之应小指之上，入结于腋下。其支者，后走腋后廉，上绕肩胛，循颈，出走太阳之前，结于耳后完骨。其支者，入耳中。直者，出耳上，下结于颔，上属目外眦。

手太阳，小肠经也。小指之上，小手指之背也。腕者，臂掌骨交接之处也。锐骨者，掌后之高骨也。太阳者，太阳筋也。颔者，下把壳下，两侧肉之空软处也。

《灵枢经》曰：手少阳之筋，起于小指次指之端，结于腕，上循臂，结于肘，上绕臑外廉，上肩走颈，合手太阳。其支者，当曲颊入系舌本。其支者，上曲牙，循耳前，属目外眦，上乘颔，结于角。

手少阳，三焦经也。肘者，手拄撑也。臑音濡，肩下肘上之臂膊也。曲颊者，颊之骨也。角者，头角也。

《灵枢经》曰：手阳明之筋，起于大指次指之端，结于腕，上循臂，上结于肘外，上臑结于髃。其支者，绕肩胛，挟脊。直者，从肩髃上颈。其支者，上颊结于頄。直者，上出手太阳之前，上左角，络头下右颔。

手阳明，大肠经也。大指次指，第二指也，又名食指。上左角，下右颔，不言上右下左者，省文也。

《灵枢经》曰：手太阴之筋，起于大指之上，循指上行，结于鱼后，行寸口外侧，上循臂，结肘中，上臑内廉，入腋下，出缺盆，结肩前髃，上结缺盆，下结胸里，散贯贲，合贲，下抵季胁。

手太阴，肺经也。鱼者，掌外侧陇起肉处也，寸口者，动脉处也。贲者贲门，胃之上口也。季胁者，软肋也。

《灵枢经》曰：手心主之筋，起于中指，与太阴之筋并行，结于肘内廉，上臂阴，结腋下，下散前后挟胁。其支者，入腋散胸中，结于臂。

手心主，即手厥阴，心包经络也。结于臂，臂字恐贲字之讹。

《灵枢经》曰：手少阴之筋，起于小指之内侧，结于锐骨，上结肘内廉，上入腋，交太阴，挟乳里，结于胸中，循臂下系于脐。

手少阴，心经也。锐骨者，掌后之高骨也。循臂之臂恐胁字之讹，未知是否。

耀山曰：吾尝考于《经》曰，十二经之脉，所以决死生，处百病，调虚实，不可不通。至十二经之筋，虽不能察阴阳，理诸病，究于各部关节，有所系属，岂可置而不闻乎。如伤筋者，寒则拘紧，热则纵弛，在手足所过之处，则支转筋而痛，在背则反折，在胸则息贲，在目宽则不开，紧则不合，在口急则牙闭，纵则颏脱，在舌非强则卷，在阴非挺则缩，在肩则肩不能举，在膝则膝不能屈伸，皆筋之病也，亦不可不明。况跌打损伤，有筋强筋歪、筋断筋走、筋翻筋粗、筋纵筋挛等症，乃伤科之当务也，故详注而释之。

部　　位

《刺灸心法要诀》云：头者，人之首也，凡物独出之首，皆名曰头。脑者，头骨之髓也，俗名脑子。颠者，头顶也，颠顶之骨，俗名天灵盖。囟者，颠前之头骨也，小儿初生未阖，名曰囟门，已阖名曰囟骨，即天灵盖后合之骨。面者，凡前曰面，凡后曰背，居头之前，故曰面也。颜者，眉目间名也。额颅者，额前发际之下，两眉之上，名曰额，一曰颡者，亦额之谓也。头角者，额两旁棱处之骨也。鬓骨者，即两太阳之骨也。目者，司视之窍也。目胞者，一名目窠，一名目裹，即上下两目外卫之胞也。目纲者，即上下目胞之两睑边，又名曰睫，司目之开阖也。目内眦者，乃近鼻之内眼角也，以其大而圆，故又名大眦也。目外眦者，乃近鬓之眼角也，以其小而尖，故称目锐眦也。目珠者，目睛之俗名也。目系者，目睛入脑之系也。目眶骨者，目窠四围之骨也，上曰眉棱骨，下即频骨，频骨之外即颧骨。𩪒，目之下眶骨，颧骨内下连上牙床也。頞者，鼻梁，即山根也。鼻者，司臭之窍也，两孔之界骨，名曰鼻柱，下至鼻之尽处，名曰准头。𬁷者，𬁷内鼻旁间，近生门牙之骨也。颧者，面两旁之高起大骨也。䪼者，俗呼为腮，口旁颊前，肉之空软处也。耳者，司听之窍也。蔽者，耳门也。耳郭者，耳轮也。颊者，耳前颧侧，面两旁之称也。曲颊者，颊之骨也，曲如环形，受颊车骨尾之钩者也。颊车者，下牙床骨也，总载诸齿，能咀食物，故名颊车。人中者，鼻柱之下唇之上，穴名水沟。口者，司言、食之窍也。唇者，口端也。吻者，口之四周也。颐者，口角后，䪼之下也。颏者，口之下唇至末处，俗名下巴壳也。颔者，颏下结喉上，两侧肉之空软处也。齿者，口龂所生之骨也，俗名曰牙，有门牙、虎牙、槽牙、上下尽根牙之别。舌者，司味之窍也。舌本者，舌之根也。颃颡者，口内之上二孔，司分气之窍也。悬雍垂者，张口视喉上，似乳头之小舌，俗名碓嘴。会厌者，复喉管之上窍，似皮似膜，发声则开，咽食则闭，故为声音之户也。

以上头面部之名位也。

咽者，饮食之路也，居喉之后。喉者，通声息之路也，居咽之前。喉咙者，喉也，肺之系也。嗌者，咽也，胃之系也。结喉者，喉之管头也，其人瘦者，多外见颈前，肥人则隐于肉内，多不见也。胸者，缺盆下，腹之上，有骨之处也。膺者，胸前两旁高处也，一名曰臆，胸骨肉也，俗名胸膛。髑骭者，胸之众骨名也。乳者，膺上突起两肉有头，妇人以乳儿者也。鸠尾者，即蔽心骨也，其质系脆骨，在胸骨之下，歧骨之间。歧骨者，凡骨之两叉者，皆名歧骨，手足同。膈者，胸下腹上之界内之膜也，俗名罗膈。腹者，膈之下曰腹，俗名曰肚。脐之下，曰少腹，亦曰小腹。脐者，人之初生，胞蒂之处也。毛际者，小腹下，横骨间，丛毛之际也，下横骨，俗名盖骨。篡者，横骨之下，两股之前，相合共结之凹也，前后两阴之间，名下极穴，又名屏翳穴、会阴穴，即男女阴气之所也。睾丸者，男子前阴两丸也。

以上自咽至阴，胸腹部之名位也。

上横骨，在喉前宛宛中，天突穴之外，小湾横骨旁，接拄骨之骨也。拄骨者，膺上缺盆外，俗名锁子骨也，内接横骨，外换肩解也。肩解者，肩端之骨节解处也。髃骨者，肩端之骨也，即肩胛骨头臼之上棱骨也，其臼接臑骨上端，俗名肩头，其外曲卷翅骨，肩后之棱骨也，其下棱骨在背肉内。肩胛者，即髃骨之末，成片骨也，亦名肩髆，俗名锨板子骨。臑者，肩髆下，内侧对腋处高起软白肉也。臂者，上身两大支之通称也，一名肱，俗名吃膊，肱膊中节，上下骨交接处，名曰肘，肘上之骨曰臑骨，肘下之骨曰臂骨，臂骨有正辅二骨，辅骨在上，短细偏外，正骨居下，长大偏内，俱下接腕骨也。腕者，臂掌骨交接处，以其宛屈故名也，当外侧之骨名曰高骨，一名锐骨，亦名踝骨。掌骨者，手之众指之本也，掌之众骨，名曰壅骨，合凑成掌，非块然一骨也。鱼者，在掌外侧之上陇起，其形如鱼，故谓之鱼也。手者，上体所以持物也。手心者，即掌之中也。手背者，手之表也。指者，手指之骨也，第一大指，名巨指，在外二节，本节在掌。第二名食指，又名大指之次指，三节在外，本节在掌。第三中指名将指，三节在外，本节在掌。第四指名无名指，又名小指之次指，三节在外，本节在掌。第五指为小指，三节在外，本节在掌，其节节交接处，皆有碎骨，筋膜联络。爪甲者，指之甲也，足趾同。

以上自肩及指，为手部之名位也。

腋者，肩之下，胁之上际，俗名肢肢窝也。胁者，腋下至肋骨尽处之统名也，曰肋者，胁之单条骨之谓也，统胁肋之总，又名曰胠。季胁者，胁之下小肋骨也，俗名软肋。䏚者，胁下无肋骨空软处也。

以上为身侧部之名位也。

脑后骨者，俗呼脑杓。枕骨者，脑后骨之下陇起者是也，其骨或棱、或平、或长、或圆不一。完骨者，在枕骨下两旁，耳后之棱骨也。颈项者，颈之茎也，又曰颈者，茎之侧也。项者，茎之后也，俗名脖项。颈骨者，头之茎骨，肩骨上际之骨也，俗名天柱骨。项骨者，头后茎骨之上三节圆骨也。背者，后身大椎以下，腰以上之通称也。膂者，夹脊骨两旁肉也。脊骨者，脊膂骨也，俗名脊梁骨。腰骨者，即脊骨十四椎下，十五椎、十六椎间，尻上之骨也，其形中凹上宽下窄，方圆二三寸许，两旁四孔，下接尻骨上际也。胂者，腰下两旁髁骨上之肉也。臀者，胂下尻旁大肉也。尻骨者，腰骨下，十七椎、十八椎、十九椎、二十椎、二十一椎五节之骨也，上四节纹之旁，左右各四孔，骨形内凹如瓦，长四、寸许，上宽下窄，末节更小，如人参芦形，名尾闾，一名骶端，一名橛骨，一名穷骨，在肛门后，其骨上外两旁形如马蹄，附着两踝骨上端，俗名胯骨。肛者，大肠之下口也。

以上脑后至肛门，为背部之名位也。

下横骨、髁骨、楗骨者，下横骨在少腹下，其形如盖，故又名盖骨也。其骨左右二大孔，上两分出，向后之骨，首如张扇，下寸许，附着于尻骨之上，形如马蹄之处，名曰髁骨。下两分出，向前之骨，末如楗柱，在于臀内，名曰楗骨。与尻骨成鼎足之势，为坐之主骨也，妇人俗名交骨。其骨面曰髋，侠髋之臼，名曰机，又名髀枢，外接股之髀骨也，即环跳穴处，此一骨五名也。股者，下身两大支之通称也，俗名大腿、小腿，中节上下交接处名曰膝，膝上之骨曰髀骨，股之大骨也。膝下之骨曰骱骨，胫之大骨也。髀骨者，膝上之大骨也，上端如杵，接于髀枢，下端如锤，接于骱骨也。骱骨者，俗名臁胫骨也，其骨两根，在前者名成骨，又名骭骨，形粗，膝外突出之骨也。在后者名辅骨，形细，膝内侧之小骨也。伏兔者，髀骨前，膝之上，起肉似俯兔，故曰伏兔。膝解者，膝之节解也。髌骨者，膝上盖骨也。连骸者，膝外侧二高骨也。腘者，膝后屈处，俗名腿凹也。腨者，下腿肚也，一名腓肠，俗名小腿肚。踝骨者，骱骨之下，足跗之上，两旁突出之高骨，在外为外踝，在内为内踝也。足者，下体所以趋走也，俗名脚。跗者，足背也，一名足趺，俗称脚面。跗骨者，足趾本节之众骨也。足心者，即踵之中也。跟骨，跟，足后根之骨也。趾者，足之指也，其数五，名为趾者，别于手也，居内之大者，名大趾。第二趾，名大趾之次趾。第三趾，名中趾。第四趾，名小趾之次趾。第五居外之小者，名小趾。足之趾节与手指节同，其大趾之本节后，内侧圆骨形突者，名核骨。三毛者，足大趾爪甲后为三毛，毛后横纹为聚毛。踵者，足下面，着于地之谓也，俗名脚底板。

以上两足部之名位也。

按此部位，乃周身骨节之数，及诸空软之处，便于分注穴道，详释雅俗名目，无所不备，实为初学针灸之阶级也。然论骨节者，其颈项脊背腰尻诸骨之间，疑有未明。而颈与项，虽分别为二，但其骨一也。此颈骨称天柱骨者，即是项骨，又名大椎骨也。脊背者，脊梁也。腰者，身之半也。尻者，脊梁尽处之骨也。此腰骨者，既称在脊骨十四椎下，十五椎、十六椎间骨也，应与脊骨相同，岂另有一样骨耶。

今言其形，中凹上宽下窄，方圆二三寸许，两旁四孔，下接尻骨上际，此一节文未详，抑系验骨条内所称，男女腰间，各有一骨，大如掌，有八孔，在尾蛆骨上之方骨欤。又尻骨者，尾骶骨也，其形上宽下窄，上承腰脊诸骨，当在脊梁骨之尽处也。此言在腰骨下，十七椎、十八椎、十九椎、二十椎、二十一椎五节之骨也，此数句亦难解。又言上四节纹之旁，左右各四孔，此即针灸明堂图内，八窌穴处也，似与骨上有八孔者不同。又称其形，内凹如瓦，长四五寸许，上宽下窄，末节更小，如人参芦形，名尾闾，一名骶端，一名橛骨，一名穷骨，在肛门后，似此又与方骨相同。种种疑窦，均未明晰。今遵骨图较正，详释于后集背骨腰骨及尾骶骨之下。又此载足之趾节，与手指节数同，然考检骨图注，两手十指左右二十八节，十足趾共二十六节，因两足小趾，与足大趾节数同，故与手指节数不同也。

骨 节

《证治准绳》曰：损伤之大纲也，然用药固不可差，而整顿手法尤不可孟浪。今以人之周身，总三百六十五骨节开列于后：人身总有三百六十五骨节，以一百六十五字都关次之。首自铃骨之上为头，左右前后至辕骨，以四十九字，共关七十二骨。

巅中为都颅骨者一，有势微有髓及有液。次颅为髅骨者一，有势微有髓。髅前为顶威骨者一，微有髓，女人无此骨。髅后为脑骨者一，有势微有髓，脑下为枕骨者一，有势无液。枕就之中，附下为天盖骨者一，下为肺系之本。盖骨之后，为天柱骨者一，下属脊窳，有髓。盖前为言骨者一，言上复合于髅骨，有势无髓。言下为舌本骨者左右共二，有势无髓。髅前为囟骨者一，无势无髓，囟下为伏委骨者一，俚人讹为伏犀骨是也，无势无髓。伏委之下，为俊骨者一，附下即眉宇之分也，无势无髓。眉上左为天贤骨者一，无势无髓。眉上右为天贵骨者一，无势无髓，眉上直目睛也。左睛之上，为智宫骨者一；右睛之上，为命门骨者一，均无势无髓。两睛之下中为鼻，鼻之前为梁骨者一，无势无髓。梁之左为颧骨者一，有势无髓。梁之右为䫏骨者一，有势无髓。梁之端为嵩柱骨者一，无势无髓。左耳为司正骨者一，无势无髓。右耳为纳邪骨者一，无势无髓。正邪骨之后，为完骨者左右共二，无势无髓。正邪之上，附内为嚏骨者一，无势少液。嚏后之上，为通骨者左右前后共四，有势少液。嚏上为腭骨者一，无势多液。其腭后连属为颔也。左颔为乘骨者一，有势多液。右颔为车骨者一，有势多液。乘车之后为辕骨者左右共二，有势有液。乘车上下，出齿牙三十六事，无势无液，庸下就少则不满其数。

复次铃骨之下为膻中，左右前后至蓧，以四十字关九十七骨。

辕骨之下，左右为铃骨者二，多液。铃中为会厌骨者一，无势无髓。铃中之下，为咽骨者左中及右共三，无髓。咽下，为喉骨者左中及右共三，无髓。喉下，为咙骨者环次共十事，无髓。咙下之内，为肺系骨者累累然共十二，无势无髓。肺系之后，为谷骨者一，无髓。谷下，为偏道骨者左右共二，无髓。咙外次下，为顺骨者共八，少液。顺骨之端。为顺隐骨者共八，少液。顺下之左，为洞骨者一，女人无此。顺下之右，为棚骨者一，女人无此。洞棚之下，中央为髑骬骨者一，无髓，俚人呼为鸠尾。髑骬直下为天枢骨者一，无髓。铃下之左右，为缺盆骨者二，有势多液。左缺盆前，下为下厌骨者一；右缺盆前，下为分膳骨者一，俱无髓。厌、膳之后，附下为仓骨者一，无髓。仓之下，左右为髎骨者共八，有势无液。髎下之左，为胸骨者一，男子此骨大则好勇。髎下之右为荡骨者一，女人此骨大者则丈夫。胸之下为乌骨者一，男子此骨满者发早白。荡之下为臆骨者一。铃中之后，为脊窳骨者共二十二，上接天桂，有髓。脊窳次下，为大动骨者一，上通天柱，共为二十四椎。大动之端，为归下骨者一，道家为之尾闾。归下之后，为纂骨者一，此骨能限精液。归下之前，为篆骨者一。

复次缺盆之下，左右至衬骨，以二十五字关六十骨。此下止分两手臂至十指之端众骨。

支其缺盆之后，为伛甲骨者左右共二，有势多液。伛甲之端，为甲隐骨者左右共二。前支缺盆，为飞动骨者左右共二，此骨薄，病痱缓。次飞动之左，为龙臑骨者一，有势无髓无液。次飞动之右，为虎冲骨者一，有势无髓无液。龙臑之下，为龙本骨者一，有势有髓。虎冲之下，为虎端骨者一，有势有髓。本端之下为腕也。龙本上内，为进贤骨者一。虎端上内，为及爵骨者一。腕前左右，为上力骨者共八，有势多液。次上力为驻骨者左右共十，有势多液。次驻骨为搦骨者左右共十，有势多液。次搦骨为助势骨者左右共十，左助外为爪，右助外为甲。爪甲之下，各有衬骨，左右共十，无势无液。

复次髑骬之下，左右前后至初步，以五十一字关一百三十六骨。此下至两乳，下分左右，自两足心，众骨所会处也。

髑骬之下，为心蔽骨者一，无髓。髑骬之左名为胁骨者上下共十二，居小肠之分也。左胁之端，各有胁隐骨者分次亦十二，无髓。胁骨之下，为季胁骨者共二，多液。季胁之端，为季隐骨者共二，无髓。髑骬之右，为肋骨者共十二处，大肠之分也。肋骨之下，为胁肋骨者共二，各无隐骨，惟兽有之。右肋之端，为肋隐骨者共十二，无髓。篆骨之前，为大横骨者一，有势少髓。横骨之前，为白环骨者共二，有势有液。白环之前，为内辅骨者，左右共二，有势有液。内辅之后，为骸关骨者左右共二，有势有液。骸关之下，为楗骨者，左右共二，有势有液。楗骨之下，为髀枢骨者左右共二，有势多髓。髀枢下端，为膝盖骨者左右共二，无势多液。膝盖左右，各有侠升骨者共二，有势多液。髀枢之下，为骺骨者左右共二，有势多髓。骺骨之外，为外辅骨者左右共二，有势有液。骺骨之下，为立骨者左右共二，有势有液。立骨左右，各有内外踝骨者共四，有势少液。踝骨之前，各有下力骨者，左右共十，有势多液。踝骨之后，各有京骨者左右共二，有势少液。下力之前，各有释欹骨者共十，有势。释欹之前，各有起仆骨者共十，有势。起仆之前，各有平助骨者左右共十，有势。平助之前，各有衬甲骨者左右共十，无势少液。释欹两旁，各有核骨者左右共二，有势多液。赴仆之下，各有初步骨者左右共二，有势无髓有液，女人则无此骨。

凡此三百六十五骨也。天地相乘，惟人至灵。其女人则无顶、威、左洞、右棚及初步等五骨，止有三百六十骨。又男子女人，一百九十骨，或隐或衬，或无髓势，余二百七十五骨，并有髓液，以藏诸筋，以会诸脉，溪谷相需而成身形，谓之四大，此骨度之常也。

《洗冤录表》验骨条内云：人有三百六十五节，按周天三百六十五度，男子骨白，妇人骨黑。《明冤录》云：妇人出血如潮水，故骨黑。盖妇人按月行经，血系流散，故骨黑耳。若天癸未至，其骨仍白。再人身心头排子骨，两面俱黄黑色，盖心处聚血，故黄黑耳。

髑髅骨，男子自顶及耳，并脑后共八片。蔡州人有九片。脑后横一缝。当正直下至发际，别有一直缝。妇人只六片，脑后横一缝，当正直下无缝。按脑后直下，承枕骨处也，妇人非无承枕骨，乃骨格注妇人承枕骨无左右，故中无直缝耳。髑音独，髅音楼，二字见《博雅》，又见《庄子》，头骨也。

牙齿，有二十四，或二十八，或三十二，或三十六。

胸前骨三条。胸骨三条分左右，即龟子骨也。心骨一片，状如钱大，即心坎骨也。备考云：胸腔内有一护心软骨，损此骨者立毙。

项与脊骨，各十二节。自项至腰共二十四髓骨，上有一大髓骨。人身项骨五节，背骨十九节，合之得二十有四，是项之大髓，即在二十四骨之内。按《类经图翼》①：背骨除大椎外，二十一椎，下有尾骶骨，是自项大椎至尾骶，共二十三骨也。此云，自项至腰，共二十四髓，集说恐讹肩井饭匙在内。庸斋附说，屡寻检官，皆云连项大髓骨，实得二十四骨。今《续颁骨图》注：项骨五节，背骨十九节，内方骨一节，在尾蛆骨之上，是连项大椎、尾蛆骨，共二十五节。须知尾蛆骨，不在脊背行内。髓音垂，与椎同。

肩井及左右饭匙骨各一片。按此其中尚有血盆骨，左右各一片，系《金鉴》所

---

① 《类经图翼》：书名，11卷。明代医家张介宾，字景岳所撰，从图解方式注解《内经》，刊于1624年。

称锁子骨处，其外即肩髃骨也。

身左右肋骨，男子各十二条，八条长，四条短。妇人各十四条。按此只据后肋言之，非前肋有此骨数也。

男女腰间，各有一骨，大如掌，有八孔，作四行样。按此四行，似当作两行，即方骨也（骨眼皆方，故名方骨）。

手脚骨各二段。男子左右手腕，及左右臁肕骨边，皆有髀骨，妇人无。两足膝头，各有顿骨，隐在其间，如大指大。手掌脚板各五缝，手脚大拇指并脚第五趾各二节，余十四指各三节。按顿骨隐在膝盖中间，图格内不载，检骨格及论沿身骨脉条下，俱未叙入。惟《准绳》三百六十五骨，膝盖骨左右，各有侠升骨者共二。是否此骨，存以俟考。

尾蛆骨，如猪腰子，仰在骨节下。男子者，其缀脊处凹，两边皆有尖瓣如菱角，周布九窍。妇人者，其缀脊处平直，周布六窍。大小便处，各一窍。

耀山云：按《证治准绳》以一百六十五字，关三百六十五骨，此非圣贤莫能洞达其奥，惜乎未有参注。但《洗冤录表》三百六十五骨节总数，又略而未详，其中不无遗漏。而互异之处，抑或气质有厚薄，方隅有各殊耳。并存其说，以备参看，不可执一而论。

骨　　格

耀山云：凡人身骨格，自有一定。虽洪都师云：外书骨异说，如晋重耳骈胁①，是肋骨不类。文之明脊骨连脑，是背骨不类。张奖誉口齿，于三十六之外，另多四齿，是齿骨不类。胡敏庶兄弟三人，其手十指，各生六节，是指骨不类。张文昌膝骨大于腿，是膝骨不类。他如平人，肋骨仅有十六条、十八条，齿骨亦有二十三四个不等。天地化育，固不能无异。而伤科论骨，应遵部颁《续纂骨格》，简而且明，使后学无歧误而有把握也。

仰　　面

致　命　顶心骨。

致　命　囟门骨。

---

① 晋重耳骈胁：春秋时期晋国第二十二君主晋文公重耳，春秋霸主之一，患有先天性肋骨合并症。

致 命　两额角左、右。
致 命　额颅骨。
致 命　两太阳穴左、右。
不致命　两眉棱骨左、右。
不致命　两眼眶骨左、右。
不致命　鼻梁骨。
不致命　两颧骨左、右。
不致命　两腮颊骨左、右。
不致命　口骨上、下。
不致命　齿上、下。
不致命　颌颏骨。
不致命　颊车骨左、右。
致 命　两耳窍左、右。
致 命　嗓喉结喉骨共四层，系脆骨。
致 命　龟子骨即胸前三骨，系排连，有左右。
致 命　心坎骨。
不致命　两肩并臆骨左、右。
致 命　两血盆骨左、右。
不致命　两横髑骨左、右。
不致命　两饭匙骨左、右。
不致命　两胎膊骨左、右。
不致命　两肘骨左、右。
不致命　两臂骨左、右。
不致命　两髀骨左、右，妇人无。
不致命　两手踝左、右。
不致命　两手外踝左、右。
不致命　两腕骨左、右。
不致命　两手掌骨十块左、右。
不致命　两手十指骨，二十八节左、右。
不致命　胯骨前左、右。
不致命　两腿骨左、右。
不致命　两膝盖骨左、右。
不致命　两胫骨左、右。
不致命　两胻骨左、右，妇人无。

不致命　两足踝左、右。
不致命　两足外踝左、右。
不致命　两歧骨左、右。
不致命　两足掌骨、跌骨十块左、右。
不致命　两脚根骨，共八块左、右。
不致命　十趾，共二十六节。

合　　面

致　命　脑后骨。
致　命　乘枕骨左、右。妇人无左右。
致　命　两耳根骨左、右。
致　命　项颈骨第一节。
不致命　二节。
不致命　三节。
不致命　四节。
不致命　五节。
不致命　琵琶骨，亦名髀骨。
致　命　脊背骨第一节。
不致命　二节，两旁横出者髋骨。
不致命　三节。
不致命　四节。
不致命　五节。
不致命　六节。
致　命　脊膂骨第一节。
不致命　二节。
不致命　三节。
不致命　四节。
不致命　五节。
不致命　六节。
不致命　七节。
不致命　两肋骨，共二十四条即钗骨，妇人多四条。
致　命　腰眼骨第一节。
不致命　二节。

不致命　三节。

不致命　四节。

不致命　五节。

致　命　方骨。

不致命　胯骨后左、右。

不致命　尾蛆骨男子九窍，妇人六窍。

以上仰面合面，周身骨节，男子妇女各别者，共四处，俱注骨格本条下。再妇女产门之上，多羞秘骨一块，伤者致命。

注云：按男妇周身骨节不同者，骨格所注有两髀骨、两骺骨，男子有，妇人无。乘枕骨，妇人无左右。又有两肋骨，妇人多四条。尾蛆骨，男子九窍，妇人六窍。又《验骨》条内云：自顶及耳并脑后，男子骨八片，妇人六片。《金鉴》云：颠顶骨，男子三叉缝，女子十字缝。据此男妇不同，应有七处，并羞秘骨，为八处也。

耀山云：两肩井臆骨，查《验骨》条内，分为两肩井，两臆骨。又注云：两肩、两胯、两腕，皆有盖骨，寻常不系在骨之数，经打损伤，方入众骨系数之内。又《验骨》条云：膝盖骨中间，有顿骨一块，如大指大。另有架骨一块，横环小腹之下，与后尾蛆骨相连。架骨图内不载，即《验骨》《检骨》及《论沿身骨脉》各条亦未叙入。其血盆骨一处，又载在验尸图内，因血盆部位在尸伤系不致命，在《检骨》则致命，一处部位而有致命不致命之分。然血盆骨本系要害处所，如仅止皮破血出，自不致命，一经伤损，即时毕命，是以有致命不致命之分，正为辨论所宜及。又眦、鼻、山根、印堂，诸书皆言不致命。惟《论沿身骨脉》小注云：致命要处，若伤立致毕命。眦者，眼角也。

验伤条云：有致命之处、致命之伤。顶心、额门、耳根、咽喉、心坎、腰眼、小腹、肾囊，此速死之处。脑后、额颅、胸膛、脊背、胁肋，此必死之处。伤如青黑、皮破肉绽、骨裂、脑出、血流，此致命之伤。致命之伤，当速死之处，不得过三日。当必死之处，不得过十日。凡眉丛、食气嗓、前后肋、茎物、发际、谷道等处，《图格》虽称不致命，然伤重即死。肩甲、腋肢、内通筋骨，伤重则死。胎膊、曲䐐、手腕、臂膊、肐肘、手背、手心、十指、十指甲、十指甲缝、腿膝、臁肢、脚腕、脚面、十趾、十趾甲、曲䐐、腿肚、脚根、脚心、十趾肚、十趾甲缝，以上虽不致命，若骨损折，及甲缝签刺，将养不效，皆不免于死。

耀山云：遍身致命穴挎法，用中指与拇指挎之。自左右太阳自成一挎，以此为长短之则。百会穴一穴挎，至脑后燕窝一穴挎。自百会至耳后高骨各一穴挎，百会至山根一穴挎，山根至咽喉一穴挎。咽喉至膻中一穴挎，膻中至左右胁肋各一穴挎，胁肋至脐亦各一穴挎，脐至左右肚角各一穴挎，肚角至阴子亦各一穴挎。阴子至尾闾骨一穴挎。除脊背、脊膂、腰眼、后肋之外，相去皆一穴挎。伤重者皆致不救，轻者可治。其余各处，虽不致命，伤重皆可致死。又云：凡男女老幼，筋骨有强弱之分，气血有盛衰之别。如《千金》论曰：婴儿初出娘胎，肌肤未成，筋骨缓弱。生后两月，瞳子始成，能笑识人。百五十日，任脉成，能反复。百八十日，尻骨成，能独坐。二百一十日，掌骨成，能匍匐。三百日，髌骨成，能独立。周岁，膝骨成，能行。又曰枕骨成，始能言。若骨未成而供能者，虽无伤损，皆主不寿。《说文》曰：男八月生齿，八岁而龀。女七月生齿，七岁而龀。龀，毁齿也。《素问》曰：女子七岁肾气盛，齿更发长。二七而天癸至，任脉通，太冲脉盛，月事以时下，故有子。三七肾气平均，故与牙生而长极。四七筋骨坚，发长极，身体盛壮。五七阳明脉衰，面始焦，发始堕。六七三阳脉衰于上，面皆焦，发始白。七七任脉虚，太冲脉衰少，天癸竭，地道不通，故形坏而无子也。丈夫八岁肾气实，发长齿更。二八肾气盛，天癸至，精气溢泻，阴阳和故能有子。三八肾气平均，筋骨劲强，故真牙生而长极。四八筋骨隆盛，肌肉满壮。五八肾气衰，发堕齿槁。六八阳气衰竭于上，面焦，发鬓颁白。七八肝气衰，筋不能动，天癸竭，精少，肾脏衰，形体皆极。八八则齿发去。筋骨懈惰，身体重，行步不正。斯时凡有伤损，虽不在致命之处，皆属难治。

卷 之 三

手法总论[1]

《医宗金鉴》总论曰：夫手法者，谓以两手安置所伤之筋骨，使仍复于旧也。但伤有轻重，而手法各有所宜。其痊可知迟速，及遗留残障疾与否，皆关乎手法之所施得宜，或失其宜，或未尽其法也。盖一身之骨体，既非一致，而十二经筋之罗列序属，又各不同，故必素知其体相，识其部位，一但临证，机触于外，巧生于内，手随心转，法从手出。或拽之离而复合，或推之就而复位，或正其斜，或完其阙，则骨之截断、碎断、斜断，筋之弛、纵、卷、挛、翻、转、离、合，虽在肉里，以手扪之，自悉其情，法之所施，使患者不知其苦，方称为手法也。况所伤之处，多有关于性命者，如七窍上通脑髓，膈近心君，四末受伤，痛苦入心者。即或其人元气素壮，败血易于流散，可以克期而愈，手法亦不可乱施。若元气素弱，一但被伤，势已难支，设手法再误，则万难挽回矣，此所以尤当审慎者也。盖正骨者，须心明手巧，既知其病情，复善用夫手法，然后治自多效。诚以手本血肉之体，其宛转运用之妙，可以一已之卷舒，高下疾徐，轻重开合，能达病者之血气凝滞，皮肉肿痛，筋骨挛折，与情志之苦欲也。较之以器具从事于拘制者，相去甚远矣。是则手法者，诚正骨之首务哉。

摸　　法

《医宗金鉴》曰：摸者，用手细细摸其所伤之处，或骨断、骨碎、骨歪、骨整、骨软、骨硬、筋强、筋柔、筋歪、筋正、筋断、筋走、筋粗、筋翻、筋寒、筋热，以及表里虚实，并所患之新旧也。先摸其或为跌仆，或为错闪，或为打撞，然后根据法治之。

---

[1] 手法总论：全节全文皆转录《医宗金鉴·正骨心法要旨》（卷87～90），故以《医宗金鉴》校对。

接 法

《医宗金鉴》曰：接者，谓使已断之骨，合拢一处，复归于旧也。凡骨之跌伤错落，或断而两分，或折而陷下，或碎而散乱，或岐而傍突，相其形势，徐徐接之，使断者复续，陷者复起，碎者复完，突者复平。或用手法，或用器具，或手法、器具分先后而兼用之，是在医者之通达也。

端 法

《医宗金鉴》曰：端者，两手或一手擒定应端之处，酌其重轻，或从下往上端，或从外向内托，或直端、斜端也。盖骨离其位，必以手法端之，则不待旷日持久，而骨缝即合，仍须不偏不倚，庶愈后无长短不齐之患。

提 法

《医宗金鉴》曰：提者，谓陷下之骨，提出如旧也。其法非一，有用两手提者，有用绳帛系高处提者，有提后用器具辅之不致仍陷者，必量所伤之轻重浅深，然后施治。倘重者轻提，则病莫能愈；轻者重提，则旧患虽去，而又增新患矣。

按 摩 法

《医宗金鉴》曰：按者，谓以手往下抑之也。摩者，谓徐徐揉摩之也。此法盖为皮肤筋肉受伤，但肿硬麻木，而骨未断折者设也。或因跌扑闪失，以致骨缝开错，气血郁滞，为肿为痛，宜用按摩法，按其经络，以通郁闭之气，摩其壅聚，以散瘀结之肿，其患可愈。

推 拿 法

《医宗金鉴》曰：推者，谓以手推之，使还旧处也。拿者，谓两手一手捏定患处，酌其宜轻宜重，缓缓焉以复其位也。若肿痛已除，伤痕已愈，其中或有筋急而转摇不甚便利，或有筋纵而运用不甚自如，又或有骨节间微有错落不合缝者，是伤虽平，而气血之流行未畅，不宜接、整、端、提等法，惟宜推拿、以通经络气血也。盖人身之经穴，有大经细络之分，一推一拿，视其虚实酌而用之，则有宣通补泻之法，所以患者无不愈也。

注云：以上诸条乃八法之大略如此。至于临症之权衡，一时之巧妙，神而明之，存乎其人矣。

耀山云：八法之外，又有推骨入髎秘法，或用肩头掮，或用足跟𨁣。掮者，如挑负然，将患人掮起，骨入髎矣，较之用手拉手拽，更觉有力多矣。𨁣者，或坐其上，或卧于地，两手将患人擒住，随用足跟𨁣去，比之用手推托，便捷甚矣。此秘法也，故附八法之后，以补手法之未备也。

器具总论

《医宗金鉴》总论曰：跌扑损伤，虽用手法调治，恐未尽得其宜，以致有治如未治之苦，则未可云医理之周详也。爰因身体上下、正侧之象，制器以正之，用辅手法之所不逮，以冀分者复合，欹者复正，高者就其下，陷者升其位，则危症可转于安，重伤可就于轻，再施以药饵之功，更示以调养之善，则正骨之道全矣。

裹帘

《医宗金鉴》曰：裹帘，以白布为之。因患处不宜他器，只宜布缠，始为得法，故名裹帘。其长短阔狭，量病势用之。

振梃

《医宗金鉴》释义云：凡头被伤而骨未碎，筋未断，虽瘀聚肿痛者，皆为可治。先以手法端提颈、项、筋骨，再用布缠头二三层令紧，再以振梃轻轻拍击足心，令五脏之气，上下宣通，瘀血开散，则不奔心，亦不呕呃，而心神安矣。若已缠头，拍击足心，竟不觉疼，昏不知人，痰响如拽据，身体僵硬，口溢涎沫，乃气血垂绝也，不治。

披肩

《医宗金鉴》释义云：凡两肩仆坠闪伤，其骨或断碎，或傍突，或斜努，或骨缝开错筋翻。法当令病人仰卧凳上，安合骨缝，揉按筋结，先以棉花贴身垫好，复以披肩夹住，肩之前后缚紧，再用白布在外缠裹毕，更用扶手板，长二尺余，宽三四寸，两头穿绳，悬空挂起，令病者俯伏于上，不使其肩骨下垂。过七日后开视之，如俱痊，可撤板不用，如尚未愈，则仍用之。若不根据此治法，后必遗残患芦节。

耀山云：用水竹半边，长短阔狭，以患处为则，削去棱角，嵌入肩内，其肩下腋肢，再用棉团一个，实其腋内，外以布带缚定系住，此治肩骨断碎之具，虽比板物较硬，然用之得法，缚之妥帖，则无动移之患矣。

攀　索

《医宗金鉴》曰：攀索者，用绳挂于高处，以病患两手攀之也。

迭　砖

《医宗金鉴》释义云：凡胸、腹、腋、胁，跌、打、蹦、撞、垫、努，以致胸陷而不直者，先令病人以两手攀绳，足踏砖上，将后腰拿住，各抽去砖一块，令病人直身挺胸，少倾，又各抽去砖一块，仍令直身挺胸，如此者三，其足着地，使气舒瘀散，则陷者能起，曲者可直也。再将其胸以竹帘围裹，用宽带八条紧紧缚之，勿令窒碍。但宜仰卧，不可俯卧侧卧，腰下以枕垫之，勿令左右移动。

通　木

《医宗金鉴》释义云：凡脊背跌打损伤，脊骨开裂高起者，其人必伛偻难仰。法当令病者俯卧，再着一人以两足踏其两肩。医者相其开裂高起之处，宜轻宜重，或端或拿，或按或揉，令其缝合，然后用木依前法逼之。

腰　柱

《医宗金鉴》释义云：凡腰间闪挫岔气者，以常法治之。若腰节骨被伤错笋，膂肉破裂，筋斜伛偻者，用醋调定痛散，敷于腰柱上，视患处将柱排列于脊骨两旁，务令端正，再用蕲艾做薄褥，复于柱上，以御风寒，用宽长布带，绕向腹前，紧紧扎裹，内服药饵，调治自愈。

耀山曰：医者，意也。尝考古人创论立方，虽有根据，以己意参之，总不出情理之中。至接骨一道，用手法外，复用器具，盖有意会之处。阅《明史》内载，有谏臣某，因事迭奏忤上，致延讯时，上令武士，用金瓜锤责其遍体，甚至肋骨击断其二，复令下狱，身加挺棍脚镣，手铐刑具，严行监固。挺棍者，较人之长短，以木为之，上锁于颈，下链于踝，中系于手而及于腰，使囚不能弯曲转侧活动。后上悟，怜其苦谏释之，肋骨俱已接续，未始非挺棍铐镣之益也。挺棍与通木相似，械系与镣铐扎缚相同，击断者复接续，是以不医医之。今之用器具，殆即此遗意欤。

竹　帘

《医宗金鉴》曰：释义云：凡肢体有断处，先用手法安置讫，然后用布缠之，复以竹帘围于布外，紧扎之，使骨缝无参差走作之患，盖通用之物也。

杉　篱

《医宗金鉴》曰：释义云：凡用以围裹于竹帘之外，将所穿之绳结住，再于篱上加绳以缠之，取其坚劲挺直，使骨缝无离绽脱走之患也。盖骨节转动之处与骨筋甚长之所，易于摇动，若仅用竹帘，恐挺劲之力不足，故必加此以环抱之，则骨缝吻合坚牢矣。

陈远公曰：有跌打骨折，必用杉木或杉板，将折骨凑合端正，以绳缚定，勿偏斜曲，再以布扎，不可因疼痛心软，少致轻松，反为害事。后用内服药，如皮破血出，须用外治药，但骨折而外边之皮不破，即不用外治之药，然内外夹攻，未尝不更佳耳。内治法宜活血去瘀为先，血不活则瘀不去，瘀不去则骨不能接也。内治用接骨神丹煎服，外治贴全体神膏，再加末药胜金丹，掺伤处为妙。每膏一张用末药三钱，掺膏上贴之。凡接骨不须二个，至重则用二个。此绝奇绝异之方，倘未损伤，只贴膏药，不必用胜金丹掺药。内外治法三方，有不可形容之妙，医者患者得以旦夕奏功，故特为表出，方出《冰鉴》。

谷兰云：损伤固痛，因痛而以板木缚之则愈痛，愈痛而手软、心软，转致轻松，是痛其痛，反增其痛，迨至不可医药，悔何及哉！学者务熟习手法，临症时得自然之妙，自无手软、心软之弊矣。

耀山云：凡臂骨及小儿颈骨、腿骨、大手膊骨，截断折断、碎断斜断者，不必用大杉篱，仅用杉木皮尽可。将杉木皮削去粗皮，或三片或二片，如指面大，长短以患处为则。况杉木皮似竹样阁漏式，合于骨处极为妥帖。又杉木皮挖空，用纸粘裹，可缚手肘手腕，使其能转能伸，能屈能曲，此夹扎中之活法也。又有竹篱大片，再以纸包，或用三片、四片，看患处之宽狭长短，定为法则。又有松木薄板，像今做糕匣者，用纸包裹，安于骨断之处，以棉带紧扎甚妙。此皆常用验过之器具也。

抱　膝

《医宗金鉴》曰：抱膝者，有四足之竹圈也。以竹片作圈，较膝盖稍大些须，再用竹片四根，以麻紧缚圈上，作四足之形，将白布条通缠于竹圈及四足之上，用于膝盖，虽拘制而不致痛苦矣。

释义云：膝盖骨复于楗骱骨之端，本活动物也。若有所伤，非骨体破碎，即离位而突出于左右。虽用手法推入原位，但步履行止，必牵动于彼，故用抱膝以固之，庶免复离原位，而遗跛足之患也。其法将抱膝四足插于膝盖两傍，以竹圈辖住膝盖，令其稳妥，不得移动，再用白布宽带，紧紧缚之。

耀山云：膝盖骨脆碎或跌碎者，常用纸竹毛篾缠绕一箃[①]，与膝盖大小相等，再加四绳缚于箃上，贴膏药后，即将篾箃安上，四绳分前后缚之，较之竹圈，稍觉柔软矣。

又云：以上器具，皆伤科必用之物，又增补试验各具，然未备也。有肩胛出臼，用布带缠于手上，系于柱间，在带上搒者。有腿骨出髎，用阔带缚定腿足，将人抱住，以大榔头吓者。有用硬挺者，有用软骗者，种种器具，总不出缚缠夹扎挺托之法，复其原位，使勿游移活动为得耳，要在人之活法变动也。

《选粹》云：凡损伤平处，骨断骨碎，皮不破者，用接骨定痛等膏敷贴。若伤在手足曲直伸缩之处，要用包裹，可令时时转动。指骨碎者，只用麻片夹缚。腿上用麻绳扎缚。冬月热缚，夏月凉缚，余月温缚。又云：骨断皮破者，不可用酒煎药。或损在内而皮破者，可加童便于破血药内和服。若骨断、皮不破者，可全用酒煎药。若只伤而骨不折、肉不破者，用消肿膏或定痛膏。又云：皮里有碎骨，只用定痛膏敷贴夹缚，如十分伤重，自然烂开其肉，碎骨自出，然后用补肌散，外以补肉膏敷贴。又云：夹缚处，须药水以时泡洗，春秋三日，夏二日，冬四日，洗去旧药，须仔细勿惊动伤处，洗讫，仍用前药前膏敷缚。凡换药不可生换，须用手巾打湿揾润，逐片取脱，随手荡洗换上，又不可停留一时刻，药膏必须预为摊就，随手换上，此乃敷药之诀，如换膏药亦然。

---

① 箃（jiū）：方言，箍。围束器物的圈，如铁箍、竹箍等。

接骨歌诀

接骨由来法不同，编歌依次说全功。若能洞达其中意，妙法都归掌握中。骨折大凡手足多，或短或长或脱窠，或凹或凸或歪侧，务将手足慎抚摩。长者脱下短缩上，突凹歪斜宜度量。身上骨若断而分，须用三指摩的当。内如脉动一般呵，骨折断碎无别何。整骨先服保命丹，酒下骨软方动他。手足断须扯捻好，足断而长添一劳。先须脚底牢垫实，断伤骨下微礓高。足跟之下更高礓，病痊无患自证验。如不垫实骨尚长，以后愈长愈可厌。此为缩法之手功，手长难疗成废躬，歪从患骨下托起，扯直无歪归于同。合奠不突还原样，凹者捻妥无别尚。试手必以两手齐，试足须将脚并放。复曰膏药自急需，光细布摊称体肤。长短阔狭随患处，膏宜摊厚糁多铺。将膏紧裹包贴定，夹非杉皮力不胜。浸软渐刮去粗皮，板长患处短方称。还当排得紧重重，夹上布缠缠莫松。缠布阔宜二寸许，从上至下尽力封。布上再扎三条带，中间上下护要害，先缚中间后两头，宽紧得宜始安泰。如缚手足斜折断，中间紧而两头宽。骨断若如截竹样，中宽聚气紧两端。气血断处来聚着，手用带儿复掌络。脚要米袋两边挨，挨定不动胜妙药。对症汤丸日日施，药洗换膏三日期。三七之时骨接牢，房事油腥犯不宜。紫金丹作收功例，骨仍坚固无流弊。我今编此手法歌，传与后人须仔细。

上髎歌诀

上髎不与接骨同，全凭手法及身功。宜轻宜重为高手，兼吓兼骗是上工。法使骤然人不觉，患如知也骨已拢。兹将手法为歌诀，一法能通万法通。

托下巴歌诀

头骨圆圆曰髑髅，下把骨脱两般求。单边为错双边落，上似弯环下似钩。两指口中齐重捺，各腮颊外共轻揉。下巴往里徐徐托，托上还须用带兜。

提颈骨歌诀

人登高处忽逢惊，首必先坠颈骨顷。面仰难垂惟伸续，头低不起则端擎。腔中插入须提拔，骨上歪斜要整平。再看有无他磕碰，临时斟酌度其情。

整背腰骨歌诀

脊背腰梁节节生，原无脱髎亦无倾。腰因挫闪身难动，背或伛偻骨不平。大抵脊筋离出位，至于骨缝裂开绷。将筋按捺归原处，筋若宽舒病体轻。

上肩髎歌诀

损伤肩膊手筋挛，骨髎犹如杵臼然。若是肘尖弯在后，定当臑骨耸于前。常医或使两人拉，捷法只须独自掮。倘遇妇人难动手，骗中带吓秘家传。

托肘尖歌诀

臂膊之中曰肘尖，凸凹上下骨镶粘。直而不曲筋之病，屈若难伸骨有嫌。骨裂缝开翻托好，筋横纵急搦安恬。仍当养息悬于项，屈曲时时疾不添。

挪手腕歌诀

腕似农车水骨联，仰翻俯复曲如旃。行车竭蹶应防复，走马驰驱或致颠。手必先迎筋反错，掌如后贴骨开偏，轻轻搦骨归原处，骨若还原筋已痊。

上大腿髎歌诀

环跳穴居跨骨前，中分杵臼似机旋。筋翻肿结脚跟趥①，骨错斜行腿足蹁。宜用手掎并脚垄，或施布缚发绳悬。

推膝盖骨歌诀

膝骨形圆盖膝间，原系活动各筋扳。盖移腿上腰胯痛，骨走臁中步履艰。若出外边筋肿大，如离内侧腘难弯。推筋捺骨归原位，抱膝相安何足患。

---

① 趥（qiú）：足不伸。《集韵·尤韵》："趥，足不伸也。"

拽脚踝拐歌诀

　　足趾足跟踝相并，伤筋动骨致难行。脚尖向后应知挫，踝骨偏斜定是拧。骨突骨坳宜摸悉，筋翻筋结要分清。筋须揉拨又须拽，筋若调匀骨亦平。

　　耀山云：骨髎者，两骨相交活动之处也。如杵之臼，如户之枢，又如桔槔之有机。以筋联络之，故能转运而不碍。若脱髎者，筋必受伤，是以上髎必先理其筋也。前接骨歌，系陈氏秘传，法赅而备，惟原稿韵脚未妥，稍为润色之，脱稿之后，复撰上髎歌诀十首，未敢言工，聊便诵记而已。接骨髎之髎字，音料，乃尻骨上有八孔，谓之八髎。《叶氏医案》云：接骨上骱，骱音夏，小骨也，或有用作窌，用作窔，均未切当。薛氏《正体类要》有骨髎接而复脱之句，今仍借用之。

卷之四

方法总论

《医宗金鉴》总论曰：今之正骨科，即古跌打损伤之证也。专从血论，须先辨或有瘀血停积，或为亡血过多，然后施以内治之法，庶不有误也。夫皮不破而肉损者，多有瘀血，破肉伤胭，每致亡血过多，二者治法不同，有瘀血宜攻利之，亡血者宜补而行之，但出血不多，亦无瘀血者，以外治之法治之。更察其所伤，上下轻重浅深之异，经络血气多少之殊，必先逐去瘀血，和荣止痛，然后调养血气，自无不效。若夫损伤杂症，论中不及备载者，俱分门析类，详列于后，学者宜尽心焉。

《选粹》云：大法固以血之或瘀或失，分虚实而为补泻，亦当看伤之轻重。轻者顿挫，气血凝滞作痛，此当导气行血而已。若重者伤筋折骨，如欲接续，非数月不瘥。若气血内停，阻塞真气不得行者必死，急泻其血，通其气，庶可施治。又云：出血太多，头目昏眩，先用川当归、大川芎，水煎服，次加白芍药、熟地黄、续断、防风、荆芥、羌独活、南星，煎加童便，不可用酒。如血出少，内有瘀血，以生料四物汤一半，加独圣散水煎服。皮肉未破者，煎成加酒服。

内证

《医宗金鉴》曰：凡跌打损伤坠堕之证，恶血留内，则不分何经，皆以肝为主。盖肝主血也，故败血凝滞，从其所属，必归于肝。其痛多在胁肋小腹者，皆肝经之道路也。若壅肿痛甚，或发热自汗，皆宜斟酌虚实，然后用调血行经之药。王好古[①]云：登高坠下，撞打等伤，心腹胸中停积瘀血不散者，则以上、中、下三焦分

---

① 王好古：字进之，号海藏，河北赵县人。元代著名医学家，赵州医学教授。兼提举管内医学。著作颇多，有《阴证略例》《汤液本草》《医垒元戎》《此事难知》《仲景详辨》《活人节要歌括》《伤寒辨惑论》。

别部位以施药饵。瘀在上部者，宜犀角地黄汤；瘀在中部者，宜桃仁承气汤；瘀在下部者，宜抵当汤之类，须于所用汤中，加童便好酒同煎服之。虚人不可下者，宜四物汤加穿山甲。若瘀血已去，则以复元通气散加当归调之。《内经》云：形伤作痛，气伤作痛。又云：先肿而后痛者，形伤气也；先痛而后肿者，气伤形也。凡跌扑闪错，或恼怒气滞血凝作痛，及元气素弱，或因叫号血气损伤，或过服克伐之剂，或外敷寒凉之药致血气凝结者，俱宜用活血顺气之剂。后列诸方，以备选用。

《可法良规》①云：凡伤损之症，若误饮凉水，瘀血凝滞，气道不通，或血上逆，多致不救，若入于心即死，急饮童便热酒以和之。若患重而瘀血不易散者，更和以辛温之剂。睡卧要上身垫高，不时唤醒，勿令熟睡，则血庶不上逆。故患重之人，多为逆血填塞胸间，或闭塞气道咽喉口鼻不得出入而死。

《选粹》云：损伤，寒凉之药一毫俱不可用，盖血见寒则凝，若冷冻饮料致血入心而死。惟看有外伤者，当内外兼治。若外无所伤，内有死血，唯用苏木等治血之药，可下者下之，鸡鸣散是也。

《可法良规》云：凡损伤之症，外固不宜敷贴硝黄之类，恐济寒以益其伤。若人平素虚弱，虽在夏令，内服亦不宜用咸寒之品。盖胃气得寒而不生，运气得寒而不健，瘀血得寒而不能行，腐肉得寒而不溃，新肉得寒而不生。若内有瘀血停滞，服以通之，不在此例。

出　　血

《正体类要》曰：若患处或诸窍出血者，肝火炽盛，血热错经而妄行也，用加味逍遥散清热养血。若中气虚弱，血无所附而妄行，用加味四君子汤补中益气。或元气内脱，不能摄血，用独参汤，加炮姜以回阳，如不应，急加附子。或血蕴于内而呕血，用四物加柴胡、黄芩。凡损伤劳碌、怒气、肚腹胀满，误服大黄等药，伤阳络，则为吐血衄血，便血尿血；伤阴络，则为血积血块，肌肉青黯。此脏腑亏损，经隧失职，急补脾肺，亦有生者。

《急救方》②云：跌压伤重之人，口耳出血，一时昏晕，但视面色尚有生气，身体尚为绵软则皆可救。但不可多人环绕，嘈杂惊慌，致令惊魄不复。急令亲人呼而扶之，坐于地上，先拳其两手两足，紧为抱定。少顷再轻移于相呼之人怀中，以膝抵其谷道，不令泄气。若稍有知觉，即移于素所寝处，将室内窗棂遮闭令暗，仍拳手足

---

① 《可法良规》：中医伤科著作，现已佚。
② 《急救方》：佚名氏著作，明代张时彻据《急救方》编辑《急救良方》2卷，刊于1550年。

紧抱，不可令卧。急取童便乘热灌之，马溺更妙，如一时不可得，即人溺亦可，要去其头尾，但须未食葱蒜而清利者，强灌一二杯，下得喉便好。一面用四物汤三四倍，加桃仁、红花、山楂、生大黄各二两，童便一大钟，如夏月加黄连四五分，用流水急火，在傍煎半熟，倾入碗内，承于伤者鼻下，使药气入腹，不致恶逆，乘热用小钟灌服。如不受，少刻又灌。药尽不可使卧，服药之后，其谷道尤须用力抵紧，不可令泄其气。如药性行动，不可即解，恐其气从下泄，以致不救也。必须俟腹中动而有声，上下往来数遍，急不可待，方可令其大解。所下尽属瘀紫，毒已解半，方可令睡。至于所下尽为粪，即停止前药。否则再用一二剂亦不碍。然后次第调理，不可轻用补药。

王肯堂①云：血溢血泄，诸蓄妄证，其始也，予率以桃仁大黄行血破瘀之剂，折其锐气，而后区别治之，虽往往获中，然犹不得其所以然也。后来四明遇故人苏伊举，闲论诸家之术。伊举曰：吾乡有善医者，每治失血蓄妄，必先以快药下之。或问失血复下，虚何以当？则曰：血既妄行，迷失故道，不去蓄利瘀，则以妄为常，曷以御之。且去者自去，生者自生，何虚之有！予闻之，愕然曰：名言也。昔者之疑，今释然矣。

又云：凡九窍出血，用南天竺主之，或用血余灰，自发为佳，次则父子一气，再次男胎发，又次则乱发，皂角水洗晒干，烧灰为末。每二钱，以茅草根煎汤调下。又荆叶捣取汁，酒和服。又刺蓟一握，绞汁，酒半盏和服。如无生者捣干者为末，水调三钱，均效。

诀曰：墙头苔藓可以塞，车前草汁可以滴，火烧莲房用水调，锅底黑煤可以吃。石榴花片可以塞，生莱菔汁可以滴，火烧龙骨可以吹，水煎茅花可以吃。

《圣惠方》②曰：治诸窍出血，用人中白一团鸡子大，棉五两，烧肝，每服二钱，温水下。

《急救方》注：治跌打损伤已死者，用男女尿桶人中白，炼红投好醋七次，研末酒送二钱，吐出恶血即可救矣。慎不移动，动者不治。

泛　　注

《医宗金鉴》曰：损伤瘀血泛注之证，乃跌仆血滞所致。盖气流而注，血注而凝，或注于四肢关节，或留于胸腹腰臀，或漫肿，或结块。初起皆属肝脾郁火，急用葱熨法，内服小柴胡汤以清肝火，次用八珍汤以壮脾胃，或益气养荣汤，久服自

---

① 王肯堂：字宇泰，号损庵，江苏金坛人。明代著名医家，曾任翰林院检讨等官职，编著《证治准绳》四十四卷、《古今医统正脉全书》等。
② 《圣惠方》：《太平圣惠方》之简称。系北宋医官王怀隐等人编撰的大型临床方书，100卷，方剂达一万余首。

然收功。若日久溃破而气血虚者，宜十全大补汤。若溃而寒邪凝滞不敛者，宜豆豉饼祛散之。此证若不补气血，不慎起居，不戒七情，或用寒凉克伐，俱属不治。

《可法良规》云：凡损伤之症，乃有形器物所伤，为筋骨受病，当从血论。盖血得热则妄行，其害甚速，须先伐肝火，清运火，砭患处，和经络，则瘀血不致泛注，肌肉不致遍溃。次则壮脾胃，进饮食，生血气，降阴火，则瘀血易于腐溃，新肉易于收敛，此要法也。若用克伐之剂，虚者益虚，滞者益滞，祸不旋踵矣。

《濒湖集简方》①曰：治打扑瘀血滚注，或作潮热者，用大黄末，姜汁调涂，一夜黑者紫，二夜紫者白也。

发　热

《正体类要》曰：伤损发热者，若因出血过多，或溃脓之后，脉洪大而虚，重按全无者，此阴虚发热也，用当归补血汤。脉沉微按之软弱者，此阴盛发热也，用四君姜附。若发热烦躁，肉瞤筋惕，此亡血也，用圣愈汤。如汗不止者，此血脱也，宜独参汤。凡血脱之证，其脉实者难治，细小者易治。

东垣曰：昼则发热，夜则安静，是阳气自旺于阳分也。昼则安静，夜则发热烦躁，是阳气下陷入阴中也，名曰热入血室。如昼夜俱发热烦躁，是重阳无阴也，当急泻其阳而峻补其阴。夫热入血室之症，妇人经水适来，或因损伤，谵言如见鬼状，宜小柴胡汤加生地主之。王太仆②曰：凡热来复去，不时而动，乃无根之虚火也，宜六君子汤加姜桂；不应，急加附子，或八味丸最善。

《可法良规》曰：凡损伤之症有出汗者，当审其阴阳虚实而治之。若阴虚阳往乘之，则自汗，以甘寒之剂补其气，如补中益气汤之属是也。若阳虚阴往乘之，则发厥自汗，以甘温之剂助其阳，如参附汤之属是也。亦有因痛甚而自汗者，宜清肝火为主。亦有因阴阳损伤而自汗盗汗者，宜补气生血为主。若心孔一片汗出者，养其心血自止。

外　邪

陈文治③曰：四季伤损，脉浮紧，发热恶寒体痛，属有外邪，宜发散以祛邪，春用五积散、香苏饮，夏用香薷饮、五苓散，秋用藿香正气散，冬用双解散。若寒

---

① 《濒湖集简方》：明代杰出的医药学家、科学家李时珍，字东璧，号濒湖，湖北蕲春人，著世界名著《本草纲目》，另撰《濒湖集简方》，但早佚，后经张梁森重订而问世。

② 王太仆：王冰，号启玄子，曾官太仆令，后称王太仆，唐代医家，著《次注黄帝素问》。

③ 陈文治：号岳奚，浙江嘉兴人。明代医家，著《疡科选粹》《痘疹真诀》《广嗣全诀》等。

热者，加柴胡、前胡、黄芩。头痛加川芎、白芷，脚气加白芷、槟榔、木香。有痰加半夏、陈皮，等分，葱白煎服。

《可法良规》云：凡伤损之症，出血太多，或溃烂之际，收敛之后，如有寒热头痛，或自汗盗汗，烦躁作渴，或遍身疼痛，肢体倦怠，牙关紧急，痰涎上壅等症，是血气虚而作变症也，当峻补元气为主。大凡伤损症，有外邪乃乘虚而入，犹当补助，作外邪治之，祸不旋踵。

《金鉴》云：伤损之证，外挟表邪者，其脉必浮紧，证则发热体痛，形气实者宜疏风败毒散，形气虚者宜加味交加散或羌活乳香汤以散之。

耀山云：伤损之证，内瘀居多，间有外感挟邪。陈氏之论，详及四季，发明上下加减，虽为稳当，又宜参阅发热门，择方疗治，更为稳妥，学人须细玩之。

昏愦

《正体类要》曰：伤重昏愦者，急灌以独参汤。虽内有瘀血，切不可下，急用花蕊石散内化之，盖恐下之，因泻而亡阴也。若元气虚甚者，尤不可下，亦用前散以化之。凡瘀血在内，大小便不通，用大黄、朴硝。血凝而不下者，急用木香、肉桂末三、二钱，以热酒调灌服，血下乃生。如怯弱之人用硝黄，须加肉桂、木香，假其热以行其寒也。

《选粹》云：颠仆迷闷者，酒调苏合香丸灌之。颠扑损伤者，宜逐其恶血，用酒煎苏木，调苏合香丸或鸡鸣散。或活血和气饮加大黄，入醋少许煎。或童便或苏木煎酒调黑神散，乌药顺气散亦可。

陈远公[①]曰：人从高坠下，昏死不苏，人以为恶血奔心，谁知乃气为血壅乎。夫跌扑之伤，多是瘀血攻心，然跌扑出其不意，未必心动也。惟从高坠下，失足时心必惊悸，自知必死。是先挟一必死之心，不比一蹶而伤者，心不及动也。故气血错乱，每每昏绝不救。治法逐其瘀血，佐以醒脾之品，则血易散而气易开。倘徒攻瘀血，则气闭不宣，究何益乎。用苏气汤，一剂气疏，三剂血活全愈。

谷兰云：未跌扑之时，心原不动。当跌扑之时，体先振动，心能不动乎。况心主血者也，心既不动，即跌扑亦无伤瘀之症矣。此说存参。

《可法良规》云：凡伤损之症，若皮肤已破，出血过多而昏愦者，气血虚极也，大补为主，如不应，急加附子。若坠扑太重，皮肤不破，血未出而昏愦者，瘀血在内也，行散为主，如不应，速加酒炒大黄。若下后而有变症者，皆气血虚极也，用

---

① 陈远公：名士铎，号远公，浙江山阴人。清代医家，曾整理傅青主著作。

十全大补汤。若因痛甚而自汗昏愦者，风木炽盛也，用清肝凉血之剂，则痛自定，汗自止。苟作外因风邪治之，促其危也。

又云：若伤损在头脑并致命处所，昏愦良久，将至不起者，急用葱白切细、杵烂、炒熟，罨患处，稍冷更以热者罨之，多自醒矣。

《选粹》云：亦有血迷心窍，而致昏沉不知人事者，宜花蕊石散，童便调服。有神魂散失，一时不知人事者，唯在临时斟酌。大抵跌扑之病，全在补气行血。若自然铜之类，虽有接骨之功，而燥散之害，甚于刀剑，丹溪备言之矣。

谷兰云：跌扑则肝必受伤，瘀血未去，而行补气补血药，恐血瘀未能散除，转致不可救药为患。惟虚弱者受跌扑之患，于逐瘀中兼补益，似为两得。

《急救方》：治扑打猝死去，但须心头温暖，虽经日亦可救。先将死人盘屈在地上，如僧打坐状，令一人将死人头发控放抵，用生半夏末，以竹筒或纸筒吹在鼻内，如活即以生姜自然汁灌之，可解半夏毒。

《本草纲目》：治打伤瘀血攻心者，人尿煎服一升，日一服，此乃《苏恭本草方》[1]也。又按《外科发挥》薛己云：予在居庸见复车被伤者七人，仆地呻吟，但令灌此皆得无事。凡一切伤损，不问壮弱，及有无瘀血，俱宜服此。若胁胀或作痛，或发热烦躁，服此一瓯，胜似他药。他药虽效，恐无瘀血，反致误人。童便不动脏腑，不伤气血，万无一失，军中多用此，屡试有验。

耀山云：按人尿性味咸寒无毒，又名轮回酒、还元汤，扑损瘀血在内运绝，加酒饮之，治折伤推陈致新，其功甚大。又《千金方》饮人尿治金疮出血，杖疮肿毒，火烧闷绝等症。又刺在肉中，人咬手指，金疮中风，蛇犬咬伤，蜂虿螫伤，浸洗得解，乃伤科中之仙药也。周赧王四十五年[2]，秦相范雎[3]在魏时，触忤魏齐，令狱卒自辰至未扑打，遍体皆伤，齿折胁断，身无完肤，气绝不动，尸卷苇薄之中。魏齐复令宾客便溺其上，勿容为清净之鬼。至晚，范雎死而复苏，竟相秦国。又明季一官，贪墨诬害平人，解缓时，被受害人之子夺路报复父仇，攒殴已毙，又恨其贪污，灌之以尿，后竟不死。观此两节，人尿实为久传效验之方，今多因秽恶而忽之，惜哉！但人命至重，生死在于呼吸之间，有此极便极贱、极效验之药，何不乘其昏绝不知而灌之。如灌之不入，急令人溺其头面，使其入于七窍，未有不苏者也。

李时珍云：元史载布智儿从太祖征回回，身中数矢，血流满体，闷仆即死。太祖命取一牛，剖其腹，纳之牛腹中，浸热血中，移时遂苏。又云：李庭从伯颜攻郢

---

[1] 《苏恭本草方》：苏敬，唐代药学家，因避皇帝名讳，改名苏恭或苏鉴，主持编撰唐代国家药典《新修本草》，又名《唐本草》。

[2] 周赧王四十五年：公元前270年。

[3] 范雎：战国时期魏国人，因别人诬告坐牢受刑法，后游说秦国任秦相。

州，炮伤左胁，矢贯于胸几绝。伯颜命剖水牛纳其中，良久而苏。何孟春曰：予在职方时，问各边将无知此术者，盖不读元史不知也，特书此以备缓急。

《急救方》小注云：凡跌打缢溺至死，而心头热者，急用活鸡冠血，滴入喉鼻之内，男左女右，男用公鸡，女用母鸡，刻下即苏。又跌打气绝，用仙人柴（即九里香叶）捣自然汁一杯，灌下即苏。但心口有微热，能受此药，无有不活，名曰救名丹。

眩　晕

《医宗金鉴》曰：伤损之症，头目眩晕，有因服克伐之剂太过，中气受伤，以致眩晕者。有因亡血过多，以致眩晕者。如兼腹胀呕吐，宜用六君子汤。兼发热作渴，不思饮食，宜用十全大补汤。

耀山云：血虚则阴虚，阴虚则发热而渴，腹胀呕吐必兼中气太虚，故用补治如此。若扑打即时晕倒在地，此气逆血晕也。按《急救方》补注：用血管鹅毛煅存性一钱，老酒调服即醒。又有真元不足，不能摄气归元而晕者，仍用补剂可也。如失血过多而晕者，用芎归汤亦可。

烦　躁

《医宗金鉴》曰：伤损之证，烦躁面赤，口干作渴，脉洪大接之如无者，宜用当归补血汤。如烦躁自汗头晕，宜用独参汤。如烦躁不寐者，宜用加味归脾汤。如烦躁胁痛，宜用柴胡四物汤。如亡血过多烦躁者，宜用圣愈汤。

东垣[①]云：发热恶寒，大渴不止，其脉大而无力，非白虎汤症，此血虚发躁也，宜用当归补血汤治。裴先生云：肌热烦躁，目赤面红，其脉洪大而虚，此血虚也，若误服白虎汤，轻则危，重则毙。

《外台秘要》[②]云：阴盛发躁，欲坐井中，用附子四逆汤加葱白治之。李东垣亦曰：切忌寒凉之剂。《经》曰：阳症见阴脉者死，阴症见阳脉者生。外症烦躁而脉浮大，重按若无，此阴症也，投治少差，医杀之耳。

发　喘

《正体类要》曰：若出血过多，面黑胸胀，或胸膈痛而发喘，乃气虚血乘于肺

[①] 东垣：李杲，字明之，号东垣，河北正定人。金代著名医家，金元四大家补土派之代表，著《脾胃论》《内外伤辨惑论》《兰室秘藏》《医学发明》等。

[②] 《外台秘要》：唐代王焘撰，40卷，1104门，载方6000余首。

也，急用二味参苏饮。若咳血衄血者，乃气逆血蕴于肺而发喘也，急用十味参苏饮，加山栀、黄芩、苏木。

又云：阴虚作喘者，此血虚所致耳，非瘀血为患，以四物汤加参、芪、五味、麦门冬治之，其喘顿止。此症果系瘀血熏蒸于肺而喘，只宜活血行气，亦不可下。如前症面赤胸胀胁痛而喘，当用人参一两、苏木二两，作一剂，水煎急服，缓则不治，产妇多有此疾。

耀山云：发喘之因，果多在肺，然按《内经》曰：有所堕恐，喘出于肝，度水跌扑，喘出于肾与骨。是当分别论治。

作　　呕

《正体类要》曰：伤损作呕，若因痛甚或因克伐而伤胃者，宜四君子汤加当归、半夏、生姜。因忿怒而伤肝者，用小柴胡汤加山栀、茯苓。因痰火盛者，用二陈汤加姜炒黄连、山栀。因胃气虚者，用补中益气汤加生姜、半夏。因出血过多者，用六君子汤加当归。

《准绳》云：瘀血在膈间，阻碍气道而反胃者，以代抵当丸，作芥子大，取三钱，去枕仰卧，细细咽之，令其搜逐停积，利下恶物，将息自愈。代抵当丸，用锦纹大黄四两、芒硝一两、桃仁去皮尖六十枚、当归尾、生地黄、穿山甲蛤粉炒，各一两，桂三钱或五钱，共为细末，炼蜜为丸。用归、地者，欲下血而不损血耳，且引诸药至血分也，诸药犷悍，而欲以和剂之也。如血老成积，此药攻之不动，宜去归、地，加广茂浸透焙干一两，肉桂七钱。

又曰：伤损呕吐黑血者，始因打扑伤损，败血流入胃脘，色黑如豆汁，从呕吐而出也。形气实者，用百合散。形气虚者，加味芎归汤。

耀山云：按薛氏以药伤胃而呕者，脉必微细而迟，乃凉药克伐而呕也，急用六君子汤加归、芍、附子。又有胃火作呕者，症必口渴唇褐，系素有积热，复饮辛热药，则火必更盛矣，以清胃散加山栀、黄芩、甘草治之顿止。如溃后作呕，仍按出血过多方法调治。若投药稍错，非徒无益，而又害之。

口　　渴

《正体类要》曰：作渴若因出血过多，用四物汤加参术；如不应，用人参、黄芪以补气，当归、熟地以养血。若因溃后，用八珍汤。若胃热伤津液，用竹叶黄芪汤。胃虚津液不足，用补中益气汤。胃火炽盛，用竹叶石膏汤。若烦热作渴，小便淋沥，乃肾经虚热，非地黄丸不能救。

东垣云：发热恶寒，大渴不止，其脉大而无力者，非白虎汤症，此血虚发躁而渴也，宜用当归补血汤。

不　食

《纲目》：治伤损不食，按邵氏云：凡打扑伤损，三五日水饮不入口，用生猪肉打烂，温水洗去血水，再擂烂，以阴阳汤打和，以半钱用鸡毛送入咽内，却以阴阳汤灌下之，其食虫闻香，窥①开瘀血而上，胸中自然开解，此乃损血凝聚心间，虫食血饱，他物虫不来探故也，谓之骗通法。

钟峻云：江西一盗，肋断呻吟不食，用生精猪肉四两，糯米饭一碗，白糖四两拌食，越日而愈，骨亦完好，想亦秘方也。愚按血闭嗜卧不食，虚者用巴戟汤，即四物加巴戟、大黄，补而行之；实者承气、抵当攻之，如气滞不食，必须枳、术、香、砂以开之。

秘　结

《医宗金鉴》曰，伤损之证，大便秘结，若因大肠血虚火炽者，用四物汤送润肠丸，或以猪胆汁导之。若肾虚火燥者，用六味地黄丸。若肠胃气虚者，用补中益气汤。若大便秘结，里实气壮，腹痛坚硬者，用玉烛散。

耀山云：按《正体类要》若胸腹胀痛，大便不通，喘咳吐血者，瘀血停滞也，用当归导滞汤通之。肚腹作痛，大便不通，按之痛甚者，瘀血在内也，用加味承气汤下之。凡腹停瘀血，用大黄等药，其血不下，反加胸膈胀痛，喘促短气，用肉桂、木香末各二钱，热酒调服，即下恶血。此因寒药凝滞不行，得辛温而血自行耳，专用苦寒诸剂者察之！

《可法良规》云：凡伤损之症，小便不利，若因出血，或平素阴虚火燥，而渗泄之令不行者，宜滋膀胱之阴。若因疼痛，或平素肺经气虚，不能生化肾水，而小便短小者，当补脾肺之气，滋其化源，则小便自生。若误用分利之剂，复损其阴，祸在反掌。《经》云：气化则小便出焉。又云：无阳则阴无以生，无阴则阳无以化。亦有汗出不止而小便短小者，汗止便自利，尤忌分利渗泄之剂。

---

① 窥（gòng）：方言。用头钻入。同"剠"。

瘀 滞

《医宗金鉴》曰：伤损之证，肿痛者，乃瘀血凝结作痛也。若胀而重坠，色或青黑，甚则发热作渴汗出者，乃经络壅滞，阴血受伤也，宜先刺去恶血以通壅塞，后用四物汤以调之。

《可法良规》云：凡伤损之症，若棍扑重者，患处虽不破，其肉则死矣。盖内肉糜烂，与瘀血相和，如皮囊盛糊然。其轻者，瘀血必深蓄于内，急宜砭刺，即投大补之剂。否则大热烦躁，头目胀痛，牙关紧急，殊类破伤风症，此瘀秽内作而然也，急刺之，诸症悉退。

又云：若不砭刺发泄，为患匪轻，是不知伤重而内有瘀秽者也，须急去之，即服补益之剂，以固根本，庶保无虞。古人谓瘀秽恶于狼虎，毒于蛇虿，去之稍缓，则戕性命，非虚言也，医者三复之！

耀山云：按《薛氏医案》伤损肿痛不消，有瘀血在内，急宜砭之。否则瘥后数年，但遇天阴，仍作痛也，血属阴，从其类也。

血 虚

《医宗金鉴》曰：伤损之证，血虚作痛者，其症则发热作渴，烦闷头晕，日晡益甚，此阴虚内热之症，宜八珍汤加丹皮、麦冬、五味子、肉桂、骨碎补治之。

《可法良规》云：凡伤损筋糜肉烂，脓血大泻，阳亦随阴而走，元气丧败，理势必然，气血不虚者鲜矣。智者审之！

又云：凡伤损之症，遍身作痒，或搔破如疮疥，此血不营于肌腠，当作血虚治之。不应，兼补其气。亦有愈后，身起白屑，落而又起，或有如布帛一层，隔于肌肤，乃气血俱虚，不能营于腠理，宜大补气血为主。若作风邪治之，误矣。

又云：凡伤损之症，肢体麻木，若口眼如常，腰背如故，而肢体麻木者，气虚也。盖血虚则气虚，故血虚之人，肢体多麻木，此是阴虚火动而变症，实非风也，当用升阳滋阴之剂。若作风治，凶在反掌。

又云：凡伤损之症，贵乎大补气血，则腐肉易于溃烂，疮口易于生肌。每见治者，不知气血亏损，往往多用十宣散，又以方内参、芪、芎、归为补益之剂，嫌其中满，多用不过钱许。以厚朴、防己为清毒之药，因其行散，动辄倍加，此何益于气血，而欲责其速溃、速敛、速生肌乎。无怪其烦躁作渴，饮食益少，因之不起者众矣。

又云：凡伤损之症，不可轻服乌、附等味，盖其性味辛热，恐助火以益其患。

其平素有失血及血虚之人，虽在冬令，决不宜用，缘滞血得火而益伤，阴血得火而益耗，运血得火而妄行，患肉得火而益坏。若人平素虚寒，或因病而阳气脱陷者，则用之不在此例。

作　痛

《正体类要》曰：肌肉间作痛者，营卫之气滞也，用复元通气散。筋骨作痛者，肝肾之气伤也，用六味地黄丸。内伤下血作痛者，脾胃之气虚也，用补中益气汤。外伤出血作痛者，脾肺之气虚也，用八珍汤。大凡下血不止，脾胃之气脱也，吐泻不食，脾胃之气败也，苟预为调补脾胃，则无此患矣。

又云：伤处作痛，若痛至四五日不减，或一二日方痛，欲作脓也，用托里散。若以指按不复起者，脓已成也，刺去脓，痛自止也。

《可法良规》云：凡伤损之症，多有患处作痛。若出血过多而痛者，血虚火盛也，宜甘寒以降虚火，甘温以养脾气。若汗出多而痛者，肝木火盛也，宜辛凉以清肝火，甘寒以生肝血。若筋骨伤而作痛者，正而治之。肌肉伤而作痛者，调而补之。气血逆而作痛者，顺而补之。气血虚而作痛者，温而补之。热而痛者清之，寒而痛者温之。阴虚火痛者，用补阴之剂。脾气虚而痛者，用补脾之剂。作脓而痛者托之，脓溃而痛者开之。切不可概用苦寒，以致复伤脾胃也。

筋　挛

《可法良规》曰：凡伤损之症，脓血大溃，血出太多，兼之恶寒发热，焮痛口干，肝血自然不足。况肝主筋，血去则筋无以养，筋无血养则燥，遂不能束骨而屈伸自如，故有拘挛之象，宜圣愈汤加柴胡、木瓜、山栀、麦冬、五味子治之。如作风证治，筋愈燥而血愈涸，挛岂能伸乎！

耀山云：人生两肘、两腋、两髀、两腘，谓之八虚。《内经》云：凡此八虚者，皆机关之室，真气之所过，血络之所游，邪气恶血，固不得住留，住留则伤经络，骨节机关不得屈伸，故病挛也。倘有一处脱臼出髎，筋骨两伤，岂无恶血邪气乘虚而入耶。必须察其脏腑，利其关节，调其气血，毋谓仅治其外，而忽其内也。又云：肺心有邪，其气留于两肘。考肺脉自胸行肘之侠白等穴，心脉自腋行肘之少海等穴。又云：肝有邪，其气流于两腋。考肝脉布胁肋，行腋下期门等穴。又云：脾有邪，其气留于两髀。髀者，髀枢也，考脾脉上循阴股，结于髀。又云：肾有邪，其气留于两腘。腘者，膝后曲处也，考肾脉上腨，出腘内廉。此皆患生于里而达于表，如外伤既成，五内皆连，知此八虚者，用药有所指归矣。

陈藏器①曰：虚而劳者，其弊万端，宜应随病增减。如肺气不足，加天门冬、麦门冬、五味子。心气不足，加上党参、茯神、菖蒲。肝气不足，加天麻、川芎。脾气不足，加白术、白芍、益智。肾气不足，加熟地黄、远志、牡丹皮。此又不可不知也。

按舒筋法，治破伤后，筋挛缩不能伸者，用大竹管长尺余，两头各钻一窍，系以绳，挂于腰间，一坐即举足衮挫之，勿计工程，久当有效。《医说》②载：有人坠马折胫，筋挛缩不能行步，遇一道人，教以此法，数日便愈如常。又《经验全书》③云：有人四肢无故节脱，但有皮连，不能举动，名曰筋解，用黄柏酒浸一宿，焙为末，酒下三钱，多服方安。

骨　痛

《医宗金鉴》曰：伤损之症，骨伤作痛，乃伤之轻者也。若伤重则骨或折或碎，须用手法调治之，其法已详前篇。若骨间微伤作痛，肉色不变，宜外用葱熨法，内服没药丸，日间服地黄丸，自愈矣。

耀山云：按《内经》曰：久立伤骨。又多食甘则骨痛而发落。又按薛氏云：骨痛之证，五更服和血定痛丸，日间用健脾胃生气血之药调理。若肿痛发热，切不可服流气等药，外用葱熨法，内服六君加黄芪、柴胡、桔梗、续断、骨碎补之类，或补中益气汤加麦冬、五味治之，气血和而热自退矣。《救急方》治浑身骨痛，用破草鞋烧灰，香油和，贴痛处即止。然外熨不若贴膏为当，虽骨痛至重，亦能缓之。

肝　火

《正体类要》曰：若骨入臼，患处仍痛，服药不应，肝脉洪大而急，此肝火盛而作痛也，用小柴胡汤加山栀、黄连。若患处胀痛，而兼发热欲呕，两胁热胀，肝脉洪大者，此肝火之症也，但令饮童便，并小柴胡加山栀、黄连、归稍、红花。若肝脉浮而无力，手按其腹反不服者，此血虚而肝胀也，当以四物、参、苓、青皮、甘草之类治之。若肝脉洪而有力，胸胁胀痛，按之亦痛者，此怒气伤肝之症也，以小柴胡汤加芎、归、青皮、当药、桔梗、枳壳主之。盖此症不必论其受责之轻重，问其患处去血之曾否，但被人扭按甚重，努力恚怒，以伤其气血，瘀血归肝，多致前症，甚则胸腹服满，气逆不通，或血溢口鼻，卒至不救。

---

① 陈藏器：浙江本鄞人。唐代药学家，编著《本草拾遗》十卷。
② 《医说》：宋代张杲撰，收集南宋前的医学典故、传说等史料而编成，共49类。
③ 《经验全书》：《疮疡经验全书》之简称，宋代窦汉卿撰，13卷。

耀山云：肝火作痛，虽分虚实，应与胁痛、瘀滞二门参看，则头头是道矣。

湿 痰

《正体类要》曰：若素有湿痰，复伤坠堕，遍身作痛，发热口干，脉大而滑，此热剂激动，痰火为患耳，以清燥汤去人参、当归、黄芪，加黄芩、山栀、半夏、黄柏治之。若患处作痛，胸间痰气不利，此湿痰为患耳，以枳壳、青皮、柴胡、升麻、木香、茴香、当归、川芎、赤芍、神曲、红花等药，或二陈加羌活、桔梗、苍术、黄柏姜制，生地、当归之类。若湿痰肢节俱痛，下体益甚，用二陈汤加南星、羌活、防风、牛膝、木瓜、苍术、黄芩、黄柏治之。若血气未充，患处作痛，而兼湿热乘虚者，用八珍汤加牛膝、木瓜、苍术、黄柏、防己、炙草，以祛湿热，养阴血，痛渐止。

丹溪曰：东南之人，多因湿土生痰，痰生热，热生风，证类中风，惟宜清燥汤或二陈汤加减治之。

《可法良规》云：凡伤损之症，其患已愈而腿作痛，乃受患太重，脓血过多，疮虽愈而气血尚未充也，故湿热乘之，因虚而袭，以致作痛，非风证也，故用养血祛湿之剂以止痛。又云：肾水足，则肝气充溢，经脉强健，虽有伤损，气血不亏，而溃敛以时，气路不至于上逆，痰涎何由而上壅。使肾气一虚，水不能生木，则肝气奔腾，逆而不下，痰气亦随之以升，非风痰也，乃水泛为痰也，宜六味地黄丸，或六味地黄汤加清肝之剂。

耀山云：此症作痛，分湿痰、湿热、痰火、痰气四症，总之痰因湿化，湿居其多，惟下部湿先受之，故多用下部药也。

头 痛

《正体类要》曰：伤损之症，头痛时作时止者，气血虚也。若痛而兼眩，属痰也。当生肝血，补脾气治之。

《可法良规》云：若头目所伤作脓，焮赤作痛，脓出痛亦自止。其或头痛而时作时止者，血虚而痛也，非伤。若头痛而兼眩者，火也，痰也，气虚也，木旺也，不可作寒治也。

《医学入门》[①]云：血虚头痛，自鱼尾上攻而为痛，宜当归补血汤、加味四物汤。

[①]《医学入门》：医书名。明朝李梴编撰，刊于1575年。内容较为丰富，系综合性医书。

眉尖后，近发际，曰鱼尾。若气血俱虚头痛，宜用加味调中益气汤或安神汤皆效。

李东垣云：痰厥头痛，每发时两颊青黄，眩晕目不欲开，懒于言语，身体沉重，兀兀欲吐，此厥阴太阴合病也，宜服局方玉壶丸及半夏白术天麻汤。

胸　　痛

《正体类要》曰：伤损之症，胸腹痛闷者，多因跳跃搥胸，闪挫举重，劳役恚怒所致。其胸腹喜手摸者，肝火伤脾也，用四君子汤加柴胡、山栀。如畏手摸者，肝经血滞也，用四物汤加柴胡、山栀、桃仁、红花。若胸胁作痛，发热晡热者，肝经血伤也，用加味逍遥散。若胸胁作痛，饮食少思者，肝脾气伤也，用四君加芎、归、栀、柴、丹皮。若胸腹胀满，饮食少思者，肝脾气滞也，用六君加柴胡、芎、归。若胸腹不利，食少无寐，脾气郁结也，用加味归脾汤。若痰气不利，脾肺气滞也，用二陈汤加白术、芎、归、栀子、青皮。若咬牙发搐，肝旺脾虚也，用小柴胡加川芎、山栀、天麻、钩藤。若用风药，则肝血易伤，肝火益甚。或饮糖酒，则肾水益虚，肝火愈炽。若用大黄等药，内伤阴络，反致下血，少壮者必为痼疾，老弱者多致不起。

《准绳》云：凡死血而有胃脘作痛者脉必涩，作时饮汤水下或作呃者，壮人用桃仁承气汤，弱人用归尾、川芎、牡丹皮、苏木、红花、玄胡索、桃仁泥、赤曲、降香、通草、大麦芽、穿山甲、桂心之属，煎成入童便、酒、韭汁大剂饮之。若挟死血而为痞者，多用牡丹皮、红曲、炒麦芽、制香附、桔梗、川通草、穿山甲、降香、红花、山楂肉、苏木各钱许，酒、童便各一钟煎，甚者加大黄，临服加韭汁、桃仁泥。按此凡大怒之后作痞者皆可服，又治死血而作腹痛者亦效。

《丹溪心法》①云：心痛脉涩者，有死血也。又云：作时饮汤水下作痛者有死血，桃仁承气汤下之。又云：如平日喜饮热物，以致死血留于胃口作痛，桃仁承气汤下之，轻者韭汁、桔梗开之。

耀山云：按丹溪所论，乃瘀血在胃脘而作痛也。伤损之症，偶有血留胃脘，故引此以备参考。然手按仍痛，总以脉涩为据耳。

《医林集要》②：治血气心痛，用没药末二钱，水一盏，酒一盏煎服。

《斗门方》③：治血气攻心不可忍者，用蓼根洗剉，浸酒饮。

---

① 《丹溪心法》：医书名。元代朱丹溪著。朱丹溪，名震亨，金元四大家滋阴派代表，该书为其滋阴派代表作。

② 《医林集要》：医书名。明代王玺撰，系综合性医书，10卷，载方480余首，以内科杂证为主。

③ 《斗门方》：中药书名，约成书于五代宋初，现亡佚，《证类本草》《图经本草》则大量引用该书。

胁 痛

《正体类要》曰：胁肋胀痛，若大便通和，喘咳吐痰者，肝火侮肺也，用小柴胡汤加青皮、山栀清之。若胸腹胀痛，大便不通，喘咳吐痰者，瘀血停滞也，用当归导滞汤通之。《内经》曰：肝藏血，脾统血。盖肝属木，生火侮土，肝火既炽，肝血必伤，脾气必虚。宜先清肝养血，则瘀血不致凝滞，肌肉不致遍溃。次壮脾健胃，则瘀肉易溃，新肉易生。若行克伐，则虚者益虚，滞者益滞，祸不旋踵矣。

《丹溪心法》云：恶血停留于肝，居于胁下而痛，按之则痛益甚。

《可法良规》云：盖打扑坠堕恶血，宜砭不宜留。况十二经络之血，生于心，藏于肝，统于脾。小腹与胁皆肝经部位，恶血蓄而不行，必生胀满，疼痛自汗。法当破血生血，清厥阴肝经则善。

《医学入门》云：瘀血必归肝经，胁腋痛或午后发者，小柴胡合四物汤加桃仁、红花、乳香、没药。大便坚黑者，桃仁承气汤下之。

《选粹》云：跌扑胁痛，血归肝也，破血消痛汤、复元活血汤、乳香神应散皆可参用。

腹 痛

《正体类要》曰：肚腹作痛，或大便不通，按之痛甚者，瘀血在内也，用加味承气汤下之。既下而痛不止，按之仍痛者，瘀血未尽也，用加味四物汤补而行之。若腹痛按之不痛，血气伤也，用四物汤加参、芪、白术补而和之。若下而胸胁反痛，肝血伤也，用四君、芎、归补之。既下而发热，阴血伤也，用四物、参、术补之。既下而恶寒，阳气伤也，用十全大补汤补之。既下而恶寒发热者，气血俱伤也，用八珍汤补之。既下而欲呕者，胃气伤也，用六君、当归补之。既下而泄泻者，脾肾伤也，用六君、肉果、破故纸补之。若下后手足俱冷，昏愦出汗，阳气虚寒也，急用参附汤。吐泻手足俱冷，指甲青者，脾肾虚寒之甚也，急用大剂参附汤。口噤手撒，遗尿痰盛，唇青体冷者，虚极之坏症也，急投大剂参附汤，多有得生者。

《丹溪心法》云：其痛有常处而不移动者，是死血也，如打扑坠堕而腹痛，乃是瘀血，宜桃仁承气汤加当归、苏木、红花，入童便并酒，煎服下之。

《证治准绳》云：瘀蓄死血而胀，腹皮上见青紫筋，小水反利，脉芤涩，先以桃仁承气汤。势重者，抵当汤。虚人不可下者，且以当归活血散调治。又云：血积肭瘀，桃仁、地榆之类，甚者虻虫、水蛭。又云：失笑散治心腹痛甚效。**又方**：用刘寄奴六钱，玄胡索四钱，共为末，姜酒调服，亦治腹痛，皆通理气血之剂也。

《集验良方》①云：妊娠二三月至七八月，顿仆失跌，胎动不安，伤损腰腹痛，若有所见，乃胎奔上抢心，短气，下血不止，用干地黄、当归、艾叶各二两，阿胶、川芎各三两，水七升，煎取二升半，作三服饮之。

丹溪云：凡妇人因闪挫伤胎，腹疼血崩，用八珍汤去地黄，加陈皮，水煎，冲缩砂末、炒黑五灵脂末服。

《指迷方》②：治伤损胎动下血腹痛，用阿胶、艾叶、秦艽等分为末，每服五钱，糯米百汤送服。《小品方》无秦艽皆效。又云：虚人用四物汤加胶、艾、黄芪、甘草亦可。又竹茹酒亦治损胎腹痛，用青竹茹二合，好酒一升，煮三沸，三服即安。

又方：用苎麻根二两，银五两，酒、水各半煎服，亦效。

《产书》③云：胎动胎漏皆能下血，胎动腹痛，胎漏腹不痛。胎动宜调气，胎漏宜清热。至于顿扑伤动胎气，宜服胶艾安胎散。若孕妇三月前后，或经恼怒，或行走失足，跌损伤胎，腹痛腰胀，宜用安胎万全神应散。

《胎产心法》④云：妊娠凡遇伤扑触忤，胎动不安，腹痛腰酸下坠，势若难留者，用佛手散，胎未损服之即安，已损服之可下。医者当细心详审，圆机活法以施治，庶可保全八九。

《医学入门》云：瘀血腹痛常有处，或跌扑损伤，或妇人经来及产后，恶瘀未尽下而凝滞，用四物去地黄，加桃仁、大黄、红花治之。又血痛宜失笑散调之。

耀山云：按伤损瘀滞腹痛，非用下法不可。然既下之后，变生多症，此薛氏之论所以详且确也。至于孕妇腹痛，非安胎不可，学者更宜潜心也。

腰　　痛

《医宗金鉴》曰：伤损腰痛脊痛之证，或因坠堕，或因打扑，瘀血留于太阳经中所致，宜地龙散治之。

薛氏云：腰为肾之府，虽曰闪伤，实有肾经虚弱所致，用杜仲、补骨脂、五味子、山茱、苁蓉、山药治之。

《许氏宝鉴》云：举重劳伤，或挫闪坠落以作痛，亦谓之肾腰痛，宜独活汤、

---

① 《集验良方》：医书名，《集验良方拔萃》之简称，清代恬素辑，载验方近200首。
② 《指迷方》：《金生指迷方》（又名《济世全生指迷方》）之简称，宋代王贶撰，明代原书已佚，今自《永乐大典》辑出后改编。
③ 《产书》：唐代天岳撰，是中医妇科史上爱早的妇科专著，原书已亡佚，《经史证类备急本草》《医学类聚》有收录。
④ 《胎产心法》：妇产科书。清代阎纯玺撰，3卷，刊于1730年。分述胎前临产、产后的多种病证。

乳香趁痛散、如神散、舒筋散、立安散。愚按《紫虚脉诀》①云：腰痛之脉，多沉而弦，沉实闪朒。又《直指》云：血沥则腰痛，转侧如锥之所刺，瘀血者，宜破血散瘀汤。瘀在足太阳、少阴、少阳者，川芎肉桂汤。瘀在腰脊者，地龙散。实者，桃仁承气汤。久者，四物汤加桃仁、苏木、酒、红花，治之。

阴　痛

《正体类要》曰：小腹引阴茎作痛，小便如淋，时出白津，此肝经郁火也，宜用小柴胡汤加大黄、黄连、山栀，服之。待痛定，再用养血药调治。夫小腹引阴茎作痛之症，往往误认为寒症，投以热剂，则诸窍出血，或二便不通，以及危殆，轻亦损其目矣。

《正传脉法》②云：肝脉沉之而急，浮之亦然，若胁下痛，有气支满，引小腹而痛，时小便难，若目眩头痛，腰脊痛，得之少时有所坠堕也。

青　肿

《正体类要》曰：青肿不消者，用补中益气汤以补气。肿黯不消者，用加味逍遥散以散血。若焮肿胀痛者，瘀血作脓也，用八珍汤加白芷托之。若脓溃而反痛者，气血虚也，用十全大补汤补之。若骨髎接而复脱者，肝肾虚也，用地黄丸。如肿不消青不退者，气血虚也，内用八珍汤，外用葱熨法，则瘀血自散，肿痛自消。若行气破血，脾胃愈虚，运气愈滞。若敷贴寒药，则瘀血益凝，内腐益深，致难收拾。

《经》曰：气主嘘之，血主濡之。若伤损壅肿不退，色黯不消，元气虚也。当以六君子汤加芎、归，培养脾胃元气，则青肿自消，瘀滞自行，脓秽自出。苟服克伐凉剂，虚其气血，益肿益青益溃矣。

《经》曰：壮者气行则愈，怯者则着而为病。若骨已接，臼已入，其肿不消者，此元气怯弱怯弱也，所以不能运散瘀滞也。惟补益滋阴助阳，则运气健旺，瘀血自散，肿痛自消。若投行气破血之剂，则元气愈怯，运气愈滞，患在骨髎及血气罕到之处，最难调治。

《启玄》③方：治打的青肿过腿面者，用鲜三七梗叶捣烂，敷在青处，瘀血即消

---

① 《紫虚脉诀》：脉学著作。宋代崔嘉彦，字希范，号紫虚道人，江西南康人，祖籍甘肃天水市。著《脉诀》1卷，又名《崔氏脉诀》《紫虚脉诀》《崔真人脉诀》。
② 《正传脉法》：明代虞抟撰《医学正传》中的章节。
③ 《启玄》：外科书名。明代申斗垣撰《外科启玄》12卷，刊于1604年。

如神。如无三七，即白萝卜捣敷亦效。

伤损臂臼脱出肿痛，《得效方》用生地捣烂，摊油纸上，次糁木香末一层，又摊地黄于上，贴患处，明日痛即止。

伤损愈后，肌肤青肿，用茄子种极大者，切一指厚，放瓦上焙干为末，酒调二钱，临卧服，一夜消尽无痕，此《圣惠方》也。

冯鲁瞻曰：凡跌扑损伤，蹉折闪挫，虽由外触，势必内伤，气血凝滞，红肿或青，痛不可忍。故始须用甘辛温散，行气破瘀，则痛自退，肿自消。如独活、白芷、荆芥、防风、川芎、当归、没药、古文钱、鹿角灰、赤芍、红花之类，以水酒煎服，冲入童便尤妙。及外伤平复，犹宜滋补气血筋骨之药调之。

耀山云：都中闻一司员，偶因醉后跌伤头面，紫赤青肿，碍见堂官。有人传其一方，用热开水浸布手巾，乘热罨伤处，不计次数，冷则易之，青肿渐渐消散，次日就可上堂。按此即延寿方，治金疮血出不止之意也。

难　溃

薛氏曰：腐肉难溃，或恶寒而不溃，用补中益气汤。或发热而不溃，用八珍汤。若因克伐而不溃者，用六君子汤加当归。其外皮黑坚硬不溃者，内火蒸炙也，内服八珍汤，外涂当归膏。其死肉不能溃，新肉不能生而致死者，皆失于不预补脾胃也。

《可法良规》云：大抵脾胃主肌肉，腐溃生肌，全在脾胃，气血两旺。倘治者不识病机，失于补助，故有死肉不能溃而死者。有死肉已溃，新肉不能生而死者。有死肉溃，新肉生，疮口久不能敛而死者。此三者，皆失于不预为补益耳。

不　敛

《正体类要》曰：新肉不生，若患处夭白，脾气虚也，用六君、芎、归。患处绯红，阴血虚也，用四物、参、术。若恶寒发热，气血虚也，用十全大补汤。脓稀白而不生者，脾肺气虚也，用补中益气汤。脓稀赤而不生者，心脾血虚也，用东垣圣愈汤。寒热而不生者，肝火动也，用加味逍遥散。晡热而不生者，肝血虚也，用八珍、牡丹皮。食少体倦而不生者，脾胃气虚也，用六君子汤。脓秽而不生者，阴虚邪火也，用六味地黄丸。四肢困倦，精神短少而不生者，元气内伤也，用补中益气汤。如夏月，调中益气汤。作泻，用清暑益气汤。秋令作泻，用清燥汤。

《可法良规》云：大抵伤损症候，内无瘀血，即当补脾。脾气得补，则肉伤者自愈，肉死者自溃，新肉易生，疮口易合，故云脾健则肉自生。切不可偏用寒凉克伐之剂，复伤元气，致不能生肌收敛，虽行补益，缓不济事矣。

耀山云：若误服行气之药，而胸痞气促，食少体倦，患处色黯脓清者，用六君子汤加桔梗。若误服下血之药而泻，患处色黯者，用十全大补倍加肉桂、麦冬、五味子。若误服寒凉之药，反致患处肿痛，胸腹痞闷者，内服六君加木香、当归，外敷回阳膏。若患处瘀血，误不砭去，深蓄烦热者，急宜砭出瘀血。若骨断筋连，急不剪去，侵及好肉者，则不治。若误感风邪，患处瘙痒者，用祛风消毒之剂。或腐而不痛，黑而不脱者，当大补元气，庶可保生。此又治伤家肿溃之法也。

破伤风

《正体类要》曰：损伤破后伤风之症，按河间云：风症善行数变，入脏甚速，死生在反掌之间，宜急分表里虚实而治之。邪在表者，则筋豚拘急，时或寒热，筋惕搐搦，脉浮弦，用羌活防风汤散之。在半表半里者，则头有微汗，身无汗，用羌活汤和之。传入里者，舌强口噤，项背反张，筋惕搐搦，痰涎壅盛，胸腹满闷，便溺闭赤，时或汗出，脉洪数而弦，以大芎黄汤导之。既下而汗仍出，表虚也，以白尤防风汤补之，不时灌以粥饮为善，前症乃气虚未损之治法也。若脓血大泄，阳随阴散，气血俱虚，而类前症者，悉宜大补脾胃，切忌祛风之药。

《医宗金鉴》曰：破伤风证有四因，动受、静受、惊受、疮溃后受。动而受者，怒则气上，其人跳跃，皮肉触破，虽被风伤，风入在表，因气血鼓旺，不致深入，属轻。静而受者，起居和平之时，气不充鼓，偶被破伤，风邪易于入里，属重。惊而受者，惊则气陷，偶被伤破，风邪随气直陷入阴，多致不救，属逆。如邪在表者，宜服千里散或雄鼠散汗之，次以星风散频服，追尽臭汗。如邪在里者，宜江鳔丸下之。如邪在半表半里无汗者，宜羌麻汤主之。若头汗多出而身无汗者，不可发汗，宜榆丁散和之。如邪传入阴经者，则身凉自汗，伤处平塌陷缩，甚则神昏不语，嘬口舌短，贵乎早治。至于生疮溃后受风者，因疮口未合，失于调护，风邪乘虚而入，先从疮之四围，起粟作痒，重则牙紧，项软下视，当以八珍、养荣等汤加僵蚕补之，先固根本，风邪自定。按刘完素只论三阳汗下和三法而不论三阴者，盖风邪传入阴经，其症已危，如腹满自利，口燥咽干，舌卷囊缩等类，皆无可生之理，故置而不论也。

朱丹溪曰：破伤风证多死，最急证也。始因出血过多，或风从疮口而入，或疮早闭合，瘀血停滞于内，血受病而属阴，始虽在表，随易传脏，故此风所伤，必多难治。其证身热自汗，口噤搐搦，势急非常药可治，非全蝎不开，兼以防风风药。

李东垣曰：破伤中风，脉浮在表，汗之。脉沉在里，下之。背搐，羌活、防风。前搐，升麻、白芷。两傍搐者，柴胡、防风。右搐者，加白芷。

陈实功[1]曰：破伤风，因皮肉损破，复被外风袭入经络，渐传入里。其患寒热交作，口噤咬牙，角弓反张，口吐涎沫，入阴则身凉自汗，伤处反为平陷如故，其毒内收矣。当用发汗之剂，令风邪外出。如汗出后，口噤不开，语声不出，诸症不退，伤处不高，渐醒渐昏，时发时止者死。

《准绳》：治破伤风诸药不效，事在危急，兼治猪痫羊癫等风发之昏倒不知人事者，用鳔胶切断微炒、杭粉焙黄、皂矾炒红色，各一两，朱砂另研水飞三钱，上三味研和匀，入朱砂再研，每用二钱，无灰酒调服取汗。外面仍灸七壮，知痛为吉。如猪羊等风，须每服三钱，连进二服并效。

《顾氏秘书》[2]：破伤风灸法：用人耳中垢，纸上焙干为末，和蕲艾作团，灸伤处。**又方**：用核桃壳半个，内填干人粪，患上以槐白皮衬住，加艾团灸之，候遍身汗透为度，汗后其人必困，一觉即愈。治疯犬咬亦效。

周鹤仙《回生神方》：治破伤风症，用全班蝥七厘，小儿用三厘，糯米一分三厘，共炒焦色研末，黄酒冲服即愈，此方不可忽视。**又方**：苍术焙，草乌姜汁制，各一钱，研末温酒冲服，汗出为度。愚按上二方，见症险恶，皆霸毒之品以劫之，用之得宜，固有神效，倘一失错，祸不旋踵，用者慎之！

耀山云：头目损伤，创口袭风，必然肿胀，即破伤风也。急用葱熨法，数次即愈，屡试屡验，神效无比。然葱不宜下水，恐防水湿之气侵入，转成破伤湿症也。

发　痉

诸痉项强，皆属于湿，此《内经》之文也。仲景曰：太阳病发汗太多，因致痉。风病下之则痉，复发汗则拘急。疮家发汗则痉。薛氏曰：是汗下重亡津液所致。有汗而不恶寒曰柔痉，以风能散气也，宜白术汤加桂心、黄芪。无汗而恶寒曰刚痉，以寒能涩血也，宜葛根汤。皆气血内伤，筋无所营而变，非风也。杖疮及劳伤气血而变者，当补气血。未应，用独参汤。手足冷，加桂、附，缓则不救。

《可法良规》云：凡伤损皮开肉绽，或瘀肿刺破之后，或有发热恶寒，口干作渴，怔忡惊悸，寤寐不宁，牙关紧急，目赤头痛，自汗盗汗，寒战切牙，气短喘促，遗尿手撒，身热脉大，按之如无，身热不欲近衣，或欲投水，或恶寒而脉浮大，重按细微，衣厚仍寒，此气血挟虚使然也，皆宜参、芪、归、术之类亟补之。如不应，速加附子，缓则不救。或手足逆冷，肚腹疼痛，泻利肠鸣，饮食不入，呃逆呕吐，

---

[1] 陈实功：字毓仁，号若虚，江苏南通人。明代著名外科学家，编撰《处科正宗》，刊于1617年。
[2] 《顾氏秘书》：清代顾世澄撰《疡医大全》，又名《顾氏秘书》，40卷，刊于1760年。

此寒气乘虚而然也，治法同前用药。如有汗而不恶寒，或无汗而恶寒，口噤足冷，腰背反张，颈项劲强，乃血气虚而发痉也，治法亦同前用药，少佐见证之剂。痉症往往误投风药，以致不起者多矣。若果是破伤风证，亦系元气耗损，外邪乘虚而致，皆宜峻补，先固其本为善。倘妄投风药，祸如反掌，治者不可不察。

耀山云：痉者，筋劲强直而不柔和也。痉病者，口噤角弓反张是也。痉与痓，通称破伤风。《正传》云：破伤风者，初因击破皮肉，视为寻常，殊不知风邪乘虚而袭，变为恶候。其症寒热间作，甚则口噤目邪，身体强直，如角弓反张之状，死在旦夕。《回春》①云：痉病者，是难治也。有跌磕打伤，疮口未合贯风者，亦成痉，此名破伤风也。脉浮而无力，太阳也。长而有力，阳明也。浮而弦小，少阳也。《纲目》云：初觉疮肿起白痂，身寒热，急用玉真散，姜汁和酒调服，以渣敷疮口上。若口噤，用童便调服。河间云：背后搐者，太阳也。身前搐者，阳明也。两旁搐者，少阳也。又曰：太阳宜汗，阳明宜下，少阳宜和，若明此三法而不中病者，未之有也。又曰：在表则以辛热发散之，宜防风汤、羌活防风汤。在半表半里，以辛凉和解之，宜羌麻汤。在里则以寒药下之，宜小芎黄汤、大芎黄汤。其外敷仍用葱熨法神效。此家传秘授经效之方也。

论 攻 利

《儒门事亲》②云：病生之因，其有四焉。有不因气动而病生于外者，谓坠堕砭射，剥割撞扑，落马堕井，打仆闪肭损伤，汤沃火烧，虫蛇螫毒之类，四因之一也。有独治内而愈者，兼治内而愈者，有独治外而愈者，有兼治外而愈者，有先治内后治外而愈者，有先治外后治内而愈者，有须解毒而攻击者，有须无毒而调引者。方法所施，或重或轻，或缓或急，或收或散，或润或燥，或软或坚。方士之用，见解不同，各擅己心，好丹非素，故复问之。

凡落马坠井，因而打扑，便生心恙，是痰涎散于上也，宜三圣散空心吐之。如本人虚弱瘦瘁，可用独圣散吐之。后服安魄之药，如定志丸之类，牛黄、人参、朱砂之属。

凡跌打损伤，车碾杖疮，肿发焮痛，可用禹功散、通经散、神佑丸、导水丸等药，峻泻一二十行，则痛止当痒。痛属夏，痒属秋，秋出则夏衰矣。盖此痛得之于

---

① 《回春》：《万病回春》之简称，明代龚廷贤撰，8卷，综合性医书。
② 《儒门事亲》：金代张子和撰，综合性医书，15卷。张子和名从正，金元四大家攻下派之代表。

外，非其先元虚弱。古人云：痛随利减，病去如扫。此法得之雎阳。高大明、侯德和，使外伤者不致癃残跛躄之患。

凡一切刀器所伤，有刀箭药，用风化石灰一斤，龙骨四两，二味为细末，先于端四日，采下刺蓟菜，于端午日五更，合杵臼内捣和为团，作饼子若酒曲，中心穿眼，悬于背阴处阴干，捣罗为末，于疮口上掺贴大效。《内经》云：先治外而后治内是也。

凡一切虫兽所伤，及杖疮烬发，或透入里者，可服木香槟榔丸七八十丸或百余丸，生姜汤下，五七行，量虚实加减用之。又犬咬蛇伤，不可便贴膏药及生肌散之类，先当用导水丸、禹功散之类，可泻毒气，或泻十余行，实时痛减肿消，然后可用膏药及生肌散之类敷之。《内经》云：先治内而后治外是也。

耀山云：按张氏专门大攻大利，薛氏专用大温大补，何二公用药相反如此？有言南方宜补北方宜攻。李士材①又引《内经》征四失论言富贵人宜补，贫贱人宜攻。故二公之收效若一耶。然而读张氏之论，亦有调引之法。而薛氏之方，未尝无攻利之剂也。是以仅录张氏之法，而原方繁多不录。

辨 生 死

《医宗金鉴》曰：十不治症：一颠仆损伤入于肺者，一肩内耳后伤透于内者，一左腋下伤透于内者，一肠伤断者，一小腹下伤内者，一伤破阴子者，一老人左股压碎者，一症候繁多者，一血出尽者，一脉不实重者。

《可法良规》云：若元气虚怯，邪气滋盛，溃烂延上必死。不溃而色黯者，亦死。手足心背受病，色黑者多死。手足节髀损去者不死。故伤损骨断筋皮尚连者，急剪去之。若肉被伤欲去尚连者，亦剪之。不尔，溃及好肉，怯弱之人多致不救。如手足与指损去一节，不死可治。惟去其半节，留其半节，或骨断筋皮相连者，最为难治。

陈氏《决疑秘法》云：顶门破而骨未入内者可治，骨陷入者不治。脑骨伤损在硬处者可治，若在太阳穴及骨缝软处不可治。头骨陷入内，未甚者可治，囟门出者死。两目俱伤者可治，鼻骨山根伤者可治，断者死。耳后受伤入内者不治。气出不收，眼开者不治，闭者可治。气管伤者死。食管全断者不治，未全断者可治。男人两乳受伤，急救可治。女人两乳伤重者必烂不治。胸膛红肿青色未裹心者可治，红既裹心者不治。胸腹受伤出黄水、黑水、血者，十不治一。若正心口青色者，七日

---

① 李士材：名中梓，号念莪，上海松江人。明末医家，著《内经知要》《士材三书》《医宗必读》《伤寒括要》《雷公炮炙药性解》《颐生微论》等医籍。

死。调医三日后，转黄色者可救，不转者必死。食饱受伤，三日不死者可救。两胁有伤，血入五脏者难治。肠出，不臭者可治，臭者死。肠未断者可治，断者不治。肠出，色紫黑者不治，色不变者急治可愈。夹脊断者不治，腰歪伤重而自笑者不治，伤轻虽笑可治。小腹受伤吐屎，眼直视者不治。伤轻眼未直视，虽吐屎无害也，可治。孕妇小腹受伤，犯胎者不治。孕妇腰伤，其胎必下，不可救。小肚受伤，不分男女皆不治。阴囊有子可救，若肾子受伤，入小腹者不治。阴囊破开，肾子悬系者可治，若肾子伤碎者不治。尾闾骨断者不治。两手受伤，脉骨断者不治。两足腿骨断者难治。脉大而缓，即四至亦不治。鱼际骨有脉者可救。诸骨受铁器伤，五日外流黄水通内者不治。如跌扑及破伤风，头目青黑，额汗不流，眼小目瞪，身汗如油，谓之四逆，均属不治。

按赵除瑛秘本，有验症五法，可取以为初学之津梁，故附于末：

一看两眼，眼白有血筋，腹内必有瘀血，筋多瘀多，筋少瘀少，两眼活动有神易治，两眼无神难治。二看指甲，以我指按其指甲，放指即还原血色者易治，少顷后还原者难治，紫黑色者不治。三看阳物不缩可治，缩者不治。四看脚趾甲红活者易治，色黄者难治，看与指甲同。五看脚底红活者易治，色黄者难治。

《金鉴》云：凡伤天窗穴，与眉角脑后，臂里跳脉，髀内阴股，两乳上下，心下鸠尾，及五脏六腑之俞者皆死。脑后出髓而不能语，目睛直视，喉中沸声，口急唾出，两手妄举者亦死。

诀曰：金伤诸损眼晕青，定主身亡难救命，若见气喘与呃塞，且看一七内中应。

医　　案

耀山云：商辂曰：医者，意也。如对敌之将，操舟之工，贵乎临机应变，何必拘泥其成案也。复思案者，验也。又如符之合璧，桴之应鼓，信斯十疗十全，故又谓之治验也。古人以经验之方，治对证之病，记其功效，立为案验，俾使后学，可以遵循固守，以为范则耳。然读《薛氏医案》温补居多，《儒门事亲》攻利为先，而法虽两歧，其取效若一，何也？此皆因地视人，机灵法活，所以术并青囊，能苏白骨者也。兹集各家医案，方法俱备，善学者得医之意，用已验之方，人人可臻寿域矣。

出血不止

张地官坠马伤腿，服草乌等药，致衄血咳嗽，臂痛目黄，口渴齿痛，小便短少，此因燥剂伤肺与大肠而致。薛用生地、芩、连、黄柏、知母、山栀、山药、甘草，以润肺之燥而生肾水，小便顿长，诸证并止。以山药、五味、麦门、参、芪、芎、归、黄柏、黄芩、知母、炙草，以滋阴血养元气而疮敛。

俞进士折腿，骨已接三月，尚发热出血不止，正体医治不应，左关脉洪数，此肝火炽甚，血得热而妄行也。遂投小柴胡汤加栀子、芍药、生地、防风，血止热退。又用八珍、麦冬、五味治之，疮口即愈。

田宗伯侄，仲秋因怒跌扑，偏身作痛，发热衄血，肝脉弦洪。薛曰：久衄脉弦洪，乃肝火盛而制金也。至春则肝木茂盛而自焚，或戕贼脾土，非易治之证，当滋肾水以生肝木，益脾土以生肺金。乃杂用泻肝火等药，殁于仲春之月。

大尹刘国信，金疮出血，发热烦躁，属阴虚为患。用圣愈汤治之，虚火息而血归经矣。

梁阁老侄，金疮肿痛，出血不止，寒热口干，此气虚血无所附而不归经也。用补中益气、五味、麦门主之，阳气复而愈。

瘀血泛注

一患者瘀血流注腰臀，两足俱黑，随饮童便酒，砭出瘀血糜肉，投以小柴胡汤去半夏，加山栀、芩、连、骨碎补以清肝火，用八珍、茯苓以壮脾胃，死肉溃而新肉生，后疮复溃，得静调治，年余而痊。

一患者瘀血攻注阴囊，溃而成漏，脓水清稀，所服皆寒凉之剂，诊其肝脉短涩，余脉浮而无力，此肝木受肺金克制，又元气虚，不能收敛。遂用壮脾胃生气血之方，元气少复，后终殁于金旺之日。

寒药之非

一患者肿痛，敷寒凉之药，欲内消瘀血，反致臀腿俱冷，瘀血并胸腹痞闷。薛急去所敷之药，以热童便酒洗患处，服六君、木香、当归，敷回阳膏，臀腿渐温。又以前药去木香，加川芎、藿香、肉桂，四剂瘀血解，乃刺之，更以壮脾胃，养气血得痊。

云间曹子容，为室人中风灌药，误咬去指半节，焮痛寒热，外敷大黄等药，内服清热败毒，患处不痛不溃，脓清，寒热愈甚。薛曰：此因凉药遏绝隧道而然也。遂敷玉龙膏以散寒气，更服六君子汤以壮脾胃。数日后患处微痛，肿处渐消，此阳气运达患处也。果出稠脓，不数日半指溃脱，更服托里药而敛。

上舍王天爵，伤足焮肿，内热作渴，外敷、内服皆寒凉败毒，患处益肿而不溃，且恶寒少食，欲作呕吐。薛曰：此气血俱虚，又因寒药凝结隧道，损伤胃气，以致前证耳。遂用香砂六君子、芎、归、炮姜，外证悉退，惟体倦晡热，饮食不甘，以补中益气汤加地骨皮、五味、麦冬治之而愈。

州守王廷用伤指，即用帛裹之，瘀血内溃，焮肿至手。薛谓宜解患处，以出瘀血，更用推陈致新之剂。不信，乃敷凉药，痛虽少止，次日复作，又敷之，数日后，手心背俱溃，出瘀秽脓水，倘服败毒之剂，气血益虚，色黯脓清，饮食少思。仍请薛治，投以壮脾胃生气血之剂，由是脓水渐稠而愈。

不砭之非

一患者发热烦躁，用四物、黄芩、红花、软柴、山栀、花粉，烦热已清，瘀血深蓄，欲针出之，不从，忽牙关紧急，患处作痛，始砭去脓血即安。用托里养血，新肉渐长，忽患处瘙痒，此风热也，用祛风消毒之剂而痊。

发　　热

杨进士伤手指，焮痛发热，服寒凉之药，致饮食顿减，患处不溃。薛用托里养血之药，食进疮溃。后因劳每日晡发热，此阴虚而内热也，以四物、软柴胡、地骨皮乃退，更用养血气之药而疮敛。

一男子坠马，腹有瘀血，服药下之，致发热盗汗自汗，脉浮涩。薛以为重剂过伤气血所致，投以十全大补汤益甚，时或谵语，此药力未及而然也，以前药加炮附子五分，服之即睡，觉来顿安，再剂而痊。

举人余时正金疮焮痛，出血不止，恶寒发热，用败毒等药愈甚。此亡血过多，气无所附而然耳。遂以四物、黄柏、知母、软柴胡、玄参、五味、麦门、治之即愈。

一女子年十七，闪右臂，微肿作痛，寅申时发热。薛决其胆经血虚火盛，经水果先期而至。先以四物合小柴胡汤，四剂热退，更以加味四物汤加香附、地骨皮、山栀各五分，二十余剂，其肿亦消，乃去黄连、山栀，又五十余剂，经水调而元气充矣。

昏　愦

一妇人孟冬伤足，亡血头汗，内热作渴，短气烦躁，不时昏愦，其脉洪大，按之微弱。此阴血虚于下，孤阳炎于上，故发厥而头出汗也。以四物合小柴胡汤，一剂汗即止，以四物去川芎，加参、芪、麦门、五味、炙草，少用肉桂，四剂诸证悉去，又三十余剂，血气复而愈。

一男子孟夏折腿，出血过多，其初眩晕眼花，后则昏愦。此阴血伤损，阳火炽甚，制金不能平木，木旺生风所致。急灌童便，更用人参、当归各五钱，荆芥、川芎、柴胡、芍药、白术各二钱，山栀、黄柏、黄芩、桔梗、各一钱，甘草五分，服之随爽，又用四物、参、芪各五钱，生地、柴胡各一钱，四剂烦躁悉去。

眩　　晕

一患者腹胀呕吐眩晕，用柴胡、黄芩、山栀、紫苏、杏仁、枳壳、桔梗、川芎、当归、赤芍、红花、桃仁，四剂而定。后又因出血过多，昏愦目黑，用十全大补等药而苏。时肌肉溃烂，脓水淋漓，筋挛骨痛。薛切其脉，浮而涩，沉而弱。此因气血耗损，不能养筋，筋虚不能束骨。遂用养气血之药治之而愈。

一患者杖疮愈后，失于调理，头目不清。服祛风化痰等药，反眩晕，服牛黄清心丸，又肚腹疼痛，杖疮肿痒，发热作渴，饮食不思，痰气上升，以为杖疮余毒复作。诊左尺脉洪大，按之如无。薛曰：此肾经不足，不能摄气归原。遂用人参、黄芪、茯苓、陈皮、当归、川芎、熟地、山药、山茱萸、五味、麦门、炙草，服之寻愈。后因劳热渴头痛，倦怠少食，用补中益气汤加麦门、五味而愈。

一患者两胁胀闷，欲咳不咳，口觉血腥，遍身臀腿胀痛，倦怠不食，烦渴脉大。此血脱烦躁也。与童便酒，及砭患处出死血糜肉甚多。忽发热烦躁汗出，投以独参汤，三剂少止。又用补气血、清肝火之药，数剂饮食稍进。后用独参汤间服，诸证悉退，饮食顿加。但不能多寐，以归脾汤加山栀、竹茹，四剂而熟睡。因劳心，遂烦渴自汗，脉大无力，以当归补血汤，二剂而安。又以十全大补，去川芎，加麦门、五味、牡丹、地骨、麻黄根、炒浮麦，数剂而汗止，死肉且溃，又二十余剂而新肉生。

一患者烦躁面赤，口干作渴，脉洪大，按之如无。薛曰：此血虚发躁也。遂以当归补血汤，二剂即止。后日晡发热，更以四物加柴胡、牡丹、地骨、黄柏、知母治之，热退而疮敛。

一患者头额出汗，热渴气短，烦躁骨痛，瘀肉不溃，遂割去之，出鲜血，服芩连之药益甚，其脉洪大而微。此气血俱虚，邪火炽盛所致。以四物加参、芪、术、炙草，少用柴胡、炒芩，二剂头汗顿止。又加麦门、五味、肉桂，二剂诸证悉退；后用参、芪、归、术、炒芍药、熟地、麦门、五味，十余剂瘀血溃而脓水稠矣。但新肉不生，以前药倍用白术而敛。

吴给事坠马伤首，出血过多，发热烦躁，肉瞤筋惕。或欲投破伤风药。薛曰：此血虚火动所致，当峻补其血为善。遂用圣愈汤，二剂即安，又养气血而疮瘥。

张进士季秋坠马，亡血过多，出汗烦躁，翌日其汗自止，热躁益甚，口噤手颤。此阴血虚，阳火乘之而汗出，为寒气收敛腠理，故汗不得出，火不得泄，怫郁内甚而益增他证也。薛用四物加柴胡、黄芩、山栀，四剂少止，又用四物、参、芪、软柴胡、五味、麦门治之而痊。

发　喘

举人杜克弘坠马，服下血药，反作喘，日晡益甚。此血虚所致耳，非瘀血为患。遂以四物加参、芪、五味、麦门治之，其喘顿止，又用补中益气加五味、麦门而愈。

作　呕

一患者痛甚发热，呕吐少食，胸膈痞满。用行气破血之剂益甚，口干作渴，大便不调，患处色黯。薛曰：此痛伤胃气所致。遂以四君、当归、炒芩、软柴、藿香，二剂诸证渐愈，又用大补之剂溃之而瘳。

一患者发热焮痛，服寒凉药，更加口干作渴，肚腹亦痛。自以为瘀血，欲下之。薛按其肚腹不痛，脉微细而迟，饮食恶寒，此凉药伤胃而然也。急用六君加芍药、当归、炮附子各一钱，服之前证益甚，反加谵语面赤。薛意其药力未至耳，前药再加附子五分，服之即睡，觉来诸病顿退而安。

一膏粱之人跌腿，青肿作痛，服辛热之药，反发热作呕，患处益痛，口干唇揭。薛曰：膏粱之人，内多积热，更服辛热之剂，益其胃火而使然也。频饮童便，以清胃散加山栀、黄芩、甘草，治之顿止。患处以葱熨之，肿即消散。

一妇人伤指，手背俱肿，微呕少食。彼以为毒气内攻，诊其脉沉细，此痛伤胃气所致也。遂刺出脓碗许，先以六君、藿香、当归而食进，继以八珍、黄芪、白芷、桔梗，月余而疮愈。

一中年人中脘作痛，食已则吐，面紫霜色，两关脉涩，知其血病也。问之乃云，跌扑后，中脘即痛。投以生新推陈血剂，吐出停血碗许，则痛不作，而食亦不出矣。

作　渴

一患者（杖后）瘀血虽去，饮食形色如故，但热渴焮痛，膈痞有痰。以小柴胡汤加天花粉、贝母、桔梗、山栀，二剂少愈，又加生地、归尾、黄芩、柴胡、山栀、花粉而愈。薛曰：予治百余人，其杖后血气不虚者，惟此一人耳。

瘀血作痛

一患者肿痛发热，作渴汗出。薛曰：此阴血受伤也。先砭去恶秽，以通壅塞。后用四物、柴胡、黄芩、山栀、丹皮、骨碎补，以清肝火而愈。

一患者伤处揉散，惟肿痛不消。薛曰：此瘀血在内，宜急砭之。不从。薛以萝卜自然汁调山栀末，敷之破处，以当归膏贴之，更服活血之剂而瘥。数年之后，但遇阴天，仍作痒痛，始知不砭之失。

一患者臀腿黑肿而皮不破，但胀痛重坠。皆以为内无瘀血，惟敷凉药可以止痛。薛诊其尺脉涩而结，此因体肥肉厚，瘀血深蓄，刺去即愈，否则内溃，有烂筋伤骨之患。薛入针四寸，漂黑血数升，肿痛遂止。是日发热恶寒，烦渴头痛，此气血俱虚而然也，以十全大补之剂遂痊。

一男子闪伤右腿，壅肿作痛。薛谓急砭去滞血，以补元气，庶无后患。不信，乃外敷大黄等药，内服流气饮，涌出秽脓数碗许，其脓不止，乃复请治。视其腿细而脉大，作渴发热，辞不治，后果殁。

窗友王汝道环跳穴处闪伤，瘀血肿痛，发热作渴。遂砭去瘀血。知其下焦素有虚火，用八珍加黄柏、知母、牛膝、骨碎补，四剂顿止。用十全大补汤少加黄柏、知母、麦门、五味，三十余剂而效。

血虚作痛

一妇人磕臂出血，骨痛热渴，烦闷头晕，日晡益甚。此阴虚内热之证。用八珍加丹皮、麦门、五味、骨碎补、肉桂、及地黄丸治之悉愈，却去桂，加牛膝、续断，二十余剂而疮敛。

一患者愈后腿作痛。薛意脓血过多，疮虽愈，肝经血气尚未充实，而湿热乘虚也。遂以八珍汤加牛膝、木瓜、苍术、黄蘗、防己、炙甘草，以祛湿热，养阴血，痛渐止，乃去黄蘗、防己，服之遂瘳。

疮口痛

一患者患处胀痛，悲哀忿怒。此厥阴之火，为七情激而然耳。遂砭去瘀血，以小柴胡汤加山栀、黄连、桔梗而安，后用生肝血养脾气之药，疮溃而敛。

戴给事坠马，腿肿痛而色黯，食少倦怠。此元气虚弱，不能运散瘀血而然耳。遂用补中益气去升麻、柴胡，加木瓜、茯苓、芍药、白术，治之而痊。

阳气脱陷

梁阁老姪跌伤腿，外敷大黄等药，内服破血之剂，遂致内溃。薛针出秽脓三碗许，虚证悉具，用大补之剂，两月余，少能步履。后因劳心，手撒眼闭，汗出如水，或欲用祛风之剂。薛曰：此气血尚未充足而然也。急以艾炒热，频熨肚脐并气海穴处，以人参四两、炮附子五钱煎灌，良久臂少动，又灌一剂，眼开能言，但气不能接续，乃以参、芪、归、术四味共一斤，附子五钱，水煎徐徐服之，元气渐复，饮食已进，乃去附子，服之而疮愈。

不补之非

一患者臀腿胀痛，发热烦躁，刺去死血，胀痛少宽，热躁愈甚，此血脱邪火旺而然也。急用独参汤补之，少愈，又以健脾胃养气血药治之，腐肉渐溃，遂愈。大抵此证宜预调补，以顾收敛，切不可伐其气血，不行补益，以致不能收敛矣。

骨伤作痛

一小儿足伤作痛，肉色不变，伤在骨也。频用炒葱熨之，五更用和血定痛丸，日间用健脾胃生气血之剂，数日后服地黄丸，三月余而瘥。

一小儿臂骨出臼，接入肿痛发热，服流气药益甚，饮食少思。薛以葱熨之，其痛即止，以六君、黄芪、柴胡、桔梗、续断、骨碎补治之，饮食进而肿痛消，又用补中益气加麦门、五味治之，气血和而热退，愈矣。

肝火作痛

杨司天骨已入臼，患处仍痛，服药不应，肝脉洪大而急。薛曰：此肝火盛而作痛也。用小柴胡汤加栀、连，二剂而痛止，用四物、山栀、黄蘗、知母，调理而康。

一患者瘀血内胀，焮痛发热，口干作渴，饮食不甘，四肢倦怠。薛曰：此肝火炽盛，脾土受制，故患前证。喜其禀实年壮，第用降火清肝活血之剂而愈。

一患者患处胀痛，发热欲呕，两胁热胀，肝脉洪大。薛曰：肝火之证也。但令饮童便，并小柴胡汤加黄连、山栀、归稍、红花，诸证果退。

湿痰作痛

大宗伯沈立斋，孟冬闪腰作痛，胸间痰气不利。以枳壳、青皮、柴胡、升麻、木香、茴香、当归、川芎、赤芍、神曲、红花，四剂而瘥。但饮食不甘，微有潮热，以参、芪、白术、陈皮、白芍各一钱，川芎八分，软柴胡、地骨皮、炙甘草各五分，十余剂而康。

刘尚宝体肥，臂闪作痛，服透骨丹，反致肢节俱痛，下体益甚。以二陈、南星、羌活、防风、牛膝、木瓜、苍术、黄芩、黄柏治之，身痛遂安，以前药加归尾、赤芍、桔梗治之而痊。

郑吏部素有湿痰，孟冬坠马，服辛热破血之药，遍身作痛，发热口干，脉大而滑。此热剂激动痰火为患耳。治以清燥汤去人参、当归、黄芪，加黄芩、山栀、半夏、黄柏，热痛顿去，患处少愈，更用二陈、羌活、桔梗、苍术、黄柏、姜制生地、当归，途痊。

胁肋胀痛

一患者愈后口苦，腰胁胀痛，服补肾行气等药不愈。薛按其肝脉，浮而无力，此属肝胆气血虚而然耳。用参、芪、芎、归、地黄、白术、麦门、五味治之而愈。

李进士季夏伤手，出血不止，发热作渴，两胁作胀，按之即止，此血虚也。用八珍加软柴胡、天花粉治之顿愈，更用养气血之药调理而痊。

腹内作痛

一患者杖后，服四物、红花、桃仁、大黄等剂以逐瘀血，腹反痛，更服一剂，痛益甚，按其腹不痛。薛曰：此血虚也，故喜按而不痛，宜温补之剂。遂以归身、白术、参、芪、炙草，二剂痛即止。

一患者仲秋夜归坠马，腹内作痛，饮酒数杯，翌早大便自下瘀血即安。此元气充实，挟酒势而行散也。

一男子跌伤，腹痛作渴，食梨子两枚益甚，大便不通，血欲逆上。用当归承气汤加桃仁，瘀血下而瘥。此因元气不足，瘀血得寒而凝聚也。故产妇、金疮者，不宜食之。

一男子孟秋坠梯，腹停瘀血，用大黄等药，其血不下，反加胸膈胀痛，喘促短气。薛用肉桂、木香末各二钱，热酒调服，即下黑血及前所服之药而苏。此因寒药凝滞而不行，故用辛温之剂散之。

陈侍御坠马，腿疼作呕，服下药一剂，胸腹胀痛，按之即止，惟倦怠少气，诊其脉微细而涩。薛曰：非瘀血也，乃痛伤气血，复因药损脾气而然耳。投养脾胃生气血之药而愈。

腰　痛

儒者王清之跌腰作痛，用定痛等药不愈，气血日衰，面目黧色。薛曰：腰为肾之府，虽曰闪伤，实肾经虚弱所致。遂用杜仲、补骨脂、五味、山茱、苁蓉、山药，空心服，又以六君、当归、白芍、神曲各二钱，食远服，不月而瘥。

一三岁儿闪腰作痛，服流气等药，半载不愈。薛曰：此禀肾气不足，不治之证也。后果殁。

阴茎作痛

一患者瘀血失砭，胀痛烦渴，纵饮凉童便，渴胀顿止，以萝卜细捣涂之，瘀血渐散，已而患处作痒，仍涂之痒止，后口干作渴，小腹引阴茎作痛，小便如淋，时出白津，此肝经郁火也。遂以小柴胡汤加大黄、黄连、山栀饮之，诸证悉退，再用养血等药而安。

青肿不消

一妇人闪臂，腕肿大已三月矣，手臂日细，肌瘦恶寒，食少短气，脉息细微，属形病俱虚也。遂投补中益气，加肉桂引诸药以行至臂，再加贝母、香附以解久病之郁，间服和血定痛丸，以葱熨之，肿消二三。因怒患处仍胀，胸膈两胁微痛，以前汤更加木香、山栀、半夏、桔梗，服之少可。复因惊不寐，少食盗汗，以归脾汤加五味、麦门，二十余剂而安，肿消三四，手臂渐肥。但经水过期而少，此心脾之血尚未充足而然也，乃用八珍加五味、麦门、丹皮、远志、香附、贝母、桔梗，四十余剂，诸证悉退。愈后因怒，发热谵语，经水如涌，此怒动肝火，以小柴胡汤加生地黄二钱，一剂遂止，以四物加柴胡调理而康。

州守陈克明子，闪右臂腕肿痛，肉色不变，久服流气等药，加寒热少食，舌干作渴。薛曰：损伤等证，肿不消，色不变，此营气虚而不能愈，当助脾胃壮气血为主。遂从薛法治之，不二月形气渐充，肿热渐消，半载诸证悉退，体臂如常。

一小儿闪腿，腕壅肿，形气怯弱。薛欲治以补气血为主，佐以行散之剂。不信，乃内服流气饮，外敷寒凉药，加寒热体倦。薛曰：恶寒发热，脉息洪大，气血虚极也，治之无功。后内溃沥尽气血而亡。

李考功子十四岁，脚腕闪伤，肿而色夭，日出清脓少许，肝脉微涩。此肝经受伤，气血虚而不能溃，难治之证也，急止克伐之剂。不信，乃杂用流气等药，后果出烂筋而死。

腐肉不溃

一患者瘀血已去，饮食少思，死肉不溃。又用托里之药，脓稍溃而清。此血气虚也，非大补不可。彼不从。薛强用大补之剂，饮食进而死肉溃，但少寐，以归脾汤加山栀，二剂而寐。因劳心，烦躁作渴，脉浮洪大，以当归补血汤，二剂而安。

一患者受刑太重，外皮伤破，瘀血如注，内肉糜烂，黯肿，上彻胸背，下至足趾，昏愦不食。随以黑羊皮热贴患处，灌以童便酒薄粥，更以清肝活血调气健脾之剂，神思稍苏，始言遍身强痛，又用大剂养血补气之药，肿消食进。时仲冬瘀血凝结，不能溃脓，又用大补之剂，壮其阳气，其脓方熟。逐砭去，洞见其骨，涂以当归膏，及服前药，百余剂肌肉渐生。

少宗伯刘五清胁伤，一块微痛，少食。用六君子汤倍加当归、黄芪，其痛渐止。月余瘀血内涸而不溃，公以为痊。薛曰：此阳气虚极，须用调补。不从。至来春头晕，痰涎壅塞，服清气化痰，病势愈甚，脉洪大而微细。欲以参、芪、归、术、附子之类补之。不信。至秋初，因怒昏愦而厥。

新肉不敛

一患者溃而不敛，以内有热毒，欲用寒凉之药。薛曰：此血气俱虚而不能敛耳，非归、术、参、芪之类培养脾土，则肌肉何由而生？岂可复用寒凉克伐之药重损气血耶！遂用前药治之而愈。

行气之非

一患者服行气之剂，胸痞气促，食少体倦，色黯脓清。此形气俱虚之证也。先用六君、桔梗二剂，胸膈气和，后用补中益气去升麻，加茯苓、半夏、五味、麦门治之，元气渐复而愈。若用前剂，戕贼元气，多至不救。

下血之非

一患者，去其患处瘀血，用四物、柴胡、红花治之，焮痛顿止。后误服下药一钟，连泻四次，患处色黯。喜其脉不洪数，乃以十全大补倍加肉桂、麦门、五味，数剂肉色红活，新肉渐生，喜在壮年，易于调理，又月余而愈，否则不救。凡枚疮跌扑之证，患处如有瘀血，止宜砭去，服壮元气之剂。盖其气血已损，切不可再用行气下血之药，复损脾胃，则运气愈难营达于下，而反为败证，怯弱者多致夭枉。

破伤风

一患者仲夏伤手，腰背反张，牙关紧急，脉浮而散，此表证也。遂用羌活防风汤，一剂即解。此证若在秋冬腠理致密之时，须用麻黄之类以发汗。此乃暴伤，气血不损之治法也。

一患者杖处略破而患此，脉洪大而实，此里证也。用大芎黄汤一剂，大便微行一次悉退。若投表药必死。宜急分表里虚实而治之，庶不误矣。

一患者寒热口干。用四物、参、芪、白术、软柴、炒芩、麦门、五味，四剂少退。薛欲砭去瘀血，不从。后怔忡不寐，饮食少思，牙关牵紧，头目疼痛，恶寒发热，此脓内焮也，遂砭去之即安。以八珍、枣仁、麦门、五味，二十剂前证渐愈。又用前药及独参汤，瘀肉渐溃。后因劳，少寐盗汗，以归脾汤、麦门、五味、远志而痊。后牙关胀闷，面目焮赤，又似破伤风，仍以为虚，用八珍等药亦安。

一患者腹痛喘促，作渴寒热，臀腿糜烂，与死血相和，如皮囊盛糊。用童便煎四物、桃仁、红花、柴胡、黄芩、麦门、花粉，服之顿退。彼用黑羊皮贴之益甚。后砭去脓血甚多，气息奄奄，唇口微动，牙关紧急，患处色黯。或欲用破伤风药。薛曰：此气血虚而变证也。用参、芪、芎、归、白术，并独参汤、人乳汁，元气复而诸证愈，乃用十全大补汤调理而安。此证若脓瘀内焮者，宜针之。若溃后口噤遗尿，而类破伤风等证者，乃气血虚极也，急用大补之剂。若素多痰患风证者，宜清痰降火。若因怒而见风证者，宜清肝降火。若人不慎房劳，而忽患前证，此由肾水不足，心火炽甚，宜滋阴补气血为主。若误作风证治之，即死。

发痉

一患者内溃，针出脓三五碗，遂用大补之剂。翌日热甚，汗出足冷，口噤，腰背反张，众欲投发散之剂。薛曰：此气血虚极而变痉也，若认作风治则误矣。用十全大补等药而愈。此证多因伤寒汗下过度,与产妇溃疡气血亏损所致,但当补气血为善。若服克伐之剂,多致不救。

一患者两月余矣,疮口未完,因怒发痉,疮口出血。此怒动肝火而为患耳。用柴胡、芩、连、山栀、防风、桔梗、天麻、钩藤、甘草治之顿愈。刘宗厚①先生云:痉有属风火之热内作者,有因七情怒气而作者,亦有湿热内盛,痰涎壅遏经络而作者,惟宜补虚降火,敦土平木,消痰去湿。

《儒门事亲》：

戴人②出游,道经故息城,见一男子被杖,疮痛焮发,毒气入里,惊涎堵塞,牙紧不开,粥药不下,前后月余,百治无功,甘分于死。戴人先以三圣散,吐青苍惊涎约半大缶,次以利膈丸百余粒,下臭恶燥粪又一大缶,复煎通圣散数钱热服之,更以酸辣葱醋汤发其汗,斯须汗吐交出,其人活矣。

小渠袁三,因强盗入家,伤其两骱外廉,作疮数年不已,脓血常涓涓然,但饮冷则疮间冷水浸淫而出,延为湿疮,来求治于戴人。戴人曰:尔中焦当有绿水二三升,涎数掬。袁曰:何也？戴人曰:当被盗时,感惊气入腹,惊则胆伤,足少阳经也,兼两外廉皆少阳之部,此胆之甲木受邪,甲木色青,当有绿水。少阳在中焦如沤,既伏惊涎在中焦,饮冷水,咽为惊涎所阻,水随经而旁入疮中,故饮水则疮中水出。乃上涌寒痰,汗如流水,次下绿水,果二三升,一夕而痂干,真可怪也。

葛家冯家一小儿,七八岁,膝被胸跛行,行则痛,数日矣。闻戴人不医,令人问之。戴人曰:小病耳,教来。是夜以舟车丸、通经散,温酒调而下之。夜半涌泄齐行,上吐一碗,下泻一缶,即上床。其小儿谓母曰:膝髌痒不可往来。日使服乌金丸壮其筋骨,一月疾愈而走矣。

一男子落马发狂,起则目瞪妄言,不识亲疏,弃衣而走,骂言涌出,气力加倍,三五人不能执缚。戴人以车轮埋之地中,约高二丈许,上安之中等车轮,其辋上凿一穴,如作盆之状,缚狂病人于其上,使之伏卧,以软裀衬之,令一大人于下,坐机一枚,以棒搅之,转千百遭。病人吐出青黄涎沫一二斗许,绕车轮数匝。其病人曰:我不能任,可解我下。从其言而解之。索凉水,与之冰水,饮数升,狂方罢矣。

谷阳镇酒监张仲温谒一庙,观匠者砌露台,高四尺许,因登之,下台胸一足,外踝肿起,热痛如火。一医欲以铍针刺肿出血。戴人急止之曰:胸已痛矣,更加针,二痛俱作,何以忍也。乃与神祐丸八九十丸,下二十余行,禁食热物,夜半肿处发

---

① 刘宗厚:刘纯,字宗厚,祖籍淮南,出生地西安。明代医家,著《伤寒治例》《玉机微义》《医经小学》等书。

② 戴人:张从正,字子和,号戴人,河南兰考人。金元四大家,攻下派之代表,著《儒门事亲》。

痒痛止，行步如常。戴人曰：吾之此法，十治十愈，不诳后人。

《名医类案》①：

葛可久善武艺，一日见莫猺桑弓，可久挽之而觳，归而下血，亟命其子煎大黄四两饮之。其子恶多，减其半。不下，问故，其子以实对。可久曰：少耳，亦无伤也，来年当死，今则未也。再服二两愈。明年果卒。

丹溪治一老人坠马，腰痛不可转侧，脉散大，重取则弦小而长。朱曰：恶血虽有，不可驱逐，且补接为先。用苏木、参、芪、芎、归、陈皮、甘草，服半月脉散渐收，食进，以前药调下自然铜等药，一月愈。

虞恒德②治一人，因劝斗殴，眉棱骨被打破，成破伤风，头面大肿发热。虞适见之，以九味羌活汤取汗，外用杏仁捣烂，入白面少许，新汲水调敷疮下，肿消热退而愈，后累试累验。

一人因结屋坠梯折伤腰，势殊亟，梦神授以乳香饮。其方：用酒浸虎骨、败龟、黄芪、牛膝、草薢、续断、乳香七品。觉而能记，服之二旬愈。

台州狱吏悯一囚将死，颇怜顾之。囚感，语曰：吾七犯死罪，苦遭讯拷，坐是肺皆控损，至于呕血，适得神方，荷君庇衬之恩，特此以报，只白及一味，米饮调耳。洪贯闻其说，为鄞州长寿宰，规之赴洋州任。一卒忽苦呕血，势极危。贯用此救之，一日即止。

游让溪翁云：被廷杖时，太医用粗纸，以烧酒贴患处，手拍血消，复易之。又用热豆腐铺在紫色处，其气如蒸，其腐紫色即换，须俟伤处紫色散后，转红为度，则易愈矣。

---

① 《名医类案》：书名。明代江瓘编辑，12卷，分205门，收集明代前历代名医医案。
② 虞恒德：虞抟（tuán），字天民，号花溪恒德老人，浙江义乌人。明代医家，著《医学正传》。

卷 之 五

诸骨总论

部颁《检骨格》①云：仰面：顶心骨，即《医宗金鉴》之颠顶骨，一名脑盖，一名天灵盖，其两旁偏左偏右，又名山角骨也。囟门骨，或称囟骨，或称囟门。额颅骨，一名凌云骨。两额角，左名天贤骨，右名天贵骨，额骨傍近太阳穴处，又名扶桑骨也。两眉棱骨，即左右上眼眶，下名频骨。两眼眶骨，即左右睛明骨，统言眼眶者，连上下而言也。鼻梁骨之内，即中血堂也。左右两颧骨。左右两腮颊骨，又名钓骨，以纳下牙车骨之尾。上下口骨。上下牙齿。颌颏骨，一名地阁骨。左右颊车骨，即下牙床骨也。两耳窍，有耳门骨，一名玉梁骨。嗓喉、结喉骨，共四层，系脆骨。龟子骨，即胸前三骨，系排连，有左右。心坎骨，一名蔽心骨，即鸠尾骨也，其质亦脆。两肩井臆骨，两血盆骨，两饭匙骨，上三骨俱有左右，此处经名柱骨，又名锁子骨。两横髃骨，即左右肩胛骨也。两胎膊骨，一名肱，即左右臑骨也。两肘骨，俗名鹅鼻骨，即左右手柱撑也。两臂骨与两髀骨，男子相并而生，妇人无髀骨，髀骨一名辅骨。左右两手踝。两手外踝。两腕骨。左右两手掌骨，共十块。两手十指骨，又名竹节骨，共二十八节。左右胯骨前，合缝处即环跳穴也。两腿骨，一名大楗骨，又名股，亦名髀骨。两膝盖骨，即左右膑骨也。两胫骨与两骺骨，男子如手臂骨、辅骨相并而生，妇人无骺骨，与手同。左右两足踝。两足外踝。两歧骨。左右两足掌骨，共十块。十趾骨，共二十六节。两脚跟骨，左右共八块。

合面：脑后骨，即后顶心骨也。乘枕骨，一名后山骨，男子有左右，妇人无左右。两耳根骨，即左右寿台骨，又名完骨，与耳前玉梁骨相接。项颈骨，共五节，上三节，一名玉柱骨，又名天柱骨，即旋台骨也。琵琶骨，亦名髆骨，俗名饭鋬骨，在肩后左右大如翅者是也。脊背骨，共六节，其二节之旁，左右横出者两髋骨。脊

---

① 《检骨格》：清乾隆三十五年（1770）九月二十一日，皇帝钦定《刑部题定检骨图格》，交律例馆刻板印刷，颁发直隶各省等予以施行。

膂骨，共七节。两肋骨，一名钗骨，男子左右共二十四条，妇人左右共二十八条，其下近边两条，又名凫骨，而凫骨两端相接之处，又名歧骨。腰骨，又名腰眼骨，共五节。其下，骨格之方骨，即《金鉴》之尾骶骨，又名尻骨。两旁系胯骨后。尾骶之末节曰尾蛆骨，又名尾闾，一名骶端，一名橛骨，一名穷骨，俗名尾脊也。

耀山云：按部颁《检骨格》分面、背挨次而言，《医宗金鉴》则分首、身、背、腹、四肢而言，骨之名目各有不同，或二骨、三骨总而名之，或一骨分上下而名之，学者由是多惑也。《洗冤录集证笺注》言顶心骨则引《金鉴》之文以明之，而《金鉴》之骨名互异，则未之引而解也。今细释两书，有彼不明者，引之以此，此不明者，引之以彼，两相参合，一以贯之，使学者无歧误之患矣。

颠顶骨①

《医宗金鉴》曰：颠者，头顶也。其骨男子三叉缝，女子十字缝，一名天灵盖，位居至高，内函脑髓，如盖以统全体者也。或碰撞损伤，如卒然而死，身体强硬，鼻口微有出入声气，目闭，面如土色，心口温热跳动者，此证可治。切不可撅拿并扶起盘坐，盖恐惊乱之气上冲，或从伤处或从七窍走泄，必伤性命也。惟宜屈膝侧卧，先将高醋调混元膏敷于顶上，以定痛消肿，活血拔毒。再将草纸卷点着，令烟气熏其口鼻。再燃煤淬入醋内，使热气熏蒸口鼻。如无煤之处，烧铁淬之亦可。以引五脏血脉，使之通和。待其口中呻吟有声，即以童便调八厘散温服，可以气转阳回。外用手法，推按心胸两肋腋下腹上，并轻托内腕攒筋，频频揉摩，即掌后高骨寸关尺诊脉处也。夫冲撞损伤则筋脉强硬，频频揉摩则心血来复，命脉流通，即可回生。常服正骨紫金丹，外治用散瘀和伤汤洗去前敷之混元膏，再换敷混元膏。服丸药后，或大便黑色干燥，此乃肠胃存有瘀血，或有耳聋者，俱服加减苏子桃仁汤，以逐瘀血，健脾胃，养精神，兼用导气通瘀锭塞于耳中。饮食宜素粥汤饮，忌气怒、油腻、面食。卧处宜静室，勿令人喧嚷。若伤重已死者，用白布缠头，以木棍轻轻拍击足心，再提发令其正直，安定颈骨，舒其经络，外敷混元膏，内服紫金丹。若坠车马损伤颠缝青，其斜坠而下，多在左而少在右，因右便利而然也，其治法同碰壁诸伤。如顶骨塌陷，惊动脑髓，七窍出血，身挺僵卧，昏迷厥闷无知觉者，不治。

《准绳》云：凡脑骨伤破，轻手撑捺平正。不破者，用退肿膏敷贴。若皮破肉损者，先用封口药掺之，外以散血膏贴之。血流不止者，用止血散掺之。《肘后方》

---

① 颠顶骨：俗名"天灵盖"，今名"顶骨"。

治脑破，捣葱蜜厚涂，亦效。

囟　骨[①]

《医宗金鉴》曰：囟骨者，婴儿顶骨未合，软而跳动之处，名曰囟门。或跌打损伤，骨缝虽绽，尚未震伤脑髓，筋未振转，其形头项浮光，面虚眼肿，鼻大唇翻舌硬，睡困昏沉，肉虽肿而未皮破血出者，宜扶起正坐，即以葱汁合定痛散敷于伤处，再以毛头纸蘸醋贴药上，烧铁熨斗烙纸上，以伤处觉热痛，口中有声为度，去药贴万灵膏，三日一换，待痛止思食，始揭去膏，以和伤汤洗之，则风除肿消血活气理矣。肉破出血者，即用马屁勃灰，先止其血，次用榆树皮灸熨法，内服人参紫金丹，以提元气，健脾胃，止渴生津，增长精神，强壮身体，令筋血和通为要。忌发物、火酒，宜戴抽口帽以避风寒，不可出房。若肉破血流不止，骨陷筋翻，必损脑髓，身软筋强，气息无声，则危笃难医。若破痕触冒风寒者，不治。

《集说》云：童体未毁者囟门骨不合，已毁者囟门骨合。又《疑难杂说》云：囟门一骨，谚称天灵盖，如受伤必浮出脑壳骨缝之外少许。按天灵盖系颠顶骨，非此囟骨也。

《陈氏秘传》云：髓出者，服安髓散，清茶调二合尤妙。若脑骨沉陷者，用白金散加淮乌贴之，即时吸起，内又服药取效。

耀山云：在前者为囟骨，在顶上者为颠顶骨，在左在右乃山角骨也，其实相连混然一骨也，古谓之天灵盖，俗名脑壳也。包含髓液，统乎一身之灵明。稍有触动，即时昏运，至于骨损，已属难医，若破其髓，竟为不治。凡小儿囟骨陷入，乃冷也，用水调半夏末涂足心即起。或用绵乌头、附子，并生去皮脐，各二钱，雄黄八分为末，葱根捣和作饼，贴骨陷处亦起。若小儿脏腑壅热，气血不荣，以致囟陷者，用乌鸡骨一两，酥炙黄生地二两，焙为末，每服半钱，引饮调下并效。如小儿生下，囟门即肿者，以黄柏末，水调贴足心即消。如儿大头缝不合，谓之解颅，用天南星炮去皮为末，淡醋调绯帛上，贴囟门，炙手频熨之立效。又方：用防风、白及、栢子仁等分为末，以乳汁调涂，一日一换。又方：用蛇蜕炒末，以猪颊车骨髓和涂之，一日三四易。又方：用丹雄鸡冠上血滴之，以赤芍末粉之甚良。又方：用猪牙车骨煎取髓，涂敷三日效。又方：用黄狗头骨炙为末，以鸡子白调和涂之，亦效。

[①] 囟骨：又名"囟门骨"，今名"颅囟"。新生儿颅骨未发育完全，左右顶骨和额骨之间尚未连接而留有间隙，称"囟门"，婴儿半岁至两岁内，囟门逐渐闭合。

山 角 骨[①]

《医宗金鉴》曰：山角者，即头顶两傍棱骨也。凡跌打损伤未破者，不拘左右，宜紫肿硬，瘀血凝聚疼痛，或昏迷目闭，身软而不能起，声气短少，语言不出，心中忙乱，睡卧喘促，饮食少进者，宜内服正骨紫金丹，外用前法熨之。如肉破血流不止者，先用马屁勃灰止血，后以榆树皮盖伤处，以艾合定痛散灸之。如伤重者，先服人参紫金丹，后仍用前法治之。若伤太重，成破伤风者，不治。

《陈氏秘传》云：夫头为诸阳所聚，若囟门脑盖等骨，一有破伤，性命所系。宜分开其发，寻看伤处，剪去近附伤处之发，用手轻轻按捺平正，方好用药。血若涌出，用灯心嚼成团，蘸止血药，或熟艾皆可塞之，血即止矣，如伤小则可不必耳。后若臭烂，先用消风散服之，又用辛香散洗之，或温茶洗之，若用葱艾汤洗更好。洗时切忌当风，恐受风寒，便发寒热，头面皆肿，此成破伤风，将入里也。宜服消风散，患处有肿，用蜜调圣神散，或姜汁酒调亦可。秘法：用葱白捣烂炒熟敷之，或加南星、草乌末，拌入葱内用之，俱妙。《肘后方》：葱白加蜂蜜厚封之，立效。

凌 云 骨[②]

《医宗金鉴》曰：凌云骨在前发际下，即正中额骨也。其两眉上之骨，即俗名左天贵骨[③]，右天贵骨，两额角也。若跌打损伤，皮破，二目及面浮虚肿。若内损瘀血，上呕吐衄，气虚昏沉，不省人事，身软面色干黄，遍身虚浮，躁烦焦渴，胸膈疼痛，脾胃不开，饮食少进。先服疏血丸，再以五加皮汤熏洗患处，敷乌龙膏，定痛消肿。

耀山云：额骨即额颅两边，即两额角，皆系致命之处。若伤轻，仅止皮破血出可治。如损伤其骨，并动其骨缝，难疗。

---

① 山角骨：又名"头角"，今名"顶结节"。
② 凌云骨：今名"额骨"。
③ 天贵骨：分左右，今名"额鳞"。

睛 明 骨①

《医宗金鉴》曰：睛明骨者，即目窠四围目眶骨也，其上曰眉棱骨③，其下曰頄骨④，頄骨下接上牙床。打扑损伤，血流满面者，敷刀疮药。焮痛瘀血者，敷混元膏。如骨损者，内服八厘散。忌生冷发物，倘食猪头肉必发，至一月后始愈。凡眼胞伤损而瞳神不碎者，可治。

《选粹》云：夫面有七孔，眼居其最，为人生一世之紧要者，治宜详慎。如睛出胞外者，速宜乘热送入，但用圣神散贴，退其瘀与肿。若黑睛已破，共目必坏。若反转在胞内，急用象箸轻轻拨转归原，亦用圣神散眶上贴之。

《圣济总录》④云：物伤睛突，轻者眼胞肿痛，重者目睛突出，但目系未断者，即纳入，急捣生地黄，绵裹敷之，仍以避风，用膏药护其四边。

《顾氏秘书》云：眼目被物撞损，或拳手打伤，睛珠突出一二寸者，登时急用手掌擦热，托定睛珠，而珠系一得热气，自然紧缩，仍收睛眶中。但不可就洗去血，即用熟地黄捣膏，摊薄绢，封贴眼上，日换三次，内服除风益损汤。若积血凝结，胞睑肿痛难开，白睛红如血灌，服川芎行经散。如积血未散，或即刺痕未痊，久则珠上生白翳遮睛，或有脓血者，亦服川芎行经散。血虚者，仍服除风益损汤。医膜者，点磨翳障眼药。

《圣惠方》⑤治目被物伤，用羊胆一枚，鸡胆三枚，鲤鱼胆二枚，和匀，频频点之。若伤目青肿，羊肉煮熟贴之，或用猪肉片，掺当归、赤石脂末贴之，并效。

《肘后方》⑥治损目破睛，用牛口涎，日点二次，避风，黑睛破者亦瘥。若眼胞青肿，用牛羊肉贴之即消。

《永类铃方》⑦治目伤青肿，用紫荆皮，小便浸晒七日，研末，用生地黄汁、姜汁调服。如不肿，用葱汁亦可。又《得效方》⑧云：目被撞打，疼痛无时，瞳人被

---

① 睛明骨：今名"眶部（区）"。
② 眉棱骨：今名"眉弓"。
③ 頄骨：古今同名。
④ 《圣济总录》：方书名，又名《政和圣济总录》，200卷，录方近二万首。宋徽宗时朝廷组织人员编写，刊于政和年间（1111—1117）。
⑤ 《圣惠方》：方书名，《太平圣惠方》之简称，北宋王怀隐等人编撰，载方一万余首。
⑥ 《肘后方》：方书名，《肘后备急方》之简称，晋代葛洪编撰，8卷，载急救方一百首。
⑦ 《永类铃方》：方书名，元代李仲南编撰，22卷，卷21为骨伤科证治方论。
⑧ 《得效方》：方书名，《世医得效方》之简称，元代危亦林编撰。20卷，刊于1345年。对骨伤科治疗有较多发挥。

惊，昏暗蒙蒙，眼眶停留瘀血，宜贴地黄膏，内服石决明散。《东医宝鉴》①云：如眼被物撞打着，睛出眼蒂未断，即推入睑中，勿惊触于四畔，以生地黄细捣厚封之，兼服生地黄散。若有瘀血，以针刺出，且用点药。如眼蒂断，睛损破，即不可治。此《类聚方》②也。

《普济方》③治损目，弩肉突出，用蒸熟杏仁捣汁，入硇砂煮化，点一二次自落。

《圣惠方》治睛陷，弩肉突出，以鲜地肤草绞汁点，干煮煎浓汁点，皆良。

耀山云：目被物撞损，或跌打破伤，胞睑积血青紫，或撞被白仁，是伤其硬壳，俱不为害。惟撞破黄仁，血灌瞳神，风轮与水轮混杂，最为利害。即或不破而泪多，苦如蘖汁者，难治。又看伤之大小，色之黄白，黄者害速，白者稍迟。若伤破其睛者，必有膏汁流出，或青黑，或白如痰者，为患最急。纵然急治，瞳神虽在，亦难免欹侧之患。又有伤虽轻，而触发其火，致水不清，气滞络涩，以生外障者，亦有变成内障，日夜疼痛者，均宜内服汤剂，有火者散火，受风者祛风，逐其瘀血，消其膜障。若外治，惟地黄捣烂作饼，烘贴两太阳及眼胞，以散其瘀，最为稳当。或用鲜芙蓉叶，捣烂烘贴，或南瓜瓤，或生莱菔，并捣烂封之皆效。如瘀散后，变生白翳而不痛者，不治。又小儿误跌，或打着头脑受惊，肝系受风，致瞳人不正，观东则见西，观西则见东，名曰通睛，宜石南散吹鼻，用石南一两，藜芦三分，瓜丁五个为末，每吹少许入鼻，一日三度，内服牛黄平肝等药。

两 颧 骨④

《医宗金鉴》曰：两颧骨者，面上两旁之高起大骨也。打扑损伤，青肿坚硬疼痛，牙车紧急，嚼物艰难，鼻孔出血，两唇掀翻。内服正骨紫金丹，外以海桐皮汤熏洗，口漱荜茇散，坐卧避冷处。

耀山云：颧角与唇鼻相近，齿骨钩骨相连。若因损伤，非惟唇肿齿痛鼻衄，即牙关亦紧急而不能嚼物矣。如偶因跌打，面目青紫，而骨未伤者，用半夏磨汁，涂之立消。若指甲爬破面皮，用生姜汁调经粉，敷之即好，且无瘢痕。

---

① 《东医宝鉴》：朝鲜许浚等编撰于1611年，23卷。
② 《类聚方》：方书名，日本吉益为则编撰，1卷，刊于1762年。
③ 《普济方》：方书名，明代朱橚等编撰，168卷，61739方。
④ 颧骨：古今同名。

鼻梁骨①

《医宗金鉴》曰：鼻孔之界骨名曰鼻梁骨，下至鼻之尽处名曰准头③。凡鼻两孔伤凹者可治，血出亦无妨。若鼻梁骨凹陷者，用当归膏敷贴。若两孔跌磕，伤开孔窍，或金刃伤开孔窍，用封口药敷伤处，外以消毒定痛散敷之。若鼻被伤落者，用缀法。

缀法：用人发入阳城罐，以盐泥固济，煅过为末，乘急以所伤耳鼻，蘸药安缀故处，以软绢缚定，效。昔江怀禅师，被驴咬落其鼻，一僧用此缀之如旧。按此《经效良方》③也。

又《卫生易简方》④：若鼻擦破损伤，用猫儿头上毛，剪碎唾粘敷之。又治肩皮擦伤。

中血堂⑤

《医宗金鉴》曰：中血堂，即鼻内颊下，脆骨空虚处也。若被打扑损伤，血流不止，神气昏迷者，宜塞鼻丹塞于鼻中，外复以新汲冷水，淋激头顶。视其人如气虚，内服人参紫金丹。如血瘀，服苏子桃仁汤。服后如血仍不止，饮食不进，气虚面黄目闭者，八日死。凡跌打损伤鼻梁骨者，无妨。

耀山云：凡鼻被伤衄血不止者，除别药塞鼻外，考薛氏方，急用冷水调洪宝丹，即济阴丹，将颈上涂敷，最能截止血路，故又名截血膏，又名抑阳散。

唇　口⑥

《医宗金鉴》曰：唇口者，司言、食之窍也。如跌破击打上唇而拔缺者，用绢片一小条，从脑后扎向前来缚合，先用桑白皮捻线缝定，次以封口药涂敷，次敷截血膏，盖住封口药不分开落，仍忌言语。如整下唇伤而拔缺者，以绢片从下颏兜缚，治法同前。

---

① 鼻梁骨：又名"明堂骨"，今名"鼻骨"。
② 准头：今名"鼻尖"。
③ 《经效良方》：方书名，《太医院经验奇效良方大全》之简称，明代董宿编撰，69卷，刊于1470条。
④ 《卫生易简方》：方书名，明代胡濙撰，12卷，载方396首，刊于1410年。
⑤ 中血堂：今名"下鼻甲"。
⑥ 唇口：又名"口唇"，今名"唇"。

《顾氏秘传》补缺唇法：用孩儿骨一根，放瓦钵内，将糠火煅过，再研极细末，止用一分，松香研极细五分，狗脊背上毛，不拘多少，瓦上焙存性，研极细末，止用一钱，象皮擂软，用淋酒泡浸，瓦上焙，研极细一钱，枯矾三分，和匀，再研极细末。先将缺唇上涂麻药，后以小刀刺唇缺处皮，以瓷碟贮流出之血，调前药，即以绣花针穿丝，钉住两边缺皮，然后搽上血调之药，三五日内不可哭笑，又怕冒风打嚏，每日只吃稀粥，俟肌生肉满，去其丝即合成一唇矣。愚按：缺唇乃先天所致，母胎而成，虽有女娲之巧，恐难补也。惟跌扑缺唇，敷此方药，或冀其生肌，肉长平满，亦未可知。即生肌药，何必用人骨也。

耀山云：唇即上下唇吻①也。如伤损拔缺者，轻则用止血生肌之药掺敷，外用乌金纸封贴。重者消瘀长肉之药调点，外用凤凰衣贴之，又外用绢片缚之，俱验。如前方用孩儿骨者，究非正道。

玉　　堂②

《医宗金鉴》曰：玉堂在口内上腭，一名上含，其窍即颃颡也。若被触刺伤于左右者，惟肿痛而已。若伤正中之孔，则上通于颃，必伤鼻孔之卷肉（俗名鼻须），或再犯孔窍（俗名玉堂），则血流不止，以致鼻目皆肿，满面青紫，神倦头昏，四肢无力，痛连脑髓。若伤及会厌与上横骨，轻者易愈，重者即不能言。若痛连心膈，则昏迷沉重。急用腻粉、冰片敷于纸上，贴肉破处以止其血，内服正骨紫金丹，以散瘀定痛，理气健脾，宁神定志，复用蟹黄、血竭煎汤，日漱口二三十次。如气不舒和，饮食少进，日以柿霜、玉露霜、牛奶皮、奶饼、奶酥油、并炒糜子面诸物，以凉润将息之，则愈。

耀山云：大人小儿，偶含刀在口，割断舌头，已垂落而未断者，用鸡子内白软皮，袋好舌头，次用破血丹，蜜调涂舌根断处，却以蜜调蜡，稀稠得所，敷在鸡子皮上，盖性软能透药性故也，常勤添敷，三日舌接住，方去鸡子皮，只用蜜蜡勤敷，七日全安，出朝鲜国《医林撮要》③。又自行跌扑穿断舌心，血出不止者，以鹅翎蘸米醋频刷断处，其血即止，仍用蒲黄、杏仁、硼砂少许为末，蜜调成膏，噙化而安，出《医学入门》。又凡舌头被人咬落，须用治下疳药敷之，先以乳香、没药煎水噙口中止痛，后以疮药抹上即长全，有神效，其药即黑铅、水银、寒水石、轻粉、硼砂等味，出《万病回春》④。又补唇舌，用鲜蟹烧灰，每二钱，同乳香、没药各二分

---

① 吻：上下唇相交处，亦称"口角"。
② 玉堂：今名"腭骨水平板"。
③ 《医林撮要》：朝鲜郑敬缔撰，杨礼寿增补，13卷，刊于1579年。
④ 《万病回春》：综合性医书。明代龚廷贤编撰，8卷，刊于1587年。

半，涂之即生。如唇舌多可用刀取，须用川乌、草乌为末，摊纸一条，以凉水调合贴之，即不觉疼，如流血，以陈石灰涂之即止，愈后舌硬，用白鸡冠血点之即软，方出《古今医鉴》①。

《保婴撮要》②云：凡舌断者，须乘热接上，急用鸡子轻击周围，去硬壳，取膜套舌上，以洪宝丹敷膜上自接续。若良久舌已冷，不必用接，但以洪宝丹敷之，其舌自生。所有断舌，用鸡子膜含护，恐风寒伤之。外症若寒热作痛，用四物汤加柴胡。如晡热作痛，加地骨皮。如倦怠少食，用四君子汤加芎、归、柴胡。如恶寒少食，用托里散加参、芪。若烦渴发热，用当归补血汤。如不作痛，但用四君以健脾，则肌肉自生，旬余可愈。不宜用辛热之剂，恐助火而益其痛也。

《石室秘录》③云：舌头咬落者，以狗舌接之，用接骨等药敷之即续。按此法似属不经，故不录。其生舌金丹，抑或可长，方用人参、麦门冬各四钱，龙齿三分，土狗一个火焙，冰片二分，地虱十个火焙，血竭三分，各研细末，放地上一刻出火气所用，先用人参一两煎汤，含漱半日，以参汤歇完，即以自己用舌蘸药末合遍，不可将香缩入，务须伸在外面，至不可忍，然后缩入，如此三次，则舌伸长矣。

地阁骨④

《医宗金鉴》曰：地阁骨，两牙车相交之骨也，又名颏，俗名下巴骨，上载齿牙。打扑损伤者，腮唇肿痛，牙车振动虚浮，饮食不进，目闭神昏，心热神乱，气弱体软。用布兜裹系缚顶上，内服大神效活络丹，消瘀散肿，止痛和血，理气健脾，再噙化人参紫金丹，搽固齿散，口漱荜茇散，以去牙根肿痛，外贴万灵膏。忌风寒冷物，戒气恼。

耀山云：地阁骨即颌颏骨，上载齿牙，亦名下牙床骨，与左右腮颊骨相连，其两边骨稍近耳处，为左右颊车骨，又左为乘骨，右为车骨，俗名总为下巴骨。如下巴脱落者，法详颊车骨条下。

齿⑤

《医宗金鉴》曰：齿者，口龈所生之骨也，俗名曰牙，有门牙、虎牙、槽牙、

---

① 《古今医鉴》：综合性医书。明代龚信编撰，8卷，龚廷贤续编，16卷。
② 《保婴撮要》：儿科书，明代薛铠编撰，20卷，刊于1555年。
③ 《石室秘录》：综合性医书，清代陈士铎编撰，6卷，刊于1687年。
④ 地阁骨：俗名"下巴骨"，今名"下颌体"。
⑤ 齿：今名"牙"。有门牙、乳齿、恒牙、尽根牙、智齿等。

上下尽根牙之别。凡被跌打砍磕，落去牙齿者，只用补肌散敷之，并封口药，内服破血之药以止其痛，其药止用水煎，不宜酒煎，此法颇收功效。如跌磕砍伤，牙齿未动者，用芙蓉膏涂之。如齿动者，用蒺藜子或根，烧存性为末，常揩搽之即牢，用固齿散时时擦之亦佳。

《御药院方》治牙齿动摇及外物伤动欲落者，地龙、五倍子各炒等分为末，先以姜揩过，然后敷之。**又方**：治打动疼痛者，用土蒺藜去角生研五钱，淡水半盏，蘸入盐，温漱甚效。《千金方》治牙齿动欲脱者，用生地黄绵裹咂之，令汁渍齿根并咽之，日五六次。

耀山云：凡齿被伤名斗齿，用点椒五钱，狗头骨、红内消、白芷各二钱，共为末，齿动掺上即安。或已落有血丝未断者，用掺药齿龈间涂之。此《医学入门》之方。或用大戟咬于痛处，良。此《生生编》方也。

扶桑骨①

《医宗金鉴》曰：扶桑骨，即额骨傍近太阳穴内凹处也。若跌扑损伤，或焮肿，或血出，或青紫坚硬，头痛耳鸣，青痕满面，憎寒恶冷，心中发热，大便干燥，宜内服正骨紫金丹。如破损者，外以灸熨法定痛。外破者，乌龙膏敷之。

《准绳》云：凡头骨伤损，在硬处可治。若在软处及太阳穴内，不可治。

耳②

《医宗金鉴》曰：耳者，司听之窍也，耳门之名曰蔽，耳轮之名曰郭。凡耳被砍跌打落，或上脱下粘，或下脱上粘，内用封口药，外用消毒定痛散，敷贴及耳，后看脱落所向，用鹅翎横夹定，却用竹夹子，直上横敷定。敷时要两耳相对，轻轻缚住。或用缀法。

耀山云：耳窍系致命之处，凡伤重入耳内者，难医。

玉梁骨③

《医宗金鉴》曰：玉梁骨即耳门骨，上即曲颊，下即颊车，两骨之合钳也。耳

---

① 扶桑骨：今名"颥颥"，即"颞骨鳞部"。
② 耳：古今同名。
③ 玉梁骨：今名"颞下颌关骨"。

门内，上通脑髓，亦关灵明。若垫伤击伤而有碍于骨肉者，肿痛流血，服正骨紫金丹，以八仙逍遥汤洗之，洗毕贴混元膏，坐卧避冷处。若伤重内连脑髓及伤灵明，必昏沉不省人事，不进饮食，若再平素气血皆虚，必为不治之证。

耀山云：耳门内，即耳窍也。上条论耳，乃言耳之轮廓，未及其窍也。若伤耳之轮廓，虽重至砍削无余，其症犹轻。如伤及耳门之骨，虽轻犹重。外仅肿痛，尚可医治。倘内流血，立至毙命。

两钓骨①

《医宗金鉴》曰：两钓骨名曲颊，即上颊之合钳，曲如环形，以纳下牙车骨尾之钩者也。如打扑损伤，耳肿腮硬，牙关紧急，嚼物不合。宜内服正骨紫金丹，外贴万灵膏，坐卧避冷处。

耀山云：钓骨者，乃上牙床骨之两边也。此两骨部位虽不致命，若伤损，前近颧骨者可治。如后连耳门者，断不可救。

颊车骨②

《医宗金鉴》曰：颊车骨，即下牙床骨也，俗名牙钩，承载诸齿，能咀食物，有运动之象，故名颊车，其骨尾形如钩，上控于曲颊之环。或打扑脱臼，或因风湿袭入钩环脱臼，单脱者为错，双脱者为落。凡治单脱者，用手法摘下不脱者，以两手捧下颏，稍外拽，复向内托，则双钩皆入上环矣。再以布自地阁经绕头顶以固之，宜内服正骨紫金丹，外贴万灵膏，待能饮食后去布，只用布兜其下颏，系于顶上，二三日可愈。若双脱者，治法同前。若欠而致脱臼者，乃突滑也，无妨。脱臼，俗名吊下巴。欠者，俗名打哈气。

耀山云：夫颔颊脱下，乃气虚不能收束关窍也。令患人坐定，用手揉脸百十遍，将患人口张开，医者以两手托住下颏，用左右大指，入患人口内，将大牙揿住，用力往下一揿，复往里送上，即入臼矣，随用绢带兜颏于顶上，半时许即愈。又有笑欠口不能开者，及卒然牙关紧急者，水不能食，以致不救，即取盐梅两个，取肉擦牙，即当口开。若不能合，再用盐梅肉，擦两牙旁，候开合当止，却宜服治风药。又如落下颏，用乌梅作饼，塞满牙尽处，俟张口流涎时，随手托上。若气虚开不能

---

① 两钓骨：今名"髁突"。
② 颊车骨：今名"下颌骨"。

合者，南星为末，姜汁调敷牙关处，以帛缚合，二宿而愈，或饮以酒令大醉，睡中吹皂角末于鼻令嚏，即自正矣。如单脱者，筋必宽纵，毋摘下，侧上可也。

后山骨①

《医宗金鉴》曰：后山骨，即头后枕骨也，其骨形状不同，或如品字，或如山字，或如川字，或圆尖，或月牙形，或偃月形，或鸡子形，皆属枕骨。凡有伤损，其人头昏目眩，耳鸣有声，项强咽直，饮食难进，坐卧不安，四肢无力。内服正骨紫金丹，外敷乌龙膏，洗以海桐皮汤，以散瘀去麻木止痛。如误从高坠下，后山骨伤太重，筋翻气促，而痰响如拽锯之声，垂头目闭，有喘声者，此风热所乘，至危之症，不能治也，遗尿者必亡。惟月芽形者，更易受伤。如被坠堕打伤，震动盖顶骨缝，以致脑筋转拧，疼痛昏迷，不省人事，少时或明者可治，急以凉水蘸发，启开牙关，以酒调八厘散灌之，服后目开，痛苦有声，二目流泪，愈见可治之兆，服正骨紫金丹，炒米粥调养可痊。

耀山云：后枕骨又名承枕骨，按《检骨格》，男子有左右，妇人无左右②，为合面第一致命之骨，凡有伤损酌而治之。

寿台骨③

《医宗金鉴》曰：寿台骨即完骨，在耳后，接于耳之玉梁骨者也。若跌打损伤，其耳上下俱肿起，耳内之禁骨有伤，则见血脓水，耳外瘀聚，凝结疼痛，筋结不能舒通，以致头晕眼迷，两太阳扶桑骨胀痛，颈项筋强，虚浮红柴，精神短少，四肢无力，坐卧不安，饮食少进。以乌龙膏敷耳伤处，用丝绵裹导气通瘀锭，塞耳内，内服人参紫金丹，通瘀散肿，外再以八仙逍遥汤熏洗，消散虚浮肿痛，忌食热物发物。如血流不止，三日不饮食，必动脑髓，不宜治之。

耀山云：此即耳根骨，致命之处，治宜详慎，如伤重脉促者不救，俗所谓耳后三分，要紧处也。

---

① 后山骨：今名"枕骨"。
② 男子有左右，妇人无左右：非也。
③ 寿台骨：今名"颞骨乳突"。

旋台骨[①]

《医宗金鉴》曰：旋台骨又名玉柱骨，即头后颈骨三节也，一名天柱骨。此骨被伤，共分四证：一曰从高坠下，致颈骨插入腔内，而左右尚活动者，用提项法治之。一曰打伤，头低不起，用端法治之。一曰坠伤，左右歪邪，用整法治之。一曰扑伤，面仰，头不能垂，或筋长骨错，或筋聚，或筋强，骨随头低，用推、端、续、整四法治之。凡治者临症时，问其或坠车马踏伤，或高处坠下折伤，或打重跌倒，再问其或思饮食，或不思饮食，或四肢无伤而精神不减，或精神短少，或能坐起行走，或昏睡不语，或疼痛不止，瘀聚凝结，肿硬筋翻，皆宜内服正骨紫金丹，外贴万灵膏，并洗以梅桐皮汤，灸熨定痛散，外按手法治之。

顾氏云：有因挫闪及失枕而项强痛者，皆由肾虚而不能荣筋也，用六味地黄汤加秦艽。

《郑氏小儿方》云：凡小儿患痦疾及诸病后天柱骨倒者，非因挫闪，乃体虚所致也，宜生筋散贴之。用木鳖子六个，蓖麻子六十粒，去壳研匀，先以包头擦顶上令热，以津唾调药贴之。

《全幼心鉴》云：小儿项软，乃肝肾虚，风邪袭入。用附子去皮脐、天南星各二钱为末，姜汁调摊，贴天桂骨处亦坚。

《活幼全书》云：小儿项软，因风虚者，用蛇含石一块，煅七次，醋淬七次，郁金各等分为末，入麝香少许，白米饭丸龙眼大，每服一丸，薄荷汤化服，一日一服效。

《证治准绳》云：凡从高跌坠，颈骨摔进者，用手巾一条，绳一条，系在枋上，垂下来，以手兜缚颏下，系于后脑，杀缚接绳头。却以无罇一个，五六寸高，看揿入浅深斟酌高低。令患人端正坐于其罇上，令伸脚坐定。医者用手擎揿平正，说话令不知觉，以脚一踢，踢去罇子，如在左，用手左边掇出，如在右，用手右边掇出，却以接骨膏、定痛膏敷贴。

耀山云：按《陈氏秘法》凡头从高坠下顿缩者，先用消风散或住痛散加麻药服之，令患人仰卧，用布巾带兜住下颏直上。又将患人头发解散，用巾带扭作一把，令患人头放平正，医者自伸两足，踏在患人肩上，徐徐用力拔伸归原。或者患人坐在低处，医坐高处，亦用前法，徐徐拔之归原，后仍用膏封缚坚固。其余或颈垂头仰，亦当用前法，再用推、端、续、整四方助之。然须看患之轻重，定手法之疾徐

[①] 旋台骨：今名"第4颈椎至第6颈椎"。

可也。又《部颁骨格》，颈骨有五节，宜参看背骨腰骨注。

咽　　喉①

《外科正宗》曰：咽喉自刎者，乃迅速之变，须救在早，迟则额冷气绝，必难救矣。初刎时，气未绝，身未冷，急用丝绵缝合刀口，掺上桃花散，多掺为要，急以棉纸四五层，盖刀口药上，以女人旧裹脚布，将头抬起，周围缠绕五六转扎之。患者仰卧，以高枕枕在脑后，使项郁而不直，刀口不开。冬夏须避风寒，衣被复暖。待患者气从口鼻通出，以姜五片，人参二钱，川米一合煎汤或稀粥，每日随便食之，接补元气。三日后，急手解去前药，用桃花散掺刀口上，仍急缠扎。扎二日，急用浓葱汤，软绢蘸洗伤处，挹干，用抿子脚挑玉红膏，放手心上捺化，搽于伤口处，再用旧棉花薄片盖之，外用长膏药贴裹，周围交扎不脱。近喉刀口两旁，再用膏药长四寸，阔二寸，坚贴膏上，两头粘贴好肉，庶不脱落。外再用绢条，围裹三转，针线缝头。冬月三日，夏月二日，每用葱汤洗，其汤务热，洗毕挹干，其肉渐从两头长合，内服八珍汤调理。如有大便秘结，不可用利药利之，须用猪胆导法。如双颡断者百日愈，单颡断者四十日必收功完口。此法会治强盗郭忠、皂隶沙万、家人顾兴，俱双颡齐断将危者，用之全活。单颡伤断者十余人，治之俱保无虞矣。

程山龄曰：凡自刎喉管不断者，不可见水，急用麻线缝之，外用血竭细末罨之，随敷天下第一金疮药，厚涂之，绵纸盖定，然后用狭裹脚布缠住，以棉扎之，间日加敷药，头不可动摇，十日痊愈。

《自残篇》小注云：自刎及杀伤，皆当细验刀口，或左或右。如系右手持刀者，虽已晕绝，仍可急救，以药煮之线，缝接在内之食嗓，再将药线杂以鸡身绒毛，缝其外之刀口，敷止痛等药，十救八九，此惟习用右手者为然，若平日习用左手，百无一效。盖男子食嗓在左，气嗓在右，食嗓系肉，可以接而缝之，若气嗓则属骨类，破即气出不可掩，别无可补可接之法，故不可救。且人之右手最活，稍一疼痛，可知而力软，非若左手力劲，非至极痛不能即觉，缘左属阳，右属阴，气随阳布故也。又按医书云，人身有咽有喉，喉在前通气，咽在后咽物，二窍各不相丽。喉应天气，为肺之系，下接肺经，为喘息之道。咽应地气，为胃之系，下接胃脘，为水谷之路。《类经内景图》以喉管在前通心肺，咽管在后通胃。《内景赋》曰：喉在前，其形坚健。咽在后，其质和柔。喉通呼吸之气，气行五脏。咽为饮食之道，六腑源头。观此则食左气右之说可疑也。又云：一说，伤在喉骨上难死，喉骨坚也。在喉骨下易

---

① 咽喉：今名"喉咽"。

死，虚而易断也。又一说，伤左系肉可接，伤右系骨不可接。此二说亦未合。其签注云：当从医及《类经内景图》。

耀山云：咽喉系要害之处，一有触犯，性命所关。刀刃相加，至于勒断，可医者少。惟食管微破则可治。即不用线缝之法，可将患者脑后枕高，两旁挨实，使刀口合拢，不致动移，然后急敷止血药，用绵纸盖之，用布裹之，可遵法洗抱。贴膏调理也。《洗冤录》正文载，伤气喉者即死。又云：食系、气系俱断者，当下死。食系断，气系微破者，一日死。食系断，气系不断，三五日死。若食管全断，决不能救也。吾乡王某自刎，伤在左颈，斜长四寸有余，开阔近寸，食管已破，尚未断也。当将金丝烟一盒，罨在伤处，止住其血。移时，刎者鼻中稍有声息，随用手巾包裹其颈，不用线缝之法，惟以止血生肌掺药，并收口膏药医治，二月全愈。

卷 之 六

锁 子 骨[①]

《医宗金鉴》曰：锁子骨，《经》名柱骨，横卧于肩前缺盆[②]之外，其两端外接肩解[③]。或击打损伤，或骑马乘车，因取物偏坠于地，断伤此骨。用手法，先按胸骨，再将肩端向内合之，揉摩断骨，令其复位。然后用带挂臂于项，勿令动摇。内服人参紫金丹，外熨定痛散，再贴万灵膏，其证可愈。

陈氏云：夫井栏骨折断者，先用消风住痛散加痹药服之。秘法：用保命丹，揣搦相接归原，须捺平正，次用蜜调圣神散贴之。秘法：用五香膏亦妙。即用水竹一片，长短宽狭以患处为则，破作两片，用大半片削去棱角，嵌入骨内，用绵团一个，实其腋下，以有带缚至那边，紧紧系住，服紫金丹取效。

耀山云：按《检骨图注》，胎膊之上，横髃骨，即肩胛也。肩胛之上，饭匙骨，系居肩上项侧，非在胸前也。其上是血盆骨，其中陷者曰缺盆，亦即血盆骨也。血盆骨之上曰肩井臆骨。又尸图，仰面云：食气嗓之下，两血盆骨，两血盆骨之下，即胸膛也。按此骨又名柱骨，锁子骨俗名也，在膺上，缺盆之外，内接横骨，外接肩解也。则此骨系颈项根骨也，在肩端之内，抑系骨图内之饭匙骨，及陈氏称井栏骨者相似。但此骨连血盆，致命险隘，骨有碎损，性命相关，治宜谨慎，切勿视为寻常之处，以戕生命，贻悔无穷。

胸 骨[④]

《医宗金鉴》曰：胸骨即𩩳骭骨，乃胸胁众骨之统名也，一名膺骨，一名鹰骨，

[①] 锁子骨：今名"锁骨"。
[②] 缺盆：锁骨上窝的凹陷处，状若不整之盆而故名。
[③] 肩解：今名"肩关节"。
[④] 胸骨：古今同名。

俗名胸膛。其两侧自腋而下，至肋骨之尽，统名曰胁。胁下小肋骨名季肋①，单条骨之谓也。统胁肋之总，又名曰胠。凡胸骨被物从前面撞打跌扑者重，从后面撞扑者轻。轻者先按症用手法治之，再内服正骨紫金丹，外用面麸和定痛散灸熨之，或以海桐皮汤洗之，贴万灵膏，即能获效。若内血瘀聚肿痛，伛偻难仰者，早辰以清上瘀血汤、消下破血汤，分上膈、下膈以治之，晚服疏血丸。有受伤日久，胸骨高起，肌肉削瘦，内有邪热瘀血，痞气臌闷，睛蓝体倦，痰喘咳嗽者，宜服加减柴金丹，以消热化痰，理气健脾，润肌定嗽。若伤重者，内干胸中，必通心肺两脏，其人气乱，昏迷目闭，呕吐血水，呃逆战栗者，则危在旦夕，不可医治矣。若两侧撅肋诸骨被伤者，则相其轻重以分别治之。凡胸胁诸伤轻者，加嶱峒丸、三黄宝蜡丸等药，皆所必需，宜酌用之。

《骨格》云：胸前骨三条，排连有左右，即龟子骨②也。按此骨头圆身长，尾略小，头之接连处本有断痕，其左右有凹各六，每一凹凑肋骨一条。

《证治准绳》云：凡胸骨肋断，先用破血药，后用定痛膏、接骨药敷贴，皮破者补肉膏敷贴。又云：凡胸脯骨为拳捶所伤，外肿内痛者，外用定痛膏，内服破血药利去瘀血，或用消血草擂汁酒服。或为刀剑所伤，仍用封口药掺口，外用补肌散，鸡子清调敷，内服活血丹。又云：凡胁肋伤重血不通者，用绿豆汁、生姜和服，以壮力人在后挤住，自吐出血，后服破血药。凡胸前跌出骨不得入，令患人靠实处，医人以两脚踏患人两脚，以两手从胁下过背外，相人抱住患人背后，以手于其肩掬起其胸脯，其骨自入，却用定痛膏、接骨膏敷贴。

《辍耕录》载：常熟支塘里，朱良吉者，母病将死，良吉祷天，以刀割胸，取心肉一脔，煮粥以进，母饮而愈。良吉心痛，就榻不可起。邑人俞浩斋，闻而过其家，观良吉胸间，疮裂儿五寸，气腾出，痛莫能言。俞为纳其心，以桑白皮线缝合，未及期月，已无恙矣。《孝经》云：身体发肤受之父母，不敢毁伤。父母有疾，岂肯自食其骨肉乎。子之事亲，有病则拜托良医，至于祷天祈神，情之极也。割股以毁父母遗体，已为不孝，割股不已，至于剖心如良吉者，若无良医以全其命，则洞胸而死，乃愚昧之见，悔何及也！

《幼科》云：小儿病后，或胸骨突出，或背骨突出，谓之龟胸、龟背，若不急治，即成痼疾，以终其身也。若胸高如复掌，是肺热胀满之故，宜服清肺泻热等剂。若风入督脉，脊背受伤，故背高如龟，宜服祛风活血等药。孙真人秘方：用龟尿摩其胸背，久久自瘥。**又方**：龟尿调红内消，贴骨节处，久久自安。按龟尿性能走窍

---

① 季肋：今名"浮肋"。
② 龟子骨：今名"胸骨柄"。

透骨，故磨墨书石，深入数分，此其功效可以类推也。

歧　骨①

《医宗金鉴》曰：歧骨者，即两凫骨端相接之处，其下即鸠尾骨②也。内近心君，最忌触犯。或打扑，或马撞，则血必壅瘀而多疼痛，轻者只在膈上，重者必入心脏，致神昏目闭，不省人事，牙关紧闭，痰喘鼻搧，久而不醒，醒而神乱，此血瘀而坚凝不行者也，难以回生。如神不昏乱，仅瘀痛不止，胸满气促，默默不语，醒时犹能稍进饮食者，宜早辰服加减苏子桃仁汤加枳壳，晚服疏血丸，外贴万灵膏，再以妙热定痛散熨之，庶可愈也。又凡周身骨之两叉者，皆名歧骨，学者宜知之。

蔽心骨③

《医宗金鉴》曰：蔽心骨即鸠尾骨也，其质系脆骨，在胸下歧骨之间。跌打撞振伤损，疼痛不止，两胁气串，满腹疼痛，腰伛不起，两手按胸者，宜内服八厘散，外用艾醋汤洗之，贴万灵膏，渴饮淡黄酒，忌茶水、生冷、糯米粥。

耀山云：蔽心骨又名心坎骨。按《检骨条注》系护心软骨，居胸骨之下。又龟子骨尾接心坎骨，而心坎骨实后天生成之脆骨，精力壮盛后天完固者，骨大。气血稍充后天不足者，其骨小。若气质本弱稚年斵丧者，心坎骨或不生。是大小有无不可一律论也。

凫　骨④

《医宗金鉴》曰：凫骨者，即胸下之边肋也。上下两条，易被损伤，左右皆然。自此以上，有肘臂护之，难以着伤。在下近腹者，用手提之易治，盖其肋边可以着手，则断肋能复其位也。其人必低头伛腰，痛苦呻吟，惟侧卧不能仰卧，若立起五内皆痛，或头昏神迷，饮食少进。宜内服正骨紫金丹，洗以八仙逍遥汤，贴万灵膏及散瘀等药可愈。若在上之第二肋，或有断裂垫伤，塌陷不起，位居膈上，难以入手，虽强为之，亦难完好。其伤之血留于膈上，若不随药性开行，必结成包囊，其

---

① 歧骨：今名"胸骨下角"。
② 鸠尾骨：今名"剑突"。
③ 蔽心骨：今名"剑突"。
④ 凫骨：今名"浮肋"。

包轻者系黄水，重者血块，则成疾矣。

耀山云：胸膈系各经络脉道之所会。查手太阴之脉，上膈属肺。手阳明之脉，下膈属大肠。足阳明之脉，下膈属胃络脾。足太阴之脉，上膈夹咽，其支者，别上膈，注在心。手少阴之脉，下膈络小肠。手太阳之脉，下膈属小肠。足少阴之脉，上贯肝膈。手厥阴之脉，下膈历络三焦。手少阳之脉，下膈遍属三焦。足少阳之脉，贯膈络肝属胆。足厥阴之脉，上贯膈，布胁肋。以上十一经皆贯膈，惟足太阳循下于背。凡胸膈有损伤破折，皆当加意调医，况胸膛、两乳、心坎、肚腹、两胁、肚脐，皆属要害之所，慎而治之，不可轻忽也。

肚　腹①

《保婴撮要》曰：腹破肠出者，急复纳入，以麻缕缝合，外敷花蕊石散。如肠已出，急以手取去而缝之。如已出而复推入，则内溃害命矣。若肠出干燥者，煮大麦粥取汁洗湿推入，不时少以米粥研烂饮之，二十日外始饮薄粥，百日乃瘥，切勿令惊，惊则杀人矣。注云：用桑皮线尤佳。

顾氏澄曰：凡肠出，可令病人手搭在医人肩上，随其左右收起，先以麻油润疮口，整入腹。若肠破裂有小孔，以灯火照之，肠中有气射灯，则不治。

《选粹》云：伤肚肠出，以麻油润疮口，轻手纳入，以通关散少许吹其鼻，合喷嚏，其肠自入。用桑白皮线向皮内缝合，后以封口药涂伤，外用补肌散，鸡子清调匀敷贴，或用散血膏尤妙，线上用花蕊石散敷。凡肚内被伤，急服利大小便药，令肠不可秘，恐致重患。

《纲目》云：金疮肠出，用小麦五升，水九升，煮取四升，绵滤净，取汁待极冷，令病人卧席上，含汁噀之，肠渐入，噀其背。并勿令病人知及多人见，傍人语，即肠不入也。乃抬席四角轻摇，使肠自入。十日中略食美物，慎勿惊动。若惊动，即杀人矣。又云：以慈石、滑石为末，米饮服方寸匕，日再服效。并《鬼遗方》。

《嘉祐方》治坠损肠出，用新汲水喷其身面，则肠自入也。又《千金方》：以干人屎粉之，即入。

《病原》云：肠断一头见者，不可连也；两头见者，可速续之，用鸡冠血涂之，勿令泄气。否则大肠一日半死，小肠三日死。《图经》云：桑白皮作线，缝金疮肠出，更以热鸡冠血涂之。唐金藏用此法而愈。

《得效方》云：伤破肚皮，肠与脂膏俱出，先用汤药如活血散、佛手散（即芎

---

① 肚腹：今名"腹"。

归汤）与服，用手劈去脂膏，此是闲肉，放心去之，然后推肠入内，用线缝之，仍服通利药，勿令二便秘涩。又云：肠及肚皮破，麻缕为线或桑白尖茸为线，以花蕊石散敷线上，从里缝之，肠子则以清油拈活，放入肚内，乃缝肚皮，不可缝外重皮，留皮开，用掺药，以待肉生。又云：肚破肠出在外，若肠全断者难医，不断者可治。

耀山云：按《生死决疑秘法》肠出不臭者可治，其肠未破也；臭者死，其肠已破也。肠出色变紫黑者不治，其肠伤也。如腹破脂膏已出，虽云急宜取去，不可复入，恐内溃害命也。然而病家长畏怕，慎勿为之。唐朝工人安金藏自剖其腹，五脏皆出，太后命医纳入，以桑皮线缝之，以药敷之而苏，方见前。

冯楚瞻云：胎前如有跌扑所伤，须逐瘀生新为主，佛手散最妙，腹痛加益母草服，痛止则母子俱安。若胎已损，则污物并下，再加童便、制香附、益母草、陈皮，煎汤汁饮之。如从高坠下，腹痛下血烦闷，生地黄芪补以安之。如因扑跌腹痛下血，加参尤、陈皮、白茯苓、炙甘草、砂仁末以保之。如胎下而去血过多，昏闷欲绝，脉大无力，用浓厚独参汤冲童便服之。小产本由气血大虚，今当产后，益虚其虚矣，故较正产，犹宜调补。

张文仲云：神效佛手散，治妇人妊娠伤动，子死腹中，血下疼痛，口噤欲死者，服此探之，不损则痛止，已损便立下，此乃徐王神效验方也。每服三钱，加酒温服，三五服便效。

阴　　囊[1]

《医宗金鉴》曰：凡阴囊被人扯破者，用鸡子黄油，并金毛狗脊毛，薄摊油涂于上，次敷封口药，又用截血膏敷贴，或乌龙膏敷贴亦可，内服加减紫金丹，用紫苏叶煎水洗之。又凡有阴囊青黑紫色者，用定痛膏加赤芍、草乌、良姜、肉桂各少许药打和，用韭菜叶捣烂同贴，如无韭菜，葱叶亦可，仍服利小水之药。

薛氏云：阴囊皮破出血作痛者，敷当归膏。初伤出血骤止之，血瘀于内则作脓，或伤口原小，血出不尽而内溃，甚至睾丸露出或阴囊尽溃者，内服托里之剂，外敷当归膏，则囊自生。共外伤腐溃及内伤瘀血作脓者，皆同囊痈治法。惟睾丸碎者不治。

《选粹》云：一人骑马坠落，被带锁匙伤破肾囊，二丸脱落，尚有筋膜悬系。或以线缝，外贴膏药，不三五日，线烂复脱。金溪氏以为治刀伤出血，但敷壁钱而效且敏，遂合人慢慢托上，多取壁钱敷贴，渐愈如故。

---

[1] 阴囊：古今同名。

赵除瑛《理伤秘本》云：凡小腹受踢疼痛者，小便闭塞，一步不能行，内必有停滞瘀血，故作痛也。急投当归、桃仁破血通利等药而安。若小便不通，在二三日之内，尚可救治。不比大便不通，迟则难治也。踢伤阳物阴囊者，除肾子不碎并不缩入腹内，并以破瘀活血利水等剂治之。踢伤肛门谷道者，看其肛门或肿或胀，或大便不通，或有血无血。若肛门肿胀，急投活血通瘀之剂。若大便不通，竟将大黄承气等汤行之，倘有血来紫黑者不妨。如血来鲜红者，乃伤于大肠也，以槐花、地榆凉血等味治之。凡在阴囊之后，谷道之前，名曰海底穴，或被踢伤者，其伤之轻重，看色之浅深，青黑者重，紫红者轻，必兼肿胀疼痛。如肿而紫红，痛极不可忍者，行气活血，以止痛为先。如肿而青黑者，必发寒热，小便不通，肾子时上时下，小腹服痛，急以疏风行气破瘀通利为主。如兼谷道肿胀，大小便不通，非抵当承气不可治也。按妇人阴门踢伤者，势必翻肚而危，古无治法，轻者可与阴囊治法稍同。

耀山曰：肾囊破则睾丸垂下，即将睾丸纳入，以桑白皮线缝之，敷止血收口等药可愈。惟伤及睾丸，囊虽完固，痛苦难忍，其丸缩入腹内即死。急按揉小腹，或摘住囊丸，不使缩入，庶保其命。如捏伤阳物以致小便不利者，急宜通之。如割落阳物者，宜密室避风，敷止血等药。若疮口不合，将割之物煅为末，酒服即愈。《辍耕录》载：杭州沈生犯奸，自割其势，疮口流血，经月不合。偶问诸阉奴，教煅所割势，搞粉酒服，如其言，不数日而愈。

背　骨[①]

《医宗金鉴》曰：背者，自身后大椎骨以下腰以上之通称也。其骨一名脊骨，一名膂骨，俗呼脊梁骨。其形一条居中，共二十一节，下尽尻骨之端，上载两肩，内系脏腑。其两旁诸骨附接横迭而弯合于前，则为胸胁也。先受风寒，后被跌打损伤者，瘀聚凝结。若脊筋陇起，骨缝必错，则成伛偻之形。当先揉筋令其和软，再按其骨徐徐合缝，背膂始直。内服正骨紫金丹，再敷定痛散，以烧红铁器烙之，觉热，去敷药，再贴混元膏。

《检骨图注》云：背后颈骨共五节，第一节系致命之处。五节之下系脊背骨，共六节，亦第一节系致命之处。其下脊膂骨共七节，亦第一节系致命之处。其颈之旁，两肩井臑骨，俗名井栏骨。其肩后如翅者琵琶骨，亦名髀骨，俗名饭鲎骨。背骨两节之旁，横出者髋骨。自背骨以下，腰眼以上，两旁附生环抱于前者肋骨，又

[①] 背骨：今名"脊骨"。

名钗骨，俗名肋扇骨，男子左右共二十四条。妇人左右共二十八条。其脊膂之下即系腰骨，有五节，详释于后。

耀山云：《金鉴》云：背骨者自大椎骨以下，其形一条居中，共二十一节，下尽尻骨之端，系除项颈骨三节连腰骨尻骨而言，此乃仍遵《灵枢·骨度》之篇，似与《骨格图注》头骨五节，脊背骨六节，脊膂骨七节，腰骨五节，方骨一节，尾蛆骨一节，共骨二十五节之文互异。然考诸明堂图以及铜人图，载背骨一行，大椎骨上有颈骨三节俗名天柱骨，其下背骨一椎、二椎以至二十一椎长强穴止，逐节注明分寸，以定五脏俞穴，末节曰尾闾。又王肯堂《证治准绳》曰：天柱骨下属脊窊，背窊骨共二十二上接天桂，脊窊次下为大动骨者一，上通天柱共二十四椎，大动之端为归下骨者一，道家谓之尾闾。又《刺灸心法要诀》云：颈骨名天柱骨，系三节圆骨也，加背骨二十一节，尾闾骨一节，共骨二十五节。又《内经素问》疟论云：其出于风府，日下一节，二十五日下至骶骨。参核各书立论虽殊，但骨二十五节之数皆同。若针灸穴道，当遵《灵枢》经文为是。如整治损伤骨节，应遵《骨格图注》，兼知其致命之处也。

《证治准绳》曰：凡剉脊骨，不可用手整顿，须用软绳从脚吊起坠下，身直其骨便自归窠，未直则未归窠，须要待其骨直归窠，却用接骨膏或定痛膏或破肉膏敷，以桑皮一片放在药上，杉皮二三片安在桑皮上，用软物缠夹定。凡腰骨损断，用门一扇放地下，一头斜高些，令患人复眠，以手伸上搬住其门，下用三人拽伸，以手按损处三时久，却用定痛膏、接骨膏敷贴。病人浑身动作一宿，来日患处无痛，却可自便左右翻转，仍服破血药。凡臀胯左右跌出骨者，右入左，左入右，用脚踏进，撙捺平正用药。如跌入内，令患人盘脚，按其肩头，医用膝抵入，虽大痛一时无妨，整顿平正，却用接骨膏、定痛膏敷贴，只宜仰卧，不可翻卧、大动，后恐成损患。凡腰腿伤，全用酒佐通气血药，俱要加杜仲。凡老人堕马，腰痛不可转侧，先用苏木、人参、黄芪、川芎、当归、陈皮、甘草煎服。凡杖打闪肭疼痛，皆滞血证，宜破血药下之。凡人醉卧跌床下，胛背疼痛不可屈伸，服黑豆酒数日愈，豆能下气，所损轻也。

陈氏云：夫肩膊饭罄骨砍伤者，先用消风散加痹药敷之。秘法：用保命丹，用布巾蘸药汤洗之，舒其筋骨，令患人之手与肩并齐，然后撑开患人之腋，如此则骨伸而易入也。医者居其肩后，用手搦之，合骨相接如旧，要折转试其手，上至脑后边，下过胸前，令其手敛于心脘下，不许摇动，却用五香膏贴之，后用纸裹箆片数片，掩在骨上，用布带二条，从患处腋下，绑至那边肩上缚住，又用带从那边腋下，绑至患处肩上，日服活血住痛散。秘法：用紫金丹。又云：两胁肋骨折断者，不必夹，用冷花梟，折三四层，盖在膏药上，用裹脚布横缠之，又用布带缚之，服药如前。

腰　骨[①]

《医宗金鉴》曰：腰骨即脊骨十四椎、十五稚、十六椎间骨也。若跌打损伤，瘀聚凝结，身必俯卧，若欲仰卧侧卧，皆不能也，疼痛难忍，腰筋僵硬。宜用手法，将两旁脊筋向内归附膂骨，治者立于高处，将病人两手高举，则脊筋全舒，再令病人仰面昂胸，则膂骨正而患除矣。内服补筋丸，外贴万灵膏，灸熨止痛散。

《骨格》云：腰眼骨共五节，第一节系属致命，其五节之下，是方骨也。又《集证》注云：腰眼骨即《图经》之腰门骨，疑难杂说之命门骨也。又《签注》云：尾蛆骨倒数上第七髓骨，即骨格内所载腰眼骨之第一节。按此腰骨即命门骨也，应从颈上旋台骨第一节起，数至十九节，方是腰骨第一节，即脊骨十四椎下，以至第十六椎之骨也。其《验骨》条云：男女腰间各有一骨，大如掌，有八孔，系方骨也，在腰骨五节之下，尾蛆骨之上。椎间、腰间两间字，宜活看。又《疑难杂说》：凡命门骨最为虚怯，以手击之，即可立毙。因命门骨两旁左右两穴，俗名腰眼，即肾俞穴，有红筋若细丝通于两肾，拍断即死，外无痕迹。凡伤腰肾者，其人发笑，即无救矣。

陈氏云：夫腰骨脊骨断者，令患人复卧凳上，再用物置于腹，有带缚其肩胛于凳脑上，又缚其两是两腿于凳脚横木，如此则鞠曲其腰，折骨自起而易入窠臼也。又用扁担一根，从背脊趁起时，直压其断骨处，徐徐相接归原，然后圣神散敷之，五香膏贴之更妙，外用杉木皮，以纸包裹一片盖膏上，以缓带紧紧缚之，日服加减活血住痛散取效。

耀山云：《金鉴》是治突出之腰骨，陈氏系治折断陷入之腰骨，故骨有不同，治法各异，要在相机而行，妙得于手矣。

尾　骶　骨[②]

《医宗金鉴》曰：尾骶骨，即尻骨也。其形上宽下窄，上承腰脊诸骨，两旁各有四孔，名曰八髎，其末节曰尾闾，一名骶端，一名橛骨，一名穷骨，俗名尾桩。若蹲垫壅肿，必连腰胯，内服正骨紫金丹，洗以海桐皮汤，贴万灵膏。

耀山云：按《洗冤录》云：尾蛆骨，男子九窍，妇人六窍。又《验骨条》云：男女腰间各有一骨，大如掌，有八孔。又《检骨图》载：方骨一块，有八孔。注

[①]　腰骨：今名"腰椎"。
[②]　尾骶骨：今名"尾骨"。

云：在尾蛆骨上。按此，是骨末节曰尾间，即尾蛆骨也。其称腰间一骨即是方骨，方骨即此尻骨也。皮伤肉肿可医，骨若碎损不治。如伤肛门者，详阴囊条下。

髃骨[①]

《医宗金鉴》曰：髃骨者，肩端之骨，即肩胛骨臼端之上棱骨也。其臼含纳臑骨上端，其处名肩解[②]，即肩髃与臑骨合缝处也，俗名吞口，一名肩骨。其下附于脊背成片如翅者名肩胛，亦名肩髆，俗名锨板子骨。以上若被跌伤，手必屈转向后，骨缝裂开，不能抬举，亦不能向前，惟扭于肋后而已。其气血皆壅聚于肘，肘肿如椎，其肿不能过腕，两手筋反胀，瘀血凝滞。如肿处痛如针刺不移者，其血必化而为脓，则腕掌皆凉或麻木。若臑骨突出，宜将突出之骨，向后推入合缝，再将臑筋向内拨转，则臑、肘、臂、腕皆得复其位矣。内服补金丸，贴万灵膏，烫洗梅桐皮汤，或敷白胶香散，或金沸草汁涂之，亦佳。

《陈氏秘传》云：肩胛骨脱出腕外者，此处下段手骨如杵，上段身骨如臼。治法：先用保命丹服之，次用布袱蘸药汤洗其患处，令筋骨舒软。如左手骨出向外者，令患人仰卧，一人坐患人左膝之侧，曲其左足，踏着患人左腋下，用带缚住患处左手股之上，系于医者之腰间，坐者扶平患人之肘，起身向前，徐徐拔伸患骨，用手按正于臼腕中归原，转折试手，后贴膏药，其腋下实棉絮一团。如骨脱内腋敛不开者，令患人侧卧于地，用凳子一条夹其肩背，令不转动，令一人曲腰坐于椅子上，用带缚住患人肘股之上，而悬于坐者之肩，伸足踏于患人腋下，然后抬肩带肘，徐徐用力拔伸患骨，用手按正其肩腕，务折转试其手，上至脑后，下过胸前，反手于背，方是归原，然后用膏贴之，布带一条从患处绑至那边腋下缚住，又用一条从患处腋下绑至那边肩上，亦用棉絮一团实其腋下，方得稳固，日服活血住痛散。又云：肩膊骨出臼，如左手出者，医者以右手叉病人左手，如右手出者，医者以左手叉病人右手，却以手撑推其腋，用手略带伸其手，如骨向上，以手托上，要折转试其手，可上头上肩，方可贴膏，以布块实其腋下，用带二条，缚如前法，内服活血住痛散，外贴五香灵膏取效。

《准绳》云：凡两肩骨跌堕失落，其骨叉出在前，可用手巾系手腕在胸前，若出在后，用手巾系手腕在背后，若左出，折向右肱，右出，折向左肱，其骨即入。山阴下方寺西房世传医僧南洲云：如患人左肩骨出臼者，令患人坐于廊柱边兀凳上，一僧从后连人及柱抱定，一僧拉其不患之右手，一僧拉患之左手，两僧对立摩弄，

[①] 髃骨：今名"肩胛冈"。
[②] 肩解：又名"吞口"，今名"肩关节"。

骤然用力，一拉骨入臼，且不觉痛，右肩与左肩同法。又云：如年少妇人患此畏羞，僧碍动手者，或用粗带吊住女手，以戒尺在带上搒之，或靠壁以隔窗拉之，或嘱仆妇动手拉之，或用言语哄骗，或用榔槌试吓，令患者一惊，两手一缩，骨即入臼，要在相其形势，随机应变之活法也。均可为法，余故述之。

耀山云：肩骨脱臼者，此上身之大骨髎也。以上之法非不详悉周到，然家传另有一法，更为省便。不拘左右两肩，如臑骨脱后，臂敛前者少。如脱骨在前，手敛后者多。均令患人直立，倩旁人扶住，如脱骨在前手敛后不开者，医立患人肩后，蹲身将肩凑入患人腋下，医者又将患手拿住，徐徐立起身子，肩掮用力，患者身重下垂，患手又被医者两手往下按住，其势不小，则肩臑入臼合缝矣。偶有患手脱后敛前不开者，医立患人肩前，用肩往后凑入患腋，仍将患手撅住，立身掮起，则骨又入臼矣。较之《证治准绳》用梯子两部，竹杠一根，横放于梯上，令脱髎之腋矼于杠上，医者拉手以上其髎，省力多矣。又有一法：令患人安坐于凳上，医者侧立其旁，一足亦踏于凳上，以膝顶于胁肋之上，两手将患肩之臂膊擒住，往外拉之，以膝往里顶之，骤然用力，一拉一顶，则入臼矣。比之用肩头掮者，更为简捷矣。又按《资生论》云：有肩头冷痛不可忍者，其臂骨脱臼，不与肩相连接，将患中风之兆，多有治不愈者，此乃筋脉纵弛宽长之故也。其治法云：要知才觉肩上冷痛，必先灸肩髃等穴，毋使至于此极可也。

臑　　骨[①]

《医宗金鉴》曰：臑骨，即肩下肘上之骨也。自肩下至手腕一名肱，俗名肱膊，乃上身两大支之通称也。或坠车马跌碎，或打断，或斜裂，或截断，或碎断。打断者有碎骨，跌断者无碎骨。壅肿疼痛，心神忙乱，遍体麻冷，皆用手法循其上下前后之筋，令得调顺，摩按其受伤裂缝，令得平正。再将小杉板逼定，外用白布裹之，内服正骨紫金丹，外贴万灵膏。如壅肿不消，外以散瘀和伤汤洗之。

耀山云：两胳膊骨折断而碎者，先用保命丹服之，后用洗药汤洗其伤处，使气血调和，筋骨宽软，然后用手法按之平正，贴五香膏，外用杉木皮或阔竹篾，将纸逐根包裹，附于四围膏上，用布带宽紧如法缚之，或膏外先用白布缠之，外又用夹俱可，其手常令悬于项下，要时常伸屈，内服接骨紫金丹，再按内外兼病，汤药调治，庶不致有虚虚实实之虑也。又按《陈氏秘传》有骨折断，其手短缩不能归原者，此筋脉紧急弦劲之故也。法令患人卧于地上，用大布带缚臂肘于医者腰间，医

---

① 臑骨：今名"肱骨"。

者坐于患者膝侧，双手按定患处，伸脚踏其腋下，倒腰向后，徐徐拔伸断骨，用手揣令归原，以姜汁或醋或酒调圣神散涂之，秘法用五香膏易之。外用夹缚宽紧如法，用带兜其手臂，悬于项下。肘腕须时常伸屈，否则久而筋强，难以伸屈。内服加减活血住痛散，或易紫金丹。若夹两头起泡，不可挑破，用黑神散清油调搽即消，或用陈年火腿猪骨灰为末掺之。此说同上肩骨，皆以明筋急筋宽之因，若筋宽之人复遇骨折，手必纵长，故接骨秘法要将两手比较，合掌验之，毋使稍有长短歪斜，贻害终身。然而筋急手短易医，筋宽手长难治，此又不可不知也。

肘 骨[①]

《医宗金鉴》曰：肘骨者，肱膊中节上下支骨交接处也，俗名鹅鼻骨。若跌伤，其肘尖向上突出，疼痛不止，汗出战栗。用手法翻其臂骨，拖肘骨令其合缝，其斜弯之筋，以手推摩令其平复，虽即时能垂能举，仍当以养息为妙。若壅肿疼痛，宜内服正骨紫金丹，外贴万灵膏。

《陈氏秘传》云：两手肘骨出于臼者，先服保命丹，后用药洗软筋骨，令患人仰卧，医者居其侧，用布带缚其臂，系于腰间，伸足踏其腋下，捉正其手股，倒腰往后，徐徐伸拔，揣合归原，就以大拇指着力强按其中，余四指分作四处，托其肘撑后，用两指托其骨内，却试其曲肱，使屈伸两手，合掌并齐，方好摊膏贴之。复又加夹，其夹须用杉木皮一大片，能容肘撑尖处，折转可动，其阔以患处粗细为则，其长以两边上下可缚为则，杉木皮中间对肘撑处挖一大孔，两旁另用皮纸包束其弦粘定，复用纸包束其夹之两头，亦用粘定，如此肘可屈伸，又用副夹数片，编作两截，上截两夹，缚住吃膊，下截两夹，绑住臂上，其腕间各空二分，庶合夹不相撞，屈手亦无碍。日服紫金丹取效。

耀山云：按《灵枢经》言：手屈而不伸者，其病在筋。伸而不屈者，其病在骨。若骨碎，或上连臑骨，或下连臂骨，须用正副夹缚。如仅出髎，其筋受伤，以手揉挪平复，不必夹缚，用布裹足矣。

臂 骨[②]

《医宗金鉴》曰：臂骨者，自肘至腕，有正辅二根，其在下而形体长大连肘尖

[①] 肘骨：今名"耻骨鹰嘴"。
[②] 臂骨：今名"尺骨"。

者为臂骨，其在上而形体短细者为辅骨①，俗名缠骨，迭并相倚，俱下接于腕骨焉。凡臂骨受伤者，多因迎击而断也，或断臂辅两骨，或惟断一骨，瘀血凝结疼痛。以手法接对端正，贴万灵膏，竹帘裹之，加以布条扎紧，俟三日后开帘视之，以手指按其患处，或仍有未平再揉摩其瘀结之筋，令复其归，换贴膏药，仍以竹帘裹之，每日清晨服正骨紫金丹。

耀山云：凡手骨足骨，截断斜断，折断碎断，夹缚之宽紧，详记于骱骨条下。此臂骨折断，接后不可长挂于项，常要屈伸活动，坐则舒于几案，卧则舒于床席，三五日后，合其手上至头，下至膝，前要过胸，后要过背，二十日后能转动亦不为迟。有肿贴五香膏可消，药忌寒冷，恐筋寒肉冷难伸也。

腕　　骨②

《医宗金鉴》曰：腕骨即掌骨，一名壅骨，俗名虎骨，其骨大小六枚，凑以成掌，非块然一骨也。其上并接臂辅两骨之端，其外侧之骨名高骨，一名锐骨，亦名踝骨，俗名龙骨，以其能宛屈上下，故名曰腕。若坠车马，手掌着地，只能伤腕。若手指着地，其指翻贴于臂上者，则腕缝必分开。伤腕者壅肿疼痛，法以两手揉摩其腕，内服正骨紫金丹，外贴万灵膏。若手背向后翻贴于臂者，以两手提其手背，轻轻回翻之，令其复位，仍按摩其筋，必令调顺，内服人参紫金丹，外敷混元膏。

《证治准绳》曰：手有四折骨，六出臼。凡手臂出臼，此骨上段骨是臼，下段骨是杵，四边筋脉锁定，或出臼亦剉损筋，所以出臼此骨须拽手直，一人拽，须用手把定此间骨，搦教归窠。看骨出那边，用竹一片夹定一边，一边不用夹，须在屈直处夹。才服药后，不可放定，或时又用拽屈拽直，此处筋多，吃药后若不屈直，则恐成疾，日后曲直不得。凡肩胛上出臼，只是手骨出臼归下，身骨出臼归上，或出左，或出右，须用舂杵一枚，矮凳一个，令患者立凳上，用杵撑在于出臼之处，或低用物垫起，杵长则垫凳起，令一人把住手，拽去凳，一人把住舂杵，令一人助患人放身从上坐落，骨节已归窠矣，神效。若不用舂杵，则用两小梯相对，木棒穿从两梯股中过，用手把住木棒，正棱在出臼腋下骨节蹉跌之处，放身从上坠，骨节自然归臼矣。凡手踭手腕骨脱，绷直拽出，医用手抬起手踭腕，以患人本身膝头垫定，医用手于颈项肩处按下，其骨还窠却用定痛膏、接骨膏敷贴。若手腕失落，或

---

① 辅骨：今名"桡骨"。
② 腕骨：古今同名。

在上在下，用手拽伸，却使手拈住，方可用前膏敷贴夹缚。若手骱骨出，用圆椅横翻向上，医用足踏住椅，将病人手在椅横内校曲入腕内，以小书簿上下夹定平稳，却用前膏敷贴，绢布兜缚，兜缚时要掌向上。若手盘出臼，不可牵伸，用衣服向下承住，用手搏按动摇，挪合平正，却用膏敷贴夹缚，下用衬夹。凡手骨出向左，则医用右手拔入，骨出向右，则医用左手拔入，一伸一缩，摇动二三次，却用接骨膏、定痛膏敷贴夹缚。凡手盘出向下，将掌向上，医用手搏损动处，将掌曲向外，捺令平正用前膏贴。再用夹向背一片长，下在手背外，向面一片短，下在掌按处，向小指一片长，下在指曲处，向大指一片短，下在高骨处，三度缚之。凡手指跌扑，刀斧打碎，用鸡子黄油润，次掞封口药末，外以散血膏敷贴，绢片缚定。若跌扑咬伤者，用泽兰散敷之。若有寒热者，用退热散敷之，寒热退即去之。凡手臂骨打断者有碎骨，跌断者则无碎骨，此可辨之。凡四折骨，用杉皮竹片夹缚，如六出臼，宜以布帛包缚，不必用夹，要时时转动，不可一时不动，恐成直骨难伸屈也。

《陈氏秘传》云：手腕出臼，如在右手者，使彼仰掌，医以左手托捏被伤手臂，再以右手桩住下节，不可使彼退缩，尽力一拔，即入臼矣。如左手出臼，使患者左手仰掌，医以右手托捻被伤手臂，再用左手桩住下节，尽力一拔，即入臼矣。外以五香膏贴之，内服紫金丹。又云：手掌骨被伤而碎者，令患人仰卧，医者坐其膝侧，伸脚踏其腋下，一手将患人手指一把捏住，着力拔伸，一手揣令伤处归原，即贴五香膏。如夹缚，用杉木皮一大片，要阔可托得过手掌骨，其长从臂骨中间起至掌背上为则，其对掌腕处挖一横孔，合可屈伸。又用杉木皮小者数片，如指面大，其长从臂起至掌边掌弦下。又用两小片夹暂边各半寸。均用皮纸束定，用绑绳五部编之，将两部缚其托掌背之大夹，并再两臂侧小夹之稍，其中一部，以绳缠于拇指根掌两边弦上，令其骨接得牢，四部皆要宽舒，用带复掌络之，悬于项下。亦要折转屈伸活动，服药取效。

耀山云：按《得效方》论，脚手各有六出臼，四折骨，每手有三处出臼，脚亦有三处出臼。惟手掌骨出臼，其骨互相交锁，或出臼，则是挫出锁骨之外，须用搦骨于锁骨下归窠，若外出则须搦入内，若入内则须搦出外，方入窠穴。不拘左右两手，倩傍人将患人身手扶住，若外出者，令其仰掌，医用两手齐托伤处，两大拇指捺在骨陷之所，医者之掌复又压在患手之上擎住，尽力四指向上一拗，掌往下捺，微带拽势，则入窠臼矣。若出内者，令其复掌，亦用两手托、拗、压、拽四法，骤然用力，使患者不防，以乱疼痛也。若徐徐用力，恐患者退缩，更难下手矣。又掌骨者，乃五指本节之后节也，若被打碎，势必陷下。若用拳打，别人击断，势必突出。陷下须用手托出，突出须用手捺入，均要略带拽势，不可强为。贴膏药后，外用杉木皮大片逼住，再用布包带缚五指并腕上。如有溃烂，用麻油调金白生肌散取效。

五指骨①

《医宗金鉴》曰：五指骨名锤骨，即五指本节之名也。若被打伤损折，五指皆株连肿痛，因其筋皆相连也。手掌与背，其外体虽混一不分，而其骨在内乃各指之本节相连而成者也。若手背与手心皆坚硬壅肿热痛，必正其骨节，则无后患。若不即时调治，其所壅之血，后必化而为脓，气盛者服疮毒之剂，调治可愈，气虚者将来成漏矣。洗以散瘀和伤汤，贴万灵膏。

陈氏云：两手指骨碎断者，先整筋骨，合皮肉，用桃花散止其血，以棉竹箬柔软者一大片，要包得过，用麻油调金白生肌散摊纸上，以包束患指，用布缚之，次日药干，再用麻油调润之，或蜜调圣神散敷之亦可，仍服活血住痛散。

耀山云：若包裹法，先将患指包好，后将好指同夹缚之，即不移动而易愈，此秘法也，惟大拇指二节难缚。

竹节骨②

《医宗金鉴》曰：竹节骨，即各指次节之名也。或跌打损伤，骨碎筋挛，指不能伸，以手拈其屈节，则指必舒直，洗以散瘀和伤汤，贴以万灵膏。如指甲缝蓄积毒血，其甲必脱落，若再生指甲，其形多不如旧。若第三节有伤，治同次节。其指甲名爪甲。

耀山云：《摄生方》治手指被刀斧伤断者，用真苏木末，将断指乘热掺之接定，外以蚕茧包缚完固，数日如故。又若骨碎伤者，只用阔麻片夹缚，冬月热缚，夏月凉缚，余月温缚，乃麻片性能破瘀活血也。如受伤者，泽兰散敷之。

跨骨③

《医宗金鉴》曰：跨骨，即髋骨也，又名髁骨。若素受风寒湿气，再遇跌打损伤，瘀血凝结，肿硬筋翻，足不能直行，筋短者脚尖着地，骨错者臀努斜行。宜手法推按跨骨复位，将所翻之筋向前归之，其患乃除。宜服加味健步丸，熏海桐皮汤，灸熨定痛散。

《陈氏秘传》云：两足臀环跳骨脱出臼者，此最难治之症也。其患足短而失上

---

① 五指骨：今名"掌骨"。
② 竹节骨：今名"指骨"。
③ 跨骨：今名"髋骨"。

者犹可治之，如脱出而足长者难治。日服活血住痛散，外用手法治之。

《选粹》云：凡脚大腿根骨出臼者，此处身上骨如臼，腿根骨似杵，或前出，或后出，须用一人抱住患人身子，一人拽足，用手尽力搦令归原。或足剉开，可用软绵绳从脚缚住，倒吊在上，用手整骨节，从上垂下，自然归窠，用接骨药敷贴，外用绑缚。凡出臼者，急宜挪入臼中。若日久血溃臼中者，难治。

耀山云：字典髋音宽，两股间也。又音坤，体也，臀也。凡辨腿胯骨出内外者，如不粘膝，便是出向内，从内捺入平正。如粘膝不能开，便是出向外，从外捺入平正，须要临机应变。

环跳骨①

《医宗金鉴》曰：环跳者，髋骨外向之凹，其形似臼，以纳髀骨之上端如杵者也，名曰机，又曰髀枢，即环跳穴处。或因跌打损伤，或蹬垫挂镫，以致机枢错努，青紫肿痛，不能步履，或行止欹侧艰难。宜先服正骨紫金丹，洗以海桐皮汤，贴万灵膏，常服健步虎潜丸。

耀山云：环跳穴处错努肿痛，未致脱臼，故治法如此。若已出臼在前在后者，依上条治法整之归原，未尝不当。余家传更有捷法：如左足出臼，令患人仰卧于地，医人对卧于患人之足后，两手将患脚拿住，以右足伸垫患人胯下臀上，两手将脚拽来，用足垫去，身子往后卧倒，手足身子并齐用力，则入窠臼矣。如患右腿，须用左足垫去，则如法合式矣。倘妇人女子患此，必须如前骗吓之法，使其无暇提防，而骨自然入臼。此等施治，要在意度受伤之因，神于巧妙之法。

大楗骨②

《医宗金鉴》曰：大楗骨，一名髀骨，上端如杵，入于髀枢③之臼，下端如锤，接于骱骨，统名曰股，乃下身两大支之通称也，俗名大腿骨。若坠马拧伤，骨碎筋肿，黑紫清凉，外起白疱，乃因骨碎气泄，此证治之鲜效。如人年少气血充足者，虽形证肿痛，而不昏沉无白疱者可治。法以两手按摩碎骨，推拿复位，再以指头按其伤处，无错落之骨，用竹帘裹之，每日早服正骨紫金丹，俟三日后，开帘视之，若有不平处，再捻筋结令其舒平，贴万灵膏，仍以竹帘裹之。

---

① 环跳骨：在股外侧部，侧卧屈骨，当股骨大转子最凸点，与骶骨管裂孔连线1/3与中线1/3交点处。
② 大楗骨：今名"股骨"。
③ 髀枢：今名"髋关节"。

《陈氏秘传》云：两足腿骨折断者，用住痛散加痹药服之，次用药洗软其筋骨，令患者仰卧，绑其胸胁于凳脑上。如左足伤者，直伸左足，坚屈右足。医者侧立其右手凳沿边，系其左足之胫骨，着力挽带拔伸患骨，复又揣扪患骨归原接定，双手按住勿动，令伸其足，试其齐否，然后贴膏药，外加夹缚。按《疡科选粹》用苎麻夹缚，两边用袜袋盛米挨定患处外，又用砖块挨定，日服活血住痛散取效。

耀山云：榩音件，庄子所谓大輴也。可不慎欤！如打跌骨断者，以手拽正，上拽七分于前，下拽五分于后，整定用膏敷贴。夹缚时，先缚中正，后缚上下。

膝盖骨①

《医宗金鉴》曰：膝盖骨即连骸，亦名膑骨，形圆而扁，复于榩骱上下两骨之端，内面有筋联属，其筋上过大腿至于两腋，下过骱骨至于足背。如有跌打损伤，膝盖上移者，其筋即肿大，株连于腘内之筋，腘内之筋上连腰胯，故每有腰屈疼痛之证，或下移骱骨，则㷲肿或足腹冷硬步履后拽斜行也。若膝盖离向外侧者，则内筋肿大，向内侧者，则筋直腘肿，宜详视其骨如何斜错，按法推拿以复其位，内服补筋丸，以定痛散灸熨之，熏八仙逍遥汤则愈。

《证治准绳》云：若膝头骨跌出臼，牵合不可太直，不可太曲，直则不见其骨棱，曲则亦然。

耀山云：两膝盖骨，如人往前跌扑跪碎者，须参看器具门抱膝条下各注扎缚。按《秘传》手法云：两膝盖骨被伤，或碎断，或干脱，用绢绾篾圈子一个，要箍得膝盖骨住，其旁要两道带。令患者仰卧，直伸其足。医者揣扪相居原位，用圈子箍住膝盖骨上，将带两道上下缚定，用圣神散敷于圈子内，油单纸裹束，则不污染衣服，内服活血住痛散取效。凡小儿膝粗腿瘦，行走维难，非伤筋动骨之故，乃肾气不足所致，谓之鹤节，宜服六味地黄丸加牛膝，外用南星末，米醋调涂膝上，渐愈。

骱　骨②

《医宗金鉴》曰：骱骨即膝下踝上之小腿骨，俗名臁胫骨者也。其骨二根：在前者名成骨③，又名骭骨，其形粗；在后者名辅骨④，其形细，又俗名劳堂

---

① 膝盖骨：今名"髌骨"。
② 骱骨：今名"小腿骨"。
③ 成骨：今名"胫骨"。
④ 辅骨：又名"外辅骨"，今名"腓骨"。

骨。若被跌打损伤，其骨尖斜突外出，肉破血流不止，疼痛呻吟声细，饮食少进，若其人更气血素弱，必致危亡。宜用手法按筋正骨，令复其位，贴万灵膏，以竹帘裹住，再以白布缠之，先服正骨紫金丹，继服健步虎潜丸。

耀山云：按《沿身骨脉论》曰：膝盖骨下生者胫骨，胫骨旁生者骭骨，亦名骬骨，男子有，妇人无。又《梅氏字汇》：骭胲骨也，又胲胫也，即胫骨也，近足细于股者。再查字典：骭音行，牛脊后骨也。胻音行，又音炕，胫也。《史记》龟荚传：壮士斩其胻，即此骨也。其断各有不同，或截断，或斜断，或碎断，或单断，或二根俱断。用手摸悉其因，再用端接之法，令其归原复位，然后再施夹缚手法。按《选粹》云：凡手足骨折断，夹缚必用三道，中间一缚可要紧扎，两头略宽，庶乎气血流荫。若如截竹断者，却要两头紧缚，中间略宽，使气血来聚断处。若接缚手者，前截放宽缚些，使血散前去。若接足者，下截放宽缚，使气血散下去。

踝　骨

《医宗金鉴》曰：踝骨者，骭骨之下，足跗之上，两旁突出之高骨也。在内者名内踝①，俗名合骨；在外者，为外髁②，俗名核骨。或驰马坠伤，或行走错误，则后根骨向前，脚尖向后，筋翻肉肿，疼痛不止。先用手法拨筋正骨，令其复位，再用竹板夹定跟骨，缚于骭骨之上。三日后解缚视之，以枕承于足后，用手扶筋，再以手指点按其筋结之处，必令端平。内服正骨紫金丹，灸熨以定痛散，洗以海桐皮汤，常服健步虎潜丸。若稍愈后遽行劳动，致骭骨之端向里歪者，则内踝突出肿大，向外歪者，则外踝突出肿大，血脉瘀聚凝结，步履无力，足底攲斜，颇费调治，故必待气血通畅全复，始可行动。

《证治准绳》曰：脚有六出臼，四折骨。凡骨节损折，肘臂腿膝出臼蹉跌，须用法整顿归原，先用麻药与服，使不知痛，然后可用手法矣。凡脚盘出臼，令患人坐定，医人以脚从腿上一踏一搬，双手一搏，捺摇二三次，却用接骨膏、定痛膏或理伤膏敷贴。凡膝盖损断，用手按捺进，平正后用前膏敷贴，桑白皮夹缚，作四截缚之。其膝盖骨跌剉开者，可用竹篐篐定，敷药夹定，要四截缚之，膝盖不开也。若肿痛，须用针刀去血，却敷贴用夹。凡脚膝出臼，与手臂肘出臼同，或出内出外，只用一边夹缚定，此处筋脉最多，时时要曲直，不可定放不动。又恐再出窠，时时看顾，不可疏慢。宜用接骨膏、定痛膏敷贴夹缚。凡妇人腿骨出，进阴门边，不可

---

① 内踝：今名"胫骨内踝"。
② 外踝：今名"腓骨外踝"。

用脚踏入，用凳一条，以绵衣复上，令患者于上卧，医以手拿患人脚，用手一撙，上在好脚边上去，其腿骨自入，却用接骨膏、定痛膏敷贴。凡伤下近腿胯阴囊等处，不用通药，但贴不令血荫。凡胯骨从臀上出者，用二三人提定腿拔伸，仍以脚捺送入，却用前等膏敷贴。如在裆内出者，则难治矣。凡脚板上交肟处或挫出臼，须用一人拽去，自用手摸其骨节，或骨突出在内，或骨出向外，须用手力，整归窠臼，若只拽不用手整，便成痼疾，正后用定痛膏、接骨膏敷贴。凡四折骨用正副夹缚，六出臼则以布包，不必用夹，手臂骨与足同。又手足筋脉最多，时时要曲直，不可定放，又时时看顾，恐再致出臼。

《陈氏秘传》云：两踝骨脱而脚蹒跚者，复合奠如前，用杉木皮二大片，向小腿下起至脚底为则。其杉木皮对踝处各挖一孔，一片要箍得踝骨过，一片要托得踝骨过。又用杉木皮，从足趾下起，至胫后折转直上，夹住后胫，要留两边弦，可以折转夹上。再用小片杉木皮四五片如指面大，编作栅栏样，夹住胫骨。面前所用杉木皮，皆用纸包油透，如法用绳绑，踝上两部，脚底下两部，其脚底仍用布兜，前系于膝下，使脚掌不直伸于下也。又令时时屈伸，日服活血住痛散。

耀山云：足髁骨者，犹手之有腕骨，虽分内踝、外踝，合骨、核骨之名，然合与核同音，内外同一致也，居于小腿之下，脚板之上，交接处是也。若挫出在内侧、在外侧，非向前、向后也。余家传捷法，整拽并施，令患者坐定，以突出之足垂下，另倩一人，将膝胫抱住。如患在左足，骨向内侧突出者，医人用两手将患足辩起，上面两大拇指按在骨陷处，下面八指托在突骨处，以两手掌撅在患足跟跗之上，两手托起，两掌撅落，略带拽势，并齐着力一来，无有不入窠臼矣。如骨突向外侧者，令患人侧转，突骨向下，用前法揣入。右足治同。如骨碎者，应用夹缚绑扎。如仅出臼，揣令归原后，贴五香膏，外用布裹，亦足以固，不必夹缚也。

跗　　骨①

《医宗金鉴》曰：跗者足背也，一名足跌，俗称脚面，其骨乃足趾本节之骨也。其受伤之因不一，或从陨坠，或被重物击压，或被车马踹砑。若仅伤筋脉，尚属易治。若骨体受伤，每多难治。先以手法轻轻搓摩，令其骨合筋舒，洗以海桐皮汤、八仙逍遥汤，贴以万灵膏，内服舒筋定痛之剂及健步虎潜丸、补筋丸。

《准绳》云：凡手脚骨被压碎者，以麻药服之，用刀刮去骨尖，或用剪刀剪去骨锋或粉碎者去之，以免脓血之祸，后用大片桑皮，以补肉膏或定痛膏糊在桑皮上，

---

① 跗骨：古今同名。

夹贴骨肉上，莫令不正，致有差错，三日一洗，勿令臭秽，徐徐用药调治。

趾　　骨①

《医宗金鉴》曰：趾者足之指也，名以趾者所以别于手也，俗名足节，其节数与手之骨节同。大指本节后内侧，圆骨努突者，一名核骨，又名覈骨，俗呼为孤拐也。趾骨受伤，多与跗骨相同。惟奔走急迫，因而受伤者多。治法与跗骨同。

耀山云：按《部颁骨格》：手指骨、足趾骨并三节，而足大趾与手大指皆二节，其足小趾亦二节，与手不同。

《选粹》云：足趾骨碎断者，治法与两手指骨同。一云：手足指骨扑跌或刀斧打碎，用鸡子黄油润之，次掺封口药，外以散血膏敷贴，绢片缚定。如咬伤者，用泽兰散敷之。

跟　　骨②

《医宗金鉴》曰：跟骨者足后跟骨也，上承骺辅二骨之末，有大筋附之，俗名脚挛筋，共筋从跟骨过踝至腿肚里，上至腘中，过臀抵腰脊至项，自脑后向前至目眦，皆此筋之所达也。若落马坠镫等伤，以致筋骨拧转向前，足趾向后，即或骨未破碎，而缝隙分离，自足至腰脊诸筋皆失其常度，拳挛疼痛不止，宜拨转如旧，药饵调治皆同前法。

《外科心法》注云：足跟俗名脚挛根，若汗出涉水，远行伤筋，而成红肿紫痛，日后溃破，脓水淋沥，状如兔咬。《经》云：兔啮状如赤豆，至骨，急治，迟则害人。盖谓毒之深恶也。此处属足太阳膀胱经，穴名申脉，即阳跷脉发源之所，又系肾经所过之路。如疮口久溃不合，阳跷脉气不能冲发，肾气由此漏泄，以致患者益虚。初起宜隔蒜片灸之，服仙方活命饮加肉桂、牛膝，溃后宜补中益气汤、人参养荣汤、桂附地黄丸，余按痈疽溃疡门治之。海藏云：兔啮久不收敛，用盐汤洗之，白术研末撒之，两日一易，谨戒一切劳碌，即效。

耀山云：此证多在肾虚好色之人，稍有损伤，即成肿毒，溃后鲜有痊愈，沥尽气血而殁。其病虽因虚损而生肿毒，总由磕碰伤损筋骨而成，故引此以备参考也。

---

① 趾骨：古今同名。
② 跟骨：古今同名。

治验[①]

耀山云：治验者，言治病而已效验也。曷为而记之。盖是科有用方药而验者，有用手法而验者，不可以一例论也。若使方药，苟能熟读《内经》《本草》，即可挈其领而知其要。若讲手法，设非世传秘授渊源，无以得其巧而通其元。吾于前论已详细言之，究于根底有所未尽，兹特检家藏医案，见有症之险异，治之便捷，可为是科进一解者，录取数条，补前人之未备，为后学之前驱，区区之心如此而已，修辞之鄙倍非所计也。

一幼女，年甫十二，遇暴斫伤囟门，血流不止。治者用桃花散、铁扇散、封口止血等药，俱不能止，创口血水仍如汤沸，浡浡而出，诸医束手，延予治之。予忆《金鉴》有用熨斗榆树皮灸烙之法，又思乌毡亦能止血，遂取乌毡帽一顶，于炉上烤之极熟，令戴于伤处，紧紧包扎，血即止。俟女稍苏，进人参紫金丹，后服八珍汤补气血调脾胃之剂，外贴太乙膏，掺花蕊石散，医治二月而愈。大凡金疮血涌不止者，因气血大泄，疮口僵冷，必温暖之而后合，用热毡帽亦熨烙之遗意，诸医各药非不能止血，予独奏效者，总以坚缚紧裹得法也。

一比邻兄弟争殴，厨刀斫伤顶心偏左二处，劝者亦被斫伤囟门额角二处。予急赴看，二人帽俱破，发辫俱断，伤非轻浅可知。即用古方桃花散渗上，止其血。后三日以地葱煎汤洗去污血，复用剪刀剪去近伤处顶发，用花蕊石散掺之，太乙膏盖之，一日一换药，内服补血祛风之剂，满月皆愈。异哉！致命之处，受致命之伤，而不死者几希。

一老妇年六旬外，因呵欠脱落下巴，请先君子上之，数日复落，适先君子外出，予往上之，后又时常脱落，七八次矣。先君子曰：此乃气虚不能收束关窍所致，须内服汤剂以奏其功。若全恃手法，即用带子络住，终无益也。授以补中益气汤，加归、芍兼养肝血，四剂果愈，不复脱矣。

一七龄幼女从楼窗堕地，颈骨缩入腔中。众医不敢动手，最后请先君子往视。先君子急用右手兜其颈，左手握其发，徐徐拔而出之，内服鸡鸣散，外贴五香膏而愈，众医叹服。

一邻友晋京会试，途次车复压断肩骨，即饭匙骨也。是时医药两无，幸同伴粤人带有嵌岣丸，服之稍安，迨后触之则痛。到京日求予药，授以自然铜、地鳖虫等

[①] 治验：本节中所用有方剂名的方剂和药物，均可在卷之七、卷之八、补遗中查阅，故省注。

接骨药，服之全愈。然肩骨又出不能合缝，惜初跌时无人凑合平正，夹缚完固，遂成痼疾，尚能持笔作文，亦一幸也。

一车户骑牛堕地，肩骨出髎，倩予上髎。缘无器具，又无旁人帮助，予用肩凑其腋下，一掮而入，手能举动矣。惟青肿不消，因居海边，取药未便，用葱捣烂炒热罨之，肿退青消而愈。

一少妇归宁，刚抵母家，车复坠地，肩骨跌出髎外，手不能举，举家失措，耳予名，因就予医治。奈娇幼羞涩，手法难施，遂令伊母紧抱，坐在椅上，用布搭连一条，一头系住其手，一头从槛下穿过，隔屋牵之，又以布尺击其搭连，如弹棉花然，俟妇心不提妨，猝用力拉之，骨入髎矣。外贴跌打膏药，内服活血行气等剂而愈。

一青年幼妇因攀高取物，两手举而不下，想必出髎使然，究属罕见之症也。请先君子下之。无如患妇娇羞异常，碍难动手，因暗嘱其家人，代为多系单裙而出，用阔带绑于庭柱之上。向妇吓曰：此症乃筋之病也，虽然在肩，其患在腿，必须脱去裙子，用针挑之，可期手下病除。家人唯唯，而妇不允。初则解其外裙。妇曰：宁可成废，切勿动手。继将解其内裙，妇亟狂呼求免，忙作迎拒之状，而两手已齐下矣。其家人曰：先生药不用，手不动而病除，具奇人也。先君曰：治病如行军一般。兵法云：欲击东而先攻西。今则欲刺其腿而肩患自瘳矣，何奇之有。

有两友赌力，手挽手而拗之，用力过猛，一友臑骨砉然有声而断，即大手膊骨也。于是伤者痛而欲绝，致伤者危不自安。予曰：无惧，只费予一张膏药耳。遂将断骨按捺平妥，以五香膏贴之，外用纸包，厚箆周围夹缚，匝月既愈，而二人相好如初。

一少年与人角口，被铁鍪划伤臂膊，围圆四寸，斜长七寸有余，色如猪肝，红筋外露，见者骇然。即用桃花散敷之，以帛紧裹之，三日后换贴太乙膏而愈。此仅皮破以致脉膜外见，而筋肉未伤也，故速效。

一患者夜卧新木柜上，因取溺器堕地，擦伤臂膊，微有血瘾皮破而已，而痛则彻骨。他医以清凉败毒等膏敷贴，创仍腐烂，经年不愈。予换以跌打膏药贴之，未满月脓行腐脱而愈。此乃皮虽微伤，而肉已挤碎，瘀滞作祟也。大抵斫割等伤，血虽流而肌未损，非比磕擦等伤，虽不见皮破血出，而内有肌糜肉烂之患，必须去瘀生新，热药行之，方能获效。如清凉败毒之药，岂能瘳乎。医者审焉！

一予表弟十二岁，从学堂归家，被桑枝绊足跌仆，垫断臂骨，不红不肿，亦不甚疼痛。按其骨处，乃斜断也，为之接正其骨，用长样膏药裹贴，以纸包箆片夹定，再用布带如法宽紧缚之，年轻不肯服药，劝吞接骨丹数粒而愈。

一石工砌石堦，大拇指被石压扁，骨已碎矣，痛苦莫可言状。适予在乡探亲，未携医药。主人问予是患作何治法。予曰：不难。遂命觅取花椒研成细末，以红砂糖熬稠成膏，拌入椒末，嘱令主人将石工抱住，亦不顾其疼痛，急持其指搓圆，以椒糖乘热厚涂指上裹之，以布紧紧扎之，疼痛遂止，不脓不肿，旬日而愈。主人曰：是药出于方书否？予曰：药之贵者犀角、牛黄，药之贱者鼠屎、马勃，不拘贵贱，皆有用之药也。然庶民之家用药，一则取其贱，二则取其便。椒性辛热，辛能散，热则行，《纲目》云：开腠理，通血脉，可作膏药。糖味甘寒，甘能缓痛，寒能除热。凡损伤者，未有不瘀滞而热痛者也。方虽杜撰，药则对症，今获其功，即可称为椒糖膏也。又恒见杭州捶锡箔者，每伤拇指，以青麻片缚之而愈。按麻性破瘀活血，亦取其贱其便也。大凡能察其性，得奏其功，何往非药，岂必尽出于方书，而后始能用耶。

一予族叔因劝相打，中指误被咬伤，痛不可言，次日肿胀而发木。彼以小患，漫不经意，劝伊觅童便洗之，用人粪涂之，又嫌脏而不肯涂。予曰：此患虽小，痛连五内，况齿有热毒，其害甚大，若不遵方早治，性命攸关。彼始悟而日日涂之，晚间以热童便浸洗，五日后肿少退而溃，换贴太乙膏数张，追腐去新生而始愈。

一予弟妇因剖石首鱼，刺伤食指甲缝，溃烂经旬，予初未知之也，将腐至节，鱼骨尚在而色黑，始以告予。予急令连甲剪去，以葱汤洗净，用蚕茧壳纳太乙膏套之，收敛而愈。此症若早治，可不至此，既至此矣，若不急为剪去，势必蔓延过节，一入手掌则不可救药矣。噫！莫谓患小而不早为医治，世之辗转殒命者不少矣。

一邻居业箍桶者，初学持斧，食指半节斫落，彼拾落指凑于伤处，求予接。予曰：微断者可接，今已一丝不连，岂能接乎？彼曰：果木之树尚可移接，医案中应有接指之方。予曰：人非草木可比，古方虽有接指之说，总不能医断落之指，即用桃花散止住其血，亦不脓溃，二十日收敛生甲而愈。或曰：如此险症，何愈之速，又能生甲也？予曰：咬伤者有齿毒，刺伤者有刺根，此则无毒无根，故愈之速也。又留有甲根，故能复生，然略湾小，不能如初也。

一王姓屠牛为业，与邻朱姓角口逞忿，王持牛刀戳朱，腹破肛出而殒。王避匿，寻潜回，捕觉往拿，王闭门以厨刀自刎。捕者破门而入，见王晕仆，血流殷地。众各惶悚，延医莫敢下药，捕者以金丝细烟窎之，与饮，则口入喉出，始知食喉破矣。报官赴验毕，饬官医调治，两月而愈。定谳后，发配湖北，不知所终。此虽非予医痊，然与彼居不远，目睹其事，可以为法，故说在咽喉条下，而此复详叙之。

一予表叔与人玩耍，互相扭击跌扑，以致折断左肋二条，骨尖外突，身难转侧，号痛不食。予以手从背后向前抱之，一手按其不断之右肋，一手按其已断之左肋，稍以予胸对其脊背挤之，将左边断肋按捺平正，与右边好肋同。然后用膏药贴之，膏外用旧硬棉絮二层护之，再用细光布周身裹之三匝，又以宽带紧紧缚之两道，卧则以高枕承之。内服破瘀清热等剂，加以生猪肉片，十余剂始能食，间服接骨紫金丹，后以健脾活血调气等药服之，三月而愈。大凡肋骨折断，若形瘦者摸而知之，肥胖者难明，如陷入者伛偻难仰，突出者身难转侧，必须察其病形以施手法，庶无错误。

一小儿夏月就浅池裸浴，习泅甚乐，忽被缸片割破肚皮，肠出在外。他医千方百计，肠不能入。时小儿仰卧在绳床之上，予即用大麦煎汤，俟稍温，喷润其肠，令人对持绳床之边，左右抬而摇之，其肠徐徐而入。用桑白皮绒为线，缝合肚皮，外掺花蕊石散，内服润肠滑剂，弥月之后，破处两边渐渐生长而合。大抵病无常形，方皆死法，要在临机活变，触类旁通，斯为法生法矣。

一雇工，主疑其有奸，形于颜色。雇工恐虑祸及，将势剪落，明其诬陷。后溃烂疼痛难忍，叩予求治。予令其觅剪落之势，煅灰用酒冲服，未尽剂而愈。又一僧人，地方上亦疑有奸，僧制势自明，愈后惟溺管闭小，仅容一线之宽，小便滴沥甚艰。如用药线用刀制，是再伤之也。因忆铅珠能穿耳孔，开石女窍，遂用黑铅作针纤之，不旬日而大通。

一患者醉后与人争殴，肾囊扯碎，两卵落在裆内，急倩予治。将肾丸托入，用桑白皮绒线缝合，掺以花蕊石散。四五日后，讵患者不谨，动怒胝张，以致睾丸复脱。用病水洗去脓污，线缝之处皆已腐烂，再无可缝之地。方踌躇间，忽忆金溪氏游刀伤，用壁钱贴之而愈，遂令人复将睾丸托上，觅壁钱层层贴之，掺以生肌收口之药，服以疏风利水之剂，并戒以少动大怒，调理两月而平复。

一某因自不检，寅夜摘人桑叶，被守者觉而逐之，心慌堕地，肾囊被树枝钩住，裤亦破矣，身卧地上。守者疑其跌死，持灯视之，讵知两丸夹在树叉内，以筋连络牵挂，如瓜之藤蔓也。守者恻然，将睾丸取下，筋即缩上，纳丸于囊，以破裤裹兜而释之归。某就予医，予遵法缝而治之，四十余日而愈。或有问予曰：致命重伤而能苏者何也？予曰：幸睾丸未碎，而筋未断故也。

一商从粤至闽，海上遇盗，斫伤脊背，溃烂数月，百药不效。问其受伤之因，称遇盗时，心惊胆裂，初不知盗用刀背斫伤，破而后腐，盖有瘀未消之故也。先用五香膏贴之，瘀肉渐化成脓，次用太乙膏以生其新，并服健脾胃等药，未满月长肉成痂而愈。

一兵堕马闪腰，非特不能转侧，更且声咳皆疼，予用疏风散气破瘀活血之剂而愈。凡坠堕者，百骸皆振，五脏俱动，有血不瘀而气不滞者哉。若专从血论，乃一偏之说也。虽云坠堕瘀血必归于肝，然肝藏血，肝亦主气，欲破其瘀者必先理其气，欲补其血者必先养其气也，所以古方有鸡鸣散、补血汤等法也。

一儒者过桥石滑而蹲坐，垫伤尾骶骨，腰疼不能转侧，胯痛不能步履，伤处壅肿。予用四物、桃仁、苏木、陈皮、甘草等药，以疏其风而调其血，又用大黄、白芷、皮硝煎汤熏洗，以散其壅肿，后贴五香膏而愈。

一受杖者就予医视，其臀赤而肿，令其用烧酒调雄黄刷之，干则润以烧酒，又禁其不可近内，未三日，赤消肿退而愈。按烧酒性热，散瘀而消肿，雄黄性寒，破血而败毒，阴阳调剂，瘀行血话，故愈之速也。又一患者受责后三日而殁，闻之其人素不信医，亦不知禁忌之故。

一粮船水手堕跌跪内，腿骨出髎，痛苦万状。予适北往，运丁张某求予整治，遂令患者卧于天棚上，以布缚两足，系于桅索上，令人扯起，患者则倒吊矣。予用手按捺入髎，放下即能步履也。惟伤处微痛，大便不痛，此瘀血作患，无他害也。外用膏药散其瘀注，内服桃仁承气汤通其积聚，未旬日而愈。

一宦家爱姬，年可十七八，下楼堕地，左腿骨脱出在外。宦素稔先君子，急命舆舁去。尔时手法固不可施，吓法亦恐难使，遂令铺重茵于密室，扶姬席地而坐。倩一仆妇坐于身后，两手揽胸抱住，用小布带系住患足，穴壁于别室，先君子自引之，稍稍用力将布带牵引，则娇声骇耳，计无所出。时先君子手持鹤羽扇一柄，踱过密室，向患者一掬，姬含羞急缩，不觉腿骨已入髎矣。遂用光细布一尺，摊五香膏四两贴之，不服药而愈。凡用膏药，贴内伤宜重而厚，贴外疮宜轻而薄，徐大椿《医论》①已详言之矣。

一日郊游，见少年卧地呻吟，予问其患何疾苦？答云：乘骑驰骤，马惊而堕，腿疼不能行耳。予按其腿，骨髎脱矣。予就地对卧，以足踏其臀尻，两手扯其足胫，用足举去，以手拽来，则入髎矣。少年忍痛而起，作揖而谢，缓步寻马而归。予始悟病有千端，法无一定，随机应变，见地使宜。即如此症，泥旧法而倩多人，不特辗转维艰，抑恐迁延致重，欲顷刻起立得乎。嗣后以此法治人，甚为便捷。

一农妇因搭蚕架堕地，腿骨跌出胯外，不能步履。先君子置有大槌二柄，一实一虚，实者以檀木为之，重三十余斤，虚者以牛皮为之，轻至一二斤。先将重者放于患前，铿然有声，遂令患妇侧卧于地，患腿在上，一妇按住其身，又将患足用褡连布缚住，着人在隔屋拽之。暗地令将槌重者易之以轻，持高向脱髎处，击而吓之。患妇心慌胆怯，筋骨作紧，亦不知痛，腿骨入髎矣。外贴散瘀活血膏药，内服调气行血等剂，半月后步履如初。

一耕者牧野遇雨，骑牛过桥堕地，膝盖骨跪碎矣。先君子以手按之，窸窣有声，捺正平妥，用跌打膏药贴之，外加篾究箍住，四角以棉带绑缚，内服接骨丹，调治百日而痊。后年余因登高复跌，膝骨又碎，彼虑重伤故犯，恐成痼疾。先君子仍用前法治之，如期完好，竟无别恙。皆由手法之纯熟，方药之精良，故能屡屡奏其功也。

---

① 徐大椿《医论》：徐大椿，字灵胎，又名大业，号洄溪老人，江苏吴江人。清代著名医家，著作较多，《医论》即《医学源流论》之简称，此外尚有《医贯砭》《难经经释》《兰台轨范》《慎疾刍言》等。

一邻贾与人争值致殴，小腿胫骨被击而断。予按上下断如截竹，凑对整齐，用膏固贴，遂加夹缚，外以布袜盛米挤住，勿使游移摇动，五日一看，十日一换，内服活血去瘀接骨等药，未满两月，而能行步完好如初，愈之速者，惟斯一人而已。

一兵部书吏之妻，年四十余矣，因穿尖跷木舄，下堦泼水致跌，胫骨折断，骨尖破露，血流无数。彼部同事者，皆吾郡之亲友也，辗转相邀，请予整治。予先用马屁勃止其血，次则整其骨，贴以上海膏药，外裹以布。缘北方少竹，用柳木签四根，以纸裹之，绑其四围，用阔带三道缚之。内服四物汤加益母草、续断、川牛膝，煎好冲自然铜末，四剂后用补血活血药而愈。此症因出血太多，故用补如此。

一少妇年仅十九，因遭洪水，屋内成渠，以门扇搭阁而居，半月有余，以致足挛。水退地滑，未及开步，身早跌仆，右足踝骨拗出在外。其家倩予上髎，不便着手，急令着其夫之妹，然后动手而揍入之。时妇有孕三月，腹痛便秘已四日矣。此乃妊娠蓄血之症，用四物汤加大黄酒制治之，通利而愈。汪䚻庵①先生诀曰：妇人妊娠若蓄血，抵当桃仁莫妄施，要教母子俱无损，大黄四物对分之。古人之言，信不诬矣。

一武生学飞腿，偶有犬过其旁，腿起一弹，犬则无恙，足跟伤矣。初则青肿，继而溃烂，百治不效，将及半载。予曰：此乃肾虚也。谚有之曰：伤筋动骨，一百廿日。指最重而言者也。此久不愈，非虚而何。《经》曰：壮者气行则愈，怯者着而为病。宜大补肝肾之剂治之。彼不见信，仍服治损伤行气破血之药，溃烂年余，沥尽气血而殁。又一僧久匿尼菴，觉者围门欲捉，僧越后墙而逸，跌伤脚根，溃烂三年而殁。此名兔啮疮，皆患于好色肾虚之人，故无起者，否则稍为敷治，即愈矣。

一邻居因摘木莲子，失足堕地，昏不知人，与死无二，舁回请先君子救治。众曰：人已僵矣，无能为也矣。先君子按其心坎尚温，将患者扶直，屈膝跌坐，令人握持发辫，勿使倾倚。因无别药，忆及宣和时，国医治打秋千堕地女子，用苏合香丸，火上焙去脑麝，以黄酒研化灌之之法，治之逾时始呻吟。幸其年力强壮，又无磕碰伤损，投以行气破瘀通利之剂，调理半月而愈。

一友赴武试飞骑习射，堕马昏不知人。予适在场，仓促无药，遂抱而抖擞之，举耸十余次，始能言。又以手拍其背，使气血流通，少时遂能行矣。后用嶆峒丸一粒，酒调服，通利而愈。大抵骤惊猝堕，与溺水、自缢相仿佛，经脉已失其常度，气道闭塞而不通，若俟迁延取药而后医，救无及矣。故拯溺者反负疾行，救缢者急捶其背，亦有苏者。然从高坠堕，又要看其有无磕碰垫矼等物，如仅从高坠堕，气

---

① 汪䚻庵：名汪昂，字䚻庵，安徽休宁人。清代著名医学家，著《医方集解》《素问灵枢类纂约注》等。

闭昏迷，先用手法，次以药调，罔不效也。

一木匠造楼搭架，堕地即死。后检周身并无伤痕，细细查验，惟少一睾丸。凡人跌堕，无不心惊胆裂，阴子必缩入腹，则无救矣。设使初堕时，或拍其背，或挽其肾，或用半夏末吹鼻，或用热童便灌口，或者可望一线生路，惜乎无见及之者。

一棚匠从二丈多高跌落堕地，并无重伤，竟能行走取药。予问其故。答曰：将堕地时，同伴用力横斜一推，势则缓矣，故不甚碍。若正向接抱，则二人俱伤也。予与鸡鸣散三服，通利而愈。

一泥死匠某适修予寓，时因雨后苔滑，从檐堕落，端坐于地，面如尸厥，口不能言。予急用掌重拍其背四五下，始能言语。旋服通利药，泻出瘀滞而愈。后见袁子才作《徐灵胎先生传》云：有拳师某与人角伎，当胸受伤，气绝口闭。先生命患者复卧，奋拳击其尻三下，遂吐黑血数升而愈。大凡骤逢击坠，无不血凝气塞，或拍或击，散其瘀而通其闭，可立苏矣。夫两人受伤虽不同，而用手法略相似，均可为则，故并录也。

一僧修屋堕地，墙边刀头戳伤脚底，血流不止。适予在花坞树雪林菴抄书，求方于予。仓卒无药，予取门档灰掩之，血止痛定结㾏而愈。后读医案，此法与温州僧人用门扇上撻尘者方同。又古人用楹①尘者，亦此法也。

① 楹（yíng）：厅堂前部的柱子。同"楹"。

卷之七

用药总论

耀山曰：伤科血病，四物汤为君，失亡补益，瘀滞攻行。盖闻内蓄不散，治分三部：上宜犀角地黄汤，中必桃仁承气汤，瘀在下者，抵当汤通利。外感有邪，医随四季：春用五积散、香苏饮，夏以五苓散、香薷饮，秋拟藿香正气散冬则双解散。且如损伤发热，须别阴阳，阴虚者当归补血汤，阳衰者四君子汤、加附子、生姜。挟表体疼，虚实宜详，形实者疏风败毒散，气弱者羌活乳香汤。初患之时，审症择方，瘀凝昏愦者花蕊石散，痰迷心闷者苏合香丸，血瘀泛注者葱熨法，亡血过多者圣愈汤，烦躁而不眠者加味归脾汤，眩晕而呕胀者六君子汤。三五日间，变症多端，喘咳者参苏二味参苏饮、十味参苏饮，口渴者竹叶石膏汤、竹叶黄芪汤。血热发躁仍用当归补血汤，气虚下陷补中益气汤升提，胃火作呕加栀芩清胃散，寒凉克伐六君子汤补脾。过此之后，更宜调理，呕吐黑汁兮百合散加味、芎归汤，肝火炽盛兮加味逍遥散加剂，血蕴内呕兮四物汤加柴胡黄芩，元气虚脱兮人参独参汤味。或以筋骨作痛，肝肾之伤，六味地黄丸。肌肉作痛，荣卫之滞，复元通气散。火盛而痛，小柴胡汤、加栀子、黄连。湿痰为祟，二陈汤加味。头痛兮当归补血汤、安神、补中益气汤，胸痛兮四君子汤、四物汤、归脾汤。然腰痛者，瘀留血沥，破血散、舒筋散，虚者四物汤，实者桃仁承气汤。而阴疼者，白津便淋，小柴胡汤应；肝经郁火，加山栀、黄连、生军。即如胁肋胀疼，分其通塞，不通者瘀聚，复原活血汤。便通者肝火，小柴胡汤。栀子、青皮。下后腹痛，察其阴阳，阳伤者恶寒，十全大补汤济。阴伤者发热，四物汤、加白术、人参。若夫秘结者润肠丸、导滞汤，血虚便秘者玉烛散调和，作泻者清暑益气汤、清燥汤，肾衰脾泄者破故纸、肉果。青肿不溃皆虚弱，外熨内托。新肉不生因亏乏，峻加温补。至于破伤风分表里，发痉又辨柔刚，柔饮白术汤而刚则葛根汤，表服羌活防风汤而里用大小芎黄汤，羌麻汤疗表里之和剂，玉真散医是症之总方。始终秘诀，养血理伤。短句义难尽悉，当于长篇究详。

伤损论曰：去伤损必须求其源，看其病之轻重，审其损之浅深。凡人一身之间，自顶至足，有斫伤、打伤、跌伤及诸刃伤者皆有之。凡此数证，各有其说，有当先表里而后服损药者，为医者当循其理治之。然医者意也，不知意者，非良医也。或者禀性愚昧，不能观其证之轻重，明其损之浅深，未经表里，先服损药，误人多矣。有因此痰涎上攻，有因此大小脏腑闭结，差之毫厘，谬以千里，所谓医不三世，不服其药，信哉。

刘宗厚曰：打扑金刃损伤，是不因气动而病生于外，外受有形之物所伤，乃血肉筋骨受病，非如六淫七情为病，有在气、在血之分也。所以损伤一证，专从血论，但须分其有瘀血停积或为亡血过多之症。盖打扑坠堕，皮不破而内损者，必有瘀血。若金刃伤皮出血，或致亡血过多，二者不可同法而治。有瘀血者，宜攻利之。若亡血者，兼补而行之。又察其所伤，有上下、轻重、浅深之异，经络气血多少之殊，唯宜先逐瘀血，通经络，和血止痛，然后调气养血，补益胃气，无不效也。

《证治准绳》用药诀云：凡树木压或自高处颠下者，此等伤皆惊动四肢五脏，必有恶血在内，专怕恶心，先用清心药、打血药及通大小肠药次第服之，临服时加童子小便入药内立效。如专用通利大小肠，恐作隘塞，利害之甚。要先清心而后通利，自然无昏闷烦躁，无恶血污心等患，以次用止痛药服之即止，或二十五味药加减用之。

凡跌扑伤、刀石伤、诸般伤至重者，先服清心药，次服童子小便，再服去血药。或被伤而血未结，打从疮口出者。或结在内，用药打入大肠，即时泻出者。或结在外，用药打散者。或归上膈，打从口中吐出者。则用姜汤、灯心汤调二十五味药服之，薄荷汤亦可。

凡打扑伤损，折骨出臼者，便宜用何首乌散服之。若发热体实之人，用疏风败毒散。若恶寒体弱之人，用五积交加散。后用黄、白、红、黑四种末子及活血丹、补损丹等药调理。

凡折骨出臼者，不宜用下瘀血之药及通利大便之药，只宜疏风顺气，和血定痛，补损而已。

凡打扑砍磕，从高跌堕，瘀血攻心，不能言语者，用独圣散及破血药，下去瘀血，即能言语，次宜临证详治之。

凡打扑跌堕，伤于胁下，瘀痛不可忍者，先用破血药及独圣散，次以复元活血汤调理。

凡打扑跌堕，损破皮肉，紫黑色者，先用破血药，次用独圣散，又次用清上瘀血汤、消下破血汤。

凡打扑损伤，呕吐恶血汁者，先用独圣散，次用百合散，又次用生料四物汤加硬骨牛乳根，加减调理。

凡打扑刀斧斫磕等伤，破皮损肉，血出去多，头目眩晕者，先用川当归、大川芎煎水服，次加白芍药、熟地黄、续断、防风、荆芥、羌独活、南星煎水，加童便和服则可，不可用酒。如血出少，内有瘀血者，以生料四物汤一半，独圣散一半，煎水服。未破皮肉者，加酒和服。

凡打扑刀斧斫磕，成伤破风，痛不可忍，牙关紧急，角弓反张者，用生南星、防风等分为末，米泔调涂患处。又用热酒、童便各半调，连进三服即苏，次用疏风败毒散调治之。

凡刀斧斫磕伤，破阴囊皮者，先服独圣散，次服止痛药。内有瘀血者，用破血药。

凡刀斧伤破肚皮肠出者，先用清心药加童便和服，及用独圣散，次用止痛药。如血出过多，先用当归、川芎水煎服，次加白芍药、熟地黄、羌活、独活、防风、荆芥、白芷、续断，水煎，调乳香、没药末和服之。

凡伤损药中，不可缺乳香、没药，此药极能散血止痛。

凡跌磕闪肭脱臼者，不可使用自然铜，久后方可用之。折骨者宜使用之，若不折骨不碎骨则不可用，修合诸损药皆要去之。用自然铜必用火炼，然新出火者，其火毒与金毒相煽，夹香热药毒，虽有接骨之功，其燥散之祸甚于刀剑，戒之！

凡堕伤内有瘀血者，腹胀满而痛，或胸胁满，宜用破血药、清心药，以通利之，自然而愈。痛不止者，用独圣散服之效验。如更不止者，用止痛药服之大效。

凡金刃所伤，从高跌堕，皮肉破损，出血过多，此宜止痛兼补为先，宜当归补血汤。若皮肉不破损者，宜作瘀血停积治之，先以独圣散，次以破血药，随证加减。续后痛不止者，用止痛药调理。

凡损伤，妙在补气血，俗工不知，惟要速效，多用自然铜，恐成痼疾也。初伤只用苏木活血，黄连降火，白术和中，童便煎服。在下者可下瘀血，但先须补托。在上者宜饮韭汁，或和粥吃。切不可饮冷水，血见寒则凝，但一丝血入心即死。

凡老人堕马，腰痛不可转侧者，先用苏木、人参、黄芪、川芎、当归、陈皮、甘草煎服，次以前药调下红、黑、黄、白四末子及活血丹、补损丹调理。

凡杖打闪肭疼痛，皆滞血证，宜破血药下之。痛不可忍，则伤血故也，宜清心药。更不止，用独圣散。

凡损伤，大小便不通，未可便服损药，盖损药性热，又用酒服，涩秘愈甚。看患人虚实，实者用破血药加木通，尚未通，加芒硝；虚者以四物汤加枳壳、麻仁、桃仁滑肠之类。虚人不可下者，四物汤加穿山甲。

凡服损药，不可吃冷物、鱼、牛肉，若吃牛肉，痛不可治，瘟猪肉、母猪肉尤不可吃，切记之！

凡损药内用酒者，不问红白，只忌灰酒，且重伤不可使用酒，恐反发气，或作腹胀胸满，切记切记！

凡损药其性必热，能生气血以接骨也，更忌用火灸。如敷药不效，服药亦不效。

凡损伤不可服草药，服之所生之骨必大，不得入臼，要相兼君臣药服则可，加温补气血药同煎更妙。

凡打伤在两胁、两胸、两肚、两肋，却用通气通血清心药。又看病人虚实不同，虚者通药须兼补药放缓，且用贴药在前，通药在后。

凡用通药反不通者，后用顺气药，腹肚全无膨胀，服而得安，此为不干血作，乃是气闭不通。如腹肚果有血作，一通便下，亦须以顺气兼之，庶胸膈肚腹不致紧闷，气顺后却用损药。

凡人醉卧跌床下，胛背疼痛，不可屈伸，用损药不效，服黑豆酒数日愈，豆能下气，所损轻也。

凡小儿跌凳角上，用萝卜子煎服愈，亦顺气也。

凡损伤，整时先用热酒磨草乌服一二盏方整。整时气绝，用苏合香丸须苏，未苏以黑豆、防风、甘草、黄连水煎冷服，或苎草擂水服，不可用盐解之。若吐，加生姜汁。

上①皆专科用药之法，人有虚实，不可一律而施。即如末条，整时先服草乌酒，整而气绝，灌以苏合香丸走窜之剂，未苏，又以冷药灌之，若施之气虚之人，惨于加刃矣。惟薛氏法，量证施治，专于内补，可以遵用，学者宜审焉。

耀山曰：内治既明，外敷宜晰。皮开肉绽兮封口药，血流不止兮止血药。筋脉断兮白胶香散，骨髎脱兮跌打膏药贴。万灵膏、接骨膏，治骨节之碎折。消肿膏、抑阳散，治身体之肿凸。坚硬不消，须用回阳膏。肌肉不生，还须太乙膏。若逢脑壳破损，混元膏、定痛膏。如遇眼目青肿，生地黄散可灭。颧腮损伤者含以荜茇散，嘴唇破碎者涂以截血膏。蒺藜固齿散，疗跌磕之斗齿。鸡子皮含护，医咬割之断舌。鼻伤者以塞鼻丹，耳落者以耳缀法。咽喉自刎破，忙将线缝合。杂以鸡绒毛，外掺花乳石散。腹破肠出者，缝以麻缕、桑皮。囊开丸脱者，贴以喜子壁钱、金毛狗脊。箭刺入肉，鼠脑、象牙屑。破伤风患，葱熨法须热。杖疮臀黑，切忌寒凉敷罨。夹棒踵伤，法要破瘀活血。百症千方，概难尽说。谬叙俚言数句，聊为初学之诀。

《证治准绳》云：凡脑骨损伤，皮不破者，用退肿膏敷贴。若皮破肉损者，先用封口药掺之，外以散血膏贴之。若皮破血流者，用止血药掺之。

凡面目伤青黑色，用一紫散敷，或紫金膏贴。伤重者，用补肉膏敷贴。

凡两鼻孔跌磕，伤开孔窍者，用封口药掺伤处，外以散血膏贴之退肿。

凡耳斫跌打落，或上脱下粘，或下脱上粘，内用封口药掺，外用退肿膏敷贴。

凡唇口，刀斧斫磕跌堕等伤，破皮伤肉者，先用桑白皮线缝合，却以封口药涂敷，次以散血膏敷贴，牵住所封之药，不令开落，或用鸡子黄油涂，次以金毛狗脊

---

① 上：原书竖排本作"右"，今改横排排本，故改"上"。

毛，薄挨于外，仍以封口药涂抹之，次日以茶清洗净，掺末药，一日换一次，至八日剪去线，又掺末药。

凡腮颊颧，刀斧斫磕，跌堕等伤，破皮肉者，用封口药填疮口，外以散血膏敷贴。或跌磕损伤，未破皮肉者，用补肉膏敷贴。

凡戏耍误割断舌头，未全断者，用封口药敷，一日换二三次药，七八日全安。

凡齿牙被人打跌砍磕落者，只用补肌散掺之。

凡牙龂跌磕斫伤，牙齿未动者，用芙蓉膏末掺。如齿动者，用蒺藜根烧存性为末，常揩搽之即牢。

凡割喉者，以丝线先缝内喉管，后缝外颈皮，用封口药涂敷，外以散血膏敷贴。

凡手指跌扑打碎者，用鸡子黄油润，次掺封口药末，外以散血膏敷贴。若咬伤者，用泽兰散敷之。

凡胸髓骨有拳槌伤，外有肿，内有痛，外用定痛膏敷贴，内服破血利药。

凡肚皮裂开，用麻缕为线，或搥桑白皮为线，以花蕊石散敷线，须从里面缝，外面皮不可缝，留为掺药，用封口药涂，或补肌散以鸡子清调敷。

凡阴囊被人扯脱者，用鸡子黄油涂，以金毛狗脊毛薄摊于上，次掺封口药，又用散血膏敷贴。

凡阴囊处有青黑紫色肿者，用补肉膏敷贴，或用定痛膏加赤芍、草乌、良姜、肉桂各少许打和，用韭叶捣烂，同药敷贴。如无韭叶，葱叶亦可。仍服利小便药。

凡骨碎断或未碎断但皮破肉损者，先用补肌散填满疮口，次用散血膏敷贴。如骨折者，要接骨膏敷贴夹缚。或皮破骨断者，用补肉膏敷贴。

凡筋断者，用枫香以金沸草捣取汁调涂，次用理伤膏敷贴。

凡用夹，须摊药于纸上平，两头要带薄搭头，搭得不厚不碍肉。平坦者，无高低不均之患。若四岸高低不均，此上便有空缺不着肉处，即生泡。切记之！

凡敷贴接骨等膏药，仍疼痛不止者，可加乳香、没药、枫香、白芷、肉桂、南星、独活等味，各量加些于药中敷贴，其肉温暖，疼痛即住。如刀斧伤者，去肉桂、南星、独活。

凡刀斧伤者，看轻重用药。如轻者，只用补肌散掺；重省，宜用封口药掺，紧缚住。如伤最重者，外用散血膏敷贴。

凡被杖打肿痛而未破者，先用棱针挑出黑血，若已破者不须出血，只用撒地金钱、山薄荷、地薄荷、生地黄、猪狲盱叶、泽兰叶、血见愁，捣烂敷贴。

凡治刀斧金刃打扑，从高跌堕，皮肉破损而伤重者，中间用封口药掺破处，或补肌散亦可，其四边用截血膏箍住，使新血不来潮，此秘传之妙诀也。凡用敷贴等草药，皆要临时生采新鲜者用之有效。如出远路讨不便者，可为末用，然终不及生采者为胜。如无草药讨处，就用君臣药接缚之。

愚按：草药皆本草所载，故并录无遗。倘于穷乡僻壤，亦可选而用之，其效一也。

二 字 药

痹药 凡接骨入臼，先用此药服之，软其筋骨。
猴姜<small>即骨碎补</small>　香附<small>各二钱</small>　草乌<small>钱半</small>　川芎<small>一钱</small>
共为细末，每用姜酒调服。饮醋即解。

麻药 凡整骨取箭头，服之不知痛。
草乌<small>三钱</small>　当归　白芷<small>各二钱半</small>
共为细末，每服五分，热酒下。饮甘草汤解，或白糖汤冷服亦解。

三 字 丸

嵝峒丸 治跌打损伤，瘀血奔心，昏晕不省，及一切无名肿毒，昏困欲死等症。
京牛黄　冰片　麝香<small>各二钱五分</small>　天竺黄<small>三钱</small>　雄黄　阿魏<small>各一两</small>　川大黄　儿茶　瓜儿血竭　三七<small>各三钱</small>　乳香　没药<small>各二两</small>　藤黄<small>二两，隔汤煮十数次，去浮沫，用山羊血五钱拌晒，如无山羊血，以子羊血代之</small>。

以上十三味，共为细末，将藤黄化开为丸，如芡实大，若干稍加白蜜丸之，外用腊封固。内服用无灰酒送下，外敷用茶卤磨调，忌一切生冷发物。

里东丸 此方乃少林僧所传，绅绎是方，都用血肉灵动之药，盖草木具无形之气，不足以治形伤也。五灵脂，受五行之灵气，迅入肝经，用以利气行血，退肿接骨。番木鳖，刑伤者必肿，肿则气凝血死，用以解破处之血热，消形伤之结肿。穿山甲，寓水而食，穴陵而居，用以出阴入阳，走窜经络，迅达伤处。蚯蚓，上食槁壤，下饮黄泉，用以从阳入阴，取蚓毒攻络内之瘀，更取蚓性逐水，解热消肿。四者，功专外消结肿，分两独重者，治伤纲领之药也。黄麻灰，用以破血，利小便，行伤接骨。麝香，通关入肾，用以外通百窍，内透骨髓。乳香入心，《经》言：诸痛皆属心火，用以护心托里，安神定痛。芸香，性燥入脾，用以胜腠理之湿，排脓止痛，强筋骨，生肌肉。古文钱，跌扑损伤者用半两五铢，折伤必然肉败，用以腐蚀坏肉。自然铜性燥破血，用以逐败恶之血。六者，去瘀生新，安神定痛，分两次之，治伤之条目也。草乌，外风袭入破伤之处，即为破伤风，用以祛经之风，从表而出。全蝎，外风袭入，内风必从，用以直攻破损之处，消散内风。二者非防微杜渐，亦折伤中所必有之证也。当归补营血，用以去瘀生新。京墨灰，涩能固卫气，用以生肌肤，合伤缝。二者，各具收成之理。统论全方，虽非控经定证，然其调治折伤之法井井有条，先退肿，后定痛，腐其坏肉，去其恶血，祛其风，活其血，俾经脉流通，则血气调畅，脂膏流着伤处，其骨自接。

五灵脂炒，酱色为度，九两五钱五分　穿山甲炒黄焦，二两五钱　地龙韭菜地者佳，将滚汤泡熟，在日内晒干，不干在火上焙干，不得隔夜，九两五钱　番木鳖用麻油在铜杓内煎滚放在内，约二沉二浮即好，十两　麝香三钱三分　黄麻灰用麻切碎，贮阳城罐内，盐泥封固罐头，以大火煅存性，三两　芸香二两五钱　古交五铢钱火煅醋淬，十七个　乳香去油，一两二钱五分　自然铜火煅醋淬，二两　草乌去皮兴炒，三钱五分　全蝎去尾上钩，一两二钱五分　当归酒洗，一两二钱五分　京墨陈久者佳，火烧烟尽为度，二钱五分

酒糊为丸，朱砂为衣，蜡丸，永久不坏。每丸一钱五分重，好酒送下，清晨服时，先略饮食，然后用药，即下部伤，亦食后服。

玉壶丸　治痰厥头痛眩晕。

生半夏　生南星各一两　天麻五钱　白术五钱　白面三两　雄黄三钱半，水飞

共为末，姜汁和丸，如梧桐子大，每用三十丸，用水一盏先煎沸，下药煮至五七沸，候药浮漉出放温，别以生姜汤吞下，食后服。

没药丸　治打扑筋骨疼痛，或气逆血晕，或瘀血内停，肚腹作痛，或胸膈胀闷等症。

没药　乳香　川芎　川椒　芍药　当归　红花　桃仁　血竭各一两　自然铜四钱，火煅醋淬七次

共为末，用黄蜡四两镕化，入前末速搅匀，丸弹子大，每服一丸，酒化服。

补筋丸　此丸尚治跌扑踒闪，筋翻筋挛，筋胀筋粗，筋聚骨错，血脉壅滞，宣肿青紫疼痛等症。

五加皮　蛇床子　好沉香　丁香　川牛膝　白云苓　白莲蕊　肉苁蓉　兔丝子　当归酒洗　熟地黄　牡丹皮　宣木瓜各一两　怀山药八钱　广木香　人参各三钱

共为末，蜜丸三钱大，无灰好酒送下。

疏血丸　此丸止血开胃。

百霜草三钱　阿胶蛤粉炒成珠　藕节　侧柏叶　茅根　当归酒洗，各一两

共为细末，炼蜜为丸，如梧桐子，每服五钱，早晚老酒送下。

润肠丸　治跌打损伤，或脾胃伏火，大肠干燥，或风热血结等症。

麻子仁一两　桃仁一两，去皮尖　羌活　当归尾　大黄　皂角刺　秦艽各五钱

共为末，炼蜜丸，桐子大，猪胆汁丸尤妙，每服三五十丸，食前白汤送下。

江鳔丸　治破伤风入里，惊而抽搐，脏腑秘涩等症。

天麻　雄黄各一钱　蜈蚣一条　江鳔　野鸽粪炒　僵蚕炒各五分

共研细，分作两份：一半饭丸如桐子大，朱砂为衣；一半加巴豆霜二分五厘，饭丸不加衣。每服二十丸，加有巴霜一丸，二服加二丸，白汤送下，以利为度，再服朱衣丸，病愈即止。

应痛丸 治折伤后，为四气所侵，手足疼者。

破故纸　骨碎补去毛　苍术生用　草乌各半斤　穿山甲去膜，桑柴灰炒，起泡为度，砂炒亦可　舶上茴香炒，各六两

草乌用生姜一斤捣烂淹两宿焙干，与众药共为末，酒煮面糊为丸，如梧桐子大，每服五十丸，用酒或米汤送下，忌热物片时。

三字散

乳香散 治打伤手足，疼痛不可忍者。

乳香　没药各另研，三钱　肉桂五钱　白芷二钱　白术炒　当归炒　粉甘草各五钱

共为细末研匀，每服二钱，不拘时，酒调下。

急风散 治新旧诸疮，破伤中风，项强背直，腰反折，口噤不语，手足抽掣，眼圆上视，喉中锯声，并皆治之。

草乌三两半，烧存性　生黑豆二钱半　麝香五分，另研　朱砂一两

共为细末，每服酒下一钱。如出箭头，内服外敷。

一字散 治破伤风。

草乌　天麻各五钱　香白芷三钱　全蝎一钱　金头蜈蚣一条去头足，炙

共为细末，每服半钱，如发热，茶清调下，发寒，温酒调下，不拘时服。

八厘散 治跌打损伤等症，功能接骨散瘀。

乳香三钱　苏木面一钱　半两钱一钱，制　自然铜三钱，制　番木鳖一钱，油煤去毛　没药三钱　血竭三钱　红花一钱　丁香五分　麝香一分

共为细末，酒服，童便亦可。

又方： 江湖方姓所传，盖亦经验良方也。

土鳖虫焙末　乳香去油　没药去油　血竭各一钱　生半夏大者　当归酒浸　巴豆霜　砂仁　香甜瓜子　雄黄各五分

共为细末，收贮听用，每服八厘，好酒调下，小儿三厘。凡伤损垂危，但能开口，服下即得活矣。

千里散 治破伤风，寒热拘急，口噤咬牙等症。

用行远路骡蹄心，以阴阳瓦火上煅存性，研细，每服三钱，热黄酒冲服。

雄鼠散 治破伤风，邪在表者。

活雄鼠一枚，用铁丝缚绕，阴阳瓦煅存性，研为细末，作一服，热黄酒调下。

星风散 治破伤风表证，能搜风发汗。

南星 防风各二钱五分 蜈蚣二条 江鳔三钱

共研细末，每用二钱，黄酒调服，一日二服。

榆丁散 治破伤风证在半表半里者。

地榆 紫花地丁 马齿苋 防风各五钱

共研细末，每服三钱，温米汤调下。

安髓散 治脑陷头疼。

川芎 白芷 香附制各等分

姜汁和酒服。

固齿散 治牙齿损动。

骨碎补 牡鼠骨煅灰

共研末，收贮听用。

住痛散 此药辛香，治气壅疼痛。

杜仲 大茴 小茴

等分共为末，每服二钱。

止血散 此药止血生肌立效。

狗头骨灰 黄丹 密陀僧 血竭各一两 石灰二升，生地黄、青蒿二汁和作团，火煅赤，研

共为末，遇伤处敷之。

消风散 此陈氏治跌打损伤之开手方也，用者审之。

人参 防风 川芎 厚朴 南星 半夏 桔梗 肉桂各一钱 当归 黄芩 白芷各二钱 羌活 独活各钱半 柴胡七分 甘草三分 加童便煎服。一方多蝉蜕钱半，僵蚕二钱。

定痛散 治跌打扑伤，定痛消肿，舒筋和络。

当归 川芎 白芍 官桂各一钱 山柰三钱 升麻 防风各一钱 紫丁香根 红花各五钱 麝香三分

共为细末，老葱汁调合敷患处，再用灸熨法，其方在后三字法。

舒筋散 治闪挫血沥腰痛。

玄胡索 当归 桂心

三味等分为末，每服二钱，温酒调下，空心服。或加牛膝、桃仁、续断亦效。

七厘散 治跌打损伤，骨折筋断。重者先用烧酒服七厘，不可多，再用烧酒调敷伤处，轻者只须轻敷伤处。如金刃割伤，及割断食嗓，血流不止，急用此药干掺，不须鸡皮包扎，立即止血定痛，真有起死回生之效。方出京都汪顺之、同仁堂二家。

方进士七厘散：用土鳖虫煅研为末，酒服。

血竭三两二钱　儿茶八钱　乳香　没药　红花各五钱　片朱砂四钱　麝香　冰片各四分

上药研极细末，和极匀，用瓷瓶收贮，黄蜡封口，端午午时试制更妙，药虽平淡，功极神速。

四圣散　治跌打疼痛等症。方系陈风占先生口授。

草乌　白芷　山柰　当归

等分为末，量人强弱，或八分、一钱，酒下，慎毋多服。

铁扇散　此方盖明大中丞德，得于山右卢医。

老材香即山陕等省，年久朽棺内松香、黄蜡，谓之老材香，如无，以陈年石灰代之　寸柏香即里松香　松香各一两，与寸柏香同熔化搅匀，倾入冷水，取出谅干　象皮五钱，切薄片，焙黄色，以干为度，勿令焦　龙骨五钱，上白者生研　枯矾一钱

以上六味，共研细，贮瓷瓶内，遇有刀石伤破，用药敷伤口，以扇向伤处搧之立愈，忌卧热处。如伤处发肿，煎黄连水用翎毛蘸涂即消。

臭科散　王寅东传，接骨。

臭科子一名钻地风草，用条上嫩皮，焙干，研细

每服空心酒调二钱即愈，遍身俱伤者二服亦愈。此草即今人地界沟边所植者，丛生高四五尺，茎粗如指，叶似绣球花叶。

慈云散毕峻功　治跌打损伤，接骨回生，及痈疽疗肿大毒，初起即消，已成即溃，功效如神。

番木鳖　川乌　土鳖虫　鹿角煅，各二两　穿山甲一两六钱　明天麻　草乌　川芎　升麻　当归尾　闹羊花　生香附　僵蚕各一两　蜈蚣　斑蝥各四钱

上各制毕，研极细末，重者服一钱，轻者用六分或八分，俱用无灰酒调服，盖被取汗，不可见风，必须汗干然后出帏幙。

急救散周鹤仙方　治跌打损伤。

当归尾酒洗　自然铜醋制七次　桃仁去尖　红花各七钱　陈麻皮三钱　土鳖虫酒洗浸焙，五钱　骨碎补酒蒸　大黄各二钱　乳香去油　没药去油　老鹰骨　血竭朱砂　雄黄　麝香各五分

以上共为极细末，收贮勿泄气。如遇跌死打死，尚有微气者，用酒调二厘，入口即活。如骨折瘀血攻心，用药八厘，酒灌之，其伤自愈，神效之极。

调气散　治昏晕者，以淡盐汤灌醒，然后服此调其气。

木香　乌药　厚朴姜制　白芷　青皮　杏仁去皮尖　苍术米泔水浸炒　陈皮　前胡　桔梗　甘草梢

上加姜枣，水煎，服后方可服接骨丹。

玉龙散 治跌打损伤，昏晕而骨未碎者，神效。

人中白一味，醋煅七次，用酒冲服。又名接骨丹。以上二方出刘青田秘本。

黑龙散 治跌打损伤，筋骨碎断等症。

土当归_{二两}　丁香皮_{六两}　百草霜_{六两}　炙山甲_{六两}　枇杷叶_{半斤}

共为细末，姜汁调敷患处，然后用夹缚。

土龙散 治打伤将死，神效。

白颈蚯蚓_{不拘多少，去土洗净，焙干研末}

每服二钱，葱姜汤下，衣被盖暖，出汗即愈，亦治痛风。

内补散 一名当归散，又名苁蓉散。治金疮去血多，虚竭，此药内补。

肉苁蓉_{四两，酒浸一宿，去皮炒干}　厚朴_{去粗皮，用姜汁炙令香熟}　人参　黄芪_{各一两}　白芍药　黄芩　吴茱萸　干姜_炮　当归_{微炒}　川芎　川椒_{去目，炒出汗}　桂心　桑白皮　炙甘草_{各五钱}

共为细末，每服二钱，食前温酒调下，日三四服。一方有白及，无黄芩、桑白皮。

内塞散 治金疮去血多，虚竭，疼痛羸弱，内补。

黄芪　当归　白芷　芎䓖　干姜　黄芩　芍药　续断　细辛　鹿茸_{酥炙，各二两}　附子_{五钱}

共为细末，每服五分匕，食前酒调下，日三服，稍增至方寸匕。一方无芍药。

百草散 治金疮。

凡一切金疮，出血伤折，即时以药封裹使牢，勿令转动，不过十日即瘥，不肿不脓，不畏风。若伤后数日始得药，须暖水洗令血出，然后敷此药，大验。平时宜多合，以备仓卒金疮之要。

五月五日，任意采取百草，不得回头，采回将百草入臼内捣烂如泥，量药多少，以意入石灰和匀，取出拍成饼，日中曝干，遇用旋取拮碎。若刀斧伤干敷，以血止为度。汤火伤，冷水调开涂敷。蛇蝎犬鼠咬伤，先以温水洗净，以津唾调涂。疥疮，先抓破，以药末干贴。湿癣以醋调敷，其效如神。

退热散 治跌磕打伤手指，身发寒热者。

山布瓜根_多　景天草　泽兰叶　地薄荷　鱼桐根皮

捣烂，冷敷伤处，大退身上寒热。

一赤散 治伤损敷药后起疱者，以棱针挑破掺末。

大黄　赤石脂　石膏_{煅，各等分}

研为细末掺之。

一黄散 治打扑伤痕紫黑，有瘀血流注，有热者。

大黄

共为细末，姜汁调，温敷。

一白散 治打扑伤痕紫黑，有瘀血流注，无热者。

半夏

共为细末，姜汁调敷。

一紫散 治伤损眼胞，青黑紫色肿痛。

紫荆皮_{童便浸七日晒干} 生地黄_{各等分}

共捣烂，茶清调匀敷贴。

一绿散 治打扑眼胞，赤肿疼痛。

芙蓉叶 生地黄_{各等分}

共捣烂敷贴，或为细末，鸡子清调匀敷之。

走马散 治折伤接骨。

骨碎补_{去毛} 皂角 柏叶 荷叶_{俱生用}

上各等分为末，先将折伤处揣定，令入原位，以姜汁调药如糊，摊纸上，贴骨断处，用杉木片夹定，以绳缚之，莫令转动。三五日后开看，以温葱汤洗后，再贴药，复夹七日。如痛，再加没药。

补肌散 此药止血除痛辟风，续筋骨，生肌肉。

地黄苗 地菘 青蒿 苍耳苗 赤芍药_{各五两，水煎取汁} 生艾汁_{三升}

择五月五日、七月七日午时修合，以前药汁拌石灰阴干，入丹三两，更研为细末。凡有折伤出血，用药包封，不可动，约十日可瘥，不肿不脓。

通关散 治卒中壅闭，握手咬牙，不省人事，用此探嚏。

牙皂 细辛

二味等分为末，吹鼻以验肺气。

圣神散 治跌打损伤，一切血瘀疼痛。

淮乌_{即草乌} 白芷 赤芍 白及 秋叶 枇杷叶 韭菜根_{各一两}

共捣末，蜜调敷。

如神散 治挫闪腰痛。

玄胡索 当归 桂心 杜仲_{姜汁炒}

各等分，共为末，每服二钱，温酒调下。

黑神散 治颠扑迷闷。

黑豆_{去皮炒，半升} 熟地黄_{酒浸} 肉桂 当归 干姜 甘草 白芍药 蒲黄_{各四两}

共为末，每服二钱，酒半盏、童便半盏煎服。

又方：治夹缚伤起泡者。

百草霜，不拘多少，炒令烟尽存性，清油调敷。

活血散 治刀枪伤，腹裂肠出者。

黄芪　当归　川芎　白芷　续断　赤芍　鹿茸　黄芩　细辛　干姜　附子炮

各等分为末，每三钱，温酒调下，日三服，立瘥。

佛手散　治妊娠胎动，子死腹中，肠出在外等症。

川芎　当归

煎服。一名芎归汤。

托里散　治金疮杖疮，及一切疮毒，因气血不能成脓，或脓成不能溃敛，脓水清稀，久而不瘥者。

人参一钱，气虚者倍用　黄芪盐水拌炒，一钱　白术炒，七分　陈皮七分　当归身酒拌　芍药酒炒　熟地黄　白茯苓各一钱

水煎服。

百合散　治瘀血入胃，呕吐黑血。

川芎　当归　百合　丹皮　生地黄　犀角　黄连　大黄　黄芩　侧柏叶　赤芍　荆芥　郁金　栀子

水煎，加童便服。

立安散　治挫闪，气滞腰痛。

白牵牛头末半生半熟，二钱　当归　肉桂　玄胡索　杜仲炒　茴香炒，各二钱　木香五分

共为细末，空心下两匙。

清胃散　治血伤火盛，或胃经湿热，唇口肿痛，牙龈溃烂，或发热恶寒等症。

生地黄　黄连　当归　丹皮各五分　升麻一钱

上水煎服，如痛未止，黄芩、石膏、大黄之类可量加。

独圣散　治血凝气滞。

姜制香附子一味，捣末，每服三四钱。

双解散　治损伤挟有外邪，以解表解里，和血调气，故曰双解。

麻黄　防风　荆芥　薄荷　川芎　白术　甘草　黄芩　栀子　连翘　当归　芍药　石膏滑石

加生姜、葱白煎服。加硝、黄，即防风通圣散。

五苓散　此利湿之剂也。

猪苓　茯苓　泽泻　白术

肉桂用水煎服。

五积散　此发表温里之剂也。

白芷　陈皮　当归　厚朴　川芎　芍药　茯苓　桔梗　苍术　枳壳　半夏　麻黄　干姜　肉桂　甘草

加姜葱煎服。

泽兰散　治跌咬所伤及指伤。

芙蓉叶　泽兰叶　地薄荷　白佛桑叶　耳草叶

捣烂，敷伤处，留口通气。

地龙散　治瘀血在太阳经，令腰脊痛。

羌活_{二钱}　独活　黄柏_{盐酒炒}　甘草_{各一钱}　苏木_{六分}　麻黄_{五分}　地龙_焙　肉桂_{各四分}　当归梢_{二钱}　桃仁_{六个}

上剉作一贴，水煎服。

荜茇散　治颧骨伤，牙车紧急，嚼物艰难者。

荜茇　良姜　细辛_{各一钱}

用水三钟，煎一钟，漱口。

鸡鸣散　治从高坠下，及木石所压，瘀血凝积，痛不可忍，并宜此药。用杏仁者，因血入气分故也。

大黄_{一两}　杏仁_{卅一个，去毛尖，并双仁者，另研}

共为细末，酒煎去渣，鸡鸣时服，至晓下瘀而愈。

失笑散　治血瘀腹痛。

蒲黄_{半生半炒}　五灵脂_{研去炒}

等分为末，每酒下二钱。

白金散　治刀箭伤疮。

香白芷梢，为末，清油调敷。

桃花散　此药止血住痛，去腐生肌。

千年石灰_{捣碎为末，水漂}　大黄_{煎汁，拌入灰内}

共炒再研，水飞过方可用，愈陈愈妙。

又方：治金疮血出不止，生肌长肉。方出《景岳全书》①。

漂广丹_研　软石膏_{煅研}

各等分，和匀掺之，甚妙。

玉烛散　耀山曰：此方治血虚秘结之下药也。

生地黄　当归　川芎　赤芍药　大黄_{酒浸}　芒硝

引用生姜，水煎服。

玉真散　治破伤风及损伤，项强口噤欲死。又名定风散。

天南星_{汤泡七次}　防风_{各等分，南星得防风制其毒不麻}

共为末，先以热童子小便洗净疮口，拭干掺之，良久浑身作痒，疮口出赤水，

---

① 《景岳全书》：医书。明代张介宾著。张介宾，字景岳，又名会卿，浙江绍兴人。明代著名医家。著《类经》《类经附翼》《类经图翼》《质疑录》等，晚年辑成《景岳全书》。

是其效也，又以温酒调下一钱。如牙关紧闭，腰背反张，用药二钱，童子小便调服。心头温者，急灌之亦可救，屡用屡效。

止痛散 此散止痛消肿，活血通经，辟风驱寒。

铁线透骨草二钱 防风 荆芥 当归 蕲艾 丹皮 鹤虱 升麻各一钱 赤芍药 苦参各二钱 川椒 甘草八分

共为末，装白布袋内扎口，煎滚熏洗。

辛香散 治跌打损伤溃烂及接骨，换膏洗之。

防风 荆芥 寄奴 独活 大茴 明矾 倍子 苦参 柏叶 当归 白芷 泽兰 细辛 银花 苍耳

各少许，水煎，加盐一撮洗之。

三　字　膏

万灵膏 治跌打损伤，消瘀散毒，舒筋活血止痛，接骨如神，兼去麻木寒湿风痛等症。

鹳筋草 透骨草 紫丁香根 当归酒洗 自然铜醋淬七次 瓜儿血竭 没药各一两 川芎八钱 赤芍二两 半两钱一枚，醋制 红花一两五钱 川牛膝五钱 五加皮 石菖蒲 茅山术各五钱 肉桂 木香 附子 半夏 石斛 草薢 鹿茸各三钱 虎胫骨一对 麝香二钱

上除血竭、没药、麝香三味各研细末另包外，共二十一味，先将香油十斤，微火煨浸三日，然后将群药入油内，熬黑为度，去滓，加黄丹五斤，再熬至滴水成珠，离火俟少时，将血竭、没药、麝香下入，搅匀取起，出火气。

混元膏 治打扑损伤，骨碎筋翻，瘀血凝聚。消青紫肿痛等症。

羚羊角五钱 没药五钱 漏芦三钱 红花三钱 大黄二钱 麝香三钱 升麻三钱 白及五钱 生栀子二钱 甘草二钱 雄黄五钱 白蔹三钱

共为细末，用高醋熬成膏，调敷。

回阳膏 治跌打所伤，为敷凉药，或人元气虚寒，肿不消散，或不溃敛，及痈坚硬，肉色不变，久而不溃，或筋挛骨痛，一切冷症并效。

南星煨 白芷 均姜炒 赤芍炒，各一两 草乌二钱 肉桂五钱

共为末，葱汤调涂，热酒亦可。

当归膏 治杖扑汤火疮毒，不问已溃未溃，肉虽伤而未坏者，用之自愈，肉已死而用之自溃，新肉自生，搽至肉渐白，其毒始尽，生肌最速，殊有神效。盖当归、生地、麻油、黄蜡，主生肌止痛，与新肉相宜也。

当归一两　生地黄一两　麻油六两　黄蜡一两

先将当归、生地黄入油煎黑去渣，入蜡溶化，候冷搅匀，即成膏矣。白蜡尤妙。

太乙膏　耀山云：与上方相同。治伤口不合，贴之生肌长肉，消肿去腐，神效无双。太乙者，无上之称也。

香麻油　当归　生地黄　甘草

上三味，入麻油内煠枯去渣，再以丝绵滤净，再入净锅内熬至滴水成珠，取起少倾，入飞过黄丹，或铅粉亦可，熬成膏，软硬得中，再入白蜡、黄蜡少许，再加去油乳香、没药，搅匀收贮，过三日去火毒，用纸摊贴。其煎膏分两法则，大抵一斤油，六两煎药为则，多则碍油，少则无效。其收膏之丹、粉，要审冬夏，略分增减，一斤熟油，夏则六七两，冬则五六两，如老硬加熟油，若嫩软加蜡亦可。

乌龙膏　此膏治跌打损伤，筋断骨折，青紫肿硬。

百草霜三钱　白及五钱　白蔹三钱　百合五钱　百部三钱　乳香五钱　没药五钱　麝香一分　糯米一两，炒

用陈小粉四两，隔年者佳，炒黑，共为末，醋熬成膏。

玉红膏　治金疮棒毒，溃烂肌肉不生者，乃收敛中之神药也。

当归二两　白芷五钱　甘草一两二钱　紫草二钱　血竭　轻粉各四钱　白占二钱　麻油一斤

先将上四味，入油内浸三日，漫火熬至药枯，去渣滤净，次下白蜡、血竭、轻粉，即成膏矣。

地黄膏　治眼被物撞打，肿痛昏暗。

生地黄汁一合　黄连一两　寒水石　黄柏各五钱

三味为末，和地黄汁成饼，以纸摊贴眼上。此膏非但撞打可贴，即风热赤眼热泪出者皆可以用。

芙蓉膏　治打扑伤损肿痛，紫黑色久不退者。

芙蓉叶二两　紫荆皮　南星各一两　独活　白芷　赤芍药各五钱

共为末，生姜汁、茶清调温敷。如伤损紫黑色久不退者，加肉桂五钱。

定痛膏　治打扑伤损，动筋折骨，跌磕，木石压伤肿痛。

芙蓉叶二两　紫荆皮　独活　南星生　白芷各五钱

共为细末，加马齿苋一两捣极烂，和末一处，用生葱汁、老酒和炒暖敷。

退肿膏　治一切破伤肿痛。

芙蓉叶　地薄荷　耳草叶　泽兰叶　金桐叶　赤牛膝　大黄另研，各等分

捣烂，敷伤处，中留一孔出气。

散血膏　治跌打损伤金疮，及虎伤，獐、猪、牛咬伤。

耳草叶又名猪鬎鬁，又名虎贮藤，又名狮子鬁，藤生有棘，叶如木棉叶　泽兰叶

上各生采捣烂，冷敷伤处。先用金毛狗脊，薄薄铺于患口，以掺封口药，再贴此膏。四围用截血膏敷贴，令血不潮。

消肿膏 治胸胁跌伤肿痛，或动筋折骨。

芙蓉叶　紫荆皮各五两　白芷　当归　骨碎补　独活　何首乌　南星各三两　橙橘叶　赤芍药各二两　石菖蒲　肉桂各五钱

共为末，以姜汁热酒调，乘热涂肿。若动筋折骨，加山樟子叶、毛银藤皮及叶各五两，同前为末，酒调暖敷，缚定。

又方：一名接补消肿膏，治跌打损伤及虎、狼等咬伤。

耳草叶　雪里开　水坊叶　乌苞叶　紫荆皮

共为末，以鸡子清入桐油少许，调匀敷贴。

苣子膏 张日新传，接骨。

莴苣菜子　桑白皮　榆白皮各四两

上各焙为末，用香油四两熬滚，先入苣子末，次桑次榆，熬至老嫩合适，摊贴患处，候一炷香长时，即揭去药，则复原矣。

紫金膏 治赤肿焮热者。

芙蓉花叶二两，白花者佳

上俱生采，入生地黄同捣敷贴，或为末，以鸡子清入蜜少许和匀，调入生地黄，捣烂和敷。

黄金膏 治跌打损伤，筋骨断落，刀伤杖疮，汤火泡伤等症。

麻油半斤，熬至滴水成珠，离火入白蜡、黄蜡各五钱搅化，再入藤黄一两搅匀收贮，此药愈陈愈妙。如收久膏老，加熬过麻油，炖化搅匀，冷透敷之。惟刎颈者勿用，因恐藤黄毒入耳。

仙传膏 治杖后重伤，死血郁结，呃逆不食，并夹伤内烂，贴之可以起死回生。

轻粉　血竭各二钱　樟脑二钱　冰片三分　麝香一分　乳香去油　没药去油，各一钱五分

共研极细，用猪板油一两二钱，黄蜡一两，同化调药成膏，摊贴患处，昼夜流水，即时苏醒。

忍冬膏 治诸般肿痛，金刃伤疮，并一切恶疮。

金银花藤四两　吸铁石三钱

上药二味，用香油一斤熬枯去滓，再熬至滴水不散，入黄丹八两成膏，如常摊用。

益母膏 能治打伤筋骨内损，遇天阴则痛。

益母草不拘多少阴干

用水煎膏，随病上、下，食前、后，酒化服。

木鳖膏 顾氏家秘　治跌打损伤肿痛，一切疮疡诸风症。

真麻油三斤，番木鳖一百四十七粒，入锅内熬至番木鳖黑脆为度，熬时以柳枝频搅，将木鳖子捞起，再入铅粉炒黄色三十两，徐徐投下，逐渐成膏，以缸盛井水，将膏倾入，置露处出火气一宿，捞起听用，摊后加后掺头药。

掺头药

山柰　北细辛　川乌　樟冰　肉桂　当门子　大茴　母丁香　乳香去油　没药去油　甘松　自然铜煅　半夏　大黄　荜茇　皂角　干姜　白芷　小茴香各五钱　阿魏三钱

上各忌见火，即自然铜亦须放倾银缸内煅，逐味另碾，合匀密贮，勿泄香气，多少随用可也。如骨碎者，不可多用麝香，以其性热而散，能耗髓也。若伤损血积龌龊者，先贴无掺膏药一个，贴一二时辰揭起，则伤口血迹被膏揭净，然后用掺药之膏贴之。倘无木鳖膏，即寻常膏药亦可用。

松葱膏　治伤损。

松香研末

上杵捣成膏，炙热缚伤处，先以生姜捣烂炒热罨少时，次以此膏贴之，退肿住痛。

截血膏　治跌打斫磕诸症，能化血破瘀，退肿止痛。

天花粉三两　片子姜黄　赤芍药　白芷各一两

共为末，茶调匀，敷疮口四围。若头面伤，其血不止者，急用此药调涂头上周围。若手伤，则涂臂上周围。若伤足，则涂腿上。若伤各处，则涂疮口四围，使截其血不潮。如疮口肉硬不消者，此被风袭也，可加独活，用热酒调敷。如又不消，则风毒已深，肌肉结硬，加紫荆皮末和敷，无有不消之理。

补肉膏　一名理伤膏。治刀斧刃扑，肉破骨碎等伤。

黄蜡　猪油各四两　乳香　没药各一两　松香　麻油各一斤

上以折伤木皮一两捣碎，入油内煎数沸，滤去渣，煎至滴水成珠，却入密陀僧、黄丹，慢火熬成膏，次入松香、黄蜡熔化，后入乳、没，再加自然铜末，治骨折效。

接骨膏　此膏治骨碎筋断，复续如初。

当归七钱半　川芎煨　骨碎补各五钱　没药五钱　古文钱二个，火煅　川乌四钱　乳香二钱半　木香一钱　松香六两　香油一斤

和油煎成膏，摊贴患处。

三　字　丹

麻肺丹　此丹接骨上髎拔箭，饮之不知疼痛。

羊踯躅三钱　茉莉花根一钱　当归一两　石菖蒲三分

用水煎服一碗，即人如睡寐，任人整骨矣。后以人参五钱，生甘草三钱，陈皮五分，半夏一钱，白薇一钱，石菖蒲五分，茯苓五钱，煎服即醒。盖羊踯躅专能迷心，茉莉根亦能使人不知，用菖蒲引入心窍以迷乱耳。用人参解之，正气盛则邪药自解。

保命丹 治跌打损伤，接骨入臼。

川乌 草乌各二两二钱半，均用泔水浸去皮 大黄一两 五灵脂一两 肉桂 木香 细辛 香附 延胡 三棱 莪术 柴胡 青皮 枳实 桃仁 红花 苏木 大茴 小茴 归尾 甘草 蜂房 蒲黄生 鹰骨 土鳖 广黄 三七各五钱 川椒二两 广皮一两 乌药七钱半 蚺蛇胆五分 血管鹅毛灰五钱

共为细末，炼蜜丸如龙眼大，朱砂为衣，量病轻重老壮用药，若病重与壮者服一丸，如病轻与老弱者半丸，陈酒和童便化下。

破血丹 治舌断，即截血膏也，一名洪宝丹，即抑阳散也。

活血丹 治扑跌伤、刀斧伤，诸般风瘫顽麻，妇人血风，浑身疼痛等症。

青桑皮一斤 当归 牛膝 川芎 赤芍 熟地 黑豆酒煮 何首乌 南星制 白芷 松节烧 杜仲 破故纸 羌活 独活 苍术 防风 荆芥 骨碎补 桔梗 续断各四两 川乌 草乌 肉桂 木鳖 地龙 白蔹 白及 细辛 降香 檀香 枫香 五灵脂 京墨 血竭 乳香去油 没药去油 大茴 松香以上各二两

共为末，秋米醋煮糊为丸弹子大，晒干，以生漆抹手挪漆为衣，以袋盛挂当风处，用时以当归酒下。

塞鼻丹 此丹治跌打损伤，鼻中流血不止，神气昏迷，牙齿损伤，虚浮肿痛者，及一切衄血之症皆可用之。

朱砂 麝香 丁香 乌梅肉 川乌 草乌 山柰 当归各一钱 乳香二钱 皂角七分

共为细末，用独蒜泥为丸，以丝绵包裹，塞于鼻中。

接骨丹 治接骨入臼。

鸷鸟骨三钱 麝香三分 乳香去油 没药去油 自然铜醋淬 铜末醋淬，各二钱 土鳖虫二十个

用湖蟹两只，捣烂糊为丸，重一钱大，朱砂为衣，酒下。鸷鸟骨，即老鹰骨也，盖鸷鸟之力在骨，详见《本草纲目》接骨方。

洪宝丹 即截血膏，古之抑阳散也，又名济阴丹也。

接骨丹

七气罂口古屋上广汉前上层坐瓶，年深者良，用纯钢锉生剉末，研之无声，水飞，一钱 古文钱约五百年者良，火煅醋淬七次，研之无声，如尘者佳，五分

上和匀，每服七厘，先用甜瓜子仁去壳三钱，嚼烂吐出，再服下，清酒过口。

《古方选注》[①]云：罂，小口瓶也。七气者，日、月、风、雨、露、霜、雪也。火土结成，坚刚锐利，复借天之七气，能透骨入髓，理伤续绝。古文钱，其半两、五铢，出自秦汉红铜者佳，唐时开元钱亦可入药，功专腐蚀坏肉。陈藏器曰：能直入损处，焊人断骨。甜瓜子仁，开肠胃之壅遏，通筋骨之机关，因丹药厘数甚微，助以入胃转输，为丹药之向导也。

玉枢丹 即太乙紫金锭，又名万病解毒丸。治跌打损伤，可作下药，能逐瘀血，外敷虫伤毒螫神效。

紫金丹 治损伤，定痛接骨。

红娘子　麝香　没药各一钱半　乌药　地龙去土　茴香　陈皮　青皮各二钱半　川乌炮　草乌炮,各一两　黑牵牛五钱,生用　禹余粮四钱　自然铜醋淬七次　威灵仙　金毛狗脊　防风去芦　五灵脂去皮　木鳖子去壳　骨碎补各五钱

共为细末，醋糊丸如桐子大，每服十丸至二十丸，温酒送下，病上食后服，病下食前服。

圣灵丹 治一切打扑损伤，及伤折疼痛不可忍者，并宜服之。

莴苣子大盏一盏,炒取净末二两八钱　乌梅去核,五个　乳香五钱　白米一撮

共为细末，炼蜜和丸，如弹子大，每服一丸，细嚼热酒吞下，食后一伏时痛不止，再服。

接骨丹 治折骨出臼，无草药讨处，用此方效。

南星生,四两　木鳖子三两　紫荆皮　芙蓉叶　独活　白芷　官桂　枫香各一两　乳香　没药各五钱　松香一两

共为末，米醋、生姜汁各少许，入酒调匀，摊油纸上夹缚，冬月热缚，夏月温缚。

火龙丹 治腰腹诸痛。出《集玄方》。

焰硝　雄黄各一钱

共为细末，每点少许，入眼眦内，即愈。

接骨丹

土鳖虫火酒醉死,焙干,二钱,雌雄不拘　自然铜火煅醋淬十四次,三钱　血竭三钱　骨碎补去毛,五钱　当归酒浸,五钱　乳香去油,五钱　硼砂二钱　大半夏制,三钱

共为细末，每服八厘或一分，酒服。一方有半两钱十文。

续筋丹

土鳖虫　三七　血竭　龙骨

[①] 《古方选注》：王子接著，王子接，字晋三，号沧州，江苏吴县人。清初名医，著《绛雪园古方选注》等。

各等分，为细末，用津唾调搽。

活血丹 治跌扑损伤神药。

地鳖虫烧酒浸死，晒干　桃仁去皮尖　山楂　刘寄奴花头　五加皮各四两　香附童便浸炒　红花　牡丹皮　牛膝肉酒洗　延胡索醋煮　当归各三两　蓬术　山棱醋炒　枳实　槟榔　川芎　赤芍　降香　苏木　威灵仙　凌零花　青皮各二两　乳香　没药去油，各一两　大黄八两，用陈酒煮晾干

上各如法制度，为极细末，每服二钱，壮者三钱，陈酒送下，核桃四五枚过口。

透骨丹 治扑打损伤，深入骨髓，或隐隐疼痛，或天阴则痛，或年远四肢沉重无力，此药主之，具神方也。

闹羊花子又名山芝麻，火酒浸炒三次，童便浸炒二次，净末一两　乳香不去油　没药不去油　真血竭各三钱

各取净末秤准和匀，再加麝香一分再研，瓷坛收贮封固。每服三分，壮者五六分，不必用夜饭，准要黄昏睡好方服，酒可尽量送下，吃荤用猪肉过口，吃素用豆腐过口，服后避风，有微汗出为效。忌房事、酸寒茶酱等物及诸般血物。若虚弱者，间五日一服，壮实者，间三日一服，以愈为度。

活络丹 治湿痰死血在手足间，有一二点痛，年久不愈者。

川乌　草乌　南星　半夏　胆星　地龙灰酒洗煅

共为细末，丸桐子大，每服七丸。

接骨丹 治骨折、骨碎等症。

自然铜火煅醋淬七次　古冢铜钱火煅醋淬

等分，研为细末，伤重者服一二分，多服则骨突出矣。

九龙丹 治跌打损伤，接骨神效。《疡科选粹》①名接骨九龙丹。

粪池内陈年砖头，洗净火煅，醋淬九次，研细，每服三钱或四钱，极效。

补损丹 治诸般伤损肿痛，此丹能散血定痛。

当归　川芎　赤芍药　生苄　白芍药　牛膝　续断　白芷　杜仲　骨碎补　五加皮　羌活　独活　南星制　防风各一两五钱　官桂　乳香　没药各一两　南木香　丁皮　八角茴各五钱

共为细末，黄酒调服。

胜金丹 即膏药掺头。

麝香　花蕊石　象皮各三钱　血竭三两　乳香　没药　海螵蛸　樟脑　人参　木耳灰　三七根　儿茶各一两　古石灰　紫石英各二两　自然铜　冰片　干地虱　干大

---

① 《疡科选粹》：书名。明代陈文治撰，8卷，刊于1628年。

粪　琥珀各一钱　生甘草五钱　土狗十个

各研极细和匀，磁瓶密贮，每膏一张，用末药三钱掺膏上贴之，绝妙。

回生丹　治跌打损伤如神。

黑豆炒,去皮　蒲黄　当归　桂心　赤芍药　干姜各八两　茄种晒干,四两

碾细炼蜜为丸，每服二钱，童便冲酒送下。

三　字　汤

独参汤　治一切失血，与溃后气血俱虚，恶寒发热，作渴烦躁者，宜用此补气。盖血生于气，阳生阴长之理也。

用人参二两，枣十枚，水煎服。

四物汤　治一切血虚，日晡发热，烦躁不安者，宜服。

当归　熟地黄各三钱　川芎一钱五分　芍药二钱

水煎服。加白北、茯苓、柴胡、丹皮，亦名加味四物汤。加巴戟、大黄，名巴戟汤，治血闭脏腑，嗜卧不食。

八珍汤　治心肺虚损，气血两亏等症。即四物汤与四君子汤相和为剂也。

圣愈汤　治金疮杖伤，脓血出多，热躁不安，或晡热作渴等症。

熟地黄酒洗　生地黄酒洗　人参　川芎各一钱　黄芩各五分

水煎服。

归脾汤　治跌扑等病，气血伤损，或思虑伤脾，血虚火动，寤而不寐，或心脾作痛，怠惰嗜卧，或怔忡惊悸，自汗盗汗，大便不调，或血上下妄行，其功甚捷。

白术　当归　白茯苓　黄芪炙　龙眼肉　远志　酸枣仁各一钱　木香五分　人参一钱　甘草三分

上加姜、枣，水煎。加柴胡、山栀，即加味归脾汤，治胸腹胀满，饮食少思，肝脾气滞等症。

芎归汤　治血虚头痛，胎动下血，子死腹中等症。

当归　川芎

水煎服。若为末服，即佛手散也。

参附汤　治金疮杖伤，失血过多，或脓瘀大泄，阳随阴走，上气喘息，自汗盗汗，气短头晕等症。

人参四钱　附子制,三钱

用清水煎服。如阳气脱陷者，倍用之。

白术汤　治破伤风，汗出不止，筋挛搐搦者。

白术　葛根　升麻　黄芩　芍药各二两　甘草二钱五分

每服五钱，水煎，无时服。

葛根汤　治太阳无汗而恶寒，拘急项强等症。

葛根　麻黄　桂枝　芍药　甘草

加生姜、大枣，水煎服。

独活汤　治劳役腰痛如折等症。

独活　羌活　当归　连翘　防风　泽泻　肉桂各一线　大黄　黄柏　甘草各五分　桃仁留尖，九粒

上剉一贴，水酒各半煎，空心服。

羌活汤　治破伤风在半表半里，急服此汤，稍缓即入里不可用。

羌活　麻黄　菊花　川芎　石膏　防风　前胡　黄芩　细辛　甘草　白茯苓　枳壳　蔓荆子各一两　薄荷　白芷各五钱

每服五钱，水煎服。

羌麻汤　即前方羌活汤之化名也。

二陈汤　治一切痰饮为病，咳嗽胀满，呕吐恶心，头眩心悸等症。

陈皮一钱五分　半夏制，二钱　茯苓二钱　甘草五分

引加生姜，水煎服。

防风汤　治破伤风在表，未入里，急服此药。

防风　羌活　独活　川芎各一钱

水煎，调蜈蚣散服大效，用蜈蚣一对，鳔三钱为细末下。

清燥汤　治跌扑损伤之症，或溃后气血俱虚，湿热乘之，遍身酸软，或夏秋湿热太甚，肺金受伤，绝寒水生化之源，肾无所养，小便赤涩，大便不调，或腰腿痿软，口干作渴，体肿麻木，或头目眩晕，饮食少思，或自汗体倦，胸满气促，气高而喘，身热而烦等症。

黄芪一钱五分　苍术一钱　五味子九粒　白术　陈皮　泽泻　白茯苓　人参　麦冬　神曲　猪苓　酒柏各五分　生地黄　当归身各一钱　柴胡　甘草　黄连各三分

加姜，水煎服。若湿痰壅盛，参、芪、归、地之类减之。

苏气汤　治从高坠下，昏死不苏。

乳香　没药　大黄各一钱　山羊血五分　苏叶　荆芥　丹皮各三线　当归　白芍　羊踯躅各五钱　桃仁十四粒

水煎服。比方醒气活血兼用之，故奏功神速。炒在用羊踯躅与苏叶，荆芥，因其气乱而乱之，则血易活而气易苏矣。愚按：羊踯躅毒性太峻，用五钱未免过多，看患者强弱而酌减之。

安神汤　治血气虚而有火，头痛头旋眼黑等症。

黄芪钱半　羌活　黄柏酒浸，各一钱　柴胡　升麻　生地黄　知母酒浸，各五分　防风二分　生甘草　炙甘草各二分

上剉，水煎数沸，入川芎、蔓荆子各三分再煎，食后服。

抵当汤　治下部瘀血，大便不通代抵当汤，方见作呕。

水蛭　虻虫各三十枚　桃仁三十枚，去皮尖　大黄一两

水煎去渣取三升，温服一升，不下再服。

三 字 饮

香苏饮　治外感头疼发热，或兼内伤等症。

香附炒　紫苏各二钱　橘红一钱　甘草七分

加姜、葱煎服。

香薷饮　此散暑利脾之总剂也。

香薷一两　厚朴姜汁炒　扁豆炒，各五钱　黄连姜制，三钱

冷服。

柴胡饮　治大怒及从高坠下，血积肋下左边疼。

柴胡五钱　红花三钱　大桃仁不去尖，三钱，研末

上将柴胡、红花用酒煎好，调桃仁末热服。

蓝汁饮　治毒箭所中。

上捣蓝叶汁一升饮之，其渣敷于疮上。若无蓝，取新青蓝布绞汁服之，并淋疮中。

三 字 子

红散子　摩金疮上，出箭头。

草乌尖　麒麟竭　曼陀罗子　茄子花　蓖麻子去壳细研，各五钱

共为细末，好酒调和膏，涂疮口上，箭头自出。

黄末子　治打扑伤损，骨折筋断，瘀血肿痛，及瘫痪顽痹，四肢酸痛，一切痛风等症。

川乌炮　草乌醋煮炒　降真香　枫香　肉桂　松香　姜黄　乳香　没药　细辛各五钱　当归　赤芍　羌活　独活　川芎　蒲黄　白芷　五加皮　桔梗　骨碎补　苍术　何首乌　川牛膝各一两　姜黄一两

共为末，酒调下，将愈加自然铜，折骨者便可用之，如无折骨，初不宜加自然铜。

白末子 治证同前。

白芷 南星制 白术 何首乌 桔梗 羌活 独活 白芍药 白杨皮 川芎 白茯苓 白蔹 当归 薏苡仁炒 骨碎补 牛膝 续断 川乌炮 细辛 肉桂 乳香 没药各一两

为末，酒调下，欲好之际，加制自然铜一两，只折骨者，便可用之。

红末子 治证同前。

独活 何首乌 南星制 白芷 羌活 当归 骨碎补 苏木 牛膝 赤芍药 红花 川芎各二两 细辛 川乌制 桔梗 降真香 枫香 血竭 乳香 没药各一两

为末，酒调下，欲好之际，加制自然铜一两，只折骨者，便可用之。

黑末子 治证同前。

雄鸡毛烧 桑炭 老松节炒存性 侧柏叶炒 嫩松丝炒，各四两 当归 牛膝 何首乌 黑豆炒 南星制 骨碎补 熟地黄 细辛 肉桂 羌活 独活 赤芍药 川芎 白芷各二两 川乌炮 草乌制 木鳖子 南木香 五灵脂 降真香 乳香 没药 枫香各一两 百草霜五钱

为末，热酒调下，欲好之际，加自然铜制一两，只折骨者，便可用之。

三 字 药

清心药 治打扑伤损，折骨出臼，及肚皮伤破肠出者。

牡丹皮 当归 川芎 赤芍药 栀子 生地黄 黄芩 黄连 连翘 甘草

上引用灯心草、薄荷煎，入童便和服。

止痛药 治打扑伤损，折骨出臼，又金疮破伤等症。

当归 牛膝 川芎 生地 赤芍 白芷 羌活 杜仲 独活 续断各一两 肉桂 大茴 乳香 血竭各二钱半 没药 木香 丁皮 沉香各五分

共为细末，老酒调服。

洗伤药 此药熏洗损伤等处。

荆芥 土当归 生葱

共煎浓汤，熏洗伤处。或生葱一味煎洗亦妙。

又方：

刘寄奴 猴姜 紫苏叶 红花 番白草 青葱 甘草各一两

煎水盈盆，令被伤人稳坐盆内，周围围之，上面遮盖，不可透风，熏透俟温淋洗，疼痛如失。

又方：

南独活三两　地骨皮二两六钱　骨碎补一两二钱　五加皮　透骨草　川续断各一两　羌活　食盐各三钱

先用水十碗，煎五碗。渣用水八碗，再煎四碗。三次水六碗，煎三碗。四次水三碗，煎二碗。共入砂锅内，煎滚熏洗神效。

又方： 出《宝传堂洗心集》。

乳香　没药各五钱　生军一两　生甘草八钱　皮硝一两

用陈酒煎好，趁热洗患处。

又方：

紫果子藤，煎汤揉洗。或用马尾松毛，熬汤熏洗。

杀蛆药　此药治损伤溃烂生蛆者。

用皂矾煅赤掺于患处，即化为水，佐以内服柴胡、栀子清肝火并妙。

又方： 治跌打损伤，时值暑天腐烂，恐生蛆虫，外虽平满，为害不浅。

宜用猪血切片，引出蛆虫，再用白蒺藜、白芨、贯众，共为细末，香油调敷，其虫即灭。

金枪药　王兰舟传。

乳香去油　没药去油，各二钱　血竭二钱　儿茶二钱　龙骨二钱，煅　象皮二钱，土炒成珠　轻粉三钱　三七二钱

上共为末，再以陈年石灰一斤，大黄二两，白芷一两，三味同炒成粉红色，研细，加入前药和匀，贮瓷瓶内，敷伤口神效。

接骨药　此敷围之药也。

天南星　木鳖子炒，各四两　乳香　没药　肉桂各一两

共为末，用姜一斤，去皮捣烂，取自然汁，米醋少许，白面为糊，摊纸贴患处，以帛缠之，外用杉木皮夹之。

刀疮药　治一切金刃所伤，止血收口，定痛护风。

上白石膏一斤，煅　净板松香一斤，水滤过　珍珠五钱，豆腐煮

上三味，共研细末，和为一处，瓷瓶收贮备用。

封口药　治跌打损伤，皮开肉破，及金刃伤割，喉断耳缺唇裂，肚皮跌破，阴囊皮碎等症，大效。

乳香　没药　儿茶　当归　杉皮灰各一钱　麝香五厘　冰片　猪姆眝叶一钱，如无此叶，葛叶毛藤子叶亦可

上各另研细片一分末，称合和匀，再研收用。

止血药　治金疮血出。

陈石灰八两　黄连　黄柏　大黄各二两

上将三黄清湿，同石灰炒令烟尽，药色如桃花者，去渣，水漂净，研用。

破血药 治皮肉不破，瘀血积滞，内攻发谵，宜用此攻利也。若皮破血流，宜作亡血过多治之。

柴胡　黄芩　五灵脂　枳实　当归　赤芍　川芎　生地　大黄　朴硝　桃仁　红花　苏木

水煎，加童便、酒服。

三 字 法

葱熨法 此法专以灸熨肉破血出诸伤。先用老葱汁合定痛散敷于患处，上用榆树皮着艾熨之。盖血液津渍潮润，故以树皮隔之，方可灸熨也。耀山云：神效葱熨法：治跌扑损伤，用葱白切细杵烂，炒热敷患处，如冷易之，肿痛即止，其效如神，又治破伤风症极效。

豉灸法 治瘀血泛注。用江西豆豉一味为末，津唾和作饼子，如钱大，厚二分，置患处，以艾壮于饼上灸之，如干则再易。

胆导法 治大便秘结，用大猪胆一个，少和法醋，将胆缚如苇竹管于口，持管插入谷道，胆上用力一挤，则胆汁入谷道，如一时倾，当大便出宿垢恶物，甚效。

四 字 丸

苏合香丸 治跌扑迷闷，并中风卒暴痰壅，心痛昏厥，鬼魅恶气，以此开之。

麝香　沉香　丁香　白檀香　香附　荜茇　白术　诃子煨，去皮　朱砂水飞　青木香　乌犀角各二两　熏陆香　安息香各一两，用无灰酒一升熬膏　苏合油二两，入安息膏内　龙脑一两

共为细末，用安息香膏和炼蜜为丸，每丸重一钱，蜡封尤妙，或姜汤或开水送。小儿疾笃，钓藤汤下。

大活血丸 治打扑伤损，折骨碎筋，瘀血肿痛，瘫痪顽痹，四肢疼痛，一切痛风等症。

青桑炭一斤　栗间　骨碎补　南星制　白芍药　牛膝　川乌炮　黑豆酒煮，各一两六钱　自然铜制　木鳖子各八钱　细辛一两　降真香节　枫香各三钱　乳香　没药　血竭各六钱

为末，醋煮秫米糊为丸，如弹子大，以生漆为衣，久藏不坏，每用一丸，无灰

酒摩化服。

四 字 散

麒麟竭散 治刀箭伤，筋骨断，止血定痛。
麒麟竭 白及各五钱 白蔹 黄柏 密陀僧 炙甘草 当归炒 白芷各一两
共为细末，每用少许，干掺疮上立效。

紫金皮散 治打扑伤损，金刃箭镞，伤处浮肿用此。
紫金皮醋炒 南星 半夏 川当归 黄柏盐炒 草乌炮 川乌炮 土当归 刘寄奴 破故纸 乌药 川芎 川牛膝 川白芷盐水炒 桑白皮各等分
共为细末，生姜、薄荷汁，调敷肿处伤处。有疮口者，四边敷之。如皮热甚者，加黄柏皮、生地黄。

败弩筋散 治金刃弓弩所中，筋急不得伸屈。
败弩筋烧作灰 熟地黄焙 秦艽去苗 杜仲半斤两 附子炮，去皮脐 当归切焙，各一两 大枣三枚
共为细末，每服三钱匕，温酒调下，空心、日午、夜卧各一服。一方有续断，无大枣。

何首乌散 治跌打损伤，初起宜服之。
何首乌 当归 赤芍药 白芷 乌药 枳壳 防风 甘草 川芎 陈皮 香附 紫苏 羌活 独活 肉桂
上加薄荷、生地黄，入酒煎和服。痛甚者，加乳、没。

牡丹皮散 治跌扑闪挫伤损，瘀血疼痛。
牡丹皮 当归 骨碎补 红花 续断 乳香 没药 桃仁 川芎 赤芍药 生地黄
上水和酒煎服。

花蕊石散 治一切金疮，刃伤箭镞，打扑重伤，死血瘀积患处。以药掺之，瘀化为水，即生新血。如内蓄瘀血，腹中㽲痛痞满，服之血化为水。凡腹破肠出，并阴囊皮破，用线缝合，必须掺以此药，否则恐作脓溃之患。其功不能尽述。
花蕊石二两 石硫黄四两
二味和匀，先用纸筋和盐泥固济瓦罐一个，候干入药，再用泥封口，安在砖上，用炭火煅之，候罐冷取出，每服一钱，童便调下。薛氏云：若被伤炽盛，元气亏损，内有瘀血，不胜疏导者，用前药一服，其血内化，又不动脏腑，甚妙甚妙！
又方：治同上。方出《洗冤录表》急救方。

乳香　没药　羌活　紫苏　蛇含石童便煅三次　草乌　厚朴　白芷　细辛　降香　当归　南星　轻粉　苏木　檀香　龙骨各二钱　麝香三分　花蕊石五钱，童便煅七次

共研极细，罐收听用，葱汤洗净，用此掺之，软绵扎紧，一日一换，神效。

白胶香散　治皮破筋断。

白胶香一味，研为极细末敷之，即枫脂香，今之芸香也。

人中白散　治闪挫跌扑，伤极重者。

人中白一味，火煅醋淬七次，为末，每服五分，酒下。

生地黄散　治眼被打撞肿痛。

生地黄　川芎　羚羊角　大黄　赤芍药　枳壳　木香各一钱

水煎，食后服。

石决明散　治目被撞打，疼痛无时，瞳人被惊，昏暗蒙蒙，眼眶停留瘀血者。并治肝热眼赤，脾热睑肿，鸡冠蚬肉，或蟹睛旋螺者，俱效。

石决明　草决明各一两　羌活　栀子　青葙子　赤芍药　荆芥　木贼　大黄各二钱五分

共为细末，每服二钱，麦门冬汤下。一名大决明散。

四　字　膏

金体神膏　治跌打损伤，接骨入臼。

当归　生地　红花各二两　牛膝　续断　刘寄奴　地榆　茜草　木瓜　小蓟　人参　川芎　白术　黄芪各一两　甘草五钱　桑木枝四两　杏仁　皂角　柴胡　荆芥各三钱　麻油三斤

熬数沸，以麻布滤去渣，再煎滴水成珠，加入漂过黄丹一斤四两，收为膏，勿太老，再用自然铜、海螵蛸、乳香、花蕊石各三钱，没药二钱，血竭五钱，白蜡一两，为末，乘热投膏中，以桑枝棍搅匀，取起以无瓦器盛之。

四　字　丹

续骨神丹

当归二两　大黄五钱　生地　龟板　白芍各一两　丹皮三钱　桃仁三十个　续断　牛膝　乳香　没药　红花各二钱　羊踯躅一钱

水煎服，一剂瘀去生新，骨即合矣。又二剂，去大黄，再服全愈。按：此方去

瘀滞则新生，然内羊踯躅一味未可轻服。

接骨金丹 一名续骨丸。《苏沈良方》[1]云：方出小说所载，有人遇异人得之，每合以拯人，无不应验。

辰砂 乳香去油 没药去油 血竭各一两 自然铜 黄丹 密陀僧各四两 白矾十二两 白蜡八两 猪板油十两

先将猪板油入锅熬化，滤清，复入锅内熬，下白蜡化尽，离火放地上，将陀僧、黄丹、自然铜搅匀投下，再煎，滴水成珠为度，始下血竭、乳、没、明矾，用柳枝不住手搅匀，待凝，丸如弹子大，笋壳衬收。凡遇跌打损伤，重者用一丸，再加猪油少许，火上化开涂伤处，以油纸包缚。如最重者，以药涂上，灯草裹好，外用竹片夹缚，再用一丸作小丸，用滚热葱酒送下。若仍痛，再进一丸。骨折者，又用一丸。如牙痛，纳于牙龈即止。

又方：此即大梁孙都督所传之一厘金方也。

土鳖虫一个，焙黄 巴豆一粒，压去油 生半夏一粒 自然黄铜火煅 乳香去油 没药去油，各五厘

共碾极细，每用五厘，滚酒调服，约人行十里汗出，其骨交接有声，忌发物、房事一百二十天。按此乃攻剂也，未必能表汗出，抑借滚酒之力耳。

四 字 汤

四君子汤 治一切阳虚气弱，脾衰肺损，饮食少思，脉来细软等症。

人参 白术 茯苓 甘草

引加姜、枣，水煎服。加陈皮名异功散，治脾胃不和。

六君子汤 治气虚有痰，脾虚鼓胀等症。

即前四君子汤加陈皮、半夏也。

小柴胡汤 治一切扑损等症，因肝胆经火盛作痛，出血自汗，寒热往来，日晡发热，或潮热身热，咳嗽发热，胁下作痛，痞满不舒。

柴胡二钱 黄芩一钱五分 半夏 人参各一钱 甘草三分

加姜三片，水煎服。如肝火盛，加黄连、山栀。兼两胁热痛者，再加归梢、红花。因怒而痛者，加芎、归、青皮、枳壳之类。

---

[1] 《苏沈良方》：方书名。本书系后人将宋代苏轼《苏学士方》和宋代沈括《良方》二书合编而成，原书共15卷，现存10卷本和8卷本二种。

五加皮汤 此汤舒筋和血，定痛消瘀。

当归酒洗 五加皮 没药 皮硝 青皮 川椒 香附子各三钱 丁香一钱 地骨皮一钱 丹皮二钱 麝香一分 老葱三根

用水煎滚，熏洗患处。

海桐皮汤 专洗一切跌打损伤，筋翻骨错，疼痛不止。

海桐皮二钱 没药二钱 铁线透骨草二钱 乳香二钱 当归酒洗，钱半 川椒三钱 川芎一钱 威灵仙 白芷 防风 甘草各八分

共为粗末，装白布袋内，扎口煎汤，熏洗患处。

小芎黄汤 治破伤风入里，犹有表热者。

川芎三钱 黄芩二钱 甘草五分

用水煎服。

大芎黄汤 治破伤风入里，大便秘，小便赤，自汗不止者。

川芎一钱 黄芩 羌活 大黄各二钱

上㕮咀作一贴，用水煎服以下之，微利为度。

四 字 药

整骨麻药 此药开取箭头，服之不痛。

闹羊花倍用 胡加子 姜黄 川乌 草乌 麻黄各等分

共为细末，每服五分，茶、酒任下。欲解，用甘草煎汤服之即苏。

外敷麻药 此药敷于患上，任割不痛。

川乌尖 草乌尖各五钱 蟾酥四钱 胡椒一两 生南星 生半夏各五钱

共为细末，用烧酒调敷。一方加荜茇，一方加细辛。

跌打膏药 一名五香膏。治诸损百病，此家传秘方也。

川乌 草乌 山棱 蓬术 当归 生地 赤芍 大黄 穿山甲 木鳖子 生南星 牙皂各二两 密陀僧四两研 铅粉漂，一斤 丁香研细末，下同 肉桂 乳香去油 没药去油 甘松 山柰 川芎 白芷 川柏 大茴各二两 用桐油、香油各二斤，将前十二味先熬枯滤净，再熬滴水成珠，入陀僧、铅粉熬成膏，离火再加后十味，再添麝香五钱搅匀，收贮摊用，孕妇忌之。

卷 之 八

五 字 丸

三黄宝蜡丸 专治一切跌打损伤，及破伤风，并伤力成劳。女人产后恶露不尽，致生怪症，瘀血奔心，痰迷心窍，危在旦夕。重者一钱，轻者三分，无灰酒送下，立刻全生。如被鸟枪打伤，铅子在内，危在倾刻，服一钱，吃酒数杯，睡一时汗出即愈。如外敷将香油热化少许，鸡翎扫患处。服药后，忌冷水、烧酒三日。如不忌此酒，则药无功。

天竺黄三两　雄黄二两　红芽大戟去骨　刘寄奴　骐麟竭各三两　归尾一两五钱　朱砂　儿茶各一两　净乳香三钱　琥珀　轻粉　麝香各三钱　水银三钱，同轻粉研不见星

以上各称足分两，各研为细末。如无真天竺黄，以真胆星三两代之。再用好黄蜡二十四两炼净，滚汤坐定，将药投入，不住手搅匀，取出装磁罐收贮备用。

补损续筋丸 治跌打扑坠，骨碎筋断肉破，疼痛不息。

人参一两　虎骨二两，酥油炙　朱砂五钱　丁香一钱　乳香去油　没药去油　广木香　当归酒洗　丹皮各五钱　川芎　白芍　炒熟地　瓜儿血竭　自然铜　骨碎补　红花各三钱　古铜钱三文，醋制

共为细末，炼蜜为丸，每服三钱，淡黄酒化服。

搜损寻痛丸 此丸能接骨，并治遍身疼痛，久损至骨。如金刃伤，则后用之。

肉桂三钱　乳香　没药　茴香炒，各二钱　军姜炒　丁皮　独活炒　草乌炒　赤芍药炒　石粘藤炒　白芷各五钱　当归　川芎　骨碎补炒　薏苡仁炒，各一两，如筋脉绝，多加此味

共作末，蜜为丸，用生姜细嚼，温酒调下。如为末，用姜酒调服。浸酒服亦可。如折伤疼痛，遍身顽麻，均可用此。如接骨，加添草乌一匕，热酒调服，量人老弱虚实加减用之。如人麻不解，可用大黑豆浓熬煎汁解之，豆豉煎汤服亦可。如吐，加姜汁。

和血定痛丸 治跌扑坠堕，筋骨疼痛，或瘀血壅肿，或风寒肢体作痛。若流注膝风，初结服之自消。若溃而脓清发热，与补气药兼服自敛。

百草霜　白芍药各一两　赤小豆一两六钱　川乌炮，三钱　白蔹一两六钱　白及　当归各八钱　南星泡，三钱　牛膝焙，六钱　骨碎补焙，八钱

上各另为末，酒糊丸，桐子大，每服三十丸，盐汤温酒送下。孕妇不可服。

六味地黄丸　治伤损之症，因肾肺二经虚弱，发热作渴，头晕眼花，咽燥唇裂，齿不坚固，腰腿痿软，小便频赤，自汗盗汗，便血诸血，失瘖，水泛为痰之圣药，血虚发热之神剂。若伤重损骨不能言，如瘖者，用此水煎服亦效。

熟地黄八两　山茱萸　怀山药各四两　牡丹皮　白茯苓　泽泻各三两

上为末，和地黄丸桐子大，每七八十丸，空心食前服。

桂附八味丸　此即前方加附子、肉桂各一两，又名桂附地黄丸。治相火不足，虚羸少气，尺脉弱者宜之。王冰所谓："益火之源，以消阴翳"也。

五字散

活血住痛散　此陈氏家秘之方也。

当归　白芷　木瓜　山甲各二钱　羌活　独活　草乌各钱半　川芎　肉桂　小茴　甘草各一钱　麝香一分

共为细末，姜酒调作一服。愚按：此散如强壮者，仅可服二三钱细末。若作一服，恐内有草乌，药毒太猛，非所宜也，用者酌之。

消风住痛散　即上消风散煎送住痛散合服。

消毒定痛散　治跌扑损伤，肿硬疼痛。

无名异炒　木耳炒　川大黄各等分

共为末，蜜水调涂。如内瘀血，砭去涂之。若腐处用当归膏敷之，更妙。

乳香趁痛散　治挫闪打堕腰痛。

骨碎补炒　苍耳子炒　自然铜火煅醋淬　白芷　桂皮　防风　当归　赤芍　血竭　没药　白附子各三钱　虎胫骨　龟板酒炙，各二钱　牛膝　天麻　槟榔　五加皮　羌活各三钱

再加全蝎一钱，共为细末，每服二钱，温酒调下。愚按：此方应有乳香，俟考可也。又乳香定痛散：治打扑坠堕伤损，一切疼痛。用乳香、没药、羌活、当归、人参、甘草、白术、白芷各一钱，共为末，每服二钱，温酒、童便服。

川芎行经散　治眼目被伤，血灌瞳神，及积血未散，致生翳膜等症。

川芎　羌活　独活　荆芥　薄荷　防风　白芷　柴胡　枳壳　桔梗　当归　茯苓　红花　蔓荆　甘草

清煎服。

乳香神应散 治跌扑后，胁下痛。

乳香　没药　雄黑豆　桑白皮　独颗栗子　破故纸炒　当归各一两　水蛭五钱,炒

共为末，每服五钱，醋一盏，煎六分，入麝少许，温服。

洗药荆叶散 治从高坠下，及一切伤折筋骨，瘀血结聚疼痛。

顽荆叶一两　白芷　细辛去苗　羌活　桂心　川芎　丁皮　防风　蔓荆子各半两

上作一服，入盐半匙、连根葱五茎，水五升，煎取三升，去滓，通手淋洗痛处，冷即再易，避风处洗之。

本事地黄散 治金疮止血，除痛辟风，续筋骨，生肌肉。

地黄苗　地菘　青蒿　苍耳苗　赤芍各五两,入水煎取汁　生艾汁三合

于五月五或七月七日午时修合，以前药汁拌石灰阴干，入黄丹三两，更杵为细末。凡有金疮伤折出血，用药包封不可动，瘥愈不肿不脓。

大紫荆皮散 治打扑伤折，内损肺肝。

紫荆皮　降真香　补骨脂　无名异酒淬　川续断　琥珀另研　牛膝酒浸一宿　桃仁去皮尖　当归酒洗　蒲黄各一两　大黄湿纸裹煨　朴硝各一两半

共为细末，每服二钱，食前浓煎苏木、当归酒调服。

生干地黄散 治金疮烦闷。

生干地黄　桃仁去皮尖　白芷　当归炒　续断　黄芩　赤芍药　炙甘草　羚羊角屑各一两　川芎　桂心各三分

共为细末，每服二钱，食前温酒调下，日三四服。

定痛乳香散 治金伤并折骨打扑损伤。

乳香　没药各二钱　败龟板一两　紫金皮二两　当归须　骨碎补　虎骨酥炙,各半两　穿山甲少许　半两钱五个,如无以自然铜代之,火煅醋淬

共为细末，每服一钱，如病沉服二钱，以好酒调服，损上者食后服，损下食前服。

定痛当归散 治诸损肿痛。

当归　川芎　赤芍药　白芍药　熟地黄　羌活　独活　牛膝　续断　白芷　杜仲各二两　川乌炮　乳香　没药　肉桂各一两　南木香　八角茴香　丁皮各五钱

共为细末，好酒调服。谅病深浅，用药多寡。

乌药顺气散 治跌打损伤兼风之症，逼身顽麻，骨节疼痛，步履艰难，语言蹇涩，口眼㖞邪，喉中气急有痰者。

乌药　橘红各二钱　麻黄　白芷　桔梗　枳壳炒,各一钱　僵蚕炒,去丝　炮姜　甘草炙,各五分

上加姜、葱，水煎服。

复原通气散 治打扑伤损作痛，及乳晕便毒初起，或气滞作痛等症。

木香　茴香炒　青皮　穿山甲炙　陈皮　白芷　甘草　漏芦　贝母各等分

共为末，每服一二钱，温酒调下。薛氏云：此方治打扑挫闪，或恼怒气滞，血凝作痛之良剂也。《经》云："形伤肿，气伤痛"。又云："先肿而后痛者，形伤气也；先痛而后肿者，气伤形也"。若人元气素弱，或因叫号血气损伤，或过服克伐之剂，血气凝结者，当审前法用温补气血为善。

胶艾安胎散　治孕妇顿扑，动胎下血不止者。

人参　条芩　阿胶蛤粉炒,各一钱　白术钱半,土炒　当归酒洗　熟地各二钱　川芎　艾叶各八分　陈皮　紫苏　炙甘草各四分

引加姜一片，大枣二枚，水煎服。

加味逍遥散　治血虚肝燥，骨蒸劳热，咳嗽潮热，往来寒热，口渴便涩，此本方之治验也。若加味，治怒气伤肝，血少目暗等症。

白术　茯苓　当归　白芍各二钱　柴胡一钱　薄荷五分　黑栀　丹皮各钱半

加生姜，水煎服。

藿香正气散　治内感外受不正之气等症。

藿香　紫苏　白芷　大腹皮　茯苓　白术　陈皮　半夏曲　厚朴　桔梗　甘草

加姜、枣，煎服。

加味交加散　治损伤之证，外挟表邪，发热体痛，形气虚者。

苍术　厚朴　陈皮　白茯苓　当归　川芎　白芍药　生地黄　半夏　羌活　独活　桔梗　枳壳　前胡　柴胡　干姜　肉桂　甘草

加生姜煎服。有热者，去姜、桂。

疏风败毒散　治损伤之症，外挟表邪，发热体痛，形气实者。

当归　川芎　白芍药　熟地黄　羌活　独活　桔梗　枳壳　柴胡　白茯苓　白芷　紫苏　陈皮　香附

加生姜、生地，水煎入酒和服。

杖疮珍珠散　兼治一切刀伤斧砍，敷上立即止血敛口。肿毒久不收口者，扫上立即生肌收口。

珍珠入豆腐内,煮至豆腐起蜂窝时,取出研　乳香去油　海螵蛸水飞　琥珀　象皮炒黄　没药去油　龙骨火煅红　儿茶　轻粉各一钱　瓜儿血竭二钱

共研细末，磁瓶收贮，毋泄其气，外用蜡油纸盖之。制蜡油纸法：用槐树枝，一寸长，四十九段，以麻油四两，熬至枝枯捞起，再入黄蜡四两化开，乘热即裁厚绵纸，长阔四五寸，或厚皮纸拖油，收起出火毒，否则有毒。凡杖后，以刷杆挑敷前制末药于杖处，将油纸贴上，再以寻常油纸盖之，外以新布裹定，一日一换药纸，每次用药五六分，不过数日可愈。设若杖疮已经见水，须倍费时日也。用此药必须用制油纸，否则收口过速，恐留余毒也。愚按：制油纸可略加铜绿，如翡翠之色，

且铜绿止湿理伤，如破者用之，更为妙矣。

洁古末药散 此刀箭药，止血住痛神效。

定粉　风化灰各一两　枯矾三钱　乳香五分　没药一字，各另研

各研为细末，和匀再研，掺之。

五 字 丹

正骨紫金丹 治跌打扑坠，闪错损伤，并一切疼痛瘀血凝聚等症。

丁香　木香　血竭　儿茶　大黄　红花各一两　当归头　莲肉　白茯苓　白芍各二两　丹皮五钱　甘草三钱

共为细末，炼蜜为丸，每服三钱，童便调下，黄酒亦可。

人参紫金丹 此丹提补元气，健壮脾胃，止渴生津，增长精神，和通筋脉，被跌扑闪撞而气虚者，宜服之。

人参三钱　丁香一两　五加皮二两　甘草八钱　茯苓二钱　当归一两，酒洗　血竭一两　骨碎补一两　五味子一两　没药二两，去油

共为细末，炼蜜为丸，每服二钱，早晚淡黄酒化服，童便化服亦可。

没药降圣丹 治打扑伤损，筋断骨折，挛急疼痛，不能屈伸，及荣卫虚弱，外受风邪，内伤经络，筋骨缓纵，皮肉刺痛，肩背拘急，身体倦怠，四肢无力等症。

没药另研　当归酒洗　骨碎补去毛　白芍药　自然铜火煅醋淬　川乌头各一两　生地黄　川芎各一两半

共为细末，以姜汁炼蜜为丸，每一两作四丸，每服一丸，煎苏木汤和酒化服。

逐瘀至神丹 《石室秘录》云：内者胸腹之中，外者风寒之犯。今既无胸腹之病，又无风寒之侵，忽然跌扑为灾，断伤为困，此不内外因，又一门也。

当归五钱　大黄二钱　生地三钱　赤芍三钱　桃仁一钱　败龟板一钱　红花一钱　丹皮一钱

用水一碗，酒一碗，煎服。方中最妙当归、芍药和其血，大黄、桃仁逐其瘀，生地、红花动其滞，一剂即可病去也。

接骨至神丹 《石室秘录》[①]云：倘跌伤打伤，手足断折，急以杉板夹住手足，凑合端正，而后用接骨之药吞服，则完好如初矣。

---

① 《石室秘录》：综合性医书。清代陈士铎，号远公，浙江山阴人。清代医家，著《石室秘录》，6卷，刊于1687年。

羊踯躅三钱，炒黄　大黄三钱　当归三钱　芍药三钱　丹皮二钱　生地五钱　红花三钱　土狗十个，捣碎　土虱五十个，捣烂

上药用酒煎，调自然铜末一钱，连汤吞之，一夜生合，神奇之极，不可再服。愚按：前方治损伤之平剂，未可以一例而论也。后方虽称神奇，但内有毒药太多，用者酌减之。

万全神应丹　出箭头、鱼骨、针刺等症，远近皆治之。

莨菪科即天仙子苗也

于端午日前一日，逼寻上项科，见即取酌中一科，根枝叶实全者，用柴灰自东南为头围记。次日清早，用木撅一掘取出，洗净，于净室中石臼内捣为泥，丸如弹子大，以黄丹为衣，以纸封悬高处阴干。若有箭头不出，用绯绢袋盛此药一丸，放脐中，用绵裹肚系定，先用象牙末贴疮上，后用此药。若箭疮口生合，用刀子微刮开，以象牙末贴之随出。陕西行省出军，曾用有效。

接骨紫金丹　此秘方也。骨碎者当日可服，骨断者夹缚后可服，闻骨内有声，即骨接定也。忌食胡桃、荸荠。

老鹰骨　山羊血同赤石脂研　白蜡　花蕊石醋焠　乳香去油　没药去油　降香节去油　干地龙灰去土　朱砂各二钱　铜末醋淬　自然铜醋淬　木耳灰　土鳖虫炒，各钱半　赤石脂各三钱　龙骨煅，三钱　生半夏二钱　南星一钱

共为细末，炼蜜为丸，朱砂为衣，每服一钱，童便、老酒送下。愚按：原方用胎骨，今代以鹰骨或鹏骨、鸭骨，于德无亏，于方有效，一举两得矣。

又方：治跌打损伤骨折，瘀血攻心发热，昏晕不省人事，此药神效。

土鳖去足焙干，净末一钱　乳香　没药　自然铜一钱，醋淬　骨碎补　大黄　血竭　硼砂　归梢各一钱　一方加红花一钱

共制为末，炼丸，每服七八厘，好酒调下，其骨自接。

又方：治跌打损伤神效，慎勿多服。

肉桂去皮　红花各一钱七分　川乌　草乌各二钱

共碾细为末，每服二分，酒调下，伤重者不过三分即愈。此方乃跌打损伤，起死回生，活人千万之灵药也。凡富贵之家，宜备以济人。

加减紫金丹　治损伤，邪热瘀血，痞气臌闷，体倦痰嗽等症。

白茯苓　苍术米泔浸，各二两　当归　熟地黄　白芍药炒　陈皮各四两　肉苁蓉一两，酒洗　丁香一钱　红花五钱　血竭　乳香　没药各三钱

共为细末，炼蜜成丸，黄酒送下。

五 字 汤

补中益气汤 治跌打等症，损伤元气，或过服克伐，恶寒发热，肢体倦怠，血虚气弱，不能生肌收敛，或兼饮食劳倦，头痛身热，烦躁作渴，脉洪大弦虚，或微细软弱，自汗怠倦，饮食少思。

黄芪炙 人参 白术 甘草炙，各钱半 当归一钱 陈皮五分 柴胡三分 升麻三分

加姜、枣，水煎服。

当归补血汤 治杖疮、金疮等症，血气损伤，肌热大渴引饮，目赤面红，昼夜不息，其脉洪大而虚，重按全无，此病多得于饥渴劳役者，若误服白虎汤必死。

黄芪炙，一两 当归二钱，酒制

水煎服。

又方：治金刃跌磕所伤，去血太多，服此甚妙。若皮肉不破，宜作瘀血停积调治。

当归 川芎 白芍药 熟地黄 防风 连翘 羌活 独活 乳香 没药 白芷 续断 杜仲

用生地黄煎，入童便和服，不可用酒。此方血虚挟邪者宜之，若失血太多，非所宜也，况有羌、独、防、芷之耗散乎，用者审之。

清暑益气汤 治长夏损伤溃烂，湿热炎蒸，四肢困倦，精神短少，肌肉不生而作泻者。

黄芪 人参 白术 苍术 神曲炒 青皮炒 陈皮 甘草炙 麦冬 五味子 当归酒洗 黄柏 泽泻 升麻 葛根

用姜二大片，枣五枚，水煎。

白术防风汤 治服表药过多自汗者。

白术 黄芪各一两 防风二两

每服五七钱，煎服。脏腑和而自汗者可服。若脏腑秘小便赤者，宜用大芎黄汤下之。

羌活防风汤 治破伤风邪在表者，急服此药以解之。稍迟则邪入于里，与药不相合矣。

羌活 防风 甘草 川芎 藁本 当归 芍药各四两 地榆树 细辛各二两

每服五钱，水煎。

复原活血汤 治跌扑等症，瘀血停凝，胁下作痛，甚者大便不通。

柴胡 当归尾 红花各二钱 穿山甲五分 大黄酒炒，一钱 桃仁二十枚 甘草五分

瓜蒌仁一钱

上酒、水各半煎服。按原文曰：肝胆之经，行于胁下，属厥阴少阳。故以柴胡引用为君。以当归活血脉，以甘草缓其急为臣，亦能生新血，阳生则阴长也。以穿山甲、花粉、桃仁、红花破血润血为佐。以大黄荡涤则血为使。气味相合，各有攸归，痛自除矣。

除风益损汤 治眼目被物撞损，及拳手打伤，睛珠突出，及血虚生翳膜等症。

当归　川芎　熟地　白芍　藁本　前胡　防风

水煎服。

上方以熟地黄补肾水为君，睛为肾之子，虚则补其母也。以当归补血，目为血养。白芍药补血补气，为血病气亦病也，为臣。川芎治血虚头痛。藁本通血脉，去头风，为佐。前胡、防风通疗风邪，俾不凝留，为使。兼治亡血过多之病。伤于眉骨者，病自目系而下，以其手少阴有隙也，加黄连疗之。伤于顿者，病自抵过而上，伤于耳者，病自锐眦而入，以其手太阳有隙也，加柴胡疗之。伤于额交颠耳上角及脑者，病自内眦而出，以其足太阳有隙也，加苍术疗之。伤于耳后耳角耳前者，病自客主人斜下，伤于颊者，病自锐眦而入，以其手少阳有隙也，加枳壳疗之。伤于头角耳前后及目锐眦后者，病自锐眦而入，以其足少阳有隙也，加龙胆草疗之。伤于额角及巅者，病自目系而下，以其足厥阴有隙也，加五味子疗之。凡伤甚者，倍加大黄泻其败血。眵多泪多羞涩赤肿者，加黄芩疗之。

柴胡四物汤 治烦躁胁痛，蓄血呕血等症。即四物汤加柴胡、黄芩，或加小柴胡汤之五味也。

竹叶石膏汤 治胃火盛而作渴者。

淡竹叶　石膏煅　桔梗　木通　薄荷　甘草各一钱

加姜，水煎服。

桃仁承气汤 治损伤，血滞于内作痛，或发热发狂等症。

桃仁　芒硝　甘草各一钱　大黄二钱

水煎服。更量虚实用大黄。

加味承气汤 治瘀血内停，胸腹胀满，大便不通等症。

大黄　朴硝各二钱　枳实　厚朴各一钱　甘草五分　当归　红花各一钱

上用酒、水各一钟，煎至一钟，仍量虚实加减。病急者，甘草不用，加苏木、陈皮、木通，名大成汤。

竹叶黄芪汤 治气血虚，胃火盛，而作渴者。

淡竹叶二钱　黄芪　生地黄　当归　麦门冬　川芎　甘草　黄芩炒　芍药　人参　石膏煅，各一钱

水煎服。

当归导滞汤 治跌扑瘀血在内，胸腹胀满，或大便不通，或喘咳吐血。

大黄　当归各等分

共为末，每服三钱，温酒下。气虚加肉桂。

破血消痛汤 治跌伤脊骨，胁痛。

羌活　防风　官桂各一钱　苏木　连翘　当归各二钱　水蛭三钱，炒令烟尽，另研　麝香一字

共为细末，作一服，酒两大碗，水一盏，煎一大碗，将麝香、水蛭末冲服，立止。

破血散瘀汤 治堕落损伤，其恶血留于腰脊胁下，痛楚不能转侧。

水蛭三钱，炒令烟尽，另研　连翘　当归　柴胡各二钱　苏木一钱半　羌活　防风　桂心各一钱　麝香五分，另研

共剉作二贴，酒、水煎，冲水蛭、麝香末调服即愈。按：此方即上方加柴胡，余皆同，恐一方而异名也。

羌活乳香汤 治伤折筋骨，发热体痛，挟外邪者。

羌活　独活　川芎　当归　赤芍药　防风　荆芥　牡丹皮　续断　红花　桃仁　陈皮　生地黄

水煎服。有热加柴胡、黄芩。

清上瘀血汤 治上膈被伤者。

羌活　独活　连翘　桔梗　枳壳　赤芍药　当归　栀子　黄芩　甘草　川芎　桃仁　红花　苏木　生地黄

水煎，加老酒、童便服。

消下破血汤 治下膈被伤者。

柴胡　川芎　大黄　赤芍药　当归　黄芩　五灵脂　桃仁　枳实　栀子　牛膝　木通　泽兰　红花　苏木

用生地黄汁煎，加老酒、童便服。

犀角地黄汤 治火盛，血热妄行，或吐衄不止，大便下血。如因怒而致，加山栀、柴胡。

犀角镑末　生地黄　白芍药　黄芩　牡丹皮　黄连各一钱五分

水煎，倾于钟内，入犀末服之。

川芎肉桂汤 治瘀血在足太阳、足少阴、足少阳三经，以作腰痛者。

羌活一钱半　肉桂　川芎　柴胡　当归梢　苍术　炙甘草各一钱　神曲　独活各五分　防己　防风各三分　桃仁五个

用酒三杯，煎至一杯，空心服。

附子四逆汤 按此方即四逆汤也。治身痛腹痛，下利清谷，恶寒不汗，四肢厥

逆，面赤烦躁，脉沉微细，内寒外热等症。加参、术，名附子理中汤。加干姜，名通脉四逆汤。加茵陈，名茵陈四逆汤，治阴黄。此名附子四逆汤，其中有附子而名焉，是否，存以俟考。

附子一枚　干姜一两　甘草炙，二两

加葱九茎，水煎冷服。

十全大补汤　治杖疮，气血俱虚，肿痛不消，腐而不溃，溃而不敛，或恶寒发热，自汗盗汗，饮食少思，肢体倦怠。若怯弱之人，患处青肿而肉不坏者，服之自愈。若有瘀血砭刺不早者，服之自消。或溃而脓水清稀，肌肉不生，或口干作渴而欲汤者，尤宜服之。

人参　白茯苓　白术　甘草　熟地黄　白芍药　当归　川芎　黄芪各一钱　肉桂五分

加姜、枣煎服。

东垣圣愈汤　治金疮脓血出多，热躁不安，或哺热作渴等症。

熟地黄酒洗　生地黄酒洗　人参各一钱　川芎一钱　当归　黄芩各五分

水煎服。

人参养荣汤　治脾肺气虚，荣血不足，惊悸健忘，寝汗发热，食少无味，身倦肌瘦，气短色枯，毛发脱落，小便赤涩。亦治发汗过多，身振脉摇，筋惕肉𥆧等症。

人参　黄芪炙　白术　甘草炙　陈皮　桂心　当归酒拌，各一钱　熟地黄　五味子炒　茯苓七分　远志五分　白芍钱半

加姜、枣煎。

益气养荣汤　治症同前气血两虚等症。

人参　黄芪炙　当归　川芎　熟地黄　白芍炒　香附　贝母　陈皮各一钱　白术二钱　甘草　桔梗各五分

引加姜，水煎服。口干，加五味子、麦门冬。寒热往来，加青皮。

加味芎归汤　治损伤败血入胃，呕吐黑汁，而形气虚者。

芎藭　当归　白术　百合水浸一日　荆芥各一钱

水、酒各半煎服。

加味归脾汤　治胸腹不利，食少无寐，脾气郁结等症。即归脾汤加山栀子、牡丹皮也。方见上。

和伤活血汤　蒋示吉[①]曰：此治损伤瘀血，腹胀内壅，青肿外痛，昏闷欲死，伤最重者服之。

---

① 蒋示吉：清代名医，著《医宗说约》《伤寒翼》《望色启微》等。

山甲炒，研末　归尾　红花　苏木　生地　灵仙　加皮各二钱　川芎　乳香　没药　花粉各五分　甘草三分　桃仁四十九粒，打碎　血竭二分　大黄五钱

用水、酒各一碗煎，临服加童便一杯，服后泻出瘀血为效，后服活血丹调理。若打扑气闭已死者，先用通关散吹鼻中，有嚏后服此药，自活。

四草定痛汤　治打扑跌堕压磕等伤肿痛。

山薄荷　矮金屯叶　皱面藤叶　宝塔草

生采，叶擂酒服，根梗煎酒服。

桔术四物汤　治跌扑磕伤，滞血体痛，脾胃虚弱，饮食少进等症。

当归　川芎　白芍药　生地　陈皮　白术　红花　桃仁

用水煎服，如骨节酸疼，加羌活、独活。疼痛不止，加乳香、没药。

加味四物汤　治血虚，阴火上冲头痛。即四物汤加黄柏、知母、黄芩、黄连、蔓荆子、北五味。若加陈皮、白术、红花、桃仁四味，名橘术四物汤。治损伤骨痛，再加羌活、独活。如痛不止者，加乳香、没药。

散瘀和伤汤　治一切碰撞损伤，瘀血积聚。

番木鳖油煤去毛　红花　生半夏各五钱　骨碎补　甘草各三钱　葱须一两

水五碗煎滚，入醋二两，再煎十数滚，熏洗患处，日洗数次妙。

八仙逍遥汤　专洗跌仆损伤，肿硬疼痛，及一切冷振风湿，筋骨血肉肢体酸痛等症。

防风　荆芥　川芎　甘草各一钱　当归酒洗　黄柏各二钱　茅山　苍术　牡丹皮　川椒各三钱　苦参五钱

共合一处，装白布袋内扎口，水熬滚，熏洗患处。

五字饮

二味参苏饮　治出血过多，瘀血入肺，面黑喘促者。

人参一两　苏木二两

水煎服。

十味参苏饮　治气逆，血蕴上焦，发热气促，或咳血衄血，或痰嗽不止。加黄芩、山栀，即加味参苏饮。

人参　紫苏　半夏　茯苓　陈皮　桔梗　前胡　葛根　枳壳各一钱　甘草炙，五分

加姜，水煎服。

活血和气饮　治跌扑，瘀血入内。

川芎三钱　青皮二钱　炙甘草　白芍药　滑石各一钱　丹皮五分　桃仁去皮尖，七

粒，研

水煎服。

仙方活命饮　治瘀聚成毒，未成即消，已成即溃，乃外科之首方也。

穿山甲三大片　皂刺五分　归尾一钱五分　甘草一钱　金银花二钱　赤芍药五分　乳香五分　没药五分　花粉一钱　防风七分　贝母一钱　白芷一钱　陈皮一钱

用酒煎服。

五　字　锭

导气通瘀锭　专治损伤耳聋奇方。

用不去油巴豆一个，斑蝥三个，麝香少许，以葱涎、蜂蜜和捻如麦粒形，丝绵裹置耳中，响声如雷，勿得惊惧。待二十一日，耳中有脓水流出，方可去锭，奇妙无比。

六　字　丹

大神效活络丹　此丹宣畅气血，通利经络，并风湿诸痹，口眼㖞斜，半身不遂，行步艰难，筋骨拘挛，手足疼痛等症。

白花蛇酒浸，焙　乌梢蛇酒浸，焙　麻黄去节　防风　炙草　官桂　草蔻　羌活　元参　天麻　藿香　首乌　白芷　黄连　熟地黄　川大黄各二两　细辛　赤芍药　朱砂水飞　没药去油　乳香去油　僵蚕　天竺黄　龟板　丁香　虎胫骨酥炙　乌药　青皮　黑附子　白蔻仁土炒　骨碎补　白茯苓　于白术土炒　当归酒洗　沉香各一两　全蝎去毒　葛根　威灵仙各二两五钱，其灵仙用酒浸　血竭　犀角各七钱五分　麝香　地龙去土　松香各五钱　两头尖　川芎各二两　京牛黄　片脑各二钱五分

共为细末，炼蜜为丸，金箔为衣，以蜡皮封裹，温酒送服，随病上、下，分食前、后服。

补损接骨仙丹　治跌打扑坠，骨碎筋断，肉破疼痛。

当归酒洗　川芎　白芍　熟地　补骨脂　五灵脂　广木香　地骨皮　防风各五钱　乳香去油　没药去油　血竭各一钱

共剉一处，同夜合花树根皮五钱，入大酒壶内，加烧酒同煮一炷香，取出温服。

六 字 酒

跌打损伤药酒 按此乃秘风破疼，和气血，壮筋骨之良剂也。

当归 五加皮 生地各一两 破故纸 紫荆皮 十大功劳 薏苡仁 猴姜 广木香 羌活 莪术 桃仁 川芎 杜仲各八钱 虎骨酥炙，一两二钱

用好酒二十斤，入坛封固，水煮三炷香，取起退火，早晚听饮。一方多官桂、羊踯躅、乳香、没药、元胡、丹皮、郁金、乌药，无当归、生地、故纸、杜仲、莪术、桃仁、虎骨、猴姜、薏苡仁、十大功劳，名紫金酒，出叶氏医案，良方。治一切风气，跌打损伤，寒湿疝气，移伤定痛。此酒善通经络，沉疴久病，服之无不获效。每饮三五杯，立见痛止。若预饮之，跌伤亦不痛。

七 字 丸

加味健步虎潜丸 专治跌打损伤，气虚衰，下部腰胯膝腿酸软无力，步履艰难。服此药至百日，舒筋止痛，活血补气，健旺精神。

龟胶蛤粉炒成珠 鹿角胶粉炒成珠 虎胫骨酥油炙 锁阳 川牛膝酒洗晒 杜仲姜汁炒断丝 何首乌黑豆拌蒸晒九次 当归炒，各二两 熟地黄三两 威灵仙酒洗 羌活 黄柏酒洗，炒 人参去芦 干姜 白云术土炒 白芍药炒，各一两 大川附子重一两五钱者，以童便、盐水、姜汁同煎一日，如干再添，煎毕，又用黄连、甘草同煎三炷香，晒干。

共为细末，炼蜜为丸，如桐子大，每服三钱，空心淡盐汤送下，冬日淡黄酒送下。

七 字 散

止血定痛生肌散 治损伤血出，久不收口等症。

乳香去油 没药去油 龙骨各三钱 血竭二钱 黄丹五钱，飞过 香白芷二钱五分 软石膏火煅，一两 潮脑少许

共为细末，磁器盛之，以掺患处，止痛生肌神效。

安胎万全神应散 治孕妇三月前后，或经恼怒，或行走失足，跌损伤胎，腹痛腰酸，一服即安。虽然见红，一二日间未离宫者，加一剂自安。

当归酒洗　白术土炒　条芩酒炒,各一钱　熟地姜汁浸　白芍炒,各八分　杜仲盐水炒　阿胶蛤粉炒　茯苓　嫩黄芪蜜炙,七分　川芎六分　砂仁五分　炙甘草三分

用水煎，加酒冲服。如胸前作服，加紫苏、陈皮。见红，加制续断肉、糯米。

七　字　膏

秘治跌打损伤膏　兼治疯痛闪挫，凝血闷气，神效。

全当归　川乌　白及　防风　木鳖子　生地黄　连翘　草乌　官桂　乌药　白芷　角刺　大黄　赤芍药　头发　白蔹各一两　没药去油,五钱　槐、柳、桑、枣、桃枝各十寸

上药入麻油二斤浸透，桑柴火熬枯去渣，复入净锅内，微火熬至滴水成珠，始下飞丹十二两足，务使老嫩合宜，将凝投去油乳香五钱化尽，倾入水盆内揉扯，以拔火毒，收用摊贴。临贴时加麝香半分，每张重五钱。病重者一张全愈，轻者一张可贴三四人。此方不可加减，致取不效。

刘氏跌打损伤膏

当归　三棱　莪术　独活　白芷　川芎　羌活　红花　川牛膝　防风　肉桂　杜仲　续断　防己　五加皮　骨碎补　赤芍药　刘寄奴　秦艽　葱头　土鳖虫　头发一握　龙骨　乳香去油　没药去油　血竭各二两　麝香另收旋加,如皮破骨损者,忌用麝香。

共入油熬化，磁钵收贮，每药油四两，加制松香一斤，同熬成膏，倾水缸内扯拔，出火毒，藏之。凡摊膏时，炖化摊好，放土地一个时辰，得土气则土鳖虫有力，易于接骨故也。

七　字　汤

半夏白术天麻汤　治脾胃虚弱，痰厥头痛。其证头痛如裂，身重如山，四肢厥冷，呕吐眩晕，目不敢开，如在风云中者。

半夏制　陈皮　麦芽炒,各一钱半　白术　神曲炒,各一钱　苍术　人参　黄芪　天麻　白茯苓　泽泻各五分　干姜三分　黄柏二分

加生姜五片，水煎服。

加减苏子桃仁汤　治瘀血内聚心经，胸满气促，大肠不燥者。

苏子三钱　苏木一钱　红花一钱　桃仁炒　麦冬　橘红各三钱　赤芍　竹茹　当归酒洗,各二钱

用水三钟，煎八分服。

加味调中益气汤 治气血俱虚头痛，其效如神。

黄芪炙，一钱　人参　苍术　甘草各七分　木香　升麻　柴胡　蔓荆子　细辛各三分

共剉作一贴，水煎服。

附　方

金疮秘方 戚总制秘本。

红枣去核，不拘多少，用炭火炙枯，不可太焦，以碗盖熄，须存其性，研为细末。　缠枝牡丹一名缠枝莲，取其白嫩根，不拘多少，捣为浓汁。

以红枣细末拌缠枝牡丹汁内晒干，再拌再晒，要如此者五六度方好，再研极细，每末五钱，加冰片、血竭、乳香各四分，共研匀，瓷瓶收贮，凡遇金疮出血，敷之立止。

破伤秘方 刑部主事何元浩刊传。此方治殴打后而伤风者神效。言纪晓岚[①]先生所著杂志内载，有吕太常含辉公刊布此方，被殴者服之立愈。

鱼鳔炒黄色　黄蜡　荆芥各五钱　艾叶三片

以上药，入无灰酒一碗，重汤煮一炷香，热饮之，汗出立愈。惟百日内断不可食鸡肉，切忌之。

接骨神方 梁孙都督传一厘金，多巴豆仁一个。

雄土鳖一个，此虫几雄者，用铜刀切断，以碗复之，半晌其虫能自接上不死者是，雄的方可用，雌者不可用。火煅存性，研为细末用，一名䗪虫。　自然铜醋煅七次，三分　生半夏一个　乳香去油　没药去油各五厘

以上俱忌铁器，共为细末，每服二厘，黄酒调下，不可多吃，如多吃恐长出多骨，复须保养四十天，还原复旧。此方神效无比，有力之家，宜修合济世。

接骨仙方

千里马八双，烧灰存性，即穿破旧草鞋　沉香　木香各三两　象皮瓦上焙　琥珀灯心同研　冰片各二两　骨碎补去毛　血竭各一两　虎胫骨酥炙，一对　乳香去油，一两五钱　没药去油，同上

各研细和匀，磁瓶收贮，看伤之大小，用药钱许或八分。先用好米醋一茶杯，入

---

① 纪晓岚：纪昀（1724—1805），字晓岚，又字春帆，河北献县人。清朝学者、文学家，官至礼部尚书、协办大学士，担当《四库全书》总纂官纂，著《阅微草堂笔记》《纪文达公遗集》。

铜杓内熬滚，入药再熬片时，调敷患上，不可太热，不可太凉，以绵纸裹好，新绵包紧，或十日八日一换。忌公鸡、鲤、鳝，不忌牛、羊肉，戒房事百日，复旧如神。

怀德堂笔记方 治跌打损伤。

九死还魂草　鹿啣草　落得打草　麻头皮上部加倍　土鳖虫各等分

下部加苎根，内伤加白颈蚯蚓。上五味为君，随症或加红花、苏木等药，酒、水煎服，汗发即愈。昔有一泥工沈姓者，屋上跌落，服此三日全愈。

天下第一金疮药程钟龄[①]　治刀斧伤损，并跌打扑碎，敷上立时止血定痛，更不作脓，胜于他药多矣。

雄猪板油一斤四两　黄蜡　松香各六两　乳香去油　没药去油　血竭　儿茶各一两　银粉炒筛，四两　樟冰三两，研匮细　冰片　麝香各六分

以上药研极细，先将猪油、松香、黄蜡三味熬化，滤去渣，待冷，再入药末搅匀，磁器收贮，不可泄气。

神圣饼子　治一切打扑损伤，金石刀刃，血出不止者立效。此药敷上无脓，褪痂便愈。

乌鲗鱼骨一两，五月五日前先准备下　高苣荣一握　韭菜一握　青蓟草一握，约一虎口大，手取团圆是也　石灰四两

以五月五日，日未出时，将取草菜三味同杵烂，次下余药，再杵得所，搏作饼子晒干，用时旋刮敷之。

安胎神方　用棕榈子炒研为末，每服三钱，茶酒任下。凡跌扑损伤，腰痛下血，胎动不安，服之立效。按《纲目》云：棕子味苦性平，涩肠止崩养血，故效。秘方也。

左盘龙方　治破伤风，服防风汤、蜈蚣散，解表不已，觉转入里，当服此方。又名左龙丸，与江鳔丸相似。

左盘龙即野鸽屎，炒烟尽为度　白僵蚕　鳔炒，各五钱　雄黄二钱

共为细末，烧饼为丸，如桐子大，每服一十五丸，温酒下。如里症不已，当于此半料内，入巴豆霜五分，为丸亦如桐子大，以雄黄为衣别之，每服药中加一丸，渐渐服至以利为度，利后更服羌活汤。若搐搦不已，亦宜服之。

地榆绢煎　治刀刃所伤，内损大肠，及两胁肋并腹肚伤破，大便从口中出，并中大箭透射，伤损肠胃，及治产后伤损小肠，并尿囊破，小便出无节止。此方神妙，饵至一服，其药直至损处，补定伤痕。隔日开疮口看之，只有宿旧物出，即无新恶物出。疮口内用长肉散子作捻子，引散药入疮里面，候长肉出外，其痕即自合。

地榆八两，洗净捣为细末　白绢一匹，小薄者

[①] 程钟龄：名国彭，字钟龄，安徽歙县人。清代医家，著《医学心悟》《外科十法》等。

用清水洗净绢糊，以炭灰淋清汁二斗煮绢，灰汁尽为度，绢以烂熟，擘得成片段，五寸至三寸，即取出压尽灰汁，于清水内洗三五度，令去灰力尽，重入锅内，以水二斗，入地榆末煎煮熟烂，以手抬看不作绢片，取入砂盆，研之如面糊得所，分为二服，用白粳米粥饮调，空心服之，服了仰卧，不得惊动转侧言语，忌一切毒，食熟烂黄雌鸡、白米软饭，余物不可食。其余一服，至来日空心，亦用粥饮调服。其将养一月内，切须慎护如是。产后所伤，绢一匹分作四服，每服粥饮一中盏调服，日一服。按：绢能接肠补囊及一切脏腑伤残者，得乎桑之力也。以桑受日出之生气，又为箕星之精，故称桑为神叶，蚕食之化为丝，能入脏腑伤处，续绝补破，兵有炼石补天之神。地榆能化五金八石，故能疗金镞毒药之伤。王损庵立赞此方神妙。余观《外台》《千金》疗金刀伤处，以桑线缝之，桑膏涂之，是亦取生气也。

败蒲席煎 方见九卷坠堕伤下。《金匮要略》云：治坠马损伤筋骨等症。徐彬论之详矣。王晋三又有注云：马坠伤者，驰骋之时，阳鼓于上，卒然而坠，伤在于首，病头胀颈粗，发热体痛，故其所治，有不同于平常跌扑所伤者。方中多用陈败之物，取其伏阳而行瘀也。败蒲席须作帆之蒲，惟乡船中尝以为卧具者佳，借其精神所凭，可以伏阳，且陈蒲可逐上焦瘀血。炊单布久蒸，则受汤热之气，可以化阳自熄，退肿除陈。乱发疗惊安神。绯帛行瘀搜伤。大黄、桃仁、甘草，即桃仁、调胃承气二汤之义，以扫除三焦之瘀。外用败蒲沐浴，以逐肌肉筋骨之瘀。内外兼治，非圣心化裁，谁能及此。

金镞伤方 又名王不留行散，方出《金匮要略》。

王不留行 十分，八月八日采　蒴藋细叶 十分，七月七日采　桑东南根白皮 十分，三月三日采　川椒 三分，除目及闭口，炒去汗　厚朴 二分　黄芩 二分　芍药 二分　干姜 二分　甘草 十分

共九味，桑根皮以上三味，烧灰存性，勿合灰过，各别杵筛，合治之为散，服方寸匕，小疮即粉之，大疮但服之，产后亦可服。如有风寒者，桑东根勿取之。前三物皆阴干百日。此方已见于九卷金刀伤下，未及详解，故复释之。按王晋三云：金刀伤处，封固不密，中于风则仓卒无汁，中于水则出青黄汁。风则发痉，水则湿烂成疮。王不留行疾行脉络之血，灌溉周身，不使其湍激于伤处。桑根皮泄肌肉之风水。蒴藋叶释名接骨草，渗筋骨之风水。三者皆烧灰，欲其入血分，去邪止血也。川椒祛疮口之风，厚朴燥刀痕之湿，黄芩退肌热，赤芍药散恶血，干姜和阳，甘草和阴，用以为君者，欲其入血分，退肿生肌，此治金疮之大要也。

瞿麦丸 治箭镞入肉，久不出者。孙真人云：唐贞观中，有功臣远征，被流矢中其背上，矢入四寸，举天下名手出之不得，遂留在肉中，不妨行坐，而常有脓出不止。永徽元年秋，令余诊看，余处此瞿麦丸方。

瞿麦 二两　雄黄 一两半，研　王不留行　生地 各五钱　麻黄 去节　雀李根皮　蔷薇根皮　茅根　败酱　防风　牛膝　大黄　蓝实　石龙芮 炙，各二两

共十四味，捣筛为末，炼蜜和丸，如梧子大，以酒服十丸，日二服，稍加至二十丸，以知为度，忌猪鱼、生冷等物，可直断口味。凡箭镞及折刺入身中，四体皆急，当合此药服之，令四体皆缓，缓则其镞必自跳出。余常教服此药与断肉，遂日日渐瘦，其镞遂跳出一寸，戴衣不得行，因即错却，乃得行动，已觉四体大缓，不比寻常。终冬至春，其镞不拔自然而落，取而量之，犹得三寸半。是以身必须断口味令瘦，肉缓刺则自出矣，故以记之。

定痛丸 治打扑损伤，筋骨疼痛等症。如打扑骨损者，先整骨好，用竹夹定，然后用黄酒下麻黄二钱，再服此丸大效。方出《素问宣明论》①。按：麻黄非接骨之品，用此者斟酌之。

乳香　川椒　当归　没药　赤芍药　川芎　自然铜醋制　蒴藋各等分

共为末，熔蜡为丸，如弹子大，细嚼温酒下一丸。骨碎者，先用竹夹夹定，服三五日，以小可为度。

没药散 治刀箭所伤，止血定痛。

定粉一两　风化灰一两　枯白矾三钱，另研　乳香五分　没药一字，各研

各研为细末，同和匀，再研掺之。

雄黄散 治破伤风病在表者。

天南星三钱　半夏　天麻各五钱　雄黄二钱半

共为细末，每服一钱，温酒送下。如有痰涎入于里者，于此药中加大黄为下药。

蜈蚣散 治症同上。

蜈蚣一对　鳔三钱

共为细末，用防风汤调下，如前药解表不已，觉转入里，当服左盘龙丸微利，看大便软硬，加巴豆霜服之。

以上三方，出《素问病机保命集》②。

金伤散 治刀镰斧伤，辟风止痛生肌。

白及三两　陈石灰　桑白皮　黄丹各二两　白附子　天南星　龙骨各一两

共为细末，每用干贴之。

生肌散 治证同前。

密陀僧　桑白皮新者　龙骨各四两　黄丹五钱　陈石灰二两　麝香一钱，另研

共为细末，干掺之。

定血散 治证同前。

---

① 《素问宣明论》：即《黄帝素问宣明论方》，金代刘完素撰于1172年，15卷。
② 《素问病机保命集》：书名，金代刘完素撰于1186年，3卷，9篇。

桑白皮一斤　密陀僧半斤　乌贼鱼骨　枯矾　龙骨制，各二两　黄丹一两

共为细末，每用干掺，定血如神。

《外科精义》①论诸疮曰：不因气血而为疮者，谓堕仆并金刃汤火灸烙而伤皮肉之类是也。又曰：不因气血而骨肉损伤者，谓虫兽爪牙所害之类是也。共录三方，以备选用也。

续断散　治金疮筋骨断折者。

续断三两半　芎劳　苁蓉　当归各一两半　细辛五钱　附子炮，去皮　蜀椒炒去汗闭口者　干姜　桂心各三分　蛇含草　干地黄各二两　芍药　人参　甘草炙，各一两。椒姜桂各三分之分字疑讹。

共十四味，捣筛为末，酒服方寸匕，日三夜一服。《千金方》有地榆，《古今录验》②又有杜蘅，分两各有小异。

当归散　治堕车落马，及诸踠折臂脚，痛不止者。

川芎一两　泽兰一分，宜酌加　甘草炙，一两　当归　桂心　附子炮，去皮　川椒去目及闭口者，炒去汗，各五钱

共七味微炒令香，捣筛为末，酒服方寸匕，日三服。凡是伤至骨皆服之，十日愈，小儿伤损亦同。

泽兰散　治金疮内塞。

泽兰　防风　蜀椒去目闭口者汗　石膏　干姜　附子炮，去皮　细辛　辛夷　川芎　当归各五钱　甘草炙，一两

共十一味，捣筛为散，酒服方寸匕，日三夜一服。脓多倍甘草，渴多加栝蒌半两，烦热加黄芩半两，腹满短气加厚朴三钱，疮中瘀血更加辛夷半两。

蓝子散　治中毒药箭者。

蓝子五合　升麻八两　王不留行　甘草炙，各四两

共四味，捣筛为散，水服方寸匕，日三服，夜二服。又以水和方寸匕如泥，涂疮上，干易之，毒即解。

蒲黄散　治打伤腹中有瘀血者。

蒲黄一升　当归　桂心各二两

共三味，捣筛为散，酒服方寸匕，日三服，夜一服。一方无桂心，亦名蒲黄散。

消石散　治金疮，先有石发，烦闷欲死，大小便不通者。

消石　寒水石　栝蒌　泽泻　白蔹　芍药各一两

---

① 《外科精义》：书名，元代齐德之撰，2卷，35篇，145方。撰年不详。

② 《古今录验》：即《古今录验方》，唐代甄立言撰，50卷，原书已佚，佚文见于《外台秘要》《医心方》等。

共六味，捣筛为散，水服方寸匕，日三服，夜一服，稍加之，以通为度。

止血散 治金疮，内服外敷。

钓樟根三两　当归　芎䓖　干地黄　续断各一两　鹿茸半两，炙　龙骨二两

共七味，捣筛为散，以敷血即止，酒服一钱匕，日五服，夜三服。

桃仁汤 治金疮瘀血。

桃仁五十枚，去皮尖及双仁　桂心五钱　大黄五两　水蛭炒　虻虫炒，各三十枚

共五味切，以酒、水各五升，煮取二升，每服一合，日三服，明日五更一服。

生地汤 治伤损小便出血者。

生地黄八两　柏叶一把　黄芩　阿胶炙　甘草炙，各一两

咬咀，以水七升，先煮四味去滓，取汁三升内胶，煮取二升，分四服服之。

胶艾汤 治从高堕下，伤损五脏，微者唾血，甚者吐血，及金疮伤经内绝者。

阿胶炙　艾叶炒　川芎　甘草　当归各二两　干姜一两　干地黄　芍药各三两

共八味，咬咀，以水八升，煮取三升去滓，内胶令烊，分再服，羸瘦人多分数服。

破瘀汤 治腹中瘀血，满痛短气，大小便不通。

荆芥半两，《千金方》牛分，或分字作去声读　大黄　川芎各三两　䗪虫三十枚，炒　桂心　当归　甘草炙，各二两　蒲黄五两　桃仁四十枚，法皮尖及双仁者，《千金方》三十枚。

共九味，咬咀，以水一斗，煮取三升，分三服。

医牛马疮方 治牛领马鞍疮，及刀斧所伤者。

续断　松脂各一两　鹿角　牛骨腐者　乱发烧，各二两

共五味，捣筛细为散，以猪脂半斤煎化，入药搅匀，令冷凝用之。如疮脓汁多，干敷之。

解诸毒药方 治中药箭，并诸虫伤疮。

鸡肠草三分　荠苨　升麻各一两　蓝子一合　垩土一分　芍药　当归　甘草炙，各三分，《千金方》各二分，方出一手而分两悬殊，即分字亦难解，如作等分之分读则明矣

共八味，捣箭为散，水服方寸匕，多饮水为佳。若蜂蛇等众毒重所螫，以针刺螫上血出，着药如小豆许于疮中，令湿瘥。如药箭所中，削竹如钗股，长一尺五寸，以绵缠绕，水沾令湿，取药内疮中，趁疮深浅令至底止，有好血出即休，有毒水再服。以上一十三方，出孙思邈《千金翼方》，世传其拯昆明池龙，得龙宫方若干首，后人尚之，故录也。

金刀如圣散 又名恶疮方。

茅山苍术六两，米泔浸一日一夜　川乌四两，去皮脐，生用　草乌四两　防风三两，去土净　细辛三两，去土净　川芎四两　白术二两五钱　雄黄五两，研细末入药

上件俱各生用，晒干为末用。凡一切金疮及多年恶疮，以自己小便洗过，帖药

立效。如破伤风紧急，用好酒调药半钱或一钱服之。如蛇伤，加枯矾少许，调药敷之。如蝎螫伤，用汤送之，盖被出汗，如汗不出再服，或涎出亦验，伤处仍敷之。如疯狗咬伤，先用嚼口水洗净，将药贴伤处。

托骨大黄散 治折伤内损，及妇人血癥血瘕血晕。

羊胫骨烧赤酒淬十遍，研，五两　大黄童便浸七天，一日一易，纸裹煨切焙　巴豆肉酱水煮黄色，焙研，各三两五钱　半两钱煅赤醋淬为粉

共为细末，每服一字，当归汤下。《苏沈良方》云：有某坠下折胁，当折处陷入肌中，痛不可忍，服此药如人以手自内托之，筋骨遂平。

涂封方 治金疮中风，角弓反张。

生鸡子一枚　乌麻油三两

先将鸡子打破，与麻油相和，煎之稍稠，待冷涂封疮上。

葫芦方 治金疮得风，身体痉强，口噤不能语，或因打破而得，及刀斧所伤，得风临死者，用此并瘥。

上取未开葫芦一枚长柄者，开其口，随疮大小开之，令疮大小相当，可绕四边，闭塞勿使通气，上复开一孔，取麻子油烛两条并燃，以葫芦口向下熏之，烛尽更续之，不过半日即瘥。若不止，亦可经一二日熏之，以瘥为度。若烛长不得纳葫芦，可中折为两用之。

羊毛饼 治刀斧跌磕，及虎狼猪牛咬伤者。

用鸡子清、桐油各半打匀，以羊毛薄捻作饼如纸样，贴在患处上，又以散血膏或补肉膏敷贴。

胡椒饼 治箭头不出，及竹木刺入肉不得出者。

上用胡椒研末，同粳米饭捣烂和匀作饼，贴伤处，不过一二饼即出。

上部损伤如头破见髓或伤风于内之类。

羌活　防风　半夏　升麻　当归　芍药　陈皮　生地　甘草　川芎　白芷　茯苓　南星　花粉　蔓荆　姜

外加血余硬、落得打各一钱，俱为末，吞服。

中部损伤如手折之类

羌活　防风　当归　赤芍　陈皮　白芷　甘草　秦艽　黄芪　茯苓　生地　官桂　故纸　花粉

外加五加皮、血余硬各一钱，如前法服。按：血余硬，未识何物也？

下部损伤如腿足伤之类

当归　芍药　陈皮　牛膝　木瓜　防己　川芎　茯苓　羌活　白芷　白术　秦艽　生地　甘草

加血裹硬一钱，服如前法。按：血裹硬，亦不知何物？方出《医方集效》。

接骨神方 东平《展子明传》。

旱公牛角一个，火上炙干一层刮一层　黄米面不拘数，荞面亦可　榆树白皮不拘数，研细　杨树叶不拘数，研细，如无亦可　花椒六七粒

共研细末，以陈酽醋熬成稀糊，用青布摊贴，外用夹缚，闻骨内响声，骨即接矣。

金刃伤方 大兴《李正祖西平传》：用龙眼核，剥去外面光皮，只用其仁，捣研极细末，填敷疮口即止。西平氏云：此方在西秦及巴里坤军营救愈多人。查本草各书俱未纪载其功能治金疮之效验，可知世间有用之材，自古迄今，湮没者不可胜计，惜哉！

跌打损伤方 四川提督军门吴英言：昔得秘方，治跌打损伤极效，虽重伤频死，但有一丝之气者立苏。前任福建副将时，军中有二弁相斗，各致重伤，其一则死矣。驰往视之，其一惟心头有气微暖，亟命以药灌入，觉胸间喀喀有声，不移时张目索食，翌日遂能起行，自后屡着神效。其方：或于重阳日，或于十一月，采野菊花连叶阴干，每用菊花一两，加童便、无灰酒各一碗，同煎热服。

神仙一把抓 治汤火泡伤并杖疮疼痛。

黄丹一两　潮脑五钱

共为细末，以蜜调匀，涂敷伤处，立刻止痛，好无瘢。

过街笑 治腰闪挫痛。

木香一钱　麝香三分

共研细末，吹鼻内，如闪左吹右，闪右吹左。又治牙齿疼痛，揩牙，盐汤漱之。

金不换 此膏药方也，治内伤诸痛，出《戚总制秘书》。

羌活　独活　川乌　草乌　三棱　莪术　麻黄　大黄　归尾　赤芍　红花　姜黄　干姜　川椒　牙皂　半夏　防风　桐皮　川芎　牛膝　羊蹄躅　赤小豆　威灵仙　刘寄奴　骨碎补　续断　山甲　地龙各一两

上各用粗片，加桑、榆、桃、柳、槐枝各百寸，以麻油八斤，熬枯滤净，再熬滴水成珠，入飞丹收炼成膏，离火再加乳香、没药、血竭、陀僧各一两，肉桂、阿魏各五钱，麝香三钱，冰片一钱，搅匀藏贮听用。

二十五味药

香白芷　紫荆皮　破故纸醋炒　刘寄奴　川当归盐炒　赤芍药　川牛膝茶水浸　黑牵牛　生地黄盐水浸炒　川芎　乳香　没药　木通　川乌醋炒，孕妇不用　草乌尖，孕妇不用　木贼　骨碎补　藿香　官桂　羌活　独活各一两　熟地黄盐水炒　杜牛膝茶水炒，各五钱　自然铜火煅醋淬，不碎不用，临好时用。

同研为末，用蜜为丸，如弹子大，以黄丹为衣。或被跌扑损伤，金刃箭镞，不

问轻重，每服一丸，温酒磨化服，或细嚼酒送下。如被刀伤全断，内损重者，以薄荷汤或木瓜汤、姜汤、灯心汤皆可服。病在上食后服，病在下食前服，在中者不拘时服。如老人骨脉冷，宜加当归、川芎、川乌、木香、丁香、人参半两，去白芍药、生地黄。愚按：此方与四色末子药乃专门秘方，惜乎药味太多，未免羼杂不纯，用者审之。

上部末子药

小川芎五钱　蔓荆子二钱五分　白芷四钱　当归八钱

共为细末，每服七分，加麻油炒荆子三分，若伤重加接骨丹三分，酒调食后服，不重者加一分，或有加升麻一分。按：荆子未详何物？如此力大，或系山芝麻、六轴子之类，存考。

中部末子药

桃仁　红花各三钱　玄胡索六钱　归身八钱　赤芍五钱　紫荆皮醋炒，一两

共为细末，每服一钱，加油炒荆子五分，伤重加接骨丹七分，轻者三分，酒调半饥送下，或有加破故纸五分。

下部末子药

牛膝　黄荆子炒，各五钱。按黄荆子即牡荆，非蔓荆子也　独活七钱　赤芍六钱　秦艽大钱　紫荆皮　过山龙　千年矮俗名平地木，各一两　海桐皮八钱　姜黄五钱　木瓜五钱　归尾八钱　防己七钱

共为细末，每服一钱五分，若伤重加接骨丹八分，轻者五分，空心酒调服。若骨折碎，方用接骨丹。如骨不碎不断，只用玉龙散加入可也。

上部汤药方

川芎　白芷　蔓荆子　当归　赤芍　过山龙　花粉　陈皮　茯苓　甘草　五加皮　黄麻花

加姜三片，酒熬服。或加升麻、藁本、威灵仙、南星、半夏。

中部汤药方

杜仲　红花　桃仁　防风　官桂　生地　归尾　枳壳　甘草梢　赤苓　赤芍　过山龙

用水、酒各半煎，饱半饥。或加破故纸、细辛、桔梗。

下部汤药方

牛膝　肉桂　五加皮　生地　海桐皮　独活　秦艽　赤芍　防己　归尾

用酒、水各半煎，空心服。或加厚朴、木瓜、陈皮。

愚按：以上六方，俗传青田刘基先生家藏禁方，人皆秘之。然其真伪难分，未可尽信。但据其病情，凭其药性，似属有当，姑录之以备一法。

金疮神效方　《周鹤仙传》。

松香去油，如去油不尽，反加疼痛。须用新砖二块，火内烧极热，上下多衬纸，将松香入在中间，压二三次，则油尽如白霜矣。

徐元升曰：凡金疮用老松香不拘多少，将淡河水满锅浪透煮之，捞起扯拔浸冷，换水又煮又扯，如此九遍，煮去苦水。复用铜锅熔化，倾入冷水中，不必扯拔，待冷又化，如此三次。拣净松香十两，研细和匀，敷伤处，用绢帛缚扎，能止血止痛，续筋生肌，不脓不溃，跌打损伤亦效。

草蝎经进方　又名军中一捻金，止金疮血，收口甚速。

金樱叶　嫩苎叶各二两　嫩桑叶一两

上以端午或闭日，捣烂阴干作末用良，鲜者亦良。

内伤神效方　治跌打损伤而未皮破血出者。

地鳖虫四五十个，以胡桃肉、元米养瓮中，俟虫背微白，去头足，瓦上炙存性，每料净末三钱　骨碎补半斤，去皮，瓦上炙存性，净三钱　乳香去油，三钱　没药去油，三钱　当归酒洗炙净，三钱　大黄湿纸包煨，切片炙，净末，三钱　自然铜煅　血竭　硼砂　辰砂各三钱

共为细末，伤轻者每服九厘，重者钱二分，陈酒送。

外敷膏子药　治跌打损伤，又汤火伤烂者。

麻油八两，鸡蛋黄一个，头发三钱，朱砂水飞一钱，银朱水飞一钱，黄蜡六钱。先将油入无硝、硫砂锅内，文火熬后，入蛋黄熬化尽，再入头发剪寸长，以箸顺搅化尽，始终文火顺搅，方入朱砂、银砂，再入黄蜡，掇锅按地上一宿，收用，以鹅翎涂之，即愈。

陈氏三方

内伤脏腑方

歌曰：内伤脏腑没乳香，乌续桃兰通草姜；苏木木香归芎地，煎加童便酒调良。

生地　乳香去油　归尾　没药去油　续断　乌药　泽兰　苏木　木通　川芎　桃仁　木香　甘草　生姜

用水煎，加童便、陈酒和服。

加减：头痛如裂，加苁蓉、白芷梢。痛在顶心，加柴胡、药本、青皮、五灵脂。作寒，加肉桂、陈皮。发热，加柴胡、黄芩。发狂癫痫，加人参、辰砂、金、银。自笑，加蒲黄、川楝子。失音不言，加木香、菖蒲。发肿，加荆芥、防风、白芍、金沸草。咬牙无气，加豆豉。喘息，加人参。咳嗽，加阿胶、韭汁。咳嗽带血，加蒲黄、茅花。吐血，加红花、香附、丁香。呕血不进饮食，加丁香、半夏、山茶花、

桑黄、豆豉、砂仁。不思饮食，加生猪脂同药吞下。见食即吐，加辰砂。呃塞，加柴胡、木瓜、五加皮、车前子。舌长出寸许，加僵蚕、伏龙肝、赤小豆、生铁。舌短缩，语言不清，加人参、黄连、石膏。舌上生胎，加薄荷、生姜。口中鼻中出血，加白及、羚羊角。口中出屎，加丁香、草果、半夏、南星。九窍尽皆出血，加木鳖子、紫荆皮、童便。逼身痛，转身不得，加巴戟、杜仲、忍冬藤、红花。汗出不止，加细辛、皂角、薄荷、麝香。汗多，加白术、白芍、细辛、薄荷。汗血，加血余灰。喉内作干，见药即吐，加箭头砂，舌上噙，药送下。喉不干，见药吐，加香附、丁香、辰砂。因恐跳跃胸胁闷痛，加柴胡、栀子，胸中瘀血凝滞，加辰砂。血攻心，淹淹欲绝，气不相接，加豆豉。气攻心，加丁香。气喘，加杏仁、枳壳。血气攻心，心中宿血，加黑母鸡汤，搀酒同药服。语言恍惚，时时昏愦，加木香、辰砂、青硼、虎珀、人参。肠痛，加黑豆汤汁，同酒和药服。腰痛转身不得，加细茶、陈酒。腰疼，加破故纸、肉桂、杜仲、小茴。手足振摇不息，加辰砂、龙骨、远志、米仁、胡连、茯神、木通。手足软弱，不能举物，加麻黄。腹中疼痛，加延胡索、良姜。腹左边一点痛，呼吸难忍，加赤苓、茴香、葱白。腹右边一点痛，并呼吸亦痛，加草果、连翘、白芷。大便不通，加大黄、朴硝、当归。小便不通，加荆芥穗、胡芦巴、陈年毛竹节、大黄、瞿麦、杏仁、血管鹅毛灰。大便、小便不通，加大黄、厚桂、杏仁。大便黑血，加茶脚、侧柏叶、川连。小便出血，加石榴皮、茄梗。大便自来，加升麻、黄芪、诃子、桔梗。小便自来，加厚桂、丁香。屎门气出不收，加升麻、黄芪、白术、柴胡、陈皮、甘草。

外伤肿痛方

歌曰：外伤肿痛威灵仙，四物桃仁乳没兼；苏粉附兰通断桔，生姜甘草酒加全。

威灵仙　当归尾　生地　川芎　白芍　桃仁　乳香　没药　苏木　花粉　川断　木通　香附　泽兰　桔梗　甘草　生姜

水煎，加酒服。

加减：伤在头顶，加白芷、升麻、厚桂、藁本。在头目，加草决明、蔓荆花、黄芩。在鼻，加辛夷、鳖甲。在耳，加磁石。在眉颊，加独活、细辛。在唇，加升麻、秦艽。在牙齿，加谷精草。牙齿动摇，加独活、细辛。在左肩，加青皮。在右肩，加升麻。在手，加姜汁数匙、桂皮、禹余粮。在乳，加百合、贝母、漏芦。在胸，加柴胡、枳壳、韭汁。在左胁，加白芥子、柴胡。在右胁，加白芥子、地肤子、升麻、黄芩。在腰，加冬瓜皮、杜仲、牛蒡子、天麻、破故纸、槟榔。腰胁引痛，加凤仙花子。在肚腹，加大腹皮。在背，加木香、羌活、香附。在臀，加槟榔。在小腹，加小茴香。阴茎伤，加血管鹅毛灰。在左右两胯，加蛇床子、槐花。在肛门，加槟榔、槐花、大黄。在两腿，加牛膝、木瓜、米仁、五加皮、石斛、苏梗。在两足上下，加法同治腿法加之。在两足跟，加芸香、紫荆皮。在诸骨，加苍耳子、骨碎补、水牛角腮。在骨节，加黄松节。寅卯时发热，加陈皮、黄连、黄芩、白术。肿痛发热，饮食少思，加人参、黄芪、白术、柴胡。肿痛不赤，加破故纸、兔丝子、大茴、巴戟。青肿，朝寒暮热，加山楂、山药、厚朴、白术、砂仁。漫肿不大作痛，加赤芍、熟地、杜仲、苍耳。青肿不消，面色痿黄，寒热如疟，加人参、黄芪、白术、陈皮、升麻、柴胡。瘀血积聚不散，服药不效，取天应穴，即痛处是也，用银针刺出黑血，即消。

外伤见血方

歌曰：外伤见血益母草，芎归地芍术芷藁；乳香没药能止痛，续断生姜苏木捣。

益母草　归尾　川芎　生地　白芍　白术　白芷　藁本　乳香　没药　续断　苏木

引加生姜，水煎服。凡损伤皮破血出者，诸香不可用，忌酒煎，此秘方也。

加减：伤在头顶，加升麻、肉桂。头骨沉陷，加白芷。脑肿痛，加茯苓、白术。脑髓出，加香附、白附子、牡蛎、龙骨、苍耳子。面青肚痛，加柴胡、升麻、半夏、人参、黄芪、茯苓、陈皮。破处生蛆，加青黛、细辛、蝉蜕、蛇蜕灰。在脑侧近耳，寒热者，加丹皮、石枣即山茱萸肉、泽泻。目伤出血不止，加木贼、决明、甘菊、细辛、独活。鼻有伤，加辛夷、鳖甲。在额，加独活、细辛。在耳，加磁石。在唇上，加牛膝、升麻、秦艽。在齿，加细辛、独活、谷精草。在左肩，加青皮。在右肩，加升麻。在手，加桂枝、桂皮、禹余粮、姜汁。在胸，加贝母、柴胡、枳壳。在乳，加贝母、百合、漏芦。在胸腹，强言乱语，加辰砂、茯苓、远志、金箔、银箔。吐黄水，加木香、木瓜、扁豆、大茴、大黄、砂仁。在左胁，加芥子、柴胡。在右胁，加芥子、升麻。在腹，加大腹皮。腹破肠出，加黄芪、鹿茸。在小腹，加茴香、槐花。在背，加羌活、香附、木香。在肚腹，加土鳖虫、大茴、杜仲、牛蒡、故纸、小茴、白芷、巴戟。在臀，加白蜡、自然铜。在两腿足，加牛膝、苏梗、木瓜、米仁、石斛、槟榔、五加皮。如寒热发搐，咬牙唇牵，加升麻、柴胡、天麻。如阴囊肿痛不愈，作寒发热，饮食少思，加人参、升麻、白术、柴胡。伤口作痒，加赤芍、防风、干姜、荆芥、连翘。血出过多，瘦弱者，加人参、麦冬。烦躁不止，加柴胡、丹皮。面黑喘急，加人参、桔梗。脓出口噤流涎，加人参、柴胡、升麻。外脓不干，加白术、苍术、滑石。手足微搐，唇口微动，加钩藤、柴胡。眼开能言，气不相接，加人参、黄芪、白术。手撒目开，汗出如雨，加人参、附子、麦冬、五味子。

卷 之 九

后　序

　　医莫要于辨症，方莫先于识药。仲景为方书之祖，首叙病情之虚实，继述药性之寒温，诚为万世之法。用药譬诸用兵，知己知彼，百战百胜。但知己之强，而不察敌之势，期其必获者鲜矣。是以古之疾医疡医，审乎《内经》，察乎本草，八法四诊之既识，经络穴道之皆明，而后七方十剂，随症可施，良毒辛温，因时奏效。惟伤科一门，师授者少，家传者多，仅识骨之节髎，谓以手法可治，问其药则曰出于秘方，深自珍惜，而余者非其所知。噫嘻！此岂足以言医道哉。余汇辑伤科，粗已成集，兹复考《本草纲目》，见有主治折伤与虫伤者药品固多，而散见于各籍者亦复不少。窃以前集既已成书，后编无妨再续，非云精益求精，只冀备益求备。爰仍冠本草主治于首，搜录各家奇方于后，先叙受伤之原委，随附应病之方法，有验必书，无秘不录，类分诸门，集附多方。如善行军者，草木皆兵。观是集者，凑手俱成妙药。昔昌黎[①]有言：兼收并蓄，医师之良。余之不惮寒暑，而屡抒管见者以此。

晴川胡廷光序

伤科本草主治

金镞竹木伤

内治

大黄_{金疮烦痛，同黄芩丸服}　甘草　三七　当归　芎䓖　藁本　白芍药　羌活　红

[①] 昌黎：韩愈，字退之，自称郡望昌黎，世称韩昌黎、昌黎先生，河南孟县人。唐代中期官员，文学家、思想家、哲学家、政治家、教育家，唐宋八大家之首，著《韩昌黎集》。

兰花　牛膝　郁金并酒服，活血止痛　木通煮汁酿酒　乌韭　垣衣并渍酒服　紫葛每始王木　桑寄生　故绵黑大豆并煎水服　赤小豆醋浸炒研　炒盐酒服，主血出多　童尿热服，止血　所出血和水服　没药未透膜者，同乳香、童尿，酒煎服　牡丹皮末服，立尿出血　葱汁同麻子煮服，吐败血　薤白生肌　蕉子生食，合口　五子实宜食　槟榔金疮恶心，同橘皮末服　蔷薇根为末日服，生肌止痛　金疮小草搞服，破血生肌　杨白皮水服并涂，止血　棘刺花金疮内漏　雄黄金疮内漏，同童尿服五钱，血化为水也　花蕊石童尿、酒服，并掺之，血化为水，不作脓　杏仁金疮中风，蒸绞汁服，并涂之　大蒜金疮中风，煮酒服，取汗　米醋金疮昏运　琥珀金疮闷绝，尿服一钱　蝙蝠烧末水服，当下血水　女人中衣带金疮犯内，血出不止，五寸烧灰，水服　玳瑁甲煎汁或刺血热饮　龟筒煎汁　贝子烧研水服　白鸭通汁　人屎汁　月经衣烧灰酒服　裤裆汁并解药箭毒　牡鼠肉箭镞入肉。烧研酒服，疮痒即出　生地黄毒箭入肉，丸服，百日自出　猪腰子毒箭伤，磨酒服并涂　半夏金刃箭镞入骨肉，同白蔹末服　王不留行　瞿麦并主竹木入肉，研末水服并敷　酸枣仁刺入肉中，烧末水服立出

外治

石灰敷金疮止血定痛神品。或同大黄末，或同槐花末，或同苎麻叶捣收，或同麻叶、青蒿捣收，或同韭汁收，或同晚蚕蛾搞收，或同牡鼠捣收　松烟墨　釜底墨　百草霜　石炭　门白灰　寒水石同沥清　云母粉　香炉灰　无名异　石蚕　蜜栗子　乌迭泥　黄丹或入白矾　铜屑或入松脂　铜青　石青　石胆　慈石　硇砂　白矾　皂矾　蜜蜡　壁钱集贴　五倍子　紫矿　白僵蚕　牡蛎粉　蜘蛛网　鸡血破生鸡榻之　牛血伤重者破牛腹纳之，久即苏矣　象皮灰，合刨口　犬胆　狗头骨　白马通　马屎中粟　天鹅绒　人精　人屎灰敷金套肠出　三七内服外敷　白及同石膏　苎叶　金星草消肿　紫参　白头翁　地榆　白芷　白薇　刘寄奴　马蔺子　马兰　贯众　夏枯草　泽兰　大小蓟　苦芙　狼牙草　艾叶　续断　天南星　地菘　马鞭草　漏芦　车前草　青黛　天雄　鹿蹄草　钩吻　野葛叶　蛇衔　蜀葵花　白蒴　石韦　白药子　地锦　萝藦子　冬葵　王不留行　金疮小草　葱白炒封，或同蜜梅封，或煎汁洗之　糯米浸七七日炒研　稗根　生面　胡麻　干梅烧　槟榔同黄连末　乌柿　独粟嚼　荷叶　藕节　乳香　没药　血竭　元慈勒　降真香或入五倍子　桱乳　质汗　琥珀　紫檀香　地骨皮云止血神妙　刺桐花　桑白皮灰，和马屎涂，亦煮汁服。缝金疮肠出　桑叶同苎叶、金樱叶，军中名一捻金　桑皮汁　桑柴灰　棕皮灰　柳花　楮实　钓樟　绯帛灰　绵纸灰　拨火杖灰　败船茹灰　甑带灰　灯花并止血定痛　女人裤裆炙熨，止血　热汤故帛染揭　冷水浸之，并止血　人气吹之，断血

接指续筋

苏方木刀斧伤指或断者，末敷茧裹，数日如故　鸡子白皮误割舌断，先以套之　枫香敷金疮筋断　旋花根金疮筋断，杵汁滴入并贴，日三易，半月愈

拔箭出刺

栝楼根箭镞针刺入肉，捣涂，日三易之　茛菪根箭头不出，为丸贴脐，恶刺伤人，煮汁滴之

巴豆箭镞入肉，同蜣螂涂之，拔出　雄黄　盐药　山獭屎并敷药箭毒　蔷薇根　蓖麻子　双杏仁　黑豆并咽涂镰刀针刺入肉不出　独栗子　桑灰汁　鳞蛇胆　羊屎同猪脂　车脂石油并涂针箭竹刺入肉　松脂针入肉中，敷裹，五日根出，不痛不痒　鼠脑针刺竹木入肉，捣涂之即出。箭镝针刃在咽喉胸膈诸处，同肝捣涂之　象牙诸铁及杂骨鱼刺入肉，刮末厚敷，其刺自软，箭物自出也　人爪针折及竹木刺入肉，并刮末同酸枣仁涂之，次日出也　齿垢涂竹木入肉，令不烂。或加黑虱一枚　牛膝　白茅根　白梅并嚼　铁华粉　晚蚕蛾　蠷螋　马肉蛆　鱼鳔并捣　鸦炙研醋调　鸡毛灰　乌雄鸡肉捣　陈熏肉切片　鹿角　鹿脑　狐唇　狐屎并涂竹木刺入肉　人尿刺入肉，温渍之

跌仆折伤

内治活血

大黄同当归煎服，或同桃仁　玄胡索豆淋酒服　刘寄奴同玄胡索、骨碎补用水煎服　土当归煎酒服，或同葱白、荆芥水煎服　三七磨酒　虎杖煎酒　蒲黄酒服　黄葵子酒服　五爪龙汁，和童尿、酒服　婆婆针袋儿擂水服并敷，即萝藦　何首乌同黑豆、皂角等丸服，治损宽筋　黑大豆煮汁频饮　豆豉水煎　寒食蒸饼酒服　红曲酒服　生姜汁，同香油入酒　补骨脂同茴香、辣桂末酒服　干藕同茴香末日服　荷叶烧研，童尿服，利血甚效　白苣子同乳香、乌梅、白术服，止痛　胡桃擂酒　杏枝　松节　白杨皮并煎酒服　甜瓜叶　琥珀　没药　桂并调酒服　枝移木皮浸酒　夜合树皮擂酒服并封之，和血消肿　松杨破恶血，养好血　当归　蓬莪术　三棱　赤芍药　牡丹皮　苏方木　马兰　泽兰　败蒲灰　童尿酒服，不拘有无瘀血，推陈致新，胜于他药　白马蹄烧研酒服，化血为水　羊角砂糖水炒焦，酒服，止痛　鹿角恶血骨痛，酒服，日三　黄明胶同多瓜皮炒焦，酒服取汗，亦治多年损痛　雄鸡血和酒热饮至醉，痛立止也　鸦右翅瘀血攻心，面青气短，七枚，烧研酒服，当吐血憋　鲍鱼煎服，主损伤瘀血在四肢不收者　水蛭酒服行血，或加大黄，牵牛取利　麻油入酒服，烧热地卧之，觉即疼肿俱消　黄茄种消青肿，焙末酒服二钱，一夜平。重阳收，化为水服，散恶血　猪肉伤损血在胸膈不食者，生剉，温水送下一钱即思食

内治接骨

骨碎补研汁和酒服，以滓敷之，或研入黄米粥裹之　地黄折臂断筋损骨，研汁和酒服，一月即连续，仍炒热贴之　白及酒服二钱，不减自然铜也　黄麻灰同发灰、乳香酒服　接骨木煎服　卖子木去血中留饮，续绝补髓　自然铜散血止痛，乃接骨要药　铜屑酒服　古文钱同真味、甜瓜子末酒服　铜钴铒水飞酒服二钱，不过再服　生铁煎酒散血　铁浆粉闪胁脱臼，同黍米、葱白炒焦酒服，仍米醋调敷　无名异酒服散血，入乳、没接骨　乌古瓦煅研酒服，接骨神方　胡粉同当归、莪术末，苏木汤服　䗪虫接骨神药，擂酒服或焙存性酒服三钱，或入自然铜末。一用乳、没、龙骨、自然铜等分，麝香少许，每服三分，入干䗪末一个酒服。又土鳖炒干、巴豆霜、半夏等分研末，每服一

二分，接骨如神　龟血酒服，捣肉封之　蟹擂酒连饮数碗，以渣封之，半日骨内有声即接，干烧研酒服　鹖骨烧研，同煅过古钱等分，每酒服一钱，接骨极效　鹛骨烧末，酒服二钱，随病上下　鹰骨同上　少妇发一团，包乳香一块炒过，酒服一字妙

外治散瘀接骨

大黄姜汁调涂，一夜变色　凤仙花叶捣涂频上，一夜即平　半夏水调涂，一夜即消　附子煎猪脂、醋涂　糯米寒食浸至小满，晒研，如用，水调涂之　白杨皮血沥在骨节间，痛不可忍，杂五木煎汤服之　黄土瘀血凝痛欲死，蒸热布裹，更互熨之，死者亦活也　白矾泡汤熨之，止痛。闪出骨窍，同丝豆、蚕沙敷　乌鸡一切折伤兽触胸腹者，连毛捣烂醋和，隔布榻之，俟振塞欲吐除，取下再上　牛马血折伤垂死，破牛或马腹纳入，浸热血中愈　苧叶和石灰搞收　地黄炒热杵泥　灯心嚼　牛膝　旋花根　紫苏　三七　莨菪子　蛇床　栝楼根　白蔹　土瓜根　茜根　地锦　骨碎补　水苹　威灵仙　何首乌　稻穰　黍米洗　麦麸醋炒　麦面水和，并服　稗草　绿豆粉炒紫　豆黄　豆腐贴，频易　酒糟葱白煨　萝卜　生姜同葱白，面炒。汁同酒调面　桃仁　李核仁　肥皂醋调　盐杨梅和核研　桑白皮煎膏　降真香　麒麟竭　水桐皮　乳香　没药　落雁木　质汗　桑叶　栀子同面捣　蜜栗子　石青　故绯　炊单布　蛤蚧　吊脂　海螵蛸　鳔胶水煮　鳖肉生捣　龟肉　摄龟并生捣　熊肉贴　羊脂　野驼脂　犁牛酥　牛髓　猪髓并摩　黄牛屎炒罨　白马屎炒罨　诸朽骨唾磨涂　猪肉或贴　牛肉炙贴　乌毡盐醋煮热裹，并消瘀血青肿　紫荆皮伤眼青肿，童尿浸研，和姜芋汁涂之　釜底墨涂手搔疮肿　母猪蹄煮洗伤撅诸败疮　栗子筋骨断碎，瘀血肿痛，生嚼涂之有效　蟹肉筋骨折伤断绝，连黄捣泥微纳罨，筋即连也　五灵脂骨折肿痛，同白及、乳、没，油调涂。接骨，同茴香，先敷乳香，次涂小米粥，后上药，帛裹木夹三五日　狗头骨接骨燋研，热醋调涂　牛蹄甲接骨，同乳、没烧研，黄米糊和敷　芸苔子同黄米、龙骨，接骨和敷之　鞋底灰同面和

肠出

热鸡血金疮肠出，干人屎末抹之，桑白皮缝合，以血涂之　慈石金疮肠出，纳入，同滑石末，米饮日服三钱　人参胁腹肠出，急抹油内入，以人参、枸杞汁淋之，吃羊肾粥，十日愈　小麦金疮肠出，煮汁噀面　大麦煮汁洗贴推入，但饮米糜　冷水坠损肠出，喷其身面则入

杖疮

童尿杖毕即和酒服，免血攻心　三七酒服三钱，血不冲心，仍嚼涂之　红曲擂酒服　大黄煎酒服下，去瘀血，外以姜汁或童尿调涂，一夜黑者紫，二夜紫者白　无名异临杖服之，杖不甚伤　䗪虫方见折伤　白蜡酒服一两　半夏未破者水调涂，一夜血散　凤仙花叶已破者频涂，一夜血散，冬用干　葱白炒罨　酒糟隔纸罨之　豆腐热贴，色淡为度　萝卜捣贴　羊肉热贴　猪肉热贴　芙蓉同皂角、鸡子白　绿豆粉同鸡子白　黄土同鸡子、童尿不住上　石灰油调或和猪血烧三次研　滑石同大黄、赤石脂　水粉同水银、赤石脂　雄黄同密陀僧或同无名异　乳香煎油，或入没药、米粉　牛蒡根叶涂之，永不畏风　大豆黄末　黍米炒焦　马齿苋杵　赤龙皮烧　五倍子醋炒　血竭　密陀僧香油熬膏　松香　黄蜡并熬管　鸡子黄熬油　猪胆汁扫　未毛鼠同桑椹，

浸油扫之　黄瓜六月六日瓶收，浸水扫之　猪蹄汤洗　羊皮卧之，消青肿

破伤风

内治有风寒、风湿、风热、湿热

麻黄　桂枝　术并主风寒、风湿痉　羌活风寒、风湿伤金疮瘤痉　葛根金疮中风寒发痉欲死，煮汁服，干者为末　荆芥散风寒、风热　防风主金疮中风湿内痉　天南星打扑伤损金疮破伤风及伤湿，牙关紧急，角弓反张，同防风末，热酒调服，名玉真散，三服即苏。南星、半夏为末，姜汁竹沥灌服一钱，仍灸印堂。口噤，生研，同姜汁或龙脑揩牙名开关散　薇嫌小儿破伤风口噤，同白附子末、薄荷，酒服一字　细辛督脉为病，脊强而厥　防己除风湿手足挛急　芍药　芎䓖一切风气　当归客血内寒，中风痉汗不出　附子阴痉自汗　草乌破伤风病，同白芷、葱白煎酒取汗　威灵仙破伤风病，同独活、香油捣服取汗　黑大豆破伤风湿，炒半熟研蒸，以酒淋汁服取汗，仍敷疮上。亦同朱砂末酒服　大蒜酒服取汗，或煎水服　雄黄同白芷煎酒服取开　白花蛇同乌蛇、蜈蚣末服　土虺蛇同地龙、南星丸服取汗　守宫同南星、腻粉丸服取汗　龙齿主诸痉　鳔胶破伤风搐强直，炒研，同麝香、苏木酒服，仍封疮口。有表症，同蜈蚣末，煎羌活、防风、川芎汤服　牡蛎破伤风湿病，口噤强直，酒服二钱并敷之　蜜蜡破伤风湿如疟，以热酒化一块服，与玉真散对用立效　蝎破伤中风，同天麻、蟾酥为丸，豆淋酒服取汗，仍同麝香贴之　蟾蜍破伤风病，剁烂入花椒同酒炒熟，再入酒热服取汗　僵蚕口噤发汗　鸡子痫痉　鸡屎白破伤中风，口噤反张，强直瘛疭，以黑豆同炒黄，用酒沃之，少顷温服取汗，或入竹沥　蜈蚣同蝎稍、附子、乌头末，热酒服一字，仍贴疮上取汗。研末掺牙立苏　野鸽屎破伤风传入里，炒研，同江鳔、白僵蚕、雄黄，蒸饼丸服　雀屎破伤风疮作白痂无血者，杀人最急，研末酒服五分　鸭涎痉风反张，滴之　黄明胶破伤风，烧研，酒服取汗　狐目同上，神效无比　狐肝　狼屎中骨破伤风，同蝉蜕、桑花末，米饮服　六畜毛蹄甲痉痫　人手足爪甲破伤中风，油炒，热酒服取汗便愈。手足颤掉，加天南星服　铁落炒热淬酒饮，主风热、湿热　黄连酒煎，入黄蜡化服　地黄取汁同姜汁交浸，焙研酒服　杏仁金疮及破伤中风，角弓反张，杵蒸绞汁服，并涂疮上，仍以烛火灸之取效　槐胶　桑沥破伤中风，和酒饮至醉　篁叶痉风竹沥去痰热。金疮中风，破伤中风，发痉口噤，反张欲死，饮一二升，或入姜汁　栾荆狂痉　苏方木破伤中风，为末，酒服三钱立效　蝉蜕破伤风病发热，炒研酒服一钱，仍以葱涎调涂，去恶汗　羚羊角　牛黄热痉　乌牛屎刺伤中风，热饮一升　人屎痉风，入酒饮　发髲大人痉

外敷洗熨

贝母　茅花并敷金疮伤风　刘寄奴　麦面同烧盐敷　白芋　炒盐　鹭头灰　鼠灰　乱发灰并敷风入疮中肿痛　胡粉主疮入水湿肿痛，同炭灰敷　煨葱敷金疮伤水，同干姜、黄蘖煎水，洗诸疮伤风水　薤白　韭叶并主疮诸中风寒及水湿肿痛，捣烘用之，冷即易，或加灸至水出　箭笱漆刮涂　鲤鱼目灰　鲇鱼目灰，并主刺疮伤风及水，敷取汗出　猪肉乘热贴之，连易三次立消也　人耳塞破伤中风或水，痛不可忍，封之一夕，水尽即安　鸡肠草洗手足疮伤水　桑灰汁疮

伤风水入腹杀人　**自己尿**金疮中风，日洗数次　**商陆**疮伤水湿，捣汁熨之，冷即易　**蜀椒**诸疮中风肿痛，和面煨熨　**槐白皮**安疮上，灸百壮　**桑枝**刺伤疮犯露水肿痛，多杀人，炮热烙之，冷即易　**黍穰**　**青布**　**牛尿**　**白马通**　**骡屎**并主诸疮伤风及水，肿痛欲死者，单烧熏，冷水出尽愈

汤火伤

柳叶汤火毒入腹热闷，煎服，皮烧敷　**人尿**火烧不识人发热，顿饮一二升　**生萝卜**烟熏欲死，嚼汁咽，又嚼涂火疮　**当归**煎麻油黄蜡　**丹参**同羊脂　**地黄**同油，蜡熬膏　**甘草**蜜煎　**大黄**蜜调　**蓖麻仁**同蛤粉　**苦参**油调　**白及**油调　**黄葵花**浸油　**赤地利**灭痕　**蛇莓**止痛　**大麦**炒黑　**小麦**炒黑　**麦面**同栀子研　**荞麦**炒研　**芝麻**生研　**绿豆粉**　**黍米**炒　**粟米**炒　**蒸饼**烧　**白饧**烧　**胡桃**烧　**杨梅树皮**烧和油　**乌柿木皮**灰　**榆白皮**嚼　**黄栌木**　**杉皮**烧　**松皮**烧　**柏根白皮**煎猪油　**柏叶**止痛灭痕　**栀子**鸡子白调　**木芙蓉**油调　**山茶花**油调　**经霜桑叶**烧　**木炭**磨油　**甘锅**入轻粉　**饼炉灰**油调　**铁锈**桐油调　**银朱**菜油调　**赤石脂**同寒水石、大黄，水调　**云母石**同羊髓　**金刚石**磨水　**赤土**磨水　**蚯蚓泥**菜油调　**井底泥**　**石膏**　**古石灰**炒研敷　**甘焦油**　**刘寄奴**　**葵菜**　**白蔹**　**蜀葵花**　**浮萍**　**景天**　**龙舌草**　**佛甲草**　**垣衣**灰　**石苔**灰　**井中苔蓝**　**菰根**　**稻草**灰　**生姜**　**败瓢**灰　**黄瓜**化水　**茄花**　**丝瓜叶**汁　**榉叶**　**槐实**　**荆茎**灰　**桐油**　**鸡子黄**熬油　**鲗鱼**油，埋土中，七日收　**蜂蜜**同薤白杵　**猪胆**调黄柏　**牡鼠**煎油　**虎骨**炙研，屎中骨同　**猪毛**尾同烧灰，和胶　**鹿角胶**化　**黄明胶**　**牛尿**湿涂　**乌毡**灰　**蜀水花**　**蚕蛾**　**海螵蛸**　**鲤鱼**　**烂螺壳**烧　**蛤粉**　**人精**和鹰屎白或女人精涂　**人中白**并涂　**食盐**但汤火伤，先以盐掺护肉，乃用涂药　**海蛇**贴　**梨**贴之免烂　**皂矾**化水洗，痛即止　**酱汁米醋**并洗，以滓敷　**薄荷汁**　**黄柏**末，并涂，多月向火两股生疮湿痒

诸虫伤

蛇虺

贝母酒服至醉，毒水自出　**丝瓜根**擂生酒饮醉立愈　**白芷**水服半两，扎定两头，水出即消。或同雄黄、麝香、细辛酒服　**甘草**毒蛇伤人，目黑口噤，毒气入腹，同白矾末，冷水服二钱　**蒜**一升，乳二升煮食，仍煮童尿热清之　**麻油**　**米醋**并急饮二碗，毒即散　**兔葵**　**莽苊**　**长松**　**恶实**　**辟虺雷**　**草犀**　**白兔藿**　**黄药子**　**蘘荷**　**地榆**　**鬼臼**　**决明叶**　**蛇莓**　**冬葵根叶**　**海根**　**莞荣**并主蛇虫虺蝮伤，捣汁或为末服　**五叶藤**　**茴香**　**半边莲**　**樱桃叶**　**小青**　**大青**　**水苹**并捣汁服，滓敷　**络石**服汁并洗　**紫荆皮**煎服并洗　**木香**　**青黛**同雄黄　**鬼针茱萸**并水服，外涂之　**水苏**　**小蓟**　**苎根叶**　**金凤花叶**　**苍耳**并酒服，外涂之　**重台**酒服，外同续随子涂　**磨刀水**　**铁浆**　**雄黄**　**犀角**并服之，令毒不攻内　**五灵脂**同雄黄，酒灌鼻，外涂之　**艾叶**隔蒜条之　**蜀椒**涂之。蛇入人口，破尾纳椒末入内，自出　**母猪尾血**蛇入人七孔，割

血滴之 蛇含草 蛇茧草 马蔺草 天名精 续随子 蜈蚣草 鹿蹄草 益母草 菩萨草 天南星 预知子 鱼腥草 扁豆叶 慈姑叶 山慈姑 山豆根 独行根 赤辟荔 千里及 灰藋叶 乌桕皮 椋木皮 旱蕫汁 水芹 马蔺 狼牙 苇麻 山漆 薄荷 紫苏 葛根 通草 藋草 蚤休 地菘 豨莶草 海芋 苴叶 水杏极效 酸浆 醋草 芋叶 藜叶 甜藤 蕨根 白苣 莴苣 菰根 干姜 姜汁 韭根汁 独蒜 薤白 酒糟 巴豆 榧子 桑汁 楮汁 楮叶同麻叶 桂心同栝楼末 白矾或入雄黄 丹砂 胡粉 食盐 盐药 铁精粉 蚯蚓泥 檐溜下泥 蜜 蜘蛛甲煎 牛酥入盐 生蚕蛾捣 猪齿灰 虾蟆捣 猪耳垢 牛耳垢 人耳塞 人齿垢 梳垢 鼠屎 鼬鼠屎 食蛇鼠屎 双头鹿腹屎并涂一切蛇伤 秦皮洗并敷 人尿洗之，抹以口津。蛇缠人足，尿之即解 男子阴毛蛇伤，以口含之，咽汁

蜈蚣

蜗牛 蛞蝓 乌鸡屎 五灵脂 独蒜 芸苔子油 蛇含 香附嚼 苋菜 马齿苋 菩萨草 人参 蚯蚓泥 食盐 生铁磨醋 胡椒 茱萸 楝叶汁 生姜汁，调蚌粉 桑根汁 雄黄 井底泥 耳塞 头垢同苦参 地上土 尿坑泥 城东腐木渍汁。并涂之 鸡冠血涂。中蜈蚣毒舌胀出口者，含满咽汁 鸡子合之 蜘蛛嚈咬处 麻鞋底炙熨 乱发烧熏 灯火照熏 牛血 猪血并主误吞蜈蚣，饮之至饱，当吐出也

蜂蚕

贝母酒服 雄黄磨醋 菩萨石 梳垢 麝香 牛酥 牛角灰 牛屎灰 蟹壳烧甲煎 楮汁 苋汁 茱萸 蛇含 葵花 灰藋 人参嚼 白兔藿 五叶藤 尿坑泥 檐溜下泥并涂蜂使 小蓟 恶实 葵叶 鬼针并取汁用，仍取汁用 芋叶 苦苣 冬瓜叶 马齿苋 胡麻油 韭汁 干姜 薄荷 青蒿 大麻叶 苦李仁 楝叶汁 蓝汁 酒糟 藜叶 蜀椒 食茱萸 木槿叶 齿中残饭 半夏 附子磨醋 黄丹 硇砂 土槟榔 地上土 白矾同南星 丹砂 食盐 蜗牛 蛞蝓 五灵脂 海螵蛸 驴耳垢 守宫涂蝎伤 蜘蛛 蝙蝠热酒洗 冷水 温汤 赤龙浴水并浸洗 葱白隔灸 槐枝炮熨 皂荚炙熨 油梳炙熨 鸡子木碗并合之 拨火杖蝎伤，取横并上，自安

蜘蛛

醇酒山中草蜘蛛毒人，一身生丝，饮醉并洗之 贝母酒服 苍耳叶煎酒 小蓟煎糖饮并敷之 秦皮煎服 鬼针 蓝青汁 羊乳 牛乳并饮及敷 芋叶 葱 胡麻油 山豆根 通草 豨莶 藜叶 灰藋 合欢皮 旧篦灰 蔓菁汁 桑汁 雄黄 鼠负 蚯蚓 土蜂窠 赤翅蜂 驴屎泥 鸡冠血 麝香 猴屎 头垢并涂之 驴屎汁 人屎汁，并浸洗 白矾敷壁镜毒

蠷螋

醇酒蠷螋能夹人，又能尿人影成疮累累，蠚人恶寒且热，但饮醇酒，至醉便卧，其病若失 米醋 豆豉 茶叶 梨叶 鸡肠草 鱼腥草 马鞭草 大黄 豨莶 蒺藜 巴豆 败

酱草　故襄衣灰　旧箪灰　鹿角汁　犀角汁　羊须灰　麝香　乌鸡翅灰　燕窠土地上土　食盐　胡粉　雄黄　丹砂并涂之　槐白皮浸醋洗　鸡子合之

蚕蛰

苦苣　莴苣　赤薛荔　苎根　预知子　椰桐皮　百部　灰藋　田父　麝香并涂蚕咬　紫荆皮洗蚕咬　蚕茧草诸虫，如蚕咬，毒入腹，煮饮　草犀服汁，解恶蛰毒　豉　苍葱　马齿苋　食茱萸　松脂　青黛　韭汁　燕窠土　雄黄　牛耳垢　狐屎并敷恶蛰虫伤　丁香敷桑蝎伤　麻油灯熏蝎虫伤　蛇退洗恶虫伤　蒜同面　胡瓜根　灰藋叶　马鞭草　干姜　葱汁　韭汁　茶叶　杏仁　巴豆　桑灰　雄黄　丹砂　蚂蝗　蜜蜡　头垢并敷狐尿刺疮　乌鸡搦狐尿疗　人尿　驴尿　白马尿并浸洗狐尿刺疮

蚯蚓蜗牛

石灰　盐汤并主中蚯蚓毒，形如大风，泡汤浸之　葱　蜀羊泉同黄丹　百舌巢中土同醋鸭通并敷蚯蚓咬　吹火筒蚓毒，小儿阴肿，吹之即消　蓼子浸蜗牛咬

射工沙虱

山慈姑吐之　苍耳叶煎酒　雄黄磨酒　牛膝煎水　草犀汁　苋汁　马齿苋汁　梅叶汁　蘘荷汁　狼毒汁　鬼臼汁　悬钩子汁　浮萍　知母末　射干末　白矾同甘草　丹砂末　斑蝥烧　溪狗虫烧　鸿獭炙食　鹅血　鸭血并服，主治射工、沙虱、溪毒中人，寒热生疮　莴苣　蒜　白芥子　芥子　葱　苍葱　茱萸同蒜、葱煮汁　鸡肠草　梨叶　皂荚末和醋白鸡屎和汤　鹧鸪毛屎　芫青　鼠负　熊胆　麝香　白矾并涂射工、沙虱、溪毒疮　贝母虫含之，除射工毒　溪鬼虫喙　鹅毛并佩之，辟射工毒

诸兽伤

虎狼

醇酒饮醉　芒茎捣汁，或同葛根煎汁　葛根汁，或研末　兔葵汁　地榆汁　草犀汁　胡麻油　生姜汁　砂糖　铁浆并内饮外涂，则毒不入腹　妇人月经烧服，主虎狼伤　山漆　豨莶　粟米　干姜　薤白　独栗　白矾　蛴螬　猬脂　菩萨石并涂虎咬爪伤　青布熏虎狼咬伤疮

熊罴

葫藿汁服　蕨菜汁服，并主罴伤，仍外涂　独颗栗烧　粟米嚼，并涂熊兽伤

猪猫

松脂作饼　龟版灰　檐溜下泥并涂猪咬　鼠屎灰　薄荷捣，并涂猫咬伤

犬猘

雄黄同麝香酒服，或同青黛水服　苍耳叶煎酒　桃白皮煎水　紫荆皮汁　地黄汁　白兔藿汁　蔓菁根汁　生姜汁　韭根汁，并内饮外涂百度　故梳同韭根煎　百家筋煎汁　头垢同猬皮灰，永服　猬皮烧，同发灰，水服　驴尿　狼牙草灰水服　芫青米炒，酒服，并主猘犬恶犬

伤　茛菪子狂犬伤，日吞七粒及捣根涂　铁浆狂犬伤，饮之毒不入内　斑蝥疯狗伤，以三个研细，酒煎服，即下肉狗四十个乃止，未尽再服。用七个，糯米一撮炒黄，去米，入百草霜一钱，米饮服之，取下肉狗，以便尿清净为度　糯米一勺，斑蝥三七个，分作三次炒，去蝥研末，分作三服，冷水滴油下，取恶物　虾蟆胫　蚺蛇脯并主狂犬伤，食之不发　艾叶㸔犬伤，灸七壮，或隔床下土灸之　瓦松同雄黄，贴疯狗咬，永不发　栀子烧，入硫黄末　栾荆皮同砂糖　雄黄入麝香　山慈姑　苏叶嚼　蓼叶　莽草　蓖麻子　韭汁　薤白　葱白　胆矾　蚯蚓泥　红娘子　死蛇灰　犬屎　虎骨牙、脂同　人血并涂狂犬恶犬伤　人参狗咬破伤风，桑柴烧存性掺之　屋游　地榆　鹿蹄草　黄药子　秫米　干姜　乌桕　赤薜荔　杏仁　马蔺根同杏仁　白果　白矾　菩萨石　竹篮耳灰　冬灰　黄蜡　猪耳垢　鼠屎灰　牛屎　人屎并涂犬伤　人尿　冷水　屋漏水并洗犬伤

驴马

马齿苋马咬毒入心，煎服之　人屎马汗马血入疮欲死，服汁　马屎中粟剥驴马中毒，绞汁服，并涂之，仍以尿洗　柽柳剥驴马毒血入内，浸汁服，并取冰片灸之　葶苈马汗毒气入腹，浸汤饮，取下恶血　醇酒马毒入腹杀人，多饮令醉　益母草和醋　鼠屎并涂马咬　独栗烧　白马通　鸡冠血并涂马咬，及马汗入疮，剥驴马骨刺伤人欲死　月经水涂马血入疮，剥马骨伤人神效　马头灰　马鞭灰　鸡毛灰　乌梅和醋　雄黄　白矾　石灰并敷马汗或毛入疮肿痛，入腹杀人　水蓳汁　冷水　热汤并洗马汗马血入疮

鼠咬

狸肉食之　狸膏摩敷之　猫头及毛灰　猫屎　麝香并涂之

人咬

龟版灰　摄龟甲灰，并涂之　人尿浸

损伤总论

耀山曰：凡久视则伤血，久卧则伤气，久坐则伤肉，久立则伤骨，久行则伤筋，喜则伤阳，怒则伤肝，悲则伤肺，惊则伤胆，醉饱入房则伤精，竭力劳作则伤中，此皆无形之伤，而跌打损伤，则有形之伤也。然伤虽有形，而亦有隐于无形。即如亡血瘀血之分，内因外因之别，已难混同。且外遇跌扑诸伤之异，内有七情兼损之殊，更宜体究。若不条分缕晰，稍存疑似之见，措手殊难。如登高堕下，其人必惊，惊则气陷。争斗相打，其人必怒，怒则气逆。戏耍跌扑，其气必散。极刑鞭扑，其气必结。拳手之伤，肌损血滞而轻。金石之伤，骨折筋断而重。甚至汤烫皮脱，火烧肉焦，虽伤之小焉者，亦不可不立有专条。余不揣鄙陋，详考群书，类分诸伤，先叙所受之因，后引已验之方，此集虽医家之末技，亦治伤之首务也。

金刃伤

耀山曰：凡金刃伤，失血之症也，有轻重浅深之分。如出血太多，脉宜安静，最忌躁促脉。《经》云："金疮出血，沉小者生，浮大者死。"伤口平置，不辨可明。若伤深而重者，症必大脉已伤，血飞筋断也。宜服八珍、十全等汤补之，甚者独参汤。素有热者，兼以凉血。因有怒者，兼以清肝。烦渴昏愦者，定心补脾。筋骨拘挛者，滋肾补血。其伤处必将自己小便淋洗，如伤久欲换敷药，亦以小便洗之，功能止痛不溃，即见水亦无碍。如轻浅之伤，血止即痊，后虽溃烂，亦无大害。所集止血药方，备述以便选用。

《集证》云：凡杀伤不透膜者，以乳香、没药各一皂子大研烂，以小便半盏，好酒半盏，同煎半温服，然后用花蕊石散或乌贼鱼骨为末，敷疮口上即止。昔推官宋璟，定验两处杀伤，气偶未绝，亟命保甲取葱白，热锅炒热，遍敷伤处，继而呻吟，再易葱白，伤者无痛矣。

《金匮要略》：治身被刀斧伤，亡血，用王不留行、蒴藋细叶、桑东南根白皮各十分，川椒三分，甘草十分，黄芩、干姜、芍药、厚朴各二分，以前三味烧存性，后六味为散合之，每大疮饮服方寸匕，小疮但粉之。

《陈氏选粹》云：凡临阵致伤，轻重不同。诸集载方皆治其外者，已试之法以涂抹固无不可，但交锋之人，呼吸生死，兼之被伤，神思不免昏迷。若出血过多因至愦乱者，则大剂参、芪、归、术、芎、地之药，必须多服，安得专治其外而忘其内者。若至变症，又当于恶候各条参酌焉。

《圣惠方》[1]云：金疮失血，其人当苦渴。然须忍之，常令干食，可与肥脂之物以止其渴，又不得令饮粥，则血溢出杀人也。又忌嗔怒，及大言笑，动作劳力，及食盐酸，热酒热羹，皆使疮痛冲发，甚者即死。丹心曰：凡金疮及折伤，不可饮冷水，血见寒则凝，入心即死。如金疮恶心，用槟榔、橘皮为末，蜜汤送服立止。

《延寿方》[2]：治金疮出血不止，用冷水浸之即止，或用热汤，以故布蘸汤畬之，亦止。

《千金方》[3]：治金疮出血，用车前叶捣敷之，或磁石末敷之，或白颈蚯蚓屎末，水服方寸匕，日三服。如出血不止，饮人尿五升即止。如大便不利，用大黄、黄芩等分为末蜜丸，食前水下，日三服。如烦满，用赤小豆，苦酒浸一日，熬燥再浸，

---

[1] 《圣惠方》：《太平圣惠方》之简称，北宋翰林医官院王怀隐等人编撰，100卷，载方一万余首。
[2] 《延寿方》：清代佚名编写《延寿书方》，载380种病证、380首方剂。
[3] 《千金方》：统指《备急千金要方》和《千金翼方》，唐代著名医药学家孙思邈著。

满三日，令黑色为末服。如苦痛者，用杨树白皮，熬燥研末，水服方寸匕。如犯内血出不止者，取所交妇人中衣带三寸烧末水服。如内漏者，牡丹皮为末，水服三指撮，立尿出血也。或用疮中所出之血水和服。方寸匕者，如匙方寸抄散不落为度也。

《肘后方》①：用石灰末裹之，定痛止血，又能速愈。如伤深者，不宜速合，少加滑石敷之，或蛇含草捣敷之。或狼牙草茎叶热捣贴之，或用牡蛎粉敷之。或肿痛者，用栝楼根捣涂，重布裹之，热除痛即止矣。若内漏者，用雄黄半豆大纳之，仍以小便服五钱，血皆化为水矣。

危氏《得效方》②：治出血不止者，用血见愁草，研烂涂之。或闷绝者，用蒲黄半两，热酒灌下。

《梅师方》③：治血出不止，取葱炙热，挪汁涂之即止。如肿痛者，用生牛膝捣敷立止，又用桑柴灰筛细敷之。若出血甚多而冷者则杀人，宜炒盐三钱，酒调服之。

《异苑方》：用活鹿草，即土牛膝叶，治金疮折伤敷之效，一名地菘。

《本草纲目》：治金疮出血，用鹿蹄草捣涂即止。如出血不已，用稗草苗叶根捣敷，或研末掺之即止，甚验。如肿痛者，用象皮烧灰和油敷之。

《广利方》：用白芍药一两，熬黄为末，用酒或米饮服二钱，渐加之，仍以末敷疮口即止，良验，或用麒麟竭末敷之立止。如刀斧损伤者，用新桑皮烧灰，和马粪涂之疮上，数易，亦可煮汁服之。

《集简方》：治刀斧伤，用独壳大栗研敷，或仓卒嚼烂亦可，或荷叶烧研搽之，或用韭汁和风化石灰，日干为末敷之效，或用香炉灰罨之，止血生肌。

《外台秘要》：治金疮出血，用柳絮封之即止，或榖树子搞敷亦止。如内漏者，用麻勃一两，蒲黄二两为末，酒服二钱，日三服愈。麻勃，即大麻花也。

《事林广记》④：治金疮出血，用云母粉敷之，妙绝。

《积德堂方》：用寒水石、沥青等分为末，干掺之，勿犯水。寄园云：沥青同半夏末之，且不痛而无瘢。

《医学集成》⑤：治金疮，以石炭研末厚敷之。疮深不宜速合者，加滑石掺之。石炭，即今之煤石也。

《救急方》：用白矾、黄丹等分为末，敷之最妙。

---

① 《肘后方》：《肘后备急方》之简称，晋代名医葛洪撰，共73篇，后经多人增补。
② 《得效方》：元代著名医家危亦林撰《世医得效方》，其中正骨科达到最高水平。
③ 《梅师方》：《梅师集验方》之简称，系隋代扬州僧人梅僧师，号文梅所撰，书已佚，《证类本草》有引录。
④ 《事林广记》：南宋陈元靓编，系民间日用百料类书，原书已佚，现存元明增删版本。
⑤ 《医学集成》：清代医学家孟诜撰《食疗本草》3卷，现仅存敦煌莫高窟古抄本残卷（英国博物馆藏）。

《永类铃方》：治血出不止，以嫩紫苏、桑叶同捣贴之。

孟诜《食疗》：治出血不止，用小蓟苗捣烂涂之。

《袖珍方》①：治金疮痛不可忍者，用篱上婆婆针袋儿，擂水服，仍以渣罨疮口立效。

《笔峰杂兴》②：治金疮，用何首乌末敷之即止，神效。

《儒门事亲》：治金疮血出，用白薇为末贴之。

蔺氏《经效方》：治金疮血出不止，用生面干敷之，五七日即愈。

《百一方》：治金疮出血，葱白、砂糖等分研封之，痛立可止，更无瘢痕也。

崔元亮③方：用石榴花半斤，石灰一升，捣和阴干，敷之立止。

唐瑶《经验方》：用沥青少加生铜屑，掺之立愈。

《普济方》：治金疮不透膜者，以海味中咸白鳔，大片色白有红丝者，成片铺在伤处，以帛缚之即止。

《急救方》：治刀伤血出不止，用紫藤香，即降香佳者，瓷死刮下，石碾碾细，敷之血即止，又无瘢痕。若刀刃伤痛不可止，用好鸡骨炭，掷地上铿然有声者，与松香透明者，等分捶成一块，再多用老韭菜汁拌入阴干，如此拌捶三四遍后，为细末贮，上巳、端午、七夕等日制之，敷患处痛立止，完好如常。若血流不止，用千年石灰掺之，或生半夏末研敷，或用干面和白糖撒伤处皆效。

《本草》方：治刀斧损伤，端午午时，取晚蚕蛾、石灰、茅、花捣成团，草盖令发热过收贮，每用末掺之。

《食物本草》④：治刀杖金疮，用天鹅绒毛贴之，立愈。

《扶寿方》⑤：用生姜嚼敷，次日即生肉，甚妙。

《济急方》：用白及、煅石膏等分为末掺之，亦可收口。

《胜金方》：用灯心嚼烂敷之，立止。

箭镞伤

耀山曰：凡箭镞伤，有入肉、入骨、在咽、在腹之分，又有焦铜、射罔、蛇、蝎等毒，若不细察其因，终必舛错，施治无功。集引各方于后，按证选用，庶可无

---

① 《袖珍方》：《袖珍方大全》之简称，系明朝周定王朱橚主持，李恒等人编写，4 卷，刊于 1391 年。
② 《笔峰杂兴》：方书，邓才著，原书已佚，《本草纲目》见笔峰杂兴方。
③ 崔元亮：唐代官吏，医家，字晦叔，今河南安阳人。著《海上集验方》十卷。
④ 《食物本草》：明代卢和医药学家撰，4 卷。
⑤ 《扶寿方》：又名《扶寿精方》，明代吴旻撰，1 卷，刊于 1530 年。

误。若箭镞已出，仍作金疮调治。

箭镞入骨，《本草》用蜣螂全者，麝香少许，同为末，拨动箭头，掺药疮内自出。又有不可拔者，用巴豆微炒，与蜣螂同研匀，涂伤待极痒，便撼动拔之立出，后用生肌膏药贴之。李筌太白经：治金刃入骨脉中不出者，用半夏、白蔹等分为末，酒服方寸匕，至二十日自出。

张子和①云：用莨菪洗净，捣为丸阴干，黄丹为衣，先以象牙末贴疮口，将丸药对放脐中缚紧，当即便出也。若疮口生合，以刀微刮破，其镞自出。《医学纲目》②载此药曾用有功。按牙末出诸刺入肉，殊有神效，然箭镞入骨，锤钳不能施力，此盖借牙末之效，以成天仙子之秘法也。莨菪，即天仙子也。

箭头入肉，《疡医大全》③用蜣螂十个去壳取白肉，土狗三个，妇人发灰少许，共研细捣烂如泥，厚涂之，以两手蹙之，箭头自出。

箭镞入肉，《金鉴》方用蜣螂、雄黄、象牙末，等分炼蜜为丸，纳伤口内，外用羊肾脂，细嚼贴之，觉痒忍之，极痒，箭头渐冒，撼动拔出，即以人尿洗之，另贴拔毒生肌膏药，日洗日换自敛，此名解骨丸也。

《千金方》：用蝼蛄捣汁，滴上三五度自出。若刀箭在肉及咽喉胸膈诸阴处不出者，酒服瞿麦方寸匕，日三服，外仍用蝼蛄汁滴之。如在他处，以蝼蛄捣烂涂伤口立出。若箭镞入腹或肉中有聚血者，以妇人月经衣烧灰，酒服方寸匕。

《集要方》：用大雄鼠取薄片焙研，每服二钱，热酒下，疮痒即出矣。**又方**：用鼠脑捣涂亦出。

《本草》方：用水牛取一角者，小瓶盛之，入硇砂一钱同水数滴，自化水，取滴伤处即出矣。或用象牙刮末敷之，亦出。或用饴糖点之，至疮痒极，用刀钳出，旬日而瘥。或头上黑虱及人牙齿，同研涂之即出。

《急救方》④：治被箭镞伤者，用陈腌肉去皮，取红活美好者细剉，象牙末及生人爪甲为末研极细，拌入所剉腌肉内，再为匀剉，令其合一，厚敷箭镞周围，一饭顷其镞自为迸脱。一方：箭镞不出者，以牙垢同鹤虱末敷之，亦效。

《经验方》：治箭镞不可拔者，用螳螂一个，巴豆半粒，同研敷伤处，微痒且忍，极痒乃撼拔之，以黄连、贯众煎汤洗拭，又以石灰敷之，或仍炒巴豆与蜣螂，同研涂之，俟极痒拔之，后用生肌止血等药而痊。

---

① 张子和：张从正，字子和，号戴人，今河南兰考县人。金代著名医学家，金元四大家攻下派代表，贮《儒门事亲》40卷。

② 《医学纲目》：明楼英撰，40卷，刊于1565年。

③ 《疡医大全》：清代顾世澄撰，40卷，外科类，刊于1760年。

④ 《急救方》：明朝著作，作者佚名，明朝张时彻据《急救方》增删订正《急救良方》2卷。

《海上方》①：用栝楼根捣敷之，目三易自田，艾治针刺入肉。**又方**：用冷饭、胡椒末捣，贴一二次即出。

《集简方》②：治刀箭伤疮，用香白芷嚼烂涂之。

《物理小识》③云：象牙、牡鼠肝脑、栗屑、乌鸡尾灰、白梅、人爪、人齿垩和黑虱，皆能出箭头铁针在肉者。刘荐叔曰：近日行伍中，惟以干苋菜与砂糖涂之，能出箭头与铅炮子，此常验者，则古方所未载也。按毒箭伤人，其箭用草乌煎汁，名射罔，加以斑蝥。人若中之，急用蓝汁一碗灌之，外以蓝汁涂抹伤处，如干靛青亦可，捣汁内服外敷。若一时仓卒无觅，急取新青布渍汁饮之。一法：或用大豆、猪羊血内服外敷，解毒亦效。**又方**：若卒被毒箭，用麻仁数升杵汁饮，解毒。一方：外用雄黄末抹之，沸汁出即愈。

陈藏器④云：盐药能解独白草箭毒，即草乌毒也。

姚坦僧《集验方》⑤：毒箭有三种，交广夷人用焦铜作箭镞，岭北诸处以蛇毒螫物汁着筒中渍箭镞，此二种才伤皮肉，便洪浓沸烂而死，若中之便饮人屎汁并涂之，惟此最妙，又一种用射罔煎涂箭镞，亦宜此方。**又方**：用白盐贴疮上灸三十壮，亦良。

《千金方》：治中毒箭，用芦根煮汁服之。若毒箭入肉，煎生地黄汁作丸服，至百日箭出。若中射罔毒箭，用贝齿烧研，水服三钱，日三服，效。

《肘后方》：治卒中毒箭者，藕汁饮，多多益善。

《博物志》⑥：交州夷人以焦铜为镝，涂毒药于上，中人即沸烂，须臾骨坏，但服月经水、人屎汁解之。

耀山云：夷邦有蛇毒草，捣汁蘸锋铓，射物立毙，人中之即亡。又鸡母草亦毒，涂箭刀，触禽兽立死，人遇之亦亡。又有毒竹，交趾篻竹刺虎，南方葱旁为矛即筋竹篻筹、苦油竹之类，人被其伤者，溃烂至死。又雍正三年，广西巡抚奏访独苗毒弩之药，言苗用百草尖所熬，独用毒树汁，土名曰撒，配入蛇汁，涂箭伤人，毒流遍体。始不可治，后得解毒方药，惜不外传，仅除其撒树而已。又肃慎国有石砮，国人以为箭镞，中人即死。凡中毒箭死在倾刻者，惟饮金汁并涂伤处为最灵，粪清

---

① 《海上方》：《海上名方》之简称，又名《海上仙方》《孙真人海上方》，托名唐代孙思邈撰，1卷，120余首验方。

② 《集简方》：又称《濒湖集简方》，系明朝著名药学家李时珍的早期作品，是《本草纲目》参考资料。

③ 《物理小识》：又名《名物小识》，系明末学者方以智撰的百科全书式的著作，12卷，刊于1278年。

④ 陈藏器：今浙江本鄞县人，唐代药学家，著《本草拾遗》10卷。

⑤ 《集验方》：南北朝北周医家姚僧坦，又作担僧，字法卫，今浙江杭州人，《集验方》13卷，已佚，内容散件《外台秘要》中。

⑥ 《博物志》：西晋博物学家张华所著的一部博物学著作，10卷。

亦可，人中黄亦效。《日华本草》①：罯毒箭，用荠苨，即甜桔梗，捣涂，亦可煎服。又张𬸣《朝野佥载》②云：虎中毒箭，食清泥而解，野猪中药箭，豗荠苨而食，物犹知解毒，何况人乎。豗音灰，豕掘地也。唯犬中毒箭无恙，以其食粪故也。

磁锋伤

耀山曰：凡磁锋伤，较之金刃，稍钝而浅，比之石块，虽轻而深，或头被碗击，或脚踏缸片，或跌堕扑地垫戳，因而脑陷腹破，轻则皮破血流而已，重则筋断血飞不住也。如皮破者，用桃花散掺之，其血自止。筋断者，白胶香散敷之，其筋自续。出血过多，面色必黄，须要外避风寒，内忌冷物，终保无患，并服独参、八珍汤补助为要。若深者，恐有细锋在内，势必腐烂，须用童便乘热洗之，或用葱汤洗而去之，仍用金疮药掺敷，又外用膏药贴之，否则防患破伤风也。

《备考》云：凡碗片自割者，疮门不齐，且不甚大，若深则死，浅则不死。此言自割咽喉之处也。

《正宗》③：如圣金刀散，治皮破筋断，血飞不止者，用松香净末七两，枯矾、生矾各一两五钱，共为极细末，掺伤处，纸盖绢扎，止后三四日后，必焮肿作脓，换生肌收口等药，其疼即止，以后日用葱汤洗之，可换搽生肌玉红膏长肉，避风为要。

《陈氏秘传》：治补唇缺，刎勒血流如注者，用枯矾七钱，松香三钱，共为末，名黄龙散，用枯矾七钱，乳香三钱，共研为末，名白龙散，二散合用，名黄白二龙散，治同，血止即合。如见水经风，伤处发肿者，用丝瓜取皮，搭在石灰墙上阴干，为末掺之。如血干者，水调敷，名碧螺散，其肿即消。如要落水，敷水灵丹，用地榆炒黑、血余、龙骨煅、人筋土炒即茜草也、乳香、没药各去油、血竭、降香节，等分为末敷之，可着水，又名舜帝梦授水灵丹。又方：鸡儿王家刀疮药，用龙骨、白及，等分为末掺之。又辛香饼，治一切血出等症，松香一斤，韭菜二斤，同用水煮，韭枯为度，取出冷定，研末收贮，有血者将血调之，无血者用粳米饭同药捣成饼贴之，不避风寒，不须包裹，七日自愈。

刀疮神药，止血定痛，生肌如神，《集简方》用苎麻叶和石灰捣作团，晒干研末敷之。《集效方》用古石灰、新石灰，以丝瓜根叶初种放两叶者，又以韭菜根，各等分，捣千下，作饼阴干，研末掺之，俱效。

---

① 《日华本草》：唐代医药学家日华子，姓大，名明，著《日华子诸家本草》，又名《大名本草》，原名已佚，散见于《类证本草》中。

② 《朝野佥载》：唐代张𬸣著，记载隋唐两代朝野遗事。

③ 《正宗》：清代方肇权撰综合性医书，名《医学正宗》4卷，刊于1749年。

《拔萃》方：治血出不止者，用五倍子末贴之。若气闭者，入龙骨少许汤服，或五倍子同降香等分，炒研敷之，皮肉自痊。

《鬼遗方》①：治血出不止而成内漏者，用蝙蝠二枚烧末，水服方寸匕，当下水而血消。若闷绝不识人者，用琥珀研粉，童便调服，一钱即瘥。如肿痛者，用蔷薇根烧灰，白汤服方寸匕，日三服。

《选粹》：止血方，一用旧毡帽灰，一用男子发灰，或用晚蚕蛾炒研敷之，或用半夏、石膏、郁金等分为末敷之，俱效。

《斗门方》：治一切金疮及刀斧伤，用白僵蚕炒研敷之。

俗方：治血出不止，用马屁勃灰掺之，或整块贴之，俱效。

按：俗传治瓷石金疮出血方，如农家有用门档灰者，有用锅底煤者，有用金丝烟者，有用陈艾叶者，匠家有用炉内红炭研敷者，有用石上白屑捣敷者，樵家有用茅花者，有用麻皮者，猎家有用蚁窝者，有用莺毛者，此皆各从其便之方也。

签刺伤

耀山曰：凡签刺伤，竹木针骨所戳伤也。按《正宗》云：外入之患，有软硬之分，浅深之异。软浅者，以针头拨见刺形，拔出即愈。硬深难出者，用蝼蛄捣烂涂刺上，一时许，其刺自然吐出，取去之则愈矣。如朽竹烂木毒骨恶刺入肉，终必溃烂，要在预为施治，以免脓腐，治验各方，选列于后：

竹木入肉，《千金方》用干羊屎烧灰，和猪脂涂之，不觉自出。如不出，用鹿角烧末，水和涂上立出，久者不过一夕。

《深师方》②：用鹿脑敷之，燥即易，半日当出。

《肘后方》用白茅根烧末，猪脂和涂之，风入成肿者亦良。如蛇骨刺人毒痛者，用铁精粉豆许，吹入疮内。如痛甚者，用死鼠灰敷。如针刺在咽，用鼠脑捣敷。如针棘竹木刀镞在咽喉胸腹者，用鼠肝捣涂，鼠脑亦效。**又方**：杵杏仁敷之，皆效。

《救急方》：用生地黄嚼烂罨之，或用多年熏肉切片裹之。

《梅师方》：用瞿麦为末，水服方寸匕，或煮汁日饮三次。或在肉中不出疼痛者，用王不留行为末，热水调服，以渣敷之。或刺伤中水者，服为牛尿二升，三服即止。

---

① 《鬼遗方》：《刘涓子鬼遗方》之简称，晋代刘涓子撰，南齐龚庆宣整理的外科著作，10卷，现存5卷本。

② 《深师方》：又名《僧深药方》《僧深集方》，30卷，原书已佚，佚方见多医书中。

《灵苑方》①：用糯米于端午前浸之多日，挂燥，临用炒黑研膏贴之，一夜刺即出矣。

《便民图纂》②：端午取晚蚕蛾投竹筒中，干死为末，津和涂之。

《本草》方：治刺不出，以头垢徐之即出。如针拨不尽者，以齿垢封之，即不烂也。又白梅肉嚼封之，刺即出。又栗楔生嚼罨之亦出。又蠛蜴生研罨之亦妙。又蛴螬研敷之，刺即出。又牛膝根捣烂涂之亦出。又鱼鳔取敷疮上四边，肉烂刺即出矣。

《肘后方》：治竹木入眼，用蛴螬捣涂之，立出。

《千金方》：治麦芒入眼，以新布复目中，持蛴螬从布上摩之，芒着布上出也。

孙真人方：治前症，用大麦煮汁洗之，即出。

铁针入肉，《金鉴》注云：针无眼者不动，有眼者随气游走，若走向心窝胸膛者险。急用乌鸦翎数根，炙焦黄色，研细末，酒调服一钱，或二钱亦可，外用车脂油不拘多少，研如膏，加慈石末，摊纸上，如钱许，贴之三五次，其针自出。

时珍云：用乌鸦翅羽三五枚，炙焦研末，醋调敷之，数次即出，甚效。

《锦囊方》③：治针入肉、血凝心、破伤风三症如神，乌鸦翎烧灰存性细研，酒服一钱，或白汤下。

又《千金方》：治针刺入肉，用温小便渍之，或用豆豉嚼烂涂之。若针刺在咽喉者，以蝼蛄杵汁滴入，三五度自出。如恶刺伤人，用苋菪根，水煮浸汁中，冷即易之，其刺即出，神方也。

《开宝》④方：治诸铁及杂物入肉，刮取象牙屑和水敷之，立出。

《简要济众方》⑤：治骨刺入肉，用象牙末，以水煮白梅肉调涂，自软。

《圣惠方》：治针刺在肉，用半夏、白蔹等分为末，酒服半钱，日二服，亦治刺哽入喉。又凡针折入肉及竹木刺者，刮人指甲末，用酸枣挤烂涂之，定出。

《易简方》：用蓖麻子仁一个，先以帛衬伤处，然后研敷帛上，频看针刺微出，即拨去之，恐药力紧努出好肉。或加白梅肉同研，尤好。

《瑞竹堂方》⑥：治针刺不出者，用双仁杏仁捣烂，以车脂油调贴，其针自出。

---

① 《灵苑方》：北宋沈括撰，原书已佚，书名见《梦溪笔谈》，佚文散见于《证类本草》《幼幼新书》等中。北京医学院整理小组在18种医书中，共辑得《灵苑方》82条。可供参考。

② 《便民图纂》：明朝邝璠撰，16卷，刊于1502年，内容为农家日用手册。

③ 《锦囊方》：《冯氏锦囊秘录》之简称，清代冯兆张撰，刊于1702年，50卷，含八种著作，涵盖内、外、儿科。

④ 《开宝》：即《开宝本草》，又名《开宝详定本草》，20卷，撰于北宋开宝六年（973）。

⑤ 《简要济众方》：宋代周应编，5卷，刊于1051年，原书已佚，佚文散见于《医方类聚》等书。

⑥ 《瑞竹堂方》：《瑞竹堂经验方》之简称，元朝沙图穆苏撰，15卷，刊于1326年，载310余方。

《兵部手集方》[1]：针刺百理不瘥者，用松脂流如乳头香者敷之，三五日当有根出。

《急救方》：治箭镞竹木刺伤者，用艾绒摊成饼子，将火硝细末敷上，再用大蜘蛛捣成末，铺火硝上，包伤处，一日夜即出。

《外台秘要》：治针刺入肉，用酸枣核烧末，水服立出。又箭刺脓囊不出者，以蔷薇根末掺之，服鼠朴十日，即穿皮而出也。又治骨硬不出，亦用蔷薇根末，水服方寸匕，日三服，亦效。又如荸刺入肉，用生嚼栗子敷之。

《小品方》[2]：治剥死马，骨刺伤人，毒攻欲死者，用白马屎和猪油涂之。

《千金方》：用本马粪涂，并烧灰服效。

孟诜《食疗》：治鱼骨刺入肉中不出者，嚼吴茱萸封之，骨当烂出。又治鱼骨入腹，刺痛不得出者，吴茱萸水煮一盏温服，其骨必软而出，未出再服。

《东医宝鉴》[3]方：治骨刺伤，用海獭皮煮汁服。又鱼狗鸟烧为末，和饮顿服。又外敷，象牙末厚涂，骨自软出。

若刺伤手足，犯露水肿痛者多险，即以桑枝炮热，熨疮上令热，如冷即易之，其瘀自溃。又若刺伤金疮，百治不效者，浓煎葱汤渍之，甚良。

伤水疮：凡竹木刺破皮肤，或鱼刺诸骨伤损之后，误犯生水，疼痛溃烂，名伤水疮，用五倍子、蛤粉、黄丹各等分，同炒变色，研细干掺。

鸡眼肉刺在足趾者，《金鉴》用紫玉簪根捣贴，俗方用火焰草、玉簪花叶，皆可贴消。又一方：用黄丹、枯矾、朴硝等分为末，浴后擦之即愈。

坠堕伤

耀山曰：坠堕伤，从高而下也，或登楼上树，临岩履险，偶一踏空而堕者，或遇马逸车复而坠者。若身无大伤，气必惊乱，血必淤滞，一时昏晕者，将患者扶起，或敲其背而振之，或抱其腰而耸之，使其血和气通，人渐苏醒，然后服药调养则痊。若逢撞碰癃痞，身有伤痕者，按其部位穴道而治之。若内伤致命，口眼耳鼻，必然出血，死在须臾者，急灌童便救之。如骨折筋断者，方集本条，可选择通用也。

《顾氏秘书》云：从高坠下，瘀血攻心，用淡豆豉一合煎汤饮之，或生姜汁同麻油和匀温服之，再将净土五升蒸热，以旧布裹熨之，急撬开口以热尿灌之，再用半夏末吹鼻中，以艾灸脐，将伤人盘足坐定，提起头发，使气上升，则可活矣。

---

[1] 《兵部手集方》：唐朝李绛撰，原书已佚，佚文见《外台秘要》。
[2] 《小品方》：东晋陈延之撰，12卷，原书已佚，佚文散见于《外台秘要》《医心方》等书中。
[3] 《东医宝鉴》：朝鲜许浚等人撰于1611年，23卷，该书选摘我国明朝前的医籍分类整编而成。

陈实功①曰：从高坠下，皮肉未破，必有瘀血，通利二便，人必醒，不醒，人参汤救之，轻者红花等药调之。

甄权②云：坠伤损瘀在腹刺痛，取久卧蒲席烧灰二钱酒服，或蒲黄、当归、大黄、赤芍、朴硝煎送，血下愈。

《圣惠方》：治坠落车马，筋骨疼痛不止者，用延胡索，豆淋酒服二钱，日二服。

《经验后方》：治壁马拗损，用桑白皮五斤，为末一升，煎膏敷之便止，后亦无宿血，终不发动。

《传信方》③：治坠马瘀血，用稻秆灰，以新熟酒连糟入盐和淋，取汁洗痛处立瘥。

《广济方》：治坠损疼痛，用故乌毡两段，酒五升，盐一抄，煮热裹之，冷即易，三五度瘥。

《千金方》：治堕落车马及车辗木打，因瘀血抢心，气绝不能言，可辟开口，即以小便尿其中，下咽即醒。

《外台秘要》：治从高坠下，有瘀血在内者，刮琥珀末，酒服方寸匕，或入蒲黄末三、二匕，日服四五次。

唐瑶《经验方》：治坠下欲死者，取老鸦眼睛草茎叶，即龙葵，捣汁服，以渣敷患处。

扬拱《医方》：治坠跌积血心胃，呕血不止，用干荷花为末，每酒服方寸匕，其效如神。

《古今录验》④：内伤神效方，治隆跌打击，用麝香、水蛭各一两剉碎，烧令烟出，为末酒服一钱，当下蓄血，未止再服，其效如神。

钱青榆曰：从高坠下及落马血冲欲死，切忌饮冷水，急用韭菜汁或热小便灌之。

《肘后方》：治从高落下，瘀血抢心，面青气短者，取乌鸦右翅七枚烧研，酒服，当吐血便愈。**又方**：如上症欲死者，用胡粉一钱，水和服即安。或在骨节及胁外不去者，以生铁一斤，酒三升，煮一升服。或在腹内久不消时发动者，用桔梗为末，米饮下一刀圭。刀圭者，准如梧桐子大也。此方宜酌加。

《东阳方》：治坠打瘀血，用姜叶一升，当归三两为末，温酒下方寸匕，日

---

① 陈实功：字毓仁，号若虚，江苏南通人。明代著名外科学家，著《外科正宗》4卷，刊于1617年，对外科发展有重要影响。
② 甄权：今河南扶沟人，唐代名医，著《脉经》《脉诀赋》《针方》《明堂人型图》等，享年103岁，其弟甄立言亦是名医。
③ 《传信方》：明代郑弯撰，8卷，内容未详，原书已佚。
④ 《古今录验》：即《古今录验方》，唐代甄立言撰，原书已佚，佚方见《外台秘要》《医心方》等书中。

三服。

《塞上方》：治坠打瘀血在内烦闷者，用东引杏树皮三两细剉，好酒一升煎服。

《备急方》：治瘀血，用虻虫二十枚，牡丹皮一两为末，酒服方寸匕，血化为水也。若久宿血在骨节中，二味等分。

《金匮要略》：治坠马及一切筋骨损伤方，大黄一两切浸汤成汁，绯帛如手大一块烧灰，乱发如鸡子大一团烧灰，久用炊单布一尺烧灰，败蒲一握三寸，桃仁四十九个去皮尖，甘草如中指大一节炙剉，上七味，以童子小便量多少煎汤成，纳酒一大盏，次下大黄汁温服，先剉败席半领煎汤浴，衣被盖复，斯须通利数行，痛处立瘥。利及浴水赤勿怪，即瘀血也。外浴以散其瘀，内服以下其瘀，斯两得之矣。徐彬曰：从高坠下，法当救损伤筋骨为主。然顿跌之势，内外之血必无不瘀，瘀不去则气不行，气不行则伤不愈，故以桃仁、大黄逐瘀为主。绯帛红花之余，乱发乃血之余，合童便以消瘀血，汤浴能活周身气血。然筋骨瘀血，必有热气滞郁，故以炊单布，受气最多而易消者，以散滞通气，从其类也。加少炙甘草，补中以和诸药也。

跌磕伤

耀山曰：跌磕者，骤然跌倒，磕擦而成伤也。按《洗冤录》云：或失足，或自绊，其力在下，则所伤多在腿足及臂膊，然其或左或右，又皆止伤半边。如被人推而跌者，则其力在上，所伤多在头面及两手腕。盖推之力大，而人之一身其最重莫如首，推而下之，势必自顾，或两手至地，或出不知，则头面必先倒垂而下，虽亦未必全伤，而所伤与自跌不同。不但此也，自跌者因惊，被推者兼怒，要在医者善察而施治，则无贻误。

《直指方》：治跌破出血，用乌贼鱼骨为末敷之。

《简便方》：治跌磕伤损，用黄牛屎封之，裹定即效。

《千金方》：治磕扑青肿，用炙猪肉揭之，或用新猪肉贴之，或用新羊肉贴之，或用墙上朽骨，和唾于石上磨涂，干即易，或羊脂调茛菪子末敷之。

《胜金方》：治磕扑青肿，用老黄茄极大者，切片如一指厚，新瓦焙研为末，欲卧时温酒调服二钱匕，一辰消尽无痕也。

《千金方》：治蹉跌破伤，血瘀骨痛者，用鹿角末，酒服方寸匕。伤筋骨者，用豉三升，水三升，渍浓汁饮之，止心闷。

蔺氏方：治跌扑伤损，用真牛皮胶一两，冬瓜皮一两，同剉炒存性，研末，每服五钱，热酒一盏调服，仍饮酒二三钟，暖卧微汗痛止，一宿接元如故。

《纲目》：治跌扑伤损，用自然铜煅研水飞，同当归、没药各一钱，以酒服，仍用手摩痛处。按李时珍曰：自然铜接骨之功与铜屑同，不可诬也。但接骨之后，不可常服，即便理气活血可耳。

《青囊方》：用半两钱五个，火煅醋淬四十九次，甜瓜子五钱，珍珠二钱制，每服一字，好酒调和，仍分食前后服，亦治跌扑伤损。若骨碎及伤烂，用生地黄捣膏，裹以竹简编夹，急缚勿令转动，一日一夕可十易之则瘥。类说云：许元公过桥堕马，右臂臼脱，左右急挪入臼中，昏迷不知痛苦，急召田录事视之，曰：尚可救也。乃以药封肿处，中夜方苏，达旦痛止，患处已白，日日换贴，其瘀肿移至肩背，乃以药下去黑血三升而愈，即本方也，出《肘后方》中。其《千金方》内，亦治腹中瘀血，用生地黄汁三升，酒半升，煮二升，分三服效。《本事方》：地黄膏内有木香末。

王仲勉《经验方》：治跌伤疼痛，用黄麻烧灰、头发灰各一两，乳香五钱，每服三钱，温酒下，立效。

《济生方》：治跌伤瘀滞，心腹胀痛，大小便不通，红蛭用石灰炒黄半两，大黄、牵牛头末各二两为末，每服二钱。

妇人因跌扑举重，损胎不安，子死腹中者，芎藭为末，酒服方寸匕，须臾一二服立出，此《千金方》也。

娠妇偶因所触，或跌坠损伤，致胎不安，痛不可忍者，缩砂熨斗内炒熟，用仁捣碎，每服二钱，热酒调下，腹中极热，胎即安矣，神效，此孙尚书药方也。愚按：砂仁快脾气，多用亦耗正气，况香燥之品，性伤气血，求以安胎，适恐有伤胎元而反堕也。

挫 闪 伤

耀山曰：挫闪者，非跌非打之伤，乃举重劳力所致也。或挫腰瘀痛，不能转侧，或手足拗闪，骨窍扭出，其伤虽属寻常，若不即时医治，失于调理，非成痼疾，即为久患也。

唐瑶《经验方》：治骨节脱离，生蟹捣烂，以热酒倾入，连饮数碗，其渣涂之，半日内，骨内谷谷有声即好，干蟹烧灰亦好。

《集成方》：治闪朒脱臼赤黑肿痛者，用黍米粉、铁浆粉各半斤，葱一斤，同炒存性研末，醋调服三次，后仍以水调，少加醋贴之。朒音衄，缩也，月生三日谓之朒，形弯缩而不宽舒也。

《易简方》：治闪朒骨节，用接骨草叶捣烂罨之，立效。若闪拗手足者，用生姜、葱白捣烂，和面炒热畲之，或用土当归同荆芥、葱白煎汤洗之。如折伤闪朒者，用土牛膝捣罨之。

邵真人方：治扭闪出骨窍等证，用蚕沙四两炒黄，绿豆粉四两炒黄，枯矾二两四钱，为末醋调敷之，绢包缚定，三四次即愈。

胡绣溪方：治闪跌，用鱼鳔切片，熔化摊新棉花上，乘热贴伤处，拔出青紫伤痕，即愈。

《得效方》：治闪挫腰痛，用神曲一块约如拳大，烧令通赤，好酒二大盏，淬酒中，便饮之合尽，仰卧少倾即安。

《儒门事亲》：治闪肭腰痛，用獖猪肾一枚擘开，盐椒淹过，入甘遂末三钱，荷叶包煨熟食，酒送下。

《摄生方》：治挫闪腰痛，用橙子核烧研，酒服三钱，即愈。

《玉机微义》①：治闪损腰痛，用白莴苣子炒三两，白粟米炒一撮，乳香、没药、乌梅肉各半两，为末，炼蜜为丸弹子大，每嚼一丸，热酒下。

《众妙方》：治闪挫腰痛，用西瓜青皮阴干为末，盐酒服三钱。《纲目》主治，用菴䕡子擂酒服亦效。

《生生编》：治损伤腰痛，用冬瓜皮烧研，酒服一钱。

《永类铃方》：治挫闪腰痛，用莳萝作末，酒服二钱匕。

《直指方》：治腰痛瘀血凝滞，用破故纸炒，茴香炒，辣桂，等分为末，每热酒服二钱。故纸主腰痛，行血也。

压迮伤

耀山曰：压迮伤，意外所迫致也。或屋倒墙塌，或木断石落，压着手足，骨必折断，压迮身躯，人必昏迷。但视面色尚有生气，身体尚为软绵，则皆可救。压在要害致命虚怯之处，及逼身血瘀凝滞紫黯之色，或筋骨皮肉破绽断折者，或口耳出血睛突舌出者，俱为不救。又有扛抬重物以致跌倒，或身前后左右有磕擦而成伤者，若筋伤骨折，宜按接骨续筋条下选治也。

《千金方》：治兵杖所加，木石所迮，瘀血在胸背胁下刺痛者，用青竹茹、乱发各一团，炭火炙焦为末，酒一升煮三沸服之，三服愈。又治撅扑欲死，一切损伤，从高坠下，及木石所迮，落马扑车，瘀血凝滞，气绝者亦活，用净土五升烝热，以故布重裹作二包，更互熨之，勿太热，恐伤肉，取痛止则已，神效之方也。孙真人云：三十年陈伤亦瘥。

《和剂方》：治跌压瘀血在内胀满者，用大黄、当归等分炒研，每服四钱，温酒服，取下恶物即愈。按此即导滞散也。

---

① 《玉机微义》：明代徐彦纯撰，综合性医书，50卷，刊于1348年，刘宗厚续增，共33门，书成于1396年。

《三因方》[1]：鸡鸣散，治从高坠下，木石压伤，及一切伤损，瘀凝积痛不可忍者，并以此药服之，功能推陈致新，用大黄酒烝一两，杏仁去皮三七粒细研，酒一盏，煎六分，鸡鸣时服，至晓取下瘀血即愈。

《救急方》：治足被石垫伤者，或行路足肿者，以草鞋一只，浸尿缸内半日，用砖一块烧红，置鞋于上，将足踏之，令热气入皮里，即消。

《选粹》云：颠扑压坠等伤，专怕恶心，必有恶血在内，先用清心药服之，次以通利大小肠，打去瘀血，每服加童便服之，方见附方三字药下。

又方：治扁担压伤，肩头溃烂，剪猫头上毛，用唾粘之即愈。

铁 器 伤

耀山曰：铁器所伤，有铁尺、铁锤、金刚箍、抓子流星等类，形有大小宽窄不一，而铁器着身，其伤皆入骨内，为伤最重，非若木器拳脚之止及于骨而已。若骨碎血癥，皆深入骨中，其色表里深赤而更紫，或更赤紫而青黑者，是也。如瘀留骨窍，年久复发，遇天阴则尤痛，即成陈伤也。又诸铁器伤，五日外流黄水通内者，不治。

《集简方》：治金疮折伤肿痛者，用栀子、白面同捣涂之。如损伤瘀肿者，捣泽兰封之良。

《经效方》：治金疮损伤，生肌破血，用紫葛二两，顺流水三盏，煎一盏半，分三服，酒煎亦妙。

《千金方》：治金疮折伤，用干梅烧存性敷之，一宿瘥。**又方**：治金疮，瘀血在腹中者，用大麻仁三升，葱白十四枚捣熟，水九升，煮升半，顿服，出血不尽更服。

《乾坤秘韫》：治骨折疼痛，五灵脂、白及为末各一两，乳香、没药各三钱为末，热水同香油调涂患处。

《经验方》：治金疮肿痛，用水蛭新瓦焙干，为细末，酒服二钱，食倾作痛，可更一服，痛止，便将折骨药封之，物夹定调理，或损伤处用连须葱捣烂煨熟敷之，或炒热敷伤处，俱效。

世途悬镜所集《便用良方》：治打伤，用白蜡一两，藤黄三钱，入麻油内溶化，涂于伤处，立愈。此方止痛止血及治汤火等伤涂之皆妙，如脚跟被靴小擦破者亦效。

《肘后方》：治金疮扑损，用青蒿捣封之则愈。一方：用青蒿同麻叶、石灰等分，五月五日捣和晒干为末搽之。如脑破骨折，用蜜和葱白捣匀原封立效。

---

[1] 《三因方》：《三因极一病证方论》，又名《三因极一病源论粹》，简称《三因方》，18卷，宋代陈言撰，刊于1174年。

《卫生易简方》①：用夏枯草嚼烂罨上即愈，亦治金疮扑损。熬膏酒化服，治远年损伤，瘀血作痛。

《深师方》：卓氏膏，治折腕损伤，用大附子四枚生切，以猪油一斤，三年苦醋同浸三宿，取脂煎三上三下，日摩敷之。

杨清叟方：治多年损伤入骨发痛者，用草乌头、南星等分，少加肉桂、姜汁，热酒调涂，未破者能内消。

孙真人方：治陈伤，用冬瓜子末，温酒服之。

《近效方》：益母膏，治折伤内损有瘀血，每遇天阴则痛，神方也，或炼服亦可。

砖 石 伤

耀山曰：砖石所伤，形不整齐，非斜侧即尖歪。若有被伤，头面居多，身背手足间或有之。其伤处，较之铁器稍轻，比之木伤略重，势必破肿，骨已受伤，肉又碎绽，则此伤失血瘀血兼有之，内服外敷，皆要去瘀活血为君，则庶无溃烂瘢痕。

《千金方》：治打头青肿，用大豆末敷之。

《永类钤方》：治打扑伤痕，用水调半夏末涂之，一宿即没也。如打伤出血者，用陈紫苏叶蘸所出血，挪烂敷之，血不作脓，且愈后无瘢痕也。

《摘玄方》：治打伤出血，用竹节草（即马兰）同旱莲草、松香、皂子叶（即柜子叶，冬用皮）为末，搽入伤口。

苏恭方：治打伤瘀血攻心者，以人尿煎一升，日一服神效。

张氏《经效方》：治打伤出血，用葱白连叶，煨熟捣敷之。**又方**：治一切损伤，止血生肌，令无瘢痕，用盐藏杨梅和核捣如泥，做成梃子，以竹筒收之，凡遇破伤，研末敷之神效。

《集简方》：治扑打损伤，用水桐树皮，去青留白，醋炒捣敷。如损伤瘀血者，用赤雹儿（即王瓜）烧存性研末，无灰酒空心服二钱。

《广利方》：治损伤瘀血不散变成痈肿者，用生苋蔄蒿捣汁一升，服即消。

《鬼遗方》：治损伤瘀血在腹者，用白马蹄烧烟尽研末，酒服方寸匕，日三服，一夜血化为水也。

李仲南《永类钤方》：凡诸伤瘀血不散，五、六月收野苎叶、苏叶，共捣烂敷伤上。如瘀血在腹内者，以顺流水绞汁服，即通血为水，秋冬用干叶亦可，此方以生猪血试之，可验也。

---

① 《卫生易简方》：明朝胡濙撰，12卷，刊于1410年，书载145种病证，396首方剂。

《直指方》：治损伤瘀血混闷身体疼痛者，用辣桂为末，酒服二钱。

《塞上方》：治损伤瘀血在内烦闷者，用蒲黄末，空心温酒服三钱。

木器伤

耀山曰：木器，棍棒之属也。凡伤痕斜长，两头必有高下之分，其色淡红而赤黑，虽痊瘢痕不能尽灭，轻则瘀滞疼痛，重则筋伤骨损，再审有无他物之伤，或兼因何内病，须按轻重各伤而分治之，更以消灭痕瘢为要。

《圣惠方》：治击扑损伤，用童子热尿一盏，食前调下，日三服，利下恶物瘥。

《肘后方》：治一切折伤，用寒食蒸饼为末，每服二钱，酒下，甚验。

吴宇上传：用牛皮胶，以生姜汁熬化，棉布摊贴。**又方**：治跌打，用生大黄、肉桂各一两细研，红糖调敷，均效。

《简便方》：治打扑伤，用羊角灰，以砂糖水拌，瓦焙焦为末，每热酒下二钱，仍揉痛处。

《通变要法》：治打伤肿痛，用白凤仙花叶捣如泥，涂肿破处，干则再上，一夜血散即愈。冬月收取干者为末，水和涂之。

《外台秘要》：以大豆黄末，水调涂之。

《集验方》：治打伤损痛，用无名异为末，酒服，赶下四肢之末，血皆散矣。又木石打伤，外用水龙骨煅研，桐油调搽效。

赵氏方：治打伤肿痛者，用热麻油和酒服之，以火烧地卧，觉即痛止肿消。松杨氏相打，用此方，经官验之，了无痕迹。

灭诸瘢痕方：《千金》用鹰屎白和人精敷之，日三次。

《圣惠方》：用鹰屎白二两，僵蚕一两，为末，蜜和敷之。**又方**：鹰屎白单用不能灭瘢痕，须合僵蚕、衣鱼之属为膏乃效。

《总录》①云：用鹰屎白同白附子各一两为末，醋和敷，日三五次，痕灭。**又方**：春夏用大麦麸，秋冬用小麦麸，筛粉和酥敷之。

少林寺僧传：夺命丹，治跌扑损伤，不能言语，大小便闭，鼻有一丝气者，服此神效，当归、草乌、乳香、没药、血竭、半两钱（醋制数十次）自然铜（醋淬七次）各等分为末，每服二三分，黄酒送下，伤重者两、三服即愈，百日内忌食荸荠。

愚按：此方凡一切跌打损伤皆可服，若出血过多气虚极者切不可服。

---

① 《总录》：《圣济总录》之简称，又名《政和圣济总录》，北宋徽宗组织政府人员编写，200卷，载方二万首左右，成书于政和年间（1111—1117）。

卷之十

足踢伤

耀山曰：足踢者，鞋头之伤也。有软硬轻重之分，如系自做软底，则伤轻而浮肿，如系市买毡底，则伤重而坚硬，或尖头皮靴皮鞋，伤重入骨，如系钉鞋钉靴，则更重，其色紫黑贴骨，甚至有骨伤损者，不可无辨。其伤则在前后心、两肋、腰间以及肾囊、阴门居多。虽不及上三面，亦或有之，非人已仆地，则不能及也。

《图经本草》①方：治踢扑损伤，以重阳日收老黄茄子百枚去蒂切破，消石十两捣碎，层铺密封净处，至正月后取出，晒至二、三月，度茄已烂，开瓶滤去滓，别入新器，薄纸盖头，或绵更好，暴至成膏，酒调半匙服之。亦治坠损跌扑，极能散血止痛。

《圣惠方》：治跌打损伤，恶血攻心，闷乱疼痛者，以干荷叶五片，烧存性为末，每服一钱，童子尿一盏，食前调下，日三服，利下恶物为度。

《千金方》：治踢伤瘀血在腹内者，用刘寄奴、骨碎补、延胡索各一两，水二升，煎七合，入酒及童便各一合，顿温服之。**又方**：瘀血在腹气短者，用大豆五升，水一斗，煮二升顿服，剧者不过三服。

踢伤折臂不能动者，用肉桂、硫黄各一两，以糯米饭捣敷伤处，再敷一次全愈。

《救急篇》②：治踢伤，米醋煮冬青叶，加麻油少许贴之。如筋骨疼痛者，用鼠屎烧末，猪脂和敷急裹，不过半日痛止，此梅师方也。鼠屎又名两头尖。

口咬伤

耀山曰：口咬之伤，肿痛臭烂异于寻常。人之牙齿，日食炙热之物，渐积有毒兼有风。初咬时，即用童便浸伤处，洗去齿黄污血，然后敷药，或贴膏药，出微脓

---

① 《图经本草》：一名《本草图经》，简称《图经》，宋代苏颂等撰，共20卷，成书于1061年。原书已佚，佚文和图散见于《证类本草》。

② 《救急篇》：系《寿世篇》中的一篇，丛书名，无作者，刊于1797年。

即愈。若失治，则烂肿发痛，仍用童便浸洗，贴膏，俟肿消痛止时，用葱白少加甘草洗之，敷生肌药收口。若指已咬下，因齿内有风，着于疮口，皮肉损烂，如失于调治，多致不救。按《疡科选粹》①初咬以泽兰散敷之。

胡学海七圣散：治人咬伤破烂，用人粪烧存性三钱，生大黄、花蕊石、炉甘石各二钱，轻粉一钱，甘草一钱五分，冰片五分，共乳极细搽之。

《金鉴》治法：随于咬后，即用童便洗之，人粪涂之，肿溃时，人中黄熬汤时洗，较诸治法尤觉神效。

通变治法：治人咬手指，用瓶盛热尿，浸一夜即愈。

《摘玄方》：治人咬伤疮，用龟肚骨、鳖版骨各一片烧．研，油调搽之。如人咬疮溃烂，用呷蛇龟甲烧灰敷之。如人咬指烂，用龟甲烧灰敷之。

人咬伤验方：用鸡屎涂咬处，立刻止痛，且不作脓。

陈实功曰：人咬为良肉受伤，但阳明胃经所属者齿，脏腑多火热，凡食经此无不焯烂下咽，又饮食炙煿之毒无不侵袭，故伤人发肿，其痛异常，臭脓腐烂，痛彻连心，是感受牙齿之毒也。初咬时一日内，众人撒热尿浸伤处，洗净牙黄瘀血，咬孔上蟾酥饼贴之，膏盖后出微脓渐愈。如初咬时未用此法，致肿痛发胖者，亦与童便洗净挹干，用粗纸拈蘸麻油点火，用烟焰熏肿痛上，良久方住，以解其毒，仍以蟾酥条插入，太乙膏盖，候肿消时，换玉红膏搽之，长肉完口。

愚按：验方，或热尿洗去牙黄瘀血，以生栗子嚼极烂涂。如肿消，用麻油纸拈火焰熏之，或用干人粪装荔枝壳内，安放咬处，加艾圆灸之，以不痛为度，或生栗子和饭嚼厚罨伤处，或白萝卜叶嚼烂敷之。或被咬受牙黄毒，用老鼠屎（即两头尖者）七粒，荔枝肉一个，红糖捣匀敷上，牙黄即拔在敷药上，亦妙。

拳手伤

耀山曰：拳手伤，骨肉相击也。多在上三面及脊膂、胸前或上肋，即或伤及下肋，亦少也。其伤痕轻者红赤色，重者青黯色，瘀聚不甚焮肿者是。若兼推跌磕撞，足踢攒打而有他症者，仍于各条参治。夫将身就物谓之磕，与物相遇谓之撞，压在物上谓之砘，此又不可不分别也。

戴院使云：仆踣不知曰颠，两手相搏曰扑，其为损一也。按：仆音赴，踣音歜，并僵也。颠，仆倒也。

邵氏方：治打伤瘀聚皮不破者，用萝卜或叶捣封之。

---

① 《疡科选粹》：明朝陈文志撰，8卷，111篇，刊于1628年。

《千金方》：治殴伤瘀聚，腹中闷满者，用豉一升，水三升，煎沸分服，不瘥再作。

谈埜翁《试验方》：治打扑损伤，用紫苏叶敷，亦治金疮不合。**又方**：用松节煎酒服，俱效。

《图经本草》：治打扑损伤，用胡桃仁捣和温酒顿服，便瘥。

《简便方》：治打殴伤损，用五爪龙叶捣汁，和童便、热酒服之，取汗即瘥，跌扑者亦效。

《海上方》：治损伤跌扑，用黄葵花子研，酒热服二钱。

《易简方》：治打伤扑损，用姜汁和酒调生面贴之。

《便民图》：治诸伤，以寒食日浸糯米，逐日换水，至小满取出晒干为末，水调涂之。

遍身打伤，用申姜捣汁冲酒服。或申姜切片酒煎不时服。或申姜斤许捣碎，酒五斤，煮三炷香，去火毒，次日温服，外用申姜四两，生姜二两，捣敷，如干再换。昔有一盗，身无完肤，服此数日无恙。按：申姜即猴姜，骨碎补也，故功效如此。

板 子 伤

耀山曰：板子伤，竹片笞杖之刑，所伤臀也。不问已破未破，即服琼液散，能化瘀除疼痛消肿而不溃，且易结瘢，功胜他药多多。气质弱者，继之大补以培其元，使脾胃健旺，白能荣达于下也。外若未破者砭之，或选奇方敷之。已破者去瘀，后以七真膏生肌。如刑重肉糜黯肿昏愦者，剥黑羊皮乘热贴之，童便灌之，继以独参汤补之。如腐烂者，用黄白散洗之。

陈远公曰：腿受官刑，皮肉腐烂，死血未散，疼痛呼号，似宜用膏药、末药外治为佳。然受刑深重，不急内消，第恐外治，逍遥膜外，安能卫心，使恶血不相犯乎，故内治宜速。外治之方多有神奇，而内治之法一时难效，往往多至心乱而死者。虽犯法遭刑，其中情真罪当者固多，而拖累遭陷者更复不少，冤气在心则肝叶开张，肝气填急尤善引血入心，使无辜之人一旦轻死，固非医人之罪，而治之无法，是谁之愆与予予得异方，凡受官刑即时煎服，后用膏药、末药，内外兼治，疮口易愈，必无性命之忧矣。内服卫心仙丹：大黄、红花、丹皮、木耳各三钱，白芥子二钱，当归、生地各一两，桃仁三十粒，水煎一服，恶血散矣。再以护心仙丹膏贴之，用大黄、白蜡、败龟板、当归各一两，三七根、乳香、没药各三钱，骨碎补、松香各五钱，麝香五分，为末，先以猪油一两同白蜡、松香入铜锅内化开，再下各药拌为膏，贴伤处，外用油纸包裹，以布扎住，轻者一张，重者二张足矣。如夹棍重伤，不过四张，即可行步矣。二方至神至奇，内方使恶血尽散，外方使死肉复生，合而用之，何至损命，叹医治之无术耳。按：周鹤仙夹棍伤神效膏，多川续断五钱，余与上方同。

琼液散：治杖伤、夹伤、打伤、跌伤，并治风寒湿痛，筋骨酸痛。用闹羊花拣净炒为末，每服五分，壮者七分，先饮酒至半酣，服药酒送至醉，勿语，语则发麻，其功甚捷。

七真膏：治敷杖伤。用乳香、没药、三七、轻粉、儿茶各三钱，麝香四分，冰片三分，共为细末，瓷器固藏，遇杖者以蜜调敷，瘀血自散，只此一敷，不必再换。

黄白散：洗杖疮。用大黄、白芷等分，水煎洗伤处，以痛至痒，痒洗至痛，见伤处红色为度。

以上三方，皆出《陈氏秘传》。

《景岳全书》：治杖疮，以半夏、松香各一两研碎，蜜调成膏贴之，勿令见风，如干再换一个即愈。一方：用大黄一两，加上好冰片二分另研，俱为末和匀，冷水调如糊，摊杖处，即时止痛，一日后换膏药贴之。又方：用大黄、白芷、半夏生研各七钱，为末，以姜汁调敷，干即再敷，以黑处血红为度，即换贴膏药神效。

《东医宝鉴》云：凡杖毕，即用童便、好酒各一钟合而温服，免血攻心甚妙。本草云：通滞血，皆以酒化服。

《选粹》云：初杖，以韭菜同葱白捣烂，炒热贴伤处，冷则易之。又方：初杖后，以野苎根同盐捣烂敷疮上，伤重者多用盐。又方：以刘寄奴末六钱，马鞭草末四钱，相合再研极细，蜜调敷伤处，湿者干掺。

《种杏堂》：治杖后，用葱白一味捣，炒热搭杖处，冷则易，止痛散瘀如神。又方：豆腐，盐水煮熟铺杖处，气蒸腐紫。以色淡为度，溃烂亦宜。

《外科正宗》诀曰：杖刑之后肉不破，瘀血攻疼没门路。将针点破脓血流，管教患者随行步。

杖疮妙方：治棒杖打，肿痛者，用猪姆疗、地园荽、田茶菊、地薄荷、血见愁、山薄荷、泽兰叶、生地黄，共捣烂取汁，泡酒服，以滓敷贴。

又方：治前证，用金屯叶、宝塔草、山薄荷、猪姆疗、芙蓉叶、地薄荷、桑叶尾、泽兰叶，共捣烂取汁，泡酒服，以滓和大黄末敷贴。

又方：治前证，用猪姆疗，以多为君，泽兰叶、生地黄根叶俱用，共捣烂取汁，泡酒服，以滓敷贴。

又方：治前证，用朴树叶、水坊叶，共捣烂敷贴。

又方：治前敷，用绿豆粉、侧柏叶各研等分，以鸡子清和梓油打匀，调豆粉搅匀，时时以鸭毛扫之。

又方：治前证，用大黄三两，槟榔三钱，石膏煅六两，共为细末，用猪胆汁、鸡子清、梓油，打匀入末，时时以鸭毛扫涂之。

牛脂膏：治杖疮神效，用乳香、没药、樟脑各五钱，黄蜡四两，水牛油一斤，先将乳、没、樟脑研为细末，后熔黄蜡，次入牛油和匀，调入前末搅匀，用油纸摊贴，或以天芋叶摊贴，极炒。

《宝鉴》云：杖疮只是血热作痛，用凉药去瘀血为先，用凤仙花连根叶捣烂，贴患处，干即易，一夜血散即愈。

又方：以绿豆粉微炒，鸡子清调敷之。**又方**：治杖疮皮不破而内损者，用萝卜根捣烂，罨伤处良。

《摄生方》①：治杖疮未破，用干黄土末，童便入鸡子清调，干即加上，随以热水洗去，数十次，以转紫为红色者愈。

《救急方》：治杖疮肿痛，用雄黄二分，密陀僧一分，研末，水调敷之极妙。**又方**：用水粉一两，赤石脂一钱，水银一分，以麻油捣成膏，摊油纸贴之。肉消者，填满紧缚。

赵氏：治杖疮肿痛，用滑石、赤石脂、大黄，等分为末贴之。

《本草》方：治杖疮肿痛不可忍者，用没药研细一钱，热酒服。李时珍云：杖扑伤损瘀血淋漓者，随即烂嚼山漆罨之即止，青肿者即消散。若受杖时，先服一二钱，则血不冲心，杖后尤宜服之。

《集简方》：治杖疮肿痛，用新石灰，麻油调搽甚妙。

《千金方》：治杖疮肿痛，用釜底下土为末，和油涂之，卧羊皮上，频涂。**又方**：单服童便良。

《应验方》：治棒疮，用生大黄五两研末，豆腐二块，加白萝卜两、三个，同捣烂涂之，即可无虞。

《医方摘玄》：治前症，用大黄末，醋调涂之，童便亦可。**又方**：用红糖调敷，俱妙。

《拔萃》方：治前症，用豆腐切片贴之，频换。一法：以烧酒煮贴之。

《简便方》：治前症，用湿绵纸铺伤处，以烧过酒糟厚铺纸上，良久痛处如蚁行，热气上升，即散。

《医林集要》：用六月六日黄瓜，入瓷瓶中水浸之，每以水扫疮上，立效。

《方广附余》：治前症，用芙蓉花叶研末，入皂角末少许，鸡子清调涂之。

《卫生易简方》：治前症，用五倍子去穰，米醋浸一日，慢火炒黄研末，干渗之。不破者，醋调涂之。

《志雅堂抄》：治前症，用水蛭炒研，加朴硝等分研末，水调敷。

《西湖志》：治前症，用未毛小鼠同桑椹子，入麻油中浸酿，临时取涂，甚效。

---

① 《摄生方》：《摄生众妙方》之简称，明朝张时彻撰，11卷，刊于1550年。

《秘方》：治棒疮皮破，用辟麝草叶捣烂敷上，扎住即愈。

《外台秘要》：治杖疮血出，用猪血一升，石灰七升，和剂烧灰，再以水和丸，又烧三次为末，敷之效。

《纲目》：治杖疮入风疼痛，用马或骡湿粪，替换热熨，日五十遍，极效。

《永类钤方》：治杖疮，用赤龙麟（即古松皮）煅存性，研末搽，最止痛。如溃烂者，用乳香煎油，搽疮口。

唐瑶《经验方》：治杖疮溃烂，用鸡子黄熬油搽之，甚效。

《都门内官方》：治杖疮烂下肉至重者，用木耳水洗捣烂，敷在烂处，止痛生肌。

《公门秘方》：治杖伤久烂，中有四五分深潭，不能收口者，用血竭一钱，朱丹、轻粉各二钱，白蜡五钱，共为细末掺上，一日夜，其肉四围生起，两日即平。

《万病回春》①：乌龙解毒散，治人受杖责后，疗甲烂肉，疼痛难忍，不能起动，服此痛止，便能动履，其效如神。用木耳四两，入炒锅内炒焦存性为末，每服五钱，热酒一碗调下，服后少倾，其药力行至患处，痒如针刺，不时流血，化尽死肉，数日如故矣。

冯鲁瞻曰：杖疮，宜用紫荆皮、乳香、没药、生地、大黄、黄柏之类。

朱丹溪②曰：黄柏、生地、紫荆皮，皆敷杖疮之要药也。若血热作痛，宜凉血去瘀为先，加血竭、红花更佳。

《中州集》曰：以酒下地龙散，投以蜡丸，则受杖失痛。歌曰：嚼蜡谁知味最长，一杯西酒地龙香。年来纸价长安贵，不重新诗重药方。

申斗垣曰：叫号伤气，忍痛伤血，亦有血奔心而死者，急宜热尿灌之。

《洗冤集录》③云：受杖之人，忌卧草竹席，又忌卧热坑。

《医学入门》④云：凡杖后，疮忽干陷黑色，毒气攻心，恍惚烦闷呕吐者死。

夹棍伤

耀山曰：夹伤，即挤伤也。按《外科心法》云：禁用敷药、膏药及泥涂等法，恐后必作肿成脓。受刑后，随用银朱或朱砂末，烧酒调敷伤处。再着一人，以手十

---

① 《万病回春》：明朝龚廷贤撰，综合性医书，8卷，刊于1587年。

② 朱丹溪：朱震亨，字彦修，又称丹溪，今浙江义乌人，元代著名医学家，金元四大家，滋阴派代表，著《丹溪心法》《格致余论》《局方发挥》等。

③ 《洗冤集录》：简称《洗冤录》，宋代法学家宋慈撰，故又名《宋提刑洗冤集录》，10卷，刊于1247年，先后译有多种外文本，在国际上亦有声望。

④ 《医学入门》：明朝李梴编，综合性医书，刊于1575年，是医学门经书。

指尖轻啄患者脚心，先觉痒，次觉疼为止。次着一二人，以笔管于患者脚面上轻轻赶之，助通血脉，候伤处凹者突起，四围肿大为度。即服琼液散，随饮至醉。次日揩去所敷银朱，只用洗杖汤，日烫二三次，次日再服琼液散，其肿自消，痛即止矣。如复受重刑以致破溃者，外贴琼液膏，内服代杖汤，继宜大补气血，易于收功，生肌时换贴六真膏，其效甚捷。

洗杖汤：治夹伤，消肿止痛。陈皮、透骨草、天门冬、地骨皮、骨碎补各五钱，象皮一两切碎，水煎浸洗，日三、二次。

琼液膏：治夹杖所伤，立能止痛生肌散瘀。当归尾、闹羊花、红花、白芷、蒲黄各二两，香油一斤浸药，七日煤枯去渣，入白蜡、黄蜡各一两溶化尽，绢滤净，稍温再入冰片六分，没药、乳香末各六钱，搅匀摊贴。

代杖汤：治杖夹伤。乳香、没药、苏木各二钱，蒲黄、木通、枳壳麸炒、生甘草、当归尾、丹皮、木耳、穿山甲炙研各一钱，土木鳖焙五个，酒水煎服。

六真膏：治一切受刑肿瘀疼痛。乳香、没药各去油、血竭、几茶、三七各三钱，樟冰三两，共为末，用猪油十二两隔水煮化，将药入油内，和匀摊贴。

以上四方出陈氏。

应验方：治夹棍疮，用嫩鸡一只搤死，不可用刀割，不要去毛破肚，加凤仙花子三钱，冰片三钱另研，共入白内捣烂，先将热酒洗足，后将药敷上，止痛立起。

《疡医大全》云：夹棍伤，一出衙门，即用热童便一盆，将足浸之，如便冷，烧红砖两块淬之即热，直浸至童便面上浮起白沫，其伤尽出矣，不溃。再用肥皂捣如泥，入鸡子清和匀，罨伤处，以草纸包裹缚紧，三日不可动即效。内服末药，用人中白煅一两，木耳烧存性五钱，乳香、没药、怀牛膝各三钱，自然铜五钱，共研细末，再用牛膝煎酒调服三五钱。如无末药，可用归尾、川芎、乳香、独活、鳖虱、胡麻、骨碎补、红花、五加皮各一钱，生白酒一壶，煎数沸，纵量饮，避风，厚盖出汗立愈。如骨伤，加土鳖虫一枚。**又方**：治受大刑后，用独核肥皂一斤，秫米一升，同煮成饭，去饭用肥皂捣敷。

又方：用生独核肥皂、砂糖、真麝香，共捣如泥，蒸热作饼，贴夹伤上，棉花包好。

《秘方》：用生牛肉剁烂，作饼四个，每个纳胡椒十粒，贴夹伤处，新绵裹紧，一夜即能步履矣。

又方：用黄牛肉一斤剉碎，入红铜末四两，捣匀敷之。

《景岳全书》：治夹伤，用生姜、陈酒糟各一斤，同捣烂炒热，罨伤处。

《疡科选粹》：治夹伤单方：用初出地葱煨熟，劈开取其涎，频涂伤处。久而葱捣烂，炒热畲之。

一方：用小虾蟆五个，皮硝三分，生姜一两，酒糟一碗。肿者，加红内消同捣烂，敷伤处。

一方：以飞面同山栀末拌匀，水调敷伤处，外护以纸，死血自散。

一方：用绿豆粉炒令紫色，以热酒或热醋调敷。

一方：用小麦面、锅煤各五分，狗头骨、乳香、五倍子各一分，为末，热酒调敷伤处，破者不可用，重者加自然铜。

一方：用补骨散，以古铜钱二百，铜丝并穿，以活桑木为柴，烧钱至红，在米醋一大碗内淬之，再烧再淬，七八十次，取碗底沉下铜锈屑，就以醋洗炭灰，磁瓶收贮，用时以黑雄鸡一只，清水煮熟，去肉用骨，以醋炙酥为末，加乳香、没药各一两，为细末，铜屑亦研细和匀，取患人顶心发一缕烧灰，和前末二分五厘，好酒调下一服，如吐再一服，痛止不可再用，但终身忌食荸荠。而成药止用二分五厘，乳、没要用一两。若用骨末一分，乳、没末各六厘，铜屑三厘为是。或作为丸服，临时酒化。接骨亦用。

走起脚泡，乃擦伤也。按《选粹方》，以生面为糊，贴过夜即平。又干饭粘纸亦效，又不如贴太乙膏为妙。

拶指伤

耀山曰：拶指伤，系妇女之刑伤也。势必指头损碎，皮破内绽筋伤，痛连心腹。盖十指，手三阳手三阴之经脉起止，故痛连五内也。然方书罕载治此医药，略备两条，余惟比类施治而用之，斯为智之智也。

《景岳全书》：治拶伤手指者，用皂矾二两，水四五碗，砂锅内熬滚，将手熏洗，良久即血活疼止，不致溃烂。熬水忌铜铁器，其洗手水，过夜即臭恶不可闻，次日另换再洗可也。

又《叶氏医案》云：指拶凹者，用银朱调烧酒围之即平。按此或用童便洗，炒葱罨皆可，如果溃烂，药宜去瘀生新，余可类推矣。

皮掌伤

耀山曰：皮掌伤，极轻之刑，以示辱也。本不用疗治，次日便可消愈。但若重责至再，腮肿颐长，甚有唇破齿落，饮食维艰，为医者不可以遗此伤而无治药，故引数方以备选用。

俗方：治掌伤紫肿，用烧酒以鹅翎刷之即消。如腮肿下垂者，以烧酒频敷，即收缩矣，且无药迹瘢痕，神效无比，惟破者不宜。又方：治唇破血出者，用软石膏、广铅丹等分为末掺之，或用凤凰衣贴之。

《御药院方》①：治打动齿牙疼痛者，用土蒺莉煎汤，加盐少许漱口甚效，或烧灰存性揩之，即牢固矣。

按：此伤受虽一致，损有数端，如腮肿、骨伤、唇破、牙动者，宜按前地阁骨、唇口门、齿牙门参看施治。

觚触伤

耀山曰：牛角觚触伤，系不知而骤樱也。痕小而深，若皮不破，伤亦赤肿，甚者腹破肠出。伤多在前心胸、两肋之半及小腹。若牛佚而奔，避之不及，则受伤多在脊背及肋之左右。未破者逐瘀，已破者生新，伤轻者不药可痊，伤重者内外兼医，肠出腹破者缝而合之，骨折筋断者接而缚之，斯法备也，不可拘泥论下数方而已。

《肘后方》：治牛马触动胸腹破，四肢摧折，以乌鸡一只，连毛杵一千二百下，苦酒三升和匀，以新布榻病处，将膏涂布上，觉寒振欲吐，徐徐取下，须臾再上一鸡，少顷再作，以愈为度。

《医学入门》：治牛触肠出不损者，急送入，以桑白皮筋或生白麻为线，合肚皮缝上，掺血竭末或百草霜，血止立活，勿封裹，恐内作脓也。又方：治胁伤肠出臭秽者，急以香油摸肠，用手送入，煎人参地骨皮汤淋之，皮自合，吃羊肉羹十日愈。

践踏伤

耀山曰：车马践踏伤，有缓急丛乱轻重多寡之分，总以伤及要害与否为辨。马力驰大，伤多骨折，甚至肠脏俱出，均为不治。拥挤扑地而践踏，伤处必多，但不似驰骤之力重而折甚，若只触倒或踏不着要害处，即有皮破瘀赤黑痕，皆可医治。人踏伤者，成片而长，一头轻，一头重，丛踏不起，则轻重长短不一。若被车轮捴着，多在心头、脑前并两胁肋要害处，即不可救，不是要害处可治。但车有横辇直辇之分：横辇者，十字路口，人从横过，车行急骤不可挽回，其人跌扑被辇。或在首项心胸背脊肋腹等处，即或不死，总属难医。或在手膊腿足，虽有皮破骨折，亦属可治。直辇者，如对面迎车，直而径过，其伤必长，或左或右，却多在仰面。若人前行，车从后至，伤亦如之，但属在背居多。大抵辇着手足等处，虽重可治。辇着胁肋要害等处，虽轻总不可救矣。

---

① 《御药院方》：即宋、金、元三朝宫廷中药局所制之成方配本，今存元代配方本一种，系1338年许国桢等人修订，共11卷，14门，1068首方剂。

《梅师方》：治马踏伤肿痛作热者，用鼠屎二七枚，故马鞭五寸，和烧研末，猪油调敷。

按：车拶车辇，方无专条。如拶伤者，以磕碰门方可通用。若车轮践辇，以坠堕、压连二门选方可用。至骨折肠出，是有本条方法医治，故不复叙。

骨折伤

耀山曰：骨折，伤之至重也。扁鹊云：疾在腠理，汤熨之所及也。在血脉，针石之所及也。在肠胃，酒醪之所及也。其在骨髓，虽司命无如之何矣。况顶心、囟门、额颅、额角、脑后、乘枕、颈骨、结喉、胸骨、心坎、血盆、脊背、脊膂、腰眼、方骨，皆属致命之骨，一有损伤，生死反掌。若余骨折断，按前卷端接之法调治。倘穷乡僻壤，仓卒无医者。可选后集诸方治之，庶无血凝气泄而遗残废后患也。

接骨不知痛方：汪机用酒磨茉莉根，一寸则昏迷一日乃醒，二寸二日，三寸三日。凡跌损骨节，入臼接骨，用此不知痛也。

藏器铜末焊骨方：用赤铜屑细研，酒服，直入损处。

《接骨方》：用叉鸡草捣烂取汁，热酒和服，数次即愈。

杨拱《摘要方》：用土鳖焙存性为末，每服二三钱，接骨神效。又方：用生土鳖擂汁，酒服亦效。

《袖珍方》：损伤接骨，用蚵蚾（即土鳖）六钱，隔纸砂锅内焙干，自然铜二两，用火煅醋淬七次，为末，二钱温酒调下，按病上下分食前后服。

《集效方》：接骨，用土鳖阴干一个，临时旋研入药，乳香、没药、龙骨、自然铜火煅醋淬，各等分，麝香少许，为末，每服三分，入土鳖以酒调下。

《备急方》：用大虾蟆研如泥敷之，劈竹裹缚，其骨自痊。

《接骨方》：用鹰骨烧灰每服二钱，酒下，随病上下分食前后服。又方：用鹛骨烧灰，每服二钱，酒下，并效。蔺道人方：用鹗骨烧灰存性，配醋制古钱，等分为末，以热酒服一钱，分食前后服。李时珍曰：鹰、鹛、鹗骨皆能接骨，盖鸷鸟之力在骨，故以骨治骨，从其类也。《日华》云：生蟹捣烂，炒罯之，亦能接骨。

薛氏接骨散：用官粉、硼砂等分为末，每服一钱，苏木汤调下，仍频饮苏木汤大效。《苏沈良方》神授散多当归，异神所授故名。一方有醋制半两钱。《永类钤方》用酒调白及末服，其功不减自然铜、古铢钱也。

《乾坤秘韫》：接骨用芸苔子一两，小黄米二合，龙骨少许为末，醋调摊贴。又方：用五灵脂、白及各一两，乳香、没药各三钱，为末，热水同香油调涂。又方：用牛蹄甲，入乳香、没药烧研，黄米糊和敷之，并效。

杨诚《经效方》：接骨，用市上乞儿破鞋一只烧灰，白面等分，好醋调成糊，敷患处，以绢束之，杉片夹定，须臾痛止，骨内有声为效。

《百一方》：治损伤骨折，用夜合树皮（即合欢皮）四两炒，白芥子一两炒，为末，温酒每服二钱，卧时服，以滓敷之，接骨甚妙。

《易简方》：治打损接骨，用狗头一个烧存性为末，热醋调涂，暖卧。

愿济堂刊施方：治跌打骨断，用金樱子兜，即其根也，去皮煎酒热服，渣敷患处立效。

《儒门事亲》：乌金散，治骨折，用乌金石（即铁炭）三两，自然铜、当归、大黄各一两，制为末，童便红花酒下二钱。**又方**：接骨，用五灵散脂一两，茴香一钱为末，先以乳香末于极痛处敷上，以黄小米粥涂之，乃掺末于粥上，帛裹，木牌子夹定，三五日效。

麦斗金接骨方：用古老钱廿个，自然铜五分，各以火煅，朱砂一钱，乳香、没药各三分，共为末，炒甜瓜子擂酒，送服一麦斗，三服即续，麦斗即茶匙也。

《经验后方》：接骨，用水獭一个支解，入罐内固济，待干煅存性为末，以黄米煮粥摊患处，掺獭末于粥上，布裹之，立止疼痛。

一方：用五铢钱醋制一两二钱，黑鸡骨末三两，研匀，病在上服二钱，在下服四钱。或加乳香、没药。

筋 断 伤

耀山曰：筋断，筋之重伤也。按《内经》云：肝主筋。又云：诸筋皆属于节。《得效》云：寒则筋急，热则筋缓。《纲目》云：肝气热为筋痿，则筋急而挛。河间云：热气燥烁于节，则挛瘛而痛。丹溪云：形志苦乐，病生于筋，治之以熨引。《灵枢经》云：筋绝者，手足甲青，呼骂不休，九日死。故《金鉴》有筋强、筋柔、筋歪、筋正、筋寒、筋热、筋走、筋翻之分，必先审其或为跌堕，或为打扑，或为撞压，然后依法而治之。若致于筋之断者，病至极矣，如无效验秘法，何能接续哉。方附于下：

危氏方：治筋断，用枫香末敷之。其枫香，即白胶香也。

《拾遗》方：治被斫筋断，用蟹去壳，同黄捣烂，微炒纳入疮中，筋即连也。

《外台秘要》方：治被斫筋断，用旋覆根捣汁，沥疮中，仍以滓敷之，日三易，半月筋断即续，此方出苏景中疗奴有效。**又方**：治伤筋出血，用葛根捣饮，干者煎服，仍熬屑敷之。

《千金方》：治筋骨破伤，以白马热屎敷之，无瘢。

陈氏《选粹》方：治筋断，用金沸草根叶捣汁，涂筋断处，封口便续，此花亦名旋覆花。

《灵苑方》：治折伤筋骨，用白矾末一匙，泡汤一碗，帕蘸乘热熨伤处，少时痛止,然后排整筋骨点药。

《御药院方》:治筋骨折断,用米粉四两炒黄,入乳香、没药各半两,酒调成膏,摊贴之。

《纲目》:治筋断骨折,用骨碎补捣筛,煮黄米粥和裹伤处有效。如瘀痛,用续断煮汁内服,捣烂外敷。

《多能鄙事》:治筋骨折伤,用无名异、甜瓜子各一两,乳香、没药各一钱为末,每服五钱,热酒调服,小儿三钱,服毕以黄米粥涂纸上,掺左顾牡蛎粉裹之,竹篦夹住。

《卫生易简方》:治筋断骨折,用接骨木半两,当归、芍药、乳香、自然铜各一两为末,黄蜡四两,投药搅匀,众手丸如芡实大。若止损伤,酒化一丸。若碎折筋骨,先用此敷贴,乃服。**又方**:止痛活血,用当归、定粉、硼砂,等分为末,每服一钱,苏木汤下,即神授散也。

《疡医大全》:治打伤筋骨,遍身青肿,紫血不行,疼痛难忍,用白芷一两,甘松三钱,山柰一钱,麝香三分,共研细末,每服三钱,或童便,或酒冲,开水调服。

《青囊》:治筋骨折伤,急取雄鸡一只刺血,量患人酒量,或一碗或半碗和饮,痛立止,神验。

《本事方》:踠折伤筋骨痛不可忍者,用生地黄一斤,藏瓜姜糟一斤,生姜四两,都炒热,裹罨伤处,冷即易之。又《类编》所载,只用藏瓜姜糟一物,入赤小豆末和匀,罨于断处,以杉片或白桐片夹之,云不过三日即痊。《千金方》以生地黄捣烂热敷夹缚,亦痊。

《澹寮方》①:治折伤疼痛,用绿豆粉,新铫炒紫,新汲井水调敷,以杉木皮缚定,其效如神。

邵真人秘传神效散:治跌扑损伤,骨折骨碎,筋断筋伤,痛不可忍,此药极能理伤续断,累用累效。用路上墙脚下,往来人便溺处,久碎瓦片一块,洗净火煅,米醋淬五次,黄色为度,刀割下细末,每服三钱,好酒调下,随病上下分食前后服,不可轻易而贱之,诚神方也。

风 湿 伤

耀山曰:风湿伤,即破伤风、破伤湿也。前卷论分刚柔表里虚实,药用汗下祛邪和伤,详且备矣。惟其效验单方罕附,故集于此。

---

① 《澹寮方》:《澹寮集验方》之简称,元代僧人继洪辑,15卷,48门病证,验方千余首,刊于1283年。

谈野翁《试验方》：治破伤风病，取无根水一盏，入百草霜，调捏作饼，敷患处，三五换如神，此蒋亚香方也。邵真人《经验方》：治破伤风，用雄黄、白芷等分为末，酒煎灌之即苏。又方：用狼虎穿肠骨四钱炙黄，采花蝉蜕二钱，为末，每服一钱，米汤调下。若口干者，不治。如有腰脊反张，牙紧口噤，四肢强直者，用鸡屎白一升，大豆五升，炒黄，以酒沃之，微烹令豆澄下，随量饮，取汗避风。又方：用黑豆四十枚，朱砂二十支，同研末，以酒半盏调服之。又《锦囊方》：治破伤风血凝心，用乌鸦翎烧灰，酒服一钱，或白汤下，俱妙。

《经验后方》：治破伤风牙关紧急者，用天南星、防风等分为末，每服二三匙，童子小便五升，煎四升，分二服，即止也。按此方即玉真散，又名定风散。

《肘后方》：治金疮中风，煎盐令热，以匙抄沥却水，热泻疮上，冷更着，一日勿住，取瘥大效。

胡氏夺命散：又名玉真散，治打扑金刃伤及破伤风、破伤湿，发病强直如痫状者，天南星、防风等分为末，水调敷，疮出水为妙，仍以温酒调服一钱。已死心尚温者，热童便灌二钱，斗殴内伤并坠压者，酒和童便连灌三服即苏，亦可煎服，此《三因方》也。

又方：治破伤湿口噤强直者，用牡蛎粉，酒服二钱，仍外敷之取效。

《准绳》方：治破伤风出血不止，以当归末敷之良。如头目浮肿，用蝉蜕为末，以葱涎调敷患上，即时拔出恶水而愈。若寒热垂危，亦用蝉说四两，烧末调服。

《普济方》：治破伤风，用白面、烧盐各一撮，新水调涂之。又方：用生南星末水调，涂疮四围，水出有效。又方：用避阴槐枝上皮，旋刻一片安伤处，用艾灸皮上百壮，不同者灸至痛，痛者灸至不痛，用火摩之。又方：用苏方木为散，二钱酒服立效，名独圣散。又方：干蝎、麝香各一分为末，葱涎调涂破处，即取去恶水立效，名追风散。又方：治破伤风项强身直者，以定命散主之，用白花蛇、乌梢蛇，并取向后二寸，酒洗润取肉，蜈蚣一条，全者炙，上为末，每服三钱，温酒调下。又方：如破伤，牙关紧急，口噤不开，口面㖞斜，肢体弛缓，用土虺蛇一条去头尾肠皮骨醋炙，地龙五条去泥醋炙，天南星八钱重一枚炮，为末，醋煮面糊，丸如绿豆大，每服三丸至五丸，生姜汤下，仍食稀葱白粥，取汗即瘥。昔宫使明光祖，向任统制官，被重伤，服之得效。又方：如作痂无血，杀人最急，以黄雀粪直者研服，酒送半钱。又方：治破伤风疮，用黄明胶烧存性，酒服二钱取汗。又方：治破伤风手足颤掉搐摇不已者，用人手足指甲烧存性六钱，姜制南星、独活、丹砂各二钱为末，作二服，酒下立效。一方：治破伤湿毒肿痛不可忍者，用麝香末一字，纳入疮中，出水便效。

《卫生总录》：治破伤中风口噤身强者，用肉苁蓉切片晒干，用一小盏底上穿定，烧烟于疮上熏之。

高文虎《蓼花洲闲录》：治破伤中风，用黄连五钱，酒一盏，煎七分，加黄蜡三钱，溶热服之。

《寿域方》：治破伤风疮，用草乌头为末，每以一二分，温酒服之，出汗。

《儒门事亲》方：治破伤中风，用草乌尖、白芷，生研为末，每服半钱，加冷酒一盏，葱白一根，同煎服，少顷再以葱白热酒投之，汗出即愈。**又方**：蜈蚣头、乌头尖、附子底、蝎子梢等分为末，每用一字或半字，热酒灌之，仍贴疮上取汗愈。**又方**：用病人耳中膜，并刮甲上末，唾调涂疮口，立效。

《应验方》：治破伤风，用川乌三钱去皮尖面包煨，防风三钱，麻黄三钱，草乌三钱去皮炒，荆芥三钱，黄酒二饭碗，煎至一碗，加雄黄末一钱，温服取汗。

《救急方》：治破伤风肢强口噤，用鹭鸶乌头，连尾毛烧灰研末，以腊猪脂调敷疮口。

贞元《广利方》：治破伤中风痉强欲死者，用生葛根四两，以水三升煎，去滓分服。如口噤者，灌之。若干者，捣末调三指撮，仍以此及竹沥多服取效。**又方**：治金疮中风，用竹沥半升微服。

《卫生易简方》：治破伤风疮，用威灵仙半两，独头蒜一个，香油一钱，同捣烂，热酒冲服，汗出即愈。

《外台秘要》：治角弓反张，取蒜一升去心，无灰酒四升，煮烂并滓服之，须臾得汗即瘥。又云：凡闪脱折骨诸疮，慎不可当风用扇，中风则发痉，口噤项急杀人，急饮竹沥二三升，忌饮冷食及酒。如竹沥卒难得，可合十许束并烧取之。

《千金方》：治破伤风，用杏仁杵膏厚涂，上燃烛遥炙之。如口噤者，用大豆一升，熬去腥气，勿使太熟，杵末蒸令气遍，取下甑以酒一升淋之，温服一升取汗，敷膏疮上即愈。

《必效方》：治破伤风角弓反张，用杏仁杵碎，蒸令气溜，绞脂服一小升，并摩疮上良。

《摘玄方》：治破伤中风，用桑沥、好酒对和温服，以醉为度，醒服消风散。

孟诜《食疗》：治损疮中风，以面作馄饨，包秦椒于炭中烧之令熟，断开口封于疮上，冷即易之。

《圣惠方》：治破伤中风，用干蝎酒炒、天麻各半两为末，以蟾酥二钱，汤化为糊，和捣丸如绿豆大，每服一丸至二丸，豆淋酒下，甚者加至三丸。**又方**：无问表里，角弓反张者，用秋蝉一个，地肤子炒等分，麝香少许为末，酒服二钱。**又方**：用蟾酥二钱为糊，干蝎酒炒、天麻各半两为末，合捣丸成小挺子，如麦子大，每用一锭，井华水服。如疮热紧急，五七锭葱汤下亦可，汗出即愈。如欲死者，用蜈蚣研末擦牙，去涎末立瘥。身如角弓反张，筋急口噤者，用守宫丸治之，守宫炙干七枚，南天星酒浸三日晒干一两，腻粉半钱，为末，以薄面糊绿豆大，每以七丸，酒灌下，少顷汗出得解，更与一服，再汗即瘥。或加白附子一两，以蜜丸。**又方**：用自己小便，日洗二三次，不妨入水。

《张太尹传》治破伤风神效方：用蛴螬将驼背捏住，口中吐水，就取抹疮，觉身痒汗出，无有不活者，子弟额上跌破成风，依此治之，时间即愈。

《医学正传》①：治破伤风发热者，用蝉蜕炒研，酒服一钱，神效。

《本草》：治破伤风，用蟾二两半，切剁如泥，入花椒一两，同酒炒热，再入酒二盏半，温热服之，少顷通身汗出神效。**又方**：用手足十指甲，香油炒研，热酒调呷，汗出便好。

危氏香胶散：治破伤风口噤强直者，用鱼胶烧存性一两，麝香少许，为末，每服二钱，苏木煎酒调下，仍煮一钱封疮口效。

刘氏《保寿堂方》：治破伤风，神效无比，腊月取狐目阴干，临时用两目一副，炭火微烧存性为末，无灰酒服之。狐肝亦效，金乌散中用之。

《梅师方》：治破伤风疮，角弓反张，牙噤肢强者，用鼠一头，和尾烧灰，以腊猪油和敷之。

《衍义》方：治破伤风，用乱发如鸡子大，以无油器中熬焦黑研，以好酒一盏沃之，入何首乌末二钱，灌之，少顷再灌。

陈藏器云：凡人破伤，及有疮，着草上秋露春雨，顿不痒痛，乃中风及毒水，身必角弓反张，急以盐豉和面涂于疮上，炙出恶水，知痛痒而瘥。又云：刺疮伤风伤水作肿，以鲤鱼目烧灰敷之，汗出即愈。

《种德堂方》：治刀疮伤湿，有溃烂不生肌者，用寒水石一两，黄丹二钱，为末洗敷，甚者加龙骨、孩儿茶各一钱。

《瑞竹堂方》：治破伤风湿如疟者，以黄蜡一块，酒化服，与玉真散对服尤妙。

《简便方》：治破伤风湿，用新杀猪肉，乘热割片贴患处，连换三次，其肿立消。

《圣济总录》：治小儿破伤风病拘急口噤，用无心草半两，白附子炮二钱半，为末，每服一字，薄荷酒下。

汤 火 伤

耀山曰：汤火伤，系热毒之伤也。初起切忌敷贴寒凉，继而恐防毒气内攻。未发泡者轻，护肌肉，散热毒。已成疮者重，外以收湿生肌，内以解毒为主。按《选粹》云：但此皆卒然遭遇，未有不耗散元神，凉血解毒剂中，安神之药所不可少也。

---

① 《医学正传》：明朝虞抟撰，综合性医书，8卷，刊于1515年。

申斗垣曰：火之为性，最为猛烈，万物顷刻成灰，何况人之皮肉，经此灼燔，皮焦肉卷，苦痛难熬，轻则成疮，重则致命。若滚汤沸油热粥失误，常遭其害，令人皮溻肉烂，重亦难医。久见贫苦烤火御寒，炽令火气入内，成疮作痛出汗，宜制柏油加薄荷末掺之。

《钱青榆丹方》曰：汤火伤，饮冷水者必死，浸冷水中必烂至骨。愚按：人遭火泡甚者，其身入水即死，因火毒逼入内也。

顾世澄①曰：凡被火伤闷绝者，急用童便灌之，或自己小便（名轮回酒）灌之，或温水和蜜灌之，甚则以酒荡热入浴缸内，令伤人浸酒中，虽极者得不死。若发热作渴，小便赤涩，用四物汤加连翘、栀子、甘草，滋阴养血以消其毒。若伤处肉死而不作痛者，用四君子汤加当归、川芎、连翘，健其脾胃以消其毒。若伤处死肉不溃，用八珍汤加白芷，补气排脓。如不应，加肉桂。如不敛，仍用四君子加芎、归、黄芪，健脾养胃生肌。不应，加炮姜。若小儿被伤，目睫头摇，加芎、归、山栀，健脾胃，清肝火。又曰：凡被火伤之人，宜用羌活一两煎服，俾火毒得汗外泄，庶免内攻。

《济急方》：治汤火伤疮，用炭末，香油调涂。

《救急方》：用栀子末，鸡子清浓扫之。

谈野翁方：治汤火泡伤，用醋调黄土涂之。**又方**：用小老鼠，泥包烧研，菜油调敷之。

《多能鄙事》：治汤火伤，用青瓷碗片为末，水飞过，和桐油敷之。**又方**：用银朱研细，菜油调敷，二次愈。

《活幼口议》②：治汤火伤，用瓷器埋灶内，炭火铺一夜，为末，加黄丹调敷。

寇氏《衍义》：治汤火泡伤，用饼炉中灰，麻油调敷，不得着水，仍避风。**又方**：澄石灰清水，和香油搅匀，涂之自愈。如枪砂入肉，涂之亦出，真奇方也。

孙真人方：治炮伤，用胡粉、羊髓和涂之。

赵真人方：治汤火伤，用白及末，油调敷之。

《积德堂方》：治汤火泡伤，用青竹烧油，同铁锈搽之。

《肘后方》：治火泡汤伤，用年久石灰敷之，或加油调。如未成疮者，黍米、女曲等分，各炒焦研末，鸡子白调敷。**又方**：用馒头饼烧存性研末，油调涂敷之。**又方**：用柳树皮烧灰涂之，亦可以根白皮煎猪脂频敷之。**又方**：令不痛易愈无痕，用人精、鹰屎白，日日涂之。

《卫生易简方》：治汤火伤，用寒水石烧研敷之，或用稻草灰，冷水淘七遍，带

---

① 顾世澄：字练江，今安徽芜湖人，清代医家，又名澄，撰《疡医大全》。
② 《活幼口议》：元朝曾世荣撰，儿科著作，20卷，刊于1294年。

湿摊上，干即易。若疮湿，焙干油敷，二三次可愈。又龚氏《易简方》：用虎骨炙焦研敷，神效。

李楼奇方：治汤火伤，用甘草煎蜜涂之。

杨诚《经验方》：治汤火泡伤，用皂矾和凉水浇之，其疼即止，肿亦消。或用瓶盛麻油，以筯就树夹黄葵花，收入瓶内，勿犯人手，密封之，遇有伤者，以油涂之甚妙。又《经验秘方》：鸡子清和酒调洗，勤洗即易生肌，或主敷之。

《卫生宝鉴方》①：治汤火伤，用苦参末，油调敷之。

《和剂局方》：治汤火伤疮焮赤溃烂，用此生肌拔毒，当归一两，入麻油四两煎焦去滓，加黄蜡一两搅成膏，出火毒贴之。按此即当归膏也。

《本事方》：治火泡汤烫，用刘寄奴捣末，先以糯米浆，鸡翎扫上，后乃掺末，并不痛，亦无痕，大验。又云：凡汤火伤，先以盐末护肉不坏为妙。又法：用陈酱涂之，但愈后有黑瘢。

《食物本草》：治汤火伤，用葵菜为末敷之。

《夷坚志》：治汤火泡伤，用庄浪大黄生研，蜜调涂之，不惟止痛，又且灭瘢，此乃金山寺神人所传之方也。

藏器曰：蜀水花，即鸬鹚屎也，涂汤火疮痕，效。

《古今录验》：治汤火伤疮，用蓖麻仁、蛤粉等分研膏，汤伤以油调，火伤以水调敷之。

《外台秘要》：治汤泡火伤，用白蔹敷之。**又方**：用胡麻生研如泥涂之。**又方**：用竹蛀末敷之。**又方**：用猪胆调黄柏末涂之。

李时珍：治汤火伤，用垣衣（即墙上青苔衣也）烧灰，油调敷。

《医方摘要》：治汤伤火泡，用死松、生柏叶同捣敷，干者为末。**又方**：以五月五日，招黄瓜入瓶内，封挂檐下，取水刷之。

汪树峰云：余幼时误坠烈火中，半体皆伤，诸治不效，得此方始愈，以厚酬获此方，用平时老黄瓜不拘多少，入瓷瓶内收藏，自烂为水，涂伤处立时止痛，即不起泡。

《海上方》：治汤火伤，用石花焙研敷之。**又方**：用丝瓜叶焙干研末，入辰砂一钱蜜调，生者捣敷亦好。

《千金方》：治汤火灼伤未成疮者，用小麦炒黑研，入腻粉，油调涂之，慎勿犯水。**又方**：用大麦炒黑，研为细末调搽。**又方**：用死鼠头，以腊月猪油煎令消尽敷之，则不作瘢，神效。**又方**：令不痛易愈无瘢，用女人精汁频频涂之，如火烧。闷

---

① 《卫生宝鉴方》：即《卫生宝鉴》，方书，元代罗天益撰，24卷，补遗1卷，成书年代不详。

绝不省人事者，新尿顿服二三升良。

《毒秘录》：治汤火伤，用大豆煮汁饮之，易愈无瘢。又《秘方》：即以酸醋淋洗，并以醋泥涂之甚妙，亦无瘢。

《袖珍方》：用猪毛烧灰，麻油调涂，留窍出毒则无痕。

《孙光宪琐言》云：一婢抱儿落炭火上烧灼，以醋泥敷之，旋愈无痕。

杨起《简便单方》：治汤火伤，用菜子油调蚯蚓屎搽之。又简便方：用连毛兔皮烧存性，研敷之神效。

濒湖《集简方》：治汤火伤，用旧壶芦瓢烧灰敷之。

《本草图经》：治汤火伤，用柏叶生捣涂之，系定三日，止痛灭瘢。**又方**：用佛指甲草，研贴之良。

《医学正传》：治汤火伤，用经霜桑叶，烧存性为末，油调敷之。

《澹寮方》：治汤火伤，用多年于白螺蛳壳煅研，油调敷之。

《集验方》：治汤火疮，用鸡子黄炒取油，入腻粉搅匀敷之，永除瘢痕。

《斗门方》：治汤火疮，用白胶（即鹿角胶）水煎令稠，待冷涂之。

日华子：治泡火伤疮，用猪油入蜡敷伤处，灭痕极良。

《梅师方》：治汤火伤疮，用狗毛剪细，以烊胶和毛敷之，痂落即瘥。

姚和众方：治汤火烧灼，用湿牛屎捣涂之。

《奇效方》：治汤火伤，用荞麦面炒黄研细，水和敷之，如神。**又方**：用芙蓉花末，油调敷之。

《崔行功纂要》：治汤火伤，用粟米炒焦，投水澄取汁，煎稠如糖敷之。一方：用半生半炒研末，酒调敷之。

《秘方》：治爆竹热锡汤火伤目珠，痛不可忍，用炉甘石煅一钱，冰片三分，研细点上，立刻止痛。

鸟枪打伤，铅子在内，危在顷刻者，按《金鉴》服三黄宝蜡丸一钱酒下，安睡汗出即愈，外敷用香油烊化扫患处效，服后忌冷水、烧酒，犯者无功。如炮伤人，仍用孙真人方，胡粉、羊髓和涂之。

吴天序方：用面和作圈，围受伤处，以白苋菜捣烂纳围内，不过三四次，铅子即出。或蜂蜜冲酒服，饮醉亦出。**又方**：或以水银灌入伤处，随水银流出矣。**又方**：治铁枪子伤人，着肉里者，以大吸铁石吸之，其子自出。

汤泼受伤救急方：用水蚌置盘中，口向上，俟其自开口，挑一二分麝香蚌内，即化为水，再入冰、麝少许，用鸡翎粘扫伤处，痛楚自减，此急救最验第一方也。如火气已退，将用下蚌壳烧灰存性，研细末，入冰、麝少许，油调亦效。

油伤火灼，痛不可忍，梅师方：用石膏末敷之良。**又方**：以白蜜涂之。

热油火灼者，除痛生肌，《肘后方》用丹参八两剉，以水微调，取羊脂二斤，煎三上三下，涂之。

火疮未起者，《千金》用栀子仁烧研，麻油和封之。已成疮者，烧白糖灰粉之。救急方：用杭粉，头油调涂之，柏油亦可。

火烧成疮者，《千金方》用炒面入栀子仁末，和油敷之。小品方：白糖烧灰粉之，即燥易瘥。《千金髓》用榆白皮嚼涂之。

火疮败坏者，《圣惠方》用云母粉敷之绝妙。

火疮灭瘢，《圣惠方》用赤地利末，油调涂之。

火伤破烂者，东垣独胜散：用生白矾研极细，麻油调敷。

花火伤肌者，《圣济总录》用生萝卜捣涂之。又治汤火伤灼。

火烧肉烂者，《选粹》云：用榔树皮一斤，细茶四两，白水十碗，煎极浓黄兼红色，去滓候冷，将鹅翎蘸水，不时扫上，五七次住痛，三五十次即愈，脱去粗皮，其口自合。若遍身烧烂，恐火毒攻心，将此水药饮一二碗。

火疮成痛者，外科罂粟膏涂之，痛止。用罂粟花十五朵，无花以壳代之，香油四两，将罂粟煠枯滤净，入白蜡三钱，轻粉二钱搅匀，用时挑膏于手心捺化，涂伤处，绵纸封盖，其痛自止。

外敷禁忌，切勿以冷水冷物及井底泥激之甚，热气遇冷则入愈深，轻者挛缩，重则直逼火毒攻心而速之死矣。

内服汤药，按《洞天奥旨》①救焚汤，治火烧伤，当归五钱，丹皮三钱，生地五钱，甘草二钱，苦参二钱，槐花三钱，黄连一钱，生萝卜汁一碗，同煎服。又外消汤，治汤荡油灼等症神效，地榆五钱，白及三钱，柏叶三钱，炒栀子二钱，白芍五钱，当归五钱，生甘草一钱，水煎服，轻减半。按《秘录》雷真君逐火丹，治无意之中忽为汤火所伤，逼身溃烂，与鬼为邻，服之可以起死回生，用当归四两，白茯苓、黄芪各三两，制大黄、生甘草各五钱，荆芥穗炒黑、黄芩、防风各三钱，水煎服，一剂痛减半，二剂全减，三剂全愈，此至圣至神之方也。

按《外科心法》②注云：火毒热气攻里者，令人烦躁作呕便秘，甚则神昏闷绝，以新童便灌之，轻者大豆汁饮之，甚者四顺清凉饮通利二便，或榔树皮、细茶煎汤服之。

歌曰：四顺清凉攻里强，口渴便秘火泡疮。防风栀子连翘草，归芍灯心羌大黄。

刀伤出血（孙真人《海上方》歌诀）：

刀伤出血不能停，下子秋蛾效最灵。研碎烧灰伤处贴，即时定止见安平。金疮

---

① 《洞天奥旨》：又名《外科秘录》，外科著作，清代陈士铎撰，16卷，刊于1694年。
② 《外科心法》：明朝薛己撰，以外科医论和医案为主的著作，7卷，成书于16世纪中期。

刀斧偶伤残，只用黄丹对白矾。最好生肌兼止痛，即使伤处见平安。

刺毒肿痛：

刺毒肿痛叫声连，无血无脓不得眠。研烂松香为细末，帛封其上免灾愆。

骨头痛：

骨头打碎最艰难，寻破山鞋莫等闲。火里烧灰油和贴，管教哭脸变欢颜。

接骨：

接骨谁知甚药佳，急须觅取大虾蟆。生捣如泥涂患处，杉皮夹定甚堪夸。

破伤风：

破伤风病莫迟延，脱壳秋蝉三二钱。紧了牙关难治矣，烧灰酒下便安然。

汤火烧：

汤火烧淋痛可怜，杨梅皮末使油搏。又将好酒调来洗，目下应知即便安。汤火浇烧不可当，肉皮溃烂痛非常。鸡清好酒来淋洗，信是神仙海上方。

卷之十一

啮伤总论

耀山曰：人之疾病疮痍，非受于风寒暑湿之外感，即受于喜怒哀乐之内伤。所以古圣人察阴阳，分表里，详五脏六腑之俞穴，明经络，辨盛衰，叙三诊九候之脉法，述本草以备医药，立方法以救民瘼，完且备矣。至于蛇蛊犬噬，兽啮虫螫，以及射工、溪毒等类，此皆意外之变，防不及避之患也。与感受七情六欲者似有间，而较之金疮跌折，治法固殊，受伤之因，大略相垺。是以虑蜂尾之入体，甚于刀箭，诗人尚且寒心。讵蝮口之螫手，毒如狼虎，壮士遽然断腕。故周官设赤犮氏，除墙壁狸嫂之属，壶涿氏，除水虫狐蜮之属，以及逐瘈狗，驱猛兽，皆古人思患预防而又辟之也。何今之医家置诸勿论。余不揣冒昧，爰集虫兽诸伤，附于跌打损伤之末，统纂先贤之叙述，遍索灵效之奇方，删其繁复，参以己意，稍为发明，庶使罹遭其害者，开卷了然，从其便而用之，无不应手即瘳，是虽于内外方脉无关，而济人之心则一也。

蛇蛊伤

耀山曰：蛇生水草木土之中。陶弘景云：蝮蛇白斑黄颔尖口，虺形短而扁，毒与虺同，蛇类甚众，惟此二种及青蜂为猛，不即疗多死。藏器云：蝮蛇锦文，亦有与地同色者，众蛇之中，此独胎产，着足断足，着手断手，不尔合身糜烂，七八月毒盛时，啮树以泄其毒，树便死，又呼涎沫于草木上，着人成疮身肿，名曰蛇漠疮，卒难治疗，方与蛇螫同。柳子厚[①]蝮蛇文云：口兼蜂虿，色混泥涂。其头麖恶，其腹次且。褰鼻钩牙，穴出榛居。蓄怒而蟠，衔毒而趋。亦颇尽其状也。

---

① 柳子厚：柳宗元，字子厚，山西运城人。唐代文学家、哲学家，唐宋八大家之一，著《河东先生集》。

王充①《论衡》曰：蝮蛇含太阳火气而生，故利牙有毒。

《字说》②云：蝮触之则复，其害人也，人亦复之，故谓蝮。

张文仲③云：恶蛇甚多，则五月，青蝰、苍虺、白颈、大蝎，六七月，白蜂、文蝮、黑甲、赤目、黄口、反钩、三角之类，皆毒之猛烈者。又南方有呴蛇，人若伤之不死，终身伺其主，虽百众人中亦来取之，惟百里外免耳。

《抱朴子》云：蛇类最多，惟蝮中人甚急，但即时以刀割去疮肉，投于地，其沸如火炙，须臾焦尽，人乃活。

《读律佩觿》④云：黄风蛇尾，入人鼻窍，即死无救。

《说铃》⑤云：圆蛇形如石卵，斑烂可爱，误持之，得人气化为蛇，啮人即毙，尸不敢收，恐触其气而毙。

郑板桥⑥云：粤中有蛇，好与人比较长短，胜则啮人，不胜则自死，山行者以伞具上冲，蛇不胜而死。

苏颂⑦曰：东间一种千岁蝮，状如蝮而短，有四脚，能跳来啮人，人或中之必死。其啮已，即跳木作声，云"砾木砾木"者，不可救也。若云"博叔博叔"，犹可急治之，用细辛、雄黄等分为末，纳疮中，日三四易之。按《字林》⑧云：睒听，形如蜥蜴，出魏兴，居树立，见人则跳来，啮已还树垂头听，闻哭声乃去，即此也。其状头尾一般大，如捣衣杵，俗名合木蛇，长一二尺，又曰砾木蛇，又名望板归，救之用嫩黄荆叶，捣烂敷之。

张文仲云：钩蛇尾如钩，能钩人兽入水食之。柁蛇形似柁，长七八尺，中人必死，削船柁煮浸之即愈。

葛洪云：竹根蛇谓之青蝰，最毒，喜缘竹木，与竹同色，大者长四五尺，其尾三四寸。有异点者即熇尾蛇，毒尤猛烈，中之者急灸艾三四壮，毒即不行，仍以药敷之。昔园丘多蛇，广成子教敷雄黄末立愈。

《纲目》云：鳞蛇、千岁蝮、苟印、蜥蜴皆有足，三角蛇有角，鸡冠蛇头上有

---

① 王充：字仲任，浙江上虞人。东汉唯物主义哲学家，著《论衡》，30卷。
② 《字说》：文字学书，宋代王安石撰，24卷。
③ 张文仲：河南洛阳人。唐代医学家，撰有《疗风气诸方》《随身备急方》等已散失。
④ 《读律佩觿》：书名。明代王明德著。作者字金樵，江苏高邮人。该书系律书，8卷，成书于清康熙年间。
⑤ 《说铃》：笔记总集。清代吴震言著，共前、后、续三集。
⑥ 郑板桥：郑燮，字克柔，号板桥，今江苏兴化县人，清书画家、文学家、进士，"扬州八怪"之一。
⑦ 苏颂：字子容，仅福建泉州人，北宋官吏，兼通医术，编辑《图圣书本》，现已佚，佚文及图见于《证类本草》。
⑧ 《字林》：字书，晋代吕忱撰，分540部，收字12842，现已亡佚。

冠，最毒。又云：蛇蟠人足，淋以热尿，或沃以热汤，则自解。蛇入人窍，灸以艾炷，或辣以椒末，则自出。内解蛇毒之药，则雄黄、贝母、大蒜、薤白、苍耳、柏根白皮。外治蛇蠹之药，则大青、鹤虱、苦苣、堇菜、射罔、姜黄、白矾、黑豆叶、黄荆叶、蛇含草、辟虺雷、犬粪、鹅粪、蔡苴、机粪。

苏恭云：蝮蛇疮毒心闷，捣络石茎叶汁服，并洗之，立瘥。拌敷刀斧伤疮。

《瑞竹堂方》：治毒蛇、射工、沙虱等伤人，口噤目黑，手足直，毒气入腹，用白矾、甘草等分为末，冷水服二钱。

《急救方》：治蝮蜓蛇咬，用桑柴灰汁，白矾调敷。

《汤氏宝书》：治诸蛇伤毒，用桂心、栝蒌等分为末，竹筒密塞，遇毒蛇伤即敷之。塞不密，即不中用也。

东坡良方：治虫蛇兽毒及蛊毒，生明矾、明雄黄等分，于端午日研末，黄蜡和丸梧桐子大，每服七丸，热水送下，或以灯上烧开，滴伤处神效。

濒湖《集简方》：治蛇伤，用山漆研末，水饮服三钱，仍嚼涂之。又方：用鹮嘴烧存性，一半酒服，一半涂之。**又方**：用艾叶灸伤处数壮，甚良。**又方**：用小青一握细研，入香白芷末半两，酒调服，手按患处，候黄水出为效。**又方**：捣都管草涂之。

《药性》：治蛇咬伤，用白颈蚯蚓炒为末，油和涂之。

洪迈《夷坚志》①云：临川有人被蝮伤，即昏死，一臂如股，少顷遍身皮胀黄黑色。一道人以新汲水调香白芷末一斤灌之，觉脐中撑撑然，黄水自口出，腥秽逆人，良久消缩如故。以麦门冬汤调尤妙，仍以末搽之。又经山寺僧为蛇伤，一脚溃烂，百药不愈，一游僧以新水数洗净腐败，见白筋，挹干，以白芷末入胆矾、麝香少许掺之，恶水涌出，日日如此，一月平复。

《袖珍方》：治恶蛇虺伤，广木香不拘多少，煎水服，效不可述。**又方**：用青木香半两，煎汤饮，或捣封之。

《千金方》：治蛇虺伤人，以紫苏叶捣汁饮之。**又方**：用葵叶捣汁服之。**又方**：用姜末敷之，干即易。**又方**：用胡荽苗、合口椒等分捣涂之。**又方**：如溃久者，用小茴香捣末敷之。**又方**：用楮叶、麻叶合捣取汁渍之。**又方**：用梳垢一团，尿和敷上，仍灸梳出汗熨之。**又方**：以人屎厚封之即滑。**又方**：如蛇入七孔，割母猪尾血滴入即出也。

《直指方》：蛇咬，用贝母半两酒服，仍以渣敷之甚妙。

《摘玄方》：治蛇虺咬伤，用青麻嫩头捣汁，和酒等分服三盏，以渣敷之，毒从窍中出，以渣弃水中，即不发。看伤处有窍是雄蛇，无窍是雌蛇，以针挑破伤处成

---

① 《夷坚志》：笔记小说集，南宋洪迈撰，原有420卷，现已残缺，现有204卷本。

窍敷药。**又方**：用小青、大青、牛膝叶同捣汁，和酒服，以渣敷之。

《唐本草》：治蛇伤，用水蓼捣敷之。蛇毒入腹心闷，绞汁服之妙。

苏恭云：益母草捣敷蛇虺毒伤效。

《易简方》：治恶蛇咬伤，用地菘（即天名精）捣敷之。**又方**：用龙脑薄荷研末酒服，并涂之。

刘禹锡《传信方》[①]：治蛇咬，烧刀矛头令赤，置白矾于上，汁出热滴之，立瘥，此神验之方也。贞元三十二年，有两僧流南方，到邓州俱为蛇啮，令用此法便瘥。

《神应经》云：毒蛇伤，先灸伤处三壮，后以隔蒜灸之。

《古今录验》：治蛇虺螫伤，用葵根捣汁涂之。

李时珍[②]云：蛇狗咬伤，用山豆根研汁涂之良。又云：蕨根烧灰，油调敷蛇蜂伤。又云：九龙草，生红子如杨梅者，又蛇眼草，生古井边，叶背有红圈者，并黄药子、荔枝草，并敷蛇大咬伤。又萝藦（俗名羊角花藤）取白汁涂之，又葛蔓（俗呼赖勒藤）捣涂之，并效。又食蛇鼠尿涂之，又鸩喙刮末涂之，登时愈也。

崔氏方：治毒蛇伤，用独茎狼子根或叶捣烂，腊猪脂和涂，立瘥。又《海上方》：治蛇咬肿闷欲死，用重台六分，续随子仁七粒，捣筛为散，酒服方寸匕，兼唾和少许，涂咬处立效。**又方**：用醋草（即酢酱草）捣敷亦效。**又方**：用泥蛤蚧捣烂敷咬伤即好。

《梅师方》：治蛇咬，用射罔敷之，频易，血出即愈。

万毕术方：治蛇咬伤疮，用生堇杵汁涂之。淮南子云：虺蛇螫人，敷以和堇即愈。

《外台秘要》方：治毒蛇伤啮，用菰蒋草根烧灰敷之。**又方**：用生虾蟆一枚，捣烂敷之。

《肘后方》：治毒蛇螫伤，牙入肉中，痛不可堪者，勿令人知，私以荇叶复其上，穿，以物包之，一时折牙自出也。**又方**：用小蒜捣汁服，以渣敷之。**又方**：以闭口椒及叶，捣烂封之良。**又方**：如蛇牙入肉中，痛不可堪，捣虾蟆肝敷之，立出。

《济急良方》：治毒蛇螫伤，急饮好清油一二钱解毒，然后用药。如无药，用烟管烧热滴油搽之，屡验。

《寿域方》云：半边莲治蛇虺伤，捣汁饮之，以滓敷之。

《捕蛇师传方》：用穿山甲、木香各一钱五分，为末酒服。**又方**：用全蝎二个，

[①] 《传信方》：刘禹锡，字梦得，今江苏徐州人，唐朝大使、文学家、哲学家。但对医学亦有研究，撰《传信方》，流行颇广。

[②] 李时珍：字东璧，号濒湖，今湖北蕲春人，明代杰出药学家，撰《本草纲目》，收药物1892种，翻译多种外文，另撰《濒湖脉学》《奇经八脉学》等。

蜈蚣一条炙，研末酒下即愈。

《抱朴子》内篇云：相国张文蔚庄内有鼠狼穴，养四子为蛇所吞，鼠狼雌雄情切，乃于穴外坋山壅穴，俟蛇出头，度其回转不便，当腰咬断，而劈腹衔出四子，尚有气，置于穴外，衔豆叶嚼而敷之，皆活。后人以豆叶治蛇咬，盖本于此。又云：入山辟蛇，以麝香丸着足爪中有效。因麝啖蛇，故以压之也。**又方**：用呷蛇龟尾，刮末敷之便愈。

《圣惠方》：治蛇咬蝎蛰，用雄黄三钱，信石一钱，皂角子、巴豆各四十九粒，耳塞、麝香各少许，上于五月五日，择不闻鸡犬妇人声处，捣为细末，藏杏子核内封之，用时以针挑出，上于痛处，大有神效。

丹溪云：毒蛇恶虫咬，用猪膏莓捣汁敷之。

《世医方》①：治诸般蛇咬，此方敷之于捕蛇者，倘如药味不全亦可用。大青、小青、青木香、乌桕叶、火炊草、山蘘荷、过山龙、地蜈蚣、天门冬、白芍药、香薷，共为细末，用生白酒调服，渣罨咬处，屡效。

《证治准绳》：治诸蛇虫毒伤，初咬敷药，用柏树叶、鱼腥草、地菘、皱面草、草决明，共一处研细，敷伤处极佳。如毒入腹者，用青黛、雄黄等分，新汲水调服二钱立效。**又方**：用苍耳草嫩叶一握捣汁，温酒和饮，其渣厚敷伤处。如眼黑口噤，手脚强直，腹内成块者，灌之即愈。**又方**：用地榆，生绞汁饮，及浓煎溃之，半日愈。**又方**：用丝瓜根擂汁，调酒饮醉立愈。**又方**：用好醋一二碗服，令毒气不随血走。又云：蛇咬忌食酸物、梅子，犯之大痛。未知谁是。

《广利方》：治蛇咬成疮，用暖酒淋洗疮上，日三次。**又方**：用干姜、雄黄等分为末，袋盛佩之，遇蛰即以敷之便定。**又方**：用蜘蛛捣烂敷之，甚效。

徐玉方：治毒蛇蝥螫伤，用薤白捣敷。**又方**：以竹筒合疮上，溶蜡灌之效。

《集验方》：治诸蛇螫人，用紫苋捣汁饮一升，以滓涂之。

《经验方》：治毒蛇伤螫，用野鼠屎，水调涂之。

《大明》②云：凡蛇蝎所咬，用铅炙熨之良。**又方**：取桑叶挪烂涂之。**又方**：取谷榖树皮间白汁，治蛇虫蜂蝎犬咬等伤。**又方**：用扁豆叶捣烂封之。皆效。

《救急方》：治蛇螫肿痛，用蒲公英捣烂贴之。又方：治蛇咬，毒攻入腹，以两刀于水中相摩，饮其汁即愈。

《救急易方》：治恶蛇虫伤，用鱼腥草、皱面草、槐树叶、草决明，一处杵烂敷

---

① 《世医方》：《世医得效方》之简称，元代危亦林撰，19卷，刊于1345年，对骨伤科病证治疗，有较多发挥。

② 《大明》：《大明本草》系唐代药学家大明撰，又名《日华子诸家本草》，20卷，原书已佚，佚文散见于《类证本草》。

之，神验。

《胜金方》：治蛇咬毒疮，用吴茱萸一两为末，冷水和作三服，立安。

谈埜翁《试验方》：治毒蛇望板归螫伤，满身洪肿发泡，用黄荆嫩头捣汁，涂泡上，渣畚咬处，即消。此法出《肘后方》，云治诸蛇亦灵。

《古今医鉴》云：扛板归草，蔓生有刺，叶尖，子圆黑，蛇伤至死，酒调服，渣敷。

《必效方》：治蛇虺咬伤，用生蚕蛾研敷之。

《兵部手集》：治蛇伤，用鸡子一个，轻敲小孔合之。

《金鉴》云：蛇咬，即饮好醋，扎住两头，使毒不走，服后药效。昔有人被毒蛇所伤，良久昏瞆，一老僧以酒调药二钱灌之遂苏，仍以滓敷咬处，少顷复灌二钱，其苦皆去，问之，乃五灵脂一两，雄黄半两同为末耳，其后有中蛇毒者用之咸效。

《金匮钩玄》①方：治毒蛇伤螫，以五灵脂末涂之，立愈。

《寿域方》：治蛇虫螫伤，用人耳垢、蚯蚓屎和涂，出尽黄水立愈。牛耳垢亦敷毒蛇螫人，猪耳垢亦效。

《医方摘要》：治毒蛇螫伤，急以小便洗去血，随取口中唾，频频涂之。**又方**：以小便洗净后，用牙垽封而护之甚妙，且不肿痛。

日华子云：蛇咬者，以热尿淋洗患处效。孙真人云：以妇人尿疮上更效。或用葱叶加盐研敷之亦效。

《急救方》：治蛇伤手足，恐毒内攻，用绢绳扎住伤处，勿使毒入心腹，令人口含米醋或烧酒，吮吸其毒，俟红淡肿消为度，以姜末敷之，吸毒者麻油解之。

陈藏器云：田中三叶草及江南千金鉴，并可捣敷蛇蝎虫咬。**又方**：用赤地利茎叶捣汁服，以渣敷之。**又方**：用椰桐叶捣烂封之，虫咬伤者亦效。**又方**：用秦皮同叶煮汤洗蛇咬，并研末敷之。**又方**：捣蚤休涂之，蛇虺毒得此治之即休，故名。**又方**：捣韭汁涂之，亦涂蝎蚕恶虫螫伤等毒。**又方**：捣千金子叶敷之，兼治犬咬。**又方**：用海根草，酒水磨服，并敷之，亦敷犬咬。**又方**：用紫金皮煎汁服，并洗。**又方**：用双头鹿腹中屎涂之，皆效。**又方**：用盐药敷之，亦效。

寇宗奭《本草》②云：天蛇毒疮，似癞非癞，以秦皮煮汁一斗饮之即瘥。按沈存中笔谈云：天蛇不知何物，人遭其螫，仍为露水所濡，则逼身溃烂，或云草间花蜘蛛者非矣。又云：天蛇生幽阴之地，遇雨后则出，越人深畏之，其大如筋而匾，长三四尺，色黄，浇之以醋则死，或以石灰掺之亦死。

《纲目》云：广西一吏为虫所毒，举身溃烂。一医视之曰：天蛇所螫，不可为

---

① 《金匮钩玄》：元代朱震亨撰，综合性医书，3卷，清康熙年间改名金匮钩元。
② 《本草》：此指北宋药学家寇宗奭所撰《本草衍义》，20卷，载药460种，刊于1116年。

矣。虽以药敷其一处，以钳拔出如蛇者十余条，而疾终不起。又云：钱塘一田夫忽病癫，遍身溃烂，号呼欲绝。西溪寺僧视之曰：此天蛇毒，非癫也。以秦皮煮汁一斗，令其恣饮，一日减半，三日顿愈。

刘松篁《经效方》云：会水弯陈玉田妻病天蛇毒，一老翁用水蛇一条，去头尾，取中截如手指长，剖去骨肉，勿令病者见，以蛇皮包手指，自然束紧，以纸外裹之，顿觉遍身皆凉，其病即愈。数日后解视，手指有一沟如小绳，蛇皮内宛然有一小蛇头目也。

《奇效方》：治天蛇头疮，生手指头上，用蜈蚣一条，烧烟熏一二次即愈，或用蜈蚣为末，猪胆汁调涂之。

《济急方》：治天蛇头，指痛臭甚者，用黑豆生研为末，入蚕茧内笼之。

《救急方》：治天蛇头毒，用落苏（即金丝草）、忍冬藤、五爪龙、紫葛、天荞麦等分切碎，用绝好醋浓煎，先熏后洗效。

蜂叮伤

耀山曰：蜂类甚多，其尾皆有针锋，故曰蜂。古语云：蜂虿垂芒，其毒在尾。酿蜜者谓之蜜蜂，有三种：在林木或在墙穴中作房曰野蜂，在人家以器收养者曰家蜂，在山岩高峻处曰石蜜，皆群居有王而色青苍。土蜂即马蜂也，荆巴间呼为蟺蜂，在地中作房，亦能酿蜜，赤黑色，大者螫人最毒。色黑而肥大如指，在人家穴椽柱而居，谓之乌蜂。穴竹而窠，谓之竹蜂。色黄而腰细，在人家檐作房群居，谓之小黄蜂。在树上作窠五六层至八九层，大者如瓮，小者如桶，黄黑色，长寸许，谓之大黄蜂。穴土者曰土蜂，巢木者曰木蜂，或名牛舌蜂，或名玄瓠蜂，或名草蜂、壶蜂、草蜂、石蜂、沙蜂，皆随居处形色而命名也。螫马牛及人，乃至欲死。赤翅蜂出岭南，状如土蜂，翅赤头黑，大如螃蟹，穿土为窠，此毒蜂穴土而居者。一种独蜂，作窠于木，亦此类也，其窠大如鹅卵，皮厚，苍黄色，只有一个蜂，大如石燕子，俗名九里蜂，人马被螫立亡。又一种独脚蜂。《酉阳杂俎》云：岭南毒菌，夜有光，经雨则腐化为巨蜂，黑色，其喙若锯，长三分，啮人甚毒。又一种蛤蜂，出巴中，在襄鼻蛇穴内，其毒倍常，中人手足辄断，中心胸则圮裂，非方药可疗。故无稹诗云：巴蛇蟠窟穴，穴下有巢蜂。近树禽垂翅，依原兽绝踪。微遭断手足，厚毒破心胸。昔有招魂句，那知眼自逢。此蜂之毒如此，附见于此，养生远害者不可不知。

《内经》云：蜂虿之毒，皆属于火。《别录》：治蜂虿，用三叶草，生田中，茎小，高三尺，根黑色，捣敷之良。

《千金方》：治蜂叮，反手取地上土敷之，或入醋调。**又方**：以瓦摩其上，唾二七遍，置瓦于故处。**又方**：嚼盐涂之。**又方**：用蜂房为末，猪膏和敷，或煎水洗，皆验。**又方**：用牛屎，苦酒和敷。

《摘玄方》：治沙蜂叮螫，用朱砂，水涂之。**又方**：治壶蜂叮螫，用苦荬汁涂之。

《证治要诀》：治蜂虿伤人，用人参末敷之。**又方**：用蟹壳烧存性研末，蜜调涂之。

《客中间集》云：蚯蚓粪，井水调涂蜂螫伤痛立止。昔人见蜂为蛛所冒，蛛受蜂螫堕地，足抵蚯蚓粪掩伤处，须臾健行，卒哒其蜂于网，信乎物亦有知也。

《外台秘要》：治蜂虿螫伤，用薄荷叶挪贴之。

《集验方》：治蜂虿螫伤，用野苋挪擦之。

张文仲方：治蜂虿螫人，赤痛不止，马齿苋捣熟封之妙。《日华本草》用冬瓜叶捣敷之，亦妙。

沈括《笔谈》云：处士刘阳隐居王屋山，见一蜘蛛为蜂所螫坠地，腹膨欲裂，徐行入草，啮破芋梗，以疮就啮处磨之，良久腹消如故，自后用治蜂螫有验。

《圣惠方》：治蜂螫，用牛酥涂之。

《肘后方》：治毒蜂螫人，嚼青蒿封之即安。**又方**：以五月五日午，收蜀葵花、石榴花、艾心，等分阴干为末，水调涂之。**又方**：用牛角腮，烧灰醋和敷之。**又方**：以人屎洗之。俱效。

赵原阳《济急方》：治毒蜂螫伤，以青油搽之妙。**又方**：急饮清醋一二碗，令毒气不散，然后用药。

《广利方》：治毒蜂螫人，暖酒淋洗疮上，一日三次。**又方**：以活蜘蛛安放螫伤，吸出其毒，或捣烂涂之。

《救急方》：治九里蜂毒，用皂角钻孔，贴叮处，以艾灸孔上，三五壮即安。

蝎螫伤

耀山曰：蝎，毒虫也。长尾为虿，短尾为蝎，行毒曰螫。葛洪云：蝎前曰螫。陈州古仓，有蝎形如钱，螫人必死，蜗能食之。时珍云：蝎形如水黾，八足而长，尾有节，色青。陶隐居《集验方》言：蝎有雌雄，雄者螫人，痛在一处，用井泥敷之；雌者，痛牵诸处，用瓦沟下泥敷之。或在手足，以冷水渍之，微暖即易。在身，以水浸布搨之，皆验。《古今录验》云：被蝎螫者，但以木碗合之神验，不传之方也。

华佗治彭城夫人方：治蝎螫，用温汤水渍之，数易，至旦愈。出《魏志·华佗传》。

《肘后方》：治蝎虿螫人，用醋调黄丹涂之。**又方**：捣小蒜汁服，以滓敷之。

《兵部手集》：治蜗伤，用鸡子敲小孔合之，立瘥。

《千金方》：治蝎虿叮螫，以水调硇砂涂之，立愈。又方捣葵菜汁服之。**又方**：捣蜗牛涂之，痛立止。

《传信方》：治蝎螫，刀上烧白矾汁点之，立瘥。

钱相公《箧中方》：治蝎螫，以半夏末，水调涂之，立止。

《医学心镜》：治蝎刺螫人，用醋磨附子汁敷之。

《古今录验》：治蝎虿螫痛，用苦李仁嚼烂涂之良。

《杏林摘要》：治蝎螫作痛，用川椒嚼细涂之，微麻即止。又《简便方》以白糖放伤处，用指一捺，痛即止。

《广利方》：治蝎咬，以蜘蛛研汁涂之，并以活蜘蛛安咬处吸其毒良。**又方**：预佩干姜雄黄末，遇螫敷之。

《青囊》：治虿蝎螫伤，端午日午时，收壁虎一枚，以鸡胆开一窍盛之，阴干，每以一星敷上即止，神效。

《卫生宝鉴》：治蝎螫痛楚，用乌贼骨一钱，白矾二分，为末㗜鼻，在左壁者㗜左鼻，在右壁者㗜右鼻。

《心镜》：治蝎螫作痛，用猫儿屎涂之，三五次即愈。

《圣惠方》：治桑蝎螫人，用丁香研末，白蜜调涂，良效。

时珍云：捣千金子叶，敷蝎螫立止。

《梅师方》：蝎螫，用射罔敷之，频易，血出即愈。

《捷法》：以灯火灸之，或挤去毒水，热膏药贴之，或用盐点大眼角，左点左，右点右，或盐汤渍伤处，皆效。

狐刺伤

耀山曰：狐刺，乃螳螂之精，尿于竹木诸物之间，干久有毒成刺，人手足误触之，则成疮肿，疼痛欲死而不可忍。或云：此刺有雌、雄二种，雄者只有一个，雌者生有五、六、七个，疮内皆有乱丝，疮外必然有刺。《大成》书载此伤曰狐狸刺。螳螂又名野狐鼻涕，故名，即恶刺之类也。

苏颂曰：治恶刺及狐尿刺疮，用蒲公英白汁涂之即愈。方出孙思邈《千金方》。其序云：邈以贞观五年七月十五日夜，以左手中指背触着庭木，至晓遂患痛不可忍，经十日，痛日深，疮日高大，色如熟小豆，用此方治之，手下则愈，痛除疮亦即瘥，未十日而平复如故。杨炎南行方亦着其功效。

《大明》云：黄爪根捣烂，敷狐刺毒肿，神效。

《古今录验》：治狐刺尿疮，用曲末和独头蒜，杵如麦粒，纳疮孔中，虫出即愈。

《必效方》：治狐尿疮痛，用杏仁研烂，煮一、两沸，及热浸之，冷即易。

《肘后方》：治狐尿刺人，肿痛欲死，用桑灰汁渍之，冷即易。久方：用热蜡着疮，并烟熏之，令汁出即愈。**又方**：用破乌鸡搨之良。

陈藏器《本草》：治狐尿刺疮，用麻鞋纲绳如枣大，妇人内衣有血者手大一片，钩头棘针二七枚，并烧研，以猪脂调敷，当有虫出。**又方**：取蚁蛭土七粒，和醋搽之，亦效。

《千金方》：治狐尿刺疮痛甚者，热白马尿渍之。**又方**：以乌驴尿顿热清之。俱效。

蠼 溺 伤

耀山曰：蠼螋，状如小蜈蚣，色青黑，长足，能溺人影，令人发疮，如热痱而大，若绕腰匝不可疗，山中者溺毒更猛，惟扁豆叶敷之即瘥。时珍云：蠼螋喜伏甋瓽之下，故得此名，或作蛷螋。按《周礼》赤犮氏，凡隙屋除其狸虫蛷螋之属，乃求而搜之也。其虫隐居墙壁及器物下，长不及寸，二须六足，足在腹前，尾有叉岐，能夹人物，俗名搜夹子。其溺射人影，令人生疮，身作寒热。古方用犀角汁、鸡肠草汁、马鞭草汁、梨叶汁、茶叶末、紫草末、羊髭灰、鹿角末、燕窠土，但得一品涂之皆效。

《千金方》：用豆豉敷之良。**又方**：以醋和胡粉敷之。**又方**：用槐白皮，醋浸半日洗之。**又方**：其状如茱萸，中央白脓，恶寒壮热者，以犀角磨汁涂之。

《外台秘要》：治蠼螋尿疮，绕身汁出，以燕窝中土，和猪脂、苦酒敷之。**又方**：用鹿角灰，苦酒调服，亦效。

《集玄方》：治蠼螋尿疮，以螵蛸窠，水调敷之。

《食疗本草》[①]：治蠼螋尿疮，以盐汤浸绵塌疮上，以瘥为度。

陶弘景云：鸡肠草治蠼螋溺疮，捣敷之。

杨氏方：治蠼螋尿疮绕腰者，以败酱草煎汁涂之良。

《备急方》：治蠼螋尿疮，如绕身匝即死，以蒺藜叶捣敷之。无叶，以子代之。

《医说》[②]：治蠼螋咬伤成疮，用大黄末涂之。

《伤寒类要》：治蠼螋尿疮，用大麦嚼烂敷之，日三上良效。

[①] 《食疗本草》：唐朝孟诜撰，3卷，原书已佚，佚文见于《证类本草》《医心方》等书中。

[②] 《医说》：宋代张杲撰，10卷，刊于1224年。共49类。

《纲目》：用马鞭草捣涂之效。

《胜金方》云：蠼螋尿疮，初如糁粟，渐大如豆，更大如火烙浆泡，疼痛至甚者，速以草茶，并腊茶俱可，以生油调敷，药至痛乃止。

《箧中方》：治蠼螋尿疮，出黄水，用梨叶一握，捣烂涂之，干即易之。

《琐碎录》：治蠼螋尿疮，用乌鸡翅毛烧灰，油调敷之，虫畏鸡故也。

《兵部手集》：治蠼螋尿疮，以鸡子敲孔合之，立瘥。

陈藏器云：磨刀石上垽，一名龙白泉粉，敷蠼螋尿疮有效。**又方**：用豨莶草捣敷之。**又方**：用鱼腥草捣汁涂之。**又方**：用故蓑衣结烧灰，油和敷之。

《汇纂》：治上症，用唾磨刀上铁锈涂之神效。

蜈蚣伤

耀山曰：蜈蚣背光黑绿色，身扁而长，黑头赤足黄腹，性畏蜒蚰螺，不敢过其所行之路，触之即死。李时珍云：蜈蚣西南处处有之，春出冬蛰，节节有足，双须岐尾，性畏蜘蛛，以溺射之，即烂断也，南方有极大者，而本草失载。按段成式《酉阳杂俎》云：绥定县蜈蚣大者，能以气吸蛇及蝎蜥，相去三四尺，骨肉自消。沈怀远《南越志》云：南方晋安有山，出蜈蚣，大者长丈余，能啖牛。葛洪《遐观赋》云：南方蜈蚣大者长百步，头如车箱。张采《明道杂志》云：黄州岐亭有拘罗山，出大蜈蚣，袤丈尺。《蔡条丛话》云：岭南蜈蚣大者二三尺，螫人至死，惟见托胎虫，则局缩不敢行，虫乃登首陷其脑而食之。查托胎虫即蜒蚰螺，故人以此虫捣涂蜈蚣伤，疼痛立止。蜈蚣能制龙、蛇、蝎蜥，而畏蜒蚰、蜘蛛，亦《庄子》所谓物畏其天，《阴符经》所谓禽之制在气也。

《集效方》：治蜈蚣螫伤，用蚯蚓泥敷之效。

《千金方》：治蜈蚣螫人，用井底泥频敷之。

陶弘景云：蜈蚣啮人，以桑汁入白盐涂之即愈。

《医学集成》：治蜈蚣咬伤，嚼人参涂之。**又方**：用白鲞皮贴之。俱效。

《梅师方》：治蜈蚣咬人，嚼盐涂之，或盐汤浸之妙。**又方**：或用独头蒜摩之即止。

《袖珍方》：治蜈蚣咬伤，嚼香附涂之，立效。

《古今录验》：治蜈蚣伤，用蛇含草挪敷之。

《箧中方》：治蜈蚣咬毒，用醋磨生铁敷之。**又方**：用鸡冠血涂之。**又方**：用头垢、苦参，酒调敷之。

《肘后方》：治蜈蚣咬疮，嚼小蒜涂之良。**又方**：用马苋叶汁涂之。

陆氏《积德堂方》：治蜈蚣螫伤，用菜子油倾地上，擦地上油搽之即好。

谈埜翁方：治蜈蚣螫人，取灰苋叶擦之即止。

《多能鄙事》：治蜈蚣咬伤，用胡椒嚼烂封之，即不痛。

杨起《简便方》：治蜈蚣伤，用楝树枝叶汁涂之良。

《外台秘要》：治蜈蚣伤螫，用麻履底炙热揩之即安。

《广利方》：治蜈蚣咬伤，研蜘蛛涂之，或用活者吸毒，皆效。

濒湖《集简方》：治蜈蚣螫咬，用头发烧烟熏之。**又方**：捣都管草涂之解毒。**又方**：取桑树皮中白汁涂之，并治蛇、蜘蛛咬伤。**又方**：研蜗牛涂之，兼治蝎虿毒伤。**又方**：用地蜈蚣草，入盐少许捣涂，或末敷之。

《汇纂方》：被蜈蚣毒者，用乌鸡屎或雄鸡涎涂之，皆效。又唾墨画鸡味啄之，止痛。

蜈蚣入耳，《梅师方》用炙猪肪掩耳，即出。如蜈蚣入腹，用猪血灌之，或饱食少顷，饮桐油当吐出。按《三元延寿书》：治误吞蜈蚣，猪、羊血灌之即吐出。昔有店妇，吹火筒中有蜈蚣入腹，店妇仆地，号叫可畏，道人刘复真用此法而愈。

《别录》云：桑叶汁能解蜈蚣毒，腐木汁涂之亦效。

蜘 蛛 伤

耀山曰：蜘蛛处处有之，其类甚多，《尔雅》但分四种而已。在檐角篱边，空中作圆网，大腹灰色，似此蜘蛛，可入药用。在孔穴中及草木稠密处作网，吞丝为蒂，花斑色，谓之草蜘蛛。在墙壁间作窠如钱形，似蜘蛛而扁，斑色，八足而长，谓之蟢子。穴地为窠，网结其中，仰捍其盖，待蝇蠛过而捕之，入穴复闭，与地一色，谓之土蜘蛛。宗奭云：蜘蛛皆有毒，遗尿着人，令人生疮。苏恭云：剑南山东，为此所咬，疮中出丝，屡有死者。段成式云：深山蜘蛛有大如车轮者，能食人物。李时珍云：蜘蛛啮人甚毒，往往见于典籍。

刘禹锡《传信方》云：判官张延赏为斑蜘蛛咬颈上，一宿有二赤豚绕项下至心前，头面肿如数斗，儿至不救。一人以大蓝汁，入麝香、雄黄，取一蛛投入，随化为水，遂以点咬处，两日悉愈。又云：贞元十年，崔从质员外言：有人被蜘蛛咬，腹大如孕妇，有僧教饮羊乳，数日而平。

《直指方》：治蜘蛛咬并蜂虿蝎螫等伤，先将咬伤缚定，以贝母，酒煎五钱服，以滓敷之，甚妙。

刘郁《西域记》云：赤水儿城有虫如蛛，毒中人则烦渴，饮水立死，惟饮葡萄酒至醉吐则解。此与李绛所言，蜘蛛毒人，饮酒至醉则愈之意同。

郑晓《吾学编》云：西域赛兰地方，夏秋间，草生小黑蜘蛛甚毒，啮人痛声彻地，土人诵呪，以薄荷枝拂之，或以羊肝遍擦其体，经一日夜痛方止，愈后皮脱如蜕，牛马被伤辄死也。

元稹《长庆集》云：巴中蜘蛛大而毒甚者，身运数寸，踦长数倍，竹木被网皆死，中人疮痏，痛痒倍常，惟以醋调雄黄涂之，仍用鼠负虫食其丝则愈，不急救之，毒及心能杀人也。

《西域闻见录》云：新疆八叉虫在在有之，形类土蜘蛛，色褐而圆，八爪微短，紫口，口有四歧，啮铁有声，遍身黄绿为章，皮里通明如茧蚕，生湿地沟渠及人家多年土壁中，大者如鸡子，小者如胡桃，每遇大风，则出穴逐风而行，入人屋宇，行急如飞，怒则八足耸立逐人，寻常于人身上往来，切不可动，听其自去，亦竟无恙。倘少动触之，辄噬人最为毒恶，痛彻心髓，须臾不救，通身溃烂而死。如噬人轻，则取其虫碎之，尚无大害。若噬人时吐白丝于疮口，或噬人后走向水中呼吸，则人必死矣。或曰茜草捣汁服之，并敷疮口可愈。究之中其毒而生者，百无一二。回民云：唯求阿浑诵经可活。然吾尝闻回民有被其毒者，皆请阿浑诵经，乃经未终，而其人已终矣。按此虫能吐丝，非蜘蛛而何，故附之。

《坤舆外纪》云：意大理亚国，有蜘蛛类，名大懒毒辣。凡螫人受其毒，即如风狂，或嬉笑，或跳舞，或仰卧，或奔走，其毒中人气血，比年必发。疗其疾者，以各人本性所喜音乐解之，此亦边徼诵经之流也。

李氏《三元书》[①]云：草上花蜘蛛丝最毒，能缠断牛尾。有人遗尿，丝缠其阴，至断烂也。又《沈存中笔谈》言草上花蜘蛛为天蛇毒，则误矣。

《摘玄方》云：花蜘蛛咬人，其毒与毒蛇无异，用野缣络（即道人头）捣汁一盏服，仍以渣敷之。

《太平广记》：治壁镜毒人至死，用白矾末涂之良。按壁镜即壁钱，蟢子窠也。

《汇纂》云：壁钱虫似蜘蛛，俗名蟢子，或云有毒，咬人必死，惟以桑柴灰煎取汁，调白矾末敷之妙。

《朝野佥载》：治蜘蛛伤人，用雄黄末敷之。

《兵部手集》云：蜘蛛咬人遍身成疮者，饮好酒至醉，则虫于肉中，似小米自出也。**又方**：以生鸡子敲孔合之，立愈。

《纲目》云：山豆根治蜘蛛咬伤并蛇狗伤，并涂之。

《经验后方》：治蜘蛛咬疮，用胡麻研烂敷之。

《普济方》：治蜘蛛咬毒，用麻油和盐擦之。

《证类本草》：治蜘蛛咬，用胡孙屎涂之。

《箧中方》：治蜘蛛咬毒，用醋磨生铁敷之。**又方**：刺鸡冠血敷之，亦效。

---

① 《三元书》：《三元参赞延寿书》之简称，元代李鹏飞撰，5卷，养生学著作。

《广利方》：治蜘蛛疮毒，以热酒淋洗，一日三次良。

《图经》云：露筋草，其根味辛涩，性凉，治蜘蛛、蜈蚣伤，焙研末，白矾水调贴之。

《生生编》：治蜘蛛疮毒，用牛乳饮之良。

陈藏器云：被蜘蛛咬者，恐毒入内，捣蔓菁子为末，酒服，亦以油和敷之，故蔓菁园中无蜘蛛，是其相畏也。又方：用久臭人溺，于大瓮中坐浸，仍取乌鸡屎炒，浸酒服之，不尔恐毒杀人也。又方：用蜂窝土涂之效。又方：用驴尿泥涂之亦效。又方：用小蓟汁服之亦佳。又方：捣豨莶草敷之。又方：捣合欢木皮为末，和铛下墨，以生油调敷之。又方：取土蜂烧为末，油和敷之。言此物能食蜘蛛，取其相伏也。又云：鬼针草，生池畔，方茎，叶有桠，子作钗脚形，着人衣如针，北人谓之鬼针，南人谓之鬼钗，杵汁服，并敷之，兼涂蝎螫蛇咬等伤。又方：捣椰桐叶封之亦效。

《千金方》：治蜘蛛咬人，用炮姜切片贴之良。

谭氏《小儿方》：治蜘蛛咬疮，遍身皆有，以葱一枚切去尖头，将蚯蚓入叶中，紧捏两头勿令泄气，频摇动，即化为水，以点咬处甚效。

《备急方》：治蜘蛛咬毒，以羊棰叶捣敷之，立愈。

蚰蜒伤

耀山曰：蚰蜒，非蜓蚰蠃也，状如蜈蚣，色黄不斑，其足无数，好脂油香，故入人耳及诸窍中，亦百足之类也。李时珍云：处处有之，墙屋烂草中尤多，身圆不扁，尾后秃而无岐，大者长寸余，触之踡屈如环。其入人耳，用龙脑、地龙、硇砂，单吹之皆效，或以驴乳灌之即化为水，或以香物引之。《淮南子》云：菖蒲去蚤虱而来蛉蚑。即此虫也。《扬雄方言》云：一名入耳。又一种草鞋虫，形亦相似而身扁，亦能入人耳中。

《圣惠方》：治蚰蜒入耳，用黄丹、酥、蜜、杏仁等分熬膏，绵裹包塞之，闻香即出。又方：用莴苣菜干者一分，雄黄一分为末，糊丸枣核大，蘸生油塞耳中，引出。又方：以地龙入葱内化水点入，蚰蜒亦化为水。又方：以生油调鸡心血滴耳即出。又方：用牛乳少少滴入即出。若入腹者，饮一二升，即化为水。

《圣济总录》：治蚰蜒入耳，用硇砂、胆矾等分为末，每次一字，虫化为水。

梅师方：治蚰蜒入耳，用胡麻炒研作袋枕之。

李锋《兵部手集》：治蚰蜒入耳，用小蒜洗净捣汁滴之，未出再滴。

《卫生宝鉴》：治蚰蜒入耳，用鼠妇（即湿生虫）研烂涂耳边自出，或摊纸上作拈安入耳亦出。

《瑞竹堂方》：治蚰蜒入耳，用蜗牛榷烂，置于耳边即出。

《广利方》云：华佗用牛酪灌入即出。若入腹，则饮二升，即化为黄水。

刘禹锡《传信方》：用胡麻油作煎饼枕卧，须臾自出。李元淳尚书在河阳日，蚰蜒入耳，无计可为，用此方乃愈。

蚯蚓伤

耀山曰：蚯蚓乃土之精，无心之虫也。上食槁壤，下饮黄泉。孟夏出穴，仲冬垫结。晴则夜鸣，雨则先出。《本草衍义》言此物有毒。有小儿阴肿，为此物所吹，取雄鸭涎抹之即消。被咬成疮者，白鸭血、鸭屎涂之即愈。

《经验方》云：蚯蚓咬人，形如大风，须眉皆落，惟以石灰水浸之良。昔浙江将军张韶病此，每夕蚯蚓鸣于体中，有僧教以盐汤浸之，数遍遂瘥。

寇宗奭云：崇宁末年，陇州兵士暑月跣足，为蚯蚓所中，遂至不救，后数日又有人被其毒，或教以盐汤浸之，并饮一杯，乃愈也。

古方：治蚓吹小儿阴肿，用吹火筒吹之即消。

《摘玄方》：治蚯蚓气呵者，用漆草捣烂，入黄丹畲之。

射工伤

耀山曰：射工又名蜮，溪鬼虫也。诗云：如鬼如蜮，则不可得。即此物也。《博物志》云：射工，江南山溪水中甲虫也，长一二寸，口有弩形，以气射人影，令人发疮，不治杀人。《周礼》：壶涿氏掌除水虫，以炮土之鼓驱之，以焚石投之。即此虫也。葛洪《肘后方》云：江南射工毒虫，在山间水中，人行或浴，则此虫含沙射人形影则病，有四种，初得皆如伤寒，或似中恶。一种遍身有黑黡子，四边悉赤，犯之如刺。一种作疮，久即穿陷。一种突起如石，一种如火灼燥疮也。李时珍曰：蟾蜍，鸳鸯能食之，鹅鸭能辟之。

《肘后方》云：射工虫在溪间，射人影成病，或口噤不能语，或恶寒热，四肢拘急，身体有疮，取水上浮走豉母虫一枚，口中含之便瘥，已死亦活。此虫正黑如大豆，浮游水上也，今有水虫大如豆而光黑，即此矣。名豉母者，亦象豆形也。**又方**：取白鸡矢白者二枚，以饧和涂疮上效。**又方**：用鼠妇虫、豆豉各七合，巴豆三枚，脂和涂之。**又方**：用皂荚长尺二者，苦酒一升，煎汁熬如饧，去滓涂之。**又方**：用知母连根叶煮汤浴之，兼治溪毒，末服、汁饮皆可，以末投水，夏涉无害。

《千金方》：治射工中人成疮者，取蒜切片贴疮，灸七壮效。**又方**：用芥菜子末和酒厚涂之，半日痛即止。**又方**：用鬼臼叶一把，苦酒渍，捣取汁服一升，日三次。

又方：用狼牙草，冬取根，夏取叶，捣汁饮四五合，并敷之。又方：用大蜈蚣炙干为末，和酢敷之。

《杜台卿赋》云：鸂鶒寻邪而逐害。此鸟专食短狐，所居之处，无复毒气，人家宜畜之，一名紫鸳鸯，其肉食之，能治短狐毒。短狐即射工也。

《斗门方》：治水弩射人，用熊胆涂之，更以雄黄同酒磨服即愈。水弩亦射工也。

卢氏方：治射工中人成疮者，以鸡肠草捣涂之，经日即愈。

《集验方》：治射工中人，状如伤寒，寒热发疮，偏在一处，异于常者，取赤苋合茎叶捣汁，饮一升，日再服之。

姚僧坦《集验方》：治中射工毒生疮者，用乌翣、升麻各二两，水三升，煎二升，温服，以滓敷疮上。

《胜金方》：治毒蛇、溪毒、沙虱、射工所伤，口噤眼黑，手足强直，毒攻腹内，逡巡不救，用苍耳嫩苗一握取汁，和酒温灌之，以滓厚敷伤处。

《抱朴子》云：吴楚之地，暑湿郁蒸，多毒虫及射工、沙虱之类，但以雄黄、大蒜等分，合捣一丸佩之，或已中者涂之良。

《瑞竹堂方》：治射工、沙虱等伤人，口噤目黑，手足直，毒气入腹者，用白矾、甘草等分为末，冷水服二钱。

陶弘景云：治中射工毒者，以鹅血饮之，并涂其身。时珍云：鸭血亦效。又云：溪鬼虫喙及鹅毛，佩之能辟射工毒，苇苕、知母俱能辟之。

日华子云：中射工、溪毒者，用盐葱叶研敷之。

葛洪《肘后方》云：溪毒中人，一名中水，一名中洒，一名中溪，一名水病，似射工而无物，春月多病之。初起头痛恶寒，状如伤寒，二三日则腹中生虫，食人下部，渐蚀五脏，注下不禁，虽良医不能疗也。初得则下部若有疮正赤如截肉，为阳毒最急，若疮如虫啮，为阴毒少缓，皆杀人不过二十日。方家用药，与伤寒、温病相似，或以小蒜煮汤浴之，及诸药方。又云：初得恶寒，头目微疼，旦醒暮剧，手足逆冷，三日则生虫食下部，不痒不痛，过六七日，虫食五脏，注下不禁，以小蒜三升煮微熟，大熟则无力，以浴身，若身发赤斑文者，毋以他病治之也。又方：初起头痛恶寒，心烦拘急，日轻夜重，用梅叶捣汁三升饮之良。又方：用雄牛膝茎紫色节大者一把，以酒、水各一杯，同捣绞汁温服，日三次。又云：中其毒者，用蛇莓根捣末服之，并导下部，亦可饮汁一二升。夏月欲入水，先以少末投中流，更无所畏，不辟射工，家中以器贮之水浴身，亦宜投少许，是无害矣。又方：捣兰青汁，遍敷头身令匝效。

《箧中方》：治中水毒病，初起头痛恶寒，拘急心烦，用梨叶一把捣烂，以酒一盏搅饮之效。

时珍曰：中溪毒者，酒煎石蒜半斤，服取吐良。

《外台秘要》：治中溪毒生疮，用山慈姑叶捣烂涂之。按：此草生于冬，叶如蒜。

陈藏器：治溪毒，煮草石蚕根食之良，又服羚羊角亦良。

姚僧坦《集验方》云：中水毒病，手足冷至膝肘即是，以浮萍日干为末，饮服方寸匕良。

《南中志》云：永昌郡有禁水，惟十一、二月可渡，余月则杀人，其气有恶物作声，不见其形，中人则青烂，名曰鬼弹，乃溪毒等类，葛洪所云溪毒似射工而无物者，皆此属也。

《便用良方》：治鬼箭风痛，以红花、白芷、防风、威灵仙各二钱，用酒煮服取汁，三服全愈，切忌针挑火淬。俗传方法：用向阳桃叶嫩头七个，异姓乱头发一团，食盐一字，擦之成块，其痛立止，将药用刀斩之即愈。又方：用山栀子七个，桃树脑七个，白面一撮，共捣成饼贴之，次日将药分作七丸，投火内烧之立愈。按陈藏器云：鬼打卒死，用刀鞘二三寸，烧末水服，腰刀者弥佳。又方：用铁椎柄和桃奴、鬼箭等作丸服之。又方：用粟米（即小米）为粉，和水滤汁服，治卒得鬼打。又《肘后方》云：鬼击中恶，卒然着人，如刀刺状，胸胁腹内疠刺切痛，不可按抑，或即吐血鼻血下血，一名鬼排，以熟艾如鸡子大三枚，水五升，煎二升，顿服。又方：如上症者，用醇酒吹两鼻内良。又方；用乌鸡冠血沥口中令咽，仍破此鸡榻心下，冷乃弃之道边妙。又《风俗通》云：鬼排卒死，用乌雄鸡血涂心下即苏。又孙真人《千金方》云：鬼击成病，腹中烦满欲袍，以雄黄粉酒服一刀圭，日三服，血化为水也。又方：以醋少许吹鼻中效。又《救急方》云：鬼击中恶，以盐一盏，水二盏和服，以冷水噀之即苏。又《百一方》云：鬼击之病，胁腹绞痛，或即吐血、衄血、下血，以白犬头取热血一升诜之。又李楼《怪病奇方》云：鬼击身青，用金银花一两，水煎饮之。又孟诜《食疗》云：鬼毒风气，用独头蒜一枚，和雄黄、杏仁研为丸，空腹饮下三丸，静坐少时当下，毛出即安。大抵皆鬼弹鬼箭之类，乃天地间之厉气，不可不知，故并附之。

沙虱伤

耀山曰：按郭义恭《广志》云：沙虱在水中，色赤，大不过虮，入人皮中杀人。葛洪《抱朴子》云：虱，水陆皆有之，雨后人晨暮践沙，必着人，如毛发刺人，便入皮里，可以针挑取之，正赤如丹，不挑入肉能杀人。凡遇有此虫处行，还以火炙身，则虫随火去也。《录异记》云：潭、袁、处、吉等州有沙虫，即毒蛇鳞甲中虫，蛇被苦，每入急水中碾出，人中其毒，三日即死，此亦沙虱之类也。

《肘后方》云：山水间多沙虱甚细，略不可见，人入水中及行草中，此虫多着人，钻入皮里，令人皮上如芒针刺，赤如黍豆，刺三日之后，寒热发疮，虫渐入骨则杀人。岭南人初有此，以茅叶或竹叶挑刮去之，仍涂苦苣汁。已深者，针挑取虫子，正如疥虫也。又方：以雄黄、大蒜等分，合捣涂之亦良。又方：用萵苣菜捣汁涂之良。又方：用斑蝥二枚，一枚末服，一枚烧至烟尽，研末敷疮中，立瘥。

《千金方》：治中沙虱毒，以射罔敷之佳。

陶弘景云：溪毒、沙虫等毒，用蘘荷叶捣汁服，并涂之。

陈藏器云：鸊鹈毛及屎，烧灰水服，治溪毒、砂虱、水弩、射工、蜮、短狐、虾须等病，亦可将鸟近病人，即能唼人身讫，以物承之，即有沙出，其沙射人之箭也。又可笼鸟近人，令鸟气相吸。又云：已上数病，大略相似，俱是山水间虫，含沙射影所致，亦有无水处患者。或如疟，或如天行寒热，或有疮无疮。但夜卧时，以手摩身体有辣痛处，熟视当有赤点如针头，急捻之，以芋叶入肉刮出细沙，以蒜封之即愈，否则寒热渐深也。惟虾须疮最毒，十活一二，桂岭独多。但早觉时，以芋及甘蔗叶，屈角入肉，勾出其根如虾须状，则愈。迟则根入至骨，有如丁肿，最恶好着人隐处。时珍曰：水弩、短狐、射工、蜮，一物也，陈氏分为四，非矣。溪毒，有气无形。沙虱，沙中细虫也。

百 虫 伤

耀山云：有足曰虫，无足曰豸，种类甚夥，有可供馐食者，见于经传。有功于药用者，载于本草。有蠹贼果禾者，叙于农书。有害于人者，悉详于医方。是择其尤者，另立专条。又有微细之虫，及不可以名状者，伤人肢体，入人孔窍，汇集一门，谓之百虫伤。

陈藏器云：凡遇诸虫咬者，用盐卤水，或盐药，或尿坑泥，或百舌窠及粪，或鸡屎白，或鹳骨及嘴，得一品涂之，皆效。

《开宝》方：解恶虫蛇螫毒，挪天名精敷之。

苏颂曰：兰汁，治虫豸伤。刘禹锡着其法云：取大兰汁一碗，入雄黄、麝香二物少许，以点咬处，仍细服其汁，神异之极也。

《寿域神方》云：旱芹菜，日干为末，糊丸梧桐子大，每服四十丸，空心温酒下，大杀百虫毒。

《古今录验》：治诸毒虫伤，用青黛、雄黄等分研末，新汲水服二钱。

《济急方》：治百虫咬伤，以灯火熏之，出水妙。

《圣惠方》：治恶虫咬人，以紫草煎油涂之。又方：以牛酥和血涂之。

《集简方》：治诸虫咬伤，用艾灸数壮甚良。

《经验后方》：治诸虫咬伤，用油麻（即芝麻）研敷之。

《救急易方》：治恶虫伤，用鱼腥草、皱面草、槐树叶、草决明，共捣烂敷之。

虫蚁螫伤，《集简方》用头垢封之。《寿域方》用耳中垢同蚯蚓屎和涂，出尽黄水立愈。又土槟榔、穿山甲、山豆根、檐溜下泥、地上土，并涂蚁咬。

蚕咬成疮，《广利方》用蜜调麝香敷之。陈藏器云：蚕咬人，毒入肉，取苎根汁饮之即愈。又苦苣荬菜、赤薜荔、预知子、椰桐皮、百部、豨莶草、灰藋、并涂蚕咬，又紫荆皮，洗蚕咬疮，皆效。苏颂云：蚕咬，用田父脊背上白汁和蚁子灰涂之。

蜗牛咬伤，毒行遍身者，陈藏器《本草》用蓼子煎水浸之立愈，不可近阴令弱也。

蝼蛄咬人，《圣惠方》用醋调石灰涂之效。或用灰藋、槲叶、梨叶、盐药，并涂蝼蛄咬伤效。

毛虫螫人，赤痛不止，《灵苑方》用马齿苋捣熟封之妙。《外台秘要》用豆豉心嚼敷，少顷见豉中有毛即瘥。按毛虫即蛓虫，亦名射工，谓其毛能螫人也。在树上者，背有五色斑毛，俗名杨瘌，有毒能刺螫人，红肿辣痛，即剖虫腹，取肠涂之立愈。在瓦内者，色黑而小，名瓦瘌，螫人亦疼，亦取其肠涂之即止。又苍葱、韭汁、青黛、食茱萸、松脂、雄黄、燕窠土、牛耳垢、狐屎，并敷恶蛓虫伤。又草犀捣汁服，能解恶蛓毒。

蚋蟆咬伤，元稹《长庆集》云：蜀中小蚊名蚋子，又小而黑者为蟆子，微不可见与尘相浮上下者为浮尘子，皆巢于巴蛇鳞中，能透衣入人肌肤，咬成疮毒，人极苦之，惟捣楸叶敷之即瘥。又祝穆《方舆胜览》云：云南乌蒙峡中多毒蛇，鳞中有虫名黄蝇，有毒，啮人成疮，但勿搔，以冷水沃之，擦盐少许即愈。闽小纪曰：没子，江南人谓之蟆，京都曰白蛉，俗名金刚钻，愈搔愈痒愈咬，惟磨白矾，痒即止，虫勿咬。

诸蛭疮毒，苏恭云：有水蛭、草蛭，大者长尺许，并能咂牛、马、人血。其草蛭在深山草中，人行即着胫股，不觉，入于肉中，产育为害，山人自有疗法。张杲《医说》云：南方多雨，有物曰木蛭，大类鼻涕，生于古木之上，闻入气闪闪而动，人过其下，堕人体间，立即成疮，久则遍体，惟以朱砂、麝香涂之即愈，此山蛭也。李石《续博物志》云：南方水痴，似鼻涕，闻人气闪闪而动，就人体成疮，亦用前方而愈，此即草蛭也。陈藏器云：茧中蛹卤汁，治山蛭入肉。山人自有疗法，盖此法也。保升云：别有石蛭生石中，泥蛭生泥中，二蛭头光腰粗色赤，误食之，令人眼中生烟，渐至枯损。按：水蛭生水田中，有大小两种：大者长四五寸，重二三两，俗名牛搭膊；小者如豌豆荚，俗名马蟥。并吸牛、马、人血，惟畏食盐、石灰。被螫者，血任其流则无毒，否则成疮。《千金方》云：山中草木枝上有石蛭，着人足则穿肌，入肉中害人。但以蜡猪膏和盐涂足胫趾，即不着人也。陈藏器云：预带一筒，取一蛭入中，并持干海苔一片，亦辟诸蛭。若误吞蛭入腹，以黄泥水、浸兰水、牛血、羊血、鸡血、狗涎蘸蒸饼，但以一品服之即下。外敷，惟以朱砂涂之立愈。

百虫入耳中，以生油调铜绿滴之，古钱煎猪油滴之，醋和胆矾滴之，半夏浸麻油滴之，油浸百部滴之，香油同稻草灰滴之，川椒浸醋滴之，苍耳汁、葱汁、韭汁、桃叶汁、莴苣汁、姜汁、酱汁、人尿、人乳、车脂、苦醋、猫尿、鸡冠血，非一味滴之，胡椒末吹之，石斛插耳烧烟熏之，鳝头烧灰绵里塞之，铁刀声在耳畔鸣之。蚁入耳者，穿山甲灰吹之，杏仁油滴之，灯心浸油钩之。蛆入耳者，皂矾末吹之。蝇入耳者，鳝血调皂角滴之。蚤入耳者，菖蒲塞之。虱入耳者，稻草灰汁滴之。马蝗入耳，田泥枕之。

卷之十二

狗咬伤

耀山曰：狗类不一，其性皆同。豺见之跪，虎食之醉，犬食番木鳖则死，物性制伏如此。诸犬皆能咬人，若被咬伤，皮破血出，肿痛而已。惟疯癫之狗伤人，毒如蛇螫，皮或不破，血或不出，旬日之内，人亦发狂，叫如犬吠，至九死一生之候，不可不急治。是犬因毒蛇冬含土伏穴，春则出穴，连涎吐于草间，犬食之中毒发狂，遇人即咬，名为瘈狗。按：毒中犬心经者舌出，毒中肝经者眼赤，毒中脾经者流涎，毒中肺经者声哑，毒中肾经者尾垂。凡被咬者，顶上即有红发，须先拔去，急以通利解毒为主，或用番木鳖磨水服，并选良方治之，则无害矣。

藏器云：犬咬疮，用屋漏水洗，更以浇屋檐，取滴下土敷之效。又云：猘犬咬，用床脚下土和水敷之，灸七壮。**又方**：用豨莶草捣涂之。**又方**：以五月五日采一百种草阴干烧灰，和石灰为团煅研，敷犬咬并治金疮止血皆效。**又方**：治犬狂狗咬者，乞百家箸煎汁饮之灵效。或刮肉店墩上油腻，拌砂糖敷良。

《千金方》：治犬咬血出，以新汲水洗至血止，绵裹之。**又方**：治犬咬伤人，用苦酒和石灰敷之，或热汤和之，俱效。

《肘后方》：治犬伤人，用白矾末纳入裹之，止痛尤妙。重发者，用蔓菁根捣汁服之佳。

《梅师方》：治犬咬伤，煮地榆汁并为末敷之效，又白汤服末，日三次效，忌酒。

《便民图纂》：治狗咬昏闷者，浸椒水调莽草末敷之。

葛洪方：治犬咬伤，以薤白捣汁饮之，并涂之，日三服，瘥乃止。

寇氏云：狗咬伤成疮，嚼杏仁涂之妙，或嚼白果仁涂之亦效。

葛氏方：治犬咬疮发，以黄蜡溶灌入疮中良。

《别录》云：治狗啮疮，用虎脂油敷之效。

《经验方》：治犬咬，用旧屋瓦上刮下青苔屑按之即止。**又方**：治狗咬，风伤肿痛者，用人参置桑柴炭上烧存性，以盏复定少顷，为末掺之立瘥。

《图经》云：见肿消草，春生苗，叶茎皆紫色，高一二尺，叶似桑而光，面青背紫，治狗咬，捣叶贴之良效。

日华子：治犬咬，以热尿淋洗，或嚼秫米敷之，并良。

陶弘景云：治狗啮疮，用乌柿（即火熏干柿饼也）捣烂敷之。

《肘后方》：治恶犬咬伤，用蓼叶捣泥敷之。

《千金方》：治恶犬咬伤，以葞茗子七枚吞之，日三服。

《小品方》：治恶犬咬伤，用虎骨刮末，水服方寸匕，并敷之。**又方**：用狼骨刮末水服亦效。

蔺氏《经验方》：治恶犬咬伤，用左盘龙（即人屎也）厚封之，数日即愈。按毒蛇、狂狗咬伤，莫妙乎此。

李时珍曰：治猘犬伤发狂，刮虎牙末，水服方寸匕。又云：凡被狂犬咬者，愈后永不可食葵菜，食之即发，慎之！

苏恭方：敷狂犬伤，用蚯蚓泥，吸出犬毛神效。**又方**：用葛根捣汁饮，并末敷之。**又方**：用葱茎白捣烂涂之。

《救急良方》：治疯狗咬伤，用雄黄五钱，麝香二钱，为末酒下，作二服。

《本经》曰：白兔藿，即白葛，治猘狗毒，诸药莫敌，兼治蛇虺蜂虿等毒。

《济急方》：治疯犬咬毒，用胆矾末敷之，立愈。

《百一方》：治猘犬咬伤，用生地黄汁，饭饼涂之，百度乃愈。

《外台秘要》：治狂犬咬人，用葞茗根捣敷，日三上。**又方**：用故梳、韭根各二枚，水二升，煮一升，顿服。**又方**：用蚺蛇脯为末，水服五分，日三服。无蚺蛇，他蛇亦可。**又方**：用猬皮、头发等分烧灰，水服。

《生生编》：治疯狗咬伤，用死松、雄黄研贴，即不发。

《小品方》：治猘犬伤人，饮生姜汁即解，或以干姜末水二匕，并以姜灸热熨之。

《千金方》：治猘犬伤毒，用乌梅末，酒服三钱。**又方**：用自死蛇一枚，烧焦为末，纳入疮孔中。**又方**：用头垢、猬皮等分烧灰，水服一杯，口噤者灌之。如重发者，以头垢少许纳疮中，用热牛屎封之。又方，用紫苏叶嚼敷之。

《质实谈耳》云：海角春间犬吸毒辄疯，被其啮者，往往孕小犬，弥月腹痛不可忍，多悬梁投井而死。有仙怜之，标灵异于嘉定道院以示其方，因名集仙宫。方载桃仁、滑石各三钱，朱砂、雄黄、炙穿山甲各二钱，方八三枚，斑蝥七个，麝香五分，共研为末，每服三分，调以醇酒。凡遇疯犬，服之得活。王宗潍题其轩云：一枝枯竹寄天踪，直节干云密影重，解说手中通造化，底须归敕葛坡龙。以述其事。按疯犬伤人，甚于蛇蛊，初或不觉，毒即入腹，发则如狂，似与蓄血症热结膀胱似狂非狂相类。绅绎此方，以桃仁破血，滑石利水为君。朱砂镇惊，雄黄解毒为臣。佐以山甲，透经络，通表里，无所不到。使以斑蝥毒虫，直达下窍，麝香通关，搜逐毒物。方八即番木鳖子，其性泻热而能毒狗，物受其制，而疾得瘳矣。遍究方书，巧妙无逾于此。

《辨证奇闻》①云：人有为癫狗所伤者，人必发癫如狂之症，世人以为其人必生小狗于腹中，此误传也。因发癫狂，人如狗状，见人则咬，逢女则嬲，大小便闭，出恭虚努，似若生产艰难，人遂信腹中生狗不能产而死，又谓腹痛者乃小狗内咬也，岂不可笑哉！其实狗误食毒物发癫。夫犬性最热，或食性热之物而狂，人被所伤，热毒之气传染于人，最可畏之病也。然而得其法以解热毒，则病去如扫，逢异人传授奇方，不敢自秘，谨传以救世焉。用木鳖子三个切片土炒，斑蝥七个去头足，糯米一撮炒，生大黄五钱，刘寄奴五钱，茯苓五钱，麝香一分，各研细末和匀，黄酒调服三钱，一服而毒气全消，至神之方也。毒未净，必须多服数剂，忌色欲发物。是方用木鳖、斑蝥者，以犬最畏二物也。况木鳖大凉泻热，得大黄以迅扫之。寄奴善逐恶血，尤走水窍，佐茯苓利水更速。麝香通窍，引斑蝥毒虫，攻毒从小便而出也，病即愈矣。按此方乃太医院院使钱松所传，与前方稍异，其称为活命仙丹，非无因也。

《梅师方》：治狂狗咬伤，用桃白皮一握，水三升，煎一升服。**又方**：用栀子皮烧研、石硫黄等分，为末敷之，日三次。**又方**：用鼠屎二升，烧末敷之。

《仙传外科》②：治制犬咬伤，用紫荆皮末，砂糖调涂留口退肿，口中仍嚼杏仁咽下，毒去则愈。

《肘后方》：治狮犬咬伤，每七日一发，生食虾蟆脍绝良，亦可烧炙食之，勿令本人知之，自后再不发也。

《袖珍方》：治疯犬伤，即用虾蟆后足捣烂，水调服之，先于顶心拔去血发三、两根，则小便内见沫矣。

又方：用蓖麻子五十粒去壳，以井花水研膏，先以盐水洗净痛处，乃贴此膏。

《简便方》：治猘狗咬伤，七日当一发，三七日不发乃脱也。急于无风处，以冷水洗净，即服韭汁一碗，隔七日又一碗，四十九日共服七碗，须百日忌酸咸，一年内忌食鱼腥，终身忌食狗肉，方得保全，否则十有九死。徐本斋云：此法出《肘后方》，有疯犬一日咬三人，止一人用此得活，亲见有效。

谈野翁方：凡疯犬咬伤，不治即死，用红娘子二个，斑蝥五个，并去翅足，若四十岁各加一个，五十岁各加二个，青娘子三个去翅足，四十岁加一个，五十六岁

---

① 《辨证奇闻》：原书名《辨证录》，清代陈士铎述，综合性医书，14卷，126门，700余证，成书1687年。钱松将本书删定10卷本，易名《辨证奇闻》。

② 《仙传外科》：即《仙传外科秘方》，又名《仙传科集验方》，元朝杨清叟撰，明朝赵宜真集，11卷，刊于1378年。

加二个，海马半个，续随子一分，乳香、沉香、桔梗各半分，酥油少许，为末，十岁者作四服，十五岁作三服，二十岁作二服，三十岁作一服。

《卫生易简方》云：凡疯狗咬伤，此乃九死一生之病，急用斑蝥七枚，以糯炒黄，去米为末，酒一盏，煎半盏，空心温服，取下小狗肉三四十枚为尽，如数少，数日再服，七次无狗形，永不再发矣，累试累效。

《医方大成》①：用大斑蝥三七枚，去头翅足，用糯米一勺略炒过，去斑蝥，别以斑蝥七枚，如前炒色变，复去之，别以七枚，如前炒至青烟为度，去蝥，只以米为粉，用冷水入青油少许，空心调服，须臾再进一服，以小便利下毒物为度，如不利再进，利后肚疼，急用冷水调青靛服之，以解其毒，否则有伤，黄连水亦可解，但不宜服一切热物也。

《医宗金鉴》云：犬因五脏受毒而成疯犬，故经其咬，必致伤人，九死一生之证也。初被咬时，急就咬处刺令出毒血，以口含浆水吮洗伤处，或以拔法拔之，或以人尿淋洗，拭干，即用核桃壳半边，以人粪填满，罨在咬处，上着艾火灸之，壳焦粪干再易，灸至百壮，以玉真散唾津调敷，次日再灸，渐灸至三五百壮为度。于初灸时即服扶危散，逐恶物血片从小水中出。若毒物血片堵塞茎中，致小水涩滞如淋者，即服琥珀碧玉散以通利之。被咬之人，顶心有红发一根，速当拔去。一法用豆豉研末，香油调稠，丸如弹子大，常揩拭所咬处，招开看豉丸内若有狗毛茸茸然，此系毒气已出，再揩至无茸毛方止，甚效。始终禁忌必当慎重，终身忌食狗肉及蚕蛹、赤豆，百日内忌见麻物，忌饮酒，三年内忌食一切毒物及房事。可常食杏仁以防其毒。若治迟，犬毒入心，烦乱腹胀，口吐白沫者，用虎头骨、虎牙、虎胫骨为末，酒调二钱服之。若发狂叫唤，人声似犬声，眼神露白者逆，终始犯禁忌不救。扶危散：以斑蝥按日数用之，如犬咬已竟七日用七个，十日用十个，去翅足，加糯米同炒去米，滑石一两水飞，雄黄一钱，麝香二分，共研细末，每服一钱，温酒调下，不饮酒者米汤调下。琥珀碧玉散：滑石六两，甘草一两，琥珀五钱，青黛八分，共研细末，每服三钱，灯心煎汤调下。又疯犬咬伤拔法：用砂烧酒壶两个，盛多半壶烧酒，先以一壶上火令滚无声，倾去酒即按在破伤疮口，拔出污黑血水，满则自落，再以次壶仍按疮口，轮流提拔，以尽为度，其证立愈。玉真散：原方天南星、防风二味等分，今加白芷、白附、天麻、羌活，亦等分为末，除外敷，亦可热酒冲服，热童便调服亦效，每用三钱，并治破伤中风发痉皆效。俗传：鸡子加斑蝥七个蒸食甚效，治瘅亦效。孙真人云：猘犬啮，恶血未尽，灸百壮，以后日灸一壮，若

---

① 《医方大成》：方书名，又名《新编医方大成》《类编经验医方大成》，元朝孙允贤撰，10卷，72门，载方2000余首，刊于1321年。

不血出，刺出其血，百日灸乃止，禁饮酒、猪犬肉、蚕蛹、鱼腥、油腻。《针灸大成》①云：猘犬伤，毒不出，发寒热，速以三壮艾灸所咬处及外丘、光明二穴，穴在足外踝上七寸、五寸等处，或针刺出血亦效。

马咬伤

耀山曰：马，火畜也。牡者曰骘、曰儿马。牝者曰骒、曰騲、曰草马。去势曰骟，因牡马力猛骠健，若非骟之以缓其性，人难骑驭，近之非踢则咬。或马遇未常见之物而惊，谓之错眼。或绊脱笼络奔驰而逸，谓之失缰。拦收不慎，被咬者亦有之，其痛甚于他伤，旋即成疮。按马齿能拔疔根，其毒可知。且马汗、马气皆有大毒，马口之能无毒乎。被其咬伤者，未有不兼受其涎毒也。此外骡大于驴而健于马，倘或被驴、骡咬伤者，治法与马同。

孙真人方：治马咬成疮，用苦低草（即益母草）切细和醋涂之。

《医说》：治马咬成疮，用独颗栗子烧研敷之。

《肘后方》：治马咬成疮肿痛者，用鸡冠血涂之，牝马用雌鸡，牡马用雄鸡。

《圣惠方》：治马咬人疮入心者，用马齿苋煮食之。

《医学入门》：治马咬人疮，取人屎或马屎烧灰敷之。**又方**：用马鞭子、马鞭稍及挽手烧灰，猪油调，俱效。

李时珍曰：凡马咬人疮，及马汗入疮，剥死马骨刺伤人，毒攻欲死者，用马屎绞汁和猪脂涂之。驴涎入疮与马同，用冬瓜皮干为末敷之，煎汤洗亦可。

孟诜曰：凡生马血入人肉中，一二日便肿起，连心即死。昔有人剥马伤手，血入肉中，一夜致死。其方用粟干烧灰，淋汁浸洗，出去白沫乃愈。

《肘后方》：治马气入疮，或马汗马毛入疮，皆致肿痛烦热，入腹则杀人，多饮醇酒至醉即愈。

《经验方》：治马汗入疮作痛，用乌梅连核捣烂，以头醋和敷，仍先刺疮出去紫血。

《集验方》：治马汗入疮，用鸡毛灰，酒服方寸匕。**又方**：治剥马刺伤，马血入疮，以妇人月水涂之，神效。

《千金方》：治马汗入疮，或马毛入疮肿痛，入腹杀人，以冷水浸之，频易水，仍饮好酒立瘥。**又方**：治马汗入疮，肿痛欲死，用沸汤温洗即瘥。**又方**：治马血入疮，用人粪一鸡子大服之，并涂之，亦瘥。

---

① 《针灸大成》：明朝吴昆撰，6卷，刊于1618年，针灸学丛书。

《摘玄方》：治马汗入疮，用石灰敷之效。

《灵苑方》：治马汗入疮肿痛，急疗之，迟则毒深，以生乌头末敷疮口效。

《博济方》：治驴马汗毒所伤疮肿，用白矾飞过，黄丹炒紫，等分贴之。

又方：或驴或骡或马咬人，或骨刺伤，取其尿洗之，以粪涂之，或饮其粪汁亦佳。

《经验方》：治马涎入疮，用雄黄、白矾各一钱，乌梅三个，巴豆一个，合研，以油调半钱敷之良。

猪咬伤

耀山曰：无豕不成家，会意字也。天下之猪，固家养供膳之畜，虽易地而殊名，性总趋下而喜秽，本无大毒，亦不噬人，逼之大紧，偶或反咬，伤人者少，方故不多。惟山中野猪能伤人，豪猪箭亦能射人，书无方法，若以比类而施医药，法亦不相甚远矣。

《千金方》：治猪啮成疮，用松脂炼作饼贴之良。

叶氏《摘玄方》：治猪咬成疮，用龟版烧存性，研为细末，以香油调和搽之极妙，檐溜下泥涂之亦妙。

猫咬伤

耀山曰：猫乃扑鼠之小兽也，狸身而虎面，柔毛而利齿。每见掩卷之余，抛线之暇，或戏弄于楷前，或爱玩于膝上。倘一朝反面，肆其牙爪，奈何。备此一方，以待不虞。

《寿域方》：治猫咬成疮，用雄鼠屎（即两头尖者）烧为灰研细，油和敷之，曾经效验。薄荷汁涂之亦效。

鼠咬伤

耀山曰：鼠者，尖喙善穴，短足善窃，虽曰无牙，穿墙越壁，在仓者谷米侵蚀，入房者衣衫破裂，潜匿于厨者杯盘狼籍，误食其余者体生鼠瘘，偶被其咬者皮破血出，欲治其愈者猫麝两物。

按：鼠类最毒者，莫如鼱鼠。李时珍曰：鼱乃鼠之最小者，啮人不痛，故又名甘口鼠，今处处有之。陈藏器曰：鼱极细，卒不可见，食人及牛马等皮肤成疮，至死不觉。《尔雅》云：有螫毒。《左传》云：食效牛角者，皆此物也。《博物志》云：

食人死肤，令人患恶疮。医书云：正月食鼠残，多为鼠瘘小孔下血者，皆此病也。治之之法，以猪膏摩之，及食狸肉为妙。鼷之为物虽微，其为人害甚大，故详述之。

赵氏方：治鼠咬成疮，用猫头烧灰，油调敷之，以瘥为度。又《寿域方》：以猫屎揉之即愈。

《经验方》：治鼠咬成疮，用麝香封之妙。

救急易方：治鼠咬成疮，用猫毛烧灰，入麝香少许，唾和封之，猫须亦可，桐油涂之亦效，又能辟鼠。

狼咬伤

耀山曰：《纲目》云：狼，豺属也。处处有之，北方尤多，南人呼为毛狗是矣。其居有穴，其形大如犬，而锐头尖喙，白颊骈胁，高前广后，脚不甚高，其色杂黄黑，亦有苍灰色者，其声能大能小，能作儿啼以魅人，其性善顾而食戾践借。其伤人也，治法稍与虎同。

《肘后方》：治狼伤人，用干姜末敷之良。

陈藏器云：治狼咬成疮，用月经衣烧为末，酒服方寸匕，日三服。又云：人畜为虎狼等伤，恐毒入内，取芭芒，即今之芊芒也，用茎杂葛根浓汁服，亦可生捣汁服，皆效。

《摘玄方》：治狼虎伤人成疮，用水化砂糖一碗服之，并外涂之，并效。

熊爪伤

耀山曰：熊者，雄也。有猪熊、狗熊、人熊、马熊，各因形似为别也。而性轻捷，好攀缘上高木，冬蛰于穴，春月乃出，每升木引气自快，见人则颠倒自投于地。其最猛者曰黑，即人熊也，力能拔木，遇人则人立而攫之，鲜不被其伤者。搜集各方，以备山居者用。

《医说》：治熊爪伤人，用独颗栗子烧灰研细敷之。

葛氏方：治熊爪伤，用粟米嚼烂涂之。

《肘后方》：治熊咬伤，用生铁，水煮令有味，以水洗之。

张文仲《备急方》：治熊罴伤人，用蒴藋一大把，以水一升浸，须臾取汁饮，以渣敷之。按：蒴藋即陆英，生田野，所在有之，春抽苗，茎有节，节间有枝，每枝五叶，大如水芹，花白，子初青如绿豆颗，每朵如盏面大，平生有一二百子，十月方红熟。

虎噬伤

耀山曰：《格物论》云：虎，山兽之君也。状如猫而大如牛，黄质黑章，锯牙钩爪，须健而尖，舌大如掌，生倒刺，项短鼻齆，夜视目有光，吼啸风生，百兽震恐。或云虎噬物，随月旬上下而啮其首尾，其搏物，三跃不中则舍之。人死于虎则为伥鬼，导虎而行。食狗则醉，狗乃虎之酒也。闻羊角烟则走，恶其臭也。虎乃害人之兽，而蝟鼠能制之，智无大小也。凡虎伤者，多在颈项，必有深孔数个，黑烂而痛不可忍，急用生猪油塞之，猪肉填之亦可。

《本草纲目》：治虎爪伤人，用刺蝟脂日日敷之，内服香油取效，或用小磨麻油涂之亦可。

赵原阳《济急方》：治虎爪伤人，先吃清油一碗，仍以油淋洗疮口，清油即脂麻油也。

《医说》：治虎爪伤，用独颗栗子烧存性，研为细末，用油调敷。

《洗冤集录》云：虎爪挚伤，用水化砂糖涂之。

葛氏治虎爪伤，嚼栗涂之良效。

《肘后方》：治虎咬伤人，以生铁数斤，煮水令有味，以水洗之妙。又方：用白矾末，纳入伤处裹之，止痛尤妙。又方：用干姜末敷之亦妙。

《梅师方》：治虎咬伤，用地榆煮汁频饮，并为末敷之。亦可为末，白汤送服，日三次，忌酒。又方：以生葛煮浓汁洗之，仍捣末，水服方寸匕，日夜五六服。又方：但饮酒常令大醉，当吐毛出愈。

濒湖《集简方》：用山漆（即三七也）研末，米饮汁送服三钱，仍嚼山漆渣涂之。

《秘览方》：治虎伤人疮，内服生姜汁，外以汁洗之，用白矾末敷上神效。

唐瑶《经验方》：治虎伤人疮，用蛴螬研末敷之，一日三上旋愈。古方：捣青松汁数斗，内饮外敷即效。

《本草拾遗》：治虎狼伤人，用妇人月经衣烧为末，日三次服方寸匕。《千金方》：用青布卷烧，入竹筒熏之。

陈藏器云：凡人被蛇犬虎狼毒刺恶虫等啮，以铁浆服之，毒不入内也。又云：葖菜敷禽兽伤，立愈。

《异苑》云：治虎伤蛇噬垂死者，以人气呵禁之皆安。

《石室秘录》[①]云：人被虎咬伤，血必大出，其伤口立时溃烂，其痛不可当，急

[①] 《石室秘录》：清代陈士铎著，综合性医著，6卷，刊于1687年。该书实为傅山（字青主）遗著。

用猪肉贴之，随贴随化，随化随易，速用地榆一斤为细末，加入三七末三两，苦参末四两，和匀掺之，随湿随掺，血即止而痛即定。盖地榆凉血，苦参止痛，三七末止血，合三者之长，故奏功实神。

按《物理小识》云：虎畏尖，不越篱，犹狼见圈而避去。虎闻春空碓声，则齿酸不能食，遇张伞而不敢犯，盖虎疑也。闻人呵喝声，虎则伏匿不动，守虎待张及深山樵采、行旅过者，恒用此法。

孙真人《海上方》歌诀：
蛇伤：
若人苦被毒蛇伤，独蒜原来力甚良，
切作片儿遮患处，艾烧七炷便安康。
蜈蚣蛇蝎伤：
蜈蚣蛇蝎毒非常，咬着人时痛莫当，
我有灵丹随手好，自然姜汁和雄黄。
犬伤：
犬伤何必苦忧煎，我有仙方只口传，
刮取砖青和牛粪，敷于伤处即时痊。
人遭犬咬痛堪怜，去壳蓖麻五十圆，
烂捣成膏伤处贴，又方虎骨可同传。
颠犬所伤人最苦，雄黄五钱麝五钱，
酒调二钱作二服，不服灌鼻亦安然。
细辛华茇芨及雄黄，用酒研来入麝香，
不问蛇伤并犬咬，当时吃了便安康。
鼠咬：
鼠咬肉皮最不良，毒攻疼痛肿难当，
急将猫粪填痕内，端的公然不作疮。

补　　遗

耀山云：按症立方，配君臣佐使，行经入络，各有专能，合而成功，果称神奇。然药有单行独效者，其功胜倍，其药最广，盖以群药而疗一症，不若一味而治多病为简便也。古云：多品合丸，其力不专。俗云：识得单方一味，可以气杀名医。是集凡关损伤咬伤者，古方备录，似属无漏。外有先世秘传，以及名家口授试验之方，法古证今，重为考订，详其根叶枝苗，叙其性效功能，一一补述，非改云全，聊以备选，庶使阅之者，无复遗憾也。

水 在井泉初汲者曰井华水，在江河新汲者曰新汲水，治坠损肠出，冷喷其身面，则肠自入。金疮血出不止，冷水浸之即止，又故布蘸热汤畬之亦止。犬咬血出，以冷水洗至血止，绵裹之效，屋漏水洗亦效。打伤眼睛突出一二寸者，以新汲水灌渍睛中，数易自入。蝎虿螫伤，以水浸故布塌之，暖即易之愈，热汤渍之亦愈。蛇绕不解，热汤淋之即解。磨刀水治蛇咬毒攻入腹。猪槽水疗蛇咬疮，浸之。

赤土 山土也，主汤火伤，研末涂之，或井底泥涂之，或醋调黄土涂之，并效。黄土者，掘地三尺下土也，治撅扑欲死，黄土蒸热布裹熨之。杖疮未破，干黄土与童便入鸡子清调涂，干则易之。地上土，治蜈蚣、蠼螋、蜂、蚁螫伤。蚯蚓屎，名六一泥，治蛇、犬、蜈蚣咬伤。屎坑泥，治蜂蝎诸虫咬，取涂之。床脚下土，治猘犬咬，和水敷之，灸七壮。檐溜下泥，治猪咬蜂鳖蚁叮蛇伤毒，并取涂之。土蜂窠、驴尿泥，并涂蜘蛛咬。门臼尘、香炉灰，并止金疮血。田中泥烧作瓦，屋上年深者兽头瓦，研末涂汤火伤。墙脚下便溺处死，醋煅为末，酒服，治折伤，接骨神效。

黑铅 治蛇蝎所咬，炙热熨之。铅性又能入肉，故女子以铅珠纴耳，即自穿孔；实女无窍者，以铅作铤，逐日纴之，久久自开。凡人诸窍被伤而闭塞者，以铅针纴之，无不通矣。

赤铜屑 能焊人骨及六畜有损者，细研酒服，直入骨损处，后六畜死，犹有焊痕可验。又定州崔务坠马折足，医者取铜末和酒服之遂瘥，及亡后十年改葬，视其胫骨折处，犹有铜束之也。

自然铜 治折伤，消瘀血，续筋骨。昔有人以自然铜饲折翅胡雁，后遂飞去。今人治跌打扑损，研细水飞过，同当归、没药等分，以酒调服，仍以手摩痛处神效。恐新出火者有火毒，与金毒相煽，挟以香药之热毒，虽有接骨之功，宜防燥散之祸。李时珍曰：自然铜接骨之功，与铜屑同，不可诬也。但接骨之后，不可常服，即便理气活血可耳。白铜矿、荣花铜，皆天生者，亦自然铜之类，并治伤损，续筋骨。又钱花铆，乃铸钱炉中黄沫，煅研畬之，能续筋骨。

铜钴𨨏 即铜熨斗也，治折伤，接骨，捣末研飞，和少酒服二方寸匕效。

铁衣 即铁锈也，治汤火伤，青竹油磨搽之。蠼螋尿疮，唾涎磨搽之。蜘蛛咬，蒜磨涂之。蜈蚣咬，醋磨涂之。并效。铁浆，铁渍水之汁也，治蛇咬虎狼毒刺恶虫等啮，服之毒不入内也，兼解诸毒入腹。

玉 有五色，汉朝者古，能疗金疮，摩瘢痕。昔献帝遭李漼乱被伤，伏后刮玉钗以复于疮，应手即愈。又《王莽遗孔休玉》曰：君面有疵，美玉可以灭瘢。

雄黄 能杀百毒，辟百邪，人佩之鬼神不敢近，入山林，虎狼伏，涉川水，毒不敢伤，雌黄亦杀蜂、蛇毒。

无名异[①]　川广山中小黑石子也，治金疮折伤，止痛接骨。昔人见山鸡被网，损其足脱去，啣一石摩其损处逐愈，人因传之。按《物理小识》云：无名异出西海州，烧炭之下，百木之精也，一名药木胶。胡人折鸡胫，磨酒沃之，逡巡能行。是则无名异有石者、木者两种。又蜜栗子，状如蛇黄而有刺，上有金线缠之，紫褐色，亦无名异之类也，治金疮折伤皆有效。

花乳石　一名花蕊石，刮末止金疮血，以硫黄制为散，治一切金刃箭簇伤，及打扑伤损，狗咬至死者，以药掺伤处，其血化为黄水，再掺便活，更不疼痛。如内损血入脏腑，煎童便入酒少许，热调一钱服立效。牲畜抵伤肠出不损者，急纳入，桑白皮线缝之，掺药血止立活，此石之功，非寻常草木之比也。

石灰　陈久者良，千年者佳，疗金疮止血大效。古墓中石灰名地龙骨，以大黄制为桃花散，止血第一。水龙骨，即舱船油石灰，治金疮跌扑伤损，破皮出血，煅过研细水飞，掺之即愈，又名败舡茹，刮末治金疮，功同牛胆石灰。按李时珍曰：石灰乃止血之神品也，但不可着水，着水恐即腐烂。

代赭石　血分药也，火煅醋制，内服平肝，外敷止金疮血，长肌肉。

菩萨石[②]　其质六棱，大如枣栗，映日莹浩，小者如樱，五色粲然，亦石英之类也。消扑损瘀血，水磨服之，蛇虫蜂蝎狼犬毒箭等伤，并研末敷之。

滑石　发表利水，行滞逐凝血，止金疮血出。

石青　即画家所用之大青，治折跌痈肿，金疮不瘳。

石蚕　生海岸石旁，状如蚕，其实石也，治金疮，止血生肌有效。

石油　色如肉汁，作雄硫气，针箭入肉药中用之。

盐药　生海西南，雷、罗诸州山谷，似芒消末细，入口极冷，治蛇虺恶虫药箭镞毒，并摩敷之，甚者水化服。又解独白草箭毒，按：毒白草，即草乌也。

特蓬杀[③]　味苦寒无毒，主折伤，内损瘀血，烦闷欲死者，酒消服。南人毒箭中人，及深山大蝮伤人，速将病人顶上，十字劈出血水，药末敷之，并敷伤处，当上下出黄水数升，则闷解。俚人重之，以竹筒盛带于腰，以防毒箭。出贺州山内石上，形如碎石，乃硇砂之类也。

半边莲　小草也，生阴湿地，细梗引蔓，节节生细叶，秋开小花，淡红紫色，止有半边，如莲花状，故名。又呼急解索，治蛇虺伤，捣汁饮，以滓围敷之。又鬼臼，名独脚莲，亦治蛇毒并射工中人。或有谓半枝莲者，诸书无考，恐俗传之讹也。

---

① 无名异：氧化物类矿物软锰矿的矿石，又名干子、秃子、铁砂。出自《雷公炮炙论》。
② 菩萨石：又名"阴精石"，无色透明的晶体，主要成分是二氧化硅（SiO_2），见《本草纲目》。
③ 特蓬杀：似石脂、蛎粉之类。见《证类本草》。

蛇含草① 治蛇虺蜂毒，蜈蚣蝎伤，及金疮出血，并捣敷之。昔有田父，见一蛇被伤，一蛇含一草着疮上，经日伤蛇乃活而去，田父因取草治蛇疮皆验，遂名蛇含草也。其叶似龙牙而小，背紫色，故俗名小龙牙，又名紫背龙牙，当用细叶有黄花者佳，人家种之，辟蛇。《抱朴子》云：蛇含膏能连断指，方俟考。

蚕茧草② 生湿地，如蓼大，茎赤花白，治诸虫如蚕类咬人，恐毒入腹，煮服之，亦可捣敷。

蛇茧草③ 生平地，叶似苦枝而小，节赤，高一二尺，种之辟蛇，治蛇虺毒虫等螫，取根叶捣敷咬处，当下黄水愈。关东一种，状如芋，茎方节赤，挪敷蛇毒如摘，亦似蛇茧草。又一种草，茎圆节赤似芋，亦敷蛇毒，皆同类异种也。

蛇莓草④ 附地蔓生，节节生根，每枝三叶，叶有齿刻，开小黄花，结实鲜红，捣汁饮，治射工溪毒，敷蛇伤及汤火伤。

蛇床子 能散踢扑瘀血，煎服汤洗皆可。

蛇眼草⑤ 生古井中及年久阴下处，形如淡竹叶，背后皆是红圈，如蛇眼状，治蛇咬，捣烂敷患处。蛇鱼草，其苗叶未详，治金疮血出不止，捣敷之。

草犀根⑥ 生衢婺洪饶间及岭南海中，苗高二三尺，独茎对叶而生，如灯台草，根若细辛，治虎狼虫虺所伤，溪毒野虫恶利等毒，并宜烧研服之，临死者亦得活，其解毒之功如犀角，故名草犀，生水中者名水犀。

菴䕡子 叶似菊叶而薄，多细丫，面背皆青，高者四五尺，其茎白色如艾茎而粗，八九月开淡黄细花，细实如艾实，实中有细子，极易繁衍，艺花者以之接菊，人家种之辟蛇，擂酒饮，治闪挫腰痛。孙思邈《千金翼》、韦宙《独行方》，主踠折瘀血，并单用菴䕡子，煮汁服，亦可末服。今人治打扑，多用此法，或饮或散，其效最速。

滴滴金 即金沸草，其叶捣敷金疮出血。

野鸡冠 即青葙子，其茎叶止金疮血。

铁扫帚 一名蠡实，生荒野中，就地丛生，一本二三十茎，苗高三四尺，叶中抽茎，开花结实，根细长，黄色可作刷故名，其实止金疮血，敷蛇虫咬。

牛蒡子 之根叶捣碎，敷杖疮金疮，永不畏风，又名恶实，处处有之，叶大如芋叶而长，实似葡萄核而褐色，根有极大者，可作菜茹。

---

① 蛇含草：蔷薇科委陵菜属植物蛇含委陵菜。
② 蚕茧草：蓼科植物蚕茧草的全草，见《本草拾遗》。
③ 蛇茧草：见《百一方》。
④ 蛇莓草：蔷薇科植物蛇莓的全草，又名"蛇泡草"。
⑤ 蛇眼草：菊科植物风毛菊属植物线叶风毛菊的全草或根。见《云南中草药选》。
⑥ 草犀根：金粟兰科植物金粟兰属植物，见《证类本草》《本草纲目》。

苍耳子 之茎叶，捣汁服，治溪毒。和酒服，治沙虱射工等所伤。煮酒服，治狂犬咬毒。其叶似胡荽，白花细茎蔓生，可煮为茹，滑而少味。

豨莶草 捣烂敷虎伤、狗咬、蜘蛛咬、蚕咬、蠼螋尿疮。此草气臭如猪而味苦，故谓之豨莶，又名虎膏、狗膏，皆因其气似，及治虎狗伤也。

天南星 治金疮折伤瘀血，生捣敷之，又涂蛇虫咬毒皆效。

半夏 生捣止金疮血，敷打扑肿，消瘀滞痕，能治五绝急病。五绝者：缢死、溺死、压死、冻死、惊死。并以半夏末纳入鼻中，心温者一日可活也。按：南星、半夏亦能散血，故破伤打扑皆主之。

菩萨草 生江浙州郡，凌冬不凋，秋冬有花直出，赤子如蒻头，冬月采根，治诸虫伤，捣汁饮，并敷之。

玉簪花叶 治蛇虺螫伤，捣汁和酒服，以渣敷之，中心留空泄气。

荨麻草① 生江宁山野中，其茎有刺，高二三尺，叶似花桑，或青或紫，背紫者入药，上有毛芒，触人如蜂虿螫蠚，以人溺濯之即解，治蛇毒，捣烂涂之。

坐拿草② 生江西及滁州，六月开紫花结实，采其苗入药，治打扑伤损，能憎人，食其心则醒。

押不芦草③ 形似人参，生漠北回回地，酒服少许，即通身麻痹，加以刀斧亦不知，后以少药投之则醒。昔华佗能刳肠涤胃以治疾者，必此药也。用于接骨上髎，可免痛苦，惜其解醒之药不知何物也。

茉莉花根 以酒磨服一寸，则昏迷一日而醒，二寸二日，三寸三日。凡踢损骨节脱臼接骨者，用此则不知痛，或加羊踯躅、菖蒲等药酒服，以接骨上髎者用之。因踯躅有大毒，借石菖蒲引入心经，速于麻痹，不知疼痛，后用人参、甘草等剂解之，正气足而毒气退，其昏迷即解。

八角金盘④ 生江浙诸处，本高二三尺，秋开细白花，叶如臭梧桐而有八角，故名。凡跌打损伤疼痛，取近根皮煎服，即昏迷不苏，身如酒醉，次日可愈，惟弱者酌用之。《本草从新》云：此药味苦辛，性温毒烈，其气猛悍，能开壅塞停积，虚人慎之。

草乌头 形如乌嘴，其气锋锐，宜其通经络，利关节，寻蹊达径而直抵病所，煎为射罔，能杀禽兽，非气之锋锐捷利，能如是乎。凡风寒湿痹，宿痰死血，是其专司，跌打损伤方中亦有用者。昔富阳县吏，不问跌打闪挫，伤在何部，用白末药

---

① 荨麻草：荨麻科植物宽叶荨麻的全草，见《本草图经》。
② 坐拿草：蔓草属植物坐拿草整苗入药，见《证类本草》。
③ 押不芦草：洋金花之别名，茄科植物白曼陀罗的干燥花，见《癸辛杂识》。
④ 八角金盘：八角莲之别名，小檗科植物植物八角莲的根茎反根。

一小包，约重一二分，酒送服之，当即周身赶动，次日便愈，后有求其方者，乃草乌末也。

山芝麻 即闹羊花子，又名土连翘，有大毒，能祛皮肤中贼风痛痹。一农者以山芝麻用烧酒浸炒研末，酒服一匙，概治跌打损伤，疼痛难忍，求者接踵，因此秘以谋生，嗣用重礼，始得其方，然而医书频见，更添有他药也。按：草乌头、山芝麻，乃至毒之药也，用之有当，果称神效，倘少过剂，性命攸关。解乌头毒者，用饴糖冲汤服之。解山芝麻毒者，煎栀子汤服之。因羊食而踯躅，故曰闹羊，亦名羊踯躅。

大虫杖 即虎杖，治扑损瘀血作痛及坠跌昏闷有效，并研末酒服。生田野下湿地，其茎似荭蓼，其叶圆似杏，其枝黄似柳，其花状似菊，色似桃花。

合子草① 生岸旁，叶尖花白，子中有两片，如盒子样，捣敷蛇咬伤妙。

鲜葛根 捣敷蛇虫啮，罯毒箭伤，绞汁饮，治猘狗伤，并末敷之。五月五日午时，取根为屑，疗金疮断血，挪叶止金疮血亦效。

猫儿卵 即白蔹也，治刀箭疮，扑损打伤，及汤火伤，出恶刺，其苗作蔓，茎赤，叶如小桑，五月开花，七月结实，根如鸡鸭卵而长，三五枚同一窠，皮黑肉白。一种赤蔹，功用皆同。

鹅抱根② 生山林下，附石作蔓，叶似大豆，其根形似荚蒾，大者如三升器，小者如拳，捣末酒服，解蛮箭药毒，有效。

黄药子 其茎高二三尺，柔而有节，似藤非藤，叶大如拳，长三寸许，其根外褐内黄，治蛇犬咬毒，研水服，并涂之。又海药仁，亦治蛇毒，破血消肿。

白药子 出原州，苗叶似苦苣，抽赤茎，长似壶芦蔓，开白花，结子亦名瓜蒌，治刀斧折伤，干末敷之，能止血痛，会州者叶如白蔹，厥突国者良，潞州者次。

羊婆奶③ 一名萝藦，即江浙之羊角花藤也，其实似角，嫩时有白浆，裂时如瓢，其中一子有一条白绒，长寸许，俗名婆婆针线袋儿，捣子敷金疮，止血，捣汁敷蛇虫咬毒即消，蜘蛛伤频治不愈者，捣封二三度，能烂丝毒，即化作脓也。

山慈姑 叶如水仙花之叶，叶枯后，中抽一茎如箭竿，高尺许，茎端开花白色，亦有红色、黄色者，上有黑点，乃众花簇成一朵，如丝纽成，三月结子，有三棱，四月苗枯，其根状如慈姑，治蛇虫狂犬咬伤，其叶治溪毒生疮。

茅针花④ 夏花者为茅，秋花者为菅，二物功用相近。初生茅时，谓之茅针，挪敷金疮止血，花老时茸茸然，罯刀伤止痛，茅根捣服名茅花汤，治扑损瘀血。

---

① 合子草：葫芦科合子草属植物，见《本草拾遗》，又名"无白草""双合子"。
② 鹅抱根：见《图经本草》。
③ 羊婆奶：萝藤的别名，萝藦科植物萝藦的全草或根，见《本草纲目》。
④ 茅针花：白茅花的别名，禾本科植物白茅的花穗。

地榆 其叶似榆而长,初生布地,故名,功能止血,可作金疮膏,捣汁涂虎犬蛇虫伤。

柴参① 幽芳也,五葩速萼,状如飞禽,俗名五鸟花,其根止金疮血,生肌定痛。

金不换② 产东西,木本高三尺,叶厚有三叉,生石隙中,味苦性凉,治跌打损伤,磨浓汁服之,又能止血,与三七苗名金不换者,性味不同。

三七 又名山漆,谓其能合金疮,如漆粘物也。一名金不换,贵重之称也。生广西南丹诸州番洞深山中。其根似白及者为参三七,有节者谓之水漆。此药近时始出南人军中,用为金疮要药,云有奇功。又云:凡杖扑伤损瘀血淋漓者,即嚼烂罨之立止,青肿者即消散,拌治蛇伤虎咬,其叶亦治折伤跌扑出血,敷之即止,青肿经夜即散,功与根同。近传一种草,春生苗,夏高三四尺,叶似菊艾而劲厚,有岐尖,茎有赤棱,夏秋开花,花蕊如金丝盘纽可爱,而气不香,花干则吐絮,如苦荬絮,根叶味甘,治金疮折伤出血,及上下血病甚效,云是三七,而根大如牛旁根,与南中来不类,恐是刘寄奴之属,甚易繁衍。

刘寄奴 一茎直上,叶似苍术,尖长糙涩而深,背淡,九月茎端分开数枝,一枝攒簇十朵小花,白瓣黄蕊,如小菊花状,花罢有白絮,其子细长,亦如苦荬子,六、七月采苗及花子,通用止金疮血极效,兼治折伤瘀血在腹内者及汤火灼伤,并有殊功。按李延寿《南史》云:朱高祖刘裕,小字寄奴,微时伐荻新州,遇一大蛇,射之,明日往,闻杵臼声,寻之,见童子数人皆青衣,于榛林中捣药,问其故。答曰:我主为刘寄奴所射,今合药敷之。裕曰:神何不杀之?曰:寄奴王者,不可杀也。裕叱之,童子皆散,乃收药而反,每遇金疮敷之即愈,人因称此药为刘寄奴。

山荞麦 即赤地利,又名五毒草,茎赤,叶青似荞麦叶,开白花亦如荞麦,结子青色,根若菝葜,皮紫赤,肉黄赤,用根醋摩敷蛇犬虫蚕毒,亦可捣茎叶敷之,防毒内攻,急煮汁饮之。

石龙藤 即络石也,贴石而生,冬夏常青,其蔓折之有白汁,其叶细而厚,实黑而圆,有团叶、尖叶两种,功用皆同,治蝮蛇疮毒,心闷者煎汁服,并洗之,刀斧伤疮,为末敷之立瘥。

甜藤叶③ 生江南山林下,蔓如葛,味甘寒无毒,煎汁服,治剥马血毒入肉,捣烂敷蛇虫咬伤。

苦芺④ 凡物穲曰芺,此物嫩时可食,故以名之。初生有白毛,入夏抽茎有毛,

---

① 柴参:蔷薇科植物五鸟花属五鸟花的花穗及根。
② 金不换:三七的别名,五加科植物三大的根。
③ 甜藤叶:茜草科植物鸡矢藤的叶,见《证类本草》《本草纲目》。
④ 苦芺:菊科植物莴苣属植物蒙山莴黄的全草,见《本草经集注》《本草纲目》。

开白花甚繁，结细实，烧灰疗金疮极验。

清风藤 一名青藤，生台州天台山，其苗蔓延木上，四时常青，治风湿麻痹，损伤肿痛，酒浸服。

紫金藤 又名山甘草，生福州山中，春初单生，叶青色，至冬凋落，其藤似枯条，采皮晒干，用消损伤瘀血，煎汁服之。

折伤木① 生资州山谷，藤绕树木上，叶似莽草叶而光厚，采茎治伤折，筋骨疼痛，散血补血，酒、水各半煮浓汁饮之。

落雁木② 生南海山野中，蔓生，四边如刀削，藤高丈余，叶形如茶，无花实，取茎叶，治折伤内损诸疾，煮汁服之。

每始王木 生资州，藤绕树木上，叶似萝藦叶，治跌打伤折筋骨，能生肌破血止痛，以酒、水各半，煮浓汁饮之。

千里及藤 生道旁篱落间，叶细而厚，宣湖间有之，捣烂敷狂犬毒，蛇咬伤。

风延莓③ 生南海山野中，蔓绕草木上，细叶，治蛇毒溪毒瘴气，并宜煎服。

万一藤④ 生岭南，蔓如小豆，一名万吉，主蛇咬，杵末，水和敷之。

紫背浮萍 晒干为末，敷汤火伤疮。煎汁和酒服，治打扑损伤。

田字草⑤ 生浅水，叶四分，故俗名天打头，治蛇毒入腹者，捣汁饮之。又田鸡草，即咸酸草，能活死蛙得名，生阴地，叶比花草子细小，治损伤，捣烂挫之。

虾蟆兰 叶如兰，虾蟆好居其下，故名，又名地菘，一名天明精，俗名鼓槌头草，根曰土牛膝，主金疮止血，解恶虫蛇螫毒，挪以敷之，立效。《异苑》云：宋元嘉中，青州刘憕射一麞，剖五脏，以此草塞之，蹶然而起，憕怪而拔草，便倒，如此三度，憕因密移此草种之，主折伤，愈多人，故又名刘憕草。

凤仙花 毒草也，虫蠹不食叶，蜂蝶不近花，故人家种之，以辟蛇虺，花白者良。治蛇伤，搔酒服之，其毒即解，根叶治杖扑肿痛，捣烂涂之，功能散血通经，软坚透骨，俗名透骨草者，即此花也。

白芷 芳草也，干高五寸以上，春生叶相对，婆娑紫色，阔三指许，花白微黄，入伏后结子，立秋后苗枯，二月、八月采根暴干用，治蛇伤，内服外敷皆效。又有用鲜白芷者，人所不知。浙东鉴湖，专门治毒蛇蠚伤，以整个鲜白芷在伤处用水擦洗，俟红肿消退，以雄黄、白矾等分为末，油调涂之立效。

---

① 折伤水：蔓草类藤属折伤木的藤茎，见《证类本草》《千金翼方》等。
② 落雁木：味甘，性平，无毒，见《图经本草》《证类本草》。
③ 风延莓：只出南海山野中，其他地区无出，见《海药本草》《本草纲目》。
④ 万一藤：杜鹃花科杜鹃花属植物的藤，见《证类本草》。
⑤ 田字草：苹的别名，苹科植物苹的全草，见《本草纲目》。

猴姜 又名骨碎补，因开元皇帝以其主伤折，补骨碎，故命此名，内服外敷皆效。

当归 治恶血上冲，仓卒取效，气血昏乱者服之即定，能使气血各有所归，当归之名因此。凡伤胎去血，金疮去血，拔牙去血，一切去血过多，心烦眩运，闷绝不省人事，当归二两，川芎一两，每用五钱，水七分，酒三分，煎七分，热服。如妊娠伤动，服此探之，不损则痛止，已损便立下，故谓神效佛手散。

川芎 乃血中之气药，血虚者宜之，气郁者亦宜之。如跌扑举重，损胎不安，或子死腹中者，川芎为末，酒服方寸匕，须臾一二服立出，不损者即安。

芍药 白者益脾，能于土中泻木。赤者散邪，能行血中之滞。凡跌打损伤方中皆宜用之，各有妙处。若金疮血出，白者炒黄为末，酒或米饮服二钱，仍以末敷疮上即止，良验。

鲜地黄叶 如山白菜，凡坠堕踠折，瘀血内留，鼻衄吐红，皆捣汁饮之。如物伤睛突，捣烂连渣罨之。又竹木毒箭入肉及猘犬咬伤，并可捣汁饮，并涂之。其叶亦可捣敷损伤咬伤。按张鷟《朝野佥载》云：雉被鹰伤，衔地黄叶点之。效能盖本于此。《苏沈良方》言：《列仙传》有山图者，入山采药折足，仙人教令服地黄、元参、当归、羌活而愈，因久服，遂度世。东坡称其药性中和，有补虚益血祛风之功，故名之曰四神丹。

牡丹皮 能消扑损瘀血，接续筋骨，金疮内漏，泻血分之伏火，伏火即相火也，有四物之功，乃伤科之要药也。

郁金 破恶血，止金疮，姜黄，治扑损瘀血，功用皆相近，但郁金入心治血，而姜黄兼入脾治气，又能入臂治痛，理血中之气可知。

蓬术 消瘀血，止扑损痛，及内损恶血，三棱亦消扑损瘀血。但三棱色白属金，破血中之气，蓬术入肝，兼治气中之血，为不同尔。

马兰① 二月生苗，赤茎白根紫花，长叶有刻齿，状似泽兰，但不香尔。破宿血，养新血，合金疮，止鼻红，涂蛇咬，皆有殊功。

鹿蹄② 一名秦王试剑草，叶似堇菜而颇大，背紫色，春生紫花，结青实，如天茄子，捣涂金疮出血，并一切蛇虫犬咬毒。

马鞭草 生下湿地，方茎对节，叶似益母草，开细紫花，作穗如车前穗，其子如蓬蒿子，治金疮行血活血，捣烂涂蠼螋尿疮。

猪腰子③ 生郁州，蔓生结荚，内子若猪之内肾状，酷似之，长三四寸，色紫而肉坚，治毒箭伤，研细酒服一二钱，并涂之。

---

① 马兰：马蔺子的别名，鸢尾科植物马蔺子的成熟种子，见《新修本草》《新华本草纲要》。
② 鹿蹄：误，应是"鹿蹄草"，鹿蹄草植物鹿蹄草的全草，见《本草纲目》。
③ 猪腰子：苦檀子的别名，豆科植物厚果鸡血藤的种子或果实，见《草木便方》。

老鹳草 出齐地，味苦辛，去风活血，疏经络，续筋骨，治损伤麻痹等症，浸酒服，大有殊功。又鹤顶草，即灰藿之红心者，捣烂涂诸虫咬成疮者，煎汤洗之。

鸭跖草 一名竹叶菜，处处平地有之，三、四月生苗，紫茎，四、五月开花，如蛾形，深碧色可爱，其花取汁作画，色如黛，其叶治蛇犬咬毒，捣汁服，滓涂之。

葵 一名滑菜，言其性也。凡被狂犬咬者，永不可食，食之即发。其叶为末，敷汤火伤，捣汁服，治蛇蝎螫，其根捣涂蛇虺螫伤。蜀葵苗，捣烂涂火疮，烧研敷金疮。蜀葵花，有红白紫褐各色，治蜂蝎毒。黄蜀葵，一名秋葵，花叶与蜀葵全殊，另一种也，叶如萆麻叶，花大如碗，鹅黄色，紫心六瓣，旦开午收暮落，其花浸油涂汤火灼伤，其子研酒服，治打扑伤损。龙葵，一名苦葵，又名老鸦眼睛草，叶如茄叶，开小白花，黄蕊，结子正圆，大如五味子，其茎、叶、根并治跌扑伤损，消肿散血，捣汁服，以渣敷之。菟葵，一名天葵，状如葵菜而叶大如钱，其花单瓣而小，止虎蛇毒，捣汁饮之。

蓼 亦菜类也，其类甚多有青蓼、香蓼、水蓼、马蓼、紫蓼、赤蓼、木蓼七种。紫、赤二蓼，叶小狭而厚。青、香二蓼，叶亦相似而俱薄。马、水二蓼，叶俱阔大，上有黑点。木蓼一名天蓼，蔓生，叶似柘叶。六蓼花俱红白，子皆大如胡麻，赤黑而尖扁，惟木蓼花黄白，子皮青滑。诸蓼并冬死，惟香蓼宿根重生，可为生菜。蓼子煎水，浸蜗牛咬毒。其苗捣烂，涂狐尿疮。其叶捣烂如泥，敷恶犬咬伤。水蓼生于浅水泽中，今造酒家取叶以水浸汁，和面作曲，其叶捣敷蛇伤，并汁服，止蛇毒入腹。又海根，叶似马蓼，根似菝葜而小，亦治蛇咬犬毒，酒及水磨服并敷之。

威灵仙 蔓生，茎如钗股，花开六出，浅紫色或碧白色，其根多须，去众风，通十二经脉，朝服暮效。同独蒜、香油捣烂，热酒冲服，治破伤风病，汗出即愈。同川乌头、五灵脂共为末，醋糊为丸，如梧桐子大，治打扑伤损，痛不可忍，或手足麻痹，时发疼痛者，每服七丸，盐汤下，忌茶。

五爪龙 《唐本草》名乌蔹莓，其藤柔而有棱，一枝一须，凡五叶，叶圆尖而光，有疏齿，面青背淡，结苞成簇，花大如粟，黄色四出，结实大如龙葵子，生青熟紫，其根白色，大如指，捣之多涎滑，根叶通用，捣敷诸虫咬伤，汁和童便冲酒服，治跌打损伤，取汗即愈。

过山龙 即茜草，生苗蔓延数尺，方茎中空，有筋，外有细刺，每节五叶而糙涩，其根紫赤色，治跌扑伤折瘀血，此药专于行瘀活血，故又名血见愁。

血见愁 又名草血竭，田野寺院及阶砌间皆有之小草也，就地而生，赤茎黄花黑实，状如蒺藜之朵，断茎有汁，俗名红筋瓣苋也，治金刃扑损出血，能散血止血，研烂涂之。按《子不语》言：京师徽州会馆范姓为鬼所祟，夜半疑盗，呼奴起，奴即挥刀斫之，误伤主人，浑身血流不止，奄奄待毙。有吴姓苍头，教采墙下血见愁草敷之，血止遂苏。

金疮小草 止金疮血，取叶挪敷之，或和石灰杵为丸，日晒干，刮末敷之，煮汁服，断血瘀，生江南村落田野间下湿地，高一二寸许，如荠而叶短，春夏间有浅紫花，长一粳米许。

井中苔及萍蓝 疗汤火伤灼疮，因菜蓝既解毒，在井中者尤佳。

䒚草 味辛无毒，主治折伤金疮。

唐夷草① 味苦无毒，主疗跌折，但不知其何形色也。

金茎草 味苦平无毒，治金疮内漏，一名叶金草。

火焰草② 一名景天，疗金疮止血，亦涂蛇咬。

兔肝草③ 初生细叶，软似兔肝，一名鸡肝，味甘平无毒，治金疮止血。

千金鑺 生江南，高二三尺，主蛇蝎虫咬毒，捣敷疮上，生肌止痛。

虇药④ 生胡国，似干茅，黄赤色，味咸温无毒，主折伤内损，生肤止痛，诸损血病，水煮服之，亦捣敷伤处。《外台秘要》治坠马内损，取虇药末一两，牛乳一盏，煎服皆愈。虇音磕，虇崩损也。

胡菫草⑤ 生密州东武山田中，枝叶似小菫菜，花紫色似翘轺花，一枝七叶，花出两、三茎，春采苗，捣汁涂金疮。凡打扑损伤，筋骨肿痛，同松枝、乳香、乱发灰、花桑柴炭，共捣为丸弹子大，每酒服一丸，痛止。

撮石合草⑥ 生眉州平田中，茎高二尺以来，叶似谷叶，十二月萌芽，二月有花，不结实，其苗味甘无毒，疗金疮。

露筋草⑦ 生施州，株高三尺以来，春生苗，随即开花，结子碧绿色，四时不雕，其根味辛涩，性凉无毒，主蜘蛛蜈蚣伤，焙研，以白矾水调贴之。

九龙草⑧ 生平泽，结红子如杨梅，其苗解诸毒。凡折伤骨筋者，捣罨患处。蛇虺咬伤者，捣汁入雄黄二钱服，其痛立止。

荔枝草⑨ 治蛇咬犬伤及破伤风，取草一握约三两，以酒二签，煎一盏服，取汗出效。

---

① 唐夷草：草本植物，味苦，无毒，见《本草纲目》。
② 火焰草：景天的别名，景天科植物景天的全草，见《神农本草经》。
③ 兔肝草：又名"鸡肝"，草水植物，见《本草纲目》。
④ 虇药：草本植物，味咸，温，无毒，见《外台秘要》。
⑤ 胡菫草：草本植物，味辛，滑，无毒，见《证类本草》《本草纲目》。
⑥ 撮石合草：草本植物，无毒，见《证类本草》。
⑦ 露筋草：草本植物，味辛、涩，性凉，无毒，见《证类本草》。
⑧ 九龙草：九仙草的别名，草本植物，檀香科植物长叶百蕊草或西域百蕊草的全草，辛，苦，见《本草纲目拾遗》。
⑨ 荔枝草：元元草的别名，唇形科植物元元草的全草，见《天宝本草》。

爵床① 一名香苏，原野甚多，方茎对节，与大叶香薷一样，但香薷搓之香气，而爵床搓之不香微臭，以此为别，俗名赤眼老母草，治杖疮，捣汁涂之，立瘥。

天芥菜② 生平野，小叶如芥状，味苦，一名鸡痫粘，治蛇伤，同金沸草，入盐捣敷之。

山枇杷柴③ 草药也，治汤火伤，取皮焙研末，蜜调敷之。

辟虺雷④ 出川中，根似苍术，解蛇毒有威，故曰雷。

阿儿只 出西域，状如苦参，治打扑伤损及妇人损胎，用豆许咽之，自消。

阿息儿⑤ 出西域，状如地骨皮，治金疮脓不出，嚼烂涂之即出。

奴哥撒儿⑥ 出西域，状如桔梗，治金疮及肠与筋断者，嚼烂敷之自续也。

黄麻根及叶 捣汁服，治挞打瘀血，心腹满，气短及踠折骨痛，不可忍者。

苎麻 剥取其皮，可以绩纻缉布，其根治毒箭及蛇虫咬，其叶治金疮折伤，血出瘀血。

鬼油麻 即漏芦也，此草秋后即黑，异于众草，故有漏芦之称，治扑伤，续筋骨，止血生肌。

大蓟、小蓟 二草虽相似，功力有殊，叶并多刺，花如髻，心中出花头，如红蓝花而青紫色，北人呼为千针草。但大蓟高三、四尺，叶皱，小蓟高一尺许，叶不皱，以此为异。大蓟治扑损瘀血作运，研酒服之。小蓟捣合金疮，及蜘蛛蝎毒服之亦佳。

大接骨草⑦、小接骨草⑧ 功用皆同，茎叶全殊。大接骨草，春生苗，茎叶皆紫色，高一二尺，叶似桑而光，面青背紫赤，与见肿消相似，疑是一物也。小接骨草，生阴地，茎青白色，又名白接骨，叶如薄荷，根如玉竹而无节，捣烂粘如胶，俗名落得打。并治跌打闪挫，伤筋动骨，并用根，内煎服，外捣敷有效。四季花，又名接骨草，花小叶细色白，午开子落，其枝叶捣汁，可治跌打损伤。又山蒴藋、攀倒甑，俱名接骨草，然有接骨之名，惜无接骨之方。又续断亦名接骨，以节节断皮黄皱者真，治金疮内漏，续折伤筋骨，止恶血腰痛，外敷内服皆可。

金梏榄⑨ 产于广西，乃藤根也，形如泽泻，味苦性大寒，能解毒，一切蛇蝎

---

① 爵苏：香苏的别名，爵床科植物爵床的全草，见《神农本草经》。
② 天芥菜：苦地胆的别名，菊科植物地胆草的全草，见《本草纲目》。
③ 山枇杷柴：草本植物，见《本草纲目》。
④ 辟虺雷：草本植物，又名"辟蛇雷"，味苦，性大寒，无毒，见《证类本草》。
⑤ 阿息儿：草本植物，出西域，见《本草纲目》。
⑥ 奴哥撒儿：草本植物，出西域，见《本草纲目》。
⑦ 大接骨草：大驳骨丹的别名，爵床斜植物，黑叶爵床的茎叶，见《岭南采药录》。
⑧ 小接骨草：驳骨丹的别名，爵床科植物裹篱樵的茎叶，见《生草药性备要》。
⑨ 金梏榄：金果榄的别名，防己科植物金果榄或青牛胆的块根，见《药经考》《中国药典》。

毒虫咬伤，磨涂痛立止。

透骨草① 生田野间，春长苗高尺余，茎圆，叶尖有齿，至夏抽三四穗，花黄色，结实三棱，类蓖麻子，五月采苗，治筋骨疼痛拘挛，有透骨搜风之功，故名。

龙舌草② 生南方池泽中，叶如菘，抽茎出水，开白花，根生水底，似胡萝卜而香，治汤火灼伤，捣涂之。

兔儿酸③ 一名穿地鳞，所在田野皆有之，苗比水莛矮短，节密，叶亦稠而瘦小，可作菜食，根赤黄色有节，治伤筋折骨，今人接骨药中多用之。

堇堇菜④ 生田野中，苗初塌地，至夏叶间挥葶，开紫花，结三瓣角儿，其子如芥而小，茶褐色，其角类箭头，故一名箭头草，捣涂蛇虫伤毒大效。

绿豆粉 治汤火伤，兼能接骨。昔汴州市民陈汾，出游跌折一足，痛苦叫号，一僧登门问所苦。汾曰：不幸损一足，贫乏不能延医。僧曰：不用过忧，吾有一方，乃接骨膏，正可治汝。便买绿豆粉，于新锅内炒令紫色，新汲水调成稀膏，厚敷伤处遍满，贴以白纸，将杉木皮缚定，其效如神。汾如法修合，用之即愈。

红曲 本草不载，法出近世。以白粳米淘浸作堆，复以布帛，候热即开摊晒，如此数次，其米蒸变为赤，鲜红可爱，酿酒破恶血，行药势，治打扑损伤效。

米醋 又名苦酒，五谷及诸果皆可酿，入药用米醋，为其谷气全也。凡跌打损伤及金疮出血昏运者，室中用火炭盆，沃以醋气为佳，盖酸益血也。又醋磨雄黄，涂蜂虿毒，亦取其收而不散之义。

豆酱 按酱者将也，能制食物之毒，如将之平暴恶也，故圣人不得其酱不食，亦兼取其杀饮食百药之毒也。酱多以豆作，纯麦者少，入药当以豆酱陈久者良，治蛇虫蜂虿等毒。汁灌耳中，治飞蛾虫蚁入耳。涂猘犬咬及汤火伤灼未成疮者有效。

饴糖 凡糯、粳、秫、粟、麦、麻，并堪熬造，惟以糯米作者入药。《释名》云：糖之清者曰饴，稠者曰饧。治打损瘀血者，熬焦酒服，能下恶血。按《集异记》云：刑曹进，河朔健将也，为飞矢中目，拔矢而镞留于中，钳之不动，痛困俟死。一僧云：但以寒食饧点之。如法用之，清凉，顿减酸楚，至夜疮痒，用力一钳而出，旬日乃瘥。

酒糟 凡糯、秫、菽、粟、麦，皆可蒸酿酒醋，熬煎饧饴，化成糟粕，入药须用酒糟而未榨干者，加少盐收之，罨扑损瘀血，敷蛇咬蜂叮毒。按酒糟有曲蘖之性，能活血行经止痛，故治伤损有功。

---

① 透骨草：大戟科叶属植物地构叶的全草，味辛，性温，见《本草纲目》。
② 龙舌草：水鳖科植物水车前的全草，味甘、咸性寒，无毒，见《本草纲目》。
③ 兔儿酸：又名两栖蓼，蓼科蓼属兔儿酸草本植物。
④ 堇堇菜：又名箭头草，堇菜科植物紫花地丁的干燥全草，味苦、辛，性寒，见《普济方》。

葱　一名和事草，其茎白，涂猘犬咬，制蚯蚓毒。其叶煨研，敷金疮水入皲肿，盐研，敷蛇虫伤及中射工溪毒。煨葱，治打扑损伤，见《传信方》云：昔李相席间按球，伤拇指并爪甲劈裂，遽索金创药裹之，强索饮酒而面色愈青，忍痛不止，有军吏言用新葱，煻火煨热罨之，三易面色却赤，云已不痛，凡十数度，用热葱并涕缠裹其指，遂毕席笑语。又《经验方》云：石城尉因试马损大指，血出淋漓，用此方再易而痛止，翌日洗面，不见痕迹。又宋推官、鲍县尹皆能此方，每有杀伤气未绝者，亟令用此，活人甚众。又凡损伤皮破血出而患破伤风者，或患破伤湿者，身发寒热，面目肿胀，手足牵搐，即取连须葱捣烂炒热罨之立愈。又苍葱，野葱也，山原平地皆有之，生沙地者名沙葱，生水泽者名水葱，疗诸恶蛓、狐尿刺毒，山溪中沙虱、射工等毒，煮汁浸或捣敷大效，亦兼小蒜、茱萸辈，不独用也。

姜　能疆御百邪，故谓之姜，初生嫩者曰子姜，宿根谓之母姜，鲜者曰生姜，晒过谓之干姜也。生姜治跌扑损伤，捣汁和酒调生面贴之。如闪拗手足者，生姜同葱白捣烂，和面炒热畜之。如刀斧金疮，用生姜嚼烂敷之勿动，次日即生肉甚妙。如虎伤人疮，内服生姜汁，外以汁洗净，用白矾末敷之。如猘犬伤人，饮生姜汁，其毒即解。如蝮蛇蠚人，捣生姜敷上，干即易之。如蜘蛛咬人，切生姜片贴之。干姜治虎狼伤人，研末敷之。如癫狗咬人，急服干姜末二匙，并以姜炙热熨之。又干姜同雄黄等分为末，袋盛佩之，遇蛇蝎螫咬，即以敷之便安。又生姜叶同当归为末，亦治打伤瘀血，温酒服之即愈。

蒜　有大、小二种，功用大略相同。大蒜治金疮中风，角弓反张，取蒜用酒煮极烂，连滓服之，得汗即瘥。射工溪毒，切蒜片贴上灸之。蛇虺蠚伤，嚼蒜封之。蜈蚣螫伤，以蒜摩之。小蒜亦治水毒、射工中人，或煎汤浴，或切片贴灸之。蛇蝎蜈蚣螫人，或捣汁服之。或嚼烂涂之。蚰蜒入耳，以汁滴之，皆效。昔华佗见人病噎，食不得下，令取饼店家蒜齑饮之，立吐一蛇。又夏子益《奇疾方》云：人头面上有光，他人手足近之如火炽者，用蒜汁和酒服之，当吐出如蛇状。观此，蒜乃吐蛊要药，以治蛇虺蠚伤，并患水毒入腹闷闷者，服之无不立效。

薤白　其叶类葱而根如蒜，与蜜同捣涂汤火伤效。

韭汁　和童便，治损伤血病，亦涂蛇蝎恶虫毒。

藕　花曰莲，其叶曰荷，其根曰藕，捣膏罯金疮并折伤。瘀血积在胸腹，唾血无数者，干藕为末，酒服一匙，二服即愈。坠跌积血心胃，呕血下血者，用干莲花为末，酒服一匙，其效如神。恶血攻心，闷乱疼痛者，以干荷叶烧存性，每服一钱，热童便一盏，食前调下，利下恶物为度，亦止金疮血。藕节，消瘀血，解热毒。按宋时太官作血羹，庖人削藕皮，误落血中，遂散涣不凝，故医人用以破血多效也。

慈姑叶　一名剪刀草，治蛇虫咬，捣烂封之效。

芥菜子　治扑损瘀血腰痛，和生姜研烂贴之。射工毒，丸服之，或捣末和醋涂之，随手有效，白者尤良。

甜瓜叶 治打伤损折，为末酒服，去瘀血神效。

苦李核仁 治僵仆踒折，瘀血骨痛，服之。蝎蛩螫痛，嚼烂涂之。恶刺疮痛，李叶同枣叶，捣汁点之。

甜杏仁 能散能降，故解肌散风润燥消积，治伤损药中用之，治堕伤用杏树枝一握，水一升，煮减半，入酒三合，和匀分服，大效。

白梅肉 嚼烂敷刺在肉中，研烂敷刀箭伤出血。

桃仁 苦以泄滞血，甘以生新血，乃手足厥阴经血分药也。故破凝血者用之，其功有四：治热入血室，一也；泄腹中滞血，二也；除皮肤血热燥痒，三也；行皮肤凝滞之血，四也。是伤科之要药也。

栗子 疗筋骨断碎，肿痛瘀血，生嚼涂之有效。其一球三颗中扁者名栗楔，生嚼罨恶刺，出箭头。

梨 味甘酸无毒，切片贴汤火伤，止痛不烂。

乌柿 柿音士，火熏干者，疗金疮火疮，生肉止痛，又治狗啮疮。圆眼核，研末，止血。壳烧灰，涂汤火伤效。

杨梅树皮 烧灰油调涂汤火伤，杨梅核，捣碎如泥，敷一切损伤，止血生肌，令无瘢痕。

樱桃叶 治蛇咬，捣汁饮，并敷之。

胡桃肉 味甘气热，皮涩肉润，捣碎和酒温服，治压扑伤损，顿服便瘥。烧黑研敷火烧成疮，亦效。同古文钱嚼碎，治闪挫腰痛，而方书不载。

乌桕树根白皮 煎服，通大小便，解蛇毒。

杉树皮 治金疮血出及汤火伤灼，取老树皮烧存性，研敷之，或入鸡子清调敷之，一二日愈。

降真香 折伤金疮家多用其节，云可代没药、血竭。按《名医录》云：周崇被海寇刃伤，血出不止，筋如断，骨如折，用花蕊石散不效。军士李高用紫金散罨之，血止痛定，明日结痂如铁遂愈，且无瘢痕。叩其方，则用紫藤香，瓷瓦刮下研末尔。云即降香之最佳者，曾救万人。罗天益《卫生宝鉴》亦取此方，云甚效也。加五倍子等分为末，名金疮神效方。

乳香 一名熏陆香，其树类松，以斧斫树，脂溢于外，结而成圆，如乳头透明者佳。猓猡兽常啖之，此兽斫刺不死，以杖打皮不伤，而骨碎乃死。观此，则乳香之治折伤，虽能活血止痛，亦其性然也。杨清叟云：凡人筋不伸者，敷药宜加乳香，其性能伸。

没药 亦树脂也，状如神香，赤黑色者佳。凡金刃所伤，打损踒跌坠马，筋骨疼痛，心腹血瘀者，并宜研烂，热酒调服，推陈致新，能生好血。按：没药，大概通滞血，血滞则气壅瘀，气壅瘀则经络满急，经络满急故痛且肿。凡打扑踠跌皆伤经络，气血不行，瘀壅作肿痛。且乳香活血，没药散血，皆能止痛消肿，故二药每每相兼而用。

血竭 一名麒麟竭，乃木之脂液，如人之膏血也。凡伤折打损，一切内伤疼痛，并宜酒服，其味甘咸而走血，盖手、足厥阴药也，肝与心包皆主血故尔。按血竭除血痛，为和血之圣药是矣。乳香、没药，虽主血病而兼入气分，此则专于血分者也。

质汗[①] 番语也，出西番，煎柽乳、松泪、甘草、地黄并热血成之。治金疮伤折，瘀血内损，补筋肉，消恶血，下血气，止腹痛，并以酒消服之，亦敷病处。又茆质汗，草药也，生信州，叶青花白，七月采根，治风肿行血有效。《近效方》云：土质汗，即益母草膏也，益母乃手、足厥阴血分药也，治折伤内损，有瘀血天阴则痛之神方也。又白露国有树生脂膏，极香烈，名拔尔撒摩，敷诸伤损，一日肌肉复合，亦质汗之类，故附之。

白杨木 叶圆而肥大有尖，其皮微白，用铜刀刮去粗皮，煎酒服，治扑损瘀血，煎膏可续筋骨。若折伤血沥在骨肉间，痛不可忍者，杂五木为汤，浸损处。五木者，桑、槐、桃、楮、柳也。又移杨木，叶圆而弱，治碗损瘀血，痛不可忍，取白皮火炙，酒浸服之。又松杨木，其材如松，其身如杨，叶如梨叶，其木亦治折伤，能破恶血，养好血。又水杨木，即青杨木也，叶长而细，又名蒲柳，其皮及根，治金疮痛楚，水煎服之。柳，小杨也，枝弱垂流，故谓之柳，叶狭长而青，其华谓之絮，止金疮血，其叶煎膏，长肉止痛，续筋骨。又柽柳叶，细丝，花水红色，其树脂汁谓之柽乳，合质汗药用之，治金疮。

接骨木 一名续骨木，树高一二丈许，木体轻虚无心，斫枝扦之便活，花叶如陆英、蒴藋辈，故又名木蒴藋，治折伤，续筋骨，消瘀血，一切血不行或不止，并煮汁服。

合欢木 此树叶如皂荚及槐，极细，五月花发红白色，上有丝茸，秋实作荚子极薄细，所在山谷皆有之。其皮治折伤疼痛，研末酒服二钱匕，和血消肿止痛。油调，涂蜘蛛咬。煎膏，续筋骨。按合欢木皮属土，补阴之功甚捷，长肌肉，续筋骨，概可见矣。与白蜡同入膏用甚效，而外科家未曾录用，何也？

桑树叶 捣罨扑损瘀血，挪烂涂蛇虫伤，服汁解蜈蚣毒，烧末敷汤火伤。皮中白汁涂金刃所伤燥痛，须臾血出，仍以白皮裹之甚良，又涂蛇、蜈蚣、蜘蛛伤有验。桑枝沥，和酒服，治破伤中风。桑柴灰，敷金疮止血生肌。桑根白皮，作线缝金疮肠出，更以鸡血涂之。唐安金藏剖腹，用此法而愈。

[①] 质汗：味甘，性温，无毒，见《本草纲目》《证类本草》。

谷树 一名谷桑，原名楮，其皮作纸，故纸名楮。其实如杨梅，捣烂止金疮血。其叶同麻叶，捣汁渍蠼蛇螫伤。皮间白汁，敷蛇虫蜂蝎犬咬。

槐实 名槐角，补绝伤火疮。木根皮，灸破伤风。槐胶亦治破伤风，口眼歪，腰背强，汤饮丸服皆可。

椰桐皮 治蚕咬，毒气入腹。其叶主蛇虫蜘蛛咬毒，捣烂封之。海桐花，止金疮血，其皮洗损伤，皆效。

紫荆皮 即紫荆树之皮也，治伤眼青肿，猁犬咬伤，并涂蛇虺虫蚕毒，并煮汁服，亦可汁洗。

金雀花[①] 蔓本，开黄花，小如蛾，治跌打损伤，上部用横根，臂亦同，下部用直根，捣烂滤汁，冲酒服之。按：此本草无考，岂别有名耶。

鬼箭羽 茎上四面有羽如箭，能破陈血，落胎，及产后血咬腹痛。按：此能治血运血结血聚，以治铁打损伤，瘀在内者，无不可用。

买子木[②] 出岭南邛州小谷中，其叶似柿，治折伤血内溜，续绝补骨止痛。按：《宋史》渠州贡买子木并子，则子亦当与枝叶同功，而本草缺载，无从考访。

苏木 出苏方国，故名。少用则和血，多用则破血，治扑损瘀伤，研末能续断脂，酒服疗破伤风。

松 乃木之公也。皮名赤龙鳞，煅灰治金疮杖疮火疮。松节治跌扑损伤。松脂治金疮，猪咬伤。松脂入地千年成琥珀，能利小便，下恶血，合金疮，生肌肉。宋高祖时，宁州贡琥珀枕，碎以赐军士，敷金疮。

竹 其类甚多，惟箪竹、淡竹、苦竹入药。竹肉谓之竹茹，治伤损内痛，妇人损胎。竹油谓之竹沥，治金疮中风，妇人胎动。

绯帛 乃红花所染之素丝绘缣也，治坠马及一切筋骨损者，取其活血破瘀，烧灰亦疗金疮出血。

青布 乃靛染之棉布也，烧烟熏虎狼咬疮，能出水。煮汁服，治毒箭伤人，能解毒，新者佳。炊单布，乃垫蒸笼底之布也，治隆马及一切筋骨伤损，张仲景方中用之。

裈裆 以浑复为之，故曰裈，当其隐处者为之裆，洗汁饮解毒箭，男用女，女用男，童者良。灸热熨金疮伤重亦良。又因房惊疮者，烧灰敷之。

楮纸 烧灰止金疮血出，藤纸烧灰敷破伤出血，麻纸灰止诸失血，纸钱灰止血，纸煤头亦止血。厕纸乃出恭擦臀之手纸，治癞狗咬伤危在旦夕者，拣有粪者一百张，

[①] 金雀花：山皮条的别名，豆科植物四川木兰的根或全草，见《昆时民间常用草药》。
[②] 买子木：味甘，微减，性平，无毒，见《唐本草》《本草纲目》。

煎汤服之神效。余在京时，见被癫狗咬已成疯者，百治不效，有人教服此方，三四服寻愈，虽则世间之弃物，其有功用如此，故录之。

拨火杖[①] 其上立之炭，刮敷金疮，止血生肉。吹火筒，治小儿阴被蚯蚓呵肿，令妇人以筒吹其肿处即消。

竹簟 治蜘蛛尿、蠷螋尿疮，取旧者烧灰敷之。竹篮取耳烧灰，敷狗咬疮。

白蜡 生肌止血，定痛补虚，续筋接骨。按白蜡属金，禀受收敛坚强之气，为外科要药，与合欢皮同，入长肌肉膏中用之，神效。

紫钾 乃紫梗树上虫蚁所结之胶也，煎汁作胭脂，其渣即火漆也，治金疮破积血，生肌止痛，与麒麟竭大同小异。

蜘网 乃蜘蛛丝结之网也，止金疮血出。昔裴旻山行，见蜘蛛结网如匹布，引弓射杀，断其丝数尺收之，部下有金疮者，剪方寸贴之，血立止也。

壁钱 似蜘蛛，作白幕如钱，贴墙壁间，北人呼为壁茧，乃蟢子窠也，止金疮出血不止。

蜣螂 治箭镞入骨之要药也，同炒巴豆捣涂，痛定则痒极而拔之立出。此方传于夏侯郓，郓初为闻州，有人额有箭痕，问之，云从马侍中征田悦中箭，侍中与此药立出，后以生肌膏敷之乃愈，因以方付郓云。又蝼蛄亦出肉中针刺箭镞，又天牛乃诸树蠹虫所化也，亦治箭镞入肉，并效。

䗪虫 一名地鳖，又名土鳖虫也，治折伤瘀血，焙为末，每服二三钱，接骨如神。方进士之七厘散，酒服七厘，称为神品也。又蜚虻即虻虫，咂血之虫也，故能逐瘀血，破血积。若蛇螫九窍有血出者，取虻虫初食牛马血腹满者二七枚，烧研汤服效。按此虫即药肆中所谓红娘子也。

马肉蛆 捣烂罨针箭入肉，乃臭马肉内之蛆也。

灶壁鸡 又名灶马，治竹刺入肉，取一枚捣敷之。

吉吊脂 《广州记》云：吊生岭南，蛇头龟身，水宿亦木栖，其脂至轻利，以铜及瓦器盛之浸出，惟鸡卵壳盛之不漏。其透物甚于醍醐，治跌扑折伤，内损瘀血，以脂涂上，炙手热摩之，即透而愈。

鲤鱼目 治刺伤风伤水作肿，烧灰敷之，汁出即愈。

鲥鱼肉 蒸下油，以瓶盛，埋土中，取涂汤火伤甚效。

乌鲗骨 即海螵蛸也，研末敷汤火伤，跌伤出血。

鲍鱼肉 即今之干鱼也，治坠堕骸䯊，跌折瘀血，血痹在四肢不散者，煮汁服之。骸与腿同。

---

① 拨火杖：又名火柴头，见《本草纲目》："拨火之杖，烧残之柴，同一理。"

海蛇 捣涂汤火伤。按：海蛇即俗云海蜇头也。

蠵龟 又名𪉇𪉇，乃有力大龟也，其血疗俚人毒箭伤，凡中刀箭闷绝者，刺饮便安。其壳谓之龟筒，煮汁服，亦治中刀箭毒，因南人用熮铜及蛇汁毒作刀箭，亦多养此用解其毒。水龟血，和酒服，治打伤，以肉捣敷之。呷蛇龟，腹下横折，能自开阖，好食蛇也，生研涂扑损筋脉伤，又生捣罯蛇咬伤，以其食蛇故也，其尾辟蛇，蛇咬者则刮末敷之便愈，其甲烧灰，敷人咬疮烂。

鳖甲 治扑损瘀血。三足者曰能，治折伤止痛化血，生捣涂之。大者曰鼋，其甲杀百虫毒，续筋骨。小如钱而腹赤曰朱鳖，佩之刀剑不能伤。

蟹 能接续筋骨，生捣冲酒服之，外用捣烂炒热罯之，或去壳同黄捣烂，微炒纳入疮中，筋即连也。

海蠃厴 谓之甲香，煮熻捣碎，同沉麝诸药花物合成，谓之甲煎，治蛇蜂蝎螫之疮，敷之。

鹳 乃鹤类也，其尾黑，故又名黑尻，其脚骨及嘴，治蛇虺咬，煮汁服，亦可烧灰末服。

阳乌 出建州，似鹳而殊小，身黑颈长而白，其嘴烧灰酒服，治恶虫咬成疮。

鹰 鸷鸟也，小者为鹞，大者为鹰，其力在骨，烧灰酒服，治伤损，接骨神效。鹏似鹰而大，尾长翅短，其色不一，鸷悍多力，其羽可为箭翎，其骨治折伤，接断骨，酒服二钱，骨接如初。鹗，鹏类也，似鹰而土黄色，能翱翔水上，捕鱼食，江表人呼为食鱼鹰，即《诗经》之雎鸠也，其骨烧存性，同煅古文钱，等分为末，酒服一钱，接骨如神，而今医家罕用，惜哉！

鸩 生南海，大如鹗，长颈赤喙，其毛有大毒，入腹即死，其喙带之杀腹蛇毒，遇蛇蛊，刮末敷之立愈。

鸡 家禽也。乌雄鸡，捣烂榻折伤，涂竹木刺。黑雌鸡，亦治蹉折骨痛。鸡冠血，治跌扑自缢，鬼击卒死，涂马咬及蜈蚣蜘蛛咬等疮。鸡血和酒饮，治筋骨折痛。同干人屎，涂金疮肠出。鸡屎白，灭瘢痕，涂蚯蚓毒，并敷射工、溪毒。鸡子敲孔，合蛛蝎蛇伤，蠷螋尿疮。鸡子清，涂汤火灼伤，鸡子黄熬油涂亦效，并敷杖疮已破。鸡子白皮，贴断舌有效。

鹅 乃家雁也，性能啖蛇及蚓，制射工，故养之能辟虫虺。《肘后方》云：人家养白鹅白鸭，可辟食射工，其毛其血皆效。又苍鹅屎，亦敷虫蛇咬毒。又天鹅绒毛，治刀杖金疮，贴之立愈。

猪耳垢 治蛇伤狗咬，涂之。猪齿研末，亦敷蛇咬。猪骨髓，摩扑损神效。

狗脑 治猘犬咬伤，取本狗脑敷之，后不复发。常狗肝同心、肾，捣涂狂犬咬，并效。狗胆能破血，凡血气痛及损伤者，热酒服半斤，瘀血尽下乃愈，又治刀箭疮。狗头骨煅灰，止血接骨，尾毛灰亦敷犬伤。

羊肉 不拘生熟，贴消伤肿。羊皮乘湿卧之，散打伤青肿。羊血治血闷欲绝，饮一升即活。羊乳灌蚰蜒入耳，饮之解蜘蛛咬毒。羊胡须烧灰和油，敷蠷螋尿疮。羊脑涂损伤肉刺。羊肾作粥，治胁破肠出，先以香油抹手送入，煎人参、枸杞子汁温淋之，吃羊肾粥十日即愈。羊肚治蛇伤手肿，用新剥带粪羊肚，割一口将手入浸，即时痛止肿消；羊角灰酒服，治打扑损伤；羊屎署竹刺入肉，治箭镞不出。

牛骨髓 敷折伤擦损痛甚者妙。牛蹄甲，治损伤，能接骨，用乳香、没药为末，入甲内烧灰，以黄米粉糊和成膏敷之。牛口涎，点损目破睛。黄牛屎，烧热裹跌磕伤损即效。湿牛屎，涂汤火烧灼。热牛屎，敷恶犬咬伤，即时痛止。牛屎烧灰，和醋敷蜂虿螫痛。

驴溺 浸蜘蛛咬疮良，又治狂犬咬伤，多饮取瘥。驴耳垢，刮取涂蝎螫。

骡屎 治打损破伤中风肿痛，炒焦裹熨之，冷即易。

鹿角 治伤损，生用则散热行血消肿，熟用则补虚强精活血。鹿血，治折伤，狂犬伤。

野猪黄 止金疮血。野猪齿，烧灰水服，治蛇咬毒。

羚羊肉 南人食之，可免蛇虫伤。

山羊血 治跌扑及伤力失血神效，出广西左江，生得剖者心血为上，余血亦佳。如跳坠山谷跌死者，速剖之，其血已凝，力为又次。若迟取，则仍苏，复跳跃去矣。欲识真假，取鸡血半杯，投山羊血一米粒，过宿血变成水，或以久凝臭鸡血一块，投入山羊血过宿变成鲜血者真，伪以大黄和碱假充，挂水不散给人，古方亦有用者，《纲目》失载，诚缺文也。

狐狸目 治破伤中风，狐肝亦效。狐唇，治恶刺入肉，捣烂入盐封之。雄狐屎，烧灰油封，亦出恶刺。

山獭骨 解药箭毒，水研少许敷之立消。产宜州山峒中，一名插翘，性最淫毒，山中有此兽，诸牝兽悉避去。蛮丁壮健者，挟刃作妇人妆，诱其来，则扼杀之。峒獠甚珍重之，然本地亦不常有。

白獭髓 去瘢痕。吴主邓夫人，为如意伤颊，血流啼叫。太医云：得白獭髓，杂玉与琥珀敷之，当灭此痕。遂以百金购得白獭髓，合膏而瘥。但琥珀多，犹有赤点如痣。

牡鼠 雄鼠也，疗踒折，续筋骨，生捣敷之，三日一易。同猪脂煎膏，治打扑折伤。腊月以油煎入蜡，敷汤火伤，灭瘢痕极良。五月五日，用石灰捣收，敷金疮神效。鼠肝涂筋镞不出。鼠脑亦治针刺在肉不出，捣烂涂之即出。若箭镝针刀在咽喉胸膈诸隐处者，同肝捣涂之。

土坑 治毒箭伤。苗人以毒蛇含其矢镞而烧其尾，毒气聚于镞尖，中者必死。治法先掘土坑，用火烧温，将人纳其中，以瓷片划碎其体，久之毒出自愈。

树膏 白露国有树，生脂膏极香烈，名拨尔撒摩，敷伤损，一昼夜肌肉复合如故。

吸毒石 《岭南杂记》云：毒蛇脑中石也，大如扁豆，能吸一切毒肿。今货者，乃土人捕此蛇，以土和肉舂成，大如围棋子，可吸蜈蚣蛇蝎等伤，置患处粘吸不动，毒尽自落。其石即以人乳浸之，乳变绿色，亟远弃之，着人畜亦毒也。不用乳浸，石即裂矣。一石可用数次。真脑中石，置蛇头不动为验。

脆蛇 奇物也，本草不载，方书罕录。先君子曾言：此蛇产云南，能接骨。偶阅《滇黔纪游》云：出土司中，长尺余，伏草莽间，见人辄跃起，跌为数段，少顷复合为一，色如白金，光亮可爱，误拾之触毒即毙。其出入有度，捕者置竹筒径侧，彼以为穴而入，急持之则完，缓则自碎，故名脆蛇。暴干以去疯疠，罔不效也，又可接断骨，价值兼金。郑燮脆蛇诗曰：为制人间妙药方，竹筒深锁挂枯墙，剪屠有毒餐无毒，究竟身从何处藏。可谓一证矣。

木乃伊 按陶九成《辍耕录》云：天方国有人，年七八十岁，愿舍身济众者，绝不饮食，惟澡身啖蜜，经月便溺皆蜜，既死，国人殓以石棺，仍满用蜜浸之，镌年月于棺瘗之，俟百年后起封，则成蜜剂，遇人折伤肢体，服少许立愈，虽彼中亦不多得，亦谓之蜜人。陶氏所载如此，不知果有否？姑附卷末以俟博识！

按：医道乃仁术也，用药须当慎择，每使怪僻之物，非惟厥疾不瘳，而祸不旋踵矣。《本草纲目》曰：北虏战场中，多取人胆汁敷金疮，云极效，但不可再敷他药，必伤烂也。若先敷他药，即不可用此。此乃杀伤救急之法，虽于理无害，若收干者备用，未免不忍，君子不为也。又闻西夷另有一教，生则诱其入伙，死则取其眼睛，以充药物之用，更为忍心害理，不可以为训者也。陈承曰：《神农本草经》人部惟发髲一物，其余皆出后世医家，或禁术之流，奇恠之伦耳。近见医家用天灵盖治传尸病，未有一效，残忍伤神，殊非仁人之用心也。今伤科接骨方中，往往有用胎骨者，以为居奇自眩，希图厚利，殊不思古人以掩暴骨为仁德，而方伎之流，心乎利欲，乃收人骨为药饵，仁术固如此乎。且犬不食犬骨，而人食人骨，是人而不如犬乎。父之白骨，惟亲生子刺血沥骨上即掺入。又《酉阳杂俎》云：荆州一人损胫，张七政饮以药酒，破肉去骨一片，涂膏而愈。二年复痛，张曰：所取骨寒也。寻之尚在床下，以汤洗之，绵裹藏之，其痛遂止。气之相应如此，孰谓枯骨无知乎。凡有用胎骨者，亦当警戒。世守斯术者，苟有他药可易，则仁者之尽心也。

自 跋

　　天下之物理无穷，人生之见闻有限，往往智尽即以为理止，犹以指测海，指竭而云水尽者也。夫医何独不然。方余之留意于伤科而辑是编也，窃恐语之不详，法之不备，缺然无以应人之求，于是乎汲汲焉博采诸家之言，犹以为未足，复求专门之学，踵叩其秘传，既持方而辨药石之醇疵，复指图而审肯綮之中否，岁月即久，卷帙遂多，既具众理之说，必有一得可观。大抵引证辨论，非特患其不备，尤且患其不醇，不备则如注书壁中，而旨意欠明，不醇则如谈兵纸上，而观者不信，所谓可观者安在哉。是故立法必归之于正，而道之左者删之而无疑。《戴记》云：可言也，不可行，君子弗言也。况不可宣之于口者，又岂可笔之于书乎。窃尝持此以谈医，则见有取胳胔以为药饵，虽有效验，不仁而不可载也。截兽体以续人体，虽有方书，不经而不用载也。效师巫而假鬼神，虽有感应，不信而不必载也。崇符水之术，惑世诬民，虽有奇异，不道而不敢载也。执村媪之见，郢书燕说，虽亦幸中，不精而不足载也。至于刳肠剖臆、刮骨洗脑等法，非神农家事，惟汉华佗有其术，不传而无可载也。孔子曰：多闻阙疑，慎言其余，则寡尤。区区之心，窃慕此耳。虽然余之决择，自以为綦慎矣，庸讵知有识者视之，不以为繁芜而置之也。余之搜罗，自以为殆遍矣，庸讵知有识者视之，不以为疏略而鄙之也。余之条分缕晰，自以为句斟而字酌矣，庸讵知有识者视之，不以为支离附会而弃之也。要之，以余之谫陋，其难其慎，所可自信者，如斯而已。若夫过出于不自知，而术精于所熟习，是以陶贞白仙人也，而志沙苑则未详，狄仆射名臣也，而治赘疣则甚捷，可知处世莫难于著述，成名当自有专家。今余之辑是编也，原以自考医学之得失，非敢就正于大雅君子也。倘四方淹博之士，不以疏愚忽之，惠然悯其所不足，而教其所不知，则医理庶不患其莫究，而闻见将日益广，是又余之厚幸也夫。是为跋。

晴川主人识

〔清〕江考卿 撰

李顺保 何维俊 校注

江氏伤科学

校 注 说 明

《江氏伤科堂》又名《伤科方书》《江氏伤科方书》，一卷。清代江考卿著，成书于清道光二十年（1840）。

一、作者简介

江考卿，乳名祥，字国兴，号瑞屏，江西省婺源县人，家住婺源北乡清华街双河头。江氏系晚清骨伤科医家，精于医治跌打损伤，多有奇验。晚年撰《江氏伤科学》一卷。据《婺源县志》记载江氏曾施行过泌尿系统结石和睾丸摘除术等手术，且进行过骨移植术以治疗粉碎性骨折。

二、内容简介

《江氏伤科学》一卷，首列"断死证秘诀""秘受不治法""受伤治法"纲要。次列"通用方"十一首，"秘传方"五十七首，"附录验方"五首，共载验方七十三首。

三、学术价值

1. 该书所述骨伤科临床诊断和治疗法则及方药，较为详细，其法颇具临床应用价值。

2. 该书所载三十六大穴受伤的内服方药，具有临床应用价值。

3. 该书所载七十三首方药，切合实际，且有现今仍使用者。

4. 该书所列中医骨伤科的手法、夹板固定、外敷药、内服方药等仍值得挖掘研究，继承精华。

四、版本简介

《江氏伤科学》一书未见早期单行本，现见于《三三医书》《国医小丛书》《珍本医书集成》等，1958 年科技卫生出版社铅印本，1959 年上海科学技术出版社铅印本。

五、本书所选用版本简介

本书选用《三三医书》（1924 年）为底本，参校《珍本医书集成》及 1958 年和 1959 年出版的铅印本。

李顺保

2024 年 1 月

断死证秘诀

金伤身损眼皮青，定主身亡难救命；
若是气喘与咆噎，且在一七内中亡。
人中昼满唇又青，三日须知命必倾；
神仙留下真秘诀，不说凡人不知音。

秘受不治法

凡矢柱骨折，不治。
凡两目损伤，不治。
凡口开气出不收，不治。
凡口如鱼口，不治。
凡伤食喉，不治。
凡打破头鼻流黄白水，不治。
凡脊骨折断，不治。
凡心胞紧痛，红色高肿，不治。
凡心口青色，不治。
凡小腹阴阳不分，不治。
凡小腹伤吐粪，不治。
凡跌打大小腹痛，不治。
凡肾子伤入小腹，不治。
凡孕妇伤犯胎，不治。
凡女人伤乳，不治。
凡男人两乳堂伤，不治。
凡腰伤自笑，不治。
凡两臂堕下，尽力叫嚎，汗出如油者，不治。
凡人手骨出一胫，可治；两股齐出，不可治。

受伤治法

凡脑受伤，使人轻轻扶正。皮未破，用二十号黑龙散；已破，用十四号桃花散，填破口避风，禁口自愈。

凡顶门受伤，用二十四号止血散，搽服俱用此药。

凡气喉受伤，令人扶头托凑喉管，不使出气，用银针连好，外用十八号贴膏，内服上部药方。

凡眉甲骨①出，用椅圈将软衣垫好，令伤人坐圈中，使一人捉定，以绢缚之，外用十八号贴膏，内服上部药方。

凡肩胙骨折，必先使骨平正，用十八号贴膏，以油纸扎好，内服六号接骨丹。

凡金井骨②在胁下，若损伤，不宜夹缚，扶平用二十六号黑龙散。

凡两胁骨③折，如金井骨治法。

凡肩臂脱出，令人抵住，以抱着手臂轻轻送入故位，内服六号接骨丹，外贴十八号膏。

凡人膝盖，乃另生者，跌出④不治，跌破者用篾箍以带缚定，外用二十四号止血散。

凡伤破腹，大肠跌出，被风吹其肠干，不能收口。用麻油搽上，使肠润泽，用一人托肠，一人默含冷水，喷泼伤人身上，其人必然一惊，托肠人即随惊送入。再用银针连好。先敷二十四号止血散，后用十八号膏贴。伤破目难看见，用好酒一杯，令伤者饮下，即使人嗅伤。如若有酒气，其肠已破，难以救治。

凡人骨跌出，内外折肉中，用二十号宝麻药一服，再将肉破开，取膏整换，用二十四号止血散，十八号贴膏，外以笋箬⑤包好，内服六号接骨丹。

凡打伤跌肿，肉中之骨，不知碎而不碎，医人以手轻轻摸肿处，若有声者，其骨已破，先用二十号宝麻药一服，然后割开，如血来不止，用二十四号止血丹，又用二十号宝麻药一服，再取骨出。若骨碎甚，即以别骨填接，外贴十八号膏药，内

---

① 眉甲骨：今肩胛骨。
② 金井骨：今浮肋。
③ 胁骨：今肋骨。
④ 出：《三三医书》作"少"，误，今据《珍本医书集成》改。
⑤ 笋箬（ruò）：竹笋的外皮。

服六号接骨丹。

凡平直处，跌打骨伤，皮不破，先用二十号黑龙散敷好，再用板夹缚平正。如曲折之处，只宜敷药，不宜挟缚，免愈后不能伸屈。

凡服跌打药，要忌冷水、冷物，其药必要热服。

凡跌打伤重，必先用二十七号药水洗过，然后敷药，轻伤不必如此。

凡跌打血来不止，用二十五号桃花散，或二十四号止血丹。再不止，用三七、山羊血，外用桃花散圈上。

凡骨未碎者，轻者，外用十八号贴膏，内服上中下三部之药，照伤何部，即用何部药方。

凡山谷乡村无药铺之处，若遇跌打，暂用糯米、水酒、姜、葱同捣，包熨，不使血凝，内服老酒，再治可也。

凡跌打药，宜瓷瓶收贮，不使出气。

凡人周身一百另八穴，小穴七十二处，大穴三十六处，打中小穴，重亦无妨，打中大穴，虽轻亦死。今将三十六个大穴，道明受伤治法。

头顶心名为元宫穴①，打中者二日死，轻者耳聋头眩，六十四日死。先用加减汤，加羌活一钱、苍耳子一钱五分，次用夺命丹二三服，再加药酒常服。

前胸名华盖穴②，打中者人事不省，血迷心窍，三日而死。先用加减汤，加枳实一钱、良姜一钱，次用七厘散二分，后用夺命丹二三服。

后背心名肺底穴③，打中者两鼻出血，九日而死。先用加减汤，加百部八分、桑皮一钱，次用七厘散二分，后用夺命丹二三服，再用紫金丹。

左乳上一寸三分，名上气穴。打中者发寒热，三十二日而死。先用加减汤，加沉香五分、肉桂一钱五分，次用七厘散二分，后用夺命丹二三服。

左乳下一分，名中气穴，打中者十二日而死。先用加减汤，加青皮一钱、乳香一钱，次用七厘散二分，后用夺命丹二三服。

左乳下一寸四分，名下气穴，打中者，七日而死。先用加减汤，加枳实一钱五分、石菖蒲一钱，次用七厘散二分，后用夺命丹二三服。

右乳上一寸三分，名上血海，打中者，口中吐血，十六日死。先用加减汤，加郁金一钱二分、沉香一钱，次用七厘散二分，再用夺命丹二三服。

右乳下一分，名正血穴。打中者，口中吐血，十八日死。先用加减汤，加郁金

---

① 元宫穴：今名"百会"穴，位于头部，当前发际正中直上5寸，或两耳尖连线的中点处。
② 华盖穴：今名鸠尾穴，在上腹部，当前正中线上，胸剑结合部下1寸。
③ 肺底穴：今各"至阳"穴，属督脉，在背部，当后正中线上，第七胸椎棘突下凹陷中。又一说为"灵台"穴，属督脉，在背部，当后正中线上，第六胸椎棘突下凹陷中。

一钱二分，寄奴一钱五分，次用七厘散二分，再用夺命丹一二服。

右乳下一寸四分，名下血海，打中者，三十六日吐血而死。先用加减汤，加五灵脂一钱二分、蒲黄一钱炒黑，次用七厘散二分，再用夺命丹二三服。

心中名黑虎偷心穴，打中者，立刻眼目昏花，人事不省，拳回气绝，速宜治之。先用加减汤，加官桂一钱、丁香六分，次用七厘散二分，再用夺命丹二三服，再用紫金丹三四服。

心下一分名霍肺穴①，又下半分名肺底穴，打中者，劈面一把即醒，然后用药。先用加减汤，加桂枝一钱二分、贝母一钱，次用七厘散二分，再用夺命丹二三服，又服加减汤，后用紫金丹。

心下一寸三分，偏左一分，名翻肚穴，打中者，七日而死。先用加减汤，加红花一钱五分、木香一钱，次用七厘散二分，仍用加减汤二三服，再用夺命丹二三服，又用紫金丹三四服，或吊药一敷。

脐下一寸五分，名气海穴②，打中者，二十八日而死。先用加减汤，加杏仁一钱、玄胡索一钱，次用七厘散二分，再用夺命丹二三服。

脐下三寸，名丹田穴③，打中者十九日而死。先用加减汤，加木通一钱五分、三棱一钱五分，次用七厘散三分。

脐下四寸五分，名分水穴④。打中者，二便不通，十三日而死。先用加减汤，加三棱一钱五分、莪术一钱、生军三钱，次用七厘散二分，再用紫金丹二三服。

脐下六寸，名关元穴⑤。打中者，五日而死。先用加减汤，加车前子一钱、青皮一钱，次用七厘散二三分，再用夺命丹二三服。

左边胁脐毛中，名气海穴⑥。打中者，六个月而死。先用加减汤，加五加皮一钱、羌活一钱，次用七厘散二三分，再用夺命丹三四服。

右边胁脐毛中，名血海门⑦，打中者，五个月死。先用加减汤，加柴胡一钱二分、当归一钱，次用七厘散二分，再用夺命丹二三服，或用药酒常服。

---

① 霍肺穴：今名乳根穴，在胸部当乳头直下，乳房根部，第五肋间隙，距前正中线4寸。
② 气海穴：属任脉，在下腹部，前正中线上，当脐中下一寸五分。
③ 丹田穴：今名"关元"穴，属任脉，在下腹部，前正中线上，当脐中下三寸。
④ 分水穴：疑为今"中极"穴，属任脉，在下腹部，前正中线上，当脐中下四寸。
⑤ 关元穴：非今"关元"穴，疑为今"曲骨"穴，属任脉，在下腹部，当前正中线上，耻骨联合上缘的中点处。
⑥ 气海穴：非今"气海"穴，疑为今"左肓俞"穴，属足少阴肾经，在腹中部，当脐中右侧旁开0.5寸。
⑦ 血海门：非今"血海"穴，疑为今"右肓俞"穴，位置同上，但在其左侧。

左边胁梢软骨，名章门穴①，打中者，一百五十四日死。先用加减汤，加归尾一钱、苏木一钱，次用紫金丹三四服。

右边胁梢软骨，名地门穴②，打中者，六十日而死。先用加减汤，加丹皮一钱、红花一钱五分，次用夺命丹二三服，仍服加减汤。

下一分名血囊穴，打中者，四十日而死。先用加减汤，加蒲黄一钱、韭菜子一钱，次用夺命丹二三服，再服药酒。

两耳下半分空处，名听耳穴③，打中者，二十四日死。先用加减汤，加川芎一钱、细辛五分，次用夺命丹一二服，再服药酒。

背心第七个节两边下一分，名石骨穴④。打中者，吐痰吐血，十个月而死。先用加减汤，加杜仲一钱、骨碎补一钱，次服夺命丹三四服。

下一寸一分，名后气穴⑤。打中者，一季而死。先用加减汤，加补骨脂一钱、乌药一钱，次用紫金丹三服，再用药酒。

两腰眼中左边，名肾经穴⑥，打中者，三日大哭而死。先用加减汤，加桃仁一钱五分、红花一钱，次用夺命丹二三服。

右边名命门穴⑦。打中者，即日而死。先用加减汤，加桃仁一钱五分、前胡一钱，次用夺命丹三服。

尾梢尽下一分，名海底穴⑧，打中者，七日而死。先用加减汤，加生军一钱、朴硝一钱，次用夺命丹二三服，再用紫金丹三四服。

两腿中，同名鹤口穴⑨，打中者，一季而死。先用加减汤，加牛膝一钱、苡仁一钱，次用紫金丹二三服。

左右脚底中，同名涌泉穴⑩。打中者，十四个月死。先用加减汤，加牛膝一钱、宣木瓜一钱，次用夺命丹二三服。

以上三十六大穴，指明受伤之法，然用药虽无大异，不过加减汤及七厘散、夺

---

① 章门穴：即今"章门"穴，属足厥阴肝经，在侧腹部，当第十一肋游离端的下方。此指左侧。
② 地门穴：即今右侧的"章门"穴。
③ 听耳穴：疑为今"翳风"穴，属手少阳三焦经，在耳垂后方，当乳突与下颌角之间的凹陷处。《龙源洪氏家传跌打秘方》解释为听宫穴。
④ 石骨穴：疑为今"膈俞"穴，属太阳膀胱经，在背部，当第七胸椎棘突下，旁开1.5寸。
⑤ 后气穴：疑为今"肝俞"穴，属太阳膀胱经，在背部，当第九胸椎棘突下，旁开1.5寸。
⑥ 肾经穴：疑为今"志室"穴，在腰部，当第二腰椎棘突下，旁开3寸（左侧）。
⑦ 命门穴：疑为今"志室"穴，在腰部，当第二腰椎棘突下，旁开3寸（右侧）。
⑧ 海底穴：今名为"会阴"穴，属任脉，在会阴部。
⑨ 鹤口吹：疑为今"长强"穴，属督脉，在尾骨端下，当尾骨端与肛门连线的中点处。
⑩ 涌泉穴：即今"涌泉"穴，属足少阴肾经，在足底部，卷足时足前部底凹陷处。

命、紫金等药，惟加减方中，所加二味零药，不可错误，切宜紧记。

大凡人于既跌之后，或相打受伤之后，感冒经风，发寒发热，头身皆痛，先用解肌汤，或小柴胡汤治之，然后再服跌打之药。

通 用 方

解肌汤

广皮①一钱　防风一钱　葛根一钱　木通一钱　羌活一钱二分　荆芥一钱五分　前胡一钱　桔梗一钱　苏叶一钱五分

加葱白三根，姜三片，水煎服。

小柴胡汤②

柴胡一钱　桔梗八分　连翘一钱二分　花粉一钱五分　葛根一钱　黄芩一钱　广皮一钱　木通一钱五分

加灯心十根、砂仁末五分，水煎服。

十三味加减汤

五加皮一钱五分　枳壳一钱　刘寄奴一钱　肉桂一钱　杜仲一钱　五灵脂一钱　蒲黄一钱　归尾一钱五分　广皮一钱二分　红花八分　延胡索一钱　香附一钱五分　青皮一钱

加砂仁五分，用陈酒煎服。

金疮药方

生南星　生半夏各五钱

共研细末，搽之。

吊药方

专治接骨入骱，打伤骨头，止痛去伤。

赤芍二钱　麝香五分　乳香二钱　没药二钱

各研细末，临用糯米饭烧酒调涂。

七厘散

专治跌打，血迷心窍，人事不省。服之可行，用冷粥即止。

硼砂八钱　朱砂四钱　血竭八钱　土狗③六钱　地鳖八钱　归尾五钱　红花五钱　苏

---

① 广皮：广东的陈皮之简称，系道地药材，为陈皮之上乘品。
② 小柴胡汤：此非《伤寒论》中的小柴胡汤。
③ 土狗：蝼蛄的别名，为蝼蛄科昆虫蝼蛄的干燥全虫。味甘，性寒，有利水、通便之功。

木四钱　加皮①四钱　枳实五钱　木香五钱　大黄五钱　巴霜③三钱　蒲黄三钱　青皮三钱　广皮四钱　乌药三钱　灵脂五钱　三棱五钱　莪术五钱　寸香一钱　肉桂三钱　猴骨三钱

以上共研细末，重者二分半，轻者一分，再轻七厘，陈酒下。

飞龙夺命丹

专治跌打接骨，皆可服之。

当归五钱　赤芍二钱　三棱四钱　寸香③二钱　土狗三钱　土鳖八钱　莪术四钱　青皮三钱　蒲黄二钱　骨碎补三钱　五加皮八钱　广皮二钱　硼砂八钱　自然铜八钱　木香六钱　乌药三钱　朱砂二钱　延胡索四钱　桂心三钱　香附四钱　刘寄奴三钱　桂枝三钱　血竭八钱　羌活三钱　前胡三钱　贝母二钱　葛根三钱　秦艽三钱　桃仁五钱　苏木四钱　杜仲二钱　猴骨二钱　韭菜子二钱　古钱四个，醋酒浸

共研细末，重服三分，轻分半，再轻一分酒下。

地鳖紫金丹

专治远近跌打内伤，面黄肌瘦，四肢无力，并腰痛皆服之。

青皮　黄芩　赤苓　乌药　红花　赤芍各三钱　血竭八钱　朱砂二钱　自然铜八钱　土狗五钱　地鳖三钱　猴骨三钱　虎骨八钱　牛膝三钱　灵仙三钱　灵脂五钱　木香三钱　香附四钱　肉桂三钱　枳壳二钱　丹皮四钱　桃仁五钱　贝母三钱　刘寄奴三钱　广皮三钱　苏木三钱　远志二钱　归尾五钱　桂枝三钱　木通三钱　三棱四钱　莪术三钱　秦艽三钱　五加皮五钱　续断三钱　杜仲三钱　骨脂四钱　骨碎补三钱　葛根三钱　蒲黄四钱　泽泻三钱　松节④五钱　枸杞三钱　韭菜子三钱　硼砂八钱

共研细末，重服三分，轻二分，再轻一分，酒下。

万应回生膏

专治远近跌打，接骨，风气，周身大穴受伤，贴即效。

生地　熟地各五钱　当归　川乌各二钱五分　草乌　红花各五钱　灵仙　刘寄奴各二钱五分　杜仲　木瓜各一钱五分　牛膝二钱五分　延胡索三钱　桂枝　防风　骨脂　荆芥各二钱五分　独活二钱　赤芍一钱五分　骨碎补五钱　香附三钱　桃仁三十粒，升麻三钱　丹皮　苏木　青皮　乌药　韭菜子　松节　秦艽　续断各二钱五分　元参　麻黄各二钱　蒲黄二钱五分　虎骨五钱　猴骨三钱

---

① 加皮：五加皮的别名。
② 巴霜：巴豆霜之别名。取净巴豆仁，碾碎，用多层吸油纸包裹，加热微炕，压榨去油，每隔二天取出复研，换纸一次，如上法压榨六七次至油尽为度，取出，碾细，过筛。较巴豆毒性低。
③ 寸香：麝香之别名。
④ 松节：松科植物油松、马尾松或云南松的枝干的结节。味苦，性温，有祛风、燥湿、舒筋、通络之功效。

共研细末。将麻油一斤，血余四两，煎好，共熬成膏。

临用加膏上末药：寸香七分　丁香一钱　血竭一钱　木香一钱　桂心一钱　乳香一钱　没药一钱　香附一钱　东母①一钱　苏合油一钱

劳伤药酒方　女人加益母草、油发灰、阿胶各四钱。

红花二钱　黄芩　乌药　白茯　生地各五钱　当归六钱　五加皮五钱　补骨脂三钱　杜仲　牛膝各五钱　枳壳三钱　桃仁四钱　远志五钱　续断三钱　麦冬　秦艽　丹皮　枸节②各五钱　桂枝　香附各三钱　泽泻　延胡索各五钱　虎骨八钱　枸杞子六钱　白胡根③三两　胡桃肉四两　大枣头三两

以上等药，共置入好酒中，随饮。

劳伤丸药方

生地　熟地　加皮　当归　丹皮　黄芩　杜仲　黄芪　麦冬　天冬　远志　川牛膝　补骨脂　柏子仁　白茯苓各等分

以上共研细末，白蜜和丸，白汤送下。

体仁子曰：跌打损伤之症，皆从血论。损有轻重之不同，伤有浅深之各异，岂能一概而治乎！盖皮未破，多用串皮破血之剂。皮既已破，多用通利兼补之方。此乃跌打中之大要也，学者用心详焉，今将秘方开列于后。

秘 传 方

君臣散第一

肉桂童便浸，一两　红花酒洗，五钱　归尾五钱　生地五钱　甘草梢五钱　赤芍五钱　乌药五钱　牛膝五钱　玄胡索五钱　杜仲三钱　桃仁去油，五钱　骨碎补去毛，五钱　续断二钱　花粉二钱　川芎三钱　羌活二钱　牡丹皮五钱　加皮二钱　防风二钱

共研细末，临用加姜末少许。

紫金散第二

紫金皮④，酒浸一宿，瓦上焙干，为末用。

---

① 东母：东洋贝母之别名，又称浙贝母。
② 枸节：疑为"松节"之误。
③ 白胡根：芸香科植物日本常山的根。
④ 紫金皮：卫矛科植物昆明山海棠的全株或根皮。味苦性温，剧毒，治骨折、跌打损伤。

黑神散第三

黄金子①，麻油拌炒黑，为末。

桃花散第四

乳香炙　没药炙　血竭炙

各等分，共研细末。

玉龙散第五

人中白②，醋炙七次，研末。

乳香散第六

乳香炙　没药炙　骨碎补去毛　当归酒浸　硼砂煅　血竭　土鳖去头足，醋炙

各等分，酒醉瓦焙，为末。

一粒金丹第七

半两钱醋炙　地鳖炙，两半　栝蒌仁去油③

共研细末，以饭丸粟米大。上部一钱，下部一钱五分，酒下。

八仙丹第八

乳香二钱　没药二钱　巴霜二钱　骨碎补二钱　半夏二钱　归尾酒洗，五钱　硼砂三钱　大黄五钱　血竭三钱　自然铜醋炒，三钱　无名异④醋炙，二钱

以上共研细末，每服八厘，酒下。

川芎散第九

上部头伤痛用：川芎一钱　白芷一钱　防风一钱　赤芍一钱　生地一钱　当归一钱二分　羌活一钱二分　花粉一钱二分　陈皮一钱　桔梗一钱　黄金子一钱二分

加姜三片，水酒煎服。

桂枝汤第十

上部手臂伤痛用：桂枝　枳壳　陈皮　红花　香附　生地　防风　当归　赤芍　独活　延胡索各等分

加童便煎服。

蔓荆散第十一

上部眼目伤用：白芍一钱　生地一钱二分　红花一钱二分　白术一钱二分　川芎一钱二分　当归一钱二分　蔓荆子一钱

水酒煎服。

---

① 黄金子：黄荆子之别名。马鞭草科植物黄荆的果实。味辛苦，性温。有行气止痛之功效。
② 人中白：人尿自然沉结的固体物。味咸，性寒，有清热降火，消瘀之功效。
③ 去油：原著后有"每一钱者三钱"六字，系为衍字，今据《珍本医书集成》删。
④ 无名异：氧化物类矿物锰矿的矿石，味甘，性平，有祛痰止痛、消肿生肌之功效。治跌打损伤。

杜仲散第十二

中部腰痛伤用：肉桂一钱　乌药一钱　杜仲一钱二分　赤芍一钱　当归一钱　丹皮一钱　桃仁一钱　续断一钱　玄胡索一钱

童便煎服。

杏仁汤第十三

中部肚痛伤用：甘草三钱　归尾一钱　生军三钱　杏仁去皮，三钱　桃仁去皮，三钱

童便煎服。

桔梗汤第十四

下部二便闭用：红花　苏木　芒硝各五钱　煨大军①七钱　桔梗二钱　桃仁二十五粒　猪苓　泽泻各三钱

加姜三片，童便一盏，酒半斤，煎服。

车前散第十五

下部二便闭用：当归　枳壳　赤芍　车前子　木通　桔梗　大黄　芒硝以上各等分

童便、水酒煎服。

海桐散第十六

手足伤亦可用：独活　牛膝　秦艽　桂心　生地　陈皮　赤芍　续断　当归　防风　丹皮　加皮　姜黄　海桐皮以上各等分

童便、水酒煎服。

麝香膏第十七

红花五钱　归尾一两　苏木三钱　加皮五钱　肉桂五钱　地黄五钱　白芷五钱　紫荆皮五钱　防风五钱　荆芥五钱　牛膝五钱　续断五钱　灵仙三钱　独活五钱　麻黄五钱　黄柏五钱　丹皮五钱　桃仁五钱　苦参五钱　血余五钱　大黄一两

以上用麻油斤半，将上等药②浸下，夏二日，冬四日为度，用铜锅熬至枯色，入姜少许，再熬，去渣，又熬，入片、黄、霜三味，又熬数沸，取起，收拾。听用时加麝香、乳香、没药三味药末于膏上。

象皮膏第十八

凡跌打骨断皮破皆用：大黄一两　川归一两　肉桂三钱　生地一两　红花三钱　川连三钱　甘草五钱　荆芥三钱　白及五钱　白蔹五钱

以上肉桂、白及、白蔹、黄占共研细末，余药油浸，照前法熬成膏，收用时加

---

① 煨大军：煨大黄之别名。
② 药：原著作"乐"，误，今据《珍本医书集成》改正。

膏上末药、土鳖、血竭、龙骨、象皮、螵蛸①、珍珠、乳香、没药八味，再贴。

药酒方第十九

凡打伤跌损可用：当归　生地　乌药　三七　肉桂　乳香　没药　牛膝　丹皮　红花　延胡索　防风　独活　杜仲　五加皮　落得打　川芎　虎骨　干姜　姜黄　紫荆皮　海桐皮各五钱

米酒浸煮，早晚服。

八厘宝麻药第二十

川乌　草乌　蟾酥　半夏　南星　黄麻花②　闹羊花　共等分

研末，苎叶汁拌末，晒干，再研末，收好，每服八厘，酒下。

羊花散第二十一

闹羊花二钱　南星二钱　草乌一钱　半夏一钱

共研末。用麻黄根、蓖麻根、蓖麻叶三味绞汁，拌上末药，再研末，开割肉用者，搽上。

续筋骨方第二十二

土鳖　血竭　龙骨　共等分

研细末，唾调涂。

又方第二十三　旋覆花取汁，调涂。

止血散第二十四

血见愁　马兰头③　川三七　旱莲草

共研细末，取好便用。

桃花散第二十五

陈平锻石一斤，用牛胆浸七次，取出，同大黄炒如桃花色，去大黄用。

黑龙散第二十六

穿山甲　丁皮④六两　川芎二两　枇杷叶去毛，五钱　百草霜⑤五钱　当归二两

共研细末用。

洗伤药方第二十七

艾　葱　桂枝　荆芥　归尾　槐花　苍术　防风　玄胡索以上各五钱

水酒、童便煎服

---

① 螵蛸：桑螵蛸之别名。
② 黄麻花：椴树科植物黄麻的花，其子名黄麻子，其根名黄麻根。
③ 马兰头：马兰之别名。菊科植物马兰。
④ 丁皮：丁香树皮之别名。
⑤ 百草霜：杂草燃烧后附于灶突或烟囱内的烟灰。味辛，性温，有止血消积之功效。

阴红汤第二十八

妇人损伤，用阿胶、没药、油发灰，水酒煎服。

血竭汤第二十九

跌打血从口出，用发灰、茅根、血竭、韭菜根、水酒、童便煎服。

跌打既好筋不伸方第三十

黄荆子①一两　续断八钱　海桐皮八钱　虎骨八钱　鸡骨八钱　犬骨八钱　秦艽七钱　独活七钱

共研细末，每服一钱五分，合下宽筋汤服。

宽筋汤第三十一

肉桂　牛膝　姜黄　黄芪　川芎　地黄　独活　续断　白茯苓　海桐皮各等分

用水酒煎，空心服。

人参散第三十二

凡接骨之后，无力不能行动，用人参、白术、肉桂、续断、黄芪、当归、乌药各等分。

用水煎服。

桂枝汤第三十三

凡治一切跌打，通用陈皮、芍药、枳壳、丹皮、香附、生地、桂枝、归尾、桃仁、乳香、没药、川芎、牛膝、藿香叶。

水煎服。

姜黄汤第三十四

凡一切跌打，通用桃仁、兰叶、丹皮、姜黄、苏木、当归、陈皮、牛膝、川芎、生地、肉桂、乳香、没药。

水酒、童便煎服。

消风散第三十五

凡跌打损伤，牙关紧闭。

赤芍一钱二分　川芎一钱二分　当归五分　升麻一钱　羌活一钱　陈皮一钱二分　半夏一钱二分　防风七分　南星②五分　甘草三分　老姜三片

煎服。

麻黄汤第三十六

凡破伤风发寒，用肉桂三分　干姜五分　半夏一钱二分　厚朴七分　桔梗七分　枳

---

① 黄荆子：马鞭草科植物黄荆的果实。味辛、苦，性温，有行气止痛之功效。

② 南星：天南星之别名。天南星植物天南星的块茎。味辛、性温，有毒，有消肿散结、跌扑损伤之功效。

壳七分　麻黄去节,二钱　苏木五分　川芎七分　陈皮姜汁制,一钱

煎浓,热服。

升麻汤第三十七

凡损伤头,用白术　附子　升麻　麻黄　红花　川芎　干姜　肉桂　甘草各等分

加老姜三片,葱头三节。水煎服。

杏仁汤第三十八

肉桂　麻黄　桑皮　杏仁　桔梗　细茶　甘草各等分

加灯心①煎服。

治破风第三十九

荃草一两,水酒煎服。

金疮方第四十

上三七三钱　水粉②炒黄,五分　片香制,三两

共研细末用。

又方第四十一

旧毡帽边三两　烧灰存性,用香油调涂。

刑杖方第四十二

歌云：既救诸伤又救刑,乳香没药合无名,

　　　土鳖再加真猴骨,然铜宜以醋来烹,

　　　六味一同研细末,炼蜜合成打弹丸,

　　　临用须饮三杯酒,那怕黄昏打到明。

乳香　没药　土鳖　无名异　猴骨　自然铜

又方第四十三

治刑杖。

白芷三钱　赤芍三钱　乳香炙,一两　没药炙,一两　黄金子一两　陈年尿坑瓦童便酒煅,一两

共研细末。未杖之前,酒调服之,若既杖伤甚,只宜用下药。

红花散第四十四

治刑杖。

酒醉土鳖　醋煅古钱　炙乳香　炙没药　苏木节　巴霜各等分

研末。一板一厘,水酒调服。

---

① 灯心：灯心草之别名。灯心草科植物灯心草的茎髓或全草。味甘淡,性寒,有清心降火、利尿通淋之功效。

② 水粉：铅粉之别名。用铅加工制成的碱式碳酸铅。味甘、辛,性寒,有毒,有消积、生肌之功效。

刑伤夹拶方第四十五

大黄四两　半夏二两　白芷二两　官桂四两　甘草二两

共研末。酒调扶伤处，内服上桃花散。

治足骨挟碎第四十六

土鳖二个　生蟹一个

共捣，敷患处，内服六号乳香散。

治打足拐第四十七

牛膝二钱　土鳖二钱

共捣，敷患处。

被人咬伤方第四十八

栗子一撮，口中嚼碎，敷患处。

抓破脸皮方第四十九

用姜汁调轻粉一钱，敷患处。

打伤接气方第五十

参须一钱　朱砂三钱　乳香一钱　川乌一钱　北细辛三钱　寸香一分

共研细末。每服五七厘，童便下。

开关吹鼻散第五十一

细辛二钱　牙皂二钱　山柰一钱　良姜二钱　寸香一分

共研细末。吹鼻即苏。

擎开吹喉散第五十二

治牙关紧闭。

牙皂二钱　细辛二钱　巴霜二钱

共研末。入喉即苏。

擎开灌下方第五十三

蝉蜕三钱　朱砂一钱一分

共研末，酒或童便下。

急救灌转方第五十四

乳香去油，四钱　没药去油，四钱　无名异煅，四钱　枳壳面炒，三钱　寸香二分　木鳖便炒，三钱　土鳖火煅，四钱　土狗面炒，四钱　川铜醋煅，四钱　血竭五钱　闹羊花酒蒸去心，五钱

共研细末，重服七厘，或酒或碰便下。

欲吐痰方第五十五

胆矾三分　铜绿三分

以上共研细末。用神仙醋调，服即吐痰。

鸡鸣散第五十六

治跌打瘀血攻心，脉欲死，服：

生地二钱　大黄三钱　杏仁去衣，一钱　当归酒洗，一钱五分

用生水酒煎服。

脑头引：藁本　川芎　白芷　白芍　苏叶　升麻　木香　羌活。

咽喉引：延胡索　骨碎补　干姜　防风　桔梗　薄荷　板蓝根　连翘。

胸前引：枳壳　厚朴　干姜　郁金　陈皮　乌药　木香　甘草。

腰上引：杜仲　小茴　菟丝子　木香　破故纸　枸杞　延胡索　五加皮。

手上引：桂枝　当归　透骨草　甘草　羌活　防风　神仙剑即千年健，十指全伤用。

脚上引：川膝　独活　木瓜　苡仁　怀牛膝　苍术　五加皮　木香。

脚脊引：怀牛膝　南藤①　棕根　木瓜　苡仁　螺蛳壳　透骨草。

潮热引：柴胡　羌活　黄芩　陈皮　厚朴　甘草　人中白。

浮肿引：生地　防己　漏芦　防风　乌药　甘草。

气急引：沉香　枳实　陈皮　木香　郁金　乌药。

腹内痛引：延胡索　吴萸　石菖蒲　白芍　木香　祈艾②。

二便闭引：大黄　车前　泽泻　木通　枳壳　猪苓。

血聚引：红花　桃仁　生地　苏木　血竭　当归。

气聚引：沉香　小茴　三棱　莪术　灵脂　乳香。

遍身引：乳香　骨碎补　木香　没药　吴萸　刘寄奴。

消风引：荆芥　白芷　犀角　薄荷　葛根　草乌。

止呕引：炮姜　砂仁　藿香　白苓　酸车草　取自然汁。

失气引：金凤花叶　佛指甲花　寸香。三味共研细末，姜汁服。

接骨引：然铜　虎骨　小茴　当归　土鳖　猴骨　枸杞。

体之虚者：加附子　肉桂　洋参　黄芪。

体之健者：加黄连　黄芩　紫苏　薄荷。

接骨膏第五十七

当归酒炒，一两五钱　羌活五钱　骨碎补去皮，五钱　牛膝酒洗炒，一两　木香五钱　威灵仙一两五钱　桂枝一两　川芎五钱　川乌去皮净，五钱　五加皮酒炒，去皮，一两　杜仲五钱　北细辛五钱　防风五钱，要鲜拣净　香附五钱　滴乳香去油后放，五钱　没药去油后放，五钱　桃丹后放收膏，二两五钱　嫩松香二两，后放

---

① 南藤：胡椒科植物湖北胡椒或线毛胡椒的带叶茎枝。味辛，性温，有通络、强筋、止痛之功效。
② 祈艾：祈州艾叶。古祈州今河北省安国市，有大型中药材市场。

以上共药十八味，外加四叶对①三钱，土茯苓三钱，海风藤五钱，将真正菜油数斤熬滚，将药十四味先入锅内，再将草药三味，共浸油内，春天浸五日，夏三、秋七、冬十天，期满入锅内，漫火熬，根浮起滤渣，再入乳香、没药、松香三味，又熬数沸，滴水成珠，再下黄丹收膏矣。退火三日，再用此膏，专治骨跌打伤者，皮未破者，将此膏贴之，其骨陆续如初。并一切跌打损伤，贴患处，伤骨自好，其肿自消，散血通气效验。

凡跌打不能言语，人不知打坏何处，急用不满尺丛树，连根拔来，洗净去泥捣汁，量人酒量若干，如饮约一壶者，即用一壶，和丛树内搅汁，令伤人饮之，免其血瘀冲心，再请医生治疗可也。

又十直路口，尿桶底砖瓦片，取来炒干，研末，亦医跌打。

按：江先生，乳名祥，号瑞屏，住婺源北乡清华街双河头，道光庚子年已七旬，善于跌打，此书珍之宝之。

附录验方四则

三合济生丸　专治四时不正之气，头疼身热，腹痛胀闷，霍乱转筋，呕吐泄泻，四肢厥冷，绞肠痧气，伤寒伤暑，伤食虐痢诸症。每服一钱，重症加倍。舌苔白者，用藿香汤下，黄者用荷叶汤下，寒重用姜汤下。

吐泻转筋，用丸四服，加生姜、灶心土煎服，忌食米粒。此方历年合药施送，活人甚多，而需费甚少。务望诸方善士，或合药或刻方，广为施送，则费小而功极大矣。方列于后。

川厚朴六两五钱，姜汁炒　乌药二两　枳壳三两五钱　羌活四两　广藿香七两　木瓜一两三钱　紫豆蔻二两　茅术三两　半夏四两五钱　苏叶七两　香茹二两　草果二两　赤苓六两　香附三两　桔梗二两五钱　甘草三两　茯苓二两　川芎三两　白术一两五钱　檀香一两　陈皮六两五钱　防风三两　木香三两六钱　柴胡八钱　白芷五两　神曲五两　砂仁三两

以上药料，须拣选明净，共同研为细末，用薄荷、茶叶、大腹皮熬汁，米汤一碗，法丸，朱砂为衣，每丸重七分，晒干，收入小口瓷瓶，不可泄气为要。

---

① 四叶对：四叶细辛之别名。金粟兰科植物多穗金粟兰的根及全草。味苦、辛，性温，有小毒，有治跌打损伤、骨折之功效。

跌打损伤膏验方

生地　薄荷　独活　赤芍　川芎　川羌　连翘以上每味各一两　香附　荆芥　当归　防风　桃仁　苡仁　青皮　五加皮　丹皮　杜仲　川柏　延胡索　白芍　白芷　牛膝　红花　白鲜皮　木通　苏木　木瓜　甘草　厚朴　苏梗　枳实　枳壳　秦艽　川断　黄芪　甘松　三棱　山柰　元参　刘寄奴　骨碎补去毛

以上每味各六钱，外加铅粉七十二两，炒黄色。

用上等好麻油十斤，以上各药，先浸两三日，后入锅煎熬，去渣，再入铅粉，用桑枝搅匀，扇至烟尽，候冷，浸水中愈陈愈妙。

又末药方　摊膏时，临用加入每油一斤，加放药末一两。肉桂一两　制乳香二两　制没药二两　血竭一两　龙骨一两　丁香一两　以上共研极细末，收藏瓷瓶内听用。余每遇疯气，贴以此膏，较市上所售之万应膏，功效尤捷。

秘制朱砂膏　专治疔疮痈疽，对口发背，颈项一切无名恶毒均效。

松香一斤，葱水煮　麝香五分。如嫌麝香贵，可另改加入八将散　冰片五分　制乳香五钱　制没药五钱　樟脑三两五钱　银朱①一两，漂　朱砂二钱，研漂　蓖麻子肉五两　杏仁一百五十粒，去皮尖　明雄黄二钱　全蝎二钱五分，葱水洗。

各为细末，打数千捶为膏，瓷罐收贮。临用时隔水炖软，入平常油纸膏药上贴之，当看疮形之大小，酌量用之。

八将散古方

治痈疽大毒，拔脓去腐，生肌等症。

川五倍子一两六钱，焙研　川雄黄三钱，水飞　冰片五分　蜈蚣七条，去钳足，炙净，一钱二分　全蝎十个，漂净去尾，炙末净，七分　麝香五分　山甲十片，炙净，二钱　蝉蜕二十个，去头足，焙，研净，七分

各研细末，和匀，再研细末，瓷瓶收贮。

按：附录验方乃敝典施送方药，垂已廿余年。颇为灵验，特附于末，以望诸善士广传为幸，升寄居余杭同和典录。中华民国十三年岁次甲子孟秋月

---

① 银朱：人工制成的赤色硫化汞。味辛，性温，有毒。

〔清〕胡启万 撰

李顺保 赵君虎 校注

跌打损伤回生集

校注说明

一、作者简介

《跌打损伤回生集》的作者胡启万，胡氏系江西省南昌塘山人，清嘉庆年间的骨科名医，集数十年搜集骨伤科资料，结合自身从事骨伤科的临床经验，撰写出此书。惜于家贫无力出版发行。其侄胡位卿拜访叔父，经再三固请，胡启万授《跌打损伤回生集》书稿于侄，并叮嘱"子若能传，犹吾传也"。胡位卿在灌城养翎书屋（学校），辄出此书呈览，得诸学者赞赏，联同志解囊相助，由其侄孙胡青昆等校对，该书于清咸丰六年（1856）付梓问世，为我国骨科名著之一。

二、内容简介

该书为三卷本。卷一有：跌打损伤小引，看伤有治，无治之论，秘传下手口诀，治周身口诀，损伤秘传口诀，秘传接骨口诀，秘传要旨，载方108首。卷二有：总论、各穴全图4幅，各穴效方。卷三载骨伤科方76首。

三、学术价值

1、阐述骨伤科急、重、危症治疗和预后之要点，提示临床医生的重度关注。

2、采用口诀形式度记载骨伤科手法和全身治疗，朗朗上口，有利记忆，此是骨伤科医籍中较少的口诀形式，故显可贵和实用价值。

3、图文并茂，绘有通身、背相、左右侧面人身穴位图及文字治疗法则。

4、附方有：卷一108首，卷三76首，书末终验杂方63首。皆为实用方剂。

四、版本简介

《跌打损伤回生集》最早版本为1856年江西李仰奎堂刻本，现藏于上海图书馆、上海中医药大学图书馆、江西省图书馆等。1991年中医故籍出版社出版点校本。2003年浙江科学技术出版社出版《近代中医珍本集·跌打损伤回生集》。

本书选用江西李仰奎堂刻本为底本，参校中医古籍出版社点校本、浙江科技出版社的《近代中医珍本集·伤科分科》本。

李顺保

2024年1月

序

盖闻天地以好生为心，仁者以救人为念。施药以治病，救人之术也。然一己①之能救人，曷若人人之能救人之为功广也。当时之能救人，曷若传世之能救人之为泽长也。自古医书丛出，内外丹方，善于岐黄者，皆足以通之。惟打药一书，号专门者少，以其方多秘诀，为诸医书所未备载。即偶得其传者，亦遂私而藏之，何也？欲以乘人之急而取利耳。每见乡邑之中，或因斗殴，或因颠蹶，致有伤重而命悬旦夕者，延师未可猝有，涉猎半得之技，或贪利冒医，以致迟延误事。后虽荐有名医，而伤已内陷，不可复救矣。况名师高其声价，先议谢仪方与视病，私配药材复索重价，力绵之家，病虽起而瓶罄已堪蹉矣。此皆由未见传书之贻害也。余先君子位卿公，自游黌宫②以来，屡困场屋，抚卷叹曰：古人③云，不作良相，便作良医，亦可有济于世。因稍荒举子业，而习于卢扁之术，当时乡里咸利赖之。于嘉庆④年间，馆于叔祖启万公家，一日主宾闲叙，顾谓先君子曰："子善医，亦知跌打损伤为医中之急救而不可缓者乎，然其书多秘而不可得耳。"先君子素知叔祖技艺精通，必有异授，再三固请，叔祖乃出其抄本以示，曰："此吾数十年采访之功，得诸异授，本欲公之于世，子勿私，子若能传，犹吾传也。"先君子唯唯，悉心披阅，见其论说详明，按图用药，计日成功，真有起死回生之妙。因照抄分为上、中、下三集，名曰《回生》。屡试立验，真秘书也。愿公诸世，奈家贫不能付梓，而时常以此事顾余而言之。自先君子下世，余又累年舌耕为业，囊羞阮涩，每启书阅视而叹，是书何长为椟⑤中之宝也。惜哉！痛哉！丙辰⑥岁，馆于灌城养翎书屋，得与诸君子往来，辄出此书呈览，比蒙诸君子叹赏，愿付剞劂⑦，联同志解囊相助，刊定施行。

---

① 己：原书作"已"，现依文义改。
② 黌（hóng）宫：古代学校名。
③ 古人：此指北宋政治家、文学家范仲淹，有名言："不为良相，即为良医"，有《范文正公文集》留传于世。
④ 嘉庆：清仁宗，颙琰年号（1796—1820）。
⑤ 椟（dú）：函匣，柜一类的收藏用具。
⑥ 丙辰：此指清文宗咸丰丙辰年，即1856年。
⑦ 剞劂（jī jué）：雕版刻书印刷。

俾后有受伤者，开卷了然，不致受欺于医，亦可成功，于己何德如之。吁！余三世未酬之志，而一旦此书得传，令先君子释恨于九原，而叔祖亦得以传于世也，谓非诸君子之力也欤。是为序。

咸丰丙辰仲秋①上浣②南邑③阆风胡青昆书于灌城④养翎书屋

---

① 仲秋：秋季第二个月（孟秋、仲秋、季秋），农历八月，民间称为中秋。
② 上浣：每月的上旬（上浣、中浣、下浣，即上旬、中旬、下旬）。
③ 南邑：古地名，今江西省南昌市。
④ 灌城：一般指灌婴城，由汉御史大夫灌婴所筑城。

目录[①]

卷一 …………………………………………………………（585）
  跌打损伤小引 ……………………………………………（585）
  看伤有治无治之论 ………………………………………（586）
  秘传下手口诀 ……………………………………………（587）
  治周身口诀 ………………………………………………（587）
    打破头脑 ………………………………………………（587）
    跌打伤四肢 ……………………………………………（587）
    四肢有伤 ………………………………………………（587）
    挂出肾子 ………………………………………………（588）
    小便不通 ………………………………………………（588）
    大便不通 ………………………………………………（588）
    震动脑浆 ………………………………………………（588）
    打伤咳噎 ………………………………………………（588）
    打伤吐血，伏天打伤吐血 ……………………………（588）
    出血过多，不省人事 …………………………………（589）
    夏月打伤 ………………………………………………（589）
    打伤小便淋漓出血 ……………………………………（589）
    打伤鼻梁 ………………………………………………（589）
    打断手足之筋 …………………………………………（589）
    打伤一闪，血气攻心 …………………………………（589）
    打杀伤在死肉处 ………………………………………（590）
    打跌四肢未破 …………………………………………（590）
    跌打四肢见血者 ………………………………………（590）
    伤口作臭 ………………………………………………（590）

[①] 目录：原书无，今校注者补加，以利阅读查找。

伤损并重 …………………………………………………………（590）
伤破皮肉臭烂生蛆 ………………………………………………（590）
伤损惊风入水 ……………………………………………………（591）
打破眼睛 …………………………………………………………（591）
患跌倒乱肺肝 ……………………………………………………（591）
伤损作呕 …………………………………………………………（591）
打伤跌伤及刀剑杀伤不省人事 …………………………………（591）
打剁断了筋骨 ……………………………………………………（591）
打剁伤损瘀血入胸膈 ……………………………………………（592）
失跌腰痛 …………………………………………………………（592）
打破刀伤水湿疮口 ………………………………………………（592）
刀枪伤破不省人事 ………………………………………………（592）
肌肤伤破 …………………………………………………………（592）
疮口生脓 …………………………………………………………（593）
手足骨断 …………………………………………………………（593）
打剁伤损血灌肉紫 ………………………………………………（593）
断折背脊 …………………………………………………………（593）
伤损初起 …………………………………………………………（593）
脑盖骨伤 …………………………………………………………（593）
跌打杀伤，肠出血隔 ……………………………………………（594）
杖疮 ………………………………………………………………（594）
挫气腰痛 …………………………………………………………（594）
损伤秘传口诀 …………………………………………………………（594）
面寒眼青头肿 ……………………………………………………（594）
打伤或时死者 ……………………………………………………（594）
打伤言语谵曲 ……………………………………………………（595）
打伤呕不止 ………………………………………………………（595）
打伤舞手舞足 ……………………………………………………（595）
打伤自笑 …………………………………………………………（595）
打伤咳嗽 …………………………………………………………（595）
打伤血从鼻中口中眼中出 ………………………………………（595）
打伤吐粪 …………………………………………………………（596）
打伤尿出如水 ……………………………………………………（596）
打伤眼面黑者 ……………………………………………………（596）

打伤牙关闭	(596)
打伤不能转身	(596)
熨药法	(596)
伤破肌肉出血	(597)
血出不止	(597)
伤断各处骨节	(597)
牙关紧闭，不省人事	(597)
折断用接骨药	(597)
手足疼痛	(598)
新旧伤损	(598)
咬断舌	(598)
刀斧箭枪伤	(598)
洗疮感风寒	(598)
桃花散	(598)
神圣散治肿不消加减法	(599)
乳香寻痛散加减法	(599)
活血住痛散加减	(599)
消风散加减法	(599)
生肌散	(599)
遇便接骨散	(599)
接骨秘法	(600)
秘传接骨口诀	(600)
破伤脑骨	(600)
眼伤吐出	(600)
伤牙龈骨	(600)
跌伤颈骨	(601)
井栏骨断	(601)
饭匙骨断	(601)
两肩骨出	(601)
腕骨出	(602)
臂骨断	(602)
接手骨法	(602)
接掌腕骨法	(602)
效方开后	(602)

秘传要旨 …………………………………………………………（618）
　　总论 ……………………………………………………………（622）
卷二 ………………………………………………………………（624）
　　总论 ……………………………………………………………（624）
　　各穴全图 ………………………………………………………（625）
　　各穴效方 ………………………………………………………（629）
卷三 ………………………………………………………………（640）
　　附录经验杂方 …………………………………………………（651）

卷 一

跌打损伤小引

盖闻伤见血为伤损骨疼为损缓急，治宜权变医者不可执一。跌从高坠下，或倒压闪锉为跌，此乃先受患而后惊打与人争斗及杖夹为打，此乃先惊而后患轻重，各有主张跌打俱有伤损，须看轻重而治。治跌先宜治患，而后镇惊。治打先镇惊，而后治患，此乃大概，临时又宜活法也。且如肌肤伤破，止血祛风为上。伤破肌肤，不论何处，外用止血生肌药，内服祛风药。若内伤吐血及衄血者，又当和气活血为主。筋骨损断，活血止痛最良。凡损筋骨，宜整接敷夹，内服活血住痛药。若损脏腑，昏闷气绝，不省人事者，又当和气行血为主。潮热者表邪，发散可用。便闭者，疏利何妨。皮肉焮肿，破气治血为要略。患处焮肿，或红紫黑青者，皆由气血郁逆不散。外宜熨法并敷药，内服破气破血药。若患久用药太过，肿不退，又当和解。若破伤肉肿者，又当祛风为主。肚腹膨胀，和荣理卫乃宜详。胸胁腹背受患，致令肚腹膨胀，而疼痛不止者，外宜敷贴药并熨法，内服破气去瘀药。若大便通，又当和血行气。老弱患疾，克发切忌太过，年老虚弱者，克伐药忌用太过，恐生别病。少壮受患，滋补务宜莫忙。少壮人不可早补，恐患不能尽除，记之。既表不必重汗，恐贼邪乘虚而入，凡医伤，先宜发表，然后治患，表后不可再表，慎之。自利无容再行，怕元神因之而伤。大小便自利，不可又用攻下药，恐泄元气。须知血未出，脉喜洪大为要。高跌，内有瘀血，肚腹胀满，脉坚强生，脉小弱者死也。血已出，脉宜微细无殃。斫杀跌打俱有血出者，若不能止，脉大七日死，滑细者生。斫疮出血三日，脉大二十日死。金枪出血太多，脉虚细者生，数实大者死。金枪出血，脉沉小生，浮大者死。命门和缓，关脉实，患重不死。凡命门脉和缓，关脉实大，患重不死。命门虚促脱而离，患轻必伤。凡折伤治之，诀曰：鱼际脉不绝者死。是故止血者，桃花三宝。桃花散、三宝散治皮肤伤破，血出不止。活血者，桂蕊一阳。筋折断者，整接后，以桂蕊散煮酒，调一阳丹同服。以上四方俱列于后。祛风热，消风散，称为尽美。消风散治破伤血出或破烂肉肿。止疼痛，住痛散，号为君王。活血住痛散专能活血住痛，不论内外伤皆效。伤破肉肿，将帅散罨①，有奇效，伤破受风肉肿，外用将帅定风散罨，内服消

---

① 罨：原书作"揞"，查《汉字大辞典》《说文解字》无此字，据文义应为"罨"，意为"淹渍"。

风散。损断骨疼，神圣散敷之无双。折断骨者，整接后用神圣散敷断骨处，外用杉皮薄片夹，以绢缚之，勿露风。骨肉瘀血生涎，先需辟秽。骨断日久，不曾治，以致生涎，整接不上，先服辟秽丸，次日再接自效。疮口腐烂，肉臭，宜用辛香。伤破不治，或治之失宜，腐臭脓血淋淋，宜用辛香散煎洗，后用生肌散罨数次，即愈也。发散表邪五积散，外感潮热者宜。疏通里实万灵汤，损伤重大，身青肿，不议处处皆效也。红花末，能理肚腹膨胀红花破血散，治胀满气促。苏木散，可疗遍体肿伤，治遍身伤损有肿之极。昏闷气绝，通关、七宝任选。跌打闷绝者，外宜吹通关散，内服七宝丹即醒。后又当看伤调治。不省人事，和气、六神堪尝。患重，气血攻心不能言，急用和气散灌入口，即醒。外用熨药于患外熨之，醒后仍服原药，加沉香、三贵末同服，或用六神木香汤更妙。吐血不止，蚌霜散服之即应，郁气不散，艾灰膏熨之便昌。伤处疼痛不止者，将艾灰玉龙膏熨之，自愈。白玉散，手足为之要领。手足疼痛，白玉灵验散主之也。紫金丹，周身可作栋梁。劳力身疼，太保散为的要。十三太保散，治平常轻伤。用力太过，并远行劳碌，遍身酸痛，四肢无力，皆可服。方俱附后。闪锉腰疼，将军末最相当。将军匀气散治闪锉腰疼，此药常服神效。佛手妙散，轻患不宜擅用。神妙佛手散，治筋骨断或金枪重伤将死者，才用此药，有神效，宜珍贵之也。换骨灵丹，收效必赖安康。神仙换骨丹，治跌打将好，以此药收效。粒金丸，跌打比势皆效。粒金丸，即铁布衫，治跌打并与人比势皆效。真宝膏，损伤疔毒甚强。此膏能贴伤损并疔毒者。夫药岂无妙道，杖患自有奇方。杖夹谓官打板夹棍，用之合宜，治如反掌，理之失法，变起苍茫。嗟夫！治此症候，势非寻常。外缠皮肤，内连腑脏。改换形容，如蛇脱皮、龙换骨。淋漓脓血，若蚓在灰、鳝在汤。医贵识症，不可指鹿为马。药宜合病，休要视虎为狼。徒自谬而不变，恐遇病以彷徨。泄骨髓之真诠，非君子而不教授肺腑之秘诀，牢记诵而莫忘。是为引。

看伤有治无治之论

气喉管断，即死不治。故左手割颈者，不治。食管断者可治。项门既破，骨未入肉，可治。食饱受伤及跌三日不死，可治。心胸紧痛，青色未裹心，乃偏心受伤，可治。项门既破，骨陷入即死，不治。耳后受伤则医，耳珠下受伤不治。心胸紧痛，红色既裹心头，乃心口受伤，不治。男子两乳受伤，可治。妇人两乳受伤，不治。正腰受伤自笑者立死，不治。小肚受伤重者，又吐粪者，不治。气出不收，两眼睁开，不治。小腹受伤，未伤膜，可治。孕妇小腹受伤犯胎，不治。孕妇尾结骨受伤，虽粪可治。受伤口出气，眼不闭者，难治。肾子受伤入小腹者立死，不治。肾子受伤未入小腹者，可治。口如鱼口缠风，不治。囟门出髓者即死，不治。心口俱是青色，七日内死，不治。两乳受伤，宜当急救，可治。两胁受伤，怕血入五脏，难治。小肠有伤，不分阴阳，难治。顶门有伤难医，急救可治。两腿受伤，虽然无碍，后必有损，宜当细心调治无损，两手有伤，可治。两脚受伤，用心调治，免后来成损。以上各条，伤之轻重生死，亦在人活变看验。

秘传下手口诀

一煎药水。二相度损处。三拔伸。四用力取大骨即老鼠子。五察症。六用神圣散。七瞑口白金散。八夹缚。九服乳香寻痛散。十用水洗辛香散。十一再用神圣散。十二再用白金散。十三再夹缚。

治周身口诀

打破头脑①

凡打破头脑，不省人事，即用灯火刺眉心、囟门、太阳、耳门、夹风门池、肩井、曲池、合谷、行间、三里。如不醒，可向伤处剪开头发，寻认出血处，刮薄槐皮，如铜钱大，放出血处，灸②三五壮，及灸百会穴三五壮。如无槐皮，三贵末童便煎服。血不止，用宝钞灰同生姜捣烂，贴出血处，次日去之。用生肌散，清油调搽患处，即用金枪药亦可。凡用生肌散、结口药，一日两次，先用清油洗，然后用药敷。

跌打伤四肢

凡跌打伤，四肢伤重，血气攻心，不能言语者，急将和气散灌入便醒。用熨药熨患处，仍服原药，加沉香、三贵同服。如不醒，用蜂蜜和姜汁蒸过，仍服。

四肢有伤

凡四肢有伤，伤在上身③，消风散内加川芎、白芷、细辛；在下体，加木瓜、牛膝、槟榔。

---

① 打破头脑：原无，依目录补。以下各条并同此例。
② 灸：原作"炙"，依文义改，下同。
③ 上身：原作"身上"，依下文"在下身"语句改。

挂出肾子

凡牛角、树枝挂出肾子在外不得入，急将神圣散或鸡蛋清、井花水调敷在肚脐上，并两腿上，除疮口与下阴上。一二时辰，肾子自入，后用生肌散敷之，自愈。

小便不通

凡伤前部，小便不通者，用长嘴江螺四五十个，韭菜兜、葱头四五十枚，大蒜三四十枚，皮硝二钱，好京墨浓磨，涂脐上，后将各味捣烂敷墨上，以绢巾缚之，立通。又有一方，用通关散同葱捣烂炒热，敷小肚下即通。

大便不通

凡打伤后部，大便不通者，多用五通散。又名千金子，去油，气力大似牛。殊不知人体虚弱者，有伤元气，故要用消风散，内加将军匀气散三钱，温服即通。

震动脑浆

凡震动脑浆，不能言者，伤重剪开头发，用槐皮于百会处及伤处灸醒，后用消风散，加白芷、川芎、细辛，童便煎服。

打伤咳噎

凡打伤咳噎不止者，先用柿叶、枇杷叶不去毛、木香同服之要煎服。此是咳呃逆噎①汤头，咳噎多因胃有寒，此名恶候，古今傅陈皮、半夏、香附子。不差，根据方灸乳旁男左女右，乳下以指为则，墨点之。红豆大，艾灸三壮。

打伤吐血，伏天打伤吐血

凡打伤吐血者，先用百草霜，童便调服。如不止，用犀角地黄汤，如无犀角，

---

① 咳噎呃逆：原作"咳呃逆噎"，依标题改。

以升麻代之，生地、牡丹皮各一两，赤芍一钱，上四味，水煎服。又男妇或于伏天暑月，打伤吐血者，不是因打伤而吐，此是因伏天吐血，宜服香薷饮。若不止，兼服犀角地黄汤，香薷饮：黄连、香薷、浓朴、扁豆用姜汁炒。

出血过多，不省人事

凡打伤杀伤，出血过多，不省人事，是血晕。本是风症，宜服川芎、当归各等分，水煎服。名为芎归汤。

夏月打伤

凡夏月打伤，不论轻重，先服五苓散，然后服伤损药。五苓散：猪苓、白术、赤苓、泽泻、官桂少许。水煎服。

打伤小便淋漓出血

凡打伤小便淋漓出血者，先服五苓散，加瞿麦、车前、木通、滑石，去肉桂，即四苓散。水煎服。

打伤鼻梁

凡打伤鼻梁，七孔出血，先将艾茸灸，后椎颈大椎骨第五节。灸后服消风散，加米茅花，或根亦可。灸就在人中穴。

打断手足之筋

凡打断手足之筋，先将神圣散贴腋下，连手背贴，以断其血源，然后用止血结口之药，后服消风散，加三贵、走马之类，则愈容易。

打伤一闪，血气攻心

凡打伤一闪，血气攻心，用六神木香汤，加三贵在内调服。伤重不可行，酒磨消风散亦可，更以熨药熨胸，即愈。

打杀伤在死肉处

凡打破杀伤，一身四肢，伤在死肉处，即用金枪药和止血末药罨疮口上，其血即止，疮口自敛，不必搀药，不必避风。日久以乳汁洗净口，将生肌散罨满，一日一洗。换药宜避风雨。又用黑伞纸贴肉，将满用黑膏药贴之，去伞纸，即愈。

打跌四肢未破

凡打跌四肢未破者，用玉龙膏熨损处，以布巾缚，加杉皮夹住。并服消风散，好酒半杯，并用乳香寻痛散，加走马、好酒、姜汁调服。停二三日，再熨再夹住，自然安愈。其熨药末煎药，毋得乱传。

跌打四肢见血者

凡跌打四肢见血者，已泄气，不必熨药。伤口用金枪药罨，如前夹缚，服消风散，加三贵、走马在内。其伤口用真麻油，二三日洗一次，换药再夹。

伤口作臭

凡伤口作臭，可将天疾螺制过罨之，臭即去矣。天疾螺是草上螺有角者，取来瓦炕为末，罨之其臭自去。

伤损并重

凡伤与损并重，则当治伤为先，损则后治亦无妨，或伤损并治。急于疮口以止血，就用消风散，加三贵住痛。有气加沉香、木香，磨同服。后用玉龙膏熨损处，此巧术也。

伤破皮肉臭烂生蛆

凡伤破皮肉臭烂生蛆者，用桃仁五六钱，炒过研烂作饼，贴肉上空疮口，蛆即出。如无桃仁，用嫩叶瓦上炕干为末，清油调搽。

伤损惊风入水

凡伤损惊风入水，牵弓反张者，急用灯火灸囟门、合谷、涌泉、百会等处。如不应，宜仔细。唇齿咬者，用通关散吹之，有喷可治，服消风散即效。无喷不治。其牵弓反张者，将槐皮刮薄，放伤口上，以艾灸之，取得水即好，仍服消风散。

打破眼睛

凡打破眼睛者，以手挨进。转者以手拨正，用贴药神圣散，以鸡子清调搽四围。胆水出者，目必坏，不治。

患跌倒乱肺肝

凡患跌倒乱肺肝者，气血作攻，不能言语，令患人仰卧一时，用熨药贴胸熨之，服乳香寻痛散即愈。

伤损作呕

凡伤损作呕，难进药者，乃是感寒，所以水杀不入，人事昏迷。先将生姜一两，多取自然汁，用蜜三匙和匀，蒸过服，其逆即止。凡饮食之类，亦用盐姜为妙。

打伤跌伤及刀剑杀伤不省人事

凡打伤跌伤及刀剑杀伤，不省人事，先以木香汤灌服，听其自然，却寻看伤处，用药调理。用断血药，或用油调药，或用住痛、消风等药，医者须要活法。

打剁断了筋骨

凡被打剁，伤损四肢，肿痛不已，腹内气促不安，筋骨断折，急用止痛药调服。然后将骨节揣正归原，以药敷痛处。用杉皮夹之。亦要法，宽则骨动，紧则血气不通。如药干，以姜汁润之。仍宜去旧生新，消肿住痛，接骨活血，莫如活血住痛散，每服二钱，早、午、晚、临睡时，以生姜汁、好酒调服，一二七即愈。

打剁伤损瘀血入胸膈

凡打剁伤损，瘀血入胸膈，腹内膨满，气促难卧，饮食少思，精神昏晦，四肢强直，疼痛不止，不省人事，渐至倾危，急服五通丸宣利，后用活血住痛散，连进几服，水煎姜引。

失跌腰痛

凡年高少壮，失跌腰痛，腹内胀满，刺痛不止，大小便不通，急服五通丸宣通，后可服乳香寻痛散有功。

打破刀伤水湿疮口

凡打破刀伤，被水湿疮口，致令浮肿，潮热往来，不省人事，将致倾危，奏效莫如消风散，附方每服酒一杯、姜三片，煎服。疮口以清油调生肌散搽之，四围肿处，以神圣散加海螵蛸、朴硝，蜜调贴肿处，后可服活血住痛散。

刀枪伤破不省人事

凡刀枪伤破，出血过多，疮口肿痛，不省人事，潮热往来，饮食不进，四肢难举，呕恶气逆，朝轻夜重，无药可效。急用活血住痛散，每服水一杯，炆①二三沸，入酒半杯。去渣温服。若疮口肿痛，不时热烦躁者，可除厚、桂，只以水煎，空心服之。

肌肤伤破

凡肌肤伤破，止血以桃花散，敷之以神圣散，服之以活血住痛散，洗之以辛香散，生肌以白金散。医者用此，百无一失。

---

① 炆（wén）：没有火焰的微火。

疮口生脓

凡疮口生脓，肉腐肉臭，以辛香散，加盐一捻，煎水洗。

手足骨断

凡手足骨断，久不得力，难以行举，尚有疼痛，可服乳香寻痛散，加走马在内。

打剁伤损血灌肉紫

凡打剁伤损，血灌肉紫色者，可用半夏为末，冷水调敷患处，即除药。又以生南星为末，同前调敷，即还本肉色。用神圣散敷之。

断折背脊

凡打剁伤损，或断折背脊，三日大便不通，生寒，急须以五通丸宣通，后用活血住痛散。安后又变症，发热、恶呕、气逆，即服附方消风散，后服乳香寻痛散，加走马，逐日安愈。又用神圣散、万应膏贴患处，管取无误。

伤损初起

凡伤损初起，更看眼上晕。若破头面、囟门、脑盖骨等处，急宜治之。先去其风，紧强牙关，服消风散。即任风寒潮热，不碍。若疼痛加三贵；如风重，加僵蚕、天麻、全蝎。但有伤破，总以桃花散断血，用绢巾缚之，不可当风。后急用白金散，清油调搽布上窨过，看疮口凉不凉，即功。医者亲临，又服消风散，须令解开验伤用药。一日一换，寒天三日换亦可。合口生肌，切莫当风落水，否则潮热往来难治。疼痛服乳香寻痛散，不拘时，姜、酒调服。

脑盖骨伤

凡脑盖骨或打或跌伤，急用生姜自然汁，同好酒调白金散，加淮三散贴在伤处，一时即起。服安髓散，清茶送下。如患者失声，急用搐鼻药取其声。又用猪牙皂角烧烟熏鼻，打喷能出声。若有风，加僵蚕、全蝎。不然，则紧强牙关，即伤性命，慎之！

跌打杀伤，肠出血膈

凡跌打杀伤，肠出血膈①，及腹胀满，只服五通丸。若泄不止，煮粥食止之。如不止，煨过大附子、生姜十片，煎服即愈。又方，只用石菖蒲磨水，汲井水洗面及手足，亦住。但看伤损，方仔细开，活法治之，不可执一。此症即难治。

杖 疮

凡杖疮，须以白金散，及杖法若紧强牙关，急用搐鼻药吹鼻，打嚏②易治。凡疗杖疮，在家慎勿与妇见，若见难结口。又忌与妇人睡，戒之而愈。

挫气腰痛

凡男女挫气腰痛，可服将军匀气散。以上用药之法，大概如此。凡医者放③例，临时在乎活法，不可执一，日当详玩。

损伤秘传口诀

面寒眼青头肿

患人面寒眼青，头肿者，此乃头破受风，宜服消风散。如不应，即服木甘汤，和其风气，自然见效。木甘汤：木香、甘草、枳壳、沉香、桔梗、槟榔，各等分为主，入消风散同服。

打伤或时死者

打伤或时死者，是血凝心也，宜服活血住痛散，此药能活血养神。如不应，又

---

① 膈：原书作"隔"，误，今改正为胸膈之膈。
② 嚏：原书作"㖄"，误，今据文义改。
③ 放：通"仿"，即仿效、效法之意。

服木甘汤，加入活血住痛散内，姜酒温服，自然见效。如又不应，再服陈皮汤，加入前药内。陈皮散：陈皮、延胡索、乌药、归尾、朱砂、藿香各二钱。

打伤言语谵曲

打伤言语谵曲无时死者，此伤心也，宜服活血住痛散。如不应，服远志散：远志、石菖蒲、木香、青皮，为末，入前药内服。

打伤呕不止

打伤呕不止者，此伤胃也，宜服万灵通导汤。如不应，又服半夏汤：旋覆花、半夏、南星、丁香、辰砂、附子、砂仁，此药能止呕，入前药内服，即止。

打伤舞手舞足

打伤舞手舞足，此受风，五神失主也，即心也，宜服消风散，加远志、木香、辰砂立止。如不应，加细辛、大黄、薄荷、芒硝、赤芍入前药内服，即止。

打伤自笑

打伤自笑者，此伤腰也，宜服活血住痛散。如不应，服归尾散以止其笑。归尾、栀子、白芷、蒲黄、虎骨、然铜、牛膝，入前药内，即活血住痛散同服，即有功。

打伤咳嗽

打伤咳嗽者，此伤血入肺也。宜服地骨皮汤：地骨皮、桑皮、五味、熟地、生地、人参、甘草、杏仁、木瓜、知母、贝母、阿胶、生姜为引。

打伤血从鼻中口中眼中出

打伤血从鼻中、口中、眼中出者，此气上冲二肠，宜服红花破血散以破其血。如不应，再服苏木散，加入前药内，以助其力。苏木散：苏木、归尾、木鳖、紫金皮，童便为引。引有苏木散，不同在后。

打伤吐粪

打伤吐粪者，此伤肠也，与呕吐不服药者同治。如不应，可服四味汤：南星、半夏、丁香、砂仁，入万灵通导汤服。

打伤尿出如水

打伤尿出，如水流不住者，此伤小肠也。宜服乳香寻痛散，加瞿麦、丁香、香附服之。如不止，则不治。以上十条口诀，其效立见。若遇此症，根据方调治，神效！神妙！

打伤眼面黑者

打伤，患人眼面黑者，是满身伤重，宜服活血住痛散。如不应，可服将军匀气散，面容即转，而痛减矣。

打伤牙关闭

患人牙关闭者，此伤重受风也。将消风散灌入喉中，其闭自开。如不应，以艾火灸百会穴。

打伤不能转身

患人不能转身者，此伤腰也。宜服活腰散，以药火熨之。如不应，则用匀气散加红花、骨碎补、牛膝、蒲黄、桑皮、忍冬藤，百发百中。

熨 药 法

凡损须用此药熨之，不必用神圣散，此名捷疾神效散。用淮乌、乌药、草乌各二两，共为末，以生姜二两，共研烂和匀，又用艾二两，以火熨之。其法先以药敷患处，以艾放药上，用纸一张，放在艾上，以熨斗徐徐熨之，以药干为度。

伤破肌肉出血

伤破肌肉出血者，止血不必用桃花散，可用三宝散，即效。此药能止血、生肌、住痛合口。

血出不止

血出不止，用药不效，须外法治之。其法以银挖耳①烧红，于患处一挞，随用药敷上，立效。

伤断各处骨节

伤断各处骨节及背腰，揣令相接归原。用杉皮削去粗皮，七片一般长，用绵纸裹之。却用纸绳两头挑开，以自然姜汁调神圣散，或淮淮散、白金散，于纸单上同夹，托患处缚之，及中间二部，共四部。或只用枇杷叶、芙蓉叶末敷之亦可。服药以活血住痛散，姜、酒调服。第二次换药，将夹缚解开，可寻樟叶、松毛、柑子叶、陈瓦上茅、左缠藤，共煎水一盆，以米筛盖上面，以被席遮围，令患者将患处于盆上乘热熏，得汗出，将药水洗。用银针针患处，仍用前药敷之。然后夹缚，不要解开，直至好，待骨老解开。如骨嫩摇动，后必有损，夹缚，吃乳香寻痛散、匀气散。其重义之人，可下走马。

牙关紧闭，不省人事

伤损重患，牙关紧闭，不省人事者，将通关散吹鼻。男左女右，有喷可治，否则勿治。随用七宝丹灌下，醒后，将神妙佛手散开水调服，或煎服，此药能镇惊养神。又须看伤调治。

折断用接骨药

凡折断下手整接之时，先服神妙佛手散，然后整接，夹缚如法。日服桂蕊散，

---

① 银挖耳：银制挖耳勺。

煮酒调一阳丹。患在上，食后服；在下，则食前服。若伤破骨断者，又当用活血住痛散。收功必赖桂蕊散，同一阳丹为妙。

手足疼痛

凡手足疼痛，不论新旧，将白玉灵验散服，立效。

新旧伤损

凡新旧伤损，不拘何处，用紫金丹，将各部引经之药，酒调服，惟损更验。

咬断舌

凡咬断舌者，用五倍子五钱烧存性，真降香一钱炒，诃子一钱，共为末，搽断舌处，神效。可加三贵、朱砂、白芷梢、麝更妙。先用葱苏汁、麦芽根、寄生汁，噙了，然后用药。

刀斧箭枪伤

凡刀斧伤、箭枪伤，以致生风生水，急用槐皮、北艾灸之、熨之。赶出风来，后下药治之。

洗疮感风寒

洗诸疮，因感风寒发热，不能言语者，用人参、枳壳、白苓、木香，共为末，用木瓜人参汤调服，即好。

桃花散

桃花散，一时无有，以陈杉皮烧灰存性为末，亦可。凡破皮肉，用此药止血住痛。或不愈，又以清油调药搽在布上，透入患处，即好。

神圣散治肿不消加减法

神圣散，凡伤患处有肿，加螵①蛸、朴硝。如又不退，或致用药过多，阴肿不消，用和解散。若夹缚处两头起泡，用清油调思圣散，涂之即消。若潮热，急用消风散服。

乳香寻痛散加减法

乳香寻痛散：如伤头上，减厚、桂，加生天麻五钱、肉苁蓉五钱酒浸，清茶调服。体虚弱，加川乌五钱。如伤手足腰背，加穿山甲七钱、川乌煨五钱，姜、酒调服。

活血住痛散加减

活血住痛散加减，与乳香寻痛散同，但老人虚弱者，加川乌、附子。

消风散加减法

消风散：凡伤损潮热，言语恍惚，宜服此药。若被人牙伤，加雄黄，退其毒。

生 肌 散

生肌散、乳香寻痛散：血竭、白芷梢、生肉、密陀僧，退血干水。雄黄去毒。赤石脂、龙骨，能合口。

遇便接骨散

遇便接骨散：凡打扑伤损，折断肌骨，此方妙。火麻烧存性一两、赤小豆研三合，为末。好酒一碗，不过三服即好。若患处接以蜡糟盐泥，或酒或醋调贴患处，立效。药干再换，七日即好。

---

① 螵：原书作"碟"，误，今据药名改正。

接骨秘法

接骨秘法。用当归、白芷各三钱半，草乌炮三钱，各生为末，温酒调服一钱。觉身麻揣正，随用糯米粥调牡蛎末①，涂伤处。或用生雄鸡一只，捶烂贴。外用杉木夹定，绳缚，毋令移动。即服乳香、白芍、当归、没药、川芎、川椒各五钱。然铜煅，三钱，共为末。又用硫黄二两，熔开入前末搅匀，作弹子大，用好酒化开热服。随痛处侧卧少时。不愈时连进一二次，大效。如若破伤风肿，宜用南星、防风为末，酒调入姜汁一匙服，仍用酒调药敷患处，甚妙。

秘传接骨口诀

破伤脑骨

脑骨者，诸阳所聚，太阳、囟门、脑盖骨等处，若伤破，即性命所系。医须分开患人之发，寻看伤处，剪去近疮之发，然后用药。伤破重，则用桃花散和灯心塞之，小则不必多用。每日寻看伤处，如若烂臭，以辛香散洗之，将生肌散调搽。治伤之时，切忌当风，诚恐破血生风，则发热头面皆肿，以熨药贴之。不退，以乳香寻痛散调搽，加川乌贴之，仍服消风散。又用白金散，清油调搽患处。可服安髓散，清油调服。

眼伤吐出

面者有七孔，眼居其一，伤最难治。若被打伤，眼出于胞外者，决难复入。但以蜜调神圣散贴之，听其自然。若破黑睛，胆水已出，其瞳仁必坏。若在胞内，却可轻轻拨转居原，以神圣散蜜调贴，仍用活血住痛散，以清茶调服可愈。

伤牙龈骨

牙龈骨被打伤折断，先用两手揣正，令骨相接居原。用神圣散贴于外面，然后

---

① 末：原书作"米"，误，今据牡蛎炮制法改。

用布袋兜着下颏直上，缚在发上。或牙龈已落，悬空摇动，以筋拨正安之。出血不止，用桃花散断血，以白金散饮汤调，口噙之，遂可奏效。

跌伤颈骨

从高坠下，顿颈骨①者，令患人仰卧，用绢兜其颊下，又解伸患人头发，作一把，手捉定，行伸两足，踏其两肩，用力徐徐拔而伸之，以归原为则。如过，则头伸太多，则又软了。用神圣散，以自然姜汁和酒调贴，常服乳香寻痛散痊愈。

井栏骨断

井栏骨②断，以手揣正，断骨相接归原。用棉絮二个，如果子大，于断骨两旁轻轻托起相接。以神圣散姜汁调贴患处。若烂了伤破皮，不可用姜汁，以蜜调贴，然后用竹筒一节，长短宽狭，随人为则裁断破碎。用一片大者，嵌入骨，在竹内用纸实腋下，用绢袋兜缚，日服乳香寻痛散。

饭匙骨断

饭匙骨③断，被打伤跌出于外者，须带伸其手。医者以手揣其患处，相接归原。用神圣散贴之。用绢袋从患处腋下，兜缚至那边肩上。日服活血住痛散。如骨出在上，医者以左手入患人右手，以膝撑其两胁，其骨自入。

两肩骨出

两肩骨④出者，如患左手，医者以右手入患人左手按之；右手，医者以左手按之。如骨向下者，医者以手托骨向上，令其归原。如折转，其手上脑为度。用神圣散贴之。用绢袋一条，从肩上缚至那边腋下，又缚至那边肩上。服活血住痛散。

---

① 颈骨：又名"旋台骨"，即第4颈椎至第6颈椎之总称。
② 井栏骨：又名"肩井骨"，即今"锁骨"。
③ 饭匙骨：即"肩胛骨"。
④ 肩骨：即今"肱骨"。

腕 骨 出

腕骨①出，治法与肩骨同。相接归原，以神圣散贴之。用杉木皮一大片，中间刳开一孔，中间对面共四块，亦如前法，使腕骨伸屈，用绢袋兜其头上。日服乳香寻痛散，无误。

臂 骨 断

臂骨②断，揣定断骨归原，用神圣散贴之。然后用杉皮三片，削去粗皮，密密掐令微破，长短有法。如断向内，以三片短者向内，一片长者向外，作夹托，用绵四部缚之，向身处遂转放宽，令血气贯通。第二部差紧，要血脉流通，一二间相接太紧，则血不通，骨亦难接。日服活血住痛散。三日后换夹，则削薄其夹，比在前更薄，此扎缚亦宜宽些。如有肿，神圣散内加螵蛸、朴硝。四围有泡，用百草霜炒令无烟，纸摊于地上，存性为末，清油调搽泡上。

接手骨法

接手骨③，与接臂骨同法治之。

接掌腕骨法

接掌腕骨④，与接腕骨同法治之。

效 方 开后

引有桃花散

黄连一两　大黄一两　黄柏一两　风化石灰四两

共炒桃花色为度。去大黄并摊去火毒，筛极细用。古方只有大黄两半，煅石灰半斤，无连、柏二味，后有歌。

---

① 腕骨：即今之腕骨。
② 臂骨：又名"臂正骨"，即今"尺骨"。
③ 手骨：又名"竹节骨"，即今"指骨"。
④ 掌腕骨：掌骨和腕骨的合称。

引有三宝散 专治破伤血出不止，用此不必用桃花散，其能止血住痛，生肌合口。

当墨即百草霜　白芷梢　经霜

共为末，或干罨，或清油调搽，一七即愈。后有歌。

引有桂蕊散 治不论遍身筋骨断损，四肢不能举动者，接骨神效。

姜黄　白及各五钱　紫草三分　骨碎补　自然铜　灵仙各一钱　肉桂三分　半夏一分　归身一钱　赤芍一钱　苏梗五分　羌活五分　红花一分　青皮五钱　广皮二钱　三棱①　莪术各五钱　枳实五分　木通　丹皮　川芎各一钱　桂枝二钱　白芍一钱　加皮五分　牛膝二钱　枸杞二钱　甘草一钱　土茯苓一钱

野苎根引，好酒炆一枝香，空心服。本方外用狗脚骨烧灰存性，用棉花包定，火烧研末。敷用狗脚骨灰，吃不可用。

引有一阳丹 又名一粒金丹，有救死回生之功，不论伤损皆妙。

乳香　没药　肉桂　川乌各一两　自然铜制，一两三钱　骨碎补二两　白虫即白蜡，四两，酒　血竭三钱　鹿茸②五钱　全归酒浸，一两　龙骨醋炒，二钱　虎骨炙，一两　寸身即麝香，一分　朱砂四钱　灰面炒，五钱　破故纸八钱　首乌打碎，瓦炒，一两　人中白二两　小阴麻炒，八钱　山羊血　紫石英各四钱，煅　旱莲草一两，草药　菟丝子八钱

共为末，酒调一钱服。小阴麻即芝麻。

引有消风散 治破烂血出肿痛。

防风　防己　南星各一两　僵蚕③姜汁炒去丝嘴，干用　全蝎水洗，去头足，炒干　二味另作一分，伤重与前药全下。将上各味锉碎，生姜五片，童便煎所。伤在头上，加川芎、白芷、细辛。伤在下身加槟榔、牛膝、木瓜。棒疮不必加，恐有潮热，乃是风热。如去风，热即退，不必用柴胡、黄芩。若被风雨所冒，加麻黄、葱白、松节、清油，酒煎热服。被盖出汗到足，缓缓揭去即好。

引有活血住痛散 专能活血住痛，伤损皆效。

川芎　当归各一钱　羌活五钱　独活一两　山甲土炒，七钱　淮乌七钱　小茴　白芷各一两　上桂七钱　木瓜一两　赤芍七钱④　角茴一两　甘草五钱

一方有杜仲五钱、当门即麝香一钱。如伤重加三贵，有气加三贵、沉香、木香，须磨。断骨加走马。以上各切片，碎，晒干为末，密收。用时要自然姜汁一小杯，好酒一大杯，末药三匙。其三贵、走马临时加减。此乃巧术也。要快，倍能住痛。附：走马、然铜、虎骨俱制为末，专能接骨断根。后有歌。

---

① 三棱：原书作"三能"，误，今据药名改。下同，不再注。
② 鹿茸：原书作"鹿茸"，误，今据药名改。
③ 僵蚕：原书作"僵全"，误，今据药名改。
④ 赤芍七钱：此前原书作"草乌七钱"，因前有淮乌即草乌，故删去。

引有**将帅定风散** 治破伤风及金枪刀斧打扑伤损，并癫犬咬伤，能住痛生肌。南星为防风所制，服之不麻，防风，为末。破伤风以药敷疮口。然后以酒调一并服。如牙关紧急，角弓反张，用童便调服二钱。打伤欲死，但心头微温，亦以童便调灌①二钱，并进二服。癫犬咬伤或破，先嚼将水洗净、拭干、贴药，更不再发，无脓有大效。

引有**神圣散** 治接骨贴损住痛敷夹。

豨莶草　赤芍　白及　枇杷叶　芙蓉叶　韭菜_{连根，不洗}　白芷　淮乌_{不拘多少}

以自然姜汁、酒调，敷贴患处。有肿加海螵蛸、朴硝，同捣烂调贴。如骨出伤口者，以蜜调生肌散，搽其疮口，以神圣散敷之。凡刀斧伤破者，用蜜调，未伤皮以姜汁调。凡用此药，必须先以伞单纸一片，测患阔狭，却以药涂之为妙。

引有**辟秽丸** 治肉烂生涎，并一切贴骨流痰，无名肿毒。

斑蝥_{一钱，去头、尾、翅、足，用糯米一合炒，以米黄色为度，去斑蝥不用，用米}　大朱砂_{四钱}

共为末，用饭做成丸，如胡椒大。大人每服四丸，小儿二丸。临晚温茶送下，如小便急胀不妨。

引有**辛香散** 治伤损生脓，以致肉烂臭。因余血在肉，用此煎洗。

荆芥　赤芍　刘②寄奴　羌活　泽兰　防风　独活　明矾　苦参　五倍子　白芷_{以上为末}　当归　银花　柏叶　苍耳　细辛③　藿香叶

每用水一杯，加葱白、桃、柳、寻风藤、飞盐一匙，煎水洗去毒，然后用油调住血散贴。后有歌。

引有**五积散** 治热外感。

白芷　陈皮　厚朴　当归　川芎　细辛　枳壳　桔梗　半夏　羌活　桂枝　苍术　南星　前胡　甘草

有气加青皮、乌药。潮热④加柴胡。两胁加胆草、青皮、肉桂、红花。手加桂枝。脚加淮山药、牛膝。

引有**万灵丹** 一名捷助散。治伤损大便不通及杨梅等疮。

五灵脂　使⑤君子肉　巴豆仁_{去油，各一分}

共为末，冷茶送下。服后泄不止，或绿豆粥解亦可。但治杨梅，即用三仙丹搽，立效。

引有**苏木散** 治遍身伤损，有肿之极，服之即愈。

---

① 灌：原书作"嚯"误，今据文义改。
② 刘：原书作"留"，今据药名正名改。
③ 辛：原书作"茶"，今据药名正名改。
④ 热：原书作"盛"，今据文义改。
⑤ 使：原书作"史"，今药名正名改。

丹皮　石菖蒲　枸杞　归尾　红花　生地　归身　赤芍　骨碎补　自然铜　上桂　灵仙　羌活　苏木　延胡索　陈皮　五加皮　牛膝　川芎　小茴　香附　虎骨　土茯苓　甘草

野苎根引，炆生酒服。

引有红花破血散　治伤损，血落，肚胀满，气促。

红花五钱　苏木五钱　黑丑二两，炒　故纸二两，炒　白芷梢五钱　木瓜五钱　川芎五钱　小茴一钱　五灵脂二两　川膝二两　白芍一两，炒　羌活二两　乳香去油，五钱　独活二两　当门一钱　淮乌制，一只　蒲黄制，五钱　生地二两　当归二两　甘草五钱　当墨五钱

共为末。木瓜煎汤，入麻油于汤内润下。或姜、酒和童便调下。若作散，以姜五片，半酒半水，入童便、麻油调服。此药专能破血。被打浸血伤损及棒枪，皆可服。寻常损，不可服，只以后六神木香汤服之。

引有通关散　治不省人事，晕死者。

牙皂　北辛　苏叶　薄荷皆生用

共为末，吹男左女右鼻。或用纸，或青布片展药，以竹筒应鼻熏之。或用制过巴豆油纸展亦可。古方只牙皂、细辛二味。

引有七宝丹　能起死回生，伤损疼痛皆效。

番木鳖半斤，用童便浸，待口开，瓦锋刮去毛皮，切片。再用药浸，方以陈黄土炒至绿豆色，换土炒七次，研为末，另一处　陈枳壳四两，浸半日，切片，面粉炒干，为细末，另一处。

用木鳖末一两，枳壳末八钱，配合均匀，再加北辛二钱、牙皂二钱、真熊胆五分、麝五分，共入内和匀。每服五六分，好酒送下。倘有急用，有引，并投接气散，用酒滴入口中即醒。如住痛合全身丹。一方有加三七三钱。附开制木鳖药于后：

归尾　红花　骨碎补　生地　乌药　郁金　羌活　独活　桔梗　防风　泽泻　赤芍　白苓　桂枝　秦艽　砂仁　五加皮　吴萸　破故纸　石菖蒲　白芷　石斛　甘草

七宝丹引

头上：藁本①　川芎　羌活　归尾　乳香　没药。两手：桂枝　羌活　乳末。背心：薄桂　羌活　归尾　乳末　没药。肚：桔梗　郁金　木香　乌药　乳香　没药。腰：杜仲　破故纸　续断　羌活　归尾　乳香　没药。两胁：青皮　白芥子　羌活　乳末。左胁：柴胡　西香。右胁：没药　归尾。两足：川膝　木瓜　黄柏　独活　归尾　乳香　没药。阴囊：橘核　破故纸　小茴　羌活　乳末。遍身痛：羌活　独活　归尾　续断　苡仁　山药　乳香没药。大便不通：大黄　芒硝。小便不通：车前　木通。吐血：藕节　白茅根　柏叶，痛甚加老人霜。

---

① 藁：原书作"蒿"，今据药名正名改。

引有**和气散** _{治四肢痛、气痛，并男肾气痛、冷气痛，皆效。}

小茴　桔梗　香附　青皮　陈皮　良姜　苍术　肉桂　甘草

以上研末，或酒下，或一日沸汤下，用盐一捻入内服。下部醒，用熨药于患处，熨之。仍服原药，加沉香、三贵同服。如不醒，用蜜和姜汁蒸过，仍服。若产后恶瘀未尽者，加桃仁，炒为末调服。

引有**六神木香汤** _{治跌打不省人事，用此顺气。}

木香二钱　沉香二钱　槟榔一钱，三味俱磨，忌煎

枳壳一钱　桔梗一钱　甘草二钱

上三味磨，水一大杯，姜三片，煎下三味。令温吃之，听其自然。如不醒，再磨煎服，即醒，却换别药治之。凡人被损伤极重，不省人事，先以此汤灌之，后以通关散，用竹筒吹鼻即醒。

引有**蚌霜散** _{治伤损之吐血，或因酒食饱，低头掬损吐血过多，并血妄行，口鼻俱出，但声未出者，皆效。}

蚌粉即海大蛤蜊壳，火过，为细末　当墨即百草霜

等分为末。每服三钱，黏米饮调服，或侧柏叶研汁尤妙。如鼻衄及灸疮出血者，并干掺立止。

引有**艾灰玉龙膏** _{凡伤损，以此药熨之。}

肉桂　干姜　吴萸　白芷　南星　附子　赤芍　独活　草乌　白及

以上各切碎，晒干为末。用时要自然姜汁调成膏，以纸夹皮，艾穰损处，大小为一幅，将膏放于损上，又以艾夹贴于膏上，以熨斗盛木炭熨之，即愈。

引有**白玉灵验散** _{治手足疼痛，神妙。}

川乌　草乌　穿山甲　乳香　没药以上俱制　上桂　白芷　甘草

共为末。每服：手加桂枝、淮牛膝。脚加川牛膝、钻地风，炊生酒调服。

引有**紫金丹**

大土鳖三钱，酒制　自然铜制，三钱　乳香制，三钱　没药制，三钱　北辛二钱　朱砂一钱　血竭一钱　灵脂三钱　白虫酒、豆腐同煮一枝香，三钱　金箔二十张　银箔二十张　沉香三钱　归尾酒炒，三钱　硼砂三钱　人参七钱　琥珀豆腐煮一枝香，钱半　珍珠同上制　片脑三钱　麝香一钱，去毛

共为末。每服分半。不论上下新旧损伤，用后各部引经药调服。如妇人信水不通，加麝香五厘，酒调服。气痛，加麝香三厘，酒调服。孕妇忌服。内加七雄丹更妙。

紫金丹引

头上：川芎、白芷、藁本。眼上：白菊、白芷、蒺藜。喉咙：射干、桔梗、紫荆皮。两手：桂枝。两胁：北芥子、赤芍、青皮、柴胡。心胸：丁皮、香附、芸皮、

枳壳、石菖蒲、红花。腰：杜仲、破故纸、小茴、橘核。小肚：小茴、肉桂、橘核、益智仁。腿脚：川牛膝、防己、木瓜。脚板：槟榔、独活、钻地风。背脊骨：金毛狗脊。满身：肉桂、全归、羌活。尾结骨：骨碎补、虎骨、六汗①、秦艽。小便不通：海金沙、赤芍。大便不通：大黄、枳壳、桃仁。作呕：丁香、白蔻、砂仁、藿香。汗不止：酸枣仁、白术、黄芪、附片、人参。

各部酒药方开后

头上：防风、白芷、柴胡、羌活、威灵仙、青木香、乳香、没药、陈皮、白菊、蔓荆子。胸前：枳壳、柴胡、川芎、赤芍、灵仙、槟榔、归尾、茜草、郁金、青皮、乳没、桔梗。心头：红花、石菖蒲、砂仁、青木皮、桔梗、郁金、柴胡、茜草、灵仙、乳没。两胁：茜草、归尾、柴胡、青皮、灵仙、槟榔、郁金、厚朴、羌活、虎骨、血竭、龙胆草、乳香、没药。两手：风藤、南藤、首乌、六汗、金毛狗脊、桂枝、柴胡、羌活、虎骨、怀牛膝、乳香、灵仙。腰上：杜仲、破故纸、六汗、青皮、肉苁蓉、郁金、香附、柴胡、虎骨、牛膝、灵仙、乳香、没药。两脚：风藤、南藤、牛膝、五加皮、金毛狗脊、独活、乌药、六汗、苍术、防己、虎骨、灵仙、苡仁、秦艽、乳香、没药、甘草。

引有**太保散** 治平常轻伤，用力太过，并远行劳碌，遍身酸痛，四肢倦怠，皆可服。

全归三钱　杜仲四两　菖蒲三钱　骨碎补四钱　牛膝三钱　秦艽三钱　破故纸三钱　赤芍三钱　郁金一钱　制香附三钱　嫩桂枝四钱　续断三钱

共为末。每服二三钱，好酒送下。

引有**将军匀气散** 治男妇锉气、腰痛。

小茴　大茴　延胡索　乌药　香附　砂仁　木瓜　赤芍　陈皮　枳壳　白芷　当归　羌活　川芎　良姜各一两　国主②　沉香　丁香　乳香　制没药　制桔梗　甘草各五钱　淮乌一只

以上共为末。姜酒调，空心服。但凡伤损，必须先调气养神，然后用药，甚妙。此药常服神效。

引有**神妙佛手散** 治筋骨折伤，或断或金枪重伤将死者，才用此药，大有神效，后学人宜珍重之。

余粮石火醋淬　肉苁蓉酒洗　鹿茸酒炙　当归酒洗　菟丝子　熟地各四钱半　白芍　川芎北艾　茯苓　枣仁各六钱　干姜　覆盆子　紫石英煅　牡蛎煅,各三钱　五味一钱　桑螵蛸泡,五钱二分　琥珀一钱

共为末。滚水调服，慎勿轻用。如作散，姜三片，枣一枚，水煎服。

---

① 六汗：续断的异名。
② 国主：人参之别名。

引有**神仙换骨丹** 专治伤损断根，重义之人方下，不然则否。此药服之，永无后患。

三贵五钱 虎骨制，一两 自然铜制，二两 当归四两 白芷二两 麝香一钱 小茴一两，炒 淮乌三只，生 羌活一两 厚朴二两 甘草三钱

共为末。姜、酒调服立效。

引有**粒金丸** 即铁布衫。

土鳖五钱 朱砂三钱 金箔三十张 广木香三钱 肉桂三钱 母丁香二钱 无名异①即无名子，五钱 三七二钱 乳香五钱 没药五钱 麝香五分 血竭三钱 自然铜五钱 木鳖子清油浸，去壳，五钱 白虫一两 土狗一钱，酒制 血余即头发，三钱，用水洗，再酒洗净，烧红罐，放在中，黑即倒出 地龙即蚯蚓，五钱，酒炒 穿山甲土炒，二钱 虎骨醋制，一两 地虎即老蛤蜡，煮烧酒制，一两 过江龙即蜘蛛，酒焙干为末，五只 丹皮三钱 全归五钱 骨碎补五钱，去毛 续断五钱 枳壳一两 鳝鱼骨一两，酒制 白木耳一两，酒制 番木鳖一两，布袋张，良姜包着，七蒸七露，三七之内，将乳没灌在其中 沉香三钱 生地五钱

法制为丸，金箔、朱砂为衣。砂糖。

周身水药

川活 大活 归尾 生地 丹皮 北辛 秦艽② 木香 六汗③ 青皮 小茴 陈皮 延胡索 防己 内红消即野芥菜 威灵仙 骨碎补 庵䕡子 仙茅

周身引药

头：藁本、蝉蜕、白芷、川芎。手：桂枝、桔梗、灵仙。背：卑大、穿山甲。心胸：朱砂、上桂。腰：沉香、桔梗、菖蒲、白芷、桃仁。足：木瓜、牛膝、乌药、五加皮、防己。腰即肾也：巴戟天、桔子、庵䕡、石莲子。风损：桑寄、加皮、麝香一分。后开：山楂、麦芽、神曲、阿魏。先闭：木通、牵牛、猪苓。胃脘④：藿香、砂仁、贝母。若呕加丁香、白蔻。肾子：川楝⑤子、荔枝核。肠内有血块：漆渣炒干、米芽、黄芩、桔梗、良姜。

引有**真宝膏** 治一切伤损、诸般疔毒。

大黄 黄连 黄芩 黄柏 栀子⑥ 白芷 当归 蓖麻子 升麻 元参 穿山甲 白及 赤芍 苏木 红花 木鳖子 松节 柴胡 前胡 甘草各钱半 羌活 独

---

① 无名异：氧化物类矿物软锰矿的矿石。
② 艽：原书作"交"，今据药名正名改。
③ 六汗：川续断之别名。
④ 脘：原书作"腕"，今据文义改。
⑤ 楝：原书作"练"，今据药名正名改。
⑥ 栀子：原书作"支子"，今据药名正名改。

活　桐皮　南星　桑皮各一钱　地榆　血余一两　蜂巢一个　阿魏五钱　苍术　蟾酥① 千金子各一两

煎油单　桃、柳、槐枝，熬成膏，后用。

乳香　没药　血竭　龙骨　硼砂　朱砂　轻粉　雄黄　淮乌　白芷　麝香　赤石脂　五倍子　明矾　朴硝

共为末，待膏将冷，放内搅匀。

金旺散　预服以防受伤，后二方同此。

白蜡二钱　木耳三钱　血竭三钱　川乌一钱　半夏一钱　红花一钱　土鳖四对　苎麻兜三钱　白头地龙不拘多少

擂酒吃，后用丸药。

丸药方　临时方用应验。

辰砂一钱　人参一钱　白蜡一钱　木耳一钱　川乌八分　麝香一分　半夏②八分，制　苎麻灰一钱

共为末。面糊为丸，一钱重。食之有验。

战青散　临时服。

白蜡　木耳　川乌　乳末　川牛膝　胡椒

擂酒吃，有验。如欲解，用冷水于受患处淋之，徐击便散。后有红肿，可将水药吃好。附方开后。

全身丹

三七二钱　沉香一钱　官桂一钱　辰砂八分　血竭一钱　母丁香二钱　珊瑚一钱，胡椒煮一枝香　番木鳖二钱，同七宝制法　枳壳二钱，同七宝制法　乳香一钱，制　麝香四分

共为末，每服二分，生酒调服。疼痛不止，可合七宝丹同服。

七雄丹

石黄一两　赤信一分

用新银锅一个，将二味放锅内，炭火煅尽烟为度。取为末，加入紫金丹，或太保散，内服妙。单将此末酒调服亦可。

生肌散

白芷梢五钱　赤石脂一两，火煅存性　三贵三钱，制

凡用生肌散，以真麻油先洗，将三贵先下，后将芷梢、石脂罨满口上。

又方：治伤破不合口，用黄连、甘草二味，为末，蜜调涂，疮口即合。

---

① 蟾酥：原书作"蝉酥"，今据药名正名改。
② 夏：原书作"下"，今据药名正名改。

生肌结口方 治伤破皮肉及板疮，神效。

三贵 螵蛸一钱，去壳，火煅存性 轻粉五钱 白及三钱 白蔹三钱 儿茶一钱 芒梢五钱 雄黄一钱 石脂一两，火煅存性 朱砂三钱 粉草三钱

为末。但凡敷药，贴生肌等药，总比伤口阔涂半寸，洗换避风，易为生肉。

黑神散 治夹接，两头有泡，不可挑破，此药搽之，自然阴消。

桃仁一两，去皮尖，炒，或嫩叶捣烂 柑叶一两

共为末。清油调贴患处，蛆立死。又方：百草霜，炒令无烟，纸摊地上，存性为末，清油调搽，泡即消。

和解散 治伤损用药太过，浮肿不退。此因热血，遇药则退，用此贴之。

肉桂二两 淮乌二两 生星二两 赤芍二两 乳香五钱 白芷二两 白及二两 枇杷叶二两

上为末，姜汁或酒调服，立效。

拔簇散 治竹木等物刺入皮肉不出者。

象牙屑 磁石打破，研 山水银即硝缸上膏 剪刀草系草药，以酒糊擂烂，一两 野园滨即鹅不食草，同上制，一两 树蚌不拘多少，打烂敷之

上为末。以冷水调贴患处，即出。又用酒糊糟敷之空口。又方：用蚯蚓捶盐泥涂之，即出。又方：用老鸦蒜同酒糊糟捶烂敷。又方：治打、毒枪，断在骨上者，用此药贴。象牙为末，放在伤口，其枪即出。又用野芙蓉叶顺口嚼用。

拔箭方 无论竹木，敷之即出。

蜈①螂去壳，三个 土狗三个，同焙 发灰，共为末，用麻油调敷患处，微痛即出。又方：单用糯米糖滴入伤，即出。

一片雪 治刀剑伤极热，恶血所作而②不退，甚效。

大黄二两 黄连 黄柏 黄芩 郁金 白及各二两 枇杷叶 贵妃面四两

上为末。蜜调贴，留疮口，或清茶、冷水调贴。

止血定③痛生肌散 治跌打及牙咬，刀伤出血、肿痛、出脓、肌肉不生、疼痛不止，并治。

真龙骨④煅，三钱 黄丹五钱，飞 软石膏煅去毒，一两 血竭二钱 乳没各三钱，制 潮脑即樟脑⑤，少许

共为末，瓷罐收贮，掺患处，血止住痛生肌，屡有效。

---

① 蜈：原书作"姜"，今据药名正名改。
② 而：原书作"面"，误，今依文义改。
③ 定：原书作"住"。误，今据文义改。
④ 骨：原书作"膏"，今依《伤科汇纂》改。
⑤ 樟脑：原书作"章老"，今据药名正名改。

敷药立效方　治血郁、气郁，死血在身及四肢，一敷即愈。

归尾　红花　白芷　生姜　胡椒　栀子　黄柏　龙骨　防风　羌活　肥皂①　葱白　细辛

面粉烧酒调，捣烂共为饼，敷上即愈。不可解迟，神效。**又方**：生姜五钱，肥皂一两，胡椒一钱半共炒，热敷。

伤损奇方

损娘身二两，即向西乌桕树根　千里马一两，即破草鞋去中，童便浸六日，烧存性

共为末。每服一钱，酒送下。不拘腹痛、水胀作饱、饮食不进、打伤重血、大便不通，其血即下。

新伤骨痛，皮下红肿不退方

庄黄②　黄柏　栀子　老姜　葱白　泽兰　砂糖

研烂，面粉作饼，敷患处，红肿即退，疼痛即止，无不应效。

金枪逆力散

螵蛸三钱　降香四钱　龙骨三钱　芷梢五钱　神金五十张　冰片一分　朱砂三钱　川连一钱　珍珠二钱　白蜡三钱　儿茶五钱　乳没四钱　血竭一钱　人中白三钱　鸡内金六钱　浮水石一两，消风散、童便各淬数次

附：消风散

防风　荆芥　甘草　羌活　薄③荷　银花　白芷　藁本　蝉蜕　花粉

煎水淬。

杖疮方　久不愈者，神效。

圆鱼骨一两，烧灰　乳没各五钱，制

共为末。猪油调搽即生肌。**又方**：桐子树叶不拘多少，米醋煮至烂熟，阴干，临时随疮大小剪贴，即生肌。

乳香寻痛散

乳香　没药　沉香　木香　血竭④　羌活　独活　厚桂　甘草各五钱　白芷　川芎　当归　木瓜　角茴各一两　小茴七钱　淮乌二个　川乌一只　麝香五分

以上共研末，酒调服一钱，服后不可饮食。如伤头上，去厚桂，加明天麻，以茶调，食后服。如伤遍身，加川乌、穿山甲，以姜酒调服，即愈。有歌

---

① 肥皂：皂荚之别名。
② 庄黄：庄浪大黄之别名。
③ 薄：原书作"卜荷"，今据药名正名改。
④ 竭：原书作"血结"，今据药品正名改。

安髓散 治打头脑

白附子泡　川芎各一两　香附　白芷各一两　甘草五钱

共为末。清茶调，食后服。凡髓出不效者，以生肌散贴之，如神。后有歌。

白金散 治刀剑所伤及破皮烂肉等症。

白芷梢灯心大的不拘多少，无蛀①者佳。

为末。清油调搽，或敷，却以伞单贴佳，用绢缚。

附方消风散 治刀剑所伤，或破皮水湿，以致潮热，牙关口噤，四肢强直②及感风狂等。

人参　南星　白芷　防风　羌活　川芎　当归　桔梗　柴胡　甘草

为散。每服四钱，姜五片，童便杯半，温服。风重加僵蚕、全蝎，疼痛加三贵。

活腰散 治腰痛不可忍者及诸伤，皆服之。

桑白皮嫩者晒干　忍冬藤嫩者　寻风藤以上不拘多少　当归　白芷各一两　羌活　白芍各一两　草乌二只　小茴炒，一两　甘草五钱

共为末。姜、酒调服二钱，即愈。

万灵通导散 治跌打伤损极重，二便不通及瘀血不散，肚腹膨胀上攻心，闷乱至死者，先服此药，打下瘀血，后服补损药，不可用酒煎，愈不通矣，量虚实。

大黄　芒硝　枳壳各二钱　厚朴　当归　陈皮　木通　红花　苏木各一钱　甘草五分

作一剂，水煎服，以利为度。但孕妇、小儿勿服，慎之无误。

莪棱散 治跌打损伤，遍身疼痛，不能举动，神效。

三棱　莪术　赤芍　黄柏　千里马各一两，头不用　槟榔　延胡索　陈皮　紫苏　西香各八钱　芒硝　黄连各二钱

上依制法，如等分，姜五片，葱白只用一根。如要利，用大黄、芒硝，有痰用半夏。如孕妇受伤，去棱、莪。又血出症亦去之，及葱白，加当归、蒲黄。遍身受伤加红花二分。囟门受伤，除三棱、莪术、葱白。如血出多，就用止血金余丹。如手足伤断，用手推正，内罨灯心灰，用纸卷定，要原实停当，外用杉皮押定，进接骨回生丹，再用小裹脚布，如法扎定杉皮，无有不愈。但攻下之药，多下乳没。痛极加西香即木香一钱，赤芍、延元胡、没药、乳香。或有咳，乃肺气旺，加干葛、赤芍、甘草、桔梗、北辛、荆芥、连翘。每用原汤，随病加减，带热服。

通经活血止痛散 治跌打，败血攻心，心胸紧痛，神效。

三棱　莪术　赤芍　黄柏　黄连　青皮　紫苏　香附　柴胡　乳末　千里马

---

① 蛀：原书作"蛙"，误，今依文义改。
② 直：原书作"真"，误，今据文义改。

内加红花、苏木、菖蒲。

仙传火龙行气法

生姜　食盐　麻油各四两　瑞香叶三两　大黄　生地　荆芥　宅南①　牙硝各二两　酒糟四两

共研烂，以麻油炒，带热频熨，频炒。安愈后服千金不夺散及佛手散。

千金不夺散

防风　荆芥　生地　五加皮　角茴　木瓜　川芎　紫荆皮　钩藤　台乌　白芷　槟榔　木香　羌活　归尾　南藤　自然铜　五灵脂　杜仲　破故纸　芍药　牛膝　乳没　威灵仙

如热加黄芩、赤芍为散，各等分，每用头酒一瓶，绢袋袋药，浸三五七日取出，随量不拘时服。忌红酒、坚咸、油腻等物。如孕妇，去牛膝、赤芍，加归身、艾，服七日见效。不问诸损遍身疼痛，无不应验，珍之。

回春再造丸　治手足筋骨折断者，神效。

古钱五个，煅醋淬　自然铜同上制　木香各一钱　麝香一分

为末。每服二钱，无灰酒下。令患人口嚼丁香一枚，方进药。看伤上下，食前食后服。如未妥再进。未断骨者，慎勿轻用。接骨如神。

回生续命丹　治筋骨断，损伤疼痛不止者，神效。

草乌　川乌俱泡　地龙　灵脂　乌药　木鳖　青皮　陈皮　骨碎补　灵仙　茴香各二两半　乳没　红娘子　麝香一分　牵牛五钱　金毛狗脊　自然铜各二两　禹余粮四钱，煅醋淬

共为末。酒调服一钱，后服再生活血止痛散。

再生活血止痛散　治症如前。

大黄五钱　柴胡二钱　当归二钱　桃仁五个　花粉一钱　穿山甲一钱　甘草一钱　红花五分

半水半酒煎，空心带热服。

千金破血散　治重伤，败血冲心，或时昏闷者，神效。

羌活二两　肉桂一两　水蛭炒尽烟，另研，五分　柴胡　归尾　连翘各二钱　麝香一分，另研

为末。酒水各半煎去渣，入水蛭、麝香在内，不拘时服，疼痛昏闷暂息后，进调经活血汤。

---

① 宅南：泽兰之别名。为唇形科植物地瓜儿苗的茎叶。味苦、辛，性微温，有活血消肿之功效。下同，不再注。

调经活血汤

当归　川芎　赤芍　黄芪　陈皮　乌药　熟地　乳香　茴香各一钱　姜三片　苏叶煎服。如不止，再进四仙喝住散。

四仙喝住散

粟壳四两，去筋幕，炒　白芷二两　炙草两半　乳香一钱，另研

煎熟前三味，方入乳香。每服四钱，水酒各半煎，不拘时服。

滋荣双解汤　治打伤之后，营卫虚弱，外受风寒，内伤经络。

没药　当归　白芷　延胡索　川乌　石莲肉　自然铜制，水飞，各一两　生地　川芎各两半

为末。每服二钱，空心老酒下，其效如神。

铁布衫

芝麻花　苡仁　自然铜　地龙　白蜡各一两

用烧酒一大碗制过药，晒干为末，苏合油调丸，弹子大。先服一丸，热酒送下。要请人遍身打之，才出药力。

接骨紫金丹　治跌打骨折，瘀血攻心，发烧及昏不省人事。

月石　乳没　血竭　大黄　归尾　骨碎补　自然铜　土鳖焙干，去足，各钱半

磁器收之。每服八厘，好酒送下。其骨自接上，有恶血自下，吐血、经事不调等症，俱用酒下。月石即硼砂。

补损接骨仙丹

当归　川芎　白芍　生地　破故纸　灵脂　木香　地骨皮　防风各五钱　乳没　血竭各一钱

上剉一处，用夜合花树根皮五钱，同入火酒壶内，入烧酒。重伤煮一枝香为度，取出服之。夜合花树高梧数花园有。

将军膏　治伤损肿疼不消，瘀血流注紫黑，或伤眼上青黑。大黄为末，生姜汁调敷患处。

守田膏　治跌打有伤，败血流注。半夏为末，调敷患处，一宿不见痕迹。

大料七厘散　治一切跌打之症，先备等急时用。

秦艽　羌活各二钱　桂枝四钱　灵仙　灵脂　五加皮各二钱　骨碎补五钱　杜仲四钱　破故纸三钱　续断三钱　赤芍　红花　牛膝　芸皮　枳壳　郁金各四钱　茜草[①]　归尾　三七　延胡索　千年健各三钱　土鳖十个，制　矮脚樟四钱　香附五钱

以上二十四味共七两，同研为末。每服二钱酒下。

[①] 茜草：原书作"西草"，今据药名正名改。下同，不再注。

家传千金诀 行动运气法，先须闭口凝神，一切外务都放下。

肉桂三钱　甘草三钱　川乌二钱　乳没一钱　麝香二分　短草即头发，不拘多少，黄泥包，火红存性。

共为末。每服一钱，酒送下。不论新旧远近跌打伤损效。至于引经药，皆如紫金丹引经药同。

回生内补散 能止痛，壮元，治跌打。

白虫四两，用豆腐煮一枝香　朱砂二钱　川乌六钱　当归六钱　肉桂六钱　人中白一两，瓦炒　乳香六钱　磁石五钱，煅醋淬七次　紫荆花皮二钱　没药六钱

要路上或墙脚下人便溺之处，久年碎瓦片一二块，要二两，洗净火煅数次，转粪色为度，刀刮细末二两，广木香一钱，山羊血五分，土鳖十九个，红宁字钱五个制，雄鸡胆一个，血竭三个。共为末，酒调下二钱，十次，痊愈。

家传遍身练力方 其药各根据制法，其效如神。

地虎即老蛤，火酒制，一对　松节二两，醋制　当门①一钱　川膝二两，醋制　苡仁二两　丹皮二两，醋　当归二两，酒　南藤一两，醋　川芎二钱，酒　甘草二两　车前两半　花粉四两，醋　月石一两，醋　五色砂醋，一两　香附一两　白木耳一两　翠蛇一两　龙骨二两，醋　白虫四两，酒煮　乳没制，各二两　虎骨二两，醋　土鳖三两，瓦焙　珍珠五对，酒制　龟板二两，火酒制　沉香一两，锉末　水牛角一条，火酒制、瓦炕　白及二两半　枣仁②二钱　枸杞四两　川活一两　独活一两　北辛一两　小茴一两　三七一两，姜汁炒　前胡一两　厚桂一两　大茴一两　人参五钱　陈皮二两　血丹二两　千下捶即金箔，一两　秦艽一两　广木香一两　天雄二两

共为末，每服二钱，酒化下。要吃四十九日。

家传跌打末药方 治一切诸症。

乳末一两，制　上桂一两　川乌一两　自然铜一两半，制　骨碎补二两　白虫四两，酒煮　血竭三钱　鹿茸五钱　胡麻八钱　全归一两，酒　山羊血四钱　紫石英四钱　龙骨三钱，醋　虎骨一两，醋　麝香三分　朱砂四钱　土鳖四十九个，瓦焙　乌药一两，炒　童头骨不可用　细辛五钱　破故纸八钱，炒　首乌一两，忌铁瓦炒　三七一两　郁金八钱　苁蓉三钱　酒芍五钱　菟丝子八钱　枣连皮一两　川芎五钱，酒　灰面五钱，炒　五味五钱　北艾五钱　牡蛎五钱，煅醋　白芩五钱　枣仁五钱　甘草一钱　禹余粮五钱　桑螵蛸五钱

共为末，酒调下，但先服水药一包。方附后。

---

① 当门：疑为"当门子"，系麝香之别名。
② 枣仁：原书作"早仁"，今据药名正名改。下同，不再注。

水药方

红花　归尾　杏仁　青皮　猪苓　泽泻　木通　车前　羌活　槟榔　生地　香附　枯芩　川柏　木香　郁金　乳末　白芷　甘草

生姜引，水煎，酒后服。头加藁本。身上加枳壳、桔梗。手加桂枝、细辛。腰加钩藤根。眼痛加知母。大小肠及有肿，加延胡索、三棱、莪术。大便闭加大黄。小便闭加牵牛子。脚加牛膝、木瓜、苡仁、五加皮。

救跌死打伤无气立地即活方

大树虎三个　田园中小土狗二十一只

又用新瓦二片，放在厕缸内，浸四十九日，取出洗净。将二味放在瓦上，炕干为末，用时童便一杯，灌患人口内即转。

家传损伤方

硫黄四两，豆腐煮，九蒸九晒　香附四两，童便、酒、乳、乳水各制　自然铜二两，制　乳末制，一两　乌药一两，炒　全归八钱，酒洗　郁金二钱　芥菜子不拘多少

共为末，砂糖面糊丸，或蜜为丸。大人每服三钱，小儿一钱，酒送下。各部引经照前用。

庚金散

川乌一个　草乌一个　白木耳二钱　羌活一钱　大活一钱　银箔二十张　南藤五钱　生地一钱　熟地一钱　牛膝一钱　半夏二钱，姜制　云苓一钱　丁香二钱半　茯神二钱　归尾一钱　红花一钱　木瓜一钱　自然铜六钱　血竭一钱　乳末一钱　寸香五分　上桂一钱　穿山甲二钱　朱砂二钱　辰砂二钱　人参一钱　白虫二钱　贝母二钱　川山龙三只　地龙六只　地虱三只，酒养　土鳖五对　土狗十只，烧酒　小嘴虾蟆七个　无名异五钱

共为末。每服三钱三分，用狗后脚骨，火煅制为末引。

金枪药

嫩鼠一个，存性　儿茶二钱　乳没一钱　鸡内金二钱　破丝网巾存性，一钱　冰片五钱

共为末罨。

又方：鸡内金六钱　龙骨二钱　神金五十张　冰片一分　朱砂二钱　猴肉二钱　珍珠一钱　白虫一钱　人中白二钱　儿茶五钱　乳没各四钱　上力一钱　川连二钱　芷梢五钱　浮水石① 可制四次，消风散、童便各淬。

附：消风败毒散

北辛　荆芥　羌活　薄荷　白芷　藁本　蝉蜕　银花　粉草

---

① 浮水石：海浮石之别名，为火成岩内岩石浮石的块状物。味咸，性寒，有清金降火、消积块之功效。

水煎。

又方：黄牛胆一个　白及二两　滑石三两　白虫二两

共研末，灌入牛胆内，近风吹干，取出加冰片、麝香各一分，乳末三钱，干罨或调搽妙。

生肌散

石脂五钱　龙骨五钱　雄黄五钱　乳没各五钱　上力五钱　密陀僧一两，便淬　月石五钱　芷梢五钱　朱砂五钱　寸香①二钱

共为末。罨或清油调搽，伞纸贴，日换三次。

跌打方通用

生地　灵仙　羌活　木通　乳没　五加皮

久加川乌、草乌。人手散寒，当归、川芎、枳壳、川朴、桔梗、芸皮、南星、桂枝、陈皮、乌药、羌活、甘草。有烧加柴胡。两胁加胆草、青皮、肉桂、红花。腹后加大黄。脚加牛膝。手加桂枝。破血加桃仁、归尾、自然铜、虎骨、红花、牛膝、三七、松节、接骨草、竹节、胎发烧灰同服。上部用红花、灵仙、归身、骨碎补、陈皮、苏木、柴胡、生地、大小茴、宅南、桔梗、乳没、虎骨、元胡、槟榔、煨姜引。如久加郁金，酒引食后服。接胁骨加三七、血竭、胆草、青皮，本方去苏木、槟榔、桔梗。腰后加大黄。如妇加益母草、香附。壮年去红花、苏木。中部用杜仲、萆薢、阿胶、续断、石斛、寄生、菟丝、破故纸、首乌、山药，酒引。下部用归尾、白芍、白芷、川芎、杜仲、首乌、木通、甘草、自然铜、五加皮、灵仙、木瓜，活血，乳没、川膝、酒引。空心服。

损伤止痛用七厘散

土鳖二个　肉桂一钱　赤芍一两　细辛一两　雄黄二钱　朱砂二钱　乳没各二钱　南星四钱　枳壳四钱　郁金四钱　三七一钱　血竭七钱　麝香三分

面糊为丸，朱砂为衣。腰痛加杜仲、破故纸。风寒加羌活，酒服补中益气汤。

附：补中益气汤

黄芪　人参　甘草　白术　陈皮　当归　升麻　柴胡

姜三片，枣二枚引。

各部引经药

头：防风、白芷、蔓荆子、蝉蜕、乳没、灵仙。如身上、手上、足上用羌活、桂枝。眼青加青葙子、白菊、密蒙花、蒺藜。如有湿加苍术。两手加风藤、南藤、淮牛膝、桂枝、六汗、灵仙、首乌、千年健、郁金、防风、松节、甘草节、菟丝子

---

① 寸香：麝香之别名。

若小儿不用此一味。两胁：茜草、归尾、青皮、郁金、槟榔、枳壳、乳没、苏叶、防风、胆草。右胁：桑皮、血竭、杏仁去皮尖。胸乳旁加蒲公英。腰加破故纸、杜仲、六汗、灵仙、乳末、延胡索、川膝、菟丝子、虎骨、香附、郁金。两脚加风藤、南藤、川膝、五加皮、独活、六汗、灵仙、乳没、秦艽、乌药、虎骨、防己、松节、菟丝子小儿不用。脚底：钻地风。脚背：金毛狗脊。腹加腹毛、天冬。

四仙喝住散

搜山虎即闹羊①花根　人参　三七　川乌　草乌

八仙止痛膏

川乌五钱　草乌五钱　附子一两　肉桂一钱　生干姜一两　搜山虎二两　蛇退一条　醉仙桃三个

秘传要旨

夫跌打损伤者，皆气血在身不能流行，因此成血片、血块，或死血阻隔不能荣行，作痛难当，或昏闷不省人事，或寒热往来，或日轻夜重，或混身浮肿，或咳血吐血，四肢倦怠，难以调理，变作多端。皆由气血不调，故作劳伤内损，甚是可怜。总言医者所害，夫医不审原因，妄投药剂，枉死者多，予甚惜之。必须要秘传，才敢医此，切莫视人性命如草芥，罪莫大焉！或当日下药，贵得其宜，或受伤半月两日才医者，死血已固，当疏通水道。既表过不可再表，但看轻重伤损，不可执几方乱行。看伤在何处，药行何处，加减吃药为妙。医者务要看伤，先令患人解开衣服，遍身照看形色如何。受伤处原有青肿，吃药转行红色者，此活其血也，伤之将愈。再用秘传末药几服，庶得痊愈。有初起重伤，牙关紧闭，急将患人击开牙关，将急救回阳丹或吹鼻，或开水姜汁一匙调灌，后用水药。各样末药，无不效验。

急救回阳丹　或吹鼻，或调灌，或后服。

麝香五钱　朱砂飞　沉香　上蝎　丁香各一钱　胆星　牙皂去皮弦　天麻　防风　乳没各二钱，制　全蝎酒洗、瓦焙　北辛②　炒甲各五钱　白芷二钱　辰砂一钱，飞

以上十六味研末。酒便同调，服八分。

通闭总方　凡跌打有伤，初服后，看伤何处，加减用之，开后。

生地　归尾各一钱，俱酒洗　红花一钱　青木香一钱　三七八分　北辛六分　骨碎补

---

① 羊：原书作"阳"，今据药名正名改。
② 北辛：正名作北细辛。

二钱，去毛　内红消一钱　当墨一钱　茜草一钱　白芷一钱　防风一钱五　二活①如体虚及暑月则去之。

童便，酒为引。

各部引经开下②

头顶及天庭太阳穴：藁本、升麻、橘红、川芎、麝香、白菊、蔓荆子、龙脑骨。面额：白芷、僵蚕、天麻、苍耳子、细辛、白附。鼻伤：黄芩、辛夷、麦冬、天冬、雄黄、天竺黄。眼目青用荆子。泪出不止：用草明。红用秦皮。红翳用蒙花，常用木贼③；翳障用石明，常用京荆。赤肿用谷精，常用七厘。瘀血赤肿用胆草。眼屎红肿用栀仁。手：桂枝、灵仙、姜黄、草乌、菖蒲、延胡索、杉节、松节、茵芋、寻骨风。耳：天葵子、慈姑、板蓝子、蒲公英、贝母、石菖蒲。左胁：北柴胡、白芍、苏子、青皮、白芥子、乌药、胆草、桃仁去油、陈皮。右胁：葶苈子④、杏仁、薄荷、白紫菀、款冬花、桑皮、百合、栝蒌仁。上将台、下胃脘、胸前总用：干漆炒去烟、枳实。心伤用朱砂。心胃用芫荑、良姜。久伤用延胡索、草豆蔻，常用青木香。初起伤心、胃脘，用川连。肚肠：山楂、三棱、乌药、枳壳、延胡索、香附、赤芍、莪术、青皮、槟榔、庄黄、木香。小腹：大小茴、乌药、灵脂、猪苓、车前、延胡索、穿山甲、通草、木通、乳没。外肾：橘核、沉木、大小茴、川楝、吴萸、破故纸、金刚鞭⑤、荔枝核烧灰用；腰：杜仲、秦艽、首乌去皮，竹刀切片，米泔浸一日，晒干用、石斛心实者用，心虚者不用、菟丝子、金樱兜。背：红花、天雄、内红硝、栝蒌仁、菖蒲、三棱、金毛狗脊烧去毛。脚上及腿上：木瓜、防己、苍术、独活、苡仁、海树皮、五加皮、寻骨风、穿山甲、寄生折有烟起者真。伤久者用淮牛膝。咽喉：元参、豆根、桔梗、栀子、甘草、木通、牛蒡子、连翘⑥、赤芍、苍耳子，射吊即萹蓄根，洗去泥土。后闭：枳实、大黄、归尾、槟榔、桃仁、蜣螂。再不通：芒硝、赤芍、牵牛。先闭：牵牛、茜草、木通、通草。大⑦便不通；若通则用分理：赤苓、泽泻⑧、猪苓、黄连。新伤重有汗：前加桂枝。有热：黄芩、柴胡。旧伤有汗，倍加黄芪。热加鳖甲、柴胡、地骨皮。新伤咳嗽，加前胡、紫苏、广皮、法半、香附。旧伤久，咳嗽气急，加百合、桑皮、苏子、杏仁、贝母、橘皮、紫菀酒炒，有血用红，

---

① 二活：独活和羌活的缩写。
② 下：原书作"左"，今改横本，作"下"。
③ 木贼：原书作"木宅"，今据药名正名改。
④ 葶苈子：原书作"葶力"，今据药名正名改。
⑤ 金刚鞭：系菝葜之别名，为百合科植物菝葜的根茎。味甘，性温，有治关节痛、肌肉麻木之功效。
⑥ 连翘：原书作"连召"，今据药名正名改。
⑦ 大：此前原书有"吃"字，误，今从文义删。
⑧ 泽泻：原书作"宅泻"，今据药名正名改。

有气用白的、款冬花。以上各症引经，在人轻重摘用。

秘传赛仙丹　常药

当归酒洗，八钱　虎胫一个，酥　土鳖十个，酒焙　龙骨五钱，煅　乳香八钱　没药六钱，制　丁香三钱　沉香二钱　上蝎八钱，蒸去油　辰砂二钱，飞　朱砂二钱，飞　羌活二钱　上桂二钱，去皮　小茴二钱，炒　大茴二钱，炒　骨碎补五钱，去毛　生地八钱　白芍生熟，各五钱　熟地八钱　川牛膝五钱　三七二钱　伸金藤五钱　防风五钱　丹皮四钱　苏木四钱　秦艽五钱　党参五钱　莪术四钱　当门五分　红花四钱

共为末。新旧损伤，百发百中，接骨亦可。大用妙方，切不可轻视。

按骨敷贴方

当归一两五分　川芎一两　乳没制，各七钱　川乌制，八钱　降香二两　木香二钱　骨碎补一两　古钱五钱，若无古钱，即钱上铜绿代之，用六钱，醋淬七次

共为细末。用香油二两六钱，调成膏，贴敷患处。骨筋虽断，亦能接续，可服赛仙丹。

又方：或熨，或敷，通用。

白芷　白及　南星　木鳖　淮乌五味研末　宅南　芙蓉叶　枫树叶　韭菜叶

用酒酿①捣烂，以旧棉絮少些放锅内，炒热作饼敷患处即愈。

接骨大验方

五加皮四两　雄鸡一个，半斤至十二两

将雄鸡杀死，去毛全身，同五加皮末捶烂作饼，微炒热，敷患处。冷了炒热，再敷。用老酒同捶千余下为妙。

跌打疼痛②　专治腰痛闪锉跌，气闷疼痛难忍者用。

乳没制，各二钱　白芷一钱　大小茴各二钱　延胡索二钱　上桂去皮，二钱　当归八钱　枳壳一钱　木香一钱　广皮一钱　赤芍一钱　续断四钱　砂仁一钱五分　香附一钱，制　秦艽二钱　乌药一钱

共为细。用姜汤调服，效验如神，不可轻传。

秘传洗血丹 陈氏传

桑寄生一钱　金毛狗脊去毛，二钱　生地二钱　赤芍一钱　广木香二钱　牛膝二钱　香附二钱，制　青木香二钱　白茜草一钱　独活二钱　木瓜一钱　南藤一钱　沉香钱半　三棱一钱五　莪术一钱五　归尾二钱　槟榔二钱　黄丹五钱，飞　五加皮五钱　小茴白苓二钱　白芷二钱　厚朴一钱　木通一钱　陈皮一钱　红花一钱　杏仁去皮、尖，二钱

---

① 酿：原书作"娘"，今依文义改。
② 跌打疼痛：原书作"又方"，今依目录改。

破故纸一钱　茜草五钱　白虫二钱　虎骨制，五钱　骨碎补二钱　朱砂二钱　乳没各二钱　麝香一钱　秦艽二钱　六汗二钱　苡仁二钱　浙贝母去仁，二钱　甘草一钱

共为末。童便半杯，好酒调服一钱五分，不论新旧损伤，神效。

敷药初方

防风　栀子　胡椒　红曲　川乌　白芷　赤芍　郁金　宅南　面粉

共为末。姜一块，葱五根，或韭菜根，酒糟和前药同锅内炒热敷，热天二支香久，寒天三支香久。

敷药方　不论新旧损伤皆治，或乳肿亦治。

白芷二钱　白及一钱　草乌一钱　川乌一钱　肉桂一钱　枇杷叶　芙蓉叶各三钱

酒糟、姜汁三匙调敷，或炒热敷，亦可。

接骨至宝七厘散

大土鳖去头、足，焙，三钱　沉香三钱　没药制，二钱　韭菜子炒，二钱　黄瓜子炒，二钱　甜瓜子炒，二钱　雀爪一付　人参五分，无亦可

为细末。瓷器收贮，跌打损伤，每服七厘。

破伤风奇方

制川乌　南星　制草乌　首乌　半夏各等分

为末。姜酒调服一分半。

又方：并可接骨。

三乌各二钱　乳没各四钱　自然铜六钱　地龙二十一条　麝香二钱　虎骨五钱

共为末。每服三分。方可接骨。后解老姜汁对酒吃，吃后便止痛。

又附：止痛方　乳没各五钱　血竭二钱　归身一两　生地五钱　独活五钱　木香二钱　儿茶一钱　鳖甲五块　台乌一两

共为末。每服三钱，水酒送下。

接骨丹

大土鳖四个　地龙红嘴的，酒炒，十条　黑猫骨一付　台乌八钱　红花一钱　当归四钱

共为末，看轻重所用。若或痛甚，加乳没为主。冬季用桃树根、苎麻根、菊花根、酒糟、老姜头、烧酒炒热，搽揉患处数次，效如神。

水药歌

水药归尾槟榔青，木通红花同郁金，朱宅生地川羌芷，柏芩乳没香附心。手上桂枝细辛用，足下牛膝苡米仁。上伤胸膛枳壳梗，头加川芎藁本身，大小二肠延胡索，小便木通加牵牛。此是秘传加减法，熟读仙方救世人。

新旧损伤方

血竭蒸去油净，二两四钱　广木香八钱　川郁金八钱　龙骨羊油酥，一两四钱　乳没制，各一两四钱　石脂炙，一两二钱　自然铜二两二钱　骨碎补八钱　儿茶白蜡各四钱　大土鳖

八钱　沉香三钱　虎骨羊油炙，二两四钱

共为细末。川三七三钱，不拘新旧损伤，用好酒服，常用神效。每服八分，水酒化下。

七星丹

草乌二两，甘草水后醋制　白芷七钱，甘草水后醋制　川乌二两，面包煨，姜汁黑豆炒　闹羊花二两，酒　银珠一钱　上桂二钱　熊胆二钱

童便酒服，每服三分。

碎骨丹

桂上虎三钱，酒制　桂枝八钱　醉仙桃二两，甘草水后烧酒过

总　论

医者意也，医之深趣，不可言传，无所不治。求医者，四方云集。士大夫赏馈千金，而学此道。祖父言：偈利有利，而术无穷，实足养生，岂云小补。坚是不传，实子孙之计，师已远矣。恐后有不肖者出，见利忘义，轻以授人。则口传某症用某药，其云精通，如运之掌上。以诸方名患，皆详载于后。

秘传损方药名十一咏

红霞丹　歌曰：红霞血竭并木香，郁金龙骨乳没当，石脂然铜骨碎补，儿茶白蜡土鳖良，沉香朱砂各等分，师传口授要精详。

五通丸即千金子　患人须服五通丸，肠内疏时病易痊，血毒尽如流水去，庶令五脏得安全。

桃花散　止血。将军黄柏石灰和，兼把黄连共一锅，炒似桃花红紫色，断血伤除病自痊。

神圣散　接骨。海鸦白芷赤翻阶即赤芍，白及枇杷韭菜谐，兼有叶如贵妃脸，此药神圣好安排。

安髓散　凡人髓出必须安，好把川芎白附看，白芷去芦和国老，制成香附两三般。

乳香寻痛散　乳香没药木香过，血竭沉香独活多，白芷川芎羌活后，麝香国老不嫌和，木瓜厚桂茴香重，巴蜀归来药几何，淮草两乌寻痛散，患人服此即安瘥。

活血住痛散　不嫌白芷及川芎，羌活茴香独活同，近向草淮乌可得，远回巴蜀路能通，木瓜国老堪为伴，杜仲草乌信可攻，活血更看兼住痛，若然潮热好消风。

消风散　大凡潮热好消风，消了风时症可攻，国主南星兼白芷，防风羌活及川芎，当归桔梗名虽异，国老柴胡味不同，借问如何苏息易，为因灵药奏神功。

生肌散 生肌止痛治诸伤，没药陀参及乳香，血竭石脂同白芷，硼砂龙骨与雄黄，朱砂明净如诸味，香麝氤氲共一方，若或杖疮刀刃损，用之擦治即安康。

辛香散 防风荆芥①苦参连，苍术②明矾倍子贤，细辛③藿香羌活浓，寄奴赤芍泽兰④先，银花独活葱根煮，白芷当归柏叶煮，苍耳飞盐同入水，洗除余毒即安痊。

通导散 通导散内大黄硝，枳壳厚朴当归头，陈皮木通甘草入，红花苏木解人愁。

治跌打方

三七一钱　巴戟天一钱　十大功劳一钱，草药　宅南一钱五分　当归一钱　土鳖一钱　东桂一钱五分　白蔻一钱　白芍一钱五分　生地五钱　乳香二钱　没药二钱　甘草一钱　小茴一钱五分　砂仁一钱　血竭一钱　破故纸一钱五分　杜仲二钱　桂尖一钱五分

全身散

红花三钱　乌药三钱　灵仙三钱　自然铜三钱　秦艽三钱　六汗三钱　三棱五钱　莪术五钱　乳香五钱　没药⑤五钱　杜仲三钱　破故纸三钱　五加皮五钱　青皮三钱　枳壳三钱　小茴三钱　菖蒲三钱　宅南三钱　槟榔⑥三钱　官桂五钱　土鳖三钱　木通三钱　木瓜五钱　牛膝五钱　赤芍三钱　川芎五钱　当归五钱　血竭五钱　木香三钱　桂枝五钱　朱砂三钱　甘草三钱

共为末，水酒调服。

筋骨痛方

生地黄一钱五分　杜仲一钱五分　川芎一钱　熟地二钱　破故纸六分　归身三钱　虎骨炙，三钱　秦艽八分　制香附一钱五分　洋参一钱　五加皮一钱　砂仁八分　橘红一钱　云苓一钱　甘草八分　水炆酒引。

此本是启万叔传授徒弟所抄的，至于下第二本未曾付徒抄过，似有秘旨，不肯轻授也。究竟启叔间所用者，多在第三本上方子。总而言之，未尝不参用之也，要诀要诀！

位卿胡树槐谨识

---

① 荆芥：原书作"京芥"，今据药名正名改。
② 苍术：前辛香散原方无此药，《伤科汇纂》有大茴，无苍术。《救伤秘旨续刻》无苍术、大茴。
③ 细辛：原书作"国老"。国老为甘草异名，原方无甘草，今依《伤科汇纂》《救伤秘旨续刻》改。
④ 泽兰：原书作"宅南"，今据药名正名改。
⑤ 没药：原书作"末药"，今据药名正名改。下同，不再注。
⑥ 槟榔：原书作"冰郎"，今据药名正名改。

卷 二

总 论

打扑金刃损伤，原因气血不行，痛而生病。非如六淫七情为病，有在气在血之分也。所以损伤一症，专从血论，但须分其有瘀血停积与亡血过多两症。盖打扑坠堕，皮不破而内损者，必有瘀血。有瘀血者，必须内攻。若金刃伤皮出血，或亡血过多，非兼补而行之不可也。治法原有不同，又当察其上下轻重浅深之异，经络气血多少之殊。先逐瘀血通经络，和血止痛，然后养血调气，补益胃气，无不效也。大凡跌打损伤，观伤用药贵乎应手。药有两数，方有添除。五脏六腑，内症也，是为大穴，最难分辨下药。手足四肢，外症也，此乃小穴，不过调敷而已。七孔俱系大穴，看伤用药务必仔细。上焦之症，饮食不甘；中焦之症，饮食不纳；下焦之症，大小便通行不止，此乃一定之症。大抵用药以温热为主，而寒凉切不可妄用，恐伤血气。谨将奇方开后。

各穴全图

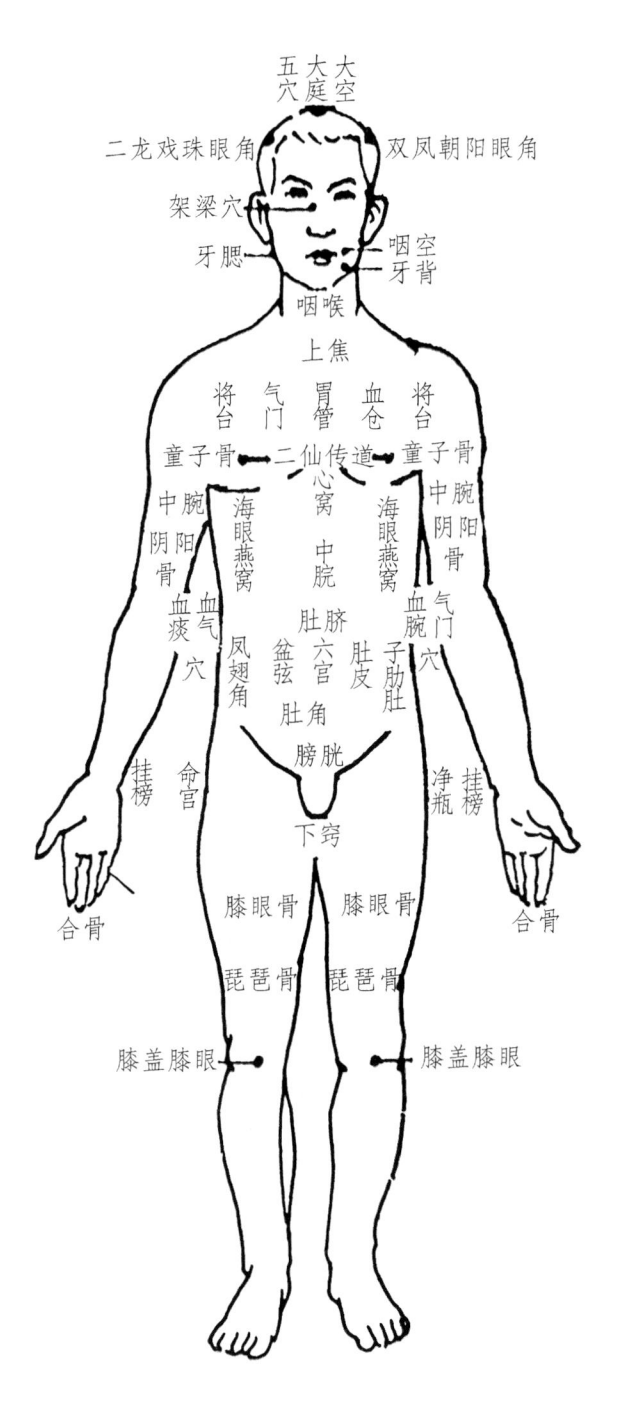

正相通身穴道图

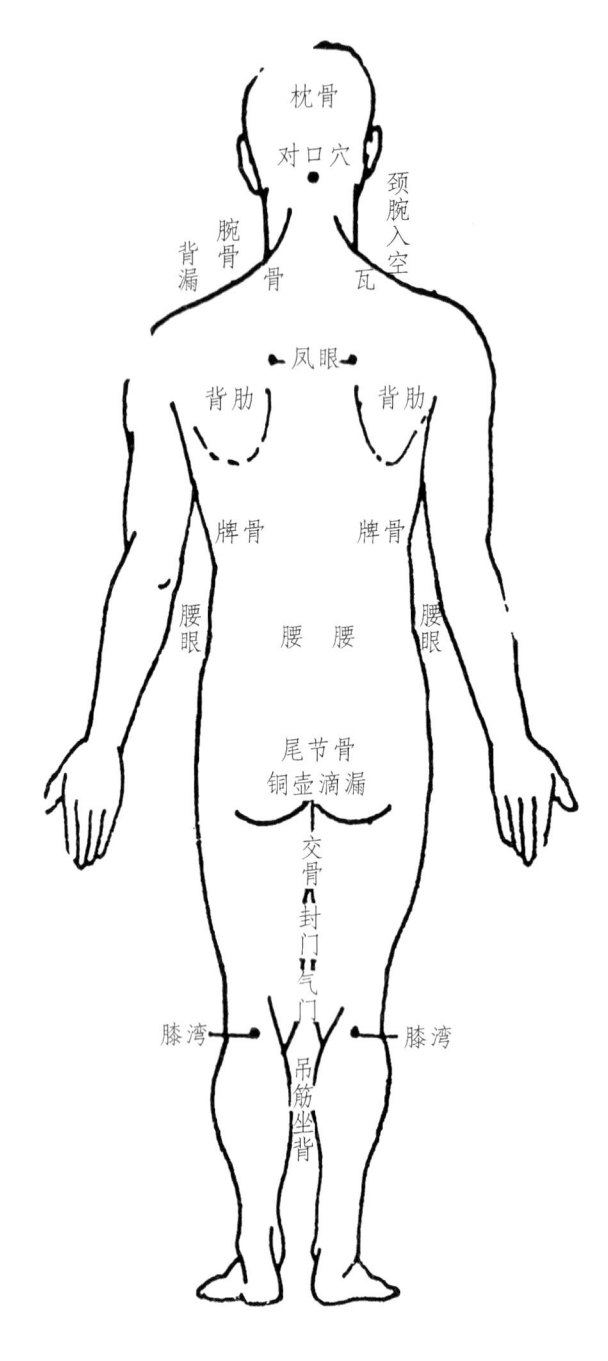

背相全穴图

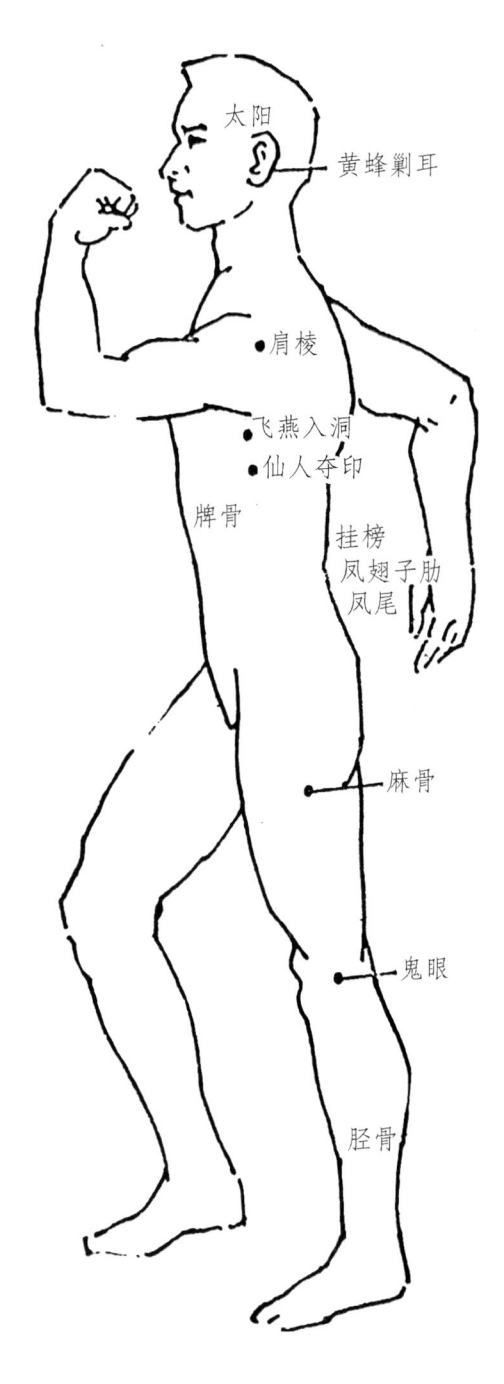

左侧图

右侧图

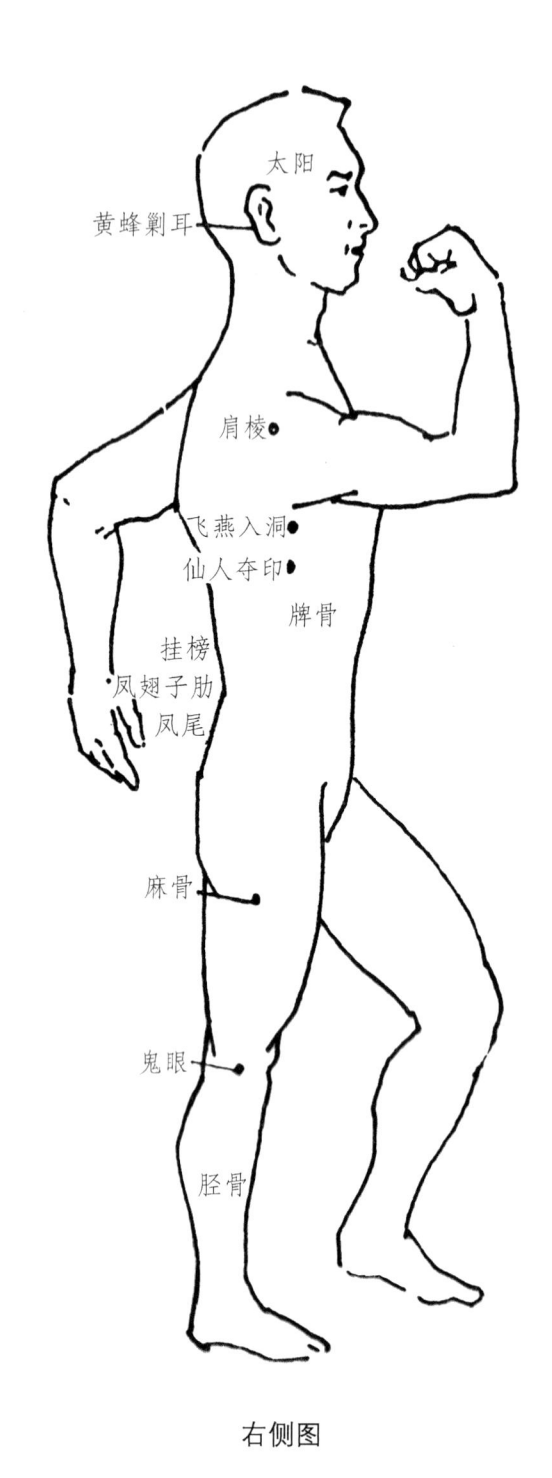

各穴效方①

人有十八大穴，三十六小穴，共五十四穴。哪为大穴，哪为小穴，看他受伤，或棍打，或石，或刀，或拳伤。如棍打天庭，此乃为死穴。口中吐血，血出于七孔，叹他二家之缘。如要医者，先用㓾②鸡汤洗净血水，即将马蹄子③擂末敷之，后用八宝丹敷上。

八宝丹

珍珠三分　玛瑙一分　龙骨五分　象皮五分　土鳖十个　鹿角胶一钱　乳香五分　没药五分　白蜡一钱

共为末。掺上，如干，用人参乳调敷，又服还魂丹附后。

还魂丹

当归一钱五分　白芷一钱五分　红花八分　白蜡五分　乳香五分　没药五分　虎骨一钱　龙骨六分　活血丹一钱五分　甘草四分

灶心土引。好酒炆服，服药后，看他轻重。如吃药不纳，饮食不进，头肿如瓜，血水不止，心如刀割，此症难治，不必服药。如服药稍减，仍服前药。

石伤天庭敷药

马蹄子　南星　半夏　乌药　金毛狗脊各等分

为末敷，吃后方。

当归一钱五分　川芎一钱　青皮一钱　白术一钱五分　乳香五分　没药四分　陈皮一钱　桔梗一钱　砂仁八分　红花八分　骨碎补三分　金毛狗脊一钱五分　白芷一钱　甘草四分

用童便引，好酒炆，避风。如吃不纳，再吃后药。

当归一钱　麦冬一钱　赤芍一钱　乌药一钱　丹皮一钱　红花八分　枣皮一钱　砂仁八分　黄蜡五分

用红枣引，酒炆。

刀伤天庭敷药

石灰　韭菜根　生半夏　生南星　龙骨　马蹄子各等分　为末敷。

太阳穴受伤

血窜损目，晕倒在地，目中流血，

---

① 各穴效方：原书无，今据目录改。
② 㓾：查《汉语大字典》《说文解字》无此字，疑为"鲜"字，从文义解。
③ 马蹄子：为草决明之别名。

七厘散　紫金锭一钱　神砂三分　三七一钱　山羊血八分　琥珀①八分　自然铜一钱　血竭四分　人中白八分　陈皮一钱　红花一钱

共为末。每服二分。看虚实轻重用之，酒炊。

点眼八宝丹

珍珠五分　玛瑙五分　甘石三分　麝香一分　硼砂二钱　乳香五分

共为末，用火升过，点眼。

跌打娇空穴　此乃架梁穴。如伤上穴，吃后药。

当归一钱　白芍一钱二分　茯神钱五　黄芪一钱　香附一钱　贯众一钱　红花六分　青木香一钱　甘草四分

灯心十根引，酒炊服。如伤中穴，此为死穴，吃后药。

桂枝一钱五分　苏梗一钱五分　泽兰一钱　半夏一钱　升麻八分　红花八分　白芷一钱　陈皮一钱　香附一钱　甘草五分

用葱一根为引，酒炊。

如伤下穴，为咽宫穴，血不住者，用吃后药。

血竭八分　茜草一钱　桔梗一钱五分　独活一钱　杜仲一钱　白术一钱五分　红花六分　柏叶一钱　连翘②八分

用葱为引，酒炊。

跌打耳穴伤重　此名闲空穴，通肺经之管。晕在地，先要用拿动，后用药。

灵脂一钱五分　虎次③一钱　当归一钱　木通一钱　山药一钱　木香五分　茯皮八分　矮脚樟一钱　甘草四分　童便引，酒炊。

跌打对口穴受伤

如伤重者，舌尖吐出在外，饮食还进，言语不清，抬头不起，伤于筋骨，再用拿动，服后药。

肉桂四分　茯苓一钱五分　白芷一钱　红花一钱　熟地一钱　枳实一钱五分　广木香五分　甘草四分

跌打牙腮　此乃小穴。看伤右伤左。伤左，右边移掇；伤右，左边移掇。掇上用后药。

铁马鞭④系草药，一钱　骨碎补一钱　五加皮一钱　刘寄奴一钱　金不换⑤系草药，一

---

① 琥珀：原书作"虎珀"，今据药名正名改。
② 连翘：原书作"连乔"，今据药名正名改。
③ 虎次：虎刺之别名，茜草科植物虎刺的全草或根。味甘，苦，性平，有活血消肿之功效。
④ 铁马鞭：为豆科植物铁马鞭的全草。有散血之功效。
⑤ 金不换：三七之别名。

钱　麻骨风①五分　血见愁③系草药，八分　活血丹④即茜草，八分　白牙丹五分　矮脚樟一钱　牛膝一钱　泽兰一钱

不用引，生酒炆。

跌打咽喉正穴　饮食不进，血气不得行，紧闭关节，晕死在地。食管受伤，要用拿动，后服：五虎下西川

麝香三分　玄参一钱五分　母竹根一钱　木通一钱　山楂一钱　木香一钱　半夏一钱

为末，酒冲服二钱。服后，看他轻重何如。倘吃药不纳，再服千金分气散。

木通一钱　半夏一钱　桂枝一钱　赤芍一钱　茯苓一钱　羌活六分　青皮一钱五分　陈皮一钱　桑皮一钱　茯皮一钱　甘草三分　紫苏八分　红花六分　乳香五分　没药四分

酒炆服后，如气血不行，再服后方。

麝香一分　木香五分　羌活一钱　独活一钱　桃仁八分　芸皮一钱　木通一钱五分　生地一钱　三七五分　活血丹五分　甘草三分

藕节引，酒炆。

跌打舌腌受伤　此为小穴，服后香砂平胃散。

苍术一钱　陈皮一钱五分　厚朴一钱　甘草四分　五加皮一钱五分　香附一钱五分　砂仁六分

不用引，酒炆服。

跌打项圈　此为小穴，连于凤膊。受伤者，项与凤膊要移掇，外用敷药。

地鳖　红曲　栀子　花椒　五加皮　韭菜根各等分

为末。同灰面一匙打巴敷，再服后药。

土鳖十个　红曲五分　红花五分　乳香六分　没药五分　木香五分　虎骨一钱　龙骨一钱，煅　鹿筋二钱　山甲一钱，炙

红枣引，酒炆。

跌打将台　此乃血仓穴。三年必定吐血。忍血者，阳明胃脘受伤，二气不相接，饮食必减，渐渐瘦弱，宜服后药。

官桂五分　桔梗一钱　芸皮一钱　郁金八分　陈皮一钱　青皮一钱　沉香五分　砂仁六分　朱砂三分　红花五分　木香三分　香附一钱　甘草三分

童便引，酒炆，再服后药。

朱砂三分　红花五分　神曲一钱　七厘一钱　乌药一钱五分　枳壳一钱五分　三七四分

---

① 麻骨风：买麻藤之别名，为买麻藤科植物小叶买麻藤的茎叶或根。味苦，性温，有治跌打损伤、骨折筋伤之功。

② 血见愁：茜草根之别名。

③ 活血丹：茜草根茎之别名。

川朴一钱　菟丝饼一钱　川芎八分

煨姜引，酒炆。再服后药，名为沉香顺气丸。除根。

沉香二钱　茯苓二两　赤芍一两　乌药二两　血竭二钱　木香五钱　红花五分　三七二钱　熟地二两　紫草五钱　神砂①一钱　白芍二两　木通一两　乳香一钱　没药二钱　白芷一两　甘草二钱　早糯米半升

为末，炼蜜为丸，如桐子大。每服一钱，酒下。

跌打奶旁穴　此为二仙传道。受伤重者，四肢麻酥，服后药。

当归一钱　桂枝一钱五分　羌活一钱　红花六分　细辛六分　木香五分　猴骨八分　乳香五分　没药五分　牛蒡子八分

灶心土五钱引，酒炆。再服后药。

川芎一钱　三七三分　沉香三分　芸皮一钱　红花五分　杏仁五分　当归一钱　茱萸肉一钱　菟丝子一钱　半夏一钱　甘草四分　童便引，酒炆。

跌打乳旁之下　左边气门、血仓，右边血门。气门、血仓受伤，三朝一七死，乃是养命之源，四肢不举，上下不接，用后药服。

苍术一钱　陈皮一钱　川朴一钱　甘草四分　枳壳一钱　香附八分　砂仁六分　木香三分　神曲八分　五加皮一钱　菟丝子八分

灯心十根引，酒炆。又用童便、银花炆肉吃。再服通行打血汤，附后。

大黄一钱　朴硝八分　苏木一钱　红花六分　桃仁六分　小茴一钱　牛膝一钱　甘草四分　寄生一钱　巡骨风②一钱

不用引，酒炆服后，看他血有紫黑，如紫者，再服后方。

朱砂三分　三七五分　破故纸一钱　桔梗一钱　赤芍一钱　茯苓一钱　乌药一钱　独活一钱　归身一钱　甘草四分

红枣二枚引，酒炆服后。如有虚肿不消，再服后方。

人参一钱　黄芪钱五　熟地一钱　山药一钱　当归一钱　白芍一钱　赤芍一钱　官桂五分　乌药一钱　甘草四分

福圆肉三个引，水炆。

跌打右边乳旁之下　气门血仓受伤，闭死在地，要用擒拿，服后方。

木通一钱　桂枝一钱　赤芍一钱　茯苓一钱　半夏一钱　羌活八分　紫苏八分　桑皮一钱　大腹皮一钱

葱白引，酒炆，再服后方。

---

① 神砂：朱砂之别名。
② 巡骨风：金钱草之别名。为唇形科植物活血丹的全草或带根全草。味苦、辛，性凉，有消肿解毒之功效。

桃仁八分　红花六分　乳香五分　没药五分　当归一钱　麻骨六分　半夏一钱　苡仁一钱　木通一钱　甘草四分

姜引，酒炊。

跌打七坎心头　此乃天平针，实为大穴。人心为主，口中吐血，心中刀割，不食，冷汗不止，夜中烦躁①，此伤命在旦夕。看他缘法。服后药。

金砂一钱　银砂一钱　血竭一钱　虎骨一钱　自然铜八分　山羊血五分　人中白一钱　三七四分　甘草四分

灶心土一钱引，酒炊服。不效，不必治。有效，再服后方。

甘草四分　朱砂五分　沉香五分　当归一钱　红花六分　山能②八分　莪术八分　官桂六分　麦冬一钱　龙骨六分　枳实一钱　神曲一钱　橘红一钱

生姜引，酒炊。再服后方。

生地一钱　杜仲一钱　半夏八分　良姜六分　当归一钱　茯苓一钱　丹皮一钱　木香五分　甘草四分

不用引，酒炊。

跌打心头中脘　此乃大穴。番与肠肚，饮食不纳，气往上逼，两接不通，服后药。

朱砂五分　石耳③五分　枳壳一钱五分　川朴八分　砂仁六分　白芷八分　茯苓一钱　芸皮一钱　破故纸八分　黄芪一钱　甘草四分

红枣引，酒炊。服后看呕不呕，如效，再服后方。

黄芪一钱五分　桔梗一钱　木香五分　粟壳六分　附子一钱　甘草四分

姜引，酒炊。不呕再服后方。

香附一钱　木香五分　连翘八分　五加皮一钱　红花六分　乳香五分　没药五分　陈皮一钱　破故纸八分　甘草四分

童便引，酒炊。

跌打背漏受伤　此乃人宫之穴。半年一载，咳嗽，黄肿，四肢无力，子午潮热，宜早治之。服后药。

当归一钱　宅南一钱　骨碎补一钱　刘寄奴一钱　川芎八分　地榆一钱　金毛狗脊一钱　槟榔八分　红花五分　乳没各五分　苍术八分　甘草四分　荜澄茄八分　菟丝子一钱

圆肉引，酒炊。服后看他轻重，重者再服后方。

当归一钱　桃仁六分　红花六分　乳香五分　没药五分　秦艽一钱　续断一钱　枸杞

---

① 躁：原书作"燥"，误，今依文义改。
② 山能：下文中"山七"与"三七"互用，故山能即三能，疑即"三棱"。
③ 右耳：为脐农科植物右耳的子实体。味甘，性平，有养阴、止血之功效。

八分　木香五分　双寄一钱　刘寄奴一钱　甘草四分　灵仙一钱

黑豆一撮引，酒炆。再服加味平胃丸。

苍术二两　陈皮一两　川朴一两　甘草五钱　黄芪八钱　砂仁八钱　枸杞五钱　香附一两　菟丝子六钱　五加皮二两

为末，蜜丸桐子大。每服三钱，酒下。

跌打背脊受伤　名顿梁穴。身体无力，头晕不起，疼痛难当，速服后药。

土鳖一钱　桃仁六分　红花六分　乳香五分　没药五分　猴骨一钱　虎骨一钱　刘寄奴一钱　粟壳八分　牡蛎煅，八分　木香五分　骨碎补一钱　甘草四分　龙骨一钱

红枣、童便引，酒炆。服后用敷药。

金毛狗脊一钱五分　土鳖十个　韭菜根三钱　乳香一钱　没药一钱　红花一钱

共捣敷。再吃后药。

熟地一钱　茯苓一钱　白芷一钱　秦艽六分　沉香六分　桔梗一钱　羌活八分　杜仲一钱　续断一钱　龙骨煅，一钱　甘草四分

黑鱼骨一钱引，酒炆。

跌打血腕之下者　乃是净瓶穴。受伤者作寒作热，半年一载，咳嗽出血，血虽不多，潮热不住，宜服后药。

三七八分　桃仁八分　红花六分　乳香六分　没药五分　生地一钱　血竭五分　木香五分　苍术一钱　升麻八分　苡仁一钱　矮脚樟一钱　紫草茸七分　甘草四分

藕节引，酒炆。外用敷药。

水银一钱　栀子一两　红花五钱　五加皮五钱

用黄毛鸡子一只，同捣敷上。又吃后药。

木香五分　云苓一钱　白术一钱　官桂五分　地榆八分　七厘一钱　干葛八分　生地一钱　桑皮一钱　莪术八分　甘草五分

藕节引，酒炆。

跌打净瓶之下　此乃血路大穴。伤重者咳嗽不止，不过三年，气血两亏，渐成弱症，宜服后药。

灵脂一钱　肉桂五分　云苓一钱　苡仁一钱　红花五分　乳香五分　没药五分　丹皮一钱　木香五分　大黄八分　甘草四分

用莲子十粒为引，酒炆。再服后药。

灵脂一钱　朱砂五分　乳香五分　没药五分　青皮一钱五分　赤芍一钱　陈皮一钱五分　生地八分　云苓一钱　大腹皮①一钱　骨碎补一钱　五加皮一钱　甘草四分

---

① 大伏皮：原书作"大伏皮"，今据药名正名改。下同，不再注。

用童便一盏引，酒炆服。后看他轻重，再服后药。

生地一钱　茜草一钱　山药一钱　血蝎八个　木香五分　乌药一钱　白芷一钱　赤芍一钱　三七四分　熟附一钱　红花六分　甘草四分

藕节引，酒炆。

跌打凤翅　此乃盆弦之大穴也。受伤重者，三朝一七，气往上逼，口中无味，软如麻糖，心中烦躁，食不纳，宜取后药羌活活血汤。

羌活一钱　乌药一钱　半夏一钱　木通八分　石耳六分　红花八分　血竭八分　丹皮一钱　槟榔八分　木香五分　升麻六分　破故纸一钱　小茴一钱　红曲一钱

姜、童便引，酒炆服。再服后方。

肉桂五分　三七八分　红花六分　青皮一钱　陈皮一钱　枳壳一钱　川朴一钱　五加皮一钱　杏仁六分　牛蒡子八分　使君子一钱　甘草四分

红枣引，酒炆服。后看他轻重，再服后方。

黄芪一钱　茯苓一钱　归身一钱　破故纸一钱　砂仁六分　乳香六分　没药五分　红花五分　桂枝八分　桔梗一钱　黄柏六分　木通八分　连翘八分　甘草四分

童便引，酒炆。

跌打伤子宫门　此乃命宫穴。受伤者服后药。

枳壳一钱　川朴八分　细辛一钱　红花六分　麦冬一钱　菟丝一钱　血竭八分　沙参一钱　当归一钱　自然铜一钱　七厘八分　灵脂一钱

姜、童便引，酒炆。再服后方。

川芎一钱　七厘八分　独活一钱　白芷一钱　栝萎八分　栀仁六分　桔梗一钱　升麻八分　附子一钱　白蜡一钱　红花六分　甘草三分

姜引，酒炆。

跌打肚角　此乃大穴。受伤饮食不纳，气往上攻，腹中疼痛，冷汗不止，伤大肠，宜服后药。

小茴一钱　附子一钱五分　石耳八分　肉桂八分　木香六分　良姜八分　白芍一钱五分　破故纸一钱　紫草节五分　青皮一钱　杏仁六分　枳实一钱　红花六分　甘草四分

柿花蒂引，酒炆服。再服后方。

肉桂六分　云苓一钱　柴胡八分　腹皮一钱　枳壳一钱　川朴一钱　熟地一钱　丹皮八分　木香五分

姜为引，酒炆。服后看他轻重，重者加后几味。

黄芩八分　赤芍一钱　乳香五分　没药五分　乌药一钱　山药一钱　红花六分　白术一钱　甘草三分

藕节引，酒炆。

跌打伤肚脐者　此为六宫穴。受伤重者，汗出如雨，四肢麻闭，腹中疼痛。伤于五脏六腑，上呕下泄，两气不接，不可乱医，宜服后方。

人参一钱　生地八分　红花六分　薄荷六分　桔梗一钱　乌药八分　乳香六分　没药六分　破故纸一钱　白蜡一钱　龙骨一钱　甘草五分

姜引，酒炆。重者服后方。

槐角一钱　延胡索一钱　当归一钱　地榆八分　小茴一钱　芸皮一钱　大腹皮八分　苍术一钱　红花八分　茯苓一钱　甘草四分

藕节引①，酒炆。服后，此伤若重，肚肿不食，再服后方。

灵砂一钱　白蜡一钱　小茴二钱　血竭一钱　紫荆皮二钱　川朴一钱　自然铜一钱　人中白三钱　木香一钱　红花一钱　云苓一钱　甘草一钱　乳香一钱　没药一钱　龙骨二钱　三七一钱　麝香一分　丁香一钱

为末，酒冲服一钱。又用敷药。

当归二钱　麝香一分　白蜡二钱　银朱一钱　苍术三钱

为末，用小鸡同捣，敷脐。

跌打伤凤尾穴　此大穴。重者气血滞，腰眼痛，人又黄又肿，必定打断凤翅。若断者，即积血有余，大便不通，身体不和。服后药。

桑寄生一钱　合夕风一钱　甘草五分　干葛八分　破故纸一钱　半夏一钱　五加皮一钱　红花六分　木香五分　肉桂五分　虎骨一钱　升麻八分　木通八分　土鳖一钱　山甲一钱　乳没各五分

藕节引，酒炆。再用敷药。

乳香一钱　骨碎补二钱　没药一钱　红曲三钱　土鳖十个

为末。糯米饭捣敷，再服后方。

秦艽一钱　土鳖一钱　红花八分　麻骨八分　木香六分　六汗一钱　肉桂四分　熟地一钱　五加皮一钱　甘草四分

童便引，酒炆。

跌打胁下　此为双燕入洞。受伤看他左右：左伤者，四肢无力，黄瘦吐血；右伤者，半身不遂，血气走于七孔。叹他二家缘法。服后方。

桂枝一钱　羌活一钱　紫苏八分　青皮一钱　陈皮一钱　桑皮一钱　大腹皮一钱　云苓一钱　半夏一钱　木通一钱　赤芍八分　甘草四分

姜引，酒炆。再服后方。

官桂五分　橘红八分　丹皮八分　木香五分　红花六分　桃仁六分　芸皮一钱　乳香五分　没药五分

---

① 引：依上下体例，此下似脱"引"字，今补上。

莲子引，酒炆。再服后药。

人参一钱　茯苓一钱　金银花一钱五分　香附一钱　三七一钱　红花八分　苍术一钱
藕节引，酒炆。

跌打胁下左边者　服后药。

当归一钱　白芷一钱　栀仁八分　赤芍一钱　川芎一钱　桃仁六分　沉香六分　红曲一钱　秦艽一钱　木香五分　血竭八分　朱砂三分　甘草五分
童便引，酒炆。

跌打伤挂榜　此乃大穴。伤者身上麻闭，或寒或热。伤于腹，内血积块，四肢无力。服后药。

大黄一钱　红花八分　苏木一钱　木香一钱　宅南一钱　陈皮一钱　桃仁六分　当归一钱　土鳖一钱　寄生一钱　巡骨风一钱　木通八分　苡仁一钱　甘草四分
姜引，酒炆。再服后方。

熟地一钱　砂仁六分　黄芪一钱　赤芍一钱　红花六分　肉桂三分　白芍一钱　云苓一钱　山药一钱　乳没各五分　甘草四分
圆肉引，酒炆。

跌打腰中　此乃大穴。或棍打拳打，棍打者，不必服药。拳打方可医治。腰上欠于背筋，不能起。服后药。

肉桂八分　龙骨一钱　鹿筋一钱　栝蒌仁八分　五加皮一钱　红花八分　虎骨一钱　土鳖一钱　香附一钱　八能麻一钱　木香六分　甘草四分
藕节引，酒炆。外用敷药。

肉桂三钱　芥菜子三钱　乳没各一钱五分
为末，鸡蛋清调敷，再服后方。

茜草一钱　桂枝一钱　云苓一钱　丹皮一钱　骨碎补一钱　刘寄奴二钱　破故纸二钱　五加皮一钱　甘草四分
童便引，酒炆。

跌打伤尾结者　此为铜壶滴漏大穴。受伤者，大便不收，小便长流，腹中痛。服后方。

熟附五分　黄芪一钱　当归一钱　云苓一钱　茯神一钱　白芍一钱　血竭八分　陈皮八分　乳香六分　没药六分　升麻一钱　甘草五分　延胡索八分　小茴一钱
红枣引，酒炆。服后看他何如，重者，血入小便，不必治。如大便已收，小便已回，再服后方。

破故纸一钱　猪苓一钱　车前子八分　桂皮八分　丹皮一钱　自然铜一钱　小茴一钱　泽兰一钱　滑石六分　沉香五分　木香五分　乌药一钱　白蜡一钱　甘草四分
红枣引，酒炆。

跌打伤下窍 名为膀胱。受伤惊于两子，此乃大穴。受伤重者，要用擒拿，后服后方。

破故纸一钱 桔梗一钱 丹皮八分 红花六分 木通一钱 肉桂八分 云苓一钱 木瓜一钱 三七五分 大茴八分 乳香五分 没药五分 独活八分 甘草四分 七叶一枝花草药名，一钱

灶心土一钱为引，酒炆服后，后又服下方。

滑石一钱 龙骨一钱 乌药一钱 枣皮一钱 朱砂四分 茯神一钱 人中白一钱 破故纸一钱五分 莲须一钱 秦艽一钱 六汗一钱 川朴八分 紫荆皮八分 茯苓一钱 甘草四分

莲肉引，酒炆。

跌打伤两膊者 此乃童子骨。看两膊断未断，断者肿，连骨节疼痛难当，胁下如刀割。或伤在上，或在中，或在下。上者失于腕①膊，中者失于骨节，下者失于手腕。若打断者，先用移掇，后用敷药。

土鳖十个 红花二钱 栀子二钱 五加皮二钱 肥皂一个 龙骨二钱 肉桂二钱 乳香五分

共为末，用小鸡同捣敷上，用杉木皮夹住，内服接骨丹。其丹方在后。

土鳖一钱 猴骨一钱 鹿筋一钱 白芷一钱 龙骨一钱 肉桂五分 乳没各五分 甘草四分

藕节引，酒炆。再服后方。

茜草一钱 木通一钱 丹皮一钱 木香五分 金毛狗脊一钱 陈皮一钱 龙骨一钱

童便引，酒炆。若跌脱骨节，气血两不接，要移掇之，看他肿不肿。要疼肿者，血聚锁骨节，要用打针，再服后方。

当归一钱 金毛狗脊一钱 矮脚樟一钱 刘寄奴一钱 甘草四分

童便引，酒炆。

跌打伤大腿骨节 服后方。

当归一钱 熟地一钱 矮脚樟一钱 灵仙一钱 地南蛇一钱 五加皮一钱 合夕风一钱 骨碎补一钱 红花六分 刘寄奴一钱 木通一钱 甘草四分

不用引，酒炆。

跌打伤刻膝，或跌或打 先用移掇，后敷药。

五加皮五钱 红曲一两 栀子五钱

为末。小鸡同捣敷，再服后方。

---

① 腕：原书作"碗"，误，今据文义改。

独脚莲①草药，一钱　过江龙③草药，一钱　五加皮一钱　牛膝一钱　木通八分　红花六分　苍术一钱　升麻八分　砂仁六分　甘草四分　八楞麻③一钱

为末，加茄根一钱引，酒炆。

如棍打于膝腕，疼痛难当者　用后敷药。

人参一钱　地鳖五钱　龙骨二钱　肥皂五钱

一同捣敷，杉皮夹拢后，服后药。

当归一钱　熟地一钱　没药五分　虎骨一钱　矮脚樟一钱　地南蛇一钱　五加皮一钱　牛膝一钱　木瓜一钱　独活八分　茄根一钱

酒炆。

接骨丹

当归二钱，生为末　川乌一两，姜汁泡浸，炒　草乌七钱，姜汁泡浸，炒　续断一两，生为末　首乌一两五钱，豆水炆，晒干为末，去豆　破故纸五钱　小茴五钱

煎水浸水一夜，取出故纸，晒干为末。去小茴、闹羊④花，用甘草炆水洗浸，阴干为末二钱，甘草渣⑤不用，七味为末。每遇跌打有伤处，将骨移掇如初，然后每服三分。体厚伤重者，只可五分，切不可多，黄酒送下，只服一次为度。如足伤者，加牛膝末，入接骨丹内，好酒调服。服后忌风，见风不效。包裹损处，万不可动。若稍动，骨节不接。吃药后，觉手足昏晕颓顿，来日解黄粪，切莫害怕，自愈。药内如无闹羊花全料，药内当以麝香一钱代之、但麝不宜预合在药内。合日久，麝力则过无效，不比闹羊花久合无害。称过接骨一钱三分五厘，临用加麝二厘。如有闹羊花一料之中，依数三钱，预合尤便。用麝则不用闹羊花，此二者不得并用。此丹予目睹愈人多甚，当预合救世。孕妇忌用。远年久损者，好酒每日下三分，吃酒以量为度。近日损者，既服后，务要忌动。一岁一日。伤手者，不得举动；伤足者，不得行走。日满后不忌，须慎之也。

---

① 独角莲：鬼臼之别名。小檗科植物八角莲的根茎。味苦、辛，性平，有祛瘀、散结之功效。
② 过江龙：石松科植物地刷子石松的全草。味辛，性大温。有治跌打损伤、肌肉麻木不仁、筋骨疼痛之功。
③ 八楞麻：野苎麻之别名。荨麻科植物暹罗苎麻的全草。味淡，性平，有清热解毒之功效。
④ 羊：原书作"阳"，今据药名正名改。
⑤ 渣：原书作"查"，误，今据文义改。

卷　三

跌打水药歌 归尾与生地，槟榔赤苓居，四位堪为主，加减任迁移。头伤加羌活，防风白芷随。胸伤加枳壳，木香桔梗奇。伤若在中脘，速加石菖蒲。两胁柴胡进，胆草继青皮。腰间加杜仲，故纸并大茴。上焦加乌药，灵仙效不虚。粪门如有犯，木香不可离。肚角如有伤，青皮白芍宜。伤手桂枝进，又有五加皮。若还伤了腿，牛膝木瓜皮。不通其大便，大黄正及时。不通其小便，车前草佐之。如潮红实肿，泽兰效更奇。若是得伤久，桃仁七粒宜。苎麻一钱足，烧灰存性随。一根葱作引，童便用一杯。生酒一瓶煮，吃药不宜迟。依方无差错，焉有不效之。

观音针 一点一针。

乳香二钱　没药二钱　明雄二钱　蟾酥四分　川乌二分　冰片一分　麝香一分　朱砂二钱　硫黄五钱

上八味为末。硫黄入锅化开，再入前末和匀，放青石上，以平物压如钱厚，剪如米大。遇患处烧一二粒即愈。但烧先切附子一片，浸湿，上放一钱，钱眼放药，是以附子隔住。

雷火针

川乌　草乌　乳香　没药各一钱　硫黄一钱五分　苍术七分　穿山甲炒焦　闹羊花各一钱五分　麝香三分　艾茸不拘多少

共为末。以棉纸一张，上用油润草纸二三层。将前药均匀铺上，如卷爆竹样要紧。每遇患处，用草纸七层隔之，将药以竹筒同之，点红对患处按定灸之，即刻揭起，其药性已攻入内，无不神效。

九龙针

冰片　麝香各二分　丁香　安息香　乳香　没药　沉香　斑蝥　艾茸各一钱

为末，照前样卷，打患处。

太乙救苦针 治一切骨节痛。

麝香一分　蟾酥一分　硫黄二分　沉香二分　生草乌二分　乳香二分　穿山甲一分　川乌二分　没药二分

用艾茸五分，纸卷如爆竹样，对患针之，即愈。

麻药敷法①

胡椒　蟾酥　生半夏　乌头尖　荜茇　细辛　生南星　生草乌

为末，火酒调敷患处，则麻痹不知痛痒，任刀割。

又麻药方　生南星　生半夏　生川乌　生草乌　姜花　闹羊花　乳香　没药各等分

共为末，罨之。

千金一笑散　治跌打。

五倍子五钱　蝉蜕五钱　松香新瓦焙干去油，五钱　黄狗天灵盖火煅存性，净骨三两

共为末，敷患处即好。

七厘散　治跌打。

土鳖一钱四分，炒干　乳香一钱二分，去油　没药一钱二分，去油　辰砂三分

为末，每服七厘，酒冲服。

又七厘散　治伤重接骨，并治妇人经水不通。每服三分，水酒送下，共为末者。

土鳖一钱，焙　硼砂一钱，炒　血竭三钱　灵脂一钱，炒　朱砂一钱，飞　没药去油一钱　沉香一钱　自然铜一钱，制　骨碎补一钱　白蜡一钱　归尾一钱　珍珠一钱　琥珀一钱　片脑五分　金箔二十张

定痛接骨紫金丹

川乌炮　草乌炮，各一两　灵脂②去土　木鳖去壳　黑牵牛生　骨碎补　威灵仙　狗脊　防风　自然铜③火煅，醋炙七次　地龙去土　乌药　青皮　陈皮　茴香各五钱　乳香　没药　麝香　红药子各一钱五分　禹余粮火煅醋炙，四两

为末，醋糊丸，如桐子大。每服十丸至二十丸，温酒送下。病在上，食前服；在下，食后服。

紫金丹　单名紫金丹，方内加肉桂、丁香，又名八宝丹。

闹羊花四钱　马钱子④一两　肉桂四钱　枳壳一两六钱　三七一两　丁香　血竭各一两　土鳖八钱

为末。每服四分。马钱子用童便浸数日取用，更妙。

紫金丹　又名全身散。

三棱三钱　泽兰二钱　桂尖三钱　破故纸二钱　莪术三钱　六汗三钱　槟榔三钱　乌药三钱　灵仙三钱　小茴三钱　枳壳三钱　乳末六钱　土鳖三钱　当归三钱　川朴三钱

---

① 麻药敷法：原方缺剂量。《救伤秘旨》《伤科汇纂》外敷麻药与此方同。川乌尖、草乌尖各五钱，蟾酥四钱，胡椒一两，生南星、生半夏各五钱。一方加荜茇五钱，一方加细辛一两。

② 灵脂：原书作"灵之"，今据药名正名改。下同，不再注。

③ 自然铜：原书作"自然同"，今据药名正名改。下同，不再注。

④ 马钱子：原书作"马前子"，今据药名正名改。下同，不再注。

血竭三钱　自然铜一钱　石菖蒲一钱　赤芍二钱　巴霜去油，一钱　川芎三钱　青皮二钱　穿山甲一钱　红花三钱　木香三钱　官桂三钱　牛膝三钱

以上各等分为末，每服八分，酒化。

治折伤筋骨，骨碎筋断，痛不可忍，此方秘传屡效。用路上墙脚下，往来人便溺处，年久碎瓦片几块，洗净火煅，红米醋淬五次，黄色为度。刀刮为细末，每服三钱，好酒送下。歌云：神仙留下接骨丹，指头落地不为难，若将此药来敷上，不到红日落西山。

接骨灵验丹　治打扑骨损。服此药，自顶心寻至受伤处，则飒飒有声，觉药力习习往来，则愈矣。

没药　苏木　川乌去皮尖　松明节　乳香　降香各一两　龙骨　地龙去土，炒　水蛭炒，各五钱　血竭三钱　土狗十个，油浸焙干　自然铜醋浸七次，一两

共为末。每服五钱，无灰酒调下。病在上，食前服；在下，食后服。

金瓶导气散　治跌打不拘远近年伤。

木耳一两，分五钱。童便炒，分五钱入古铜钱二三个，和醋炒，去铜钱不用，只用二味木耳，共为末　白蜡五钱，为末　乳香一钱，去油　没药一钱，去油

共为末，合匀。每服用红花五分，老人三分，煨姜，酒调药。前药用二钱，空心服。次服，不用红花，只用酒服，止痛如神。

应手丹　又名金枪散，治刀斧伤破。

陈石灰三两　松香五钱　白蜡三钱　生大黄一两，切片

先炒石灰、大黄，后将松香、白蜡入罐溶化。投石灰入内搅匀，用罐装好，埋土内一七后用。又有去大黄，只石灰二两、松香二两，白蜡二钱。先将石灰为细末听用，其松香、白蜡，用锅煎溶化，再入石灰搅匀，倾于地下，铺开成块，临用研碎敷搽，止痛止血。

金枪药　又名刀斧药，并治骡马踏破，一七即愈。

水龙骨即船上麻骨，煅，一两　血余三钱，烧灰　黄丹五钱　铅粉炒，五钱　血竭三钱　乳香没药各三钱，去油　珍珠粉一钱　轻粉一钱　三七三钱

共为末罨。

又金枪药　脉虚细生，急痰者死。

银箔　血竭　发灰　人指甲灰焙存性　虎骨烧存性，换指甲亦可　珍珠烧存性

共为末。

又刀斧药　白及　矿石灰一两，炒　乳香二钱　血竭二钱　花蕊石三钱

为末，入牛胆内阴干，取出再研罨。

又刀斧药　生半夏　白蜡　白及　白芷　无名异　国丹　龙骨　冰片

共为末，听用。

又金枪药 止痛、止血、生肌。

白银花　血竭　发灰　人指甲　珍珠俱烧存性

各等分，为末罨。

八仙丹 治筋骨痛。小儿、孕妇忌服。

丹皮五钱　紫荆皮五钱　草乌二两五钱　红花五钱　小茴五钱　乌药五钱　青皮五钱　五加皮五钱

不见火，晒干研末。每服三分，酒下。忌房事。亦有加朴、桂各五钱。

二仙丹 治跌打。孕妇忌服。

马钱子童便浸一七，去皮切片，七钱　枳壳切片，三钱

用红花、乳没、槟榔、桂枝、川朴各二钱，炊水，酒一大碗，浸前二味，浸晒三四次，然后炒灼，研细末。每服三分，水酒化。此方加熊胆一钱更妙。

生肌散

珍珠一钱　琥珀一钱　龙骨三钱　白石脂一钱　象皮一钱　花蕊石三钱　天庭盖二钱

共为末，罨即生肌。

又金枪药 真降香　花蕊石煅，三钱　龟板一钱，烧灰更妙

共为末罨，并治烟袋伤咽，更妙。

生肌末

乳香　没药　儿茶　血竭　白蜡　红花　麝香　四六　龙骨　象皮　海螵蛸①

共为末。

一厘金 治跌打。五月五日合，要静处。

土鳖一两　自然铜一两　乳没各一两　巴豆霜瓦焙去油，五钱

又一厘金 治跌打，五月五日合，忌压，每服一分，水酒下。宜走动不宜坐卧，异传。

土鳖　丁香　自然铜一两　官桂　乳没各一两　木香　朱砂一钱五分

瓦焙去油。有一方加半夏些须的，巴豆霜一钱五分。

治新吐血方 用薄荷根炆肉吃，三次立止。亦要失力劳动吐血者有效。

铁布衫 为末。每服一钱，酒下，任打不痛。退用绿豆汤或冷茶亦可。

白蜡一两，去油　朱砂一两　乳没各一两　土鳖一两　自然铜一两　红地龙用酒漂去泥，四两　无名异一两　白茜耳四两

英雄丸 每服一钱，酒下。临刑，血不攻心。

乳没　密陀僧　自然铜　地龙　木鳖　花椒

共为末，和蜜为丸。

---

① 海螵蛸：原作"海漂硝"，今据药名正名改。

打沙包洗手方 用米醋五斤，炆洗后打，频打频洗。

龙骨 二两　虎骨 二两　地骨 二两　皂厘 二两　木贼草① 二两　青盐 二两　胡盐 二两　石榴皮 五两　核桃皮 二两　生川乌 二两　生草乌 二两　凤眼草 二两　莺爪 二对　皮硝 二两　陈石灰 四两　节草 二两　剪草 二两　白透骨草 二两　铁马鞭 一两

又洗手膀方 用好醋不拘多少，熬浓汁，每日洗三四次，再三操练，其手自坚如铁。

乳香　没药　白及　红花　半夏　荆芥　南星　川乌　蛇床子　地骨皮　核桃皮　醉茄子 草药　皮硝　白蜡　剪草　白芷　青盐　白矾　防风　灵脂　羌活　独活　生大黄　青木香　石榴皮　红内消　章老　韭菜　醉草② 草药　透骨草　活血丹　冰片　麝香　草乌　外加铜绿 四两　松香 八两　密陀僧 二两　白醋 四两　透草 一斤　无名异 二两

另煎一罐，洗之七七，内加牛膏二两，即验如神。

八仙酒 用火酒五斤，重阳日煮二枝香，空心服饮，三日不效，加参更妙。

荔枝肉　核桃肉　红枣肉　白果肉 各四十枚　杜仲 一两五钱　附子 五钱　枸杞 一两　福圆肉 一两

二仙大力方

黄芪 六钱　当归 六钱

用子鸡打碎蒸服，久服力大。

防风通圣散 治跌打不拘上下，用水酒炆服，神效。

大黄 一钱　白芍 一钱　薄荷 一钱　川芎 一钱　当归 一钱　芒硝 一钱　栀子 八分　连翘 八分　黄芩 八分　桔梗 一钱　白术 一钱　麻黄 四分　荆芥 一钱　滑石 一钱　乳没 各五钱　甘草 一钱

又同前，治跌打方：归尾 一钱　红花 五分　六汗 一钱　土鳖 三个　地黄 一钱　青皮 八分　乳没 各一钱　甘草 五分　京芍 各八分　枳壳 六分　泽兰 八分　槟榔 八分　骨碎补 一钱　木香 八分

头加川芎八分、白芷八分；手加桂枝八分、钩藤八分、菖蒲八分、白及八分、羌活六分、灵仙六分；胸加桔梗八分、乌药八分、苏梗八分、菖蒲八分；腰加杜仲一钱、破故纸一钱、苡仁、小茴各八分；背加灵仙八分、石斛八分，胁加柴胡八分、胆草八分；脚加牛膝一钱二分、木瓜一钱、秦艽一钱、五加皮一钱、灵仙八分。

和伤丸 蜜为丸，朱砂为衣，如福圆大，每服一丸，酒化下。

---

① 木贼草：原书作"木宅草"，今据药名正名改。
② 醉草：睡莲之别名，睡莲科植物睡莲的花。治小儿急惊风。

香附三钱　桃仁三钱　延胡索二钱　蒲黄二钱　红花二钱　灵脂二钱　楂肉五钱　灵仙二钱　六汗二钱　丹皮二钱　乳没各五钱　菖蒲一钱　骨碎补二钱　三棱五钱　莪术五钱　白芍二钱　小茴二钱　穿山甲五钱　官桂二钱　泽兰二钱　荆芥二钱　自然铜二钱　丹参二钱　砂仁二钱　金钱蟹二对，用雄黄、黄泥包，煨存性

腰痛方　童便为引，酒对服。

木香二分　小茴五分　自然铜一钱　骨碎补一钱　肉桂五分　鹿鞭一钱　龙骨一钱　砂七厘一钱　虎骨三钱　土鳖一钱　红花五分　八能麻一钱　血竭五分　杜仲一钱　破故纸一钱　乳末一钱　甘草一钱

又腰痛方　木香一钱　黑附子一钱　母丁香一钱　沉香一钱　干姜一钱　官桂一钱　朱砂一钱　明雄一钱　陈皮一钱　吴茱萸一钱　杏仁一钱　白矾一钱　硫黄五分　轻粉二分　麝香二分

为末，蜜丸如弹，阴干。临用时，用生姜汁，调一丸，用手蘸药，擦两腰眼，不但止痛，久用百病不生。

又方：柏子仁去油，冲酒吃。

又方：杜仲三钱　破故纸八分　小茴一钱　巴戟天一钱　熟地二钱　木香三分　菟丝五钱

又方：杜仲二钱　熟地二钱　枸杞二钱　破故纸八分　生地一钱五分　菟丝饼二钱　小茴八分　当归一钱五分　桂枝八分　陈皮一钱　甘草八分　福圆五枚　为引。

割断食管方　先上金枪药，后用鸡膜贴。

灵仙二钱　石蒲一钱　茯神二钱　枣仁二钱　白蜡二钱　乳没各一钱　地榆一钱

酒炆，童便引。

治割颈气未绝，身未冷者，其气管、食管或未断，切勿移动，用绳缚住其手。急用活鸡皮贴住，捶灯心、老姜敷。然后罨桃花散，以棉纸四五层盖药，把女人旧脚带扎住，切要使头颈不动，刀口不开。三日后，急去旧桃花散，换新桃花散，仍如前扎勿动。又过四日去药，内用玉红膏敷，外用太乙膏贴①，仍以带扎，待其长肉收功。一抠出肾子者，效此治法。

玉红膏

白芷二钱五分　归身五钱　紫草三分　粉草三分　真麻油四两

浸前药三日，入铜杓，慢火煎药枯黑，以棕滤去渣。又入锅煎滚，下血竭一钱化尽，又下白占五分，亦化尽，掇起一刻，下轻粉五分，搅匀用。

---

① 太乙膏贴：原书作"大乙膏贴"，误，今据方名改。

太乙膏

麻油四两　归身五钱　生甘草二钱五分

共煎枯去渣，再入净锅，熬至滴水内不散。入炒过黄丹二两，又慢火熬至滴水成珠。掇起一刻，入白占、黄蜡各二钱半，细火再熬。又掇起一刻，入去油乳香、没药各一钱二分半，搅匀，过三日用。

加味五积散　治遍身筋骨疼痛。

白芷　陈皮　厚朴　桔梗　枳壳　川芎　白芍　茯苓　苍术　当归　半夏　桂枝　麻黄　羌活　独活　穿山甲　麝香　甘草

升降横气丹　治两气不接，饮食不进，皆因气郁中停。

枳壳一钱　缩砂一粒，敲碎　青皮六分　陈皮八分　茯苓一钱　贝母一钱　栝蒌仁一钱　苏子一钱，炒研　川芎八分　川朴一钱　木香切片，三分　沉香三分，水磨，冲服　香附一钱二分　丁香二分，冲服　甘草三分

水炆。

万安丹　治跌打损伤，不拘上中下，并皆可治。用二三十年尿壶一个，将红曲入尿壶内填满，外将黄泥包固，火红，取出打碎，连壶并曲研为细末，加入麝香二分，每服二钱，生酒调服。

石头伤方　名为七姊妹寻夫敷的。

归尾五钱　葱白七根　老姜七钱　碎补七钱　番椒伤重者三斤，轻者斤半

如伤手加桂枝七钱；腰加杜仲七钱；脚加牛膝七钱，再加乳没各五分，六十天早禾草烧灰，共为末，好酒糟一盏，敷红处、肿处。

通瘀丸　治跌打，瘀血闭结，肚胀，大小便不通。为丸，绿豆大，每服十丸，茶下。

江子①十个，去油　乳没各一钱　雄黄一钱　腻粉一钱　生蒲黄一钱

通导散　治跌打，人事不省，二便不通。

大黄二钱　芒硝一钱　枳壳一钱　川朴一钱　当归二钱　陈皮二钱　木通一钱　红花一钱　苏木一钱　甘草一钱，前有歌

疏肝饮　治跌闪。

川芎　当归　柴胡　白芍　青皮　桃仁分两要轻　红花　甘草　枳壳　黄连　吴萸炒　血竭

通关散　吹鼻。

朱砂一钱　明雄三分　麝香一分　生半夏三分　牙皂一钱　细辛一钱　冰片一分

---

① 江子：巴豆之别名，大戟科植物巴豆的种子。味辛，性寒，有毒，有泻寒积、通关窍、逐瘀、行水、杀虫之功效。

为末。

又通关散 吹鼻。

川芎一钱二分　闹羊花一钱二分　灯草灰一钱二分　牙皂三分　冰片三分　麝香三分

平安散 亦吹鼻的。

明雄一钱　朱砂一钱　牙皂一钱　乳没各一钱，去油　儿茶①一钱　硼砂②一钱　麝香七厘　冰片七厘　胆矾一钱

雀儿散 治外肾被伤，偏坠肿用雄麻雀三五个，去肠肚，每个用白矾一钱入肚内，以新瓦焙干。将雀放在瓦中，两头盐泥封固，以火煅红，取出存性为末。每服一钱，空心酒调下，一只尽，痊愈。此乃家传，神妙。

左右胁痛方 治跌打，水酒服二三剂。

柴胡一钱　川芎一钱　当归一钱　白芍一钱五分　香附一钱　木香八分　枳壳一钱　青皮一钱　砂仁八分　胆草八分　灵仙一钱　姜黄八分　三棱一钱　莪术一钱　丁香一钱　甘草五分

气痛方 此方治心腹气痛，似一块上下走注，手不敢握。跌打所用。

延元胡　大黄　白芷　乌药　三棱　莪术　青皮　陈皮　香附　五灵　槟榔　甘草

心痛方 痛甚脉必伏。

延元胡　草果　乳末　灵脂　藿香　茴香　香附　缩砂　枳壳　木香　灵仙　郁金

水炆，姜引。

补肾浸酒方 常服。

肉苁蓉八钱　菟丝子一两　覆盆子八分　何首乌一两，制　杜仲一两　韭菜子六钱　枸杞子二钱　五味子二钱　熟地一两　五加皮一两　地骨皮一两　麦冬一两　白茯实一两　补骨脂③六钱　当归二两　肉桂一钱　福圆肉二两　茯苓六钱　化红三钱　豆蔻二钱　条参二钱　远志肉二钱　枣仁五钱　白芍八分

治脚骨痛方 共研末。水酒、白糖化，每服钱五。

土鳖一钱　当归一钱　灵仙一钱五分　桂枝二钱　牛膝二钱　马钱子一钱五分　木瓜二钱　上桂一钱　川乌一钱　甲珠二个　生草乌一钱　红花一钱　升麻一钱　川芎一钱　乳香一钱五分　没药一钱

---

① 儿茶：原书作"乳茶"，今据药名正名改。
② 硼砂：原书作"朋砂"，今据药名正名改。
③ 补骨脂：原书作"补骨芷"，今据药名正名改，又别名"破故纸"。

治跌打不论新旧，良方屡验

紫苏八分　薄荷八分　归尾八分　苏木一钱　五加皮一钱　没药一钱，制　赤芍八分　红曲一钱　乳香一钱，制　自然铜醋炙，一钱　刘寄奴一钱　桃仁去皮尖，一钱　红花一钱　生甘草节八分　木瓜一钱

上身加桔梗一钱、陈皮一钱、川朴一钱；下体加淮牛膝一钱、羌活一钱；手加桂枝一钱；小肚加小茴一钱、木通一钱、车前一钱；腰加杜仲一钱、故纸一钱；头加藁本一钱、白芷一钱；伤重加上桂一钱，研末冲服，山羊血一钱。如昏迷加人参一钱；呕吐不能服药，则用纹银一钱、朱砂三分、藿香一钱，煎水送下。孕妇忌服。

浸药酒验方　治脚筋骨痛。

牛膝五钱　秦艽五钱　木瓜五钱　川芎三钱　归身五钱　伸筋藤三钱　羌活四钱　骨碎补三钱　甘草二钱　制苍术二钱　六汗二钱　白芍二钱　草薢四钱　茯苓四钱

用坐壶装酒，并药在内，水坐，过一枝香，随量饮。

接骨方　骨断未破皮者易治。

土鳖三钱　乳末三钱　自然铜一钱　绵芪五钱　白术五钱　赤芍三钱　秦艽一钱　桂枝一钱　全归三钱　血竭一钱

为末。每服一钱，水酒下。

重伤方　不拘上下。

番木鳖七钱　白草乌五钱　川乌五钱　麝香三分　上桂五钱　广木香五钱　象鳖一两　三七五钱　自然铜五钱

为末。每服三分，壮者四分。

伤中部方①　不拘新旧。

枳壳　羌活　六汗　骨碎补　秦艽　上桂　土鳖　乳香　香附　虎骨　杜仲　赤芍　木香　自然铜　石菖蒲　角茴　郁金

姜引，水炆服。

伤②**下部方**　不拘跌打。

花通　归尾　羌活　防风　木通　木瓜　防己　赤芍　牛膝　槟榔　肉桂　红花　独活　乳没　知母　旋覆花　小茴

姜引，水炆酒。

接骨敷药　先捩正，后敷，要共捣，三日一换，七日好。

活土鳖　砂虫　金钱蟹　牡蛎　滑石

---

① 伤中部方：原书作"中部"，今依目录改。
② 伤：原书无"伤"字，今据目录补。

此药六月不可敷，敷必蛆。

接骨丹
儿茶　乳香　没药　蚕壳烧存性，等分

每服二钱。下血，烧酒调。接骨，黄酒化。

止痛续筋接骨方
麦斗　土鳖一个，焙　巴豆一粒，去油壳　生半夏　乳香　没药各半分　自然铜一厘

醋调搽。

瘀血流注黑紫，或伤眼目，用大黄、姜汁调和，一夜一次涂。

瘀血流注紫黑方
大黄　姜汁　紫荆皮　五灵脂　白及

捣敷患处，一日一换。黑转紫，紫转红即愈。

跌打筋骨方
用嫩鸡捣烂敷，外用杉木夹之，次日再换。

活血止痛方
乳香　没药　川芎　白芷　生地　当归　赤芍　丹皮　甘草各三钱

研末。酒、童便送下。

治跌脱大腿根下之骨调治方　万不可搽。
牛膝三钱　桂枝二钱　桑寄生二钱　木瓜五钱　秦艽三钱　三七二钱　当归三钱　六汗三钱　香附二钱　川芎三钱　生地五钱　赤芍三钱　杜仲三钱　灵仙三钱　防党五钱　虎骨炙碎，五钱　土鳖三钱　乳香三钱　没药三钱　木香二钱　五加皮五钱　砂仁二钱　枳壳二钱　甘草二钱

研末，水酒送下，一钱五分。

两足不伤：小足鱼一个四两重，用旧布包，再用厚草纸包三四层，糠火煨存性。

又两足不伤方：为末，白水成丸，每服五钱。用生白果几个，口内嚼碎，同酒下药。若未夹，用淡姜水即解。

木鳖一两，制　白朱砂　自然铜各一两，制　白蜡一两，去油　儿茶五钱　当归一两　朱砂一钱，飞　血竭五钱　官桂一两　川椒炒，一两　没药五钱　地龙一两，制　三七五钱　草乌一两　苎麻根一两　无名异一两　龙骨一两　苏木一两　乳香五钱　乌头一两，制

外敷药
捣成饼敷脚上，三日立效。要解，用生半夏、生姜各二两，捣碎贴之，即解。

狗油四两　肥皂十个　川乌五钱　皂夹三十个　火麻仁一两　灰面四两　麝香一钱

杖疮方
内饮童便酒，外热豆腐敷，或鸡子清炒豆粉敷，或用凤仙花叶同大黄捣敷。退血止痛当归芍，连芩栀柏防荆穗，薄翘枳桔知石膏，羌芷大黄车草地。童便对酒

水火丹

每服二三分，水酒调下，穿山甲引。

黑铅二两　西硫黄二两　金礞石一钱　自然铜三钱　南木香六钱　乳没各四钱　血竭六钱　官沙二钱　土鳖八钱　归尾六钱　半夏三钱　三七八钱

跌打未破皮止痛方：用南星敷之，即好。

治骨头打碎：破草鞋烧灰，油调敷，又酒吃三钱。

治跌打筋骨有瘀血在内：鼠粪烧过为末，腊猪油调，缚包之，其痛即愈。

治跌扑骨节损脱者：寻死蟹捣烂，滚酒倾入，连饮数碗，即以蟹渣敷患处，半日间骨内振振有声自合。不能饮者，以数杯为率。

治跌打：用无名子，即老土中硬块便是，不拘多少，童便制九次，或醋亦可，研为末。每服二钱，酒送下，或开水。此方是孔明先生所传，治跌打，做工伤力，服之即效。

风损膏

独头蒜一百零八个，去皮略打碎　老姜半斤　番椒十五个

先将麻油一斤，入锅内煎滚，陆续下蒜，煎至将枯，即刻捞起。再下生姜，煎枯捞起去渣。又下番椒，煎去渣。将油熬至滴水成珠，入黄丹，收油成膏，取起冷定，入麝香三钱，搅匀炼此膏。

九转紫气膏　治远年老损，手足麻症。

松香三斤　南星生，二两　半夏二两　苍术三两　川乌一两　草乌一两　防风一两　羌活一两　闹羊花三两　麝香一钱　矾红[①]四两　菜油一斤

除矾红、松香，余药入油。将火熬枯去渣，矾取出听用。先将松香入锅煮溶，将棕滤去渣，入水扯。再将松香入锅，用葱汁一碗煮干，入水扯。再将松香入锅，用绿豆汁一碗煮干，乳水扯。再将松香用凤仙花一碗煮干，入水扯。再将松香用烧酒一宫碗煮干，入水扯。再将松香入锅，用镇江醋一碗煮干，入水扯。再将松香入锅熬溶，入前药同熬，不住手搅，方下矾红末油，用钵盛入水面，退火毒，二三日后，方可贴。贴药后，对周必发痒，将膏揭开，内有湿水，将绢试干，候一时再贴。如痒再揭如前，不揭恐起泡。

---

① 矾红：煅绿矾之别名，为硫酸盐类矿物水绿矾的矿石和醋同加工而成。味酸，性凉，有燥湿化痰、消积杀虫、止血补血、解毒敛疮之功效。

附录经验杂方

治人一时昏迷，不省人事，服之立效。

猪心一个，不可下水，用竹破四片　黄蜡三钱，入心内　朱砂三分，放蜡上

以碗盛，饭上蒸熟服。

莲枣丸　治人面黄唇白，四肢[①]无力，小儿多有之。

红莲肉六两，去心为末　红枣六两，为泥　久年陈米三四升

炒为末，好米醋调和为丸，每服三钱，开水送下，屡验。

汤火药　大黄为末，蜜和涂，立愈。

火伤药　大黄　黄柏　黄芩　寒水石　桑皮各等分，为末。用泉水调搽，此是医有泡的。如烂，可用麻油调。如半好者，滴水干净，糯米饭为丸，火上烧灰存性，研末罨。

又**汤火伤**二方：黄柏　大黄　寒水石各等分，为末，油调搽。

又方：鸡蛋清调磨京墨，涂上，用湿纸盖，即止痛。

治膀胱气方　先将橘核炒枯，再将鸽屎同炒，共为末，筹去渣。再用麻油拌炒，和木香末。每服一钱，水酒下。

橘核一两　木香末，一钱　鸽屎一两，要吃摇摇子的

冷气痛方　共研末，用温水冲。又用纸拖去浮油，一口吃下，屡验之方。

吴萸四两　良姜二两　胡椒一两

治疮毒方　流清水，又痒。

大枫子　蛇床子　花椒　黄丹　青黛　枯矾　樟脑　冰片　白芷梢　甘草节　水银

共研末，棉油调搽。

洗疮方　独活一钱　白芷一钱　北风[②]一钱　黄柏一钱　荆芥一钱　银花一钱　甘草八分

另加艾叶共煎。搽药附后。

搽疮方　黄柏一钱　花粉一钱　胡连一钱　苦参一钱　芦荟一钱　胆矾一钱　青黛一钱　轻粉一钱　枯矾二钱　大黄一钱　明雄一钱

共研末，麻油调搽。

---

① 四肢：原书作"四肌"，误，今据文义改。
② 北风：防风之别名。

治小儿烂头方　胡连五分　青黛一钱　芦荟一钱　苦参一钱　轻粉一钱　黄柏一钱　杏仁一钱　儿茶一钱　白蔹一钱　冰片

共研末，麻油调，或鸡蛋黄炒出油调。

治杨梅熏药方　共为末，外用火纸二张，将药铺如卷爆竹样卷定。口含冷肉汤。将药点对鼻熏，肉汤频换。凡熏此药，要饱食肉饭。熏毕，来日服救苦下毒汤。

水银一钱　银朱一钱　冰片三分　黑铅一钱　木炭二钱

救苦下毒汤　水酒炊二三贴，先服后洗。

穿山甲一钱　蝉蜕一钱五分　土苓一两　大黄一钱　芒硝一钱五分　连翘一钱　黄柏一钱　归尾一钱　花粉一钱　茯苓一钱　姜虫一钱五分　赤芍一钱五分　蜈蚣二条　桃仁十二个　全蝎一钱　牛膝一钱　黄连五分　儿茶一钱

洗药方　甘草　银花　土苓　连翘

共煎水洗。

脓疱①疮方　国丹一钱　轻粉二钱　樟脑二钱　冰片一分　枯矾二钱　银朱二钱　儿茶二钱　麝香一分　硫黄一钱　花椒一钱

共为末，猪油捣，用夏布包搽。

五虎丹　治杨梅枕。

明矾　水银　淮盐　牙硝　胆矾

以上各三钱，降三枝香为度。

各毒罨上收水生肌药　宫粉三钱，煅　轻粉六分　冰片一分　枯矾五分

共为末。

癣疮方　五倍子一两　明矾一钱　为末，醋调搽。

白癣疮方　此疮在人头发中，白满头，又痒，疮亦可治。

木鳖子　水银　核桃肉生猪油捣，用布包擦

治杨梅疮方　石膏　轻粉　黄柏各二钱　为末干罨，等四围全结壳，再加铜绿、胆矾。前三味各二钱，加铜绿一钱，胆矾六分，共五味为末。擦疮上及旁边，六七日后，又用油核桃并猪油捣匀如泥，又擦疮上以润其皮，则壳落去。又用前五味末干擦皮肤即白。若有一疮不愈，名为结毒。又用乌梅几个，用瓦焙炕去核，用乌梅肉研末，罨之，即收功。擦药之时，兼服后败毒散十余剂，以清小便为主。败毒散附后。

败毒散　防风二钱　荆芥二钱　车前二钱　木通一钱五分　连翘二钱　栀子一钱五分　当归二钱　生地二钱　麦冬二钱　银花三钱　土苓三钱　蝉蜕一钱　生大黄三钱　生甘草

---

① 脓疱：原书作"脓胞"，误，今据文义改。

一钱　灯心引。

疳药方　轻粉　铜绿　胆矾　杏仁。

白玉膏　治臁疮及腿上一切疮。

铅粉　轻粉　白蜡　黄蜡　朝劳猪油调与油纸上贴之，如神。加红粉霜更易收口。

一方加密陀僧、乳末、象皮。

臁疮血风疮　上片一分　樟脑二分　花椒一分　青矾一分　国丹二分　轻粉三分　白蜡三分　铜绿二分

用猪油和葱捣如泥，敷扎三四次，同生肌散敷。

坐板疮　铜绿　水银　银朱　冰片　共为末，麻油调搽。

碎米疮　油核桃仁　信石①　水银　大枫子　共为末，干撮在掌心，两手擦，发热后，鼻闻之，再遍处擦。

汗板疮　松　柏　桃　柳　樟　枫　槐　艾　菖　炒枯煎水洗。

小儿疳药方　儿茶一钱五分　轻粉一钱　冰片一分　丁香半分

治大麻风神方　用癞虾蟆一个，捣熟，盐泥做一盒，入虾蟆于内，炭火烧熟存性，去泥。将虾蟆研末，每服三钱，黄酒热服，发汗即愈。

流精方　用鸭蛋一个，去黄，生大黄八钱，研末，用蛋清为丸，如桐子大，每服一钱，早晨滚水下。

冰硼散　治喉咙肿，痰闭，吹入吐出痰涎。

冰片三分　硼砂三钱　青黛三钱　麝一分，不用麝亦可

小儿鹅子方　不论双单，此方第一奇妙。蜘蛛窠五七个，烧灰存性，吹患处即好。

又方：用柴灰，开水冲服。又方用吊的扬尘，冲艾汁服。

吹猪闭舌方　雄黄一钱　青黛一钱　北辛一钱　牙皂一钱　硼砂一钱　共为末吹。

白鲫鱼膏药方　江子四两　蓖麻子四两　马钱子四两　乳香二两　没药二两　血余二两　活鲫鱼一斤　水粉二十四两　麻油二斤

先将油酥炙枯鱼，取起鱼。又将前六味药入油内酥，俟血余不见，取去渣，滴水成珠后，入水粉，不停搅自粉花谢，收起听摊。

点眼瘴方　用蜘蛛一个刺浆，和人乳蒸三次，其色如鸡蛋黄。点些须入眼角。

痘后翳障验方　决明一钱　白菊一钱　七厘一钱　谷精一钱五分　木宅②一钱　青葙一钱　京子八分　赤芍八分　望月砂一钱　甘草五分

---

① 信石：砒石之别名，为氧化物类矿物砷华的矿石。味辛，性热，有毒，有劫痰、杀虫、蚀腐肉之功效。

② 木宅：木贼草之别名，为木贼科植物木贼的全草。味甘、苦，性平，有治目生云翳和迎风流泪之功效。

不用引。

害眼方　羌活一钱　赤芍八分　白菊八分　桔梗八分　北风一钱　蔓荆子一钱　薄荷八分　归尾八分　甘草六分

灯心一丸为引。

点赤热眼方　用大田螺一个，川黄连末一分，入田螺内。久之田螺化为水，点之目中，即愈。

咽喉痛验方　儿茶　硼砂　冰片　麝香　朱砂　琥珀　熊胆　共为末吹。

立止牙痛方　并治闭沙，点些须入眼角。

雄黄一钱　硼砂一钱　火硝一钱　冰片一分

共为末。擦牙吐去涎，即好。

狗咬方　用老鼠粪为末，砂糖调敷。又方：用煤炭敷。

耳内出脓①方　明矾一钱，煅　黄丹五分　丁香一分

先用虎耳草捣水，滴入二三次，用新棉花挠干，吹入此药。

又方：治同前。用蛇蜕（瓦上焙）二钱、青黛五钱，研末吹入。

痔红下血　臭椿根皮　白豆蔻　黄连　共研末，蜜为丸。

如玉膏　治面上一切酒刺黑斑。

白芷一钱　牙皂去皮，一钱　茯苓一钱五分　花粉一钱五分　藿香一钱　甘松一钱　三奈一钱　白丁香另研　木宅一钱　杏仁一钱　密陀僧一钱　细辛一钱　樟脑五分　白及少许

为末。临卧时，用津唾调，或乳调敷面上，明早温水洗去，其面如玉。

补唇舌方　太医院②传。涂之即生肉，如多去唇舌，用川乌、草乌为末，摊纸一条，以凉水调合，贴之即不觉痛。可用刀取，如流血，以陈灰石涂之即止。愈后血硬，用鸡冠血点之，即软。

鲜蟹烧灰，二钱　乳没各二分五厘

治痄腮肿痛方　防风　荆芥　羌活　牛蒡子　甘草　连翘不用亦可　各等分。水煎，食后服。外亦敷此药。

诸骨鲠喉　用金凤花子为末，醋调咽，莫犯齿。

又方：用玉簪花根捣汁咽下，勿犯齿牙龈。

截疟方　用郁李仁以福圆肉包吞，兼用通关散吹鼻。

蛇咬痛肿方　用白及为末，麦冬汤调服。

---

① 脓：原书作"浓"，误，今据文义改。
② 太医院：原书作"大医院"，误，今据清太医院名称改。

又方：用雄黄五钱　灵脂一两　为末，每服二钱，好酒调。

喉咙肿闭　用老丝瓜煎水，洗兼吃，即消。头面肿亦可治

乳疮验方　吃散之药。

川当归二钱　蒲公英一钱　川芎一钱　木通一钱　焦术一钱　防风一钱　白芍　乳香各一钱　归身一钱　蝉蜕一钱　炙芪①一钱　丹皮一钱　知母一钱　连翘一钱　甘草一钱　用水酒、葱根炆。

又敷已经出头之药　生南星　生草乌　生川乌　生乳草　生乳香　生白蔹　生灰面，以上用鸭蛋青、葱头根捣碎调敷。

又乳疮验方　蒲公英，栝蒌一个，梅凤根为引，水炆吃。

生肌药　甘石　白蜡　冰片　共为末。

搽齾②头方　搽疮屡验大枫子，花椒青黛与枯矾，青粉黄丹黄柏和，蛇床甘草白芷梢，冰片樟脑一分足，余皆一钱研碎掺。用麻油调搽。

预防脐风方　小儿生下剪脐带后，用此药罨之脐口，以免脐风。

枯矾一钱五分　硼砂五分　冰片五厘　麝香五厘

共研极细末。吃防风、荆芥各一钱。

---

① 炙芪：原书作"炙其"，今据药名正名改。
② 齾（yà）头：秃头。

〔清〕赵 濂 撰

李顺保 郭东武 校注

伤科大成

校注说明

一、作者简介

赵濂，字竹泉，今江苏省丹徒县人。清代同治、光绪年间人，清末医家，擅长诊法，精于望诊和脉诊，临床通治各科病证，尤以骨伤科见长，治法善于变通和创新，名闻于时。积四十载撰《伤科大成》，另著有《医门补要》《内外验方》《青囊立效方》等。

二、内容简介

该书不分卷，内容主要分二部分，前部分为"先看穴道吉凶""看伤吉凶""死诊"，此旁证赵氏精于望诊和脉诊，及"跌伤引经用药法"，后阐述"摸骨法""接骨法""端骨法""提骨法""按摩法""推拿法""接骨入骱用手法"等七种骨伤科常用手法。最后阐述介绍骨伤科常用方剂46首。

三、学术价值

1. 该书重视骨伤科的望诊，以诊断患者伤情之轻重、治疗之缓急、预后之吉凶等，此在骨伤科医籍中尤为凸显。

2. 详尽阐述7种整骨手法：摸骨法、接骨法、端骨法、提骨法、按摩法、推拿法，接骨入骱法，系采撷古人和作者四十年临床经验总结而成，强调手术在精而不在多，可供临床借鉴施闹。

3. 该书收载骨伤科方剂46首，主张用方在灵而不在杂，可供临床参考使用。

四、版本简介

1. 清光绪十七年（1891）刻本，现藏中国医学科学院图书馆、新疆医科大学图书馆、苏州市中医医院图书馆。

2. 1929年、1931年、1937年上海中医书局铅印本，现藏国内20家图书馆，不赘述。

3. 1955年上海中医书局铅印本。

4. 见《中国近代医学丛选》。

5. 本书选用上海中医书局1955年铅即本为底本，参校《伤科汇纂》《正骨心法要旨》。

李顺保

2024年1月

目 录[1]

先看穴道吉凶 …………………………………………………… (663)

看伤吉凶 ………………………………………………………… (663)

死诊 ……………………………………………………………… (664)

跌打引经用药法 ………………………………………………… (665)

摸骨法 …………………………………………………………… (667)

接骨法 …………………………………………………………… (667)

端骨法 …………………………………………………………… (667)

提骨法 …………………………………………………………… (667)

按摩法 …………………………………………………………… (667)

推拿法 …………………………………………………………… (668)

接骨入骱骨用手巧法 …………………………………………… (668)

应用诸方 ………………………………………………………… (674)

跋 ………………………………………………………………… (679)

---

[1] 目录：原书无，校注者补加。

先看穴道吉凶

囟门　即脑盖，一名顶门，骨破髓出者不治。

节梁　即鼻梁，打断者不治。

两太阳穴　即眉稍角骨，打断者[1]不治。

突骨　即结喉骨，打断者不治。

塞骨　即结喉下，横骨上，空陷处，打断者不治。横骨下，人字骨，离一寸三分，为一节。受伤者，下一节，更重一节。

心窝　即人字骨处，又名龙潭穴，打伤晕闷者，久后必死。

丹田　脐下一寸三分之内，即膀胱也。倒插伤者不治，一月当亡。

卵子　捏碎及伤破者不治。

脑后骨　骨破者不治。

百劳穴　与塞骨相对，伤断者不治。

天柱骨　与结喉骨相对，伤断者不治。

两肾穴　在脊背与脐，相对之左右，各离一寸三分。打破者，或笑或哭不治。

尾骶骨　打碎者不治。

海底穴　大小便两界中间，伤重者不治。

软骨　在两乳下，即食肚，倒插伤者不治。

气门　左乳上，动脉处。受伤则气塞，救迟者不过三时。

血海　右乳下，软肋，打伤者不治。

两乳　左乳受伤者则咳，右乳受伤者则呃，皆不治。

看伤吉凶

一看两眼　两眼有瘀血者，则白睛必有瘀血之筋。血筋多者，瘀血必多。血筋少者，瘀血亦少。两眼活动者易治，不动者难治。

---

[1] 打断者：原书无此三字，今据文义补。

二看手指甲　以我手指甲，掐其手指甲，放手即还原色者易治，少顷始还原色者伤重，手指甲紫黑者不治。

三看阳物　不缩者可治，缩者难治。卵子缩者亦不治。妇人乳缩者不治。

四看脚指甲　与手指甲同法。

五看脚底　红活色者易治，黄色者难治。手掌亦同。

犯五凶象者不治，如犯一二凶象者尚可治。

凡人受向上打伤者为顺气，平拳打伤者为塞气，倒插打伤者为逆气，其症最凶。夫人身之血，随气转，气顺则血顺行，气逆则血逆滞，血滞则病成。何堪加以骨碎筋断，其不至殒命，与成残废者，亦大幸事。全赖医者，有旋乾转坤之力也。盖前心与后心相对，伤久成痨。小腹与膀胱相连，伤久成黄病。

死　诊

左心小肠肝胆肾右肺大肠脾胃命门伤全体者死速，受伤在七日内者，当行血，至十四日后者，有瘀血在胸，或大肠作痛，当急进行血药，须看患者手指甲黑否？及足趾甲黑否？黑者为凶。面黑者，肾有伤。肝脉数者，胸腹有瘀血，当必吐血。

气喘急，痰响者死。目直视，或斜①视者死。唇吊者死。失枕者死。口臭者死。耳之与鼻有赤色者死。骨碎色青者死。气喉断者死。胸高者死。两手捏空者死。血出不止者死。血先赤后黑色者死。痛不在伤处者死。肌肉腐者死。

脑骨破者死。两额角边伤者死。天柱骨断者死。耳后脑衣破者死。伤两太阳穴者死。伤耳前命门者死。头顶骨碎者死。眉毛内伤者死。护心骨碎者死。伤臂中跳脉者死。胸口、后背、两腰、阴囊、阴户、肛门、髀内阴股、老人左股压碎海底穴、大肠破出黑屎、小肠伤溺囤、心肺脾肝肾，卵子碎，凡伤重，口目闭、牙关紧，不进汤水，痛极难忍者，皆死。

六脉沉细虚小者死。浮大数实者死。血出过多，脉微缓忽绝者死。

凡伤重口眼闭，不出言语者，即以牙皂末吹鼻孔，得嚏即能开口。如无嚏，以灯草蘸井水，粘牙皂末点鼻中得嚏，即吐痰者可治，否则不救。随取韭菜白梗捣汁，和童便炖热，灌入口内，口纳者可治，不纳者不治。如纳后，同瘀血吐出者，辨其轻重，先服砂仁泡汤，冲吉利散，次投清心和气汤，外贴损伤膏。伤过重者，头疼

---

① 斜：原书作"邪"，古通用，今据现代文义改。

昏迷，又不吐血，急将韭白汁和陈酒服之。如骨碎筋断者，以封口药护之。小便闭者，以琥珀散通之。如腹中作痛，内有瘀血，用大黄散行之。

跌打引经用药法①

上部用川芎，手臂用桂枝，背脊用白芷、藁本，胸腹用白芍，左肋用青皮，右肋用柴胡，腰用杜仲，两足用木瓜，下部用牛膝，膝下用黄柏，周身用羌活，顺气用砂仁、青皮、木香、枳壳，通窍用牙皂，破血用桃仁、苏木、乳香、木通，活血用红花、茜根、三七、川芎，补血用生地、当归、白芍、丹参，接骨用川断、五加皮、骨碎补、杜仲，妇人用香附。

大都男子气从左转，伤上部者易治，伤下部者难治，以其阳气上升也。女人血从右转，伤下部者易治，伤上部者难治，以其阴血下降也。先以砂仁泡汤，和吉利散服之，再进顺气活血汤，复以砂糖花酒，下和伤丸五粒。

伤肩者，左边则气促，面黄浮肿，右边则气虚，面白血少，使患者低坐，一人抱住其身，将手拔直，用推拿法，令其筋舒，一手捏其肩，抵住骱头，齐力拔出，然后弯曲其肘，骱内有响声，乃复其旧位，用布条扣臂于项下，服行气活血汤，一月痊愈②。

伤背者，五脏皆系于背，虽凶则死缓，先服吉利散，次以砂糖花酒，送和伤丸五粒。如骱骨脱出，腰硬痛极，用竹六根，扎为两个三脚马，排于两头，上横一竹，系麻绳圈两个，使患者两手攀圈，每足踏砖三块。医者将后腰拿住，各抽去砖一块，令患者直身，又各去砖一块，如是者三次，其足着地，则骨陷者能起，曲者能直。先敷定痛散，外贴皮纸，铺以艾绒，次以杉木四根，宽一寸，厚五分，长短照患处为度，俱在侧面钻孔，用绳穿贯，裹于患上，加布扎紧，两边令端正，只可仰卧。如无气者，使患者盘坐，揪其发，伏我膝上，轻拍其背心，使气从口出得苏。如胸前不直者，亦用竹架攀圈法。

伤胸者，胸为气血往来之所，伤久必咳嗽，高起满闷，面黑发热，主四日死。先进疏风理气汤，次以行气活血汤。从前面碰打跌伤胸膛者重，从后面者轻，用手法按摩之。心坎上横骨，第一节伤者一年死，第二节伤者二年死，第三节伤者三年死。

---

① 跌打引经用药法：原书作"跌打压扑损伤者须用引经药"，今据原书目录改。
② 痊愈：原作"完全"，依文义改。

伤肝者，面紫，眼赤，发热，主七日内死。先投疏风理气汤，次以吉利散，后服琥珀丸。

伤心口者，面青气少，呼吸痛甚，吐血，身体难动，主七日内死。先进疏风理气汤，次服和伤丸，时时饮百合汤。

伤食肚者，心下高肿，皮紧阵痛，眼闭，面与口鼻黑色，气喘发热，饮食不进，主七日死。先进疏风理气汤，次以和伤丸。

伤肾者，两耳立聋，额黑，面浮白光，常如哭状，肿如弓形，主半月死。先服疏风理气汤，次以补肾活血汤，再投吉利散与琥珀丸。

伤大肠者，便后急涩，面赤气阻，便后有红者，伤重，主半月死。先进槐花散，次服吉利散，后以和伤丸。

伤小肠者，小便闭塞作痛，面肿气喘，发热口干，口有酸水，主三日死。先以水酒各半，煎服疏风理气汤，次以吉利散，后送琥珀丸。

伤膀胱者，小便肿胀涩痛，不时滴尿，发热，主五日死。先下琥珀丸，次以行气活血汤。

伤阴囊或阴户者，血水从小便滴出，肿胀痛极，昏沉不醒，主一日死。先与琥珀丸，后进行气活血汤。

胸与背皆伤者，发热咳嗽，面白肉瘦，饮食少思，主半月死。先进理气汤，后以和伤丸。

伤气眼者，气喘痛极，夜多盗汗，身瘦肿胀，不安食少，主一月死。先泡砂仁汤和吉利散服，次以酒煎补肾活血汤，后进和伤丸。

伤血海者，口常吐血，胸与背板硬作痛，或血妄行，主一月死。先进行气活血汤，次以吉利散，后服药酒而安。

伤两肋者，气喘大痛，睡如刀割，面白气虚，主三日死。先以行气活血汤，次进和伤丸。如筋骨断者，敷定痛散，贴损伤膏，用布扎数转，服接骨药。

两肋非打伤自痛者，乃肝火有余，当以清肝止痛汤。有清痰或食积流注两肋作痛者，先以清肺止痛汤，次服吉利散。

登高跌仆，血瘀两肋作痛者，急进大黄汤，次投吉利散。

醉饱房劳者，多元气不足，肝木克胃土。使胸脘连两肋作痛，先投归原养血汤，次以十全大补汤。

有伤擦，或时邪发热，觉两肋痛者，此肝胆二经受邪，治以小柴胡汤。

左肋痛者，血瘀与气滞也。先以行气活血汤，次下琥珀丸。

右肋痛者，痰与食积也。先以化痰消食方，次服活血止痛汤。

伤处焮红高肿作痛者，乃瘀血为患，寒热交作，日轻夜重，兼之腰痛。肥人多气虚，瘦人多郁怒。急下琥珀散，次以和伤丸，后进药酒而安。

摸骨法

用手细摸所伤之处，或骨断、骨碎、骨歪、骨整、骨软、骨硬，或筋强、筋柔、筋歪、筋正、筋断、筋走、筋粗、筋翻，或为跌扑，或为闪错，或为打撞，然后根据法治之。

接骨法

接使已断之骨合拢，复归旧位，陷者复起，碎者复完，突者复平。或用手法，或用器具，分先后而兼用之。

端骨法

用两手或用一手，擒住应端之骨，或从下往上端，或从外向内端，或直端，或斜端，骨离位者以手端之，送入其臼，不使歪斜，而骨缝方合，庶愈后无长短之患。

提骨法

提出陷下骨如旧，有用两手提者，有用绳帛系高处提者，有提后用器具辅之，不使仍陷者。倘重者轻提，则病不愈，轻者重提，反加新患。

按摩法

按者以手往下抑之，摩者徐徐揉摩之。因损伤皮肤筋肉，肿硬麻木，而骨未有折断者。

推 拿 法

以手推之，使还旧位，有用两手或一手捏定患处，缓缓以复其位。或因筋急难于转摇，或筋纵难运动，或骨节稍有错落不合缝者，当推拿以通经络之气血。

接骨入骱 骨之小笋也 用手巧法

凡人之头无骱，亦无损折，只有跌打碎伤等症，若脑浆出者不治，骨青者难治，碎骨如大粟米者可治，过大者不治。接骨入骱者，两手捏平其筋骨，复于旧位。或先拽之离而后合，或推之就而复位，或正其斜，或完其缺。且骨有截断、碎断、斜断之分，骱有全脱、半脱之别，筋有弛纵、卷挛、翻转、离合各门，在肉内者用手摸之自知。盖伤有重轻，接拿有合宜、不合宜之法，故愈有迟有速，而得完全或遗残废者，总责乎手法也。然体质壮者易愈，元气弱者难全，若手法再误，万难挽回。夫骨既断，必使合拢一处，复归原臼。出血者敷止血散，使血不流，再敷金疮药。用杉木板绑缚撑抵断处，方不移动矣。辨明骨有断为两截者，或折而陷下者，或碎而散乱者，或岔而旁突者，分其情势接拿，使断者复接，陷者复起，碎者复完，突者复平。有皮肉不破而骨断者，动则辘辘有声。或骨受伤未断者，动则无声。或碎骨在肉内者，动则渐渐之声，后必溃烂流脓，待其烂脱离肉，箝去碎骨，掺生肌药，外贴损伤膏，亦用绑缚，始可完全。

大凡治法，先煎代痛散熏洗，然后将断骨拿直，令其相对，平正按摩，果然照旧不歪。敷定痛散，铺盖艾绒，绑以杉木板，加布条扎好，取其紧直，使骨缝无绽离走脱之患。过四五日放绑复看，如其走脱，仍根据前法扎紧。百日内换绑二十余次，内服接骨药。

凡断臂与断膊，断腿与断骱，治分上下，器具照形体变化。有筋全断者，则缩于肉里，无用巧能接之理。若断而未全断者，外敷续筋药，内服壮筋养血药。

跌打碰伤头颅猝死者，身虽僵直，口鼻尚有出入气，心口尚温跳动者，使患者盘坐，揪其发，伏我膝上。伤处先敷定痛散，随以火纸卷条点火，令烟熏其口鼻，通和脏腑血脉之气，待口中出声，以热陈酒和灌定痛散，或炒萝卜子泡汤灌之。外用手摩其胸胺，并托其手腕，频频揉其两手脉窠。被伤之筋脉强硬，得揉摩而心脉和运，命脉流通，即可回生。若伤重已死者，用白布缠其头，以木棍长尺半，圆如钱大，轻轻拍其足心，再提其发，令项正直，舒其经络。如皮未破，骨碎膜穿，血向内流，声哑不言，面青唇黑者，不治。或顶骨塌陷，七窍出血，身僵昏迷者不治。惟皮开肉绽，血流不止者，先止其血，服补气养血药，当戒欲避风。如染破伤风，牙关紧闭，角弓反张，即进疏风理气汤，俟身不发热，与补中益气汤。

伤囟门，肉肿皮未破者，昏沉不语，扶起正坐，以葱汁和敷定痛散，次以粗纸蘸醋贴药上，烧小熨斗烙纸上，内觉热痛，口出声为度，去药贴损伤膏。如皮破血流不止，骨陷筋翻者，不治。

凡伤头顶、两旁棱骨、额骨正中、两额角、眼眶骨、颧骨，均照囟门伤治法。

打伤眼珠落出者，先以银针蘸井水，将收珠散点红筋，次用青绢蘸温汤挪进。即服还魂汤，再投明目生血饮。

鼻梁骨断者，先捏正断骨，掺以止血丹。如鼻已伤落下者，急趁血热，蘸发炭末粘贴原位，不可歪斜，加绢条扎紧，迟则血冷不能粘，服壮筋续骨丹。如骨未碎断，只贴损伤膏，服吉利散。骨碎内膜破者，口鼻流血者，不治。

砍跌打落耳朵，或上落下粘者，或下脱上连者，急拈正用封口金疮药。若全落下者，急蘸血余末贴原位，将两耳相对，次以竹片夹紧，加布条扎好。如耳门骨伤重而体素亏，昏沉者，不治。

口唇豁开者，先掺麻药，急以小箝箝牢油丝线穿合其缝，不可歪斜。掺金疮药，贴损伤膏，外以绢条在唇上扎向脑后缚定。服活血止痛散，常饮稀粥，不可言笑，及呷食物。如血已冷，先敷麻药，以刀尖剒破，血出时急撮[①]合，须手快为妙。仍服前药。

口含刀，误割其舌，将断未落者，急用鸡蛋壳内衣贮其舌，蜜调敷止血定痛散，频频添换。使患者仰卧，稀粥灌饮，不动其舌，则易愈。或戳伤上腭正中之孔，面肿色青，血流不止，痛连脑髓。若伤会厌，昏沉不语，痛连心膈，急研铅粉、冰片吹患处以止其血，再用蟹黄、血竭煎汤，每日口漱三十次，内服定痛散。

下颏一骱脱下者，遂不便言语饮食，其骱如剪刀股样，先以布包手大指入其口，余指抵往下边，轻轻捺下，用力向上一推，而进骱有响声，齿能合者复位多。得于肾虚者，外加布条兜裹于项后，常进补肾养血汤，次进补肾丸。

颈项骨难于损折，有登高倒跌，损骨外出者，重者三时死。轻者捏平其骨，相对原笋，贴损伤膏，次以布条连肩背络之，投砂仁泡汤煎吉利散。

缺盆外锁子骨伤断者，先拿胸骨，将肩头向内合之，揉摩断骨令其复位，加带

---

① 撮：原书作"踪"，今依文义改。

挂肩于项，敷定痛散，不可摇动，服接骨药。

肋骨断者，骨不能对，须捏骨平正，外贴损伤膏，内服壮筋续骨丹。

肩骱与膝骱相似，肩骱落下，手不能举，将上一手擒住其肩下，一手拿住其手，轻轻转动，使其筋舒。再令患者坐于低处，一人抱住其身，将手拔直，用推拿法。又两手捏其肩，抵住其臂骨，将膝夹住其手，齐力推上。骱内有骱声，乃复旧位，手自能举动。如无响声者，骱未能上，仍照前法而行。先以熟牛皮，长五寸，宽三寸，两头各开二孔，贯以棉绳，内贴损伤膏，加以棉花盖之。又用棉裹如鸡卵大，夹于夹窝内，复以牛皮夹紧肩之前后，加布缠好后，以扶手板，长二寸，宽四寸，两头穿绳，悬挂空中，令患者俯伏于上，不使其肩骨下垂，俟痊愈方可撤板。若不依此法，后必遗残患芦节，服独活桂枝汤。

臂骱落出者，以上一手抬住其弯，下一手拿住其脉踝，令其手伸直，拔下遂曲其上，后抬其弯，捏平凑合其拢，内有响声，使其手曲转，搭着肩膊，骱可合缝矣。贴损伤膏，多以布每头钉带四根，裹扎臂骨，复以竹帘，照患处大小为度，围紧布外，使骨缝无参差走脱之患，以引经药煎汤和吉利散。

手掌处腕骨被跌扑打伤，骱骨脱出者，腕缝必开，以两手先揉其腕，一手拿住其指，一手拿住其凹处，拔其手指，伸直手掌，曲起手骱，曲下一伸而上，骱内有响声，掌可活动，已复旧位，但骱出不用绑。如骨断者先贴损伤膏，加布扎紧。将阔板一片，撑住患里，再以木板四片，长三寸，加布扎紧，俟愈方去板。煎桂枝汤和吉利散。

手指有三骱，中节脱出者，拔出捏正，拈其指伸出挺直，一推即上，能屈伸则愈。不可下水，洗以桂枝煎活血止痛饮。手指痛过于别处，若伤一指，痛必连心，中指尤甚。一染破伤风，外敷金疮药，内服疏风理气汤。

被人咬伤手指者，先以童便淋洗，捏去牙根毒气。用炙龟板灰末麻油和敷，又以纸蘸麻油点火熏之。如患处破伤风，进疏风理气汤。若刀斧砍斫伤者，难治。臀处肉厚，骨粗，骱脱比诸骱难于擒拿合拢，又名胯骨。若骱脱臼者，则触在股内，须用大力人四个帮扶，使患者侧卧，一人抱住其身，一人擒住膝上，先将臂骱拔直，上手擒住其腰，下手捧住其腿弯，将膝曲转向上，使膝近其腹，再令伸直，骱内有响声，即归旧臼。出左臀攀向右，向右拔直而上。出右臀攀向左，向左拔直而上。贴损伤膏，服生血补髓汤。

大腿骨骱脱者，一手擒住其膝，一手拿住其膀，上下拔直，将膝曲转，抵住臀瓣，骱内有声响，始为合拢。敷定痛散，服生血补髓药。

腿骨折两段者，先煎宽筋散熏洗，令患者侧卧于床，患足拿与无患足齐，贴损伤膏。用布二条，长五寸，宽二寸，裹膏药上，外以纸包杉木板八片，长七寸，又用布三条，与木板和扎齐紧。先进活血止痛散，次投壮筋续骨丹。

大小腿皮破骨断者，拿骨平正，贴损伤膏。用杉木板六片，长二寸半，上骨断板宽七分，下骨断板宽五分，加布扎紧，取其担力，不致歪走。此症痛极，先以止痛丹，后投壮筋续骨丹。

膝骱处油盏骨，在膝盖之处，其骱脱出于上者，使患者仰卧，一人抬起足踝，若出于左，随左而下，出于右，随右而下。医者缓缓双手挟擒，上手拿住其膝，下手擒住其足，弯使骱对膝上，手擒膝下，手向上一抬则上。贴损伤膏，服壮筋续骨丹。膝盖离位向外侧者，则内筋肿胀。向内侧者，则筋直起弯肿，看其骨如何斜错，依法捏拿，复其原位，服补筋药。

膝盖骨，名护膝骨，有伤为两块者，或三块，将两脚伸直，捏其骨平伏，用薄篾片照膝盖骨之大小，做一篾圈，套于患上，次以布四条，扣于圈上，连膝弯扎紧。先贴损伤膏，服止痛接骨丹，不必换膏药。受伤足放床上，不可下地，半月后，用软棉放足弯处，逐日垫高，使弯曲如旧。常煮鸭食，又恐碎骨，未长好复行损伤，将马桶垫与床一样高，以大便不可下，水洗至全好。去篾圈如箍。月余骨仍两片者，一生跛足，不可治，服当归汤。

当归　乳香　没药　川断　陈皮　五加皮　生地　牛膝　骨碎补　红花　木瓜

如发热，加柴胡、桔梗各一钱。发肿，加黄芩，水酒各半煎，空心服。

小腿有二骨，一大一小，断一根者易治，断两根者难治。直挺者易治，分两段者难治。将伤骨捏对平正，敷金疮药，贴损伤膏，不可水洗。用木板六片，长三寸五分，加布条扎好，二日一换。此症极痛，先服接骨丹，次以壮筋续骨丹。

脚踝骨易出易入，一手抬住其脚踝，一手拿住其脚踝，将踝拔直捏正，其骨复于旧位。左踝出手偏于左，右踝出手偏于右，脚指曲上，脚跟曲下，一伸而上，骱有响声，活动如故。夹以木板，加布扎紧。二日后再看，如未平直，仍拨端正。贴损伤膏，服宽筋活血散。若行走过早，使胻骨斜出。向内歪者，则内踝突出肿大；向外歪者，则外踝突出肿大。须待气血充足，方可行动。

足背之骨缝错出，轻轻搓捏，令其骨合筋舒，贴损伤膏，服补筋药。

脚指撇伤前半截，翻下断者，或翻上断，将左手捏住其足两侧，再以右手捏平断足指，镶接原位。贴损伤膏，以带扎紧，不可下水洗，服壮筋续骨丹。

手足之筋多在指，指伤觉痛，则筋必促，煎宽筋散熏洗，轻轻揉捏，再行摇动伸舒。如骨与筋断者，不可熏洗。

失枕有因卧者，有一时之误者，使患者坐低处，先行揉摩，一手提起其头，一手托住其下颏，缓缓转动伸舒使直，服吉利散。

凡伤过重，大便不通者，用牙皂末蜜丸，如青果大，插入肛门内即通。

戳伤内脏或大肠者，不治。伤口浅直者，易治。血出不止，服止血定痛散。伤口深斜者，待流血止，掺金疮药，服护风托里散。

凡碰擦磕跌，并刀砍斧斫，肉开血流，或皮微破者，伤不过重，人每不甚介意。惟在春令，最易侵风。在头为重，别处稍轻，渐见浮肿，速进玉真散，避风为要。若不急治，成破伤风，甚至青肿，牙关紧闭，神昏发狂，角弓反张，四肢抽搐，多致不救。

玉真散

天麻八分　羌活六分　防风　白附子　川芎　白芷各一钱

煎服。

刀斧砍伤硬处者，骨损先疗骨。砍伤软处者，肉损先治肉。如伤头额者，敷金疮药，以避风为上，防身发寒热。脉沉细者，易治；脉洪大者，难医。

以刀刎喉，左手执刀者斜而深，右手执刀者直而浅。刎一刀者深而难治，刎两刀者浅而易疗。如喉管断，有出入之气，掺药吸进必呛咳，急以鸡蛋内衣盖管上，再掺药则不呛。如破食管，或破半边，或全断，急以油线缝合其口。若血不止，用滑石、五倍子研末掺之，外封金疮药，贴膏药。长五寸，阔三寸，加布条扎项，高枕仰卧，使项屈而不伸，刀口易合。三日后，以葱汤洗去前药，掺生肌散，贴膏药，仍旧扎好。两月余完全，服护风散。如发寒热进补中益气汤。若气管断或稍穿破者，不治。

伤破肚皮，而肠拖出者，医者先自剪去指甲，免碰伤其肠，将温水和麻油，浴暖外出之肠，轻轻揉进。若未能进，用醋和冷水，勿令患者知，忽喷其面，其肠自收。以油线浅浅缝其口，太深则伤内肉，封金疮药，贴活鸡皮，加布扎好，服通肠活血汤。内脏不伤，饮食如常者，不妨。肠突出膜外者不治。如肠未出，而膜已穿，血向内流者不治。桑根皮搓线尤妙。骨碎如粟米者，轻轻钳去其碎骨，封金疮药，服生血补髓丹。如骨脱臼，捏平其骨合笋，贴损伤膏，服壮筋续骨丹。

从高坠跌骨碎者，或骨脱臼者，以手轻轻捏骨与臼平伏，敷定痛散，外敷金疮药，投疏风理气汤，次以补中益气汤。如颈项跌入腔内，尚活动，掉于左右，治以提法。头低不起，治以正法。头顶歪斜，治以整法。面仰头不能低，或筋长骨错，或筋聚筋强，治以推正接整法。能起坐行动者轻，昏迷不语，痛极硬肿者重。

登高坠断肋骨者，以手拿骨平伏，贴损伤膏，加布扎好，服接骨散。如食饱坠伤肠断者，不治。

捏破阴囊，卵子拖出者，浴以温汤，轻轻拈进，贴以活鸡皮，先掺金疮药，投吉利散。卵子碎者，不治。

捏伤阳物，小便不通者，急投琥珀丸。小便通者，进吉利散。踢伤肛门肿胀者，投通肠活血汤。大便不通者，以大黄汤。有紫血者，与吉利散。有鲜血者，进槐花散。

火烧，汤烫，炮打各伤者，不能饮食者，火毒入内脏时，想饮冷水，急以清心去毒饮。能饮食者，火毒未入内。伤破皮肉者，外敷琥珀膏，投去毒散。

剁落耳鼻者，急趁血热蘸发灰末贴于原位，不可歪斜，外加夹缚法。或斩断手臂，或手指，或腿膀，或足指，急将断下者，趁血未冷，凑接齐集成拢，掺止血丹，外敷金疮药，服托里止痛散。如血已冷，凑接不得粘合，遂成残缺之体。

桥梁墙垣倒压，折伤骨节，伤头颅骨碎者，钳去碎骨收口，方无后患。防染破伤风，服护风托里散，次以接骨散。伤两太阳昏迷不醒，饮食不入，言语不出者，不治。脑浆出者，不治。伤胸前背后，及五脏者，虽不言不食，殆气闷于中，投吉利散。身发寒热，以疏风理气汤。伤两边软肋者，饮食如故，服吉利散。伤腰子过重者，不治。轻者贴损伤膏，服补肾和血汤。

踢伤小腹者，伤处作痛，小便闭塞，不能行步，三日可治。内有瘀血，服行气活血汤。孕妇小腹受足踢者不治。

受伤紫肿，痛难忍者，以活血止痛汤，次服吉利散。肿而青紫或发寒热，或二便闭，气闷昏沉，坐卧不安，不进饮食，卵子不时上下，此瘀血在内，先以疏风理气汤，次投琥珀丸。如红肿，阵阵作痛，气喘发咳，欲笑溺涩，投活血止痛汤。

踢伤海底穴者，肿而红紫，痛不可忍，贴损伤膏，服活血止痛汤，次以吉利散。肿而青黑者，身发寒热，小便不通，气闷腹痛，阴子或上或下，内有瘀血，贴损伤膏，以行气活血汤，次进琥珀丸。肛门肿痛，二便不通者，发热食少，坐卧不安，服疏风顺气汤，次投琥珀丸。红肿不消，阵阵作痛，气喘发咳，或笑或哭，小便涩滞，先以活血止痛汤，次进吉利散，后服药酒而愈。如初受伤，昏迷不语者，口出唾涎，喉鼻喘息，面白胸腹气动，脉沉细者，可治。先吹牙皂末，鼻中取嚏，次以砂仁泡汤，煎吉利散，再投活血止痛汤，贴损伤膏。

刀斧伤者，为金疮，淡黄色者易治，紫黑色者难治，忌咳嗽呕哕，避风为妙。如风入伤口，则浮肿多涕泪，痰涌牙关紧闭，角弓反张，成破伤风者不治。急以壁喜窝香灰加麝香敷伤处，投疏风理气汤。如犯怒气疮迸裂，犯欲疮口腐臭，用乳香、没药、滴乳石、血竭为末敷之。

患者当避风寒，戒色忍气，息怒散心，节饮食，忌食鸡、鹅、醋、蛋、牛羊肉、笋、面，煎炒发物。

许真人曰：人受刀斧所伤，血出多者必渴，不可与水饮。如饮热汤，则血沸，血沸出必死。

一忌恼怒，二忌喜笑，三忌大言，四忌劳力，五忌妄想，六忌食羹粥，七忌饮酒，八忌酸咸。前有别症而受伤在后者，两兼而用药。

孕妇当服安胎顺气药。

受杖后者，腿必紫黑，甚者气闭攻心而死，速服酒冲童便，外用热豆腐敷之，其腐即紫，频换豆腐，至色淡为度，或捣热葱熨之，或用大黄末童便和敷，内服化瘀药。

受夹棍后者，急用热童便一盆浸之。如童便冷，烧热砖淬之则热，浸至童便面起白油者方止。外捣肥皂和鸡子清敷之，加布扎紧，或捣何首乌敷之，内服逐瘀定痛药。

应用诸方

止血定痛散

生南星二钱　生大黄　降香末各三钱　蒲黄炭一钱五分　血竭　龙骨各二钱　黄连　儿茶各一钱五分　绵花灰　陈锻石各三钱　富者加牛黄一钱　犀角屑一钱

为末，加擂工至无声，干掺。

封口金疮药　治破烂未收口者，能生肌肉。

乳香　没药各四钱　木鳖仁　轻粉各二钱　煅龙骨　血竭　白及　老松香　虻虫　白蔹各一钱　五倍子二钱

各药晒研细末，听用。将熟猪油八两，菜油八两同熬透，入白蜡三钱化熔，再入药末搅匀摊贴。

损伤膏药

真自然铜煅七次，一两　骨碎补　大黄　当归各一两　乳香　没药各六钱　月石一两　细辛①　丁香各五钱　苏木末一两　川乌　草乌　生南星　茜根各五钱　灵仙　羌活　独活　三棱　莪术　川断　良姜　官桂　吴萸　地鳖虫　牙皂　落得打　刘寄奴　王不留行　阿魏　接骨草各八钱　三七　麻黄　樟脑　蟾酥各五钱　蜈蚣十条　蛇衣一条

各药晒脆，研细末，听用。再用麻油十斤，桃丹四斤煎熬成浓膏时，再入前药末搅匀。用布摊好，贴伤处。

琥珀膏　生肌长肉神效。

琥珀　珍珠各三钱　血竭　象皮　儿茶　铜绿　发灰各二钱

为细末，听用，再用当归一两、生地二两、熟猪油二两、麻油四两，同入锅灼枯去渣，下黄蜡一两，化熔后入药末搅匀，临症听用。

吉利散

当归　川芎　枳壳　陈皮　香附　草朴　木香　苏木末　刘寄奴　落得打　三七　乳香　没药　蓄

---

① 细辛：原书剂量五钱，过重。细辛有毒，古医家有"辛不过钱"之说，可借鉴。

等分为末，每温酒下三钱。

定痛散
自然铜煅七次　三七　小羊血　虎骨　乳香　没药　红花　川断　当归　川芎　苏木末　陈皮　木香　生军　落得打　刘寄奴　土狗　无名异　羌活　独活　地鳖虫　骨碎补　枳壳　红花　威灵仙

等分晒脆，研末。用陈酒调敷患上，每以温花酒下三钱。

琥珀和伤丸　治远年近日跌打损伤，并治金疮。
乳香　没药　自然铜　血竭各一两　骨碎补二两　生军　川断　刘寄奴各一两　归尾二两　琥珀三钱　灵脂一两五钱　三七　无名异　虎骨　杜仲各一两　破故纸二两　威灵仙　熟地　桂枝各一两　羌活　独活各五钱　山羊血　白芍各一两　地鳖虫二两　山慈菇一两

晒脆为末，用川白蜜砂糖和为丸，每丸重一钱五分，空心温花酒下一丸。

壮筋续骨丹
当归二两　川芎　白芍各一两　炒熟地四两　杜仲一两　川断　五加皮各一两五钱　骨碎补三两　桂枝　三七各一两　黄芪三两　虎骨一两　破故纸　菟丝饼　党参各二两　木瓜一两　刘寄奴二两　地鳖虫三两

晒脆为末，砂糖泡水泛丸。每温花酒下四钱。

麻药
蟾酥一钱　生半夏三钱　闹羊花六钱　胡椒　川乌　草乌各一钱五分　荜茇　麻黄各一钱

晒脆研末，陈酒下五厘，任刀割拿捏，不知痛苦。欲解其性，服甘草汤立苏。

整骨麻药
川乌　草乌各五钱　蟾酥　胡椒各一两　生半夏　生南星各五钱

晒脆为末，以烧酒和敷，任刀割接骨，不知痛苦。

生肌散　生肌长肉，又可止血。
乳香　没药　煅花蕊石　煅龙骨　血竭　轻粉　乌梅炭　五倍炭各二钱　煅蛇含石五钱

为末，乳至无声，干掺。

代痛散　又名宽筋散。
当归　红花　刘寄奴　香附　五加皮　艾叶　紫稍花　川断　伸筋草　乳香　没药　桂枝　闹羊花

加生葱十枝、樟木二两煎汤，先熏后洗。

药酒方　治远年近日跌打损伤。
当归二两　川芎一两　熟地三两　白芍一两五钱　羌活八钱　杜仲一两　独活五钱

川断一两　红花五钱　陈皮一两　骨碎补二两　淫羊藿八钱　木瓜　虎骨　五加皮　破故纸　杞子　三七　菟丝饼　落得打　海风藤各一两　黑枣　胡桃肉各四两

陈酒十五斤入瓶中，封好口，隔水煮一支香，温饮。

疏风理气汤
防风　荆芥　秦艽　枳壳各一钱　当归二钱　陈皮一钱　砂仁五分　川芎六分　桔梗一钱　苏木二钱

疏风理气活血汤
羌活五分　防风一钱　川芎八分　苏梗　陈皮各一钱　红花五分　归尾二钱　枳壳一钱　桃仁二钱　山羊血一钱

顺气活血汤
苏梗　草朴　枳壳各一钱　砂仁五分　归尾二钱　红花五分　木香四分　炒赤芍一钱　桃仁三钱　苏木末二钱　香附一钱

水、酒各半煎服。

行气活血汤
郁金一钱　香附一钱五分　木香四钱　苏梗　青皮各一钱　归尾二钱五分　乳香一钱　延胡索一钱五分　茜根　泽兰一钱　红花五分

花酒冲服。

疏风顺气汤
防风一钱　牛蒡子二钱　砂仁五分　枳壳　草朴　陈皮　佩兰　玫瑰花　桔梗各一钱　佛手四分

补肾活血汤
熟地三钱　杜仲　杞子各一钱　破故纸　菟丝子各三钱　归尾　没药　萸肉　独活　淡苁蓉各一钱　红花五分

槐花散
槐花四两　地榆二两　银花一两　胡黄连五钱

晒脆为末，空心灯草汤下三钱。

琥珀散
琥珀末一钱，冲服　乳香　没药　泽兰　赤芍炒，各一钱　桃仁三钱　木通一钱　独活八分　生军二钱，后入　芒硝一钱，冲服　香甘草五分　升麻四分

水、酒各半煎。

活血汤
归尾二钱五分　茜根一钱　红花五分　延胡索一钱五分　五灵脂三钱　乳香　血竭各一钱　生地三钱　赤芍一钱，炒　香附一钱五分

清肝止痛汤

羚羊角一钱，先煎　生地二钱　丹皮一钱五分　山栀二钱　乳香　没药　泽泻　木通　赤芍各一钱　柴胡六分

清肺止痛汤

生地二钱五分　丹皮一钱　麦冬　元参各一钱五分　马兜铃　乳香　枳壳　延胡索各一钱　苏木末二钱　茅根三钱

大黄汤

归尾二钱　枳壳一钱　桃仁三钱　木通一钱　甘草五分　大黄二钱　芒硝一钱，冲服

归原养血汤

川芎一钱　当归二钱　白芍一钱　熟地　丹参各三钱　红花五分　杞子　木瓜　五加皮　川断各一钱　桂枝三钱　红枣三个

小柴胡汤

柴胡八分　半夏　黄芩　丹皮　枳壳　白芍　西党参各一钱

活血止痛汤

当归二钱　川芎六分　乳香一钱　苏木末二钱　红花五分　没药一钱　地鳖虫　紫荆藤各三钱　三七一钱　赤芍一钱，炒　陈皮一钱　落得打二钱

水，酒各半煎。

清心活气汤　吐血后用。

西洋参一钱　生地二钱　丹皮　麦冬　苏梗　香附　枳壳　佩兰各一钱　丹参　百合各二钱　莲子心四分

补中益气汤

当归　党参　黄芪各二钱　白术一钱　甘草四分　陈皮一钱　柴胡六分　升麻三分　红枣三个

明目生血饮

杭菊二钱　青葙子　决明子　夜明砂　丹参各三钱　丹皮　白芍各一钱　生地　益母花　沙苑子　巨胜子　归身各二钱

活血止痛饮

归尾二钱　红花五分　茜根　三七　山羊血　没药　乳香　木通各一钱　桃仁　刘寄奴各三钱　川芎五分　琥珀五分，冲服

补肾养血汤

熟地三钱　杜仲一钱　杞子一钱五分　破故纸　菟丝饼各三钱　当归二钱　白芍一钱　丹参三钱　黄肉　淡苁蓉各一钱　茺蔚子三钱　红花五分　核桃仁四钱

退毒定痛散

生地二钱　银花一钱　连翘二钱　大贝母一钱五分　花粉一钱　当归三钱　乳香　延

胡索各一钱　落得打二钱　没药一钱　王不留行二钱　木通一钱

生血补髓饮

当归二钱　熟地三钱　白芍一钱　丹参三钱　杞子　杜仲　淡苁蓉各一钱　阿胶一钱五分　虎骨一钱　鹿角胶炖化，冲服，一钱　龟板四钱　鱼线胶三钱　猪脊髓一两

止痛接骨散

乳香　没药　三七　萹蓄各一钱　接骨草　五加皮　川断各一钱五分　骨碎补　刘寄奴　地鳖虫各三钱　苏木末　落得打各二钱

护风托里散

防风　荆芥　白术　威灵仙　陈皮　香附各一钱　川芎五分　生黄芪　当归　党参各二钱　红枣二个

通肠活血汤

当归二钱　枳壳　木通　乳香　没药各一钱　红花五分　大黄一钱　炙甘草五分　苏木末二钱　桃仁三钱

接骨散

当归二钱　乳香　白芍　川断　五加皮　杜仲　虎骨各一钱　骨碎补　紫果藤　鹿筋　破故纸各三钱

止痛托里散

乳香　没药　三七　苏木末　白术各一钱　红花五分　归尾　生黄芪　熟地各二钱　琥珀末五分，冲服　肉桂三分，后入

清心去毒散

生地　连翘各二钱　麦冬　丹皮　银花　大贝母　元参各一钱五分　泽泻　木通　黄芩各一钱　淡竹叶十二张

补肾活血汤

熟地三钱　杜仲　淡苁蓉　杞子各一钱　破故纸三钱　菟丝饼二钱　红花五分　白芍一钱　桂枝四分　川芎一钱　丹参三钱　苏木末二钱　红枣二个

收珠散

煅龙骨　血竭各一钱　儿茶　五倍子　乌梅　乳香　没药各五分　冰片一分

乳至无声，以银针蘸井水，粘药点血筋上。

还魂汤生地

生地　谷精珠各三钱　杭菊　桑白皮各二钱　决明子　青葙子各三钱　菟丝子二钱　沙苑子三钱　当归二钱　丹参三钱　茺蔚子三钱　白芍一钱　黑芝麻四钱

铁扇散　止血如神。

煅龙骨　象皮　陈石灰　老松香　降香末　血竭　儿茶　白及末

各等分为末，乳至无声，掺伤口则血立止。以扇子煽患上，随结痂而愈。

跋

伤科之症，重则殒命，轻则废残，最关人生利害。世有专门而无专书，纵稍见于医方者，法多未备，每有跌打损伤者，治不合法，便成废疾，书之缺漏，岂不大可叹哉！竹泉夫子，悯世心深，积数十年精力，博采群书，证诸平日治法手法，撰集成编，既详且悉，以补千古医林之未备，所谓术在精而不在多，方在灵而不在杂，诚度世之金针，济人之仁术也。后之览者，其毋忽诸。

光绪辛卯仲秋刑部郎中受业陈凤章敬跋

〔清〕陆 农 编纂

李顺保 郭东武 校注

治伤秘旨要纂

校注说明

《治伤秘旨要纂》系由陆农选用编辑元代至清代的十部骨伤科著作汇集而成，该书由浙江科学技术出版社于2003年1月以名为《近代中医珍本集·伤科分册》出版，该书共选用伤科学著作十八本，《治伤秘旨要纂》是其中一部。

该书汇集以下十部著作：

一、《世医得效方·正骨兼金镞科》，系元代危亦林所撰。危亦林，字达斋，江西南丰人。元代著名医家，我国古代骨伤科代表人物之一。终历十年，于1337年编成《世医得效方》十九卷，收录在《四库全书》中。该书《正骨兼金镞科》在对骨折、脱臼的整复，主张运用乌头、曼陀罗（风茄儿）先行麻醉再行整复，创造性地采用悬吊法复传治疗脊柱骨折等，为我国骨伤科的发展做出积极的贡献，也位居当时世界骨科医学的前列。1964年上海科技出版社出版铅印本。

二、《永类钤方·风损伤折》，系元代医生李迺季（字天池，号栖碧）和兄弟李仲南（号碧山）编撰，二十二卷，后由同时期医家孙允贤校定，刊名《锡类钤方》，至1331年易名为今名。末卷为《风损伤折》，所载痔漏挂线疗法，沿用至今。对肱骨外科颈骨折的整复方法，与现代方法完全相同，早于国外六百多年。对前臂骨折的夹板固定及创伤伤口的缝合等，都具有现今指导临床价值。

三、《跌损妙方》，系明代异远真人著，其人生平籍贯不详，依其道名，可知为道家。该书以歌赋形式阐述骨伤科的治法、用药等，后有全身用药27首、头面用药27箱、身中用药37首、脊背用药20首、腿足用药10首、金疮用药12首、通用类药10首。现存1836年刻本藏中国中医科学院图书馆。清代管颂声（字赓堂）将清代赵廷海撰《救伤秘旨》和《跌损妙方》两书合刻刊行，又名《救伤秘旨合璧》，于1852年刊行。1958年上海科技卫生出版社出版铅印本。

四、《救伤秘旨》，系清代医家赵兰亭所撰。赵兰亭，字廷海，浙江省会稽人。于1852撰《伤科秘旨》。该书以拳击、点穴所致损伤治疗为主，亦是武术伤科的代表作之一。该书首列骨伤绝症、不治之症的脉诊和望诊，并载6首治伤通用方。次列三十六大穴损伤的症状、治法、预后。再次列《王瑞柏损伤用药论》，附方62首，后再列"续刻"一篇、"破伤总录"一篇、"整骨接骨夹缚手法"一篇，最后列出34穴轻重损伤的治法和方药，并附常用方剂8首。

五、《龙源洪氏家传跌打秘方》，系清代洪龙源家传的跌打秘方。该书详述三十六穴位及不同部位跌打损伤的症状表现、治疗原则、治疗方药及预后。原书后载跌打秘方85首、其他验方400余首，但《治伤秘旨要纂》一书未录其后部跌打秘方和验方。现存抄本，藏于中国中医科学院图书馆。

六、《跌打伤科》，系清代王锡林著，其生平、籍贯不详。该书由清代胡松等收载于《伤科方书六种》中，现存抄本，藏于中国中医科学院图书馆（1879年），嗣后陆农又将该书编入《治伤秘旨要纂》中，2003年1月浙江科学技术出版社出版《近代中医珍本集·伤科分册》又收录其中。该书分"外伤""内伤""续骨""破损""接筋"五部分，载方剂10首。

七、《捏骨秘法》，系清代刘闻一述，蒋云端记。刘闻一生平、籍贯不详。著《正骨秘法》二卷，其中《捏骨秘法》为一卷，1922年河南商务印刷所铅印，嗣后陆农又将该书收编入《治伤秘旨要纂》中，2003年1月浙江科学技术出版社出版《近代中医珍本集·伤科分册》又收录其中。该书分捏头颈、捏脊骨、捏胁骨、捏手骨、捏胳膊、捏肩臂、捏足骨、捏膝盖、捏胯骨、捏产妇交骨、捏落下颏、治落枕、治跌打眼睛凸出等13张、17条。均有指导临床实用价值。

八、《全体伤科》，系清代王焕旗撰，其生平、籍贯不详。该书由清代胡松等收载于《伤科方书六种》中，现存抄本，藏于中国中医科学院图书馆（1879年），嗣后陆农又将该书编入《治伤秘旨要纂》中，2003年1月浙江科学技术出版社出版《近代中医珍本集·伤科分册》又收录其中。该书分"天时地利人事用药法""十难法""十害法""无论法""骨格医法""分别法""生死定决""五绝看法""引经""四时用药""临症用药"等11法，至今不失指导临床意义。

九、《朱君尚先生秘传跌打方》，系清代朱君尚撰，其人生平，籍贯不详。该书由清代胡松等收载于《伤科方书六种》之附录中，藏于中国中医科学院图书馆（1879年），嗣后陆农又将该书编入《治伤秘旨要纂》中，2003年1月浙江科学技术出版社出版《近代中医珍本集·伤科分册》又收录其中。该书分"紧要大穴总论歌""各穴所在""凡跌打伤处难治秘诀歌""看法""验伤轻重生死诀""解救穴道法""各穴受伤用药救治方"（附方16首），对现今骨伤临床有借鉴作用。

十、《跌打损伤方》，系少林寺法莲仙师太双先生秘传，其人生平，籍贯不祥。该书主要阐述上部二十四穴治法和方药，中部二十六穴受伤的方药，下部九穴受伤的方药，后附"十不治症"，最后再附骨伤方五首。

李顺保

2024年1月

目 录[1]

一、世医得效方·正骨兼金镞科 …………………………〔元〕危亦林（689）
  秘论 ……………………………………………………………………（689）
  正骨金疮脉候 …………………………………………………………（690）
  十不治证 ………………………………………………………………（690）
  用药加减法 ……………………………………………………………（691）
  肠肚伤治法 ……………………………………………………………（691）
  又用药加减法 …………………………………………………………（691）
  用麻药法 ………………………………………………………………（692）
  用掺药法 ………………………………………………………………（692）
  伤破肚皮用药法 ………………………………………………………（692）
  打跌及树木压遍身痛者 ………………………………………………（692）
  去恶血法 ………………………………………………………………（693）
  用药汤使法 ……………………………………………………………（693）
  通治 ……………………………………………………………………（693）
  内损 ……………………………………………………………………（696）
  打扑伤损 ………………………………………………………………（696）
  刀斧棒杖伤 ……………………………………………………………（698）
  取箭镞 …………………………………………………………………（699）
  针灸伤 …………………………………………………………………（699）
  消烦 ……………………………………………………………………（699）
  敷药 ……………………………………………………………………（699）
  洗方 ……………………………………………………………………（701）
  破伤风 …………………………………………………………………（701）
  破伤湿 …………………………………………………………………（702）

---

[1] 目录：原书无，校注者据正文内容补加。

舒筋法 …………………………………………………… (702)
　　退肿 ……………………………………………………… (702)
　　麻药 ……………………………………………………… (702)
　　合疮口 …………………………………………………… (703)
　　断筋 ……………………………………………………… (704)
　　止痛 ……………………………………………………… (704)
二、永类钤方·风损伤折 ………………………〔元〕李仲南 (705)
　　头目鼻耳伤 ……………………………………………… (705)
　　唇口喉齿腮伤 …………………………………………… (705)
　　肩胛颈骨及手䟴脱手盘手指骨伤 ……………………… (706)
　　胸胁肠伤 ………………………………………………… (706)
　　腰脚臀股两腿膝伤 ……………………………………… (707)
　　阴囊阴门伤 ……………………………………………… (708)
　　筋骨伤 …………………………………………………… (708)
　　束缚敷贴换药 …………………………………………… (709)
　　用药次第发散寒邪通气通血 …………………………… (710)
三、跌损妙方 …………………………………〔明〕异远真人 (711)
　　治法总论 ………………………………………………… (711)
　　用药歌 …………………………………………………… (711)
　　血头行走穴道歌 ………………………………………… (712)
　　左右论 …………………………………………………… (712)
　　药中禁忌 ………………………………………………… (712)
　　穴名药名 ………………………………………………… (713)
四、救伤秘旨 …………………………………〔清〕赵廷海 (735)
　　总论 ……………………………………………………… (735)
　　十二时气血流注歌 ……………………………………… (735)
　　三十六大穴说 …………………………………………… (736)
　　少林寺秘传内外损伤主方按症加减 …………………… (739)
　　王瑞柏损伤用药论 ……………………………………… (741)
　　救伤秘旨续刻 …………………………………………… (751)
　　破伤总录 ………………………………………………… (754)
　　整骨接骨夹缚手法 ……………………………………… (755)
　　轻重损伤按穴治法 ……………………………………… (759)

五、龙源洪氏家传跌打秘方 〔清〕洪龙源 (768)
跌打要诀 (771)

六、跌打伤科 〔清〕王锡林 (775)
外伤第一 (775)
内伤第二 (776)
续骨第三 (777)
破损第四 (778)
接筋第五 (778)

七、捏骨秘法 〔清〕刘闻一 (780)
补遗 (783)

八、全体伤科 〔清〕王焕旗 (785)
天时地利人事用药法 (785)
十难法 (785)
十害法 (785)
元论法 (786)
骨格医法 (787)
医穴道法 (787)
分别法 (788)
生死定决 (788)
五绝看法 (789)
引经 (789)
四时用药 (790)
临症用药 (790)

九、朱君尚先生秘传跌打方 〔清〕朱君尚 (791)
紧要大穴总论歌 (791)
各穴所在 (791)
凡跌打伤处难治秘诀歌 (792)
看法 (792)
验伤轻重生死诀 (792)
解救穴道法 (794)
各穴受伤用药救治方 (794)

十、跌打损伤方 少林寺法莲仙师太双先生 (799)
十不治症 (802)

一、世医得效方·正骨兼金镞科

〔元〕危亦林[①]达斋

秘　论

骨节损折，肘臂腰膝出臼蹉跌，须用法整顿归元，先用麻药与服，使不知痛，然后可用手。

凡脚手各有六出臼，四折骨。每手有三处出臼，脚亦三处出臼。手掌根出臼，其骨交互相锁，或出臼则是错出锁骨之外，须是搦骨，须锁骨下归窠。或出外则须搦入内，或出内则须搦入外，方入窠臼。若只用手拽，断难入窠，十有八九成痼疾也。

手六出臼四折骨

凡手臂出臼，此骨上段骨是臼，下段骨是杵，四边筋脉锁定。或出臼亦挫损筋。所以出臼，此骨须拽手直。一人拽，须用手把定此间骨，溺教归窠。看骨出那边，用竹一片夹定一边，一边不用夹，须在屈直处夹。才服药后，不可放定。或时又用拽屈拽直，此处筋多，吃药后若不屈直，则恐成疾，日后曲直不得。肩胛上出臼，只是手骨出臼，归下；身骨出臼，归上，或出左，或出右。须用舂杵一枚，小凳一个，令患者立凳上，用杵撑在下出臼之处，或低，用物簪起。杵长则簪凳起，令一人把住手尾，拽去凳，一人把住舂杵，令一人助患人放身从上坐落，骨节已归窠矣，神效。若不用小凳，则两小梯相对，木棒穿从两梯股中过，用手把住木棒，正棱在出臼腋下骨节蹉跌之处，放身从上坠下，骨节自然归臼矣。

脚六出臼四折骨

或脚板上交胅处出臼，须用一人拽去，自用手摸其骨节，或骨突出在内，用手正从此骨头拽归外，或骨突向外，须用力拽归内，则归窠。若只拽不用手整入窠内，误人成疾。脚膝出臼与手臂肘出臼同。或出内出外，不用一边夹定，此处筋脉最多。

[①] 危亦林：字达斋，江西南丰人。生于1277年，卒于1347年，元代著名医学家，古代骨伤科代表人物之一。1337撰成《世医得效方》十九卷，本书陆农选用其中《正骨兼金镞科》。

服药后时时用屈直，不可定放，又恐再出窠。时时看顾，不可疏慢。

脚大腿根出臼

此处身上骨是臼，腿根是杵。或出前，或出后。须用一人把住患人身，一人拽脚，用手尽力搦归窠。或是错开，又可用软绵绳从脚缚倒吊起，用手整骨节，从上坠下，自然归窠。

背脊骨折法

凡挫脊骨不可用手整顿，须用软绳从脚吊起，坠下身直，其骨使自归窠。未直则未归窠，须要坠下，待其骨直归窠。然后用大桑皮一片，放在背皮上，杉树皮两三片，安在桑皮上，用软物缠夹定，莫令屈，用药治之。

脚手骨被压碎者，须用麻药与服。或用刀割开。甚者用剪剪去骨锋，便不冲破肉。或有粉碎者，失去细骨，免脓血之祸。然后用大片桑白皮，以二十五味药和调糊药，糊在桑白皮上，夹在骨肉上，莫令差错。三日一洗，莫令臭秽。用药治之，又切不便轻易自恃有药，便割、便剪、便弄。须要详细审视，当行则行，尤宜仔细。或头上有伤，或打破，或刀伤骨碎，用药糊夹缚。不使伤风。切须记之。

用药治伤，则用糊药封角。切不可使风入之浮肿，其恶血自消散，不攻疮口。

正骨金疮脉候

正骨金疮，须看脉候。如伤脏腑致命处，一观其脉虚促，危矣。伤处浅，命脉虚促，亦为后虑。伤至重，命脉和缓，永无虑也。脉有虚有实，有去来，有疏密，或被伤脏脉不死者，必关脉实重则无虑。或伤至死处，其关脉无，别脉洪大则难医。如用两件药后，脉不转动，急急住药。若脉渐渐随药转，此则可治无虑。或血出甚者，脉不要洪大，只要平正重实。其血不曾出者，亦无恶血在内者，其脉欲洪大，不要疏密，亦不要进退来去，恐其变凶。看伤脉每与内科脉不同，或伤内，或致命，或难医处被伤者，命脉便已去矣，此等切勿治之。

十不治证

跌①扑损伤，或被伤入于肺者，纵未即死，二七难过。左胁下伤透内者。肠伤

---

① 跌：原作"颠"，依文义改。下同。

断一半可医，全断不可治。小腹下伤内者。证候繁多者。脉不实重者。老人左股压碎者。伤破阴子者。血出尽者。肩内耳后伤透于内者，皆不必用药。

用药加减法

伤有浅深，随其吉凶用药。如折骨者，则用后二十五味接骨方治之。再加自然铜、白芷、乳香、没药、川芎各五钱，立效。

若伤脏腑，用清心药加川芎、当归、赤芍药各三钱。或肚肠伤破，加白及五钱，同后清心药服。或被伤浮肿不退，加皂角、黄柏皮半两，入紫金皮散内敷之。或头破伤风，亦用紫金皮散加皂角、黄柏皮敷之，立退。或筋断接筋者，用二十五味加续断半两。或诸处伤痛不止者，仍用二十五味加川芎五钱。或恶血污心不下，用后清心药加大黄、枳壳各五钱。或气触痛，加木通、丁香、藿香各三钱同二十五味服之。凡加减，末者加末，散者加散。其余只依本方，不用加减。孕妇跌扑伤损，先用安胎药，后服二十五味接骨去草乌、川乌。余依本方。

肠肚伤治法

肚上被伤，肚皮俱破，肠出在外，只肠全断难医。伤破而不断者，皆可治疗。肠及肚皮破者，用花蕊石散敷线上，轻用手从上缝之，莫待粪出，用清油捻活，放入肚内。肚皮裂开者，用麻缕为线，或捣桑白皮为线，亦用花蕊石散敷线上，须用从里重缝肚皮，不可缝外重皮，留外皮开，用药掺待生肉。

又用药加减法

凡损若不折骨不碎骨，则不可用自然铜，于药内除去。无痰则不用半夏。老人有伤者骨脉冷，每用加当归、川芎、川乌、木香、丁香、人参五钱。去白芍药、生地黄。此亦是二十五味内加减。老人即服此。或伤脏腑者，不问老少，如有血并痰从口中出者，用清心药加丁皮、川芎、半夏，入二十五味内同服。退肿角血或皮冷，加干姜五钱，入退肿药内糊肿上，肿及血自然退散。或皮肤热者，加黄柏皮、皂角五钱，入肿药内，角肿处自然退。

用麻药法

跌扑损伤，骨肉疼痛，整顿不得，先用麻药服。待其不识痛处，方可下手。或服后麻不倒，可加曼陀罗花及草乌五钱，用好酒调些少与服。若其人如酒醉，即不可加药。被伤有老有幼，有无力，有血出甚者，此药逐时相度入用，不可过多。亦有重者，若见麻不倒者，又旋添些，更未倒，又添酒调服少许。已倒便住药，切不可过多。

用掺药法

疮口血出不止，则用方中止血药敷之。如洗开后，疮孔大甚，且先用降真香、龙骨、没药掺之，肉即生上。疮孔上须用油单贴，待脓血汁出，莫待蔽塞。如夏月用药，以薄荷叶贴疮孔，一日一度汤洗，又用药掺。如肉上满疮口，用手搦不痛，如好肉一般，即用收疮口药敷上。却莫贴。待风稍着疮口立收。若未生实肉，切不可先收疮口，里面恐为患也。

伤破肚皮用药法

如伤孔大，肚肠与脂膏俱出，放入内则用缝。如孔小只有膏出，先用清心药与服，用手擘去膏，不用缝。此膏出者已无用了，不可复入肚中，反成祸。只须擘去不妨，此是闲肉，但放心去之。肚肉被伤者，专用退利大小肠，不可待秘，恐成重患。

打跌及树木压遍身痛者

打跌树木压，或自高处跌下者，此等伤皆惊动四肢五脏。必有恶血在内，专怕恶心。先用清心药打血药及通大小肠药次第先服。临服加童子小便入药内，立效。专用大小肠洗利，恐作䐜塞，利害之甚。清心药加前方通利大小肠药服之，自然俱通，无闷烦，无恶血污心。以次用止痛药，服之即止。

去恶血法

跌扑伤、刀石伤、诸般伤扑至重者，皆先服清心药，次服清小便药，三服去血药。或被伤者血未结，打从疮口中出，或结在内，用药打入大肠时即泄出。或被打被跌被木压恶血未积者，用药打散四肢。或归脏腑者，或归上膈者，打从口中吐出。或归中膈，打入大肠泄出。先用此急救，次服止痛药。止痛药，即二十五味药中加减用。

用药汤使法

凡药皆凭汤使，所使方先。但用清心药煎，后用童便一盏同，服。或止痛。重伤者则用姜汤、灯心汤调二十五味药服之，薄荷汤亦可。凡伤，或刀伤及损内脏腑，恐作烦闷崩血之患。如折骨者，用姜酒服，接骨药敷之。如骨碎被重打重跌重木及石压者，皆用先服汤使法，并未用酒服。如轻跌扑损伤，则用姜酒调下二十五味药，立效。

通　治

跌扑刀伤接骨方（服敷）

腊月猪脂五两　黄蜡半斤以上，洗煎　铅丹罗　自然铜四两，研　密陀僧四两，研　朱砂一两，研

上用新铛鼎先熔脂，次下蜡。于冷处下密陀僧、铅丹、自然铜，缓火再煎。入水中不散，更出鼎于冷处下诸药，用柳篦搅匀，泻入瓷器内，不住手搅至凝，丸如弹子大。且用笋皮之类衬之，极冷方收。

凡伤碎骨者，木石压碎骨者，先用此药火化开，糊骨上，然后夹定。用此药服之，须作小丸，如梧桐子大，每服十丸，葱酒调下。或伤损深者，捻成条入孔中，浅者用油单为膏药贴之，甚者灯心裹木夹之。如药力散再觉痛，更一服痛即止。又痛甚者，贴之即止。

又方二十五味（服）：治跌扑损伤，骨碎骨折，筋断刺痛，不问轻重，悉能治之，大效。

香白芷醋炒，加减　紫荆皮醋炒　刘寄奴　川当归煨盐水炒　赤芍药　白芍药米水浸，炒　黑牵牛　生地黄盐水浸，炒　川芎米水浸　川牛膝茶水炒　乳香可加减　没药可加减　破故纸醋炒　木通去节　自然铜骨不碎折不用，临好时用　木香茶水炒　藿香　木贼　官桂可加减　羌活　独活　半夏五钱，水炒，无痰不用　骨碎补　草乌醋炒，孕妇不用　川乌火煨，孕妇不用。各一两。

或加土当归、熟地黄盐水炒、杜牛膝茶水炒、土芎米水浸，尤妙。金刃伤挫出臼者，去自然铜，骨碎骨折者用之，然须于此方内且去自然铜，临欲好时却入用之，早服成他疾。上先择出自然铜、官桂、没药、乳香不炒者。其余药或炒或火焙或日晒干皆可。然后入不炒四味，同研为末，用蜜糊丸如弹子大，用黄丹为衣。或被跌扑伤损，金刃箭镞，不问轻重，每服一丸。如被刃伤全断损内重者，以薄荷汤或木瓜汤姜汤灯心汤吞下皆可。或跌碎骨及折骨用自然铜，其他不用。如骨折碎刺痛不止，加乳香、没药、白芷、川芎各五钱入诸药中，生姜酒下。或不作丸，为末亦可。功效如神。

又方（服敷）：治跌扑接骨刀伤。

川当归半两，洗净别捣　铅粉半两，洛粉为上　硼砂二钱

上为末。每服二钱，浓煎苏木汁调下。若损在腰上，先吃淡面半碗了服药。若在腰以下，先服药后吃淡面。仍不住呷苏木汁，更以糯米为粥。入药末三钱拌和，摊在纸上或绢上，封裹损处。如骨碎更须用竹木夹定，以纸或衣包之。

清心药方（服）

降真香　香白芷醋炒　苏木盐水炒　枳壳水浸，去心　藿香清油炒　丁皮盐水炒　紫金皮　木香茶水炒　丁香米泔水炒　木通去节　山栀子　大黄　莲子肉酒煮　沉香　人参当归湿纸煨　川芎煨　羌活　独活　花蕊石醋淬　乌豆　灯心少许　赤芍药各等分

上为末，或大小肠不通，服此。亦可用五膈宽中散同服，立效。或恶血污心，或烦闷暴死，每服二钱，薄荷汤或灯心汤调下，或童子小便尤好。为散，水煎服亦可。如瘀血口中出，加半夏。

自然铜散　治打跌折骨损断。正骨科中经验方也。

乳香　没药　苏木　降真香　川乌去皮尖　松明节　自然铜火，煅米醋淬七次。各一两　地龙去土，清油炒，半两　真血竭三钱　龙骨生用，半两　土狗十枚油浸焙，为末，本草名蝼蛄

上为末。每服五钱，用无灰酒调下。如病在上，食后服。病在下，空心服。服之自顶心寻病至下两手。再周遍一身，下及两足。遇病处则飒飒有声，患人自觉药力习习往来。

又方：

自然铜累累然相缀如乱丝者最佳，一两重

上研细水飞过，同当归、没药各半钱和匀。每服三钱，酒调频服。仍以手摩痛处。

导滞散 治重物压迮，或从高坠下，作热吐血下血。血出不能禁止，或瘀血在内，胸腹胀满，喘粗气短。兼能打去恶血。

当归 大黄_{各等分，炒过}

上为末。每服二钱，不时以温酒调下。

鸡鸣散 凡坠压死者，急安好处，以手袖掩其口鼻上一食顷。眼开，先与热小便。若初觉气绝不能言。急擘开口以热小便灌之。打扑闷绝亦用。先以此利去瘀血。

大黄_{一两，酒蒸} 杏仁_{三七粒，去皮尖}

上研细，用酒一碗，煎至六分，挒①去滓，鸡鸣时服，次日取下瘀血即愈。若便觉气绝，取药不及，急擘开口，以热小便灌之。

活血丹 治患者血脉不和，筋急，行步不可，服之宽筋。

干地黄_{酒煮，二两} 当归_煨 白芍药 续断_{面水炒} 白术_煨 川芎_{醋炒，各一两}

上为末，面糊丸，梧子大。每服三十丸，温酒下。

大岳活血丹 治男子妇人外伤内损，狗伤虫咬，车马扑坠，手足折伤，一切疼痛，腹中瘀血刺胁筑心，左瘫右痪，走注疼痛，痈疽痔漏，及妇人冷气入腹，血脉不通，产后败血灌注四肢，及吹奶肿痛。

花桑枝_{如臂大者烧烟淬米醋中，焙干} 栗楔_{栗蒲中心扁薄者，薄切，日干。各一斤} 细墨_{半斤。一半用蓖麻三两细研，涂墨上，涂尽，纸包黄泥固济，干炭火约七斤烧赤，冷地上出火两时。一半用醋化硇砂，涂墨上，火炙令干} 皂角刺_{一斤，烧赤淬醋中炙干} 大黑豆_{一斤，湿布揩去垢黑皮，焙干秤} 乱发_{二斤，皂角水净洗，用清油二斤炒频捻看揥②即止为末} 乳香_{四两，通明滴乳者，细研，入米醋一碗熬熟}

上和为末，杵三千下，丸如弹子大。如膏干，更入醋糊丸。痛甚一丸，轻者半丸，以无灰丸酒一盏。乳香一豆大，先磨乳香，次磨药尽，煎三五沸，临卧温服。以痛处就床，欲汗则被覆。仍用药涂伤处，切忌一切动风物。妇人服入当归末一钱，孕妇勿服。

当归散 救急疗坠马落车，被打伤腕折臂。呼叫不绝，服此，呼吸之间不复大痛，三日筋骨相连。

当归_{炒令香} 桂心 甘草_炙 蜀椒_{去汗。各三分} 芎䓖_{六分，炒} 附子_{炮，去皮脐} 泽兰_{炒。各一两}

上为末，酒服二三钱，日三服。如小儿被奔车马所损，伤其膝，皮肉决，见骨

---

① 挒（liè）：捩之。
② 揥（dì）：指也。

节，绝死少苏，啼不可听闻，服之便睡。十数日便行走，其神验如此。忌海藻、菘菜、生葱、猪肉、冷水。

花蕊石散 治一切金刃斫伤，箭镞及打扑伤损身体，猫犬咬伤，或至死者。急于伤处掺药，其血化为黄水，再掺药便差，更不疼痛。如内损血入脏腑，热煎童子小便，入酒少许，调一大钱服之立效。若牛觝肠出不损者，急纳入。细丝桑白皮尖茸尝线缝合肚皮，缝上掺药，血止立活。如无桑白皮，用生麻缕亦得。并不得封裹疮口，恐生脓血。如疮干，以津润之，然后掺药。

花蕊石研细，一斤　上色硫黄研细，四两

上和匀，入藏瓶中，以纸筋捣黄泥固济，候干，焙令热透，以砖盛，用白炭一秤，顶上发火，烧炭尽，候冷取出，再研极细。诸脏伤及妇人产后瘀血不行，并用童子小便温酒一二钱匕，取瘀血效。

内　损

大紫金皮散 治打扑伤折，内损肺肝，呕血不止，或瘀血停积于内，心腹胀闷。

紫金藤皮　降真香　续断　补骨脂　无名异烧红酒淬七次　琥珀别研　蒲黄　牛膝酒浸一夕　当归洗焙　桃仁去皮炒。各一两　大黄纸裹煨　朴硝别研。各一两半

上为末，每服二钱，浓煎苏木当归酒调。并进三服，利即安。

没药丸 治打扑内损，筋骨疼痛。

没药　乳香　芍药　川芎　川椒去子及合口者　当归各半两　自然铜二钱半，炭火烧

上为末，用黄蜡二两溶开，入药末不住手搅匀。丸如弹子大，每服一丸。用好酒煎开，乘热服之。随痛处卧霎时，连进有效。

打扑伤损

加味芎䓖汤 治打扑伤损，败血流入胃脘，呕黑血如豆汁。

芎䓖　当归　白芍药　百合水浸半日　荆芥穗各等分

上剉散。每服四钱，水一盏，酒半盏煎，不以时服。

木香匀气散 治从高坠下，或打扑伤损腰胁，心腹作痛。加红曲末少许，童子小便同酒调，空心热服。如无红曲，红酒亦可。

丁香　檀香　木香各一两　甘草爁，四两　缩砂去壳，二两　白豆蔻仁　沉香各一两　藿香去土，四两

上剉散，每服二钱，水一盏半，生姜三片、紫苏叶五片、食盐少许煎热服，不拘时候。或为末，炒茴香盐酒调亦可。

麝香散 治从高坠下，及打扑损伤。

麝香　水蛭各一两

上用水蛭剉碎，炒至烟出，研为末。入麝再研匀。每服酒调一钱匕。当下蓄血，未效再服，其应如神。又治折伤，用水蛭热酒调一钱。食顷知痛，更进一服，痛止。便将折骨药封，直至安平方去。

平胃散 治打扑伤损，不问爪破与暗伤，悉能治之。用冷水调涂则愈。

苍术去粗皮，米泔浸二日，一斤二两　厚朴去粗皮，姜汁拌炒　陈皮去白。各一两二分　甘草炒，三分

上为末用。

双乌散 治诸伤百损，如被打破伤损，久后时时疼痛。虽新被伤，纵不破皮而内损者，尤宜服此。

川乌　草乌略炮。各三钱　当归　白芍药　苏木　大黄　生干地黄　红曲炒。各半两　麝香少许

上为末，用酒煮一瓦瓶，放冷服。如觉痹麻无害，但二乌头生用有力，恐太猛，所以用温火略炮。

救急方 疗坠马落车，伤腕折臂。

当归炒　桂心　甘草炙　蜀椒炒出汗。各七钱半　川芎两半　附子炮　泽兰炒。各一两

上为末。每用酒服二钱，立效。忌海藻、菘菜、生葱、冷水等。

洗心散 治伤损瘀血凝滞，大痛，大便亦痛。

白术一两半　麻黄和节　当归去苗，洗　荆芥穗　芍药　甘草　大黄面裹煨，去面，切焙。各六两

上剉散，每服三钱，水一盏半，生姜三片、薄荷叶七片煎服。为末，茶清调亦可。

黑神散 治伤损大吐血，或因酒食饱，低头掬损，吐血至多，并血妄行，鼻口俱出，但声未失，无不效者。

百草霜　蚌粉各等分

上为末。每一二钱，糯米饮调下。侧柏枝研汁尤效速。鼻衄搐一字，皮破灸疮出血，舌上出血，并干掺立止。

坠马方 细研铜末服之，顿愈。

苏合香丸 治从高坠下挟惊悸，血气错乱，昏迷不省，急服大效。

苏合香油一两，入安息香膏内　熏陆香一两，研　青木香剉　白术去芦　丁香　白檀香　朱砂研，水飞　沉香　香附子炒去毛　乌犀镑屑　荜茇　安息香剉为末，用无灰酒一升

熬膏　麝香研　诃黎勒煨　龙脑研。以上各一两

上为末，入研药匀，用安息香膏并炼白蜜和剂。每服旋丸如梧子大，取井华水①温冷任意下四丸，老人小儿可服一丸，温酒化服亦得。

接骨散　治打扑伤损，折骨。

半两古文钱不拘多少，以铁线贯之，用铁匣盛，以炭火煅通红。碗盛好酒米醋各半升，铁钳开匣取钱，于酒醋中淬尽。澄去滴醋，以温水淘洗。如此三次，淘洗数多尤妙。火毒不尽，令人患哑。既净，焙干研细。入乳香、没药、水蛭等分，同为末。每服半字或一字。生姜自然汁先调药，次用温酒浸平服。若不伤折，即时呕出。若损折则药径下。如金丝缠弓上之力，神效。初服忌酒三日。

刀斧棒杖伤

禁声饮子　治棒杖刀斧伤，疼痛不可忍者。

防风去芦　南星汤洗

上剉散，每服三大钱。水、酒各半盏，生姜捶碎同煎，通口服。甚者不过三服立效。

龙骨膏　治金疮。

真龙骨　海螵蛸　五倍子　赤石脂　黄丹煅过或不用只使，血竭尤佳　石亭脂②一方不用，只用麝

上斟酌或等分用。如伤大，先以冷盐水洗净，却用黄桑生浆涂四围，待水干皮敛，即干敷，百发百中。若小小伤，只以冷盐水略洗便敷，此直截妙甚。

夺香散　治刀刃所伤，及从高坠下，木石压损，瘀血凝积，心腹疼痛，大小便不通。

红蛭用石灰慢火炒令干黄色，用半两　大黄　黑牵牛各三两

上为末，每服二钱，用热酒调。约人行四五里，再用热酒调牵牛末二钱催之。须下恶血成块，以尽为愈。

单方治打扑伤，金疮闷绝。上用蒲黄不以多少，为末，热酒灌下。

---

① 井华水：早晨第一次汲取的井泉水，此水甘平无毒，有安神、镇静、清热、助阳之功效。

② 石亭脂：石硫磺中赤色者之别名，硫磺矿或含硫矿物冶炼而成。味酸，性温，有毒，有壮阳、杀虫之功效。

取箭镞

天牛散 天水牛一个，独角者尤佳，以小瓶盛之　用硇砂一钱细研，水少许化开　浸天水牛自然成水。

上以药水滴箭镞伤处，当自出。神仙刀箭药妙不可言。

上以桑叶阴干为末，干贴。如无，旋熨干贴之。

又方：土狗数个，捣取汁滴上，三五度箭头自出。

治箭镞之骨不可拔。

巴豆半粒　蜣螂大者一个，去足翅

上各去壳同微熬，研匀涂伤处。斯须痛定，必微痒，且忍之，候不可忍，便撼动，拔之立出。以黄连、贯众温汤洗了，用牛胆制风化石灰敷之。

针灸伤

内托黄芪丸　治针灸伤经络，脓流不止。

黄芪八两　当归三两，洗　肉桂　木香　乳香别研　沉香各一两

上为末，用绿豆粉四两，姜汁煮糊丸，梧桐子大。每服五十丸，不拘时候，热水下。

消烦

四圣散　治伤重烦闷欲死者，用此打血，利大小便。

花蕊石散　黑伸散二方见前　大圣散　蒲黄散以上二方并见妇人科　当归煨　牛膝　川芎米水炒　白芷醋炒　苏木　大黄各半两　莲子肉酒煮，半两

上为末，和丸，童子小便调服，或木通汤亦可，恶血立下。

敷药

活血散　治打扑伤损手足。

上用绿豆粉新铁铫内炒令真紫色，新汲水调，令成□①膏，厚敷损处。须教遍满，贴以纸花。将杉木皮一片缚定，其效如神。

治刀伤磕损，血不止，痛难禁。用葱白一大握，炒熟捣烂，乘热缚定，痛与血随止。葱冷再易立效。

治伤损。用生骨碎补研烂取汁，以酒煎服，滓敷伤处。数日平复。及被笞捶，身无全肤，用之大效。

治折骨伤筋痛不可忍。生地黄一斤切，藏瓜糟姜一斤，生姜四两，炒令匀熟，以布裹罨伤处，冷则易之，奇效。肿重加赤小豆半升。

地黄膏 治打扑伤损，臂臼脱出，及一切痈肿未破。令内消，用生地黄研如膏，木香为末，以地黄摊纸上，掺木香末一层，又再摊地黄贴上。明旦痛即止效。

单方治刀伤血出不止，欲死。用花蕊石散无效，则用绝好降真香一片，用瓷瓦片刮下，石碾碾细，敷之大效。

又方：白滑石二两 黄丹五钱，为末。干掺

敛金疮止疼痛。上以刘寄奴为末，掺之立效。

又方：以门扉后尘敷之。

铅粉散 治手足折伤，可服可敷，半日后痛止，手足坚牢立愈。

上以川当归、铅粉各半两，硼砂二钱同研细，苏木煎汁，调化一大钱。损若在上，先吃淡粥却服。损在下，先服药后食，仍频呷苏木汁。别作糯米饮拌和药，摊贴损处，以绢帛裹之。骨碎用竹木同夹甚妙。

白灰散 治恶疮刀斧伤见血。

白石灰末不以多少，韭菜汁调，阴干为末。少许敷上，擦少时，血止便安。如肠溃出，桑白皮线缝合罨之，帛系定效。

又方：晚蚕砂生用为末，掺匀绵裹之，随手疮愈血止。

黄丹散 治金疮并一切恶疮。

上等黄丹 软石膏不以多少，火煅通红

上研细和匀，如桃花色，掺伤处甚妙。

又方：胡孙头草、黄花子如蒺藜骨朵者，村人谓之草血竭，以其能止血也。用其于烂研或烂嚼敷伤处，血立止。

又方：黄檗半斤 半夏四两

上为末，每用半两，生姜半两，生地黄取自然汁调涂跌处。如折断，用绢帛封缚，次用杉木皮扎定。干则频上姜地黄汁润。

---

① □：原文缺字，疑为"厚"字。

又方：治金刃或打伤，及碎首血出不止。降真香、五倍子、镜面上削下铜青各等分，为末，敷伤处效。

又方：治刀斧伤。隔年四月苎麻，揉令极软，覆在伤处，缚定血止。用野苎叶亦可。

又方：水龙骨_{即船上多年油灰}为末敷伤处，用帛片扎定。皮裂开以桑白皮线缝合，用苏木、五倍子末封之。

又方：治伤至重，但不得透膜者。海味中咸白鳔，拣大片色白而有红丝者，成片铺在伤处，以帛子扎之血止。如膏脂出不伤内膜者，即剃去伤人顶心发，以热熨斗不令其知，于新剃顶上一烫，膏脂即入。以桑白皮线缝合。用血竭草、木腊叶、磁石为末，干敷疮上即合。

又方：五月五日采马鞭草、缺盆草、血见愁_{即草血竭}擂烂，同风化石灰为末涂之，即愈。

治血聚皮不破方，萝卜叶研细罨伤处，以帛缚之。

灭痕方 治打扑有痕伤，瘀血流注。半夏为末，调涂伤处。一宿不见痕。

又方：治瘀血流注紫黑，或伤眼上，血紫黑。大黄为末，用姜汁调涂。一夜一次上药，一宿黑者紫，二宿紫者即白矣。

洗　方

荆叶散 治从高坠下，及一切伤折筋骨，瘀血结痛。

顽荆叶_{两半}　蔓荆子　白芷　细辛_{去苗}　防风_{去芦}　桂心　川芎　丁皮　羌活_{各一两}

上为末。每用一两，盐半匙，连葱白五茎，浆水五升，煎五七沸，去滓，通手淋洗痛处，冷即再换。宜避风。

破伤风

玉真散 治破伤风口噤强直。

鱼胶_{烧七分留性}　麝香_{少许}

上研匀。每服二钱，酒调。不饮，米饮下。一方苏木煎酒下。

急风散 治久新诸疮，破伤中风，项强背直，腰反折，口噤不语，手足抽掣，眼目上视，喉中锯声，及取箭头。

麝香研，一字　丹砂一两　生黑豆一分，同草乌为末　草乌三两，半生用，半烧存性，米醋同淬

上为末，和匀。破伤风以酒一盏调半钱服，神效。如出箭头，先用酒一盏调服半钱，却以药贴箭疮上。

破 伤 湿

牡蛎散　治被伤湿，口噤强直。

牡蛎取末粉敷疮口。仍以末二钱煎甘草汤调下。

舒 筋 法

舒筋法治破伤后筋挛缩不能伸。他病筋缩亦可用。大竹管长尺余，钻一窍，系以绳，挂于腰间，平坐贴，举足搓滚之。勿计工程，久当有效。

退 肿

苍术散　治打扑损伤，皮不破，浮肿者，及角血，用此退之。

紫荆皮　苍术　猪牙皂角盐醋炒　鸡角风叶　骨碎补各等分

上为末，水调糊肿处。

紫荆皮散　治一切打扑损伤，金刃箭镞浮肿，用此效。

紫荆皮醋炒　天南星　半夏　黄柏盐炒　草乌炮　川乌炮　川芎水炒　川当归煨　杜当归　乌药　川白芷盐水炒　破故纸　刘寄奴　川牛膝　桑白皮各等分

上为末，生姜薄荷汁兼水调糊肿处或伤处。皮热甚，加黄柏皮、生地黄五钱。有疮口者勿封其口，四畔用此糊之。

麻 药

草乌散　治损伤骨节不归窠者，用此麻之，然后用手整顿。

猪牙皂角　木鳖子　紫荆皮　白芷　半夏　乌药　川芎　杜当归　川乌各五两　木香三钱　舶上茴香　坐拿草酒煎熟　草乌各一两

伤重刺痛手近不得者更加坐拿草乌各五钱及曼陀罗花五钱入药。

上并无煅制，为末。诸骨碎骨折出白者，每服二钱，好红酒调下。麻倒不识痛处，或用刀割开，或用剪去骨锋者，以手整顿骨节归元，端正，用夹夹定，然后医治。或箭镞入骨不出，亦可用此麻之，或用铁钳拽出，或用凿凿开取出。后用盐汤或盐水与服立醒。

合疮口

松皮散 治金刃箭镞，敷疮口，兼能生肉。

老龙皮二分，末　生石灰二停矿者用瓦盛，上用瓦盖，炭火四畔上下炼一夜至晓，取研细

上为末敷之，止血收疮口立效。

又方：合疮口，黄丹白滑石研细敷之。

又方：黄连　水香　槟榔，为末敷之。

又方：降真香　牛膝　石灰　人骨醋炒　真龙骨　老松皮各一两

上用黄牛胆一枚，将小竹管插胆中，以石灰末从管中入胆内，挂高处日干。要用刀破开，同诸药为末，敷疮肚中，不痛自愈。

太乙膏 治金疮箭镞，不问轻重，用此敷之。并治痈疽疔毒。

白芷　乳香火制　没药　苍术　白胶香　石膏醋炒　黄丹各五钱

上为末，用真清油四两，桐油真者亦可。以黄蜡一两，先煎油，柳枝搅，次入白芷等四味煎少顷，却入胶香、石膏等同煎。试欲成珠，却入蜡同煎片时，用生布滤过，瓦器后藏。用油单摊之，损伤敷疮口，自然肉不痛。速愈。

止血收疮口方，藏血用此。疮大者以灯心蘸入孔中。

白胶香主接筋　老松皮　白芷　龙骨　血竭各一两　为末敷之。

又方：土朱二两，用瓦盛瓦上火炼一日　人骨火炼者　老松皮　龙骨各等分

上为末，敷之妙。

又方：鸡内金焙为末，敷之立止。

乳香膏 老金疮杖疮神效。

乳香七钱　没药七钱　白芷　当归　羌活　独活　川牛膝　川芎　自然铜　石膏　刘寄奴　黑牵牛　黄柏皮　破故纸　白胶香　生地黄　熟地黄　赤芍药　白芍药　黄丹　紫荆皮各五钱　黄蜡一两

上为末，用真清油四两煎沸，却入药同煎，留胶香、黄蜡、黄丹未入，用柳枝不住手搅，试将欲成膏。却入三味，更试成膏。生布滤净，用瓦器盛水，倾在水中，用篦摊开，贴敷疮口。孔深者，捻成膏条，穿入孔中。不问浅深，放疮上作热。加

轻粉、梅花脑子、朴消入膏内贴久留可再用瓦下盛须封裹。

断　筋

小香胶散　白胶香末敷之。
又方：金沸草根擂汁涂筋，封之可相续。

止　痛

乳香散　治打扑伤损，痛不可忍者。
白术_炒　当归_炒　粉草　川白芷　没药_{另研}　交趾桂　明乳香_{另研}
上为末，入别研药令匀。每服二钱，酒调，不以时服。

应痛丸　治折伤后为血气所侵，手足疼痛。
生苍术_{半斤}　破故纸_{半斤，半生半炒}　舶上茴香_{六两，炒}　骨碎补_{半斤，去毛}　穿山甲_{去腹，桑灰炒胀为度，柴灰亦可}　生草乌_{半斤，到如麦大}
上除草乌半斤，用生葱一斤，连皮生姜一斤，擂烂。草乌一处淹两宿，焙干，连前药同焙为末。酒煮面糊丸，梧桐子大。每服五十丸，酒或米饮下。忌热物。片时口麻无妨。

寻痛丸　止痛清心，行气活血，如神。
草乌_{去皮尖，生用}　乳香_{火煨}　没药_{火煨}　五灵脂_{各三两}　生麝香_{少许}
上为末，酒糊丸，如指头大，朱砂五钱研为衣。每服一丸，薄荷、生姜研汁磨化。止痛。

二、永类钤方·风损伤折

〔元〕李仲南①

头目鼻耳伤

凡脑骨伤碎，轻轻用手搏捺平正，若皮不破，用黑龙散敷贴。皮若破，用风流散填涂，疮口用绢帛包，不可见风着水，恐成破伤风，如水及风入脑成破伤风，必发头疼，则难治，急用玉真散贴服。

凡脑骨伤碎在硬处，可治。若伤太阳穴，不可治。如在发际，须剃去发用药。内又看皮破不破，依上用药敷或填。若欲洗，只可用熟油洗髓出，多用脑、麝末搽。

凡面目伤青黑，用热酒调一黄散贴。如黑不散，酒调桂末贴，作热用茶调贴。

凡脑两角及后枕或两眉有伤，可治。眼睛伤，不突瞳仁不碎，可治。头顶心有损，难治。

凡鼻两孔伤凹者，可治，有血出无妨。

凡耳或斫落，上脱下粘，下脱上粘，用封口药封贴，却以线对缚住看脱落。所向用鹅翎横夹定，却用竹夹子直上横夹定鹅翎，用药封其耳后。

唇口喉齿腮伤

凡口唇开破，用药两头封贴，却以帛片看损横直加封药于上，再贴上牵住所封药，不令开落，仍少言语。

凡上下腮口唇齿伤，或内外横直溃破有臭脓，莫出光处，少言语，或齿伤且先安齿住痛。金井骨在唇下有损，不可束缚，只捺令平正，用黑龙散敷贴，绵片贴缚，

---

① 李仲南：号碧山，其兄李迺季，字天池，号栖碧。均为元代医生，共同撰著《锡类钤方》，后由同时代医家孔允贤校定，易名《永类钤方》。本书选用其卷二十二《伤折风损》。

两肋骨亦然。

凡割喉者，用脚骑患人头项，以丝线先缝内喉管，却缝外喉管，用封血药。或喉被人打陷了，以手摇圆之。吊项见急济方中。若喉结伤重，软喉断，不治。结下食喉管断以汤与之，得入肠可治，若并出不可治，封口药，用江边厚蚌壳烧存性，入赤石脂、国丹油调涂，消肿散血合口，加血竭、国丹干掺。

肩胛颈骨及手胕脱手盘手指骨伤

凡摔进颈骨，用手巾一条绳一茎，系在枋上垂下来，以手中兜缚颏下，系于后脑杀缚接绳头，却以瓦罂一个五六寸高，看摔入浅深，斟酌高低，令患人端正坐于其罂上，令伸脚坐定，医用手采捺平正，说话不觉，以脚一踢踢去罂子。如在左用手左边掇出，在右边右边掇出。又一法，令患人卧床上，以人挤其头，双足踏两肩即出。

凡左右两肩或跌坠失落，若骨腦叉出在前，可用布袋腕系在前，如出在后，腕系手在背后，若左出摺向右肱，右出摺向左肱，骨即入。接左摸右髻，接右摸左髻。

凡背上被打，伤处带黑，单调肉桂末贴，热肿用一黄散。血不出内疼痛者，乳香没药酒调一黄散贴，却下破血药。

凡手胕腕骨被绷直拽出，医用手抬起手胕腕，以患人本身膝头固定，医用手于颈项肩处按下，其骨还臼，却用药敷贴。若手腕失落，或在上在下，用手拽伸，却使手捻住，方可贴药夹缚。若手胕骨出，用圆木椅横翻向上，医用足踏定，将病手在椅横内，校曲入腕内，以文书贴定平稳，用绢兜缚，兜时要手掌向上。若手盘出臼不可牵伸，用衣服向下承住，用手搏按入臼摇三次，却用夹缚，下用衬夹开手。骨出向左则医以右手拔入，骨出向右则左拔之，一伸一折，摇动二三次。凡手与脚骨皆有两胫，前一胫断可治，若皆断不可治。凡手足骨断者，中间一坐缚可带紧，两头放宽，庶庶气血流荫。又法肿若如截竹断，却要两头紧中间带宽，使血气聚断处。又手盘出向下，将掌向上，医用手搏损动处，将掌面向外，用夹向背一片长，托在手背后，向面一片短，在掌按处，向小指一片长，在指曲处，向大指一片短，在高骨下，三度缚，却贴药。凡两手臂骨折断有碎骨，跌断骨无碎骨。凡手指打碎，用油润以薄笋箨管定，看冷热用一黄散或黑龙散贴之。

胸胁肠伤

凡胸前跌出骨不得入，令患人靠突处立，用两脚踏患人两脚，却以手于其肩，掬起其胸蒲（脯），其骨自入。用药封缚亦在随机应变。凡胸蒲（脯）有拳捶伤，外有肿内有痛，外用贴药，内服化血药。如刀伤可用安骨定皮合口，外用贴药掺口，内用吃药。

凡胸骨肋断，先用破血，却用黄云膏贴。胸胁伤血作不通，用生绿豆汁、生姜自然汁和服，以一壮力，在后挤住，自吐出其血也。

凡肠出，可以病手搭在医肩背，随其左右狩起，以熟油润疮口整入腹，却打喷嚏一个，却用桑白皮为线，打曲针向皮内缝合后，用断血合口药同济，用绢袋缚定，再贴绢上再缚。若秋冬间有此证，先用断血合口药，后用狗仔一只，割取腹口皮贴疮口，割喉封药联口同用。若肠上有损针鼻大，以灯火照之，肠中有气，射灯不可治。又一法，肠出，吊起病人手，用醋煎山豆根汁服一口至二口，却以针于病人颈上一刺，肠自入。

凡肠上必有黑紫斑及有曲缝痕者，乃肠也。如上有膏一重黄一重肉，更有胰子肉出也，肠若出不可割，如实是膏不得入，可割除，须详下认。

腰脚臀股两腿膝伤

凡腰骨损断，先用门扉一片，放斜一头，令患人覆眠以手捍止，下用三人拽伸，医以手按损处三时久，却用贴药，病人浑身动作一宿，至来日患处无痛，却可自便左右翻转，仍用通贴药。若前后不便，听其施溺，更用内外住痛神授乳香散在后。

凡臀股左右跌出骨者，右入左，左入右，用脚踏进。如跌入内，令患人盘脚按其肩头，用膝抵入，虽大痛一时无妨，却用贴药。从缓仰卧用手捺衬入，再加贴药吃药，患人未可翻卧，大动后恐成损腰腿伤，全用酒佐通气血药。

凡胯骨从臀上出者，用二三人捉定腿拔伸，仍以脚捺送入，如在裆内出者则难整。凡脚骨伤甚难整。

凡两腿左右或打或跌断者多用葱，打断者不用姜葱，以手法整其骨，在上于前，在下于后，以手拽正，上拽七分下拽五分整定用贴药，后以杉皮夹缚，缚时先缚中，坐后缚上下，外用副夹竹绳。若上下有肿痛毋虑，五日方可解外缚，约一七方可转动，解外缚未可换药，仍浑用酒服药。

凡辨腿胯骨出，以患人膝比并之，如不粘膝便是出向内，如粘膝不能开，便是出外。

凡脚盘出臼，用人以脚从腿上一踏一搬，双子一搏摇二三次，却以药夹。

凡膝盖或左右损断，用手按直用贴药夹一月，若肿痛须用针刀去血，却敷贴用夹，或外胫踝骨兀折，左右脚盘，用脚踏直或针患处，却敷贴吃住痛药，不得令冷。

若膝头骨跌出臼，牵合不可大直，不可大曲，直则不见其骨棱，曲亦然，可半直半曲，以竹箍①箍住，以帛缚之。

阴囊阴门伤

　　凡阴囊被人扯脱者，用合口封贴，绢袋兜缚。凡阴囊处有青肿紫黑色，不用姜汁，可用赤芍药细末入贴损，药内仍加良姜、肉桂打和，用韭菜叶打烂同药贴，如无韭叶及葱，亦可仍服八正散利水道。

　　凡妇人腿骨出进阴门边，不可踏入，用凳一条以棉衣覆之，移患人在上，以手拿患人脚，用手一搏上在好脚一边上，其腿自入。凡下近腿胯阴囊等处，不用通药，但贴不令血荫。

筋　骨　伤

　　凡断筋骨者，先用手寻采伤处，整顿其筋如前，方用贴药，及用正副夹，正用杉皮，副用竹片。凡骨断皮破者，不用良姜、肉桂，止用葱汁调贴。或损在内，可用童便、姜葱、生油和通药服。如通气已过，只用顺气止血药。或余血在腹作胀，更进前药，无事后方用损药。仍看病人虚实，若骨断皮不破，整其骨先用贴药，加良姜、肉桂在贴药内，以葱姜汁调涂（以上皆郡氏②口教）。

　　凡皮破骨出差爻，拔伸不入，搏捺皮相近三分，用快剀刀割开些捺入骨，不须割肉，肉自碎了，可以入骨，骨入后用黑龙散敷贴。疮四旁肿处留疮口，用风流散填之。若不破，用黑龙散敷贴。破用风流散，破者必有血出，用力整时最要快便。

　　凡骨碎，看本处平正如何，大抵骨低是不曾损，左右骨高骨定损，要拔伸捺平用药敷贴，束缚要平正，捺正了曲处要时时要曲转，使活处不强。

　　凡敷贴用板子一片，就板子上将皮纸或油单纸撮黑龙散在上，移在损处。皮内有碎骨，后来皮肉自烂，碎骨自出。若破断皮肉用风流散填涂，用线缝合，用黑龙散敷贴。

　　凡拔伸捺正，要毡绢软物单正，仍拔伸骨近，在骨损处，不得前去一节骨上，

---

①　箍（gū）：竹名，其形未详。《玉篇·竹部》："箍，竹名。"
②　郡氏：疑为"邵氏"之误。

仍拔伸相度左右，骨有正拔者有斜拔者，撙捺要手法快便，要皮骨相就平正，整拔亦要相度难易，或用一人二人三人（以上彭氏口教）。

束缚敷贴换药

凡束缚夏两三日，冬五日或四日，缚处用药水泡洗去旧药，不可惊动损处，洗了仍用黑龙散敷缚。束缚要杉木皮浸软，或加绵或纸缠令软，约手指大片疏排周匝以小绳三度，缚时相度高下远近，使损续气血相通，有紧有宽，说见前三日一次洗换涂贴。

凡损大小便不通，未可便服损药，盖药热加酒涩秘愈甚，看患人虚实，实者下大承气汤加木通，尚未通加芒硝。凡损不可服草药，服之所生之骨必大，不得入臼。损一月之内可整，久则难药整。凡损药必热，能生气血以接骨也，更忌用火灸，如治不效，服药亦不效。

凡损药用酒，用酒不问红白，忌灰酒，且重伤不可便用酒，反承起气作腹胀胸满，切记此大□①功。如稍定贴，却用酒水煎或汤浸酒。凡肿是血作，用热药水泡洗黑龙散敷贴。

凡用夹须摊药于纸上，平两头要带薄搭头，搭得不厚不碍肉，平坦者无高低不匀之患，如四岸高低不匀，此上便有空缺，不着肉处生泡也，此大大□②功。如换药不可生脱药，用手巾打湿搭润，逐片取脱，如取脱一片，随手上药贴了，脱一片上一片药，切不可经停一时便生泡为害，此大节病累遭害切记，仍先摊下换药，应手用切记。

凡用生姜一节，有用有不用良姜解姜毒，故姜有毒，常能作梗，且如用姜与同门在病家治疗，不可不用姜，讨姜一斤斫烂分作数处，却以热汤泡开，令冷候澄得滓在下，却以其滓调药，此热汤去其热，在上去了不必虑其作梗，莫若不用姜为上，切记切记！

凡伤重其初麻而不痛，应拔伸捺正，或用刀取开皮，二三日后方知痛，且先匀气血。

凡打伤在两胁、两胸、两肚、两肋，却用通气通血药，又看病人虚实不同，虚者通药须兼补药，实者补药放缓，且用贴药在前通药在后。凡用通药反不通者，后

---

① □：原书缺字，疑为"无"字。
② □：原书缺字，疑为"无"字。

用顺气药，腹肚全无膨胀而得安，此为不于血作，乃是气闭不通。如腹肚果有血作，一通便下，亦须以顺气药兼之。庶胸膈腹肚不致紧闷，气顺后却用损药无不愈，须先顺气故也。有人醉卧跌，末下髀背疼痛不可屈伸，损药不效服刀豆满数日愈，豆下气所损轻也。有小儿误跌凳角上，止用兼白子煎汤愈，亦顺气也。

整作之法除头脑上不可用药，不洗恐伤风，余可用油同药水用子避风洗之，且与住痛，整时先用热酒调寻痛药，加草乌方整，整后气绝用苏合香丸灌苏，未醒以大豆汁冷服或淡豆豉煎，不可用盐解之，如吐加生姜汁。

用药次第发散寒邪通气通血

用药先看病有轻重，若有破伤未可使用洗药，恐成破伤风，被伤之时岂无外感风寒之证，且先用三四服疏风顺气药，却看患人虚实，有何证候、轻重，若伤重，气血潮作昏闷胀痛，痛亦先通气血而后通血，盖血随气行，虚弱者药用温通，壮实者，药可峻通或通气血，兼用斟酌，只在此亦须看脉之强弱，加减。《经》云："坠压内伤忧小弱，坚强之脉可求安。"

《和剂》五积散疏风顺气，五劳七伤及伤损、头疼伤风发汗，姜葱煎热服。下元有伤可加木通、茴香、苏木、乌药、何首乌。弱者无汗，可三四服，伤重、昏闷不省，酒调苏合香丸，壮者热童便更佳。《和剂》七气汤亦匀气。

三、跌损妙方[1]

〔明〕异远真人[2]

治法总论

夫跌打损伤，气血不流行，或人事昏沉，往来寒热，或日轻夜重，变作多端。昧者不审原因，妄投猛剂，枉死多人，诚可惜也。治宜及早，半月后才医，瘀血已固，水道不通，难为力矣。既表不可复表，要仔细看明，随轻重用药。青肿转红色，血活将愈。若牙关紧闭，不能进药，万无生理。坐卧避风，忌一切生冷，牛肉缩筋，猪肉发病，亦不宜食。遇有重伤，解衣谛视遍身，血道形色若何，诊脉调和与否。脉绝不至者死，沉细者生。山根好，阴囊有子，可治。肾子入小腹，无治。顶门一破，骨陷难存。囟门被伤，髓出即死。心胸紧痛，青色胜裹心，乃偏心受伤，可治。红色胜裹心，乃心口受伤，不治。上心口青肿，一七即死。伤小腹而不及肚，可治。若阴阳不分，粪下不止，气出不收，则肚伤矣。食管虽断，在饱食之后，延二日不死者，可治。若鼻孔黑色，舌大神昏，则脏腑绝矣。耳后为制命之处，脊骨无续断之方。男子乳伤，犹非重症，妇人乳伤，却是危机。正腰受伤，笑者多凶。小腹受伤，孕妇最忌。以上姑述其大者，并列各方于下[3]。

用药歌

归尾兼生地，槟榔赤芍宜。四味堪为主，加减任迁移。乳香并没药，骨碎以补之。头上加羌活，防风白芷随。胸中加枳壳，枳实又芸皮。腕下用桔梗，菖蒲厚朴

---

[1] 跌损妙方：清代管颂声，字赓堂，于清咸丰二年，取明代异远真人《跌损妙方》和清代赵廷海《救伤秘旨》两书合刻刊行。
[2] 异远真人：明代骨伤科医家，生平籍贯不详。异远真人为其道号。
[3] 下：原书作"左"，今改横排本，改"下"。下同此，不再注。

治。背上用乌药，灵仙妙可施。两手要续断，五加连桂枝。两胁柴胡进，胆草紫荆医。大茴与故纸，杜仲入腰支。小茴与木香，肚痛不须疑。大便若阻隔，大黄枳实推。小便如闭塞，车前木通提。假使实见肿，泽兰效最奇。倘然伤一腿，牛膝木瓜知。全身有丹方，饮酒贵满卮。苎麻烧存性，桃仁何累累。红花少不得，血竭也难离。此方真是好，编成一首诗。庸流不肯传，无乃心有私。

血头行走穴道歌

周身之血有一头，日夜行走不停留。遇时遇穴若伤损，一七不治命要休。子时走往心窝穴，丑时须向泉井求。井口是寅山根卯，辰到天心巳凤头。午时却与中原会，左右蟾宫分在未。凤尾属申屈井酉，丹肾俱为戌时位。六宫直等亥时来，不教乱缚斯为贵。

左 右 论

凡受伤不知左右，若有吐血症，见血自明。血黑者左受伤，血鲜者右受伤，若无血吐出，即看眼珠，亦可知其定所。乌珠包丑者伤在左。白珠包丑又加红大者伤在右。左属肝，右属肺。乌珠属肝，白睛属肺，瞳仁属肾。常见右边受伤，发时左边便痛。不可单治一边，必左右兼治，其病始愈。

药中禁忌

乳香、没药二味，方中屡用，务要去油，若不去油，恐其再发。小儿骨一味，方中亦间用之，余谓小儿何辜，甫离母腹，骨化形销，以人治人，残忍殊甚，大造丸有紫河车。张景岳以为戕厥子之先天，劝人少用，况儿骨乎。余辑诸方，见有用此者，悉行裁去，以猴骨代之。

穴名药名

《灵枢·经脉》篇言穴名甚详，徐氏①、滑氏皆有歌诀。滑氏②《十四经发挥》图与注益明，是编间取新奇，出《灵》《素》之外未知何本。濒湖李氏③《本草纲目》一千六百余种，备矣，异名同物，一一注明，其有未收者，散见编内，仍依原本载入俟考。

以下方药计分七门。

全身门第一

父母全而生子，子全而归之。可谓孝矣。身体毁伤，何全之有，然医治得宜，不全者仍等于全，是亦不失为孝也。辑全身门。

全身门用药：

上部汤药方

当归　川芎　赤芍　生地　羌活　独活　丹皮　黄芩　桔梗　桂枝　泽兰　桃仁　槟榔

生姜引，水煎，酒兑服。

中部汤药方

归尾　赤芍　生地　羌活　丹皮　桃仁　紫荆皮　苏木　苏梗　西香④　大茴　小茴　杜仲　红花_{有红不用}　儿茶　延胡索　草乌_{少用}

水煎，酒兑服。

下部汤药方

归尾　赤芍　生地　羌活　独活　丹皮　桃仁　紫荆皮　黄芩　西香　木香　木

---

① 徐氏：徐之才（492—572），字士茂，江苏丹阳人。南北朝时北齐医家，修订《雷公药对》和《药对》，此外尚有《家传秘方》《徐王八世家传效验方》《小儿方》等，均已散佚。

② 滑氏：滑寿，字伯仁，晚号樱宁生，祖籍湖北省襄阳市樊城区，后迁居江苏仪征市。元代著名医家，著《读素问钞》《难经本义》《诊家枢要》等，晚年著《十四经发挥》，对针灸学的发展有一定影响。

③ 濒湖李氏：李时珍（1518—1593），字东璧，号濒湖，湖北蕲春人。明代杰出的药学家，撰《本草纲目》，收录1892种药物，翻译多国文字，备受国内外医界高度评论。此外尚著《濒湖脉学》《奇经八脉考》，另《五脏图论》《命门考》等，已散佚。

④ 西香：乳香之别名。

瓜　苡仁　骨碎补　防己　川茗①　牛膝　参三七　甜瓜皮　南星

水煎，酒兑服。

全身跌打丹

当归　川芎　白芍　陈皮　茯苓　半夏　山药　泽泻　羌活　独活　荆芥　防风　细辛　白芷　青皮　枳壳　山楂　神曲　槟榔　大黄　黄柏　小茴　大茴　西香　木香　麝香　延胡索　木瓜　甜瓜皮　干姜　杜仲　续断　骨碎补　虎骨　猴骨　乳香　没药　参三七　甘草　自然铜　乌药　川乌　草乌　血竭　地鳖虫　朱砂　琥珀　穿山甲　花粉　苡仁　车前子　木通　狗脊　菖蒲　南藤即风藤，亦名丁公藤　儿茶　秦艽　红花　五爪龙即乌蔹莓，俗名五叶藤　寻骨风　赤芍以上各等分

为末。

全身跌打方

当归　虎骨　猴骨　参三七　白芷　乌药　山羊血　桃仁　木香　母丁香　茜草以上一两　乳香　没药以上八钱　赤芍　血竭　牛膝　菖蒲　木通　五加皮　小茴杞子　玄参　五灵脂　南蛇　薄荷　寻骨风②以上五钱　川芎　泽泻　肉桂　桂皮　藁本　郁金　蔓荆子　麝香以上三钱　荆芥　羌活　升麻　枳壳　花粉　杜仲　木瓜　细辛　槟榔　桂枝　儿茶　厚朴　破故纸　三棱　自然铜　草乌以上二钱　地鳖虫四十九个

共为末，酒兑服。南蛇，即蚺蛇，生岭南。

全身酒药方

当归　木瓜　虎骨　杜仲　菟丝子　破故纸　杞子　牛膝以上一两　乳香　没药以上八钱　白芍　山药　丹皮　麦冬　桂枝　知母　延胡索　川芎　紫荆皮　丁香　威灵仙以上五钱　甜瓜皮　陈皮　儿茶　独活　参三七　乌药以上三钱　朱砂　西香各二钱　地鳖虫五个　血竭七钱

共为末，放瓶内，入好酒十斤，煮三炷香，窖七日。每服一杯。

佛手散

当归　生地　川芎　白芍　荆芥　防风　钩藤　大茴　木瓜　五加皮　白芷　紫荆皮　羌活　槟榔　杜仲　破故纸　五灵脂　威灵仙　乳香　没药　乌药　自然铜　牛膝　南星

共为散，用好酒一坛，绢袋盛浸三五日，随量饮。不拘时，七日见功。

大宝红药方

琥珀　血竭各四钱　金粉一钱　朱砂五钱

---

① 川茗：四川茶叶之简称。
② 寻骨风：马兜铃科植物绵毛马兜铃的根茎或全草。味苦，性平，治风湿关节痛、腹痛。

共为末，每服八分。

五虎红药神仙丹

猴骨　儿胎面包火煅　鹿胎　血竭　琥珀各五钱　人参一钱　自然铜三钱

共为末。损伤十分，服此药八分，神效。

回生再造饮　接骨药也，如骨未断，勿轻服。

五铢钱五文，火煅七次　木香　自然铜各一钱　麝香一分

共为细末，每服一钱，无灰酒送下。先嚼丁香一粒，方进此药。伤在上，饭后服；伤在下，饭前服。

返魂夺命丹　牙关紧闭，不省人事，撬开灌入。

银丝草一两，即山橄叶，长白毛者佳　小鸡一只，过一月者，不去毛

二味共捣烂加洗，热酒冲和，布滤过。调猴骨末二钱，服过，再用棱莪散一剂。

棱莪散

三棱　莪术　赤芍　黄柏各一两　大茴　延胡索　槟榔　紫苏　陈皮各八钱　青皮　羌活　腹皮各五钱　荆芥　桔梗　半夏　黄连各二钱　芒硝　大黄　防风　柴胡各一钱　千里马即草鞋，二只　姜三片　葱一根

童便、水各半煎，空心热服。随症加减。若手足伤断，徐徐推正，灯心火纸卷令厚实，杉木皮紧扎自愈。

回生续命丹　治筋骨断折，疼痛不止。

川乌　草乌　自然铜各二两　地龙　乌药　青皮　禹余粮醋淬。各四钱

共为细末，每用二钱。

再生活血止痛散

大黄　红花各五钱　当归　柴胡各二钱　花粉　穿山甲各一钱　桃仁五十粒　甘草八分

水酒各半煎，空心热服。

神效接骨奇方

当归　白芷　草乌各三钱，生用为末，先酒调服二钱，一觉麻撮正骨断处，糯米粥、牡蛎粉调涂患处　乳香　没药　当归　白芍　川椒各五钱　自然铜二钱

共研细末，黄蜡二两熔化，入前末，搅匀作丸。酒服数次。

接骨丹

自然铜五钱　当归　川芎　羌活　独活　虎膏　五灵脂　乳香　没药　杜仲　木瓜　茯苓　芡实　枣仁　杏仁　川乌　白蜡　苡仁　细辛　神曲　牙皂　乌药　朱砂　西香　木香　灶鸡即灶马，俗名灶蟀　地骨皮　地鳖虫　甘草各三钱　红蚯蚓抱鸡各三个　大皂　推车子各一钱，即蜣螂

共为细末，每服一钱，酒下。

七将擒挐方

地鳖虫　银珠　朱砂　银粉　骨碎补　接骨虫　白蜡各八分

共为细末。

滋荣双解散　治气血虚，受风寒。

当归　川芎　白芷　延胡索　没药　川乌　自然铜　石莲肉

活血通经止痛散　治血冲心，气紧急。

三棱　莪术　黄柏　黄连　青皮　赤芍　紫苏　香附　柴胡　乳香　红花　苏木　菖蒲　千里马

吐血不止方

当归　茯苓　芡实各一两五钱　肉桂　枣仁　白术　白芍　泽泻　陈皮　远志　柴胡各一两　山药二两　砂仁　熟附各五钱

共为细末，酒服。

初起方

归尾　川芎　白芍　香附　丁香　木香　红花　苏木　桂枝　白芷　甜瓜皮　桑白皮　牛膝　独活　苡仁　青皮　枣肉　菟丝子　枸杞子　西香　血竭　甘草各等分

童便引，水煎服。

乳香寻痛散　治远年损伤，遍身疼痛。

乳香　没药　木香　沉香　肉桂　草乌各五钱　花粉　木瓜　羌活　独活　小茴　甘草各七钱　当归　川芎　白芷　血竭各一两

共为末，每服二钱，热酒送下。

敷药方

秦艽　川椒　葱叶各一两　肉桂　鸡心瓣五钱　生姜二钱

共研烂，砂糖调敷，立效。

洗药方

半夏　川乌　草乌　乳香　没药　骨碎补各一两　白及　白芷　黄柏　七厘散　寻骨风　蛇退　千年健　陈石灰各五钱

用烧酒煎洗。

末药方

狗脊　骨碎补　苏木各一两　千年健　过江龙①　青木香　寻骨风　槟榔　红花　三棱　莪术　漆渣各五钱　枳壳八钱　乌药二两　参三七　花乳石各二钱　马前子廿个

---

① 过江龙：众多药物的别名。此方为薅田蔗，系蔷薇科植物茅莓的全草。味甘酸，性平，有散瘀、止痛、解毒之功效。

桃仁十四粒

共为末，胁下加柴胡、胆草、青皮、细辛、牙皂、桔梗。脚上加半夏。手上加桂枝。腰加杜仲、破故纸。未过四十者，加乳香、没药、骨碎补、乌药、羌活、防风、槟榔、红枣肉。上四十者，加熟地、白芍、茯苓、甘草、泽泻、山药、枣皮、远志、黄芪。

当门吹鼻丹

麝香　冰片　金粉　银粉　朱砂　明矾　牙皂　细辛　枪硝各三钱　金箔　银箔各二两　金不换叶一两

共为细末，每吹八分。此药入鼻，如不转气，将红药与服。用手在眼角上一揉，片时自转。金不换即参三七。

妇人跌损方

当归　川芎　生地　白芍　益母草　红花　杜仲　白术　牛膝　羌活　独活　黄芩　黄芪　香附　乌药　茯苓　续断　虎骨　南星　胡水沙各等分

用酒煎服。

凡跌打骨断，痛不可忍。急拾往来便溺墙下瓦片，洗净，火煅醋淬五七次，研极细末。酒服三钱。痛在上，饭后服；在下，空心服。此药极能理损，续筋接骨，屡有神效。

又方：将粪窖内多年瓦片洗净，醋煅九次，研细末。每末一两，加五加皮、男子发灰各五钱。醋调，一岁一分，好酒送下。再用竹四片，竹青向内，夹定患处，勿动。若皮破者，勿用掺药。

又方：用母鸡一只，约重一斤，杀后连毛骨剁烂如泥，再将鸡血和入再剁，敷患处，绸包紧，三日自愈。

凡闪挫时，即于无风处将纸捻触鼻内，用力打喷嚏二三十，则气升而痛止。再用胡桃肉捣烂，倾热酒内，尽量一醉而愈。或急寻地鳖虫炙脆为末，酒调服。

骨节跌脱用生蟹捣汁，热酒冲服数杯，以蟹渣涂患处，半日间簌簌有声，脱处自合。又方，烧灰酒对亦佳。

头面门第二

头居一身之上，五官位焉。若丧其元，岂不有腼，依方服之，还汝庐山真面。辑头面门：

头破肿痛发热

归尾　川芎　生地　赤芍　防风　白芷　蔓荆子　羌活　连翘　花粉各一钱五分　甘草一钱

如出血过多，昏迷不醒，倍加芎、归，水煎服。

头破伤风肿大　先服红药，用鸡肝饭上蒸熟，酒调，后服回生丹。

肉桂　自然铜　当归　白芷　防风　升麻　花粉　大茴　羌活　甘草

水煎，酒兑服。

百会穴伤　脑顶也。

金沙　银沙　自然铜　参三七　血竭各一钱　山羊血如无，以地鳖虫代之　甘草五分　虎骨　桔梗　人中白各一钱五分

灯心引，水酒兑煎。

又方：人参　地鳖虫　地龙　当归　升麻　白芷　自然铜

水煎服。

脑门①受伤　血瘀七孔，鸡汤洗净，将马蹄子调敷，后用八宝丹。

朱砂　玛瑙　龙骨　象皮　鹿角胶　地鳖虫　白蜡　乳香　没药

若无血水，用人乳调敷，即愈。

囟门穴②伤

天麻　白芷　藁本　羌活　木香　青皮　骨碎补　赤芍　红花　川乌　甘草

共为末，葱引，酒下五分。

太阳太阴穴③伤　血窜两目，晕死。先服七厘散。

猴骨　朱砂　参三七　琥珀　自然铜各二钱　人中白　沉香　红花　乳香　没药　山羊血各一钱

共为末，好酒送服。外用八定丹点眼。

太阳三么穴

归尾　桃仁　庄黄④　杜仲　破故纸　青皮　羌活　独活　肉桂　功劳　章子　千里马

姜引，酒炖服。

太阴三星穴

三棱　莪术　肉桂　参三七　苏子　延胡索　莱菔子　木香　茜草　乳香　没药　地鳖虫　甘草

不加引，水煎服。

---

① 脑门：头面的前额部。
② 囟门穴：天庭穴之别名，今名神庭穴，前发际正中直上0.5寸。
③ 太阳太阴穴：今名攒竹穴，在面部，当眉头隔中，眶上切迹处。
④ 庄黄：大黄之别名。

开空穴①伤　两耳也。

威灵仙　当归　山药　木通　虎茨各一钱五分　茯苓　脚樟各二钱　大腹皮　甘草各一钱　木香八分

童便引，酒炖服。

乔空穴②伤　耳后根也。

天麻　藁本　白芷　羌活　荆芥　麝香　血竭　红花　甘草

共为末，酒下五分。

左眉尖穴③

五加皮　桂枝　柴胡　龙胆草　陈皮　荆芥　薄荷　甘草

共为末，酒下。

右眉尖穴

五加皮　桂枝　柴胡　龙胆草　细辛　五味子　威灵仙　木香　麝香

共为末，酒下。

眼角穴④伤　眼梢也。

当归　茯苓　川芎　茜草　地鳖虫各五钱　川乌三钱　青木香二钱　肉桂　甘草各一钱　参三七五分

共为末，酒下三分。

眼角左右方

天麻　白芷　柴胡　桔梗　川芎　独活　儿茶各一钱　三棱　莪术各二钱　甘草五分

共为末，酒下。

大中穴伤　鼻中也。

香附　红花　桂皮　苏梗　泽兰　半夏　升麻　白芷　陈皮　甘草

葱引，酒炖服。

天平穴伤　大中穴之上，此穴断不治。

朱砂七分　砂仁六分　石乳⑤枳壳各一钱

童便引，酒兑服。

---

① 开空穴：今名耳门穴，在面部，当耳屏上切迹的前方，下颌骨髁突后缘，张口有凹陷处。

② 乔空穴：今名瘈脉穴，在头部，耳后乳突中央，当角孙至翳风之间，沿耳轮连线的中、下 1/3 的交点处。

③ 眉尖穴：今名丝竹空穴，在面部，当眉梢凹陷处。分左右两穴。

④ 眼角穴：今名瞳子髎穴，在面部，目外眦旁，当眶外侧缘处。

⑤ 石乳：钟乳石之别名，碳酸盐类矿物方解石，主要含碳酸钙。

驾梁穴伤 鼻梁也。

当归 生地 川芎 白芍 寻骨风 天麻 白芷 肉桂 参三七 甘草

共为末，酒下，葱引。

山根穴①**伤** 鼻梁之上。

当归 生地 川芎 细辛 白芷 茯苓 虎骨 陈皮 甘草

共为末，葱引，酒下三分。

咽空穴伤 鼻下也。

血竭 茜草 桔梗 独活 杜仲 白术 红花 柏叶 连翘

葱引，水煎，酒兑服。

人中穴②**伤**

升麻 白芷 上力 自然铜 肉桂 地鳖虫 木香 冰片

葱引，水煎，酒兑服。上力疑即血竭。

牙关穴伤 唇口四穴。

白芍 山药 连翘 神曲 麦冬 五味子 槟榔 赤茯苓 细辛 陈皮各三钱

共为末，酒下。

牙背牙腮 二穴分左右，在左边移掇向右，在右边移掇向左。

铁马鞭③ 骨碎补 五加皮 刘寄奴 纯麻 麻骨 活血丹 牛膝 脚樟 白牙丹 泽兰 金不换七枝

生酒炖服。

咽喉穴④**伤** 饮食不通，要开他关节，用五虎下西川方。

麝香二分 马兜铃 青木香 半夏 山楂 玄参各一钱

共为末服之。不纳用千金分气散：

半夏 桂枝 赤芍 羌活 桑皮 腹皮 陈皮各一钱 茯苓 红花 乳香 没药各一钱五分 木通 甘草 青皮 紫苏各一钱

好酒炖服。如气血不行，再用后方：

麝香 木香 羌活 桃仁 茯苓 木通 生地 独活 参三七 陈皮 甘草

藕节引，酒炖服。

---

① 山根穴：今名印堂穴，在额部，当两眉头之中间。
② 人中穴；今名水沟穴，在面部，当人中沟的上 1/3 与中 1/3 交点处。
③ 铁马鞭：马鞭草之别名，系马鞭草科植物马鞭草的全草或带根全草。味苦，性凉，有活血散瘀之功效。
④ 咽喉穴：今名廉泉穴，在颈部，当前正中线上，结喉上方，香骨上缘凹陷处。

将台穴伤 咽喉左右。

当归　川芎　防风　寻骨风　白术　黄芪　质汗　甘草

共为末，酒下。查益母草名土质汗。

将台第二方

脚樟　棱麻　白菊　芸皮　肉桂　青皮　朱砂　木香　枳壳　香附　桔梗　川芎　甘草

共为末，童便引，酒下。

将台第三方

橘红　芸皮　红花　砂仁　香附各一钱五分　青皮　郁金　沉香　朱砂　甘草　肉桂各一钱　木香八分

酒和童便引。未效，服沉香顺气散：

沉香　茯苓　红花　参三七　熟地　紫草各二钱　赤芍　血竭　木香　朱砂　乌药　木通　白芷　乳香　没药各一钱　甘草三分　糯米一合，炒

共为细末，蜜丸梧子大，每服三钱，酒下。

吞咽穴伤 服平胃散。

苍术　陈皮　厚朴　甘草　五加皮　香附　砂仁

酒炖服。

对口穴伤 舌尖露出，饮食不进，言语不清。先拏封门穴，再服后方：

肉桂　茯苓　白芷　芸皮各一钱　红花　熟地各五分　枳实　木香各八分　麝香二分　甘草五分　福圆肉五枚

酒引，煎服后，舌不收，再服萝卜汤即愈。

头出脑浆不治，头出冷汗不治，凡头破鼻流红水可治，流黄水不治。耳背有伤，黑色不治，红青色可治，先服红药，后服全身丹。忌食雄鸡、鱼虾、蛋，眼带青色或黄色俱不治。

牙关骨打落，用双手掇定，往下一举，往上一端。先服红药，后服接骨丹即愈。舌根跌出者后颈窝内灯心火二灸。如不应，再用一灸，再灸两耳背，先服红药，后服全身丹水酒送下。食管断用桑白皮和丝密缝，将鸡胘剖开，去食取膜，贴定，随用药护之，再用药可愈。

身中门第三

项以下，小腹以上。曰身中。两臂系于外，五脏处于内，乌可或伤。文王受命唯中身。或曰中身终身也。兢兢业业，尚保此以终身。辑身中门

肋下受伤 伤在左，四肢无力，黄瘦吐血；伤在右，半身不遂，血气行于七孔，

宜服后药。

赤芍　茯苓　腹皮　青皮各一钱五分　木通　柴胡　桂枝　紫苏　陈皮　半夏　桑白皮　甘草各一钱　羌活八分

生姜引，酒炖，童便一小杯兑服。再服下方：

赤芍　茯苓　腹皮　橘红　丹皮　陈皮　桂枝　秦艽　半夏　柴胡　鳖甲　乳香　没药　红花各一钱五分　肉桂　木香各六分　桃仁七粒

福圆肉引，酒炖服。

两肋骨断

当归　赤芍　生地　红花　桃仁　五加皮　木香　桂枝　破故纸　寻骨风　小茴各一两　参三七　血竭　肉桂　牛膝各一钱　虎骨　乳香　没药　柴胡　桔梗　骨碎补各五钱　自然铜　三棱　川乌　甘草各八分　地鳖虫五个

左加柴胡，右加桔梗、百合，好酒兑服。

右肋方

续断　秦艽　细辛　乌药　陈皮　威灵仙　枳壳　生地　赤芍　川芎　槐花　乳香　陈稻　草灰

红枣四枚引。

右胁久损　虚者先服此方。

当归　熟地　山药　泽泻　苏叶　沙参　枣皮　丹皮

又方：当归　桔梗　百合各二钱　桑皮　牛膝　干姜各一钱　骨碎补　泽泻　广皮　乳香　葶苈子　薄荷　延胡索　菖蒲各八分　枳壳　沉香　参三七　川贝各六分

吐血者，服二剂后，加蒲黄一钱三分、茜草一钱。枳壳、泽泻不可多用。

左肋方

柴胡　白芍　青皮　当归　生地　泽泻　乌药　红硝　骨碎补　山楂　三棱　木通　乳香　没药

共为末，酒调服。

左胁久损

当归　白芍　熟地各二钱　泽泻　泽兰　酥饼　枣皮各一钱五分　牛膝　木香　骨碎补　乳香　没药各一钱　柴胡　玄明粉　木瓜各八分　肉桂四分　麝香一分

服二剂后，加杏仁霜。

凤膊受伤　肩膀左右也。先用移掇，后用敷药。

红曲　花椒　五加皮各二钱　韭菜根　胡麻各一钱　地鳖虫十个　栀子八个　酒药五个　葱一把　老姜一片

共为末，酒调敷。后服药：

地鳖虫五个　鹿筋　乳香　没药各二钱　红花　虎骨　龙骨各一钱五分　山甲珠

木香各一钱

红枣引，酒兑服。酒药想即白曲。

两手受伤　出血肿痛宜服。

归尾　赤芍　川芎　生地　桂枝　木香　威灵仙　骨碎补　细辛　桃仁　红花　苏木　广皮　甘草各一钱

水煎服，用酒一二盏以行药力。另加乳香、没药、穿山甲，制末入汤内。若骨断加虎骨、自然铜、地鳖虫。

左手伤

归尾　赤芍　川芎　生地　红花　洋末　秦艽　细辛　质汗　桂枝　木香各八分　骨碎补三钱　柴胡二钱

水、酒各半煎。若制末，加乳香、没药、自然铜、虎骨、地鳖虫各五钱，水酒调服。

右手伤

归全　生地　红花　桂枝　川芎　洋末　姜黄　骨碎补　穿山甲　威灵仙　自然铜

童骨穴伤　在凤膊下，如骨断肿痛，先用移掇，后用药。

红曲　自然铜各五钱　乳香　没药各二钱　地鳖虫十个　酒药七个　小鸡一只　糯米饭一包，石臼内捣烂敷上，若发热即去药　二服**接骨丹**　当归　自然铜　虎骨　小茴　白芷　羌活　独活　白芍　厚朴　地鳖虫　猴骨各一钱　乳香　没药　肉桂各六分　血竭　乌药　甘草各五分　麝香二分

共为末。每服二钱，酒兑服。

童骨左右二穴

川芎　木瓜　独活　杜仲　肉桂　脚樟　青木香　乳香　鲜皮

桑树根引，酒煎服。

曲池穴伤　两臂弯也。

五加皮　桂枝　胆草　牛膝　柴胡　细辛　红花各一钱　生地　丁香　参三七

共为末，酒下。

脉门穴伤

桔梗　川芎　参三七　木香　五味子　细辛　桂枝　胆草　怀牛膝　陈皮　丁香　桂枝

共为末，酒下。

精灵穴伤　虎口四穴。

柴胡　胆草　五加皮　桂枝　淮膝　羌活　细辛　五味子　川芎　木香　丁香　陈皮　红花　甘草　地鳖虫　虎骨

共为末，酒下。

胃脘受伤 吐血不止，气往上逼，先用擒拏，后服药。

桂皮 半夏 陈皮 青皮 参三七 血竭各一钱 山羊血 木香 赤石脂各八分 赤芍一钱二分 橘红 灵砂各三分 黑羊肝 甘草各五分

童便引，酒炖服。灵砂疑即朱砂。

心窝受伤 吐血不食，冷汗不干，夜间烦躁。服药再看，不可包好。

金沙 银沙 肉桂 神曲各八分 当归 红花 麦冬 枳壳 橘红 龙骨 沉香 三棱 莪术 甘草各五分

生姜引，酒炖服。

中脘穴伤 在心窝下。食减气逼，两截不通，服此药。

茯苓 黄芪各一钱五分 朱砂 乳石 枳壳 厚朴 砂仁 白芷 破故纸 芸皮 甘草各一钱

桂圆五枚引，酒炖服。如呕，再服下方：

黄芪 桔梗各一钱五分 枳壳 附子 黄芩 龙骨 枳实 甘草各一钱 木香 丁香各五分

酒炖服。

肚脐受伤 汗下如雨，四肢麻木，腹痛吐泻，两气不接，不可乱。

人参 红花 乌药 龙骨 木草 甘草各一钱 生地 乳香 没药各一钱五分 薄荷二分

煎服。伤重者用白蜡、银朱、苍术各一钱，麝香二分，小鸡一只，同捣烂，敷肚。

六宫穴伤 即肚脐。

生地 参三七 血竭 芸皮 茯苓 赤芍 归尾 陈皮 甘草

葱引，生酒煎服。

腹结穴伤 大便不收，小便长流，腹痛用此。

附子 黄芪 当归 茯苓 白芍 血竭 陈皮 乳香 没药 延胡索 小茴各一钱 升麻 甘草各八分

红枣引，酒炖服。

两乳受伤 四肢麻痹，即照下方。

桂枝 羌活 细辛 猴骨 牛蒡子 乳香 没药各一钱 当归 红花 射干各一钱五分

木香八分

灶心土一钱引，酒炖服。未愈，再服下方：

川芎 当归 半夏 杏仁 参三七 芸皮 菟丝子各一钱 红花一钱五分 沉香八分 大枣十枚

童便引，酒炖服。

期门三关 左乳旁二穴。

三棱 莪术 柴胡 参三七各八分 郁金 丹皮 茜草 五灵脂 羚羊角各一钱 桃仁七粒

如眼珠胀痛，加夜明砂酒煎服。

通门三关 右乳旁二穴。

生地 香附 枳实 丹皮 乌药 苏木 马鞭草各一钱 苎麻根 归尾各八分 通草 红花 紫草 桑白皮 母丁香 桔梗 黄芩各六分 穿山甲三分

酒煎不用引。马鞭草一名龙牙草，一名凤颈草，春月生苗，茎方、叶似益母，对生；春秋开小紫花，作穗如车前子。

期门穴伤

川芎 当归 生地 白芍 柴胡 青皮 红花 紫草 桃仁 乳香 甘草

不加引，酒煎服。

章门穴伤 近背，在胁内期门之下。

归尾 白芍 血竭 莪术各一钱 柴胡 青皮 红花 紫草 桃仁 化红 川贝 木通 甘草各八分 生地五分 丁香三枚 广香三分

童便引，酒煎服。

气门血瘦 左右两乳下二指，左边气门，右边血瘦，上下不接。

苍术 厚朴 陈皮 甘草 木香 五加皮各一钱 枳壳 香附 砂仁各一钱五分 神曲 菟丝子各一钱二分

灯心引，酒炖服。又用银花炖酒饮，再服通行打血汤：

牛膝一钱五分 桑寄生一钱 寻骨风一钱二分 甘草八分

酒炖服。后看血黑血紫，再服下方。

当归 茯苓各一钱五分 参三七 破故纸 桔梗 乌药 独活 赤芍各一钱 朱砂 甘草各八分 红枣五枚

酒炖服。

气囊受伤 小腹左边。

三棱 莪术 羌活 防风 枳壳 厚朴 茯苓 苏子 苏梗 乳香 郁金 桃仁 甘草各八分 参三七 沉香 红花各五分

藕节、童便引。

血囊受伤 小腹右边。

归尾 橘红 茯神 广皮 枳壳 血竭 参三七各一钱 桃仁 红花 苏木 三棱 莪术 乳香 没药各八分 沉香 甘草各五分 丁香三分

童便引，酒煎服。

气关穴伤 即气门。

桔梗　枳壳　白芷　乳香　没药　红曲　砂仁　血竭　参三七　自然铜

酒煎，空心服。

血关穴伤 即血瘦。

归尾　生地　桃仁　红花　青皮　桔梗　乳香　没药　甘草

酒煎，空心服。

挂膀穴伤 气门、血瘦之下，左右二穴。

大黄　红花　苏木　泽兰　桃仁　陈皮　归尾　地鳖虫

醋引，服后通身麻闭，或寒或热，四肢无力，照前方加桑寄生、寻骨风、木通、苡仁、甘草各一钱，木香六分。

生姜引，好酒炖服。

凤翅盆弦 腹下两旁受伤，饮食不进，气往上逼，力软心烦。服后药：

羌活　乌药　半夏　石钟乳　红花　血竭　槟榔　木香　破故纸　小茴　丹皮　红曲各一钱　木通八分　桃仁七粒　胡椒三分　生姜

童便引，酒炖服，再服后方。

肉桂八分　杏仁一钱二分　参三七　红花　青皮　枳壳　陈皮　厚朴　五加皮　牛蒡子　使君子各一钱

红枣引，酒炖服。

肚角穴伤 小腹盆弦之外。

白芍　破故纸　车前　红花　菟丝子　乳香　没药各一钱　小茴　地肤子　良姜　青皮　西砂　枳壳各八分　紫草　杏仁各六分　肉桂　木香　甘草各五分

童便引，生酒服。

净瓶穴伤

脐左肚角，血腕之下，乍寒乍热，咳嗽吐血，服下方。

参三七　血竭　苍术　脚樟　紫草茸　甘草各一钱　红花　生地　苡仁　乳香　没药各一钱五分　木香　升麻各八分　桃仁七个

藕节引，酒炖服。

命宫穴伤 血瘦之下，丹田之右。

沙参　当归　红花　菟丝子　枳壳　厚朴　血竭　细辛　五灵脂各一钱　自然铜　七厘散各八分

童便、生姜一片引，酒下。

丹田穴伤

车前子五钱　肉桂　桂皮　归尾　丹皮　参三七　木通　山药各二钱　麝香一钱　丁香六分

共为末，酒下四分。

肚角受伤 吐血不止，用水银、栀子、红花、五加皮共为末，带毛小鸡一只。同捣烂敷上。

阴头生疮 用鳖甲一片，烧存性，研末，鸡子清调涂，痊愈。

一人骑马跌扑，所佩钥匙，伤破阴囊，肾子脱出，筋膜悬系未断，苦痛难忍，诸医束手。以线缝其囊，外用敷药，生肌定痛，不出三日，线脱烂矣。余思治刀伤但贴壁钱而效，令其多取壁钱贴敷，数日渐安，其囊如故。

脊背门第四

背有十六节，五脏六腑系焉，人老而腰俯，精华竭矣。善于调摄者，尚宜竖起脊梁。辑脊背门：

脊梁打断

用门一扇，令患者睡定，服接骨丹。

地鳖虫　当归　破故纸各二钱　杜仲　远志各三钱　地龙一钱

共为末，酒调服。

脊梁穴伤 头晕软弱，疼痛难当，咳嗽吐血，服此。

红花　骨碎补　乳香　没药　猴骨　虎骨　刘寄奴　粟壳　龙骨　地榆　甘草各一钱　梁隔一钱五分，即胡桃壳　木香五分　砂仁七粒　地鳖虫十个　红枣五枚

童便引，酒煎服。外用敷药：

狗脊　地榆　山韭根　乳香　没药　红花

同捣烂敷上，再服后药：

熟地　茯苓各一钱五分　白芷　龙骨各一钱二分　秦艽　桔梗　羌活　杜仲　续断　甘草各一钱　梁隔二钱

鲗鱼骨引，好酒炖服。

背漏穴伤 久咳黄肿，四肢无力，下午潮热，服此。

当归　狗脊　泽兰　乳香　没药各一钱五分　桑寄生　骨碎补　川芎　地榆　槟榔　续断　紫苏　秦艽

黑枣引，酒煎。再服**平胃散**

苍术　厚朴　黄芪　砂仁　杞子　香附　菟丝子各一钱　陈皮八分　黄芩六分

共为末，蜜丸，酒送下三钱。忌葱。

背心穴伤 背中间也。

生地　五味子　防风　独活　木香各一钱　乳香　没药各一钱二分

共为末，葱引，酒下三分。

三年穴伤 背左右也。

台乌① 川乌 草乌 威灵仙 大茴 参三七 广皮 地鳖虫各一钱 肉桂 甘草各四分

童便引，酒下台乌，疑即乌药，产台州。

腰眼受伤

肉桂八分 龙骨 郁金 枣仁 五加皮 红花 虎骨 香附 甘草各一钱 纯麻地鳖虫各二钱 梁隔一钱五分 木香七分 藕节 旱草节各四个

酒炖服。外用敷药：肉桂 白芥子 乳香 没药共为末，鸡子清调敷。

腰上损方

杜仲二钱 牛膝一钱五分 破故纸 骨碎补 生地 质汗 青木香 乌药 乳香 没药 当归 威灵仙各一钱二分 小茴 蛇床子各八分 羌活 独活各六分 肉桂五分 地鳖虫五个

腰虚自痛，除地鳖虫、独活，加熟地一钱。

草乌散 治跌损腰痛。

川乌 草乌生用 骨碎补 陈皮 乳香 没药各等分 杉木节七个，酒炙

共为末，调服一二钱。手上加穿山甲、细辛、桂枝、威灵仙；左手加柴胡、木香，用酒服。

腰痛肚胀方

羌活 青皮 乌药 五灵脂 大茴 杜仲 槟榔 红花 桃仁 庄黄 甘草

大便不通加大黄、朴硝、荔枝核。小便不通加车前、木通、川楝子、铁马鞭。

骑当穴伤

当归 白芍 乳香 没药 延胡索 黄芪 升麻 熟附 小茴 茯苓 茯神 血竭 沉香 甘草

红枣三枚引。

拦马穴伤

归尾 丹皮各五钱 五加皮 苡仁 川牛膝 淮牛膝各七钱 参三七 棱麻各二钱 肉桂一钱

共为末，酒下。

凤尾穴伤 腰眼痛极，大便不通。必定打断凤翅，积血有余，服后方。

桑寄生 合夕风 半夏 破故纸 五加皮 红花 穿山甲 乳香 没药 甘草

---

① 台乌：浙江台州的乌药，系地道药材。

各一钱　干葛　木通各八分　肉桂　地鳖虫六个　虎骨一钱二分　升麻四分　五龙草①一把

藕节引，酒炖服。外用敷药方：乳香、没药、红曲、地鳖虫、麻根、五龙草，加葱姜共捣烂，用糯米饭敷上。

肾俞穴伤　脊背第十五椎命门之下。

生地一钱　破故纸　天仙子　乌药各一钱二分　黄柏　牡蛎　延胡索　小茴　泽兰　红花　紫草　苏木　乳香　木香　杜仲各八分

不加引，水煎服。

气海穴伤　在关元上。

赤芍　归尾　红花　破故纸　牛膝　红消　红曲　紫草　刘寄奴　肉桂　甘草

杉木皮引，酒煎服。

关元穴伤　小肠穴。

归尾　赤苓　参三七　泽泻　广木香　栀仁　自然铜　肉桂　车前　桃仁　三棱　莪术　甘草

灯心引，酒煎服。

命关穴伤

麝香　肉桂　参三七　牡蛎　青皮　木香　白术各三钱　细辛二钱　甘草五分

膀胱穴伤　肚膨不消，小便不通，服此。

车前一钱五分　猪苓　泽泻　槟榔　小茴　桔梗　陈皮　青皮　杜仲　桑寄生　半夏　良姜　甘草各一钱　庄黄八分

灯心、生姜引，水炖服。

天枢穴伤　大肠穴。

庄黄　桃仁　生地　刘寄奴　羌活　棱麻　防风　巴戟天　乳香　没药　甘草

生姜引，酒煎服。

又方：桃仁　千金子　大黄　蜣螂共为末，酒煎服。

粪门穴伤

归尾　庄黄　五味子　独活　参三七　肉桂　五灵脂　生地　甘草

共为末，酒下。

封门穴伤　此下窍也。伤重昏倒，要拿活，服七叶一枝花，后用药：

破故纸　桔梗　丹皮　红花　木通　木瓜　参三七　大茴　独活　乳香　没药　甘草各一钱　肉桂八分　茯苓一钱五分

灶心土引，酒炖服，再用后药：

---

① 五龙草：乌蔹莓的别名。葡萄科植物乌蔹莓的全草或根。

活石　朱砂　人中白各八分　龙骨　乌药　枣皮　茯神　莲须　秦艽　茯苓　甘草各一钱　续断　紫荆皮各一钱二分　厚朴六分

建莲七枚引，水炖服。

颈项打断，用高椅坐定，双手揉上，先服全身丹，后服红药，蒸鸡肝，童便、酒调吞服。

颈项骨跌断，用双手端定耳门，抬住上掇，先服人参汤，后服红药。腰骨腰眼棍打伤者，不治，拳伤可治。

粪骨打伤，用全身丹，藕节煎汤送下。如不止，再用红药一分，鸡汤送下，即愈。

腿足门第五

安步以当车，乐哉。子皮有足疾，限于天也。下堂而伤，咎在人事矣。跛而登者，岂独贻妇人之笑。辑腿足门：

膝弯受伤

生地　苏梗　桂枝　小茴　细辛　西香　茜草　草乌　甘草

共为末，葱引，酒下。膝盖受伤，先移掇，后用药：

五加皮　五爪龙　栀子仁三十五个

共为末，酒调敷，后服药：

独脚莲即鬼白　过江龙　五加皮　地鳖虫　牛膝　木通　红花　苍术　砂仁　棱麻　升麻　甘草

茄根引，酒炖服。

膝眼受伤

地鳖虫　栀子　红曲　乳香　没药各一钱　胡椒六分

葱姜共捣烂敷上，杉皮夹定后服药：

当归　生地　没药　虎骨　脚樟　南蛇　五加皮　牛膝　独活　木瓜　一方无独活。

吊筋受伤

当归一钱五分　生地　脚樟　牛膝　木瓜　檀香　骨碎补　刘寄奴　南蛇　红花　木通　降香　乳香　合夕风　甘草各一钱

茄根引，酒炖服。

内廉二穴

牛膝　木瓜　苡仁　五加皮　广皮　羌活　青皮　丹皮　桂枝　红花　白芍各五钱

马鞭草引，酒下。

太冲鞋带二穴

槟榔　赤芍　脚樟　牛膝　乳香　泽兰　棱麻　桂枝　铁砂　甘草

酒煎，空心服。

螺丝骨伤

苡仁　南星　枳壳　牛膝　木瓜　五加皮　骨碎补　半夏　香附　陈皮　青皮　延胡索　归尾　赤芍　桃仁　羊花即羊蹄躅　棕树招　甘草各一钱　乌药五分　肉桂三分

酒炖服。

脚跟受伤　肿者不宜动针，只用敷药。

红花　川乌　乳香　没药　葱姜肥皂间捣烂敷，又服后方：

升麻　延胡索　当归　苏木　红花　脚樟　威灵仙　没药　五加皮　乌药　血竭　牛蒡子　牛膝　木通

藕节引，酒炖服。

又方：血竭　虎骨　参三七　牛膝　黄柏　麝香　羌活　木香　丁香　地鳖虫　归尾　纯麻　活血丹　碎骨丹二丹另用水煎，同药对服　共为末，酒兑服。加人虚加鹿筋。寒气在身加肉桂另放酒内。肿加大黄、芒硝。气不和加寄生、广皮。骨断加猴骨。血紫加桃仁、红花。痛加乳香、没药、杜仲、破故纸。若不烦躁，须减黄柏。

冲阳穴伤　脚背也。

白及根　川芎　木瓜　槟榔　乳香　甘草　归尾　泽兰　青木香　铁砂

不加引。

侧足穴伤

淮牛膝　归尾　庄黄　木通　五味子　参三七　细辛　车前子　白芷　红花　甘草

马鞭草引，酒下。

涌泉穴伤　脚底心。

牛膝　木瓜　苡仁　五加皮　丹皮　青皮　庄黄　归尾　硼砂　车前子　细辛　独活　羌活

共为末，酒下八分。

大腿打落，两人扶定，将手扣定，抱膝一揉，然后掇上。先服全身丹，后用药。

金疮门第六 杖伤附

函人唯伤人，乃仁术也，军中固多备用。北俗人皆佩刀，睚眦之怨，抽刃而起，其赖有此与。辑金疮门：

金疮降真散

降真香用节　松香　文蛤各等分

为末，掺伤处，夹缚定，神效。

金疮灰蛋散

石灰细研　鸡蛋清和灰成饼

煅过候冷，研细，遇伤掺之。

神效佛手散　治金疮重伤，筋骨断折将死者。

鹿茸　当归　苁蓉　禹余粮　菟丝饼　桑螵蛸　紫石英　熟地　白芍　川芎　干姜　覆盆子　酸枣仁　五味子　琥珀　茯苓各等分

共为末，姜三片，枣一枚引。

军中第一仙方

生狗头一个，将肉刮尽，文火煅存性，为末　指甲灰　血余灰各一钱　陈松香五钱

共为末，掺伤处，断骨即续，刀伤即愈。以四味等分，用酒调服亦可。

金疮迎刃散　治伤重出血不止。

白芷　甘草　水龙骨各一两

共为末，文武火炒赤色为度，用嫩苎叶、韭菜取自然汁，调前末阴干。参三七、血竭、南星、牛胆各一两，片脑三钱，野苎五钱，伤处擦上即愈。

住痛生肌止血方

韭菜根二两　末毛鼠二个　嫩石灰二两

同放石臼内，捣烂作饼，阴干为度，用时以刀刮末敷伤处，布裹即愈。

治刀斧伤　止血，定痛，生肌。

降真香剉碎炒存性　五倍子微炒　血余炭各等分

为末掺之。将干箬叶护住，用软棉扎定。两日一换，愈。

又方：赤石脂　象皮　棕衣　血余　旧毡帽　松香各五钱　儿茶　龙骨　乳香　没药　白矾　丁香各三钱　朱砂　琥珀　参三七　七厘散　甘石　黄丹　半夏　冰片各一钱　地鳖虫八钱

共研极细末。

刀口见血方

生半夏　南星　白芷

研末用。

生肌散　治刀斧伤成疮，脓水难干，肌肉不生，此方神效。

五倍子　炉甘石　儿茶　龙脍皮各等分

为末，磁器贮用。洗方：防风、荆芥、甘草，共煎汤。无风处洗。

英雄丸

乳香　没药　自然铜　地龙　地鳖虫　密陀僧　花椒各八分

研末蜜丸，酒服。临打时不觉疼，血不侵心，甚妙。

棍伤髀骨

茯神　花粉各一钱二分　灵砂　龙骨　丹皮　红花　自然铜　川乌　脚樟　独活　牛蒡子　乳香　没药　甘草各一钱　木香六分　桃仁七粒

酒煎服。再用敷药：

花椒一钱　栀仁十个　地鳖虫五个　酒药七个　麝香一分　葱地蚯蚓五分

共捣烂，麻油调敷。再服后药：

当归　生地　乳香　没药　石耳　柏叶各一钱五分　血竭　人中白　参三七　朱砂　木香　芸皮　紫草茸　自然铜各一钱　猴骨五分　七厘散

共为末，肉汤化服之，即愈。

金疮伤掺法

松香　白矾为末掺　半夏六钱　细石灰

韭汁作饼，贴壁上阴干，为末掺。石灰同生大黄片炒桃红色，去大黄名桃花散。掺之俱效。

通用门第七

疗折伤方药，习拳技家多有之，武夫当场往往制以待用。而秘不示人，何其私也，济世婆心，老而未艾。辑通用门：

八宝丹

珍珠豆腐煮　滑石各一钱　炉甘石二钱，薄荷水煮，火煅　硼砂八分　乳香　蒙荠粉各一钱，疑是荸荠粉

七厘散

归尾　红花　桃仁　大黄酒浸　自然铜醋煅七次。各一钱　麝香五分

共为末，每服大人一钱二分，小儿七厘，陈酒送下，汗出为度。

观音针方

麝香一钱　冰片五分　硫黄二钱

先将硫黄煅化，再将冰、麝入内，取起存冷为度。但有久损并核子，用此针即愈。

莲叶散　治瘀血腹胀。用莲叶不拘多少，炒存性，研末，童便调一二服，大便下瘀血愈。若身弱气虚，用八珍汤加骨碎补、续断服。

仙传火龙行气散

生姜　食盐　麻油各四两　大黄　牙硝各二两　头油渣疑是豆油渣　荆芥　泽兰　瑞香草叶各三两

共捣烂，以麻油炒热，频频熨上，自愈。

万金不换乳香寻痛散　治远年诸般伤损、遍身疼痛，神效。

乳香　没药　血竭　甘草　羌活　独活　茴香　木香　沉香　草乌　当归　川芎　白芷各一两　花粉　木瓜　肉桂各七钱

共为末，每服二钱，热酒送下。

刀斧损伤破伤风方

白芷　独活　荆芥　防风　当归　乳香　没药　苍耳子　甘草

桃仁一个为引，水煎，酒兑服。

打死无气方

白芍　桑皮　葶苈子　桔梗各一钱　泽兰　橙叶各二钱　枳壳八分　连翘　菖蒲　辰砂各五分　牙皂四分　麝香三分　细辛二分

用酒炒过三次，胎发一撮烧存性，和药研末，开水调服。以手扪其口，药下一时可愈。

万应膏

羌活　独活　荆芥　防风　黄柏　白芷　赤芍　栀子　川芎　当归　细辛　连翘　木鳖　甘草　苏木　红花　玄参　升麻　松节　地榆　白及　白芨　半夏　木瓜　薄荷　生地　白菊　降香　知母　贝母　僵蚕　骨皮　苦参　麻黄　蝉蜕　牙皂　枳壳　白术　芸皮　黄芪　猪苓　泽泻　牛膝　木通　良姜　秦艽　怀山药　艾叶　破故纸　炮姜　牵牛子　灵仙　杏仁　木贼　车前　刘寄奴　续断　乌药　陈皮　槐花　香附　砂仁　牛蒡子　远志　三棱　木香　天冬　麦冬　山柰　芫花　大戟　骨碎补　山豆根　菖蒲　桂枝　苍术　草薢　花粉　海桐皮　青皮　阿胶　桔梗　黄芩　大黄　姜黄　全蝎　白矾各一两　血余　苏叶　黄丹　水粉各二两

生肌散

乳香　没药　血竭　雄黄　蒲黄　梧子　赤石脂　白芷　朴硝　寒水石　密陀僧　龙骨　轻粉　花蕊石　穿山甲　螃蟹粉　硼砂　蟾酥各五钱　朱砂　乌药各三钱

共为末。每膏一张各下数分，贴伤处。若臁疮厉症，再入麝香二三分。贴背心即安。

四、救伤秘旨

〔清〕赵廷海①兰亭

总　　论

六脉纲领曰：浮、沉、迟、数、滑、涩。浮、沉以部位言，而虚、实、濡、弱、革、牢六脉从之。迟、数以至数言，而紧、缓、促、结、代五脉从之。滑、涩以形象言，而长、短、洪、微、芤、弦、动、伏、散、细十脉从之，此脉之大概也。又有解索、雀啄、屋漏、鱼翔、弹石、虾游等名，皆死脉。人有四海，脑为髓海，丹田为精海，脐为气海，脾为血海。人有五余，头发属心，血之余。眉毛属肝，筋之余。须属肾，精之余。腋毛属脾，肌肉之余。阴毛属肺，气之余也。又指爪筋之余，筋乃骨之余，骨乃精之余，皮乃血之余，脉乃气之余，骨节乃五脏之余也。五脏之窍，舌为心苗，心寄窍于耳，眼为肝窍，口为脾窍，鼻为肺窍，耳为肾窍，肾又开窍于二阴焉。五脏绝症，鼻孔向上而黑者，肺绝也。嘴唇反起黑色者，脾绝也。鱼目定睛，人中陷者，肝绝也。舌尖黑色，芒刺有胎，心绝也。两耳黑色，肾囊吊起，肾绝也。以上五绝之症，不治。头为诸阳之会，正额属心，心主血，最畏见风，若破伤风，头额发肿者即死。

十二时气血流注歌

寅时气血注于肺。卯时大肠辰时胃。巳脾午心未小肠。膀胱申注酉肾注。戌时包络亥三焦。子胆丑肝各定位。

凡损伤骨断皮破者，药用水煎。皮不破者，药用酒煎。必加童便，以活瘀血。

发散方　凡跌打损伤，先用发散为主。

---

① 赵廷海：赵兰亭，字廷海，浙江会稽人。清代医家，撰《救伤秘旨》一卷。1852年刻印。

川芎　枳壳　羌活　泽兰　荆芥　防风　独活　归尾　干姜各一钱　加葱白三茎，水煎服。

十三味总方

三棱五钱　赤芍　骨碎补各一钱五分　当归伤上中二部用全归，伤下部用归尾　莪术　元胡索　木香　乌药　青皮　桃仁　苏木各一钱　若伤重者，大便不通，加大黄四钱。恐有瘀血入内，涩滞，通瘀为主。用陈酒半斤煎，又加缩砂仁三钱。同煎服。

十四味加减方

菟丝子　肉桂　刘寄奴　蒲黄　杜仲　元胡索　青皮　枳壳　香附　五灵脂　归尾　缩砂仁各一钱　五加皮一钱五分　广皮二钱　酒水各半煎服。

七厘散

地鳖虫去头足　血竭　硼砂各八钱　莪术醋炒　五加皮酒炒　菟丝　木香　五灵脂醋炒　广皮各五钱　生大黄　土狗各六钱　朱砂　猴骨各四钱　巴豆霜　三棱　青皮　肉桂去粗皮，不见火，各三钱　赤芍酒炒　乌药炒　枳壳　当归酒炒　蒲黄生熟各半，各二钱　麝香一钱五分

以上各制，共为末。伤轻者服七厘，重者服一分四厘。最重者服二分一厘。陈酒冲服。仍可加入十三味总方内服之。凡瘀血攻心者，即醒。

飞龙夺命丹

硼砂　地鳖虫　自然铜醋炙七次　血竭各八钱　木香六钱　当归　桃仁　莪术　五加皮酒炒　猴骨制，各五钱　元胡索醋炒　三棱醋炒　苏木各四钱　五灵脂醋炒　赤芍酒炒　韭子炒　蒲黄生熟各半　破故纸盐水炒　广皮炒　川贝　枳壳　朱砂　葛根炒　桑寄生炒各三钱　肉桂去粗皮，不见火　乌药　羌活　麝香　杜仲盐水炒　秦艽炒　前胡炒　土狗不见火　青皮醋炒，各二钱

以上各制，共为细末。伤重者服三钱，轻者服一钱五分。老酒冲服。仍可加入十三味总方内服之。

地鳖紫金丹

地鳖虫　硼砂　血竭　自然铜各八钱　乌药　土狗　元胡索醋炒　当归酒炒　桃仁　威灵仙酒炒　川牛膝各五钱　麝香　香附制　木香各四钱　川续断盐水炒　五加皮炒　猴骨制　苏木　贝母　广皮炒　泽兰　五灵脂醋炒，各三钱　菟丝子不见火，二钱

以上各制，共为细末。伤重者服三钱，轻者服一钱五分。酒送下。

三十六大穴说

凡人身上，有一百零八穴。内七十二穴不致命，不具论。其三十六大穴，俱致

命之处，受伤者，须用药调治之。药法开后。

头额前属心经，心主血，不可损。损后最怕风。打重血不止者，血出见风发肿者，三五日或六七日死。不见风不肿者，不死。用川羌活、川芎、防风各一钱，加前十三味方内同煎服。再用夺命丹三四服，愈。

两眉中间为眉心穴。打重者，头大如斗，三日死。用前十三味方加川芎、川羌活、防风、荆芥各一钱五分，煎服。如不服药者，不肿不死。浮肿出血，必死。

头额两边为两太阳，打重者七日死，或半月死。损耳目，其血凝成脓者，不死。不可见风，见风则发肿而死。宜用川芎、川羌活各一钱，加入十三味方内煎服。仍冲七厘散二分，再用夺命丹二服，外敷桃花散。

头脑后为枕骨，管十二经。又名督脉。一身之主，不可损伤。打重者脑骨髓伤，多则七日，少则五日，必死。极重者或一日即死。用前十三味方加当归、川芎各一钱，同煎服。冲入七厘散三分，又夺命丹三五服。不吃药，虽愈后，脑疼不止。

脑后两边属太阳经，有藏血穴。近耳后，又属肝胆经，有厥阴穴。打重者，损其血。见风，又损其气。浮肿者，四十日必死。用前十三味方加生地、川芎、当归各一钱，煎服。仍冲七厘散三分，再用夺命丹三服。

心口上为华盖穴，属心经。直拳打重，人事不省，血迷心窍，不治必死。此乃伤胃气，致心胃气血不能行走。宜用枳壳三钱、良姜一钱、加前十三味方内同煎服。又加七厘散二分五厘，行走心胃中瘀血。瘀血走动，泄泻三五次，即瘥。泻不止，用冷粥止之。又用夺命丹二服，全愈。如不断根，三十六个月而死。

心口中名黑虎偷心穴，属心经。上擦下拳，打重者，两眼昏花，人事不省。用前十三味方加肉桂一钱，丁香五分，同煎。再用七厘散三分冲服。又用夺命丹三服，再用紫金丹三五服。如不服药，百二十日必死。**又方**：金竹叶二钱　柴胡一钱五分　钩藤一钱　当归　陈皮　楂肉　苡仁　麦冬各五分　沉香　炙草　荆芥　防风各三分　加青柿蒂三个，酒、水各半煎。又加胆草五分调服，效。

心口下一寸五分为巨阙穴，为心募。打重者，人事不省。当用打法，向右边肺底穴下半分，劈拳一，即醒。用前十三味方加桔梗八分、川贝一钱，同煎二服。再用夺命丹五六服，又紫金丹二三服。若不愈，一百二十日死。

脐上水分穴。属小肠、胃二经。打重者，不服药二十八日死。宜用前十三味方加桃仁、元胡索各一钱，同煎。冲七厘散三分服，再用夺命丹三服。

脐下一寸五分名气海穴。打重者九日死。用前十三味方加木通一钱，三棱一钱五分，同煎。冲七厘散一分五厘服。又加减十四味方二服。如不服药，四十八日必死。

脐下三寸名关元穴。伤重者五日死。用前十三味方加青皮、车前子各一钱五分，同煎。冲七厘散三分服。再用夺命丹三服，痊愈。若不服药，二十四日必死。

脐下四寸名中极穴。伤重者，大小便不通，十二日死。用前十三味方加三棱、莪术、生大黄各一钱，同煎。冲七厘散一分五厘服。再用紫金丹二服。如不服药，一百零八日必死。

左乳上一寸六分为膺窗穴。属肝经。拳打重者十二日死。用前十三味方加青皮、乳香各一钱，同煎。冲七厘散三分服。再用夺命丹三服，每服三钱。仍冲十三味方内服。如不服药，四十八日必死。

右乳上一寸六分，膺窗穴。属肺经。金枪伤重者，一百十六日死。用前十三味方加木香一钱五分同煎。冲七厘散二分服，可以行走瘀血。再用夺命丹三服，痊愈。

左乳下一寸六分为乳根穴。属肝经。拳打重者吐血死。用前十三味方加郁金、刘寄奴各一钱五分，同煎。冲七厘散二分五厘服。再用夺命丹一服。如不服药，三十四日死。

右乳下一寸六分乳根穴，属肺经。拳打重者九日死。或两鼻出血，必死。宜用前十三味方加百部、桑白皮各一钱，同煎。冲七厘散一分五厘服。再用紫金丹三服。如不断根，一年必死。

左、右乳下一同受伤，名为一计害三贤。三夹者死。此心、肝、肺三经伤也。重者七日死。用前十三味方加木香、枳壳各一钱同煎，冲七厘散三分服，再用夺命丹三服。如不断根，五十四日死。

左乳下一寸六分旁开一寸为期门穴。属肝经。拳打重者三十八日死。用前十三味方加木香、广皮各一钱五分，同煎。冲七厘散二分五厘服，再用夺命丹三服。

右乳下一寸六分旁开一寸为期门穴。属肺经。拳打重者三十六日死。用前十三味方加五灵脂一钱五分，蒲黄一钱，同煎。冲七厘散二分五厘服，再用夺命丹三服痊愈。如不断根，五十四日必死。

心下巨阙穴两旁各开五分名幽门穴。左属肝，右属肺。拳打重者，名曰冲炮，一日即死。用前十三味方加白豆蔻、木香各一钱，同煎。冲七厘散三分服，再用夺命丹三服。又用加减十四味方，煎二剂。冲紫金丹三服。外用吊药敷上。如不服药，其伤必发。一百二十日死。

左肋近脐处为血门，名商曲穴。点打重者六个月死。用前十三味方加羌活、五加皮各一钱五分，同煎。冲七厘散二分五厘服，再用夺命丹二三服。如不服药，一年必死。

右肋近脐处为气门，名商曲穴。点打重者五个月死。用前十三味方加柴胡、当归各一钱，同煎。冲七厘散二分五厘服。再用夺命丹三服。若损伤后小便不通，加车前子、木通。若仍不通，用葱头白捣碎，酒炒，贴脐上，即愈。如不服药，一百二十日死。

左肋梢骨尽处软肉边为血囊，名章门穴。打重者四十二日死。用前十三味方加归尾、苏木各一钱，同煎。冲七厘散二分五厘服。再用紫金丹三五服愈。如不服药，一年而死。

右肋梢骨尽处软肉边为气囊，名章门穴。打重者一百二十日死。用前十三味方加五灵脂一钱五分，砂仁一钱，同煎服。再用加减十四味方一服。若不服药，二百四十日必死。

左肋梢骨下一分名腹结穴。为血囊。打重者四十二日死。用前十三味方加蒲黄二钱，生韭子一钱五分，同煎服。如不服药，三个月必死。

右肋梢骨下一分名腹结穴。为气囊。打重者六十日死。用前十三味方加丹皮、红花各一钱，同煎服。再用夺命丹三服。如不服药，一年死。

凡人身背上穴道，乃生死所系。背心从上数下，第十四节骨下缝间为命门穴。打重者，晕去一日半不醒而死。用前十三味方加桃仁一钱，同煎服。再用夺命丹三服。

第十四节骨下两旁各开一寸五分软肉处，为肾俞穴。打重者，吐血痰。十四个月而死。用前十三味方加补骨脂、杜仲各一钱五分，同煎服。再用夺命丹三服。如不服药，过周岁而亡。

第十四节骨下两旁各开三寸，名志室穴。属肾经。打重者三日死，当发笑而亡。用前十三味方加桃仁、菟丝子各一钱，同煎服。再用夺命丹三五服，又用药酒服之。

肾俞穴下两旁，各有气海俞穴。打重者三十三日死。用前十三味方加补骨脂一钱五分，乌药二钱，同煎服。再用紫金丹二服愈。

尾闾骨下两腿骨尽处中间，名鹳口穴。打重者一年死。用前十三味方加牛膝、苡仁各一钱，同煎服。再用紫金丹三四服愈。

粪门前，阴囊后，为海底穴。伤重者七日死。用前十三味方加大黄、朴硝各一钱，同煎服。再用夺命丹三服，紫金丹三服。

两脚底心为涌泉穴，伤者十个月而死。用前十三味方加木瓜、牛膝各一钱，同煎服愈。

以上穴道，皆伤人性命。初伤时不知，至后来病发而死。只说病多，岂知病固由于伤乎。凡人被打时，切勿轻意，必须服药为主。

少林寺秘传内外损伤主方按症加减

归尾　川芎　生地　续断各二钱　苏木　乳香去油　没药去油　木通　乌药　泽兰各一钱　桃仁去皮尖，十四粒　甘草八分　木香七分　生姜三片

水煎，加童便、老酒各一杯冲服。

引经各药开后：瘀血凝胸，加砂仁一钱五分；血攻心气欲绝，加淡豆豉一钱；气攻心，加丁香一钱；气喘加杏仁、枳壳各一钱；狂言，加人参一钱，辰砂五分，金银器同煎；失音不能言，加木香、菖蒲各一钱；气塞，加浓朴、胆草各一钱，陈皮五分；发热，加柴胡、黄芩、白芍、薄荷、防风各一钱、细辛六分；瘀血多，加发灰二钱；发笑，加蒲黄一钱、川连二钱；腰伤，加破故纸、杜仲各一钱，肉桂、小茴各八分；大便不通，加大黄、当归各二钱，朴硝一钱；小便不通，加荆芥、大黄、瞿麦各一钱，杏仁去皮尖十四粒；大便黑血，加川连一钱、侧柏叶二钱；小便出血，加石榴皮一钱五分、茄梗二钱；大小便不通，加大黄、杏仁、肉桂各一钱五分；小便不禁，加肉桂、丁香各一钱；大便不禁，加升麻、黄芪、诃子、桔梗各一钱；肠中冷痛，加元胡索、良姜各一钱；咳嗽，加阿胶二钱、韭根汁一杯；肠右边一点痛，加草果、连翘、白芷各一钱；粪门气出不收，加升麻、柴胡、黄芪、白术各一钱，陈皮、甘草各五分；肠左边一点痛，加茴香、赤苓各一钱，葱白三个；咳嗽带血，加蒲黄、茅花各一钱；口中出粪，加丁香、草果、南星、半夏各一钱，缩砂七粒；舌短语不清，加人参、黄连、石膏各一钱；舌长寸许，加生僵蚕、伏龙肝各一钱、生铁四两、赤小豆百粒；舌上生苔，加薄荷二钱、生姜一钱；耳浮起，加豆豉一钱；呃塞，加柴胡、五加皮、木瓜、车前子各一钱；九窍出血，加木鳖子、紫荆皮各一钱，童便一杯冲服；腰痛不能转侧，加细茶泡浓三杯、陈老酒一杯冲服；遍身痛，难转侧，加巴戟天、牛膝、桂枝、杜仲各一钱；发肿加防风、荆芥、白芍各一钱；喉干、见药即吐，加好豆沙纳在舌上半时，用药送下；喉不干、见药即吐，加香附、砂仁、丁香各一钱。言语恍惚，时时昏沉欲死，加木香、辰砂、硼砂、琥珀各一钱、西党五钱；血气攻心、有宿血不散，用乌鸡娘一只煎汤加陈老酒、黑豆汁各半，冲药内服；头痛如裂，加肉苁蓉、白芷梢各一钱；头顶心伤，加白芷、厚朴、藁本、黄芩各一钱；眼伤，加草决明一钱五分，蔓荆子四分；鼻伤加辛夷、鳖甲各一钱。耳伤加磁石一钱；喉咙伤，加青鱼胆、清凉散；两颊伤，加独活、细辛各一钱。唇伤，加升麻、秦艽、牛膝各一钱；齿伤加谷精草一钱；齿摇动未落，加独活一钱，细辛七分，另用五倍子、干地龙为末，掺牙根上即愈；左肩伤，加青皮一钱五分；右肩伤，加升麻一钱五分；若身上亦有伤，不可用升麻，致血攻心而死；手伤加桂枝、禹余粮各一钱，姜汁三匙；乳伤加百合、贝母、漏芦各一钱；胸伤加柴胡、枳壳各一钱，韭汁一杯；左胁伤，加白芥子、柴胡各一钱；右胁伤，加地肤子、白芥子、黄芪各一钱，升麻一分；肚伤，加大腹皮一钱；背伤加砂仁、木香各一钱；腰伤，加杜仲、破故纸各一钱。腰胁引痛，加急性子二钱；小肚伤，加小茴、急性子各一钱；左右两胯伤，加蛇床子、槐花各一钱；外肾伤，缩上小腹，加麝香二分、樟脑三分、莴苣子一杯，三味共研细末，以莴苣叶捣为膏，和药贴脐上，即出。肛门伤，加槟榔、槐花、炒大黄各一钱；两足腿伤，加牛膝、木瓜、石斛、五加皮、苏梗各一钱；两足跟伤，加茴香、紫荆皮、苏木各一钱；诸骨损伤，加苍耳子、骨碎补各一钱。诸骨节损，加茯神心木二钱；肿痛加人参、附子各一钱；瘀血积聚不散，肿痛，服药不效，取天应穴，用银针刺出血愈。肿痛发热，饮食不思，加人参、黄芪、白术、柴胡各一钱；若寅卯二时发热作痛，加陈皮五分、黄芪、白术各一钱，黄连八分。肿痛不赤加破故纸、大茴香、巴戟各一钱，菟丝子一钱五分；如漫肿不甚作痛，加赤芍、熟地、杜仲、苍术各二钱；青肿潮寒作热，加山楂、山药、厚朴、白术各一钱，砂仁七粒；青肿不消、面黄寒热如疒①，加人参、黄芪各七分、白术、升麻、柴胡各一分，陈皮八分。

损伤补药方

大熟地七钱　炙黄芪　白当归　焦术　生苡仁　净枣仁各三钱　川牛膝二钱　赤芍　白茯苓木瓜各一钱五分　海防风一钱　川芎八分　加桂圆肉三个。水煎服。

王瑞柏损伤用药论

凡跌打损伤之症，不可概论也。青肿不痛，或肿不消退者，气血虚弱也，用十全大补汤。若肿或作寒热者，血伤而肝火动也，用四物加山栀、柴胡。血出不止，或又发寒热者，用四君子汤加川芎、当归、柴胡。寒热而痛甚者，欲溃脓也，用参芪内补散。若脓出而痛甚者，气虚也，用八珍汤。疮口赤肉突出者，血虚而肝火生风也，用柴胡栀子散。若脓不止，疮口白肉突出者，气虚而有邪感也，用补中益气汤。若脓溃而痛，或溃而不敛者，皆脾胃虚也，用六君子汤。苟徒知敷凉药而不溃不敛，所以致败症也。受伤若肠中作痛，按之不能宁者，内有瘀血也，用承气汤下之。下后仍痛，瘀血犹未尽也，用加味四物汤调之。按之不痛，血气伤也，用四物汤加参、芪、白术。下后胸胁作痛，肝血伤也，四君子汤加川芎、当归。下后发热，气血俱虚也，用八珍汤加当归、半夏。胸胁胀满，饮食不思者，肝脾气滞也，用六君子汤加柴胡、枳壳。咬牙发搐者，肝盛脾虚也，用吴公散加川芎、山栀、钩藤、天麻。以上须要谨慎，不可妄用也。各方载后。

十全大补汤

人参　茯苓　川芎　当归　白芍　地黄　黄芪　肉桂各一钱　白术一钱五分　炙草五分

水煎服。

---

① 疒（chǎn）：皮剥如皮蚌。

四物汤
当归　地黄各三钱　炒白芍二钱　川芎一钱五分
水煎服。

四君子汤
人参　焦术各二钱　茯苓　炙草各一钱　姜三片　枣二枚
水煎服。

八珍汤
人参　茯苓　川芎　当归　炒白芍　地黄各一钱　白术一钱五分　炙甘草五分
水煎服。

补中益气汤
黄芪二两　人参一钱　炙草八分　半夏一两　炒白芍　独活　防风各五钱　炒白术　茯苓　泽泻　柴胡各三钱　连翘二钱　羌活一钱五分　生姜三片　枣二枚　水煎服。

六君子汤
即四君子汤加陈皮一钱　制半夏一钱五分　水煎服。

加味承气汤　治瘀血在内者。
大黄　厚朴　枳实　羌活　防风　当归　生地　朴硝各一钱
水煎，空心服，多寡随量加减。

加味四物汤　治瘀血未尽者。
当归　川芎　白芷　生地　桃仁　红花　枳壳　牛膝　大黄　苏木　羌活各一钱
水煎，早服。

逍遥散
柴胡　土炒白术　茯苓各一钱　当归酒拌二钱　炙草五分　薄荷六分　加煨姜三片
水煎服。

异功散
即六君子汤去半夏。

独参汤
人参一两　水二盅　枣十枚
或莲肉、龙眼肉，同煎服。

六味汤
地黄四两　山茱萸　山药各二两　茯苓　丹皮各一两　泽泻一两五钱
水煎服。若破伤出血不止者，加麦冬、五味子各三钱。

托里散
金银花五钱　当归二两　大黄　花粉　连翘各五钱　牡蛎　皂角刺各三钱　黄芩　赤芍各一钱　朴硝五钱

酒、水各半煎服。

夺命回阳方

当归　泽泻各五钱　桃仁　苏木　丹皮　川芎　红花各三钱

酒、水各半，煎八分服。若口闭者，撬开灌之，即苏。如现各经症，加引经药。

跌打损伤三方

第一方：

羌活　天麻　防风　白芷　白附子　制南星各五钱

焙干为末。每用五钱。加童便、老酒各一杯煎。再冲七厘散或活命丹一厘服。立效。

第二方：此药只可服一帖，不可多服。

归尾　乳香　没药　五加皮各五钱　生地　乌药　红花　泽兰　苏木　赤芍　元胡索各四钱　桃仁　川断各三钱　木通　木香　细辛　肉桂去皮,各二钱

上各秤足，用童便一碗，老酒二碗，共煎至一碗，冲活命丹一厘服。又将渣用水二碗，煎一碗，仍冲活命丹一厘服。

第三方：十服十帖，多服更妙。

归身　白术　炙黄芪　川断　酒炒白芍　白茯苓　酒炒骨碎补各三钱　人参　川芎各二钱　熟地一钱　炙草八分

水煎服。

人中白散　治跌打损伤将死之症，灌之即醒。用男女尿桶溺壶白片，煅红，醋淬七次，研末。已死者勿移动。若口闭者，撬开用药末三分，陈酒冲灌下，吐出恶血，即可活矣。若移动过，不治。又方：损伤吐血死者，服之神效。金银花根捣碎取汁，加童便热酒冲服，渣敷患处。

又打死方　益母草烧灰二钱，醋调灌下一二盅，被盖，出汗后，用姜汁老酒冲服之。

又方：用蚯蚓火为末，热酒送下，立效。

又方：用竹中白节，同木耳烧灰，老酒冲服，立效。

救死活命丹

自然铜煅、醋淬七次,二钱　朱砂五分　孩儿牙齿一个,火煅　鸡子一个

用针七支，刺鸡子内，加古屋朝东壁泥一块、桑木一寸、金不拘多少，水一碗，同鸡子放锅内煮熟，去白用黄，共药四味，研细为丸。用时，每服一厘。不可多用。

花蕊石丹　治一切刀箭所伤，及跌打猪狗咬伤，重至将死去者。急掺药于伤处，血自化为水，再掺即活。若内损重伤，血入脏腑，以药一钱五分，用热酒半盅、童便半盅，调和服之，立效。若肠出未断者，急用桑白皮为线，蘸花蕊石散，缝合其伤口。先以大麦煮粥，取浓汁温洗。再用活鸡冠血，和清油涂肠令润，轻轻托入腹

内，外用生人长发，密缝腹皮伤口。缝法：须缝伤口皮内之肉，若连皮缝之，药不入肉，难以见效。掺药于口上，血止立活。不用物封裹，恐作脓血。如伤口干，先以唾津润之，后掺药粉。若产妇血晕，死胎不下，胞衣不下，至死者，但前心温暖，急以童便调药一钱，温服立愈。血在膈上者，化黄水吐出。在膈下者，随小便出，盖诸血之圣药也。

花蕊石二两出陕州者佳，中有黄点如花心　硫黄四两，明润者佳　二味研碎，和匀，入阳城罐内盖好，铁线扎住。外用盐泥封固，候干。上写八卦五行字样，安在四方砖上。外结百眼炉，炉内用炭二十许觔。盖住泥罐，从下生火，先文后武，渐渐上彻，自晨至晚方息，终宿不动。次早取出，研细，以净瓷瓶收贮备用。

三黄宝蜡

治一切跌打损伤，及枪铳打伤，铅子在内，危在顷刻者。服一钱，饮酒数杯，安睡片时，汗出即愈。忌凉水、生冷烧酒三日。

天竺黄　刘寄奴　红芽大戟　血竭各三两　雄黄二两　归尾二两五钱　儿茶　辰砂　人参　参三七各一两　琥珀　乳香去油、净末　麝香　真山羊血　轻粉　水银各三钱，同轻粉研，不见星　藤黄二两，以纱包之，入羊血内，隔汤炖一炷香时，每日再以血炖，只留藤黄三钱为度

共为细末，用好黄蜡二十四两，炖化，入前药末，离火搅匀，滚水炖化为丸。大丸每重一钱，中丸五分，小丸三分，瓷器收贮。

凡破伤，切不可用香灰搽。犯之难愈，至嘱。

凡闪打伤未出血，但青紫色者，先以葱白捣烂炒热，将痛处擦遍。随用生大黄研末，生姜汁调敷。尽量饮好热酒，令卧自愈。即日久不愈者亦神验。**又方**：用生栀子和面粉捣涂，肿消青退。

凡损伤胸膈，不食者，以生猪肉切细末，温水送下一钱，即思食。

凡破伤血流不止，用水磨橄榄汁涂之，数日可愈、且无痕。

凡金刃重伤，急用炭烧红，和砂糖捣烂涂之，可救。

凡骤马踏伤骨碎者，用生半夏、生黄柏各二钱研敷。再用蟹壳、新瓦上炙存性，研末，老酒尽量调服，其骨自合。若生蟹捣烂更好。

凡损伤眼睛突出者，急揉进，用生猪肉一片，将当归、赤石脂末少许，掺肉上贴之，去毒血即愈。

凡破伤气绝，膜未损者，可救。急用葱白捣碎，炒热浓封，即活。或和蜂蜜，或和砂糖亦可。皆能止血定痛。若冷再换。

凡破伤后，受风致危者，用粪堆上蛴螬虫一二个草房上亦有，将脊背捉住，捏令口吐黄水，于热酒内，搅匀饮之。再以黄水抹疮上，觉身麻出汗即愈。

凡破伤后，因澡浴受湿，致㖞斜、舌强、昏迷，状类中风者，用白术一两，酒

煎，频服。不善饮酒者，水煎亦可。

青城山仙传接骨方

生半夏四两，炮制六次。第一次米泔水浸三日，二次盐水浸一日，三次醋浸一日，四次童便浸一日，五次黄酒浸一日，六次姜汁浸一日。阴干，加黄芩四两共为细末，老酒送下。若肿痛或损骨，用醋调敷伤处即愈。

又方：跌打损伤，垂死可救。但百日内，勿食鸡肉。

荆芥　黄蜡　鱼鳔胶炒黄色，各五钱　艾叶三片　无灰酒三碗

重汤煮一炷香时，热服取汗即效。

肿痛围药方

僵蚕　大黄　生南星　肉桂各三钱　皂角　乳香去油，各二钱　甘松四钱　淡附五钱

上八味，共为细末，加酱粉、姜汁调敷，即退。

又方：铅粉　石灰　黄柏　半夏　肉桂　白芷　赤芍　芙蓉叶　枇杷叶去毛　天南星各一两　枯矾二钱　乳香去油　没药去油，各五分

上十三味，共为末，生姜汁同热醋调敷，厚布裹住，即消。

又方：白玉簪花根捣敷，一服即退。加肥皂同捣，更速。

损伤筋骨方

黄梅　刺根二两　红曲粉一两五钱　老山栀三两

共为末，用糯米饭同捣糊敷伤处，以杉树皮夹上，效。

损骨方

小鸡一只，约重五六两，连毛　五加皮一两　同捣为糊，搨在伤处。一炷香时解下，后用山栀三钱、五加皮四钱、酒一碗，煎成膏贴之。再以大瓦松煎酒服之。真神方也。

脱骨断筋方

凡受伤，即捣碎大生蟹一只，热老酒冲服数碗。渣敷伤处。半日许，骨内簌簌有声，骨节自合。螃蟹肉黄，最能续筋接骨，纳入伤中，筋骨即连。

接骨药方

黄梅刺树根四两，如无，用五加皮四两代之　小雄鸡一只，重四五两，去毛　糯米饭一盏

同捣糊，贴在断骨处，外包好。一日一夜去药，其骨自接。如夏天，加莲早树根少许同捣，则不生虫。或未全愈，再用外接骨方：葱白四两　桃仁三两　生姜三两　当归三两　五加皮二两　赤芍一两　白芥子五钱　樟冰五钱

共捣烂炒热，同荞麦粉调成膏，包伤处，半月全愈。

整骨麻药方　开取箭头等物，服之不痛。

麻黄　胡茄子　姜黄　川乌　草乌各三钱　闹羊花倍用

上六味，共为细末，每服五分，茶酒送下。欲解，用甘草汤服之，即苏。

又方：茉莉花根磨汁，服一寸，一日不醒。二寸，二日不醒。盐汤解之即苏。或醋泡汤解之亦可。

外敷麻药方

此药敷毒上，麻木，任割不痛。

川乌　尖草乌　尖生南星　生半夏各五钱　蟾酥四钱　胡椒一两

共为细末，烧酒调敷。一方加荜茇五钱。一方加细辛一两。

经验正骨丹

自然铜一两，醋炙　地鳖虫去头足　水蛭火煅、醋淬　地龙酒洗、火煅　龙骨　降真香　苏木各五钱　土狗十个，火　川乌　明松节　乳香去油　没药去油　血竭　木香各三钱　白芍二钱　麝香一钱

以上十六味，共为细末，每服一钱，酒送下。

一厘丹　亦接骨药也。

无名异二分　自然铜煅，八分　狗脊二钱　麝香五分

共为细末，每服一分，酒冲服。

破伤风方

川羌活　防风　荆芥　归尾各三钱　生地　白芷　红花各二钱　明天麻煨　刘寄奴各一钱五分

水煎。

仙传膏　治打板重伤，死血瘀结，呃逆不食，及夹伤内烂。贴之起死回生。

乳香去油，五分　没药去油　樟脑各二钱　轻粉　血竭各三钱　冰片三分　麝香一分　黄蜡一两　猪板油二两二钱

以上前七味，共研细末，后将蜡油同化，调药成膏，贴患处，日夜流水，即苏醒。又方：雄猪油一斤四两　松香六两　黄蜡六两　以上三味，先煎化，去渣净，将冷，加樟脑三两　面粉炒，四两　麝香　冰片各六分　乳香　没药各去油　血竭　儿茶各一两　俱为细末，入油内搅匀，摊贴患处。

断臂断指方

水蛭即田中马蝗，当归酒饮之　地鳖虫竹刀切断，过夜能续者，可用。亦以当归酒饮之

二味不拘多少，入布袋内，浸清尿中。一月取起，又浸圆沙内抽淡。焙干研末，敷伤处，即能续生。

断指方

净轻粉　血竭各一钱　降香二钱　梅冰八分　象皮土炒，五分

共为细末，敷伤处即愈。夏令加龙骨五分。

喉伤未断方

用丝绵一块，看伤口长阔，以鸡子清刷皮，将绵糊上，外用八宝丹敷。一日一

换，等番闽①时收口。加白蜡二钱敷上，愈后无痕。

八宝丹

乳香_{去油} 没药_{去油，各二钱} 轻粉 儿茶 龙骨 铅粉 血竭_{各一钱} 冰片_{一分} 珍珠_{二粒} 百草霜_{二钱}

共研极细末，敷之，去腐生新，极效。

舌断唇伤方

急用鸡子一个，轻轻击碎，周遭去硬壳，取壳内膜，套在舌上，外用洪宝丹敷之，自然接续。如有风寒作痛，以四物汤加柴胡、地骨皮煎服愈。

洪宝丹 亦名济阴丹，治接断用。

天花粉_{三两} 姜黄 白芷 赤石脂_{各一两}

共为细末，茶汤调敷患处。又接断方：乱发烧灰敷舌上接之。必须口合，以防其冷。凡耳鼻断落，乘热蘸之，接上即愈。亦须包暖，勿冷方效。能以口合，更妙。

四季金疮药

春天属木，木能生火，当先去风清火。有脓血，用三黄散洗之。又将新鲜猪油同艾叶捣敷。后用合口药敷之，即愈。

三黄散 洗脓血方。

金银花 归尾_{各五钱} 大黄_{四钱} 黄芩 黄柏 赤芍_{各三钱} 荆芥 薄荷 山慈菇 甘草_{各三钱} 防风 黄连_{各一钱}

水煎洗。

春合口药粉方

赤石脂 乳香_{去油} 没药_{去油，各一两} 血竭 杉木炭_{各五钱} 胎发灰_{二钱，若无胎发，乱发亦可}

共研细末。

夏令属火，去热为主，药宜凉。有脓血，用三黄败毒散洗之，后敷合口药。

三黄败毒散

金银花_{四钱} 防风 杉木蕊_{烧灰，各三钱} 黄连 黄芩 赤芍_{各二钱} 黄柏_{八分}

共煎，待冷洗之。

夏合口药粉方

黄柏_{六钱} 乳香_{去油} 没药_{去油} 海螵蛸 赤石脂 观音竹_{各五钱} 冰片 朱砂_{各二钱} 共为细末。

秋令气凉，若有脓血，用温凉散洗之，后敷合口药，即愈。

---

① 闽（hòng）：通"鬨"，争斗之意。

温凉散
连翘　赤芍　羌活　茯苓各三钱　穿山甲　川连各二钱　山栀仁　防风　桃仁　甘草各一钱
水煎洗。

秋合口药粉方
松香水制　海螵蛸　生半夏　赤石脂　白蜡各一两　雄黄花　龙骨　儿茶各五钱　血竭二钱
共为细末。
冬令气寒，药宜近热，不可以寒凉凝其血。先用消风败毒散洗之，后敷合口药粉，即愈。

消风败毒散
芒硝　皮硝　荆芥　穿山甲　槟榔　草乌　赤芍　甘草各二钱
水煎洗。

冬合口药粉方
花龙骨煅，二两　赤石脂五钱　雄黄一两　发灰三钱　象皮一钱，水制，切片纸包煨　血竭一钱
共为细末。

蚕蛾散　止血定痛，生肌，极效。
晚蚕蛾　白芷　当归头　陈石灰各等分
共研细末敷。
又方：晚蚕蛾新瓦上焙干为末，掺患处，绢包之，随即血止，伤口自合。

刀箭伤方　除脓、止痛，不怕风。
牛胆一个　锻石一两　白及五钱　乳香五分，去油
共为末，入牛胆内，阴干。用时以少许研细干贴之。制药忌妇人手。

见血生　凡血伤，当时敷之即生若伤风受毒不用。
生甘石一两　龙骨煅，一两　象皮土炒，一两　花蕊石一两　地鳖虫三钱　参三七二钱　乳香没药去油，二钱　麝香一分
共为细末，敷之即生。

拔毒生肌　凡破伤不论新久，敷之极效。
制甘石一两　寒水石三钱　月石①飞，三钱　乳香　没药去油，一钱五分　大黄六钱　蓖麻子去油，八钱　原寸二分　梅冰三分

---

① 月石：硼砂之别名，矿物硼砂经精制而成的结晶。

共研细末，加红升丹三分，同研匀。如伤红肿，去升丹，加小赤豆，研末少许。

神效生肌散 此散去瘀，搜脓生肌。盖先去瘀则肉自生也。

木香 轻粉各一钱 黄丹 枯矾各五钱

共为细末，以腊月猪胆汁和匀，仍装入胆内，悬挂一百日，阴干，再研细用。

四龙丹 止血生肌。

石膏五两 淡黄丹 乳香去油 没药去油，各五钱

共为细末。夏令加冰片少许。

五龙丹 服药也。

木耳灰 毛竹节 地龙 桑寄生 龙胆草 香丝藤 皮麻根各等分

为末。酒冲服。

六龙丹 夏天用方。

煅石膏四两五钱 淡黄丹四钱 乳香去油，四钱五分 没药去油，五钱 龙骨 大黄各一两

共为细末。

生肌定痛散 治溃烂，红热肿痛、有腐肉者。

生石膏一两，为末，用甘草汤飞七次 辰砂三钱 冰片二分 硼砂五钱

共为末，撒。

刀口生肌散

陈石灰七两 大黄一两

二味同炒，令石灰如桃花色。去大黄，加儿茶、血竭、乳香去油、没药去油各二钱，共为细末敷之。若伤口烂者，用麻油调敷，无不效也。

合口长肉方

生半夏一两 乳香去油 象皮火焙 川断 铜绿各五钱 黄丹 没药去油 花龙骨 白芷各三钱 樟冰二钱

共为细末，敷之即效。破伤出血太多，皮肉尽寒，不能收口方。

大艾叶捣去筋净，同真芯油调敷即愈。若皮肉虚，不能合口者，用桂圆肉贴三五日，即满而合矣。

金疮铁扇散 塞外异僧所传

象皮切片焙干 花龙骨各五钱 陈石灰 柏香即松香中黑色者 松香与柏香同溶化，倾水中，取出晾干 枯白矾各一两

共研细末，遇破伤者，用敷血出，以扇扇之，立时收口结疤。忌卧热处。或伤处发肿，黄连煎汁，涂之立消。戒饮酒，恐血热妄行。勿浓裹，恐太暖难愈。

拔箭镞方

陈腌猪肉红活美好者，用其肥 细切，锉浓。再以象牙及人爪甲研极细，入肉拌

匀，厚敷周围，箭镞自进脱出。《洗冤录》详注。

神效七厘散
乳香去油　没药去油　红花各一钱五分　儿茶二钱四分　朱砂一钱二分　血竭一两　冰片　麝香各一分二厘

共研极细末，瓷瓶收贮，勿令泄气。贮久更妙。每服七厘，不必多服。孕妇忌之。

铳子伤肉方
蜂蜜八两，煎滚，加好烧酒一斤，尽量热服，取汗安卧。次日自出。

外敷方
肥老腊肉捣烂，加指甲末、象牙末各少许，拌匀敷之即出。**又方**：山中牛屎上所出蕈菰，晒干为末，蜜调敷之自出。**又方**：用米作寒食饧，敷上，痛止而痒，即出。**又方**：巴豆半粒　蜣螂一个　同捣烂涂，痒极即出。若锡弹伤入肉内，用水银灌入伤口，锡弹自化。

毒箭伤方
饮麻油一杯，外以雄黄涂之，其毒自消。**又方**：以犀角削尖，入伤口内，饮金汁一杯，疮外亦涂之。如无金汁，以粪汁代之。

铁针入肉方
无眼者不动，有眼则随气游走。若向心窝，险。

乌鸦翎数根，炙焦黄色，研末，酒服一二钱。外用车辇脂油研如膏，和磁石末贴三五次，其针自出。**又方**：鼠肝、鼠脑，捣膏敷。**又方**：山间钻粪虫所钻牛粪丸，坚圆如弹者，极细，香油调敷一夜，针乃退出。即箭镞入肉亦效。

人咬伤方
若牙黄入肉不出，重则丧命，轻则烂成痼疾。用人尿洗净，又浸一二时，待牙黄出后，以鳖甲、龟板炙为末，麻油调敷愈。**又方**：人粪溏、鸡尿，皆可涂。**又方**：千斤拔草根①，和鸡子清，捣烂敷亦效。昔有人手指被咬几断，医索重酬，不允而去。自用此药治之，三日痊愈。

筋骨闪挫膏药方
苍术四两　巴豆十粒　秦艽　良姜　青皮　薄荷　丹皮　桃仁　山楂　五加皮各五钱　杜仲　连翘　赤芍　紫苏　川断　厚朴　羌活　独活　前胡　生地　刘寄奴各四钱　陈皮　柴胡　杏仁　木瓜　地丁　大黄　大茴　苡仁　乌药　当归　骨碎补　滑石　香附　桔梗　木香　赤蔹　白芷　威灵仙　桑皮各三钱　川贝　白术　川椒

---

① 千斤拔草根：系豆科植物蔓性千斤拔的根。味甘，性辛温，有祛风利湿、消瘀解毒之功。

黄柏　麻黄　细辛　升麻　红花　花粉　知母　泽泻　牛膝　黄连　黄芩　三棱
天冬　麦冬　僵虫　猪苓　肉桂　木通　桂枝　川芎　阿魏　白蔹　荆芥各二钱

各药切片。真麻油七斤二两，春秋浸半月，夏十日，冬一月。放锅内，用文武火熬至黑色，加葱十根，梅干十个，苦味酒三盅，山黄草一两，蜈蚣十条，再熬数沸，去渣，熬至滴水成珠。加沥清水熬七次，漂净，炒黄丹一斤，看药老嫩，用瓷器收贮，掘地埋之，十日后取出，用细青布摊贴。仍加掺药。掺药方：乳香去油　没药去油　无名异各二钱　龙骨五钱　共研细末，瓷器贮，候用。

壮筋骨丸附录

白蒺藜酒洗　沙蒺藜土炒，各一斤　川牛膝酒洗　淮牛膝酒洗　骨碎补去皮，各八两　全当归酒洗，十两　虎骨乳炙，八两　鱼肚蛤粉炒，一斤

共为末，蜜丸。

救伤秘旨续刻

跌打损伤辨生死诀

头顶受伤，口鼻出血，手足不动，急灌童便一碗。若能知痛，手足转动者，可治。若仍手足难动，言语不明，不治。气喘呃塞者，七日必死。

顶门伤破，骨未陷入者，可治。骨碎陷入者，不治。气出不收者，不治。

囟门出髓者即死。食后受伤，七日不死，可治。眼闭者不治。

太阳受伤，晕倒在地，急灌童便一碗，若能知痛者，可治。不知痛者，七日死。如知痛，顷刻又晕者，二十一日死。

耳后受伤，血入内者不治。

两目受伤可治。

山根①受伤，不断者可治，断者不治。

食管断者不治。气管全断者不治。未断者十可救五。色红者可治。发青黑色不治。

两肩受伤，血入内者不治。

心口受伤，青色者七日死。服药三日后，转红黄色者可治。食饱受伤，三日不死可治。

心窝骨断者不治。

两胁受伤，痛紧急者七日死。伤入肺者十四日死。伤入肝胆，面青发晕，口吐

---

① 山根：今名"鼻根"。鼻上端连接面额的部位。

黄水者，不满五日死。如痰冷者，四十九日死。筋骨麻木，身热如火，饮食不进者不治。破伤血入内者不治。血流出尽者不治。出黑血黑水者不治。

两乳受伤，男人可救，宜急治。女人难治。

大腹受伤，不发晕，口内吐饭者可治。若不吐饭，腹内作痛不绝，四十日死。发热乱言，至夜发厥者三日死。

小腹受伤，血入内者，其脉不实不治。孕妇犯胎者，胎必下不治。

大肠受伤，粪从口出，当日死。若便出尿，四十九日死。口不能语，二十日死。眼目眩晕，手足皆冷，难治。过一时能转热者，可治。

小肠受伤，昏晕发热，口中乱言，七日死。不分阴阳者，不治。

腹破肠出，未断半断者可治。全断者不治。不臭者可治，臭者不治。色不变者可治，变紫黑色者不治。

腰伤呕血，急饮童便一碗，自知痛者可治。不知痛而发笑者，三日内死。

夹脊骨受伤，断者不治。

肾经受伤，呕吐不出，全身难动，挣坐不起，睡卧不安，七日死。若吐鲜血，十日死。

外肾伤，囊内有子者，可治。子入小腹者不治。子碎囊内者，不治。囊肿不从上痛者，可治。时日久长，连腹内作痛者，四十九日死。若发热发晕，三日死。人事不知，手足不动，一时死。囊被子入小腹者不治。子未入腹，虽垂悬于外，可救。

老人左股压碎者，不治。

凡受伤后，鱼际骨有脉者可治。不动脉者死。脉大而缓，不治。汗出不止，形象变者，防五日死。目晕青色者，不治。鱼口传风，不治。头目青黑，额汗不流，眼小目瞪，身汗如油，谓之四逆，不治。

仙授外伤见血主方 按症加减

归尾　川芎　地黄　白芍　益母草　藁本各二钱　乳香炙　没药各二钱五分　川续断三钱　苏木一钱五分　白芷一钱　甘草五分　生姜三片　水煎服。

头顶伤加升麻一钱，肉桂二钱。头骨沉陷加白芷三钱。脑门肿痛加茯苓、白术各二钱。脑髓出加香附二钱，白附子、苍耳子、牡蛎各一钱。面青懒食腹痛加柴胡、茯苓各一钱五分，陈皮八分，升麻、半夏、黄芪各一钱。破处生蛆，加细辛、青黛、蛇蜕各一钱，蛆即化为黄水滚出。在脑侧近耳边寒热作痛加丹皮一钱，石枣、泽兰各二钱。目伤出血不止，用人乳饭内蒸过涂之。如黑睛脱出，用手掌趁热按进，将绢紧紧包住，三日不开。外用生地黄捣烂，贴退其血，内服主方加木贼草、石决明、菊花各一钱。目眶伤损，窎肉脱出，用杏仁去皮尖嚼细，吐于掌上，趁热以绵裹筋头，按窎肉上四五次，送安目内，再用鲜地肤子汁点之，自愈。如无鲜者，即浓煎熬膏亦可。后以清水调生半夏末，搽六七日，眉毛即生。目伤青肿，水调生半夏末涂，立愈。耳伤加磁石一钱。鼻伤加辛夷二钱，鳖甲三钱。颊伤加独活、细辛各二钱，唇伤加升麻、秦艽各二钱牛膝三钱。舌伤加石膏二钱，升麻三钱，用黄芩片贴舌上含之，以断其血。齿伤加独活、细辛、谷精草。血流不止，用灯心紧咬，立止。左肩伤加青皮二钱。右肩伤加升麻一钱。喉项伤加羌活、独活、谷精草各一钱。手伤加桂枝、禹余粮各一钱，姜汁五匙。胸伤加川贝三钱，柴胡一钱，枳壳二钱。乳伤加川贝、百合各二钱，漏芦一钱。胸腹伤，强言乱语加辰砂、茯神各一钱，远志一钱五分，金银箔十张，覆盆子二钱为引。吐黄水加木香、木瓜、扁豆、大茴各一钱，大黄二钱，砂仁十四粒。

左胁伤加白芥子一钱，柴胡一钱五分。右胁伤加白芥子一钱，升麻二钱。腹伤加大腹皮二钱。如腹破肠出，加黄芪、鹿茸各二钱。其肠将手轻轻按入，不可犯指甲。其伤口用柿饼众人嚼碎填塞，七日痊愈。若不便以手按者，用磁石末、滑石粉各二钱，米饮调服，其肠自入。如不入，将病患卧席上，四角用人擎定举摇，其肠自入。或以小麦煎浓汤，待冷，不令病人知，含噀其背，渐渐自入。不令与人相见，并止旁人说话。腹破脂膜出，用铜刀割去，伤口用竹刀夹住，十日自愈。肠入后，食羊肾粥十日，不可大饱。若伤口燥裂，以热鸡血涂之。腹伤倒脒者，将病人横卧被上，被四角用人拏定扛悬，一头提起，一头放下，彼此下上，令病人左右旋转数次，其脒即归原处矣。小腹伤加小茴一钱，槐花二钱。背伤加香附、木香各一钱，羌活一钱五分。腰伤加木鳖子一个，杜仲、牛蒡子、破故纸、小茴、白芷各一钱，大茴八分，巴戟天二钱。臀伤加白蜡、自然铜各二钱。肾囊破，睾丸跌出，血筋未断者，将手轻轻托入。用桑白皮取丝成线，以针缝合其皮，外用生肌散涂之。如睾丸坠地，无血筋相连，取起捣碎，早米饭捣糊为丸，空心黄柏汤送下，伤口仍用上法缝之，三五日如旧。寒热发搐，咬牙唇口牵动加天麻、升麻各一钱，柴胡八分。囊肿痛不愈，饮食少思，加人参、白术、柴胡各一钱。两足腿伤加牛膝二钱，木瓜、苡仁、五加皮、槟榔、石斛、苏梗各一钱。伤口作痒加干葛一钱，防风、荆芥、连翘壳各一钱五分，赤芍二钱。血出多瘦弱加人参、麦冬各一钱。烦躁不止加柴胡五分，丹皮一钱。面黑喘急加人参五分，苏梗一钱。脓出，口噤流涎加人参三钱，柴胡、升麻各一钱。脓出不干加滑石、苍术各一钱，白术一钱五分。手足微搐，眉目微动加钩藤、柴胡各一钱。手撒目闭，汗出如雨加人参一两，附子五钱。眼开能言，气不相接加人参、黄芪、白术各一钱。

外敷生肌散
炙乳香　炙没药　白芷　赤石脂　儿茶　龙骨　猫头骨　五倍子各一钱。
共研细末。

补唇方法
龙骨　乳香　没药　白及　白蔹　文蛤　黄连　黄柏各三钱　麝香少许　人乳调

敷。先将麻药敷缺处一刻，再用竹片夹住两边缺弦。用快刀削去薄皮。将绣针二枚，上下合正拴定，用线紧紧扎住。外敷药散。三四日后，其肉生牢。去针，又用药掺针孔处，痊愈。若新打破者，不必用麻去皮，根据法敷药，即效。

破伤总录

夫刀伤虽易实难。筋断腹破，皮连骨削，刺入骨间，箭镞断在肉内。或破后伤风，如此等症，最宜良手。皮开而长者，必用细针将两边新破皮慢慢扯合，以针拴好，内外搽药。不可用膏药贴盖，恐败血成脓，肉烂难敛。如燥痛时，以猪油或麻油拭之。腹破肠出者，令平卧避风处，先用油搽伤口四旁，缓缓将肠送入腹内，用药线将皮缝好，然后敷药。三日内不可转侧，须待药气流通，不见疼痛方可。箭镞断骨肉间者，须用麻药服之，使不知痛，庶可钳出。若小刺不出，以黑宝散敷之，即出。指节或骱骨①被伤而偏者，或连皮屈折者，必要伤时理正。若至溃，则不可整矣。敷贴扎缚，均须仔细，勿令粘连，至后成脓。老年虚弱羸瘦，不忍痛苦者，须以救生为本，不必定施整理也。凡头上伤，或筋管穴通之处，血来必涌，须预调备止血之药。打开看时，内有碎骨断发等类，必要尽行取出，速以药敷好。必用玉贞散盖护，防其伤风。烂坏者，用收敛药，至肉满不得结痂。肌有小孔，流脓不合者，必有碎骨，或芒刺断发之类，潜住新肉故也。必用乌金膏、三品锭插入，溃开好肉，细察取出，方能收敛结痂。或生疔或内有脓窠者，亦用此法治之。刎断喉者，伤及内喉。饮食不可进，则难治矣。先以血竭末散内喉四旁，勿令漏入喉管，以桑线缝合外皮，再用风流散，盖一层补血膏贴之。四围周密，不可泄气。内服参竹饮，以接元气。并清气血之药，自然痊愈。

玉贞散

南星　白芷　防风　天麻　羌活　白附子各等分

为末。敷用护风，亦可调服二钱。

风流散

降香节四两　血竭二两五钱　苏木二两　乳香五钱　没药三钱　龙骨二钱　红花一钱　桔梗少许　灯心一把　孵成形鸡蛋十个，连毛醋煮，黄泥封固，文武火煨。

各为细末，和匀再研。干掺止血。止后燥痛，用清油调敷。血不止者，以血竭末独敷立止。

---

① 骱骨：又名"腕骱骨"，今名"腕骨"。

整骨接骨夹缚手法

夫脑者，诸阳所聚。其太阳、囟门、脑盖骨等处，一有破伤，即性命所系。宜分开其发，寻看伤处，剪去近伤之发，方好用药。若血涌出，用灯心嚼成团，蘸桃花散塞之，无不止矣。小则不必，若或臭烂，先煎消风散服之，又煎辛香散洗之。洗时切忌当风处，犹恐寒热增重难医。若头面皆肿，此风入里也，宜服消风散。患处有肿，用蜜调圣神散，或姜汁醇酒调贴亦可。若髓出，用安髓散清茶调敷。二药合用尤妙。若脑骨沉陷，用白金散，加淮乌散贴之，实时吸起，服药取效。

夫面有七孔，眼居第一，为人生一世之最要者，治宜详慎。如睛出胞外者，趁热送入，但用圣神散贴，退其血与肿，内仍服药。若黑睛破水出者，其目必坏，若翻转在胞内，可轻轻拨转归原，亦用圣神散贴之。若血侵睛，用桃柳嫩枝、生地黄、地龙煎水，浸猪腿精肉，贴眼上，秘传。常服活血注痛散，及清头面药，余皆照外伤见血治之。

夫颊骨脱，令患人坐定，揉以百十下，令口张开，医者以两手大拇指入口中，合手掇定，往下一伸，复还上一送，即入臼矣。仍用手巾兜住，一时可解。

夫牙床骨被伤，用手揣搦，令相按归原，用圣神散贴之，外用绢手巾兜住下颊，直上缚在头顶上。牙落者去之，摇动者以箸拨正。血出不止，用五倍子、白矾煎汤，含口中止之。以米汤调白金散噙化，或用桃花散塞之。

夫头颈从高坠下缩者，先用消风散，或住痛散，加痹药昏昏散服之。令患人仰卧，用绢带兜其下颊，直上头顶，再将头发解伸，同绢带挐作一把，令其头睡得平正，医者坐于地下，伸直两脚，踏患人肩上，用力徐徐拔伸，归原合好。用生姜自然汁、韭汁、酒、醋调圣神散贴之。绑缚牢固，常服寻痛住痛散取效。

夫肩井栏骨折断者，先用消风散住痛散，加痹药昏昏散服之。揣搦相按归原，次用蜜调圣神散贴之。却用毛竹一节，长短阔狭，以患处为度，破开两片，用一大片，削去楞角，阒入骨，用绵絮一团实股下，以绢带从股下缠至那边肩上扎住，服药取效。

夫肩髆饭锹骨[①]破伤出者，以消风散住痛散加痹药服之，次削甲办药，用手巾袱蘸辛香散药汤，洗其肩上，以舒其肩骨。令患人侧卧，以一人立其面前，带伸患人之手，与肩并齐，以足撑开患人之胁，如此则伸骨而易入也。医者居其肩后，用

---

① 饭锹骨：今"肩胛骨"。

手搦令患骨相接，要摺试其手，上至脑，下脑后，又过胸前，令其掌于心腕下，不许摇动。却用姜汁、韭汁，调圣神散贴之，用纸裹杉木皮一大片，按住药上，用绢带一条，从患处胁下绑至那边肩上，其大杉木皮亦要穿数孔，庶好掺湿内面药，日服加减活血寻痛散，取效。

夫肩胛骨脱出腕外者，此骨下段是杵，上段身骨是臼，治法先用住痛散加痹药服之，次削甲办药。用布手巾袱蘸辛香散药汤，盦洗患处，令筋骨舒软。如左手骨脱者，令患人卧，一人坐其左膝之侧，曲其左足，踏患人左胁下，用带绑住患人肘上，系于坐者腰间，坐者以手扶平患人之肘，却低头向前，倒腰向后，用力徐徐拔伸患人之骨，按正入于胁下。如骨脱向内，敛胁不开者，令患人侧卧于地，用踏脚凳一条，夹其脚背，令其转动，着一人曲腰坐于凳子上，用绢带绑住患人肘股，上悬于坐者之肩，伸脚踏患人胁下，然后抬肩带肘，徐徐用力拔伸患骨，用手按正其肩腕，务要折转，又试其手，上到脑后，下过胸前，反手于臂，方是归原。然后调圣神散贴之。用绢带一条，从患处绑至那边胁下缚住。又一条从患处胁下绑至这边肩上，亦用绵絮一团，实其胁下，方得稳固。日服消风散，住痛散取效。

夫两臂骨折断或破碎者，先用消风散、住痛散加痹药服之。用杉木皮三片，削去粗皮，掐令微薄，如指面大，长短以患处为则。用绵纸包束粘定，用油透甲纸上，用左绑绳四部，编成栅子，如此通漏，内面药干，庶可掺湿。编毕，用热药汤盦软其筋骨。令患人卧于地，用绢带缚患人肘臂，系于医者腰间，医者坐其膝侧，双手捉定患肘，脚踏其腋下，倒腰向后，徐徐用力拔伸断骨，用手揣令归原。以姜汁、韭汁醋调圣神散，摊于油布上贴之。外用甲缚，宽紧如法，带兜其手肘，悬于项下，要时常屈伸，肘腕不僵，否则日久筋强，难以屈伸。日服加减活血住痛散，若甲两头泡起，不可挑破，用黑神散油调贴即消。

夫两手肘腕骨骼，俗名胖脝①。若骨出于腕外者，先用住痛散加痹药服之，后用药汤盦软筋骨，令患人仰卧，医者居其侧，用绢带缚其臂，系于腰间，伸脚踏其腋下，捉住其股，倒腰徐徐用力拔伸，揣令相按归原。就以大拇指着力张按其腕中，余四指分四处托其胖脝后，又用两手指托其骨内，却随摺试其曲肱，使能伸屈，其骨不再去，方是归原。试两手合掌一齐复旧方好。用油纸摊圣神散贴之。加甲，其甲要阔杉木皮一片，可托得胖脝过，其长要至上下臂骨腰间为则，杉木皮中间对脝处，剐一大孔，容脝尖转折可动，其孔两旁皮弦，另用皮纸包束粘定，复用皮纸包束其甲，两头亦粘定，如此则可屈伸。用左绑纸绳，编上四部，先编大片居中作纸甲。两头各编绳两部，两旁余绳，复编小甲作两头短甲，其短甲编作上下两截，每编绳两部，将上截甲绑住上臂骨上，下截甲绑住下臂骨上，腕间各空二分，庶甲不

---

① 脝（zhēng）：足筋。

相撞，屈手无碍，日服活血住痛散取效。

夫两手腕骨断，极难调理，用药不可过凉。夹后不可时常兜挂项下，要时常屈伸。坐则令其舒于几案之上，或屈或伸。卧则令其舒于床席之间，时上时下。三日后令其摺转，上过脑后，又反手转于背上，渐渐折试，方是活动归原。若过三日，能如此转动，亦不为迟。纵有肿贴药，切忌过凉，恐筋寒贴肉，难伸难屈也。夫两手背骨折断而碎者，服盦如前，令患人仰卧，医者坐其膝侧，伸脚踏患人腋下，左手托住患人中间三指，同作一把，着力拔伸，右手揣令归原，即与贴药。加夹用杉木皮一大阔片，可托掌背过骨，其长短从臂骨中间起，至掌背拳尖骨为则，杉木皮中间对腕骨处剔一横孔，令可屈伸。又用杉木皮数小片，如指面大，其长从臂骨起至掌边止。又两小片夹臂侧边者，略长半寸，各用纸束定。用左绑绳五部编之，将两部缚其托掌背大甲，并两臂侧小甲梢，其中一部，缚于大拇指根。掌两边弦上，其骨按得牢，外四部皆要宽舒，用带悬于项下，三日后，亦要折转，屈伸活动，服药取效。

夫两手掌骨碎肉烂，服盦如前，揣正相接，用麻油调白金生肌散贴之，用蜜调圣神散敷。四围纸裹，用杉木皮一大片，按于掌上，又将纸裹软竹箸一大片，盖于掌背，用手巾绑缚如法，不必服药可也。

夫手指骨断者，先整筋骨合皮，用桃花散止其血。以竹箸软者一大片，要包得指头过，纸裹定，用麻油调白金生肌散，摊箸纸上，包束患指，用帛缠之，次日药干，再用麻油透润，三日后，再用麻油调白金生肌散贴之，仍服活血住痛散取效，或蜜调圣神散贴之，亦可取效。

夫肩膊骨脱出，如左手脱出，医者以右手叉其左手。右手脱出，医者以左手叉其右手，以膝跪其胁，用手带伸。如骨向上，以手托其上，要如故。搦软其手，可齐头上肩，方可贴药。以纸块实其腋下，用带二条，一条从这边肩上，缠至那边腋下，一条从那边患处腋下，缠至这边肩上，日服住痛散自安。

夫腰骨背脊骨折断者，令患人覆卧凳上，用大研米锤直于腹下，用绢带缚其两肩胛于凳脑上，又缚其两足于凳脚横档上，如此则鞠曲其腰，断骨自起而易入也。再用曲扁担一条，从背脊趁直，压其断骨，徐徐按入，相接归原，然后用圣神散贴之。再用纸裹杉木皮一大片，按在药上，以暖肚紧紧缚之，日服加减活血住痛散取效。

夫两胁筋骨折断者，不必夹缚，日服加减住痛散取效。

夫两腿环跳骨脱出者，此最难治之症也。足短者易治，足长者难治，日服加减活血住痛散取效。

夫两足腿骨折断者，服盦如前，令其仰卧，绑其胸腋，系于凳脑上，如右足患，直伸左足，竖屈右足，医者侧立右手凳弦边，揳其右足，踏患人右臀尖，一人以带系患人右足胫骨，正坐凳头，着力挽带，拔伸患骨，医者揣扪患骨归原，即按定双手，按住莫动，令伸其足，试其齐否，然后贴药，如法夹缚定。日服加减活血住痛散取效。

夫两足膝盖骨碎断，或斡脱者，服盦如前，用箍伞篾圈一个，其大要箍得膝盖骨住，四围绢包，旁安带二条。令患人仰卧，直伸其足，医者揣扪，相按居位，用圈子箍在膝盖骨上，缚定不解，后用圣神散敷于圈子内，外再用草纸裹束，则不污染，日服活血住痛散取效。

夫两足胫骨折断而碎者，与接腿骨同。

夫两踝骨及掌，斡脱而若蹒跚者，服盦如前。用杉木皮二大片，其长从小腿肚下起，至脚底为止，中间对踝骨处剐一圆孔，要箍得踝骨过。又用杉木皮一大片，要托得脚掌过，从趾下起，至胂后转折直上夹住后胂，要留两旁边弦。又用杉木皮三四片，如指面大，编作栅栏子甲，夹住筋骨面前，大小杉木皮皆纸包油透如法，用左绑绳编。踝上两部，脚下两部，先拔伸患骨，揣正归原，夹之。其脚底用布兜掌前，系于膝下，令脚掌不直伸下，仍令脚掌时常伸屈，日服活血住痛散取效。

夫十足趾折断者，法与手指同。应用诸方开后。

圣神散

淮乌　白芷　赤芍　白及　枇杷叶　芙蓉叶各三钱　韭根　韭菜各一两　用姜汁、韭汁、老酒同调敷。

桃花散　止血。

大黄　黄柏　黄芩各五两　煅石灰半斤

同炒，至灰如桃花色，退火收贮，候用。

消风散

人参　防风　川芎　川朴　僵蚕　桔梗　独活　半夏　肉桂各一钱　羌活　蝉蜕　当归各一钱五分　南星　白芷各二钱　黄芩三钱　柴胡七分　甘草五分

水煎。童便老酒冲服。

辛香散　盦洗。

防风　荆芥穗各十两　刘寄奴二两　独活　乳香　明矾　五倍子　苦参各五钱　柏叶　当归　白芷　银花　苍耳子　泽兰　细茶各少许

水煎。入飞盐一撮，洗之。

安髓散

川芎　香附　白附子　甘草　白芷　相草　牡蛎各一两

共为细末，每服二钱，清茶调服。

白金散

白芷梢一味为末，香油调敷。

淮乌散

淮乌　川芎　白芷各等分

共为细末，姜汁和酒调服。

痹药昏昏散

草乌一钱五分　骨碎补二钱　香附　川芎各一钱

共为细末，姜汁和酒调服。饮醋冷水即解。

住痛散

杜仲　小茴　大茴各四钱

共为细末，每服二钱。老酒调服。

活血住痛散

白芷　穿山甲　小茴　甘草各三钱　当归　川芎各二钱　独活　羌活各一钱五分　木瓜　肉桂　淮乌各一钱　草乌　麝香各三分

共为细末，姜酒调，作一次服。

寻痛住痛散

乳香　没药　淮乌　川乌　川芎　穿山甲　木香　虎骨　自然铜　赤芍　紫荆皮各二钱　当归一钱五分　小茴　大茴　沉香　白术　桔梗　牛膝　乌药各一钱　枳壳八分　甘草　香附　降香节各五分　生姜三片

水煎服。

加减活血住痛散

当归　穿山甲　木瓜　牛膝各三钱　乳香　没药各二钱　独活　羌活　枳壳各一钱五分　小茴　甘草　淮乌　川芎　白芷　人参　大茴　血竭各一钱　肉桂八分　麝香一分　生姜五片

水煎。酒冲服。

黑神散

百草霜即锅脐煤一味，炒至烟尽存性。清油调敷。

轻重损伤按穴治法 计三十四穴

天关穴在百会前一寸五分。即前顶穴　督脉，与涌泉通，属脾肺二经。

红花　当归　刘寄奴　赤芍　陈皮　苏木　续断　川芎　威灵仙　乳香　没药

如皮伤轻者，头上浮肿，其势反重。用原方治之，膏贴穴内，自愈。伤重者，穴内血有一块，反不浮肿，其势似轻。其血一阻，周身之血不通。伤血入脾经，一二日遍身如刀刺之，六七日转入肺经，腹即肿胀，十日后肺渐毙，至十五日准毙其内。医治用原方。将膏贴涌泉穴,约半月,其血流通即愈。打破者以象皮汤抹净,不可惹头发在内,掺药红玉膏收之,煎药原方加骨碎补。

百会穴 在天关后一寸五分,顶中央旋毛陷中　乃天关顶门交界之所,受伤时看近何穴,照何穴治之。

顶门穴 在百会后一寸五分,即后顶穴　督脉,属心脾二经。

当归　红花　威灵仙　枳壳　乌药　陈皮　赤芍　泽兰　五加皮

伤轻者,将膏贴穴内,煎药用原方。伤重者,伤血即入心经,眼胀头痛,口发谵语,第三日转入脾经,遍身赤胀,原方加三棱、莪术。不可用破血药,第七日还入心经,则无救矣。若打破出血,仍喷不止,用四生汤治之。后用掺药红玉膏贴之,血止后,用附子、肉桂等热药敷之。

天星穴 在入后发际一寸,大筋内宛宛中,即风府穴　督脉。

泽兰　红花　归尾　三棱　川芎　桃仁　续断　乌药　陈皮　莪术　五加皮　骨碎补　赤芍　苏木　姜黄　紫苏　木香

看伤轻重,以此方减用之,若打破出血不止,急用四生汤止,用象皮汤抹,掺药以红玉膏盖之。

眉心穴 在两眉头陷中,即攒竹二穴,一名员柱,一名始光,一名光明　足太阳,属心肺二经。

泽兰　红花　归尾　草决明　乌药　银花　续断　三棱　莪术

受伤不论轻重损破,若不医治,一百二十日即眼前清盲。

耳后穴 在耳后青脉中,即瘈脉二穴。手少阳三焦经。

川芎　薄荷　当归　姜黄　泽兰　五加皮　乌药　莪术　三棱　肉桂　骨碎补　陈皮

伤轻者,七日耳内流血死,伤重者,三日七窍流血死,其药宜重剂。二三分伤者,不医后必发毒,左为夭毒,右为脱疽。先用原方清理,出毒之后,以十全大补汤调治,外用肿毒药治之,其毒由损伤发者,其色紫黑,不由损伤发者,其色红白。

骨枕穴 在后顶后三寸,强间后一寸五分,即脑户穴　督脉,属心肺二经。

当归　骨碎补　陈皮　银花　乌药　泽兰　赤芍　红花　威灵仙　续断　五加皮　川芎

伤重者,七日头颅胀而死,甚者爆碎而死,伤六七分者,满头胀痛,用原方治之。三四分伤者,不医发毒,名为玉枕疽。其色初起白,有脓反红,切不可用刀,须用巴豆半粒,捣烂,安膏上贴之。半刻自穿,若不出脓,用火罐拔之,有鲜血流出可救。无鲜血再用火罐,有血则生,无血不治之症。可救者,出毒之后,服八珍汤数剂,后服十全大补汤。脓黄者脾经,脓清者肺经。

转喉穴 在颈直人迎侠天突陷中,梭子骨尖上横左一寸,再直下一寸　足阳明气舍穴,属心肺二经。

红花　乌药　藿香　石斛　当归　姜黄　陈皮　五加皮　丹参　赤芍　续断

受伤如刀刺，有时痛，有时不痛，重者七日喉闭而死。治法当用葱姜熨数次，煎药加肉桂、石蚕①即好，轻者不医，后喉必痛，用清凉药治之。

闭气穴与转喉同，亦即气舍穴。左为转喉，右为闭气耳　足阳明，属心经。

泽兰　枳壳　红花　乌药　生地　丹参　陈皮　木通　赤芍　续断　木香

伤重者，即刻闷倒，周时内用原方易治，过期难治。先将枳壳煎汤，磨金沉香服之，后用原方，照前法葱姜熨之。

泰山穴离梭子骨②四寸六分　属心、肝二经。

红花　当归　续断　赤芍　元胡索　乌药　泽兰　陈皮　秦艽　丹参　茯神　远志

伤重者，实时发喘，十一日死。轻者不喘，二十八日亡。当日医用原方。二三日医加破血药，缓治之，外亦以葱姜熨六七次，病稍退轻后，用养血行血药服之即好。

心井穴在心窝内软骨上。即鸠尾穴　任脉，属五脏。

木香　半夏　泽兰　红花　当归　陈皮　骨碎补　银花　乌药　赤芍　肉桂　石斛

伤时不论轻重，积血皆重，伤重者三日死，轻者七日死，俱用原方加五加皮，外照前法葱姜熨之。极轻者不医，伤血积入脏腑，后必发出，伤入心经，则成心痛，用心痛方治之。入肝经，浑身发疮，用枳壳、鸡子煎红玉膏抹。入脾经，则成痢疾，用枳壳、苏叶、楂肉各五钱煎，将砂糖冲入服。入肺经，则成痰火，用苏子、萝卜子、菠菜子各一两，白芥子三钱去壳，共为末，以米糖在饭锅上蒸化，将药末三钱调入糖内候冷，白汤送下，每日一服，连服数日而好。凡久年者皆效。入肾经，则成白浊，用三圣丸治之即愈。凡遗精梦泄者皆效。

对门穴在蔽骨下一寸五分，巨阙旁各开二寸，即不容穴　足阳明，属心、肺二经。

木香　当归　赤芍　泽兰　陈皮　乌药　秦艽　红花　肉桂　姜黄　藿香　元胡索

伤重者五日死，轻者四十九日死。俱用原方，若呼吸稍痛，加苏木、生地各三钱。

扇门穴与对门对，男人左对门，右扇门，女人左扇门，右对门　足阳明，属肺经。

泽兰　红花　当归　五加皮　乌药　陈皮　姜黄　续断　赤芍　威灵仙

---

① 石蚕：系石蚕科昆虫石蛾或其近缘昆虫的幼虫。
② 梭子骨：今"锁骨"。

伤重者，浑身发热气断，口齿皆焦黑发臭，七日死，口舌必烂，不烂用原方，若烂加门冬、萆薢、射干、玄参。轻者，四十九日，咽喉闭塞，饮食不能进而死。

血浪穴 在乳直上二寸，即膺窗穴　足阳明胃经。

红花　刘寄奴　归尾　陈皮　赤芍　姜黄　乌药　银花　五加皮　续断　骨碎补

伤重者浮肿。轻者但痛不肿。俱六十日死。重者原方加桃仁、苏木，或加大黄。轻者止用原方。

丹田穴 在脐下一寸五分，即气海穴　任脉，属肾经。

红花　当归　泽兰　续断　威灵仙　赤芍　木通　猪苓　泽泻　乌药　陈皮　姜黄

受伤痛如刀刺，积血甚重，小便不通，用原方治之，过九日者不效。

期门穴 在乳下第二肋端蔽骨下一寸五分，巨阙旁三寸五分，不容旁一寸五分　足厥阴，属心、肾二经。

红花　当归　骨碎补　乌药　陈皮　威灵仙　姜黄　肉桂　刘寄奴　五加皮　三棱　莪术　赤芍

重者三日即死。轻者二十二日死。当日即医用原方。第二日原方加半夏。第三日外用葱姜捣烂铺伤处，用火熨七次，原方去三棱、莪术，加归尾、桃仁，破血为主，破之仍痛，用大黄下之，自愈。

章门穴 在期门下五寸五分，直脐端　足厥阴，属肝、肺、心三经。

红花　当归　续断　泽兰　赤芍　骨碎补　乌药　陈皮　银花　五加皮　姜黄　威灵　三棱　莪术

伤重者五日死，轻者九日亡。二三日医用原方，四五日医原方去三棱、莪术，加肉桂、附子，然附子看人禀气，厚者可用，薄者不可用。若肿痛不住，加破血药破之，仍痛用葱姜照法熨六七次，再加升降之药服之。

七劳穴 在期门下二寸，即腹哀穴　足太阴，属肝经。

赤芍　泽兰　当归　红花　乌药　五加皮　陈皮　骨碎补　姜黄　威灵仙　银花　肉桂

伤重者七窍流血，轻者发狂，伤左边者左臂不能动，右边者亦然，重者用原方治之。不退加三棱、川芎、香附、元胡索，去威灵仙；轻者原方加桔梗、苏木，再轻者只加苏木，俱照前法葱姜熨之，七孔流血者，一日即死，初流时用四生汤止之，缓用原方。

京门穴 在监骨①腰中季肋，本侠脊也。期门穴下三寸二分　足少阳，属心、肝二经。

---

① 监骨：今"髂骨"。

归尾　红花　续断　威灵仙　赤芍　五加皮　骨碎补　陈皮　乌药　泽兰

伤重者日半死，轻者三日亡。当日即医，原方加破血之药。二三日加大黄下之。

五定穴在京门下四寸八分，即五枢穴　足少阳，属脾、肝二经。

当归　红花　泽兰　赤芍　五加皮　乌药　银花　骨碎补　三棱　莪术　陈皮　桂枝

伤重者立发寒热，三次即死。一次者照前法葱姜熨之。原方去三棱、莪术、桂枝，加肉桂、草乌。二次除肉桂、草乌，加大黄、神曲。三次去大黄、神曲，加桃仁、升麻。其血稍松，去桃仁、桂枝，仍以大黄下之。轻者竟用原方。

伯劳穴在大椎下二椎上节间陷中，即陶道穴　督脉，属五脏。

刘寄奴　红花　当归　姜黄　五加皮　乌药　续断　川芎　赤芍　骨碎补　陈皮　银花

伤重发肿，其首俱不能动，用原方，膏上刺数孔贴之。伤轻不医，其伤反要传入脏腑。传入心经，呕血甚多。一方梨十斤，藕节十斤，捣烂，水煎成膏，白糖霜搅匀，每清晨服一盅，自愈。传入肝经，浑身发热，不能行动，两目昏花，口齿出血，先将热血药服数剂，后用凉药。传入脾经，身似蛇皮，发疯病，用蕲蛇一条，童鸡一只，干捋毛肠，不可见水，将蛇入鸡肚内蒸熟，去蛇淡吃鸡肉，即愈。传入肺经，似痰火而无痰，微有紫血呕出，先服四生汤数剂，后用六味丸自好。传入肾经，似怯症，肾水阻滞使然，先用原方四剂，后服六味丸。

肺使穴在第三椎下，两旁各开一寸五分，即肺俞穴　足太阳，膀胱经。

红花　当归　姜黄　三棱　莪术　肉桂　陈皮　乌药　威灵仙　赤芍　五加皮

伤时不疼不肿，浑身酸痒者无救，三日死。肿疼者可救，用原方，重者加桃仁，改归尾，甚者再加苏木。

膏肓穴在第四椎下，近第五椎上，两旁各开三寸　足太阳、膀胱经。

防风　赤芍　当归　威灵仙　姜黄　银花　陈皮　桔梗　肉桂　乌药　柴胡

此穴平素负重肩挑，俱不能伤。倘或受伤，手臂不能举动，如脱样。须用膏药二张，一贴穴内，一贴肋下，用原方加升麻。

对心穴在第七椎下节间，伯劳下六寸，即至阳穴　督脉，属心经。

陈皮　乌药　骨碎补　当归　红花　威灵仙　姜黄　肉蔻　五加皮　赤芍　三棱　莪术　木香　藿香

伤时顷刻闷死，不醒，微有气息。救法：在百会穴内，用艾火灸之，以醒为度，不可再灸，重灸头要爆开，醒时用原方加桔梗。

命门穴在十四椎下，对心下八寸　督脉，属心、肾二经。

归尾　杜仲　红花　泽兰　肉桂　赤芍　骨碎补　续断　五加皮　乌药　姜黄　陈皮

伤重者九日死，以原方治之，即愈。轻者不医，后必发毒，名为肾痈。先去其伤血，后以肿毒药托之，稍松易治，不松难治，后必肾水耗尽自死。

鹳口穴在尾骨上脊骨尽处　督脉，属肺、肾二经。

归尾　刘寄奴　红花　赤芍　陈皮　木通　续断　骨碎补　五加皮　五灵脂　乌药　泽兰

伤重者立时软瘫，不痛者凶，痛者次之。凶者须在伯劳穴灸三壮，后以原方治之。不医五日死。轻者不医，后发毒名鹳口疽，用黄芪汤治之。若出毒入内不救。

海底穴在粪门前，阴囊后，即会阴穴，一名屏翳　任脉，属心经。

红花　当归　泽兰　续断　威灵仙　赤芍　猪苓　木通　泽泻　骨碎补　乳香　没药

伤处虚肿，积血甚重，小便不通，龟头肿胀，用银丝打通六寸，离龟头一寸上，用艾火灸，灸一壮，将银丝取出一寸，再灸一壮，再出一寸，如是四次，取出银丝，其血即出，再以原方治之。

环跳穴在髀枢中大腿上骱　足少阳，属肝、脾二经。

归尾　银花　续断　生地　骨碎补　陈皮　五加皮　红花　木瓜　石斛　乌药　牛膝

伤重者不能行动，酸痛非常，腿足皆缩，用原方先服一剂，后熨九次，再以原方服之即愈。如伤轻不医，后必发骨疽。先用黄芪加之，后加香附，又以白术汤服之。

盖膝穴在盖骨

元胡索　丹皮　赤芍　续断　归尾　红花　骨碎补　银花　牛膝　乌药　五加皮　苏木

伤重者立刻坐倒，腿不能伸直，筋缩酸痛，用原方加升麻服之。一帖后，去升麻，加桃仁破血为主，数剂即愈。

膝眼穴在膝膑上内臁白肉陷中，即血海穴　足太阴，属心经。

归尾　红花　萆薢　泽兰　牛膝　五加皮　骨碎补　石斛　续断　乌药　陈皮　威灵仙

伤重者周身紫胀，周时即死。立刻就医，原方加苏木、桃仁。轻者三日嚼碎舌头而死。期内再加升麻、桂枝，照前法葱姜熨之。

膝底穴在膝下内侧辅骨下陷中，即阴陵泉穴　足太阴经。

红花　乌药　归尾　骨碎补　木瓜　陈皮　银花　续断　牛膝　五加皮　赤芍　肉桂　泽兰　丹皮

伤重者，三日内不肿不疼，三日后其色发紫，已在内作脓，用原方治之。伤左用左方。伤右用右方。二三分伤者，人不知觉，虽其伤自愈，后伤血上行攻心，主一百六十日后中焦必发背，其毒先痛久，然后成形，其色胭脂，见形之后，反不疼，皆因伤血内凝之故。治法先用内伤药一二剂，破血为主，后用肿毒药治之。但毒愈后，其腿无小肚子，不能行动，终成废人矣。

竹柳穴 在内踝上二寸，即交信穴　足少阴，属五脏。

归尾　泽兰　红花　赤芍　广皮　银花　续断　牛膝　木瓜　威灵仙　乌药　丹皮

伤重者原方治之。轻者不医。病有五种。伤入心经，痴呆发痫症，不省人事，治法于原穴内灸三壮，后在百会穴内灸三壮，先以原方服数剂，后以天王补心丹服之即好。入肝经、胆经者，遍身虚黄浮肿。治法未详①入脾经者，遍身筋骨缩，酸麻，治法用舒筋养血方。入肺经者，发佛顶疽，用上部活血药，服一二剂，再用肿毒药治之。入肾经者，小便流血，治法原方去续断、牛膝、木瓜、灵仙、乌药、丹皮，加泽泻、木通、连翘、黄芩、猪苓、甘草治之。

脚任穴 在脚面上，有骨高起似豆之旁

元胡索　当归　尾丹皮　赤芍　续断　红花　骨碎补　牛膝　生地　泽兰　陈皮　五加皮

伤重者立时痛倒，七日后入经络。七日先用原方，七日后加升麻、桂枝。伤轻者不医，变为脚发背，若用肿毒药治之，腐烂不能收功。须用补为妙，当用人参，在身边窝燥为末，掺上即好。不烂者，用养血药治之。

涌泉穴 在足底心陷中　足少阴肾经，属五脏。

泽兰　红花　当归　骨碎补　乌药　陈皮　生地　牛膝　肉桂　五加皮　赤芍　羌活

伤轻重者俱不知觉，顶重者其血不能流通大关，一周时遍身犹虫钻，原方加川芎即愈。若不医，伤入心经，则眼红鼻内流血，以生芥子煎汤先服，后以原方治之。入肝经则半身软瘫，犹如半身不遂，用原方加香附、元胡索治之。入脾经，则浑身发疮，犹如水泡，其泡穿作烂臭不可闻。先用活血药，加脾经引药治之，外以水龙衣即螺蛳壳煅灰研末，生鹅油调敷疮上，即愈。入肺经，肺气胀痛，十五日转入脾经，即发流注治法未详。入肾经，则小便不利，小腹作痛，用原方去牛膝、羌活、骨碎补，加木通、猪苓、泽泻，小腹上用葱姜，照前法熨之立愈。

万应红玉膏　治破伤溃烂，不得收敛者。疮疡并治。

麻油二十三两　鸡子黄十个　血余三钱　黄蜡　樟冰各五两　黄丹六两

先将油煎极滚，下鸡子一枚，熬枯去之，又下又去，十枚尽后，下血余煎烊，

---

① 治法未详：原书缺。

以棉滤净，再入黄蜡，待沫净离火，用槐枝搅，入黄丹樟冰；稍冷，入水浸一夜，出火毒，备用。不拘破伤疮毒烂孔，以旧棉摊贴，加细药末，临用掺之。

乳香　没药　儿茶各一钱　珍珠五分　冰片三分

共为细末，掺膏内贴。又红玉膏，治同。

黄蜡　白蜡　乳香　没药各五钱　樟冰　血竭　轻粉　象皮各四钱　儿茶二钱　熟猪油四两

将二蜡化去渣，取起入前药末搅匀，先以葱白汤洗净患处，拭干后，敷药，以纸盖，勿令见风。

白玉膏　治一切破伤极效。冬熟猪油炖烊滤清，每油七两，配白蜡三钱，搅匀听用。

铅粉四钱　轻粉二钱　冰片二分　制油二钱五分

擂匀，作膏贴之。

神效内伤丸　治瘀血内凝，烦闷疼痛者。

巴豆霜　甘草粉各三钱

以饮糊为丸，如麻子大，朱砂为衣。每服七丸，茶酒送下。

寻痛丸　治损伤疼痛难禁者，服之神效。

生草乌去皮尖　乳香　没药　五灵脂各五钱　麝香少许

共为细末，酒糊为丸，如芡实大，朱砂为衣，薄荷汤生姜汁磨化服。

寻伤丸　治筋骨碎断者。

乳香　没药　苏木　川乌　松节　自然铜醋煅　降香　地龙炒去油　水蛭各五钱，香油炒炙　血竭三钱　龙骨五钱　土狗十二个，焙干

各为细末，每服三钱，热酒下。

顺风散　治损伤后，恶气上升，呕吐不止者。

大黄三钱　生地　熟地　川芎各五钱

共为末。每服三钱，空心温酒送下立效。

保命丹　治筋骨损伤，无分经络，定痛散血，立见神效。

白头地龙二十四条，童便制　石蟹三只，酒制　土狗十二个，葱汁制　水蛭六条，醋制　地鳖虫三百六十个，姜汁制

上各浸制为末，加乳香、没药、血竭各一两，天雷石[①]一两醋制七次，须预制去火毒。米糊为丸，弹子大。作三十丸，每丸可救一人，胡桃、红花煎酒磨化送下。

又方：治伤后瘀血攻心，垂危欲死者，服之神效。

---

① 天雷石：疑为"陨石"。

血竭　当归　百草霜　乳香　没药　官桂　大黄

好酒煎服。

保安万灵丹　治破伤风，寒热发噤，入里内陷者。

茅苍术八两　全蝎　石斛　明天麻　当归　炙甘草　川芎　羌活　荆芥　防风　麻黄　细辛　川乌汤泡去皮　草乌汤泡去皮尖　何首乌各一两　明雄黄　朱砂各六钱

上共为细末，炼蜜为丸，弹子大。每丸五六钱，朱砂为衣，葱白煎汤，乘热化开，通口服尽，被盖出汗为效。如无汗再服如前。

五、龙源洪氏家传跌打秘方[1]

〔清〕洪龙源

红末药

紫荆皮一斤，焙赤色研末，醋浸三次

黑末药

黄荆子一斤，焙干，香油炒黑为末

黄末药

羌活八钱一分八里　当归一两二钱　白芷一两零五分　防风八钱一分　陈皮八钱零五厘　白茯苓一两零四分　秦艽一两零一分二里　防己八钱零六厘　牛膝一两零六厘　花粉八钱零五厘　姜黄一两四钱　五加皮一两五钱　白芍一两五钱一分　木瓜一两四钱八分　桂枝六钱一分　桂皮七钱二分

上十六味共一斤，火焙为末用。

千金托里散

当归一钱　白芍八分　桃仁八分　枳壳八分　生地　麦冬各一钱五分

从高坠下，余血攻心者，加大黄一钱、朴硝八分，用水二盅煎，加前三色末药各一匙，先服。

上部煎药　治疗胸、背、头面、上肢损伤的方药。

当归一钱　白芷八分　羌活五分　防风八分　生地一钱五分　川芎八分　半夏八分　升麻三分

水煎，加姜三片，加前三色末药各一匙，日进二服。

中部煎药

羌活八分　当归一钱　防风八分　生地一钱　五加皮一钱　官桂一钱　细辛八分　白茯苓一钱五分　黄芩八分　枳壳八分　丹皮一钱　甘草三分

腰上加杜仲、黄连少许。水煎，冲前三色末药各一匙。

---

[1] 龙源洪氏家传跌打秘方：原书无作者名，现据书名补作者名。全书不分卷，成书年代和作者生平不详。现存抄本，藏中国中医科学院图书馆。

下部煎药

生地八分　牛膝八分　防风八分　独活五分　黄柏八分　萆薢一钱　连翘八分　赤芍一钱　陈皮五分　五加皮八分　木瓜一钱五分　苡仁八分　白及一钱　海桐皮二钱

上水煎，酒冲下前三色末药各一匙，日进二服。

住痛散

川芎八分　归身一钱　白芷八分　羌活八分　穿山甲一钱　大茴五分　独活八分　小茴五分　甘草八分　官桂八分　木瓜一钱　自然铜一钱　虎胫骨二钱，酒制　川乌一钱，去皮　草乌一钱，去皮　怀乌一钱　生姜三片

上药研为细末，每用五分，生姜水煎，冲童便服。

气喘：加沉香八分　木香磨，八分。

被惊伤胆，狂言乱语，恍惚失音：加人参三分　辰砂八分　金箔十张，远志八分。

虚汗：加黄芪一钱　牡蛎一钱　白术一钱　浮小麦炒，二钱　麻黄根一钱　白芍八分。

寒重：加厚朴八分　陈皮三分。

热重：加前胡八分　柴胡一钱　黄芩八分。

大便不通：加大黄八分　朴硝五分。

小便不通：加木通八分　车前子一钱　滑石八分　瞿麦一钱　茵陈八分。

发汗：加麻黄八分　生葱一钱。

分理阴阳：加猪苓一钱　泽泻八分。

久伤成痨：加天冬二钱。

极热不退：加连翘八分　山栀八分　薄荷八分。

言语恍惚伤心：急加辰砂八分　远志八分　木香五分　人参三分　琥珀三分　茯苓一钱　硼砂八分。

失笑：加当归一钱　破故纸八分　蒲黄炒，八分　杜仲一钱　川楝子一钱　桂枝一钱。

呕吐、饮食不进：加丁香三分　天南星八分　砂仁八分　半夏八分　旋覆花　大附子各八分。

跌伤，口中粪出，诸药不纳者：加丁香五分　草果八分　砂仁五分　半夏八分　南星八分。

腹内气血成块：加三棱　莪术　乌药各八分　香附一钱。

胸膈膨胀：加枳壳　白蔻各八分　砂仁五分　香附　大腹皮　半夏各八分。

口中血腥：加阿胶炒成珠一钱，如不止，用丁香嚼之。

咳嗽滞血：加蒲黄八分　阿胶一钱　茅花　朱蒂花各八分。不效，服人参清肺汤。

伤肺，口出血疱，此伤肺也：加服人参清肺汤，加蒲黄八分　阿胶一钱　茅花八分。

肚中血毒：加红花八分　苏木八分。

伤头皮破出血过多：加生地一钱　熟地一钱。

腹中冷痛：加良姜五分　干姜三分　玄胡索八分。

刀伤血出过多，遍身麻木，不知人事，时或昏死，先以三味服之：人参三分　木瓜八分　没药八分。或不能食，水煎服。倘刀伤枪刺，血行不止，切不可用酒煎药，切宜慎之。

人参清肺汤

专治跌打伤胸胁，以致血泡从口出，服此神效。

人参三分　地骨皮八分　乌梅八分　桃仁去皮尖，一钱　罂粟壳蜜汁炙，八分　阿胶炒，一钱　甘草炒，三分　桑白皮蜜炒，八分

上用水一盏，生姜三片，大枣二枚，煎至八分，食前温服。

昏昏散

或损伤断出笋，用此药麻倒，去尖整骨归笋。

草乌一钱五分　川芎一钱　骨碎补去毛，八分　香附米八分

上为细末，每服一钱五分，或二钱，姜酒服下。凡有跌打损伤，务要审量可治。倘有从高处坠下，瘀血攻心，必用桃仁、红花、大黄等药，吐泻其血方可。

止血方

马兰头　野苎根　车前草

捣烂敷患处，止血极妙。

生肌散

乌鸡骨炼，一钱　血竭另研，二钱　儿茶三钱　赤石脂煅，三钱　真龙骨煅，二钱　猫头骨火煅，二钱

上六味，捣细末，生肌。

又方：

肉桂一钱　红花四钱　三七二钱　自然铜五钱　广木香一钱　五加皮三钱　当归四钱　土鳖二钱　血竭五钱　麝香一分　陈皮三钱　丁香七分　防风三钱　草乌一钱

头上，加细辛；手上，加桂枝；腰眼，加杜仲；脚上，加牛膝、续断；女，加黄芩。

又方：

桂心一钱　陈皮五钱　川芎二钱　广三七一钱五分　防风五钱　麝香一分　木香一钱　续断四钱　丁香一钱　自然铜二钱　当归五钱　土鳖二钱　骨碎补四钱　五加皮三钱　川贝二钱　虎骨三钱　紫荆皮一钱　血竭五钱　杏仁五钱　红花三钱　草乌一钱

跌打要诀

脉法，若见沉细微弱虚者则生，如浮数大弦紧实急短则死。若失过变之，脉而过缓滑，忽痰痉则死矣。若腹内瘀血积胀，脉见牢大者生，细沉无力者必死矣。

凡看跌打者，先看相穴后看症。生死之法辨明仔细，庶不致有误也。

凡看跌打，有十症不治：唇青齿黑、眼睛翻白、心口中打伤发渴、寻衣摸床、拳紧不放、舌卷囊缩、发直如麻、面青舌黑、羊目鱼口、哭声涕泪或时发笑。此十症，或犯者乃伤穴之源也，欲治其病，或一二犯之者，有可救也。

凡用药治之，先辨其穴，次探其轻重，有上、中、下三部之位不同，宜辨详细，决知生死。见一二伤者可治，三四伤者则不能医。夫目为肝之窍，若伤肝，重则恶冲心所，有目不转睛之症。又发搐搦者，乃肝一助也。丹田有伤，血气冲厥阴包络，则发咳语。胃口有伤，呕吐难食，口吐白沫。伤脾则发嗳而大便不通。伤肺则气陷难语，拳紧下放。伤肾则发直、舌卷、囊缩。若是伤心，即时便死。心与小肠相表里，则阑门不通。大肠伤则谷道不通。以上伤者，若犯一二，重者则死矣，难救矣。若不伤穴，只伤肌肉手足，医何难哉。又三部之分，上部心之上至头顶为上栏，中部在腰两傍，心胸之下为中栏，下部在腰之下至两足之间。如伤重而昏沉者，看脉有生机，即必有开关，接气接骨为主。上下左右阴阳看，以辨其轻重要紧。阴属血，阳属气，在血者行血散瘀，在气者通气行气，如法治之，何患症之难治者哉。

第一穴 胸前右边为肺，系华盖穴。直打伤者，则人事不醒，乃气凝血迷心窍者，若过三日，则无救矣。然伤于气，所以血迷于心。用十味煎药方加枳壳。又用七厘散二分，行血止痛。

第二穴 心胃两经在胸之中，直打伤者，或有痰者，行过三次即闭，冷粥汤止之，再用夺命丹一服，自愈。后再发者，吐食吐血而死。

第三穴 在胸前三根彪骨节，穴名肺底穴。直插打伤者，恐九日而亡。用十味煎药，加百部、桑皮各二钱煎服，又用七厘散二分三厘，再用土鳖紫金丹，三服自愈。后再发衄而痛，周年而死。

第四穴 左边乳上一寸三分，名气串穴。金枪打中伤者，三十日发寒冷而死。医用十味煎药，加沉香一钱、肉桂四钱煎药，又用七厘散，又夺命丹，三服而愈。后再发者，十年而死。

第五穴 在左边乳下一分，名正气穴。冲拳打中者，十二日死。医用十味煎药，加青皮、乳香各三分，用三服。再用七厘散二分五厘加在内煎服，痊愈。后再发痛者，四十九日而死。

第六穴 在右边乳上一寸三分，名气海穴。拳插打中者，十六日死。用十味煎药，加木香二钱，煎三服，再用七厘散二服，又用夺命丹二服，自愈。后再发痛者，九十日而死。

第七穴 在右边乳下一分，名贮血海穴。被拳打中，血凝者，吐血不止者，半日而死。用十味煎药，加郁金、刘寄奴各一钱煎服一帖。用七厘散一服，又用夺命丹一服，自愈。后再疼痛不止者，六十日而死。

第八穴 在乳下中间一寸四分，名食海穴。直插拳打中者，三十六日下血而死。用十味煎药，加灵脂一钱五分、炒蒲黄一钱煎服，七厘散二钱五分，再用夺命丹三服，自愈。后再发番食一世而死。

第九穴 在两乳下一寸旁，名三肾穴，三肾者，肝、肺也。直拳打中伤者，七日而死。用十味煎药，加石菖蒲三钱、枳壳一钱三分，又用七厘散三服，再用夺命丹三服，自愈。后发疼痛血胀，六十日死。

第十穴 心中，名君主穴。直插打中伤者，立刻目昏不省人事，舞拳者但气未绝，速用十三味煎药方，加用肉桂一钱、丁香六分二服，七厘散三分三服，再夺命丹三服，又紫金丹三服，自愈。后又发疼痛难忍者，一百二十日而死。

第十一穴 在心口下一寸二分，名藿肺穴。直拳打中者，昏闷不言者，即下半身闭，拳掷气行即醒。用十三味煎药，加桔梗八分、贝母一钱，用七厘散三分，再用夺命丹三服，痊愈。后再发疼痛气闭者，一百二十四日而死。

第十二穴 在脐下一分，名气海穴。膝盘鼎中者，二十八日死。用十四味煎药，加桃仁、延胡索各一钱，又用七厘散二分，再用夺命丹三服，痊愈。后发胀痛者，二十六日死。

第十三穴 在脐下一寸二分，名丹田精海穴。直打中伤者，十二日死。用十四味煎药，加三棱、木通各一钱，二贴，愈。后发小便闭胀痛者，一百四十六日而死。

第十四穴 在脐下一寸四分，名分水穴。踢打中，大小便不通，十二日死。用十味煎药，加三棱一钱五分、莪术一钱、生大黄二钱，用七厘散二分五厘，用夺命丹三服，又用紫金丹四服，痊愈。后再胀闭而痛，一百六十日而死。

第十五穴 在脐下一寸三分，名关元穴。直打中伤者，五日死。用十四味煎药，加青皮、车前子各一钱，用七厘散二分，又用夺命丹四服，痊愈。后发痛胀筋瘘者，六日而死。

第十六穴 右边胁脐下毛中，名气门穴。木棒点中者，一百五十日死。用十四味煎药，加柴胡、当归各一钱，用七厘散二分，又用夺命丹二服，自愈。后若发口苦而渴，胁筋胀痛，三十日而死。

第十七穴 在胁下气街一分，名气囊穴。木棒打中者，四十二日死。用十四味煎药，加归尾、苏木各一钱，再用紫金丹三服，自愈。后发疼痛，过四十二日死。

第十八穴 在右边胁下软骨，名地门穴。直打中者，六十日死。用十二味煎药，加丹皮、红花各一钱，再用夺命丹三服，愈。后复胀肿痛者，过二月死。

第十九穴 在左边地下一分，名血囊穴。直打中者，四十日死。用十四味煎药，加蒲黄、韭菜子各一钱，炊酒服，再用夺命丹三服，愈。后再复发痛者，过八十日而死。

第二十穴 在脑顶心中，名堤泥丸穴。直打中破者，过二日而死。或朦胧头眩者，六十日而死。用药酒方，加羌活一钱，苍耳子一钱五分，酒服，再用夺命丹三服，自愈。

第二十一穴 在两耳下半分空处，名听宫穴。摊上点中者，二十四日死。用十四味煎药，加川芎、细辛各一钱，再用夺命丹三服，自愈。

第二十二穴 在背心第七节骨内旁边下一分，拱对心穴。直打中者，吐痰带血者，三百日而不死。用十四味煎药，加骨碎补、杜仲各一钱，夺命丹三服，愈。

第二十三穴 在背心第七节骨下一分，名气海穴。直打中者，周年而死。用煎药酒方，加狗脊杜仲、骨碎补各一钱，再用紫金丹三服，自愈。

第二十四穴 在背两膀骨软肉处，膏肓穴。直打中者，年半而死。用药酒方，加鳖甲、狗脊各一钱，再用紫金丹三服，自愈。

第二十五穴 在背心上二分第五节骨，名风俞穴。直打中者，三月而死。用药酒方，加防风、狗脊各一钱，再紫金丹三服，夺命丹三服，自愈。

第二十六穴 在背心上第六节骨，名肺俞穴。直打点中者，气闭不通，身麻，一月而死。用药酒方，加天麻、狗脊各一钱，用紫金丹三服，夺命丹三服，自愈。

第二十七穴 在背后第十五节骨中间，名肾命门穴。直打中者，九日发咳而死。用十四味煎药方，加桃仁、续断、红花各一钱，再夺命丹三服，自愈。

第二十八穴 在背后第十六节骨两旁，名肾经穴。直打中者，一日半而死。用十四味煎药方，加桃仁、胡桃肉各一钱。

第二十九穴 在背后第十七节骨两旁，名膀胱俞穴。溲便闭塞，七日而死。用十四味煎药，加木通、牛膝、滑石各一钱，再用夺命丹三服，自愈。

第三十穴 在尾梢下一分，名海底穴。直打点中者，七日而死。用十四味煎药方，加大黄、芒硝各一钱，再用夺命丹三服，自愈。

第三十一穴 在两小腿中，名鹤口丹穴。直打伤筋者，周年而死。用十四味煎药方，加牛膝、苡仁各一钱，用夺命丹三服，自愈。

第三十二穴 在两膝阴眼，名鬼眼穴。直打中者，三年脚酸浮黄而死。用十四味煎药方，加松节、藕节、牛膝各一钱，加七厘散三分五厘，同煎服下。

第三十三穴 在两膝阳眼，名足三里穴。直打中伤者，三年筋敛胁下痛者死。用十四味煎药，加牛膝、官桂、木瓜各一钱，再用夺命丹三服。

第三十四穴 在足前凹中，名大冲穴。直打中者，三年骨节酸痛不能走动，或废疾也。用十四味煎药，加牛膝、苡仁、黄柏各一钱，用夺命丹三服。

第三十五穴 在足底心，名涌泉穴。直打伤者，十四个月死。用十四味煎药，加牛膝、木瓜、槟榔各一钱，再用夺命丹三服。

第三十六穴 在天庭上三分，名昭心门穴。直打破骨髓血不止者立死。生肌散敷上，血止者有气，看脉有生机者，用十四味煎药方，加蔓荆子、桔梗、天麻各一钱，自愈。

以上三十六穴乃伤人之重也，凡用药必须细心观看，辨明轻重，脉法参酌虚实，庶不致有误也。

十四味煎药方 以前三十六穴定用：

五加皮 三钱　枳壳 一钱　陈皮 一钱　杜仲 二钱　五灵脂 一钱　上肉桂 八钱　蒲黄 一钱　刘寄奴 一钱　延胡索 二钱　全归 三钱　香附子 二钱　红花 三分　朱砂 一钱

陈酒冲服，朱砂送下，食前后，量上中下服下，重者三四服，轻者一二服，自效。

六、跌打伤科[1]

〔清〕王锡林[2]

外伤第一

夫跌扑者，有内伤外伤之别，有瘀血积血之故。且如外伤肌肉有损，或紫或青，或肿痛不可忍。轻者预用先锋散，欲先散血，以散血汤。若心闷，以心闷红花苏木散。又有心中闭闷以心中闭闷汤。重者先服护心散，第外伤无论轻重次随，服保合太和汤。若全身受伤，此汤服之更效。倘全身疼痛以悦乐汤，头上受伤以保元汤，腹里受伤以护腹汤，腰上受伤护腰汤，小腹受伤细腹汤，手上受伤股肱汤，下身受伤季体汤。又跌损并风气以双理汤，又损伤心之以下，常用以护体汤。最轻者护身汤，若统用保合太和汤尤妙，盖以保合太和汤在损伤称为独品，诚谓最稳，此真治跌扑之良药也。又损跌心中极热，以六一散或用甘草汤俱可。又有内伤致命、续骨接筋、骨伤骨碎、新旧积血、破损伤风、诸般吐血，变易难症，各汇分列，俱录于下，此未及详注也。

先锋散 治外伤平常用。歌曰：先锋散内用灵仙，茜草光乌必占前，更加荆红共研末，方知服药最为先。

灵仙　茜草　五加皮　荆皮各一两　光乌三两，姜汁炒　红花五钱

上药共为细末，体厚者每服一钱，体薄者每服四五分。

散血汤 治损伤先散血。歌曰：散瘀活血红苏木，枳壳归尾最思慕，再加牛膝生地随，伤损散血何须卜。

红花　苏木各六钱　枳壳　牛膝各一两二钱　归尾　生地各八钱

上药分作六剂，好酒煎服。

保合太和汤 治内外损伤统用此汤，若全身受伤更效。歌曰：保合太和荆枳防，

---

[1] 跌打伤科：系清代胡松等编《伤科方书六种》之一，现存抄本。王锡林撰，一卷，成书年代不详。本书仅选其中五篇，主要方剂赋成歌诀，便于记诵，是其特点。

[2] 王锡林：生平籍贯不详。著《跌打损伤验方》一卷。

红甘三附茜结邦，乳没蒂丁加丹芷，前随增补合全方。

防风　荆芥　枳壳麸炒　茜草　紫花蒂　丁草　五加皮　丹皮　白芷各四钱　红花　香附　前胡　乳香去油　没药去油　桔梗各三钱　三七五分　甘草二钱，炙

上药分作四剂，好酒煎服外，以随患增补合用，倘若唤气不来，加橘红、黄芩。脚腿受伤加木瓜、牛膝、苡仁。头上受伤加川芎、羌活。手上受伤加桂枝、木瓜。腹内受伤加桃仁去皮尖、桔梗。若胃口不开加枳实麸炒、郁金。小腹内受伤加萹蓄、木通、通草、黄柏、生蚯蚓，又加数百年古松节，每剂一钱，入前药同煎更妙。

内伤第二

予思外伤既以鲜明，而内伤岂不细说，故又既内而言之，其伤有拳打棍戳，有手指点戳，又有戥子梢点戳者，此等不一之伤未可概论，若此者俱为内伤，有致命之处，又有偏者，皆宜速治，不可稍缓。就拳打而论，亦有偏正轻重之殊，拳骨点打正者重，平拳打偏者轻，轻者预服先锋散与克敌散，或保合太和汤，外用伤损寒痛丸等。重者先服护心散与克敌散，外用取内伤散瘀血法随服御侮散，内吐其损伤大小之形核，必服羽林散，使去其核令不疼痛而愈。又有棍戳及手指点挫，至戥子梢挫，并新旧损伤积血者俱为重伤。然亦有偏正之易，正者更重，尤宜仔细，俱宜先服护心散，再服克敌散，外用取内伤散瘀血法。或用雌雄火，或使雷火针，因患而施，令内吐其核，将火针法消去其核，凡吐有核者，俱用此针，刺出瘀血止。若新旧损伤积血，治法同此，虽无形核，亦宜刺出瘀血更好。如果重者用回生膏盖贴，轻者用太乙膏盖之，或轻重者用增补红毛膏贴之亦可，最轻者不用膏贴亦可。无论轻重，外俱用绵包裹为佳，随服羽林、护卫、鹰扬等散，使得痊愈无误。或全身遍打伤内者，必服保合太和汤为始，再以冲和为中，终服此前载羽林等散最稳。且如从高坠堕而未经损破皮肉者，必有瘀血流入脏腑，人必昏沉不醒者，二便必难，先以护心、镇心二散，随即飞敛，又当速以大成汤通二便，护服重伤汤亦可，其人自醒，如不醒，独加汤救之。寻常坠堕轻者，以复元活血汤，如此等症既服通利药，随当俱服，以调中二成汤调之。或有骨硬不软活者，动多掣肘，当服软骨散，或以保合太和冲和等汤择而用之可也。理治者当随机应变，切勿偏执用之，谨之慎之毋忽。

克敌散　专治内伤。

歌曰：金丝钓鳖克敌神，光乌草乌百草成，乳香没药金沸草，研末和匀服最灵。

上用金丝钓鳖　金沸草各一两　光乌　草乌俱姜汁炒。各五钱　乳香去油　没药去油　百草霜

上药共为细末，每服四五分，酒服。

冲和汤 治损伤兼内损冷症效。

歌曰：冲和汤内紫金皮，独活菖蒲赤芍宜，白芷随方加减法，诸般百症共称奇。

上用紫金皮五钱，炒　独活三钱，炒　赤芍二钱，炒　白芷一钱　石菖蒲一钱五分

上药酒煎服，外合研末或葱汤或热酒俱可调敷肿伤痛处。药中紫金皮乃木中之精，能破气逐血消肿。独活土之精，动荡凝滞血脉，散骨中冷痛去麻痹湿。石菖蒲水之精，善破坚硬，生血止痛，破风消肿。白芷金之精，能去风生肌定痛。赤芍药火之精，能生血活血，散瘀除痛，盖血生则肌肉不死，血活则经络流通，故肌活不致烂痛，经通不致壅肿，此为散风行气，活血消肿，祛冷软坚之良药也。其中五行相配用者，再无不效之理，若内损冷者尤效。

续骨第三

尝谓跌扑者不可不分内外，而内外即以分之，则又当辨其续骨之礼，故就续骨者，先服宽筋散，随将手足跌碎处，倘有碎细曲骨触在肉内，外必用铁城散涂搽，然后动手用以钳，箍去碎骨，可将骨扶正，敷以关圣散，或以如圣金刀散，即用杉树皮夹上，或以回生正副玉真理风等散，速服华佗神散而愈。如骨节出臼者，必使归原，外以绵包裹，内预服宽筋散，随服华佗神散效。如指骨受伤痛不可忍，内服理风等散，外以裂痛丸。至若骨，伤能伸不能屈，初服宽筋，次服羽林、护卫、鹰扬等散。重者附骥神散，最重者以华佗神散。最重倘骨碎者，用正理骨碎神散，或副理骨碎神散，俱可得愈，然而又有礼说也。大凡治跌扑续骨等伤症者，用药其性多热，当以强固精神，无使定泄，早得康健，必服固精散为要，然后究续骨等伤之症调理为妥。后之学者当细详而熟玩之，不可造次而混使也。

宽筋散 治续骨损筋效。歌曰：宽筋内药真有灵，损骨损筋首队人，荆防当归五钱各，木瓜一两即安宁。

防风　荆芥　当归各五钱　木瓜一两

上药共为细末，每服二钱，温酒调下。

铁城散 即名曰麻药。

天南星　半夏　胡椒　草乌　川乌　石藏花

上药等分共为细末，用胡椒水调和涂上。

破损第四

　　破损者，乃刀斧所伤，有深浅之不同，迨至血流不已，深者先服理风、脑风、回生、玉宝、正副玉真等散及镇险保元汤，随用冷水洗法，次以桃花散掺之，其血自止。或止血散，或以两全散，或关圣散、锋芒散敷之。若以冷水洗时，独用关圣散敷更效，至二三日后，若洗以祛毒散，或脓多以豆腐膏贴，再以关圣锋芒等散敷之。如头面打破，将收口时使其无疤，敷以无瑕散。若出血过多，昏沉不省人事，以独参汤，以八珍汤补助为要。若浅者先以理风，随以冷水洗，次用桃花散掺之，或止血散或以关圣散，敷至二三日间，洗以祛毒散，绵挹干仍敷关圣散收敛，此乃深浅之法，而外无余秘矣。

　　脑风散　治头脑打破去风兼破脑伤风者。

　　防风　白芷各三分　南星三钱

　　上药焙干为末。每服一钱，用滚汤调之。

　　无瑕散　治刀伤破损，愈后无疤痕者。

　　小麦麸以绢箩细末　真米醋

　　上二味凉用若许调匀，以或布或绢，摊上醋拌麦麸，盖包贴缚着破损患处，将敛口所一二日之间解开，仍以米醋浸绵洗洁净，以干绵挹干，再敷关圣散，愈后自然无瑕矣。

　　关圣散　治跌扑破损并刀斧所伤，头上打破神效。

　　乳香去油　没药去油　象皮炒。各一钱　珍珠三分，豆腐内煮数沸，布包捶碎研末　龙骨火煅，一钱　苏木二钱　血舌五分　儿茶一钱　冰片一分半　赤石脂二钱，童便浸煅七次

　　上药共为细末，用法以破损初时，随用冷水洗之，挹干敷此散于患处，以至二三日之后，即用祛毒散，其散以滚汤泡之，或以水煎沸滚，俱候冷即洗之，掺干敷药，倘未用药时，具开作脓，亦宜祛毒散，洗敷同前。

接筋第五

　　夫筋断者，血飞如射，其势不止，予知其筋已断矣，急服回生理风、正副玉真等散，临洗以冷水挹干，以桃花如圣金刀。后又流血，速以玉红膏、关圣、锋芒、花蕊、珍珠等散，活而用之，至若骨伤出血，以贴、服膏、汤，倘伤手足有能屈不能伸者，亦知筋断破伤腐烂，敷服洗药此仍照前，又加服以保合太和汤增减，或以

股肱汤。若出血果多，以独参汤，其人面色必黄，外宜避风寒，内要忌冷物而终保无虞矣。

七、捏骨秘法[①]

〔清〕刘闻一

人身内有脏腑，外传肌肉，为之枢轴间架者，筋骨也。周身筋骨各有职司，部位一错，运动不灵。本书自头项肩臂以至脊胁手足，凡属筋骨病症或专用手捏或兼用药疗，因症施术，随时斟酌。一切贴药、服药、抹药诸方附于篇末焉。

捏头项法二条

凡脖项错捩_{跌伤}俱是向后错，头必俯而不直。

治法：用左手托住前边，右手向疼处略稍按，按左手稍有知觉即止。此症不治，饮食难下，若用力太大、手按太重，使后边之将咽喉填满，恐更碍饮食，或至伤生，治者慎之。

凡嘴巴骨落，无论左右皆不能言语，不能饮食。

治法：用左手托住后脑，右手大指伸入嘴中，按住尽头牙下，下四指搦住嘴巴骨，大指用力往下一按，遂即往外一拽_{侧怪功}向上一托便上去矣。

捏脊骨法二条

凡脊骨疼，何处疼必定何处高。

治法：用大指向脊骨高处略略一按，与上下脊骨相平即愈。凡因仆坐于地将尻骨_{脊骨尽处}坐歪者必向里歪，虽能行走殊觉疼痛，容有大便不能便净者。

治法：自病人侧面，用左手搬住身前，右手扣住尻骨往下一拽，遂即往外一搬，则尻骨仍然直上直下，即愈。

捏胁骨法一条

凡肋骨塌陷及挤断者，多在中间，平时不甚疼痛，到睡时难以睡，起时难以起。

治法：用手按住肋骨两头，两手用意是欲肋骨中间皆向外撑胀，盖肋骨个个相连，他肋骨向外撑胀，则塌陷及挤断之肋骨自随着向外撑胀与他肋骨平矣。再用宽带横捆身之周围，以防伤骨内，数日即愈。

[①] 捏骨秘法：又名《正骨秘法》，清代刘闻一口述，蒋云端笔记，著《正骨秘法》二卷，1922年刊行（河南商务印刷所铅印本），《捏骨秘法》系其一卷。刘闻一生平籍贯不详。

捏手骨法六条

凡手指骨节或向左歪或向右歪不能伸正，此是骨凹错。

治法：用左手搦病人之指，以右手捏正，对准骨凹，用高粱秆瓤镶住左右，以线捆之。数日即愈。

凡手指骨节或向下弯不能伸直，此是骨有坏处，或向上弯不能伸直，此是将骨折断。

治法：用手捏直，裹以膏药，用高粱秆瓤四面镶住，以线捆之，数日即愈。膏药方见后。

凡手指中间将骨折断者，必细审断处，且细审上下左右。上面若是凹，下面必是凸；下面若是凹，上面必是凸。至于左右亦是如此。

治法：无论齐搓斜搓，必将手指略略拽开，使骨搓对准，然后四面捏捏，令贴皮贴骨。内用膏药裹住，外用杨树皮四条，周围镶住，以带捆之，数日即愈。膏药方见后。

凡手脖骨节错凹者，手必不能扬起。

治法：用左手搦住手腕骨掌后高骨之左右，以右手搦住手，稍向左右活动活动，再用左手搦住手脖上下，以右手搦住手稍向上下活动活动，使骨凹对准即愈，若肿胀太甚，用药抹之，药方见后。

凡手脖或向外歪或向内歪，此必手腕骨坏也，手必往下搐，此错凹者更不能扬起。

治法：如外腕骨坏，将外腕骨托起，向外拽拽，使与内腕骨相齐。手脖向外歪者，往内扶正；向内歪者，向外扶正，贴以膏药。用杨树皮二条两边镶住，以带捆之，数日即愈。治内腕骨仿此。药方见后。

凡手脖扭筋必有筋高起，不能著槽，以手捻之往往内里作声。

治法：用大指按住疼处或向内捻捻，或向外捻捻，使高起之筋归了本槽，以带捆之即愈。

捏胳膊法二条

凡胳膊肘错凹，肘必向里去，手必向外歪，而时两边之骨仍然外现。

治法：左手搦住胳膊上截，右手搦住胳膊下截，将肘扶正使入凹内即愈，若肿胀太甚用药抹之。药方见后。

凡胳膊内边之骨向下刮去，隐而不现，此是骨坏，肘之形象大约与错凹同。

治法：左手将内边之骨撅出，顺着胳膊肘拽拽与外边之骨比齐，右手搦住手脖，将肘扶正，使入凹内。内用膏药裹住，外用杨树皮半寸宽六七寸长、左右镶住，以带捆之即愈。药方见后。

781

捏肩臂法 一条

凡肩臂错凹，胳膊一定落下，不能扬起。

治法：用单桌一张使病人坐在低处，将胳膊放在桌上，用大带捆住胳膊上截，一人隔桌搦住带捆之处往外拽，数人隔桌挽住大带往拽，俱是慢慢用力，切莫拽胳膊下截。治者用两手挨着病人身子，下手将胳肢窝两条大筋四指扣住，向两边撕开往上托，两大指按住肩尖往下按，看看肩凹对准否，肩凹对准拽者手一松，胳膊即上去矣，上去即愈。例如右臂落下，先用单桌一张，南北竖搁，病人挨着东边南面而坐，如法治之，胳膊不捆带，恐病人汗出，拽者手滑，治者不撕开两条大筋恐填实碍路，亦上不去，尤必拽者、治者一齐用力才能斗笋适合。所以用单桌者恐一拽胳膊，病人因疼身子容易摇动，一动便挽不开矣。若使病人坐车箱中亦可，意与此同。

捏足骨法 五条

凡足趾疼皆是骨凹错。

治法：只将足趾骨节略稍拽拽，顺正对凹即愈。

凡脚面疼皆是脚面之骨有高张者，脚面之骨甚多，何处疼是何处之骨高张。

治法：只就脚面疼处用手略稍按按，疼处之骨与他骨平即愈。

凡闪着脚脖，则脚脖之骨必有高张者。

治法：亦就脚脖疼处用手略稍按按，便疼处之骨与他骨平即愈。

凡脚后跟疼皆是下面之肉与上面之肉离而不连。

治法：用带勒住后跟上系脚脖即愈，若天热有西瓜皮搁在鞋后跟内一块，常常换之即愈，不必用带矣。

凡脚踝骨坏，内边之骨坏内边往后搐，外边之骨坏外边往后搐。

治法：如外骨坏用手从后边推到前边，与内边骨齐，裹以膏药，以杨皮镶住，防其再往后搐，以带捆之即愈。内骨坏者仿此。药方见后。

捏膝盖法 三条

凡膝盖坏，竖坏则竖开一道缝，横坏则横开一道缝。

治法：无论竖坏横坏，皆用手将膝盖捏严，裹以膏药，左右镶以杨皮，长约三指，宽约二指，以细布捆之，使不能还，数日即愈。药方见后。

凡膝盖开，不治必不能愈，日久不治则开缝愈大，腿必屈而不伸。

治法：同前。但将膝盖缝渐渐合住，莫要心急，迟四五天渐渐再合，三四次始能合严。合严以后迟四五天用手在膝盖周围轻轻的按按，使腿之屈者直些，迟四五天再轻轻的按按，使腿之屈者又直些，三四次始能伸直。若偶不小心用力太猛必致腿弯处皮面横裂，流血不止，筋骨全露。势如至此莫要心慌。急取白糖一两，大葱二棵捣如泥涂之，千万莫动，俟缝长严，药自落下。若不小心将药动落，再用此方便觉不效，可将此药洗净，另用香油熬黄蜡涂之，即愈。

凡膝盖活移，是膝盖扣不住下边之骨，行走不甚得力，以指弹之，中间空虚，仿佛作小鼓声。

治法：取土鳖子七个，焙干为末。香油调抹，以细布捆住，静睡莫动，速者一晌，迟者一日，即愈。

捏胯骨法—条

凡胯落身必不能反转，胯向内落者，内边有个疙瘩，胯向外落者，外边有个疙瘩。

治法：使病人侧身而卧，如胯向内落者，上使人按着他的身子，下使人拽着他的腿，治者扣住内边疙瘩往上搬，与上边骨凹对准，数日即愈。胯向外落者，仿此。凡胯落者病腿必短，若病腿较长些，必是上凹坏不易治矣。

捏挡口法—条

凡脂口筋转行走必不便利，腿盘上下筋有两条，下筋向上转者，行走时脚尖往外撑。上筋向下转者，行走时脚尖向里钩。

治法：使病人站直，下筋向上转者，在病人背后从裆前插手，扣住大筋往下搬，上筋向下转者，在病人背后，从裆前插手扣住大筋，往上搬，使筋归本位，即愈。

捏产妇交骨法—条

凡妇人生子，交骨必开，子落草后，没上床太早，交骨不及转回，必阴户上骨与他骨凹相错，左疼是左错，右疼是右错。容有不能行走者，即能行走，疼痛亦觉不堪。

治法：使病人穿里衣，仰面而卧，两腿弓起，使人搬住里腿，治者搬住外腿，俱向两边搬，病人裆口自然撑开，用右手隔着里衣按病人阴户横骨，向疼处略稍按按，使与他骨凹相对即愈。倘肿胀过甚及诸小症，必须服药者，宜用生化汤。治时如疼痛不堪，使人不敢触手，先用参三七五钱煎水洗之，疼止然后如法治之。

补　　遗 三条，系采取传闻之方

捏落下颏法

凡落下颏者，皆气虚不能收束关窍之故，落则偏而下垂。

治法：患者平身正坐，医者以两手托住下颏左右，大指入口，内纳槽牙上，扣紧下颏，用力往肩下捺，开关窍向脑后送上，即投关窍，随用绢条兜颏于顶上，半时许去之，即愈。卷首所载，系治初犯者之法，此系治习犯者之法，可参用。

治落枕脖法

凡落枕脖者，多系枕砖木等物，寒气伤筋所致，左右无定。

治法：将沙土烧热，用布包好，向扭捩处暖之即愈。

治跌打眼睛凸出法

凡跌打伤及眼睛突出眶外者，若瞳仁未破，仍可施治。

治法：用南瓜瓤捣烂厚封眼上，外用布包好勿动，干则再换，渐即肿消疼定。

八、全体伤科

王焕旗

天时地利人事用药法

夫用药之法，贵乎明变。如风会有古今之异，地气有南北之分，天时有寒暑之更，禀赋有厚薄之别，受病有新旧之差，年寿有老少之殊，居养有贵贱之别。用药之际，勿好奇，勿执一，勿轻妄，勿迅速。须慎重、精详，圆融活变，不妨沉会，以期必妥药，于是乎功成。昔先贤未有发明，后学因而弗讲，其误世也不既多乎。

十 难 法

一医伤之难，难得其传，偏执藏匿，传伤之者难。
一医伤之难，难得其法，书本虽多，指明生死者难。
一医伤之难，难得其用，医之用药，犹将之用兵者难。
一医伤之难，难得其要，证候轻重，用药适中者难。
一医伤之难，难得其效，千方易得，一效难求，方法皆验者，难。
一医伤之难，难得其灵，望闻问切，汗、吐、下三法，俱得者难。
一医伤之难，难得其妙，针灸绑缚，妙手空空者难。
一医伤之难，难得其备，汤头歌诀，概括病源者难。
一医伤之难，难得其人，勿损人利己，仁心普济者难。
一医伤之难，难得其全，内外医经，融会贯通者难。

十 害 法

一医伤之害，文理不通，胶柱鼓瑟，未得活法。

一医伤之害，惟赖一方一药，全无收放。
一医伤之害，生死不晓，方纸不书，一概下药。
一医伤之害，异于寻常，专用恶毒、难觅之药。
一医伤之害，不察虚实，乱投补泻。
一医伤之害，未谙药性，以人之性命为尝试。
一医伤之害，不推病源，妄自加减原方。
一医伤之害，泥乎庸授，不会望闻问法，执迷切脉。
一医伤之害，吐血属伤，反认为痨怯。
一医伤之害，轻言速效，未拔根株，终成痼疾。

元 论 法

夫六淫七情之病，在五脏六腑，自内而发外。跌打损折之伤，在皮肉筋骨，自外而入内。所以伤科之要，专从气血分别。如气血瘀塞，必须审其人之老少，察其禀之厚薄，详其表里虚实，究其轻重根源。虽受伤不同，医者明乎望、闻、问、切之理，合之古人治症之法，自然转祸为福，易危为安矣。若使坚执偏方，冒然下药，不惟其伤不治，抑且变生他症。故循其症而治之，则功在瞬息。昧其途而误之，则病入膏肓。生杀反掌，非轻易也。《易》曰：失之毫厘，谬以千里，盖不可不慎也。夫伤有跌打损折之分：失足为跌，跌者从高而坠下，气逆血涌，脉散离经，宜祛瘀下气，引血归经。斗殴为打，打者拳械击扑，五脏反复，气血凝滞，须宣通经络，调和气血。破碎为损，损者皮肉破裂，血失气虚，该资脾肺二经，温养祛风。断骨脱骱为折，折者虽断犹连，筋骨重病，当和肝补肾，散瘀止痛。跌打损折曰伤，毋论何经之伤，必归于肝。气血不通，而痛甚者必汗，自来汗属风，风亦属肝。《经》云："治风先治血，血行风自灭。"破血行经，必要先治其肝。所有甚者，气血阻塞，上下不通，上伤厥阴之脉，下伤少阴之络，当以针针足内踝，脉动毛之际，血出则肝气和，而症自痊。或怒气伤肝，不克运行，郁结于胁，则伤肝。醉饱房劳，出汗当风，则伤脾。皮肉紫黑，言语不出，瘀血内攻，法当清心顺气，逐瘀生新。又有内伤外损，喷吐泄泻，出血过多，宜调补之。风寒则发散之，瘀血则驱逐之。折骨脱臼，必当接骨入骱。所不补泻兼施，若混治莫辨，则失其治症之道矣。

骨格医法

五行八卦，经络脏腑，前人备载，毋庸赘述。惟人之骨有髓者，有无髓者。有有液者，有无液者。亦有多髓多液者，亦有无髓无液者，更有髓液并有者。共乘一百六十五节。如齿无三十六，则不足其数。若手腕臁肋，无髀骨者，尤其更少也。男骨白，女骨黑。长足者圆，未足者扁。老年则枯，少年则润。凡十岁上下，气血渐盛，骨扁柔嫩。二十左右，则有长无消，圆而带扁。三十筋骨已定。四十前后有消无长，骨色转苍。五十、六十岁骨枯发黄。故十六岁像春，三十像夏，四十像秋，六十像冬，此消长自然之理。接骨入骱者，当因时制宜，庶无贻误矣。

医穴道法

须师指教，男左女右。看患者中指中节，作一寸计算看法。倘针穿心穴，须要医生口喷冷水患人头面部，随惊时，针脐眼穴上一寸三分。穿心治痰血迷心窍、失魂魄症。

顶心及囟门，伤出髓者不治，偏左偏右相同。囟门在正面发际下，伤后骨出不治。头颅额角相同。太阳穴在二眼稍后，不论骨碎与不碎，伤至昏迷难救。鼻梁又名截梁，内有川字络三条，伤断出气者不治。结喉又名突穴，对断不治。

寒穴在突穴下一寸三分，即空潭处，伤出气者不治。横骨在寒穴下悬一寸三分为一节，下一节凶一节，直至人字骨。龙潭穴，即胸膛穴，伤后发青，里心紧痛，此偏心之难症，或双手掩住不放，更凶。气门在左乳上脉动处，如被插伤，气塞目反、口噤身强，救迟不过三时。医者坐低拎其头发，覆于膝上，塞住肛门，于背上摩运轻敲，气呻即活。轻者拽手夹背，三拍即愈。

痰门，在右乳上一寸三分，伤后痰红凶症。左乳上伤久发嗽，右乳上伤久发呃。胸前背后相应处，伤久成怯症。

食腑，在左乳下，伤后呕吐连绵不治。

血海，在右乳下，伤后必吐血，否则日后成痞，治以麸面围住，朴硝填满，草纸盖之，炭火熨上，其痞则消。

心坎在人字骨下，伤即血泛口噤险症。

食堵在心坎下，伤后吐食，名曰扑心反胃，凶症。正饱重伤而不吐者，以焦菔子汤灌下，且过三日下药。肚子小腹，伤久成黄病。

丹田，在脐下一寸三分，伤后寒战气塞者凶。

膀胱内伤，小便反溢，皮肤起泡，死症。

脑后伤，与囟门相同治。

百劳穴，与前塞穴相对，伤亦相同治。

脊膂，在脊骨第三节两边中间，即海底下。七节中间后斋穴。十四节中间千金穴。两腰旁即两腰眼，又名二珠穴。伤哭笑者，不治。

后胁穴伤宜急治。

尻尾骨伤，与天井骨同论。

海底梁，在谷道当中。伤时耳内发响，血往上冲。其伤最重，日久瞳仁散大。或忍落门牙，不治。

凡人两肩胸前背后肋胁左右，破伤出气俱为死症。以上等穴，至紧至要，向上打伤为顺气，平拳为塞气，倒插为逆气。诸般破碎，最怕出气，各样内伤，最忌倒插，盖因血随气转，气逆。血凝故也。

分 别 法

男女之伤，有难易之分别，如男伤上部易治，下部难医，因以其气上升故也。女伤下部易治，上部难治，因其血下降故也。男子气从左转，左则属阳，女人血从右转，右则属阴。阳为气，阴为血。其痛游走属气，当理气活血。其痛凝滞属血，宜活血理气。所以青皮、当归为方之主。

生死定决

伤后山根，声音清楚，六脉平和，阴囊有子，皆为吉兆。肝经脉数，瘀隐胸腹，后至吐血，面色发黑，内必有伤。如重伤后，杂病繁生，老人左股压碎，大肠穿破，小肠破伤，吐屎痰多气响，眼白肉吊，失枕粪黑，喘急胸高，耳鼻发赤，两手捏空，髓出骨青，伤痕硬突，水喉勒断，耳后胸衣穿破，天柱骨断，太阳命门胸前背后，骨碎如粉，口眼不合，唇角流涎，小便闭结，卵子捏碎，阴囊阴户，肛门谷道，疼痛异常，极声叫喊，毒血迷心，不省人事。有一于此，靡有不死。

五绝看法

夫医伤者，当看五绝关节，如五绝全犯，不治之症。若犯一，二，可医治。

一看伤人两眼白睛，上有红筋，内有瘀血，红筋多，瘀血亦多，红筋少，瘀血亦少。再以指甲拨其眼下眶皮，两目活动有神易治，否则难医。青筋满眼，直视无神为一绝。二看指甲重掐，放手即还原血，伤轻，良久复原伤重。若紫黑色者，为二绝。三看外肾不收者伤轻，缩进者最重，为三绝。四看脚指甲俱黑，为四绝。五看脚底，红色轻，土色重，蜡黄者最，为五绝。

引　经

破伤风，脉浮在表，羌活防风散。脉沉在里，养血地黄汤。痰红掣疯，玉真散。背搐，加羌活、防风。前搐，加升麻、白芷。两傍搐，加柴胡、防己。右搐，加白芷。风湿痛，羌活。脾胃困倦，加参、芪、苍术。诸气刺痛，加枳壳、香附。诸血刺痛，加当归，上中下用根、身、梢。胁痛寒热，加柴胡。小腹疝痛，加青皮、楝子。小便不通加黄柏、知母为君，茯苓、泽泻为使。虚热无汗，丹皮、骨皮。虚热有汗，黄芪、骨皮、知母。自汗盗汗，黄芪、麻黄根。一切气痛调胃，香附、木香。破滞气，青皮、枳壳。泄气，牵牛子、菔子。助气，木香、藿香。补气，人参、黄芪。一切血痛活血、补血，当归、阿胶、川芎、甘草。凉血，生地。破血，桃仁、红花、苏木、茜根、延胡索、郁李仁。止血，发灰、棕灰。上部见血，防风、丹皮、剪草、天冬、麦冬为使。中部见血，黄连、芍药为使。下部见血，地榆为使。新血红活，生地、山栀。陈血瘀紫，熟地。腹中实热，大黄、朴硝。郁痞满气，香附、川芎。湿，苍术。痰，陈皮。热，栀子。食滞，神曲。血热，桃仁。心烦口渴，干姜、茯苓、天花粉、乌梅。噤口痢，葛根。茎中刺痛，生甘草。金镞，内治，大黄、甘草、参三七、当归、川芎、郁金，酒摩服，活血止痛。外治，古石灰、百草霜、香灰、无名异、象皮灰、参三七，内服外敷。跌，扑内治活血，大黄、延胡素、三七、当归、桃仁，或煎或磨。内拾接骨，骨碎补、地黄、白及、黄麻灰、接骨木，自然铜，散血止痛，接骨要药。外治散瘀接骨，大黄、凤仙子、生半夏，水调涂，肿一夜即消。

四时用药

《经》云：先识岁气，毋伐天和。又曰：升降沉浮则顺之，寒热温凉则逆之。故春月宜加辛温之药，薄荷、荆芥之类，以顺春升之气。夏月宜加辛热之药，香薷、生姜之类，以顺夏浮之气。长夏宜加甘苦辛温之药，人参、白术、苍术、黄柏之类，以顺化成之气。秋月宜加酸温之药，芍药、乌梅之品，以顺秋降之气。冬月宜加苦寒之药，黄柏、知母之类，以顺冬沉之气。所谓顺时气而养天和也。

临症用药

症有宜汤者，宜丸者，宜散者，宜下者，宜吐者，宜汗者。汤可以荡涤脏腑，开通经络，调和阴阳。丸可以逐风冷，破坚积，进饮食。散可以去风寒暑湿之邪，散五脏之结伏，开肠利胃。可下而不下，使人心腹胀满，烦乱。可汗而不汗，使人毛孔闭塞，闷绝而终。可吐而不吐，使人结胸，上喘水食，不食而死。

九、朱君尚先生秘传跌打方

〔清〕朱君尚

紧要大穴总论歌

两胁生毛处，前心并后心，肺俞拳休着，肺底一般寻，血海拳休重，重则命归阴，四湾灯草骨，命门与肾乡，切忌津命穴，丹田两食仓，咽门分水穴，气眼及腰俞，天井夹脊穴，玉枕玉兰俱，太阳休点戳，钟鼓莫齐鸣，讲明知此义，方得保安宁。

各穴所在

头顶泥丸穴，天庭是囟门。两鬓眉心处，太阳太阴当。耳下半分空，是为两听穴。耳后高一寸，则名耳门穴。脑后发际上，一寸是风穴。耳后入发际，一寸为浮穴。眉心下两眼，对直鼻梁穴。舌底结喉上，乃名咽门穴。结喉含津处，名曰为突穴。结喉下横骨，空处名塞穴。结喉下横骨，直下人字中，骨空一寸三，名曰横骨穴。前心（人字上）为华盖，右乳上寸三，上气眼穴当。左乳下一分，正气眼穴当。左乳下寸四，名曰下气眼。右乳上寸三，名上血海穴。右乳下一分，名曰正血海。右乳下寸四，即下血海。两乳下一寸，两旁偏三分，心肝脾肺中，即是三贤名。左胁下毛处，又名曰气穴。右胁下毛处，亦名血穴当。胁梢尽处位，章门穴来当。章门下一分，气囊穴来当。若是心窝里，心口穴为名。心下一寸二，左一翻吐穴。心下一寸三，名为霍肺穴。脐下一寸三，则名分水穴。脐下二寸三，名为丹田穴。丹田穴之左，名为气海穴。丹田穴之右，名为精海穴。丹田下寸三，名曰关元穴。关元穴之下，名为阴囊穴。阴囊穴之下，粪门穴之前，中间沟道处，名海底穴。脑后横骨处，曰是玉枕穴。玉枕两旁下，名曰玉兰穴。颈背后高骨，名曰天井穴。两肩窝井肩穴。背心上第七，中间肺俞穴。肺俞穴下节，背心下寸一分，名曰肺底穴。肺底穴旁夹，膀下百劳穴。背心下一寸一分，名后气眼穴。脊骨中间处，命门穴居中，两旁两肾穴。粪门上一寸，两骨正中间，穴名曰龟尾。两边小腿中，鹤口是穴名。两边膝眼处，便名虎眼穴。两膝中间弯，又名委中穴。手弯与膝弯，为灯草骨穴。两足前骨中，名曰是廉穴。两足脚背上，名为大墩穴。两脚板中心，是名涌泉穴。

凡跌打伤处难治秘诀歌

上自天庭下太阳，血海气口号明堂。前后贰心丹外肾，丹田肾俞再难当。若是损伤十二处，百人百死到泉乡。胁稍插手难医治，翻肠吐粪见阎君。气出不收休下药，目如鱼睛甚惊慌。耳后受伤俱不治，妇人两乳及脑膜。正腰伤重笑即死，伤胎鱼口立时亡。夹脊断时休着手，囟门髓出见无常。阴阳混杂难医治，除是仙丹可回阳。

看　　法

第一看两眼神光有者生，无者死耳。若内伤有瘀血，则眼白珠必有红筋，筋多则瘀血多，筋少则瘀血少。

第二看中指甲，揿掐放之即还本色者生，若半日复原者则伤重，若掐之色紫黑者死，脚趾甲看法皆同。

第三看脚板底，色红活者生，若黄色者死矣。

第四看面，黑气微凶，阳卵缩入腹内者死。

凡看问受伤者，冲拳向上者为顺气，平拳为塞气，插拳为逆气，最凶。

验伤轻重生死诀

泥丸宫受伤重者三日死，轻者耳聋目眩，六十四日死。囟门穴受伤，髓出者立死。两太阳穴受伤，为琼浆倒流，重者立死，轻者三日死。耳下听穴受伤二十四日死。耳门穴受伤，为钟鼓齐鸣，重则当日死，轻则九日亡。脑后玉枕穴并风穴、浮穴、破伤髓出者立死，轻则九日死。若髓未出者可治。脑后玉枕关、鼻梁穴受伤，断者不治。斗口穴伤之吸气痛者可治。咽门穴，为咽门关闭，即死。喉中突穴、塞穴、横骨穴伤之九日死，重者三日死，再重立时亡。华盖穴伤重三日死，轻则九日亡。左乳三气眼穴，伤之为气晕中关，凶即死，若气喘太急，夜多盗汗，身瘦少食，肿痛不宁，主一月亡。右乳三血海穴，伤之血多妄行，口常吐出，胸背夜滞作痛，重则五日立死，轻则一月亡。妇人受伤两乳俱不治，男可治。两胁受伤，血海湖升，重即死，若气喘大痛如刀刺，面白气虚，主三日死，轻则百日亡。两井肩穴，伤左则气促面黄浮肿，伤右则气虚面白血少。一计害三肾穴受伤，七日死。胸前心口穴受伤，乃气血往来之所，受伤轻重，若青肿一时即死。若瘀血停经必发咳嗽，胸前高起，迷闷面黑发热者，四五日死。若面青气短吐血呼吸大痛，身体难动，主七日亡，受伤必死。胃脘翻吐穴伤之，为血迷心窍即死。若食饱伤之，为血食相裹，三年翻胃死。伤肝者面必红紫，眼亦红热，主七日死。春伤尤速必凶。伤于食肚者，心下捉阵痛疼发烧，腹浮高起如鼓皮紧状，饮食不进，气促眼闭，口臭面青黑，主七日死。伤于小肚者，久必生黄病。盘肠穴在食肚下，轻者十日死，重者一日亡。伤于肺者，鼻白气喘声哑发热，主十四日死，秋伤无治。伤于肾者，两耳即聋，额角黑色，面浮㿠白，常如哭状，肿若弓形，主半月死，冬伤必亡。伤于大肠者，粪后红血急滞涩，面紫气滞，主半月死。伤于小肠者，即时气噘心迷，面黑手冷，须臾即死。若小便闭塞作痛，发烧口渴，面肿气急，口有酸水，主三日死，若不分阴阳者亦难治。伤膀胱者，小便痛涩，不时有血水滴下，肿胀发烧，主五日亡。章门穴、气囊穴伤之，吸气即痛不死，重者章门穴主百五十日、气囊穴主四十二日死。霍肺穴受伤，轻可救，重则三日毙矣。分水穴受伤者，大便不通，十三日死。丹田穴、精海穴受伤者，十九日死。小腹受伤而未伤于肚者可治，若肚受伤则不可治矣。孕妇小腹受伤，胎不犯者可治，犯胎者必危。命门穴伤者一日半死，肾子受伤入于小腹者不治，如眼未直视，须粪出无害，眼若直视者必毙矣。阴囊穴、阴户穴伤者，血水从小便出，肿胀极痛迷闷，主一日死，轻者则三四日亡。海底穴伤者，小便不行三日死，轻则七日亡。肺俞穴伤者，则咳嗽吐血，重者则不治。肺底穴同。肺俞穴、百劳穴伤之吐痰里血，主十个月或一周年死。腰俞穴伤之不能举负重物可治，两肾穴伤之，发笑而死。后气血两穴伤者一年亡。伤背者五脏皆附于内，重则当日、轻则百日亡矣。胸背两处俱伤者，面白肉瘦，食少发热，咳嗽成怯半月亡，轻则周年十个月耳。脊骨通泥丸宫下至海底穴，故脊骨断者难治，或轻可治。鹤口穴伤一年亡。涌泉穴十四个月死。胃脘穴、肺气穴一同伤之，周年死矣。血海、腰俞两穴伤，三年必定见阎王。四灯草骨伤之不死。凡受伤气出不收，眼开不闭者不治，男子上身受伤易治，下部艰难，以气上升也，女子下部易、上部难，以血下降也，男子气从左转右属阳，女子气从右转左属阴。凡伤右者气胀面肿，伤左者气急面黄。

解救穴道法 此系霸王开锁穴要诀耳

咽喉穴受伤闷去，即在背后百劳穴，用拳轻击之则醒，若不醒，可将艾同麝香灸胸前骨下一寸五分处，即醒。

上气眼穴伤闷去者，用拳击后上气眼，若后即前。

正气眼伤闷去者，用拳击后上气眼，若后即前。

下气眼即击后下气眼，伤后即击前。

伤左气眼击右，伤右击左，若仍然不醒，艾、麝同灸井肩穴。

以上气眼皆在左乳上下两傍穴处，后面与前对处是也。

伤下血海者，从下数上第八根肋骨空穴，用拳轻击之。

伤中血海者，从下数上第十根肋骨空处，用拳轻击之。

上血海者，即从胁窝中间穴救之。

左血海受伤者即右，右血海受伤即左。以上血海俱在右乳上下左右，伤者俱皆吐血，上穴轻者一月，重者五日死，中轻半年，再重三个月，下穴轻一年，重三月。

霍肺穴受伤，从后面肺底大救之，若肺底穴即拍霍肺穴救之。

心口穴受伤即拍俞穴，肺俞穴即从心口穴救之。

掇肚穴受伤在脐下一寸三分，用拳轻击之，后肾经二穴救之，后肾经二穴即拍掇肚穴救之。

小肚伤、撒尿不出者，艾灸伤处。海底受伤，艾灸其穴即醒矣。

各穴受伤用药救治方

华盖穴伤宜用七厘散二分五厘，以行心、胃二经之瘀血，行三次用冷粥解止，再服夺命丹一剂，或用十三味煎药加枳实一钱五分、良姜八分亦可。若服药不能断根，复发者主十个月死。

肺底穴受伤宜服紫金丹，三剂痊愈。如复发，主一年亡。

上气眼穴受伤，宜用七厘散一服，加沉香一钱、肉桂四分。复发主百六十日死。

正气眼穴受伤，宜用七厘散一服，或十味煎药，加乳香一钱二分，再用夺命丹二服。复发主四十八日亡。

下气眼穴受伤，用七厘散一服二分半，加木香、广皮各一钱五分，再用夺命丹三服。如复发，主半年亡。

上血海穴伤，用十三味一服，加郁金、沉香各一钱、山羊血三分，服后用七厘散二分半。复发九十日亡。

正血海穴受伤，宜用前十三味，加郁金、刘寄奴各一钱五分，再用七厘散一服。复发主六十日吐血而死。

下血海受伤，宜十三味，加五灵脂一钱二分、蒲黄炒黑一钱。再服七厘散二分半，再服夺命丹三服。复发，一百六十日死。

一计害三肾穴伤，宜十三味加菖蒲一钱、枳壳一钱五分，再服七厘散、夺命丹各一服。如复发者，主五六十日死。

心口穴伤，立刻不省人事者，宜用前药即十三味加肉桂一钱、丁香六分。如复发，四个月死。

霍肺穴伤者，救醒用贝母一钱、桔梗八分煎服。如复发，百二十日死。

翻吐穴伤者，宜服前十三味，加白蔻、木香一钱五分，七厘散三服，紫金丹四服。如复发，百七十日死。

气海穴受伤，宜前药加桃仁、延胡索各一钱，七厘散一服，夺命丹三服。复发九十六日死。

精海穴受伤，宜前药加木通一钱五分、三棱一钱，七厘散一服。复发一月必亡。

分水穴受伤，宜前药加莪术一钱、三棱一钱五分，七厘散一服，紫金丹、夺命丹各一服。复发百六十日死。

关元穴受伤，宜前药加车前子、青皮各一钱，七厘散一服，夺命丹三服。复发半月内死。

右胁伤，宜前药加柴胡、当归各一钱，夺命丹三服。

左胁伤，宜前药加羌活、五加皮各一钱，七厘散一服，夺命丹三服。

章门穴受伤，宜前药加五灵脂、砂仁各一钱，紫金丹三服。

颈骨穴伤损，务必揿平其骨，轻者无妨，重者三日死。

肩骱出，先将一手按住其肩，下按住其手，缓缓转动，使其筋活，再令伤人坐于低处，抱住其身，医人两手叉搯肩，抵住其骨，将膝夹住其手，齐力而上。

凡背骱、手骱、手指骱、膝骱、脚趾骱，俱如前法捏手斗上治。凡折断左右胁骨，此处难以扎缚，用手揿平，外贴膏药，内服药以治之。

附方列下：

十三味煎方

赤芍　延胡索　三棱　桃仁　骨碎补各一钱五分　当归一钱二分　红花　香附酒炒　莪术　青皮　乌药　木香　苏木各一钱　葱白一根　砂仁五分　酒一分

酒、水各半，煎。如伤重小便不通，加生大黄三钱。朱君尚先生曰，此方惟受伤积血初服可用，不可多服，恐伤气血耳。

紫金丹 治骨折损伤。

土鳖火酒醉倒　自然铜醋煅十四次　骨碎补去毛　血竭另研　归尾酒浸　白硼砂　丹皮　乳没制　半夏各等分

共研末，磁瓶收贮。若瘀血攻心将危，加巴霜、生军末同服，重则二分半、轻则一分，酒送下。此方去大黄名八仙丹。此方去丹皮加大黄、红花，名曰接骨紫金丹。凡骨折服此方，其骨自接。凡跌打积血吐血，妇女经事不调等症，俱用热酒服，每服七厘朱君尚先生曰，此方用丹皮、丹参，更有去瘀生新之功，再加三七、肉桂更妙。

七厘散

巴霜三分　乳香去油　没药去油　自然铜醋炙　土鳖去头足，十五个　骨碎补　苏木　红花　五加皮　姜黄各八分　半夏四分　麝香五厘

共研极细末，磁瓶收贮。每服七厘，酒送下。朱君尚曰：此方内加肉桂、三七、白及各八分更妙。

夺命丹

当归生晒　土鳖酒炙　香附生晒，一两　延胡索　大黄　川芎各五钱　红花　郁金　半夏　广木香　六轴子①各三钱

共为末。每服一钱，酒送下。

神仙接骨丹

自然铜醋炙七次　古冢铜钱醋煅

等分为末。重伤酒调服二分，骨折自合。

接骨如神丹

半夏一粒　土鳖一个，二味共杵烂，炒黄备研　自然铜二钱　古冢铜钱三钱，醋煅　制乳香　没药五钱　骨碎补去毛，七钱

共末。每服三分，加导滞散二钱，酒服。

整骨服麻药

乌头三钱　当归三钱五分　白芷一钱五分

共末。每服五分，酒服下。

外敷麻药名曰代痛散

蟾酥三分　麝香二分　制乳香　制没药各六分　降香末一钱

共研，敷之。

又方：迷人散

川乌　草乌　白附子　生半夏　南星　荜茇各一钱

---

① 六轴子：系杜鹃花科植妫羊踯躅的果序，味苦，性温，有毒，有祛风、止痛、散瘀消肿之功效。

共末，敷之，开刀不知痛。

桃花散 乳香　没药　血竭共末。

黄花散　红花散　黑花散　白花散

姜黄末　紫荆皮末　黄荆子香油炒，末　人中白醋煅七次，为末

凡属跌打不甚伤而骨未折断者，用黄花散八分，红花散六分，黑花散八分，桃花散五分，白花散二分，共和匀，取姜五钱，葱白五根，取汁入老酒内，再用麻油二匙调服，初用姜葱麻油，以后只用酒服，外贴膏药。

凡重伤骨断，先用白花散二分，加巴霜、生军末各一分五厘，三共五分，酒调服。待瘀血尽，然后用白花散加生军一分，配黄花散八分、红花散六分、黑花散八分、桃花散五分和匀，酒调服。

护心丹　服此丹免血攻心。

全当归六钱　儿茶三钱　雄黄三钱　朱砂二钱　制乳没各二钱　麻皮灰一钱　五加皮一钱　木耳灰一钱五分

共为细末。每服三分，重则五分，糟酒送下。

劳伤煎药方

全当归二钱　赤芍一钱　五加皮一钱　骨碎补二钱二分　补骨脂　秦艽一钱　红花五分　丹参二钱　川断一钱　枳壳二钱　延胡索八分　杜仲一钱五分　葱白三根

好生酒煎服。

小便下血肚痛方

茯苓一钱　远志八分　枣仁八分　丹皮一钱　黄柏一钱　知母一钱　泽泻一钱　熟地一钱　山药一钱　麦冬一钱

引加芡实米一钱五分。

再服方

泽泻　知母　黄柏　黄芩　丹皮　远志　茯苓　枣仁　熟地　山药　麦冬　莲须各一钱　青黛八分

引加芡实米一钱五分，水煎服。

附录诸骨损伤医治法　婺北朱君尚先生试验方

天井骨受伤，务先将其骨揿平，然后内服紫金丹，外以骨碎补末和粥敷之，一日一换，即愈。如伤轻，外贴药亦可。

左右肋骨伤损，此处难以缚扎，用手揿平，或用骨碎补末和粥，乘势敷之，或外贴膏药亦可，内服紫金丹以治之。

小膀两骨，一根断者治之易，两根断者治之难。藕劈者易，平断者难，务必揿平兜紧，外用杉木皮二片夹住缚扎如式，内服紫金丹加桂枝末。

脊骨断者，宜先用银包子树根皮洗净烘干研末，每服一钱，轻则七八分用生酒

并酿冲服，以醉为度，盖被取汗再热，手揿平其骨，然后取壁上蟢子连窝七个捣如泥，分作七丸，以浓茶煎服，切勿见风，其骨自接。重则再加一服，无不愈者。屡试屡验，或则服紫金丹亦可。

脚骨损伤打碎，宜先用千层塔草_{此草多生于阴处，或深山僻坞之中，或密林之内，一根只有一支。若老者则有数枝，其叶从根层层密砌至梢，并无空处。嫩则色深青，老则微白。须煎过，置土仍然复活，故又名死了逃生。}生酒煎服，或劳伤亦可服。加服一二日后，再用白术、槿花树根及皮杵烂，生酒煎服，将渣敷患处，连进二三服，俱令尽醉，盖被取汗勿令见风，即愈。无论跌棍伤俱治。有一人因修祠宇，误被百人负之大梁滚入右足，其骨尽碎，致死晕而去。予因即用千层塔草并槿花根皮、白术三服而愈，平复如初。其脊骨之方亦其人年六十余，高处跌下，脊骨跌断。予亦前方治之果验。故集此二方于末，以惠于世。倘一时卒难寻觅，即用紫金丹服之亦可。

凡跌伤下部两足者良，如上部除牛膝，如头上受伤加川芎，腰加杜仲，名**龙虎散**。

桂枝_{二两}　五加皮_{一两}　制乳没_{各一两}　鲜红花_{一两}　青木香_{一两}　川牛膝_{一两}

共晒干，研极细末，用生酒酿冲服。每服五分。凡用药看症轻重，量受伤之人年纪大小、身体强弱，斟酌而用可也。

十、跌打损伤方

少林寺法莲仙师太双先生秘传

人身关五形知于脏腑。到伤按六脉以定虚实，认其生死不一，治亦清永无误。所以心伤面红，肝伤面青，肾伤面黑，脾伤面黄，肺伤面白。气绝脱出者，患症鸡母皮乳浮者，患指甲刺他甲边不知痛者。患症不服之气，患症如常出汗者，患症如肚痛吐泻，患症四体呃紧，口含用药灌口即开者，轻可救。不能开者，患症面向天，脚盘上者不治。亦有患症，按而无脉者，患症目仁直视者，患症伤时常笑者，患症长短气喘者，患症喉里响抽者。患症不治，庶不有误矣。总论周身部位有七十二穴，各处所伤轻重有春夏秋冬四季节候，药有君臣佐使应扶。若有青草，初伤服之易发有验，人欲就易。若欲全功，必用君臣之药内托外扶，能得痊愈，认其各处之穴，看其病轻重，分定部位，或撞或挣，或踏或枪，或铁器、利器、拳头穿打等伤，或肿或破，或不破皮肉，或乌赤青红，论轻重伤，按症治之，即能痊愈。又男女老幼，或有展力太过，积伤之症，或饮食致症之时，无知不求医治，致成死血久积，患入筋骨之内，活血日行周身部位，着积伤之死血，因血死，痛心、痛气、痛肚。痛久不服药，致成劳伤。久虚之症，枯血不散，饮食不消，应专治。若论三年二载，三月二月者，因症之轻重，治药宜当配合，切勿魍魉服药，容易误，则难医，岂不惜他人之命，败自己之手乎。须当认症合何药治之，务知脉之虚实，当破败则破，应扶则扶，方能应手。至慎！记熟心中。谨熊胆散血去积，消肿止痛。珍珠去烂血生肌。牛黄定神止痛、清心。麝香同药入部位。续断补肝、通血、理筋骨、止痛、生肌。上部：头至乳二十四穴。治伤头药方于下：君臣用乳香一钱，没药六分，丹皮四分，柴胡四分，穿山甲八分，归尾八分，桃仁一钱，红花八分，生地八分，桔梗一钱，苏木八分，香附七分，甘草五分，重伤或加三七、熊胆各五分。水一碗半，煎七分。

上部：药用青草、金不换①、一枝香②、朴只叶、猪母荠③、返魂草④、红花、

---

① 金不换：系防己科植物千金藤的块根。味苦，性寒，有清热解毒、散瘀消肿之功效。有众多药名的别名均为金不换。据此方剂，此金不换应是"三七"之别名。
② 一枝香：一枝香为多药名之别名。据此方剂，一枝香应是"徐长卿"之别名。
③ 猪母荠：豨莶草之别名。味苦，性寒，有小毒，有治筋骨疼痛、腰膝无力、利筋骨功效。
④ 返魂草：系紫菀之别名，为菊科植物紫菀的根及根茎。味苦，性温，无毒，治咳血、吐血。

白边乌子豆叶、白虫磨、蜞草一件，各取一撮，共捶汁，并蜜半杯温烧服之。额门一穴骨破血流不止，伤风入脏即死。气不升上，勿喘，面不变乌，鬲如光亮可治。入云莲五分、枳壳六分、川芎五分，和上之药煎之，服三剂。治止血：生地七分、三七三分，调酒为膏，至额门患处。脑后一穴只怕伤筋，一断即死，不断面不变色，目不闭，牙不紧急。可入加熊胆五分、川芎五分，和上之药煎服三帖。左右目二穴，看瞳仁凸出勿破可治，入加蜈蚣二条，用新瓦煅存性，研末泡酒服，另外用朱砂三分、辰砂三分、熊胆三分、川芎三分、人参三分，和上之药煎服。鼻梁一穴只怕凹骨，气喘喉干不可治，面变黄色，咳嗽可治。加入云莲三分、川贝三分、陈皮三分，和上之药煎服。左右耳门二穴，只怕血入肺口紧急难治，口张不闭，目如不药泪可治。入加熊胆三分、人参三分。和上之药煎服，左右耳后二穴，只怕筋黑，如目不闭可治，入加川芎八分、川贝八分、菖蒲八分。和上之药煎服。

一治两鬓二穴打，着拳倒地不遗尿可治，入加苗金红七分、川芎五分、熊胆三分。和上之药煎服。下颏髁另加生地一钱、大黄五分，和蜜炼为一块，可对患处。喉咙管一穴，只怕气急，目睛返视气喘者，难治即死，否则可治。入加熊胆三分、人参二分和上诸药煎服。喉咙管两阴二穴，着拳倒地，如目不开、口不开可治。入加急性子五粒，牛黄三分，和上之药煎服。嫩喉一穴着拳倒地，血攻心、目反即死，否则可治，入加川连三分、人参三分、犀角一钱，和上之药煎服。忠心一穴着拳倒地，只怕血攻、目反即死，血吐出可治。入加三七五分、人参五分、熊胆三分。和上之药煎服。左右肩二穴，肩脱筋断难治，伤重痛，入加牛黄三分、熊胆三分、桂枝八分、羌活五分。和上之药煎服。吊胆二穴，一指打入筋骨，口目闭即死，口眼如常可治，入加川连四分、熊胆三分、人中白五分、童便一杯，上末煅二枝香久，取起和上之药煎服。心胸前左右三穴，只怕伤第五肋骨，血毒穿入肺难治，服药之，气拔出，面青黄色可治。加入独活一钱、熊胆三分、木香一钱，和上之药煎服。

中部位内至离二十六穴至乳头，药方列：

归尾八分　川贝八分　陈皮五分　桔梗六分　枳壳五分　红花四分　桃仁六分　乳香五分　没药五分　川芎七分　白芷七分　生地一钱　甘草四分　柴胡六分　熊胆三分

用酒二碗，炖一时取起。

中部：青草、鹅不食草、多年心、朴只叶、白松心、红花、白边乌子豆叶一件各一撮，共捶汁一碗，温烧童便一杯，并蜜半杯服之，佳。

左右二穴，只怕气降血涌即死，如气不降、血不涌可治。加入多年心五个、朴只叶熊胆四分、黄连七分。和上之药煎服。

左右骨尾二穴打着，消吊勿遗尿可治，入加神曲五分、香附五分、人中白五分。和上之药煎服。左右饭匙骨边，只怕着一指串入筋骨难治，或皮色口闭可治，入加淹水松根、想思草、行血草各一撮，捶汁一盏，又用苏木四分、红曲二分、熊胆三分。将此药煎一碗和药汁服之。左右胁下背后相连，吊胆尾相连，四穴，勿遗尿可治。入加没药六分、木香六分、红曲二分。和上之药煎服。肚脐一穴，只怕肚胀，大小便不通，口闭即死，否则可治。入加陈皮二分、人参一分、川连二分，用猪肚。又药入猪肉煎炖服之，后服药，入三七、熊胆，伤重加重服之。下肚一穴，打着消吊大小便闭，急紧即死，然大小便二经，有一经通可治。入加乳香五分、木香五分、红曲八分、木通一钱、泽泻八分、栀子八分。和上之药煎服之。软肚左右二穴，只怕消吊，面变乌红即死，如常就可治。入加牛黄五分，天门冬一钱、三七一钱、熊胆四分。和上之药煎服。腰脊骨一穴，积伤不能走动，用虎骨胶四钱、杜仲二分、生地一钱、牛膝二钱、红花一钱、归尾一钱、乳香一钱、羌活一钱、独活一钱、淹水松根一钱、没药一钱。上药用酒五升，炖一枝香久取起，早晚服。另用黄松叶、朴只叶、寄生、朴只。共搥汁泡酒服之，将渣炒封患处。

粪门尾只骨至桎骨九穴，第七骨尾只三骨难治，否则可入加金不换、虎咬红①、反云草、杜仲。和上之药炖汁服之。又用小麦半筒浸童便，煎水入于缸内，烟熏于尿门即愈。一治下部内离至脚二十二穴。久伤渴头药方：木通一钱、生地一钱半、白芍一钱、乳香一钱、没药一钱、黄芪一钱、防风一钱、枳壳七分、当归一钱、五加皮五分、刘寄奴五分、甘草五分，水一碗，酒一碗，煎九分，空心服之。下部青草方：山茱萸、金苗红、一枝香②、虎姆心、王不留行、红花、金边乌子豆叶，茶匙盛各一样，挨笼地混合共搥汁，一碗酒，童便一杯，蜜少许，温烧，空心服之。下分膳二穴，打着消吊，当时以知所紧勿致入肠，勿膳煮，即肾也，遗尿勿青，笑可治，入加黑栀子、车前子。和上之药煎服。左右内离二穴，打伤只怕难治，插入如常带红色可治。入加多年心、金不换、松树根、牛胶二钱、木瓜二钱。和上之药煎服。另用大黄、生地、栀子、麦心各研末，调酒为膏患处。两搥二穴官拔被打，破皮碗流，用思代丹末，先服此方：没药、乳香、自然铜、黑栀子、黑地龙五条共研末为丸，每服三钱，泡酒温烧送下，后用硫黄梭豆腐贴于患处肿毒。左右脚头白二穴，怕根断难治，否则可治。入加三七一钱、虎骨一钱、木瓜一钱、续断一钱，和上之药煎服。另用羌活五钱、栀子三钱、生地五钱、大黄五钱，和酒为膏封对患处。左右脚廉骨二穴，只怕骨折，根断难治，肿痛血流可治。入虎骨一钱、川连二钱、三七三条、续断一钱、骨碎补二钱，和上之药煎服。另用大黄五钱、生地一钱、红花五钱、乳香二钱、没药一钱，共研末，调酒为膏抹之愈。左右脚肠肚二穴，只怕喉干目暗，伤之难治，否则可治。入加虎骨三钱、川连五钱、牛膝二钱、三七二钱，

---

① 虎咬红：半枝莲之别名，系唇形科植物半枝莲的全草。
② 一枝香：徐长卿之别名，系萝藦科植物徐长卿的根和根茎或带根全草。

和上之药煎服。另用生地一两、大黄一两、乳香二钱、没药二钱，调酒为膏贴对患处。左右脚目二穴，只怕骨碎，如勿肿可治，入加木瓜一钱、牛膝一钱、骨碎补一钱、三七二钱、白芍二钱，和上之药煎服，另用大黄、生地、生姜各一钱，红花一钱半、乳香一钱、没药一钱，共捣，酒调贴对患处。周身所伤部位七十二穴，因经微之穴不计一杯录胆。跌打挞打损伤及登楼走马墙壁所压，枪刀石头所伤，轻重宜应量人虚壮而施治也。壮者可用硬破，后心须用扶之，用肝肺之药可得全功矣。弱者不可破，宜当应扶正气。药方相忝无患也矣。

十不治症

跌仆损伤有入肺者，从未即死，二七难治，左腋不伤透至内者可治，肠断不治。肩内耳后伤透者则不治。伤破阴不治。症候紧多者不治。小肠下伤内者不治。脉下实重者不治。

以上皆具不服药。

治通身药末方验愈

苍术一钱半　归尾一钱　六汉一钱　穿山甲一钱　虎骨一钱　没药一钱　杜仲一钱　当归一钱半　苏木一钱半　白芷一钱半　羌活一钱　独活一钱半　乳香一钱半　赤芍三两　皂刺一钱半　生地三钱　枳壳三钱　木瓜一钱半　桂枝一钱半　血竭一钱　川三七三钱　麝香三分　熊胆四分　珍珠二分　琥珀二分　肉桂一钱　山羊血二钱　象血二钱

和共研末，泡酒服之。

上部：生地一钱　当归一钱　川芎一钱半　荆芥一钱　赤芍一钱半　乳香一钱　没药一钱半　防风一钱半　桔梗一钱　正三七八分

中部：生地一钱　当归一钱　川芎一钱半　赤芍一钱半　乳香五分　没药五分　五加皮一钱　续断一钱半　甘草一钱半　柴胡一钱　白芍一钱半　熊胆七分　桃仁一钱半　红花一钱半

下部：生地二钱　红花二钱　归尾二钱　赤芍一钱半　桃仁一钱半　甘草一钱半　车前子一钱　木通一钱　乳香八分　没药八分　正三七八分　泽泻一钱　五加皮一钱　牛膝一钱　松柏须多少不拘

治行军平安散

正雄黄四钱　牙硝二分　荜茇二钱　大片二钱　朱砂一钱　麝香二钱　皂角二钱

共研细末吹入鼻孔内，男在左、女在右。

治月内散血方

桂枝一钱　白芍一钱半　炙甘草一钱半　吴茱萸一钱半　小茴一钱半　川楝一钱　生

姜三片 大枣二粒

水一碗半,煎存八分。

通关散方

皂角刺五分 细辛三分 白芷二分 麝香一分 朱砂三分 辰砂二分

和共研末,吹入鼻孔内。

治打伤腰骨贴方

大黄四钱 三利四分 川乌一钱 赤芍三钱 五加皮三钱 文蛤二钱 红花二钱 乌豆二只 蛤蚧六个 应菜枝二粒 赤面三两

共研末,调酒搋封之。

〔日〕二宫献彦可 编撰
李顺保 任 森 校注

中国接骨图说

校注说明

《中国接骨图说》又名《正骨范》，系日本医家二宫献彦可撰，后被外国近代医生陈存仁收编入《皇汉医学丛书》中。

一、作者简介

二宫献彦可系日本岛根县滨田人，生卒年不详，约在17—18世纪。二宫献彦可年轻时曾在中国学习骨伤科，后游学长崎，师从吉原元栋，字隆仙，人称杏隐老人，学习和继承其师的正骨之术，尽传其秘蕴。师承结束后返回故里开设骨伤科，终成名医。彦可倾原其师说，加之以其所得者，编撰《中国接骨图说》。

二、内容简介

《中国接骨图说》不分卷，首列接骨总论、检骨，多源于我国骨伤科资料和医籍，附人体体表解剖图10幅。次述从颅骨至跟骨共38个部位损伤的治法、十不治证、药物外治法、骨伤科器械疗法等18种，并附图。再次述正骨图解母法15种、子法36种，共附图51幅。末叙麻药、熨药、膏药、敷药、洗药、丸药、汤药等7类及正骨验方66首，均为中医中药。

三、学术价值

1. 日本在"明治维新"前的医学，完全由我国医学传入，称之"汉医""汉方医""东洋医学"。"明治维新"后虽有西方医学传日，但中医药仍继承我国医学思想体系。日本汉方加撰写多部汉方医书，为中日医学交流故，1936年我国陈存仁医家收编日本汉方家名著72部成《皇汉医学丛书》，《中国接骨图说》作为日本汉方医骨科和外科的唯一一部著作，其学术价值不言而喻、

2. 本书的正骨手法系在我国清代《医宗金鉴·正骨心法要旨》的基础上加以衍化补充，但在关节脱位整复法及颞颌关节口外复位法等，均有师承和独自创新法，多有借鉴之处。

3. 本书图文并茂，尤以正骨手法图谱详细且有正骨方法，阅者一目了然。

四、版本简介

1. 日本文化四年（1807）拥鼻祈刻本，现藏国家图书馆、中国医学科学院图书馆、北京大学图书馆、中国中医科学院图书馆。

2. 日本文化五年（1808）东都千钟房刻本，现藏中国医学科学院图书馆、浙

江中医药研究所图书馆。

3. 1955 年、1957 年、1958 年人民卫生出版社铅印本。

4. 《皇汉医学丛书》1936 年世界书局铅印本，现藏近 60 家图书馆。

5. 我们选用 1955 年人民卫生出版社铅印本为底本，参校《医宗金鉴·正骨心法要旨》。

李顺保
2024 年 1 月

中国接骨图说序

　　三折肱为良医，九折臂为良医，盲史①湘累②吐能言之，则治打扑折伤者，古之良医也。周官有折疡之祝药焉，政论有续骨之膏焉。而本草鸿然吐言地黄属骨，而甘草生肉。祝药膏药，圣贤所教，何曾无效乎！虽然骨骸碎。节脱筋断，其所伤者，在子膝之内，而药施诸皮肤之外，不近似隔履搔痒乎！予曾论之。人身之与家国，其理一致，动履平宁者，太平清明之象也。其失常不快者，祸乱之象也。内证者，内乱也。外证者，外寇也。病之得于喜怒饮食者，犹衽席沉蛊之祸，朝政废缺之害也。病之得于风寒暑湿者，犹夷狄内侵之祸，诸侯叛逆之乱也。若夫打扑伤损之类，是非内患，又非外惧，是犹星陨地震，海啸山崩之变，水火饥馑之灾乎，是宜别有其法焉，岂可比诸内外之治术乎！是故赵宋③始有正骨科焉。至明又有接骨科焉。其法载于《圣济》《证治》之诸书，近世《医宗金鉴》所载摸、接、端、提、按、摩、推、拿之八法，是予所谓别得其治者也，唯恨其法未得精细耳。滨田④医官二宫彦可，博学笃志，精于其业。曾西游至于长崎⑤，师事吉原杏隐，得正骨之术。杏隐元武夫也，扩充其曾所学死活拳法，以建其法。彦可尽传其秘蕴，东归之后，屡验诸患者，桴鼓相应⑥，十愈八九，遂以良闻。顷原其师说，加之以其所自得者，著《中国接骨图说》二卷，请序于予。予阅之，其书探珠、弄玉、靡风、车转、圆旋、螺旋、跃鱼、游鱼、熊顾、鸾翔、鹤跨、骑龙、燕尾、鸽尾、尺蠖，诸法焉。母法十五，子法三十六，合五十一法矣。有图而象之，有说而解之。又别建揉法百

---

　　① 盲史：春秋时期鲁国左丘明，系史学家，著《春秋》，史称《左氏春秋》。左丘明双目失明，曾任鲁国史官，后世称其"盲史"。

　　② 湘累：指战国时期楚国三闾大夫，著名诗人屈原，著《离骚》《九章》《九歌》等，后因不满楚国政治，投汨罗江而死，汨罗江在湘，故曰"湘累"。李奇曰："诸不以罪死曰累。屈原赴湘死，故曰湘累也。"

　　③ 赵宋：即指宋朝，因皇室姓赵，故史称"赵宋"。

　　④ 滨田：日本岛根县滨田市。

　　⑤ 长崎：日本长崎县长崎市。

　　⑥ 桴（fú）鼓相应：成语。桴，鼓槌。鼓槌敲鼓，鼓声相应。比喻配合紧密，相互应和。语出《汉书·李寻传》。

五十法焉，富哉术也。比诸《金鉴》诸书所载，则犹金罍玉爵①之于汗尊杯饮邪。杏隐海隅隐士，怀抱奇术，遁戢不出，销名幽薮，然得彦可而显于天下，岂不为大幸乎！今之医生，匿其师傅，以为自得，诩诩夸人，钓誉于世，以戈自身家之腴者，比比有之，甚则至弯射羿之弓焉。彦可则不然，著其书而显其师，比诸彼徒，岂不亦天冠地履乎！予于此书，不独喜其术之精，而有青蓝②之誉焉，又以喜意出于敦厚。慕君子长者之风者乎！

文化五年③戊长夏旺日　丹波元简④　廉夫氏撰

---

① 金罍（léi）玉爵：金罍系以黄金为饰德酒樽，玉爵系美玉制的酒杯。
② 青蓝：青出于蓝而胜于蓝，比喻学生超过老师。
③ 文化五年：日本文化天皇年号，共 13 年，1804 年开始，五年即 1808 年。
④ 丹波元简：号桂山（1755—1810），日本著名汉医学家，著《素问识》等多本汉医著作，在中日两国皆有盛名。其二子亦系汉医学家。

中国接骨图说序

　　吾家五世，以外科承乏传医，专奉西洋氏之方。而汉洋二书诸门方法，旁搜广讨，略无遗漏。独于整骨一门，汉氏未能详悉，洋氏多用器械，未详悉者，难施之治。用器械者，苦其难得。长崎有杏隐老人，专以手法整理骨伤，善生其创意。吾友滨田二宫彦可从杏隐老人，尽受其方，救患起废，其功不勘。令儿国宝及弟子辈，学其方，吾家今用之矣。近日彦可作《接骨图说》上下篇，图说兼优。又附载裹帘之法，此吾家所传，彦可学而用之者也。余欣然为之序。

　　　　　文化丙寅①夏六月东都传医法眼兼医学疡科教谕桂国瑞②

---

① 文化丙寅：公元 1806 年。
② 桂国瑞：日本外科和骨伤科医生，生平不详。彦可曾学用桂国瑞的裹帘法。

中国接骨图说序

　　古人有曰：折伤打扑者非疾。然而其治疗不得法，则遂陷非命之死，即不至死亦不免废者，岂可轻忽之哉！余尝客游于肥之长崎，得阿兰象胥长吉雄耕牛而骧，谭及正骨手法。耕牛曰：西洋虽有正骨法，独巧用械，而手法则付之不讲。我长崎有杏荫斋先生，其人元武弁，姓吉原，名元栋，字隆仙，达于所谓死活券法。今隐于方伎，以按蹻为业。因其所得券法，潜心正骨多年，终得其奥妙，合缝接折，其效不可胜记也。尝见疗一春夫，以杵撞睾丸，绝死，众医不能救者，先生一下手于小腹，按之则忽然苏，恰如唤起沉睡者。然其手法之妙，概此类矣。仆旧相识，足下若愿见之，则请为绍介。余曰：素所欲也。于是委贽门下，得学其术，母法十三，子法十八。道既通，将东归，先生嘱余曰：余已创此手法，未有成书之可以遗于后昆者，吾龄在桑榆①，汝能继吾志，乃尽取其秘蕴授焉。于是覃思研精二十余年，更增益为母法十五，子法三十又六，又新立揉法一百五十。施之人则击扑跌蹶复旧者十而八九，其或复亦不至于废，此皆因先生之创意秘蕴，非余之妄作者也。凡学此术者勿忘先生之高德，呜呼！夫正骨之用也广矣。如稠人杂沓之地，士人演武之场，碰撞颠扑常有，则不独医生。虽诸凡士庶，亦学习斯术，其益不勘而已。故不吝其奥秘。寿之梓公于宇内云尔。

文化四年②丁卯季冬滨田侯医臣二宫献撰

---

① 桑榆：人的垂老之年。
② 文化四年：公元1807年。

中国接骨图说目次

接骨总论 ……………………………………………………………… (819)
检骨 …………………………………………………………………… (820)
  颠骨 ………………………………………………………………… (821)
  囟骨 ………………………………………………………………… (821)
  山角骨 ……………………………………………………………… (821)
  凌云骨 ……………………………………………………………… (821)
  睛明骨 ……………………………………………………………… (822)
  两颧骨 ……………………………………………………………… (822)
  鼻梁骨 ……………………………………………………………… (822)
  中血堂 ……………………………………………………………… (822)
  地阁骨 ……………………………………………………………… (822)
  齿 …………………………………………………………………… (822)
  扶桑骨 ……………………………………………………………… (822)
  颊车骨 ……………………………………………………………… (822)
  后山骨 ……………………………………………………………… (822)
  寿台骨 ……………………………………………………………… (823)
  旋台骨 ……………………………………………………………… (823)
  锁子骨 ……………………………………………………………… (823)
  胸骨 ………………………………………………………………… (823)
  歧骨 ………………………………………………………………… (823)
  凫骨 ………………………………………………………………… (823)
  背骨 ………………………………………………………………… (823)
  腰骨 ………………………………………………………………… (824)
  尾骶骨 ……………………………………………………………… (824)
  髃骨 ………………………………………………………………… (824)
  肩胛骨 ……………………………………………………………… (824)
  臑骨 ………………………………………………………………… (824)

肘骨	(824)
臂骨	(825)
腕骨	(825)
五指之骨	(825)
胯骨	(825)
环跳	(825)
股骨	(825)
膝盖骨	(825)
胻骨	(826)
踝骨	(826)
跗骨	(826)
趾	(826)
跟骨	(826)

脉证治法 ······ (832)

十不治证 ······ (833)

敷药法 ······ (834)

药熨法 并图 ······ (834)

熨斗烙法 并图 ······ (835)

馒熨法 并图 ······ (835)

振梃法 并图 ······ (836)

腰柱法 并图 ······ (837)

杉篱法 并图 ······ (838)

裹帘法 并图 ······ (838)

正骨图解 并图 ······ (842)

  探珠母法 并图 ······ (842)

  探珠子法 并图 ······ (842)

  熊顾母法 并图 ······ (842)

  熊顾子法第一 并图 ······ (843)

  熊顾子法第二 并图 ······ (843)

  熊顾子法第三 并图 ······ (843)

  车转母法 并图 ······ (844)

  车转子法第一 并图 ······ (844)

  车转子法第二 并图 ······ (844)

  车转子法第三 并图 ······ (845)

车转子法第四并图 …………………………………………………（845）

　　车转子法第五并图 …………………………………………………（845）

　　车转子法第六并图 …………………………………………………（846）

　　车转子法第七并图 …………………………………………………（846）

　　车转子法第八并图 …………………………………………………（846）

　　圆旋母法并图 ………………………………………………………（847）

　　圆旋子法第一并图 …………………………………………………（847）

　　圆旋子法第二并图 …………………………………………………（847）

　　圆旋子法第三并图 …………………………………………………（848）

　　圆旋子法第四并图 …………………………………………………（848）

　　跃鱼法并图 …………………………………………………………（848）

　　游鱼法并图 …………………………………………………………（849）

　　鸾翔法并图 …………………………………………………………（849）

　　靡风母法并图 ………………………………………………………（849）

　　靡风子法第一并图 …………………………………………………（850）

　　靡风子法第二并图 …………………………………………………（850）

　　靡风子法第三并图 …………………………………………………（850）

　　鹤跨母法并图 ………………………………………………………（851）

　　鹤跨子法并图 ………………………………………………………（851）

　　骑龙母法并图 ………………………………………………………（851）

　　骑龙子法并图 ………………………………………………………（852）

　　燕尾母法并图 ………………………………………………………（852）

　　燕尾子法第一并图 …………………………………………………（852）

　　燕尾子法第二并图 …………………………………………………（853）

　　尺蠖母法并图 ………………………………………………………（853）

　　尺蠖子法第一并图 …………………………………………………（853）

　　尺蠖子法第二并图 …………………………………………………（854）

　　尺蠖子法第三并图 …………………………………………………（854）

　　弄玉法并图 …………………………………………………………（854）

　　螺旋法并图 …………………………………………………………（855）

　　鸰尾法并图 …………………………………………………………（855）

接骨经验方 ………………………………………………………………（855）

　麻药部 ………………………………………………………………（855）

　　整骨麻药 ……………………………………………………………（855）

九乌散 …………………………………………………… (855)
草乌散 …………………………………………………… (855)
熨药部 ………………………………………………………… (856)
艾肠泥 …………………………………………………… (856)
黄酒散 …………………………………………………… (856)
蒲黄散 …………………………………………………… (856)
马鞭散 …………………………………………………… (856)
定痛散 …………………………………………………… (856)
熨烙泥 …………………………………………………… (856)
国寿散 …………………………………………………… (856)
泊夫蓝汤 ………………………………………………… (856)
膏药部 ………………………………………………………… (857)
蚯蚓膏 …………………………………………………… (857)
莞尔膏 …………………………………………………… (857)
敷药部 ………………………………………………………… (857)
一白散 …………………………………………………… (857)
鲫鱼泥 …………………………………………………… (857)
生鳝泥 …………………………………………………… (857)
茴香酒 …………………………………………………… (857)
鸡舌丹 …………………………………………………… (857)
翻风散 …………………………………………………… (857)
救急奇方 ………………………………………………… (857)
黑龙散 …………………………………………………… (858)
赤地利散 ………………………………………………… (858)
杨梅散 …………………………………………………… (858)
假母布刺酒 ……………………………………………… (858)
琥珀散 …………………………………………………… (858)
无名散 …………………………………………………… (858)
玳瑁光 …………………………………………………… (858)
生鲈泥 …………………………………………………… (858)
麟血散 …………………………………………………… (858)
青泥 ……………………………………………………… (858)
缀药 ……………………………………………………… (858)
消毒定痛散 ……………………………………………… (859)

麻肌散 …………………………………………………（859）
洗药部 …………………………………………………（859）
　　散瘀和伤汤 ……………………………………………（859）
　　䕞藋煎 …………………………………………………（859）
　　片脑水 …………………………………………………（859）
丸散部 …………………………………………………（859）
　　鸡鸣散 …………………………………………………（859）
　　当归导滞散 ……………………………………………（859）
　　夺命散 …………………………………………………（859）
　　八厘散 …………………………………………………（860）
　　黑药方 …………………………………………………（860）
　　当合丸 …………………………………………………（860）
　　疏血丸 …………………………………………………（860）
　　塞鼻丹 …………………………………………………（860）
　　回阳玉龙丸 ……………………………………………（860）
　　六味地黄丸 ……………………………………………（860）
　　苏合香丸 ………………………………………………（860）
　　鹭霜散 …………………………………………………（860）
　　黑神散 …………………………………………………（861）
汤药部 …………………………………………………（861）
　　复元活血汤 ……………………………………………（861）
　　敛血剂 …………………………………………………（861）
　　清上瘀血汤 ……………………………………………（861）
　　清下破血汤 ……………………………………………（861）
　　正骨顺气汤 ……………………………………………（861）
　　赤地利汤 ………………………………………………（861）
　　鳖鱼汤 …………………………………………………（861）
　　加减苏子桃仁汤 ………………………………………（862）
　　犀角地黄汤 ……………………………………………（862）
　　桃仁承气汤 ……………………………………………（862）
　　抵当汤 …………………………………………………（862）
　　调经散 …………………………………………………（862）
　　折伤木汤 ………………………………………………（862）
　　四物汤 …………………………………………………（862）

百合散 …………………………………………………………（862）
加减承气汤 ………………………………………………………（862）
玉烛散 …………………………………………………………（863）

中国接骨图说

杏荫斋吉原先生手法
滨田二宫献彦可甫著

接骨总论

接骨，或称正骨，或称整骨，皆谓整所跌扑损伤之骨节也。宋时始有正骨科，至明又立接骨科。《圣济总录》①、《证治准绳》②、《医宗金鉴》③等书可考。《金鉴》特载摸、接、端、提、按、摩、推、拿之八法，而未为详备。今以《金鉴》八法为经，新立母法十五，子法三十六，以为纬。凡三百六十五节之伤损者，无所逃于此手法。夫手法者，何也？谓以两手使所伤之骨节仍复于旧也，但伤有轻重，而手法各有所宜。其复旧之迟速，及遗留残疾与否？皆关手法所施之巧拙也。盖一身之骨节非一致，而筋脉罹列，又各不同，故能知其骨节，识其部位。一旦临证，机触于外，巧生于内，手随心转，法从手出。或拽之离而复合，或推之就而复位，或正其斜，或完其阙，则骨之截断、碎断、斜断，筋之弛纵、卷挛、翻转、离合，虽在肉里，以手运转推拿之，自适其情，是称为手法也。手法亦不可妄施，若元气素弱，一旦被伤，势已难支，设手法再误，则万难挽回。于是别有揉法百五十法，心明手巧，既知其病情，复善用其法，然后治自多效。诚其宛转运用之妙，要以一已之卷舒、高下、疾徐、轻重、开合。能达病者之血气凝滞、皮肉肿痛、筋骨挛折与情志之苦欲也，故不口授面命，则难得其法矣。

---

① 《圣济总录》：又名《政和圣济总录》，200卷，录方剂近二万首。北宋徽宗时由朝廷组织人员编写，成书于政和年间（1111—1117）。

② 《证治准绳》：名《六科证治准绳》，明代王肯堂撰，刊于1602年，系中医丛书名著。

③ 《医宗金鉴》：清乾隆时期朝廷组织人员编写，吴谦任主编，90卷，15种，刊于1742年，系中医丛书名著。

检 骨

　　先问其为跌扑，或为错闪，或为打撞，摸检其所伤之骨节，知其骨脱、骨断、骨碎、骨歪、骨整、骨软、骨硬，而后以手法治之，是正骨家检骨之大要也，最不可孟浪也。夫人之周身有三百六十五骨节，以一百六十五字，都关次之。首自铃骨之上为头，左右前后至辕骨，以四十九字，共关七十二骨。巅中为都颅骨者一，次颅为髅骨一，髅前为顶威骨者一，髅后为脑骨者一，脑左为枕骨者一，枕就之。中附下为天盖骨者一，盖骨之后为天柱骨者一，盖前为言骨者一，言下为舌本骨者，左右共二。髅前为囟骨者一，囟下为伏委骨者一，伏委之下为俊骨者一。眉上左为天贤骨者一，眉上右为天贵骨者一。左睛之上为智宫骨者一，右睛之上为命门骨者一。鼻之前为梁骨者一，梁之左为颧骨者一，梁之右为玑骨者一，梁之端为嵩柱骨者一。左耳为司正骨者一，右耳为纳邪骨者一。正邪之后为完骨者，左右共二。正邪之上附内为嚏骨者一，嚏后之上为通骨者左右前后共四。嚏上为腭骨者一，其腭后连属为颔也，左颔为乘骨者一，右颔为车骨者一。乘车之后为辕骨者，左右共二。乘车上下山齿牙三十六事。复次铃骨之下为膻中左中前后至䅧^①，以四十字。关九十七骨。辕骨之下左右为铃骨者二，铃中为会厌骨者一，铃中之下为咽骨者，左中及右共三。咽下为喉骨者，左中及右共三。喉下为咙骨者，环次共十事。咙下之内为肺系骨者，累累然共十二。肺系之后为谷骨者一，谷下为为偏道骨者，左右共二。咙外次下为顺骨者共八，顺骨之端为顺隐骨者共八，顺下之左为洞骨者一，顺下之右为棚骨者一。洞棚之下，中央为鹘骭骨者一。鹘骭直下为天枢骨者一。铃下之左右为缺盆骨者二，左缺盆前之下为下猒骨者一，右缺盆前之下为分膳骨者一。猒膳之后附下为仓骨者一，仓之下左右为镂骨者共八。镂下之左为胸骨者一，镂下之右为荡骨者一。胸之下为乌骨者一。荡之下为臆骨者一。铃中之后为脊窳骨者，共二十二。脊窳次下为大动骨者一，大动之端为归下骨者一，归下之后为篡骨者一，归下之前为䅧骨者一。复次缺盆之下左右至亲，以二十五字。关六十骨支。其缺盆之后为伛甲骨者，左右共二。伛甲之端为甲隐骨者，左右共二。前支缺盆为飞动骨者，左右共二。次飞动之左为龙臑骨者一，次飞动之右为虎冲骨者一，龙臑之下为龙本骨者一。虎冲之下为虎端骨者一。本端之下为腕也。龙本内为进贤骨者一。虎端上

---

① 䅧（tiáo）：同"条"。

内为及爵骨者一。腕前左右为上力骨者共八。次上力为驻骨者，左右共十。次驻骨为搦骨者，左右共十。次搦为助势骨者左右共十。爪甲之下各有衬骨，左右共十。复次髑髅之下左右前后至初步，以五十一字，关一百三十六骨。此下至两乳下分左右。自两足心，众骨所会处也。髑髅之下心蔽骨者一。髑髅之左为胁骨者，上下共十二。左胁之端各有胁隐骨者，分次亦十二。胁骨之下为季胁骨者共二。季胁之端为季隐骨者共二。髑髅之右为肋骨者共十二。肋骨之下为胁肋骨者共二。右肋之端为肋隐骨者共十二。蓧骨之前下为大横骨者一，横骨之前为白环骨者，共二。白环之前为内辅骨者，左右共二。内辅之后为骸关骨者左右共二。骸关之下为捷骨者，左右共二。捷骨之下为髀枢骨者，左右共二。髀枢下端为膝盖骨者，左右共二。膝盖左右各有侠升骨者共二。髀枢之下为骱骨者，左右共二。骱骨之外为外辅骨者，左右共二。骱骨之下为立骨者，左右共二。立骨左右各有内外踝骨者共四。踝骨之前各有下力骨者，左右共十。踝骨之后各有京骨者，左右共二。下力有释欹骨者，共十。释欹之前各有起仆骨者共十。起仆之前各有平助骨者，左右共十。平助之前各有衬甲骨者，左右共十。释欹两傍各有核骨者，左右共二。起仆之下各有初步骨者，左右共二。凡此三百六十五骨也。天地相乘，惟人至灵。其女人则无顶威、左洞、右棚、及初步等五骨，止有三百六十骨。又男子女人一百九十骨，或隐、或衬、或无髓势，余二百五十六骨，并有髓液以藏诸筋，以会诸脉。溪谷相需，而成身形，谓之四大。此骨度之常也。

颠骨①者，头顶也。其骨男子三叉缝，女子十字缝。位居至高，内函脑髓如盖，故名天灵盖，以统全体者也。或碰撞损伤，骨碎破者必死。或卒然晕倒，身体强直，口鼻有出入声气，虽目闭面如土色，心口温热跳动者可治。切不可撅拿并扶起，惟宜屈膝侧卧，先徐徐用揉法后，熊顾子法第二整理之。

囟骨②者，婴儿顶骨未合软而跳动之处，名曰囟门。或打扑损伤，骨缝虽绽，尚未震伤脑髓，筋未振转者生。治法类颠骨。大凡婴孩之手法者皆贵揉法。

山角骨③，即头顶两傍棱骨也，撅扑损伤，骨碎破者死。骨未破则虽宣紫肿硬瘀凝聚疼痛，或有昏迷目闭不能起，声气短少，语言不出，心中慌乱，睡卧喘促，饮食少进者，可治。用揉法须轻轻。

凌云骨④，在前发际下，即正中额骨。其两眉上之骨，左名天贤骨⑤，右名天贵骨，两额骨也。打扑损伤者，面目浮肿。若内伤者，瘀血上而吐衄，昏沉不省人事，

---

① 颠骨：今名"顶骨"。
② 囟骨：今名"颅囟"。
③ 山角骨：今名"顶结节"。
④ 凌云骨：今名"额骨"。
⑤ 天贤骨：又名"天贵骨"，今名"额鳞"。

治同山角骨。

睛明骨①，即目窠四围目眶骨也。其上曰眉棱骨，其下曰顿骨。顿骨下接上牙床。打仆损伤，血流满面，或骨碎，眼胞损伤，瞳神破碎者，难治。

两颧骨②者，面上两旁之高起大骨也。击仆损伤，青肿坚硬疼痛，或牙车紧急，嚼物艰难，或鼻孔出血，或两唇者掀翻者治，骨破碎者不治。

鼻梁骨③者，鼻孔之界骨也。下至鼻之尽处，名曰准头。或打扑鼻两孔，伤鼻梁骨，凹陷者可治，血出无妨。若跌磕伤开鼻窍，或鼻被伤落者，亦无不治。

中血堂④，即鼻内颏下脆骨空虚处也。虽被打扑伤损，神气迷昏者无妨。血流不止者危。

地阁骨⑤，即两牙车相交之骨，又名颏，俗名下巴骨，上载齿牙。打扑伤损者，腮唇肿痛，牙车振动，虽目闭神昏，或心热神乱，气弱体软者，亦无不治。

齿者，口龈所生之骨也，又名曰牙。有门牙、虎牙、槽牙、上下尽根牙之别。凡被跌打砍磕，落去牙齿，如走马牙疳，出血不止者，至危。

扶桑骨⑥，即两额骨旁近太阳，肉内凹处也。若跌仆损伤，或㶿肿，或血出，或青紫坚硬，头疼耳鸣，青痕满面。憎寒恶冷，心中发热。若撞扑伤凹，骨碎透内者死。

颊车骨⑦，即下牙床骨也，俗名牙钩。承载诸齿，能咀食物，有运动之象，故名颊车。其骨尾形如钩，上控于曲颊之环。其曲颊名两钩骨，即上颊之合钳，以纳下牙车骨尾之钩者也。其上名玉梁骨，即耳门骨。或打仆脱钩臼，或因风湿袭入，钩环脱臼。单脱者，为错。双脱者，为落。若欠而脱臼者，乃突滑也，无妨。脱臼者，名架风。又落下颏，俗名吊下巴欠，又云打哈气。探珠母子法整顿之。

后山骨⑧，即头后枕骨也。其骨形状不同，或如品字，或如山字，或如川字，或圆尖，或月牙形，或偃月形，或鸡子形，皆属枕骨。凡有伤损，其人头昏目眩，耳鸣有声，项强咽直，饮食难进，坐卧不安者，先用揉法整之，后熊顾子法第二正之。如惧从高处坠下，后山骨伤太重，筋翻气促，痰响如拽锯之声，垂头目闭有喘声者，此风热所乘，至危之证，不能治也。遗尿者必亡。惟月牙形者，更易受伤。如被坠堕打伤震动盖顶骨缝，以致脑筋转拧，疼痛昏迷，不省人事，少时或明者，

---

① 睛明骨：今名"眶部（区）"。
② 颧骨：古今同名。
③ 鼻梁骨：今名"鼻骨"。
④ 中血堂：今名"下鼻甲"。
⑤ 地阁骨：今名"下颌体"。
⑥ 扶桑骨：今名"颞骨鳞部"。
⑦ 颊车骨：今名"下颌骨"。
⑧ 后山骨：今名"枕骨"。

其人可治。

寿台骨①，即完骨在耳后接于耳之玉楼骨者也。若跌打损伤，其耳上下俱肿起，耳内之禁骨有伤，则见血脓水，耳外瘀聚凝结疼痛，筋结不能舒通，以致头晕眼迷。两太阳扶桑骨胀痛，颈项筋强，虚浮红紫，精神短少，四肢无力，坐卧不安者，先用揉法整之，后熊顾子法第三端理之。

旋台骨②，又名玉柱骨，即头后颈骨三节也，一名天柱骨。此骨被伤共分五证：一曰，从高坠下，致颈骨插入腔内，而左右废活动者，用熊顾子法第一拔提之；二曰，打伤头低不起，用熊顾母法整理之；三曰，坠堕左右歪邪，项强不能顾者，熊顾母法提顾之；四曰，仆伤面仰头不能乘，或筋长骨错，或筋聚。或筋强者，用熊顾子法第二端之；五曰，自缢者旦至暮心下若微温者可治。暮至旦虽心下微温不可治。徐徐抱解不能截绳，上下安被卧之，用熊顾子法第三整理之。

锁子骨③，《经》名柱骨，横卧于两肩前缺盆之外，其两端外接肩解。击打损伤，或驱马悮坠于地，或从高坠下，或撞扑砍磕，骨断骨叉乘者，用车转子法第八整之。

胸骨④，即髑骭骨，乃胸胁众骨之统名也，一名膺骨，一名臆骨，俗名胸膛。其两侧自腋而下至肋骨之尽处，统名曰胁。胁下小肋骨名曰季肋，季肋俗名软肋。肋者单条骨之谓也，统胁肋之总，又名曰胠。凡胸骨被物从前面撞打跌仆者重，从后面撞仆者轻。轻者用揉法治之，重者骨断骨叉乘，用靡风子法第三整理之。两乳上骨伤者，用靡风子法第二治之。若伤重者，内透胸中，伤心肺两脏，其人气乱昏迷，闭目呕吐血水，呃逆战栗者，则危在旦夕，不可医治矣。

歧骨⑤者，即两凫骨端相接之处，其下即鸠尾骨也。内近心君，最忌触犯。或打扑跌损，骨闪错。轻者用靡风子法第一治之。重者必入心脏，致神昏目闭，不省人事，牙关紧闭，痰喘鼻煽，久而不醒，醒而神乱，其血瘀而坚凝不行者也，难以回生。

凫骨⑥者，即胸下之边肋。上下二条易被损伤，左右皆然。自此以上，有肘臂护之。打扑伤损，用靡风母法端之。在下近腹者，鹤跨母法亦可。

---

① 寿台骨：今名"颞骨乳突"。
② 旋台骨：今名"第4颈椎至第6颈椎"。
③ 锁子骨：今名"锁骨"。
④ 胸骨：古今同名。
⑤ 歧骨：今名"胸骨下角"。
⑥ 凫骨：今名"浮肋"。

背骨①者，自后身大推骨以下，腰以上之通称也。其骨一名脊骨，一名膂骨，俗呼脊梁骨。其形一条居中，共二十一节。下尽尻骨之端，上载两肩，内系脏腑。其两旁诸骨附接横叠，而弯合于前，则为胸胁也。跌打伤损，瘀聚凝结。若脊筋隆起，骨缝必错，则不可能俯仰者，用鹤跨母法整顿之。或有为伛偻之形者，用鹤跨子法整理之。

腰骨②，即脊骨十四椎、十五椎、十六椎间骨也。若跌打损伤，瘀聚凝结，身必俯卧，若欲仰卧侧卧，皆不能也，疼痛难忍，腰筋僵硬者，骑龙母法治之。

尾骶骨③，即尻骨也。其形上宽下窄，上承腰脊诸骨。两旁各有孔，名曰八髎。其末筋名曰尾闾，一名骶端，一名橛骨，一名穷骨，俗名尾椿。或打扑损蹶，或蹲垫骨错。壅肿者，用骑龙母法。

髃骨④者，肩端之骨，即肩胛骨臼端之上棱骨也。其臼含纳臑骨上端，其处名肩解⑤，即肩骸与臑骨合缝处，俗名吞口，一名肩头。若被跌伤，手必屈转向后，骨缝裂开，不能招举，亦不能向前，惟扭于肋后而已。其气血皆壅聚于肘，肘肿如椎不移者，用车转子法第六整顿。或脱臼、手麻木，髃骨突出者，用车转子第一归窠。或打扑髃骨，闪错手不能举，疼痛者，车转母法整理之。或筋翻、筋挛、筋胀，髃骨胶结，不能离胁肋者，用车转子法第二转之。或损伤经数日，而髃骨肿硬，臑肘瘀血凝滞如针刺者，车转子法第三拨转之。髃骨错出于后，筋挛、筋胀、胶结不动者，车转子法第四挫顿之。肩髃合缝高出，难用运转之手者，车转子法第五整理之。虽髃骨不脱臼，不骨突出，前后上下运转不如意，筋脉挛急者，车转子法第七治之。

肩胛骨⑥，肩髃之下附于脊背成片如翅者，名肩胛，亦名肩髆，亦名锨板子骨。打扑撅蹶骨失位，肿硬者，用鸾翔之法整顿之。

臑骨⑦，即肩下肘上之骨也。自肩下至手腕，一名肱，俗肐膊，乃上身两大支之通称也。或坠马跌碎，或打断，或斜裂，或截断，或碎断，打断者有碎骨，跌断者无碎骨。先用揉法整之。将杉篱裹帘法缚之。

肘骨⑧者，肐膊中节上下支骨交接处。俗名鹅鼻骨。若跌伤其肘尖，向上突出，

---

① 背骨：今名"椎骨"。
② 腰骨：今名"腰椎"。
③ 尾骶骨：今名"尾骨"。
④ 髃骨：今名"肩胛冈"。
⑤ 肩解：今名"肩关节"。
⑥ 肩胛骨：古今同名。
⑦ 臑骨：今名"肱骨"。
⑧ 肘骨：今名"尺骨鹰嘴"。

疼痛不止，先用圆旋子法第三挫顿，后用旋母法正之。肘骨脱臼，手垂不能举，臂腕麻木，或冷凉，用圆旋母法整之。肘骨屈不伸，其筋斜弯者，用圆旋子第一曳之。肘尖骨向上破皮肉突出，经日不复，肿臃筋挛不伸，臂腕失政者，用圆旋子法第二击顿之，后用圆母法整理之。老人、妇人、小儿者，用圆旋子法第四整之。

臂骨①者，自肘至腕有正辅二根。其在下而形体长大连肘尖者，为臂骨。其在上而形体短细者，为辅骨②，俗名缠骨。迭并相倚，俱下接于腕骨焉。凡臂骨受伤者，多因迎击而断也，或断臂辅二骨，或惟断一骨，先用揉法端之，后用杉篱裹帘法。

腕骨③，即掌骨④，乃五指之本节也，一名雍骨，俗曰虎骨。其骨大小六枚，凑以成掌，非块然一骨也。其上并接臂辅骨两骨之端，其外侧之骨，名高骨，一名锐骨，亦名踝骨，俗名龙骨。以其能宛屈上下，故名曰腕。若坠马手掌着地，只能伤腕，臃肿疼痛。若手背向后，翻贴于臂者，并跃鱼法端之。

五指之骨⑤，名锤骨，即各指本节之名也。其各指次节名竹节骨。若被打伤，折五指，或翻错一指，并游鱼法整之。

胯骨⑥，即髋骨也，又名踝骨。跌打损伤，筋翻足不能直行，筋短者脚尖着地。骨错者，肾努斜行。用骑龙母法整之。

环跳者，髋骨外向之凹，其形似臼。以纳髀骨之上端如杵者也，名曰机，又名髀枢⑦，即环跳穴处也。跌打损伤，以致枢机错努，青紫肿痛，不能步履，或行止敧侧艰难，燕尾母法挫顿之。或环跳脱臼，筋弛足痿寒麻木者，燕尾子法第一端之。或髋骨闪错，及大腿骨一时碎者，先用揉法。整大腿骨，杉篱裹帘法缠缚之，后用燕尾子法第二，治髋骨闪错。

股骨⑧者，髀骨上端如杵，入如髀枢之臼，下端如锤，接于骱骨，统名曰股，乃下身两大支通称也，俗名大腿骨。坠马拧伤，骨碎筋肿，黑紫清凉者，先用揉法端之，后用杉篱裹帘法。

---

① 臂骨：今名"尺骨"。
② 辅骨：今名"桡骨"。
③ 腕骨：古今同名。腕骨由8块小短骨组成，即手舟骨（龙骨）、月骨（高骨）、三角骨（吊骨）、豌豆骨（圆骨、兑骨）、大多角骨（月骨）、小多（鱼骨）、头状骨（虎骨）、钩骨（合骨）。本书将腕骨和掌骨混合为一，误。
④ 掌骨：掌骨由5块骨组成。
⑤ 五指之骨：今名"指骨"。指共14节，拇指2节，其余4指各3节。
⑥ 胯骨：今名"髂骨"。
⑦ 髀枢：今名"髋关节"。
⑧ 股骨：古今词名。

膝盖骨①，亦名髌骨，形圆而扁，覆于楗胻上下两骨之端，内面有筋联属。其筋上过大腿至于两胁，下过胻骨至于足背。如有跌打损伤，膝盖上移者，用尺蠼子法第二整之。或膝屈不伸，腘大筋翻挛者，用尺蠼母法端之。或膝头大肿，黑紫筋直，腘肿疼痛，手不可近者，用尺蠼子法第一端之。或膝骨斜错，股骨一时碎伤者，先整其股骨，后用尺蠼子法第三治之。

胻骨②，即膝下小腿骨，俗名臁胫骨者也。其骨二根在前者，名成骨③，又名骭骨。其形粗在后者，名辅骨，其形细，又俗名劳堂骨④。若被跌打损伤，其骨尖斜突外出，肉破血流，或砍磕被重物击压，骨细碎者，用揉法整之，杉篱裹帘法缚之。

髁骨者，胻骨之下，足跗之上，两旁突出之高骨也。在内者，名内踝⑤，俗名合骨。在外者为外踝⑥，俗名核骨。或驰马坠伤，或行走错误，则后跟骨向前，脚尖向后，筋翻肉肿，疼痛不止者，用弄玉法端之。

跗骨⑦者，足背也，一名足趺，俗称脚面。其骨乃足趾本节之骨也。其受伤之因不一，或从陨坠，或被重物击压，或被车马蹋砑。若仅伤筋肉，尚属易治。若骨体受伤，每多难治，领尾法治之。

趾⑧者，足之指也，名以趾者，所以别于手也，俗名足节。其节数与手之骨节同。大指本节后内侧圆骨努突者，一名核骨，又名覈骨，俗呼为孤拐也。趾骨受伤，多与跗骨相同。惟奔走急迫，因而受伤者多，游鱼法治之。

跟骨⑨者，足后跟骨也，上承胻辅二骨之末，有大筋附之，俗名脚挛筋。其筋从跟骨，过踝骨，至腿肚里。上至腘中过臀，抵腰脊至项，自脑后向前至目眦，皆此筋之所达也。若落马坠蹬等伤，以致跟骨拧转向前，足趾向后，即或骨未碎破，而缝隙分离，自足至腰脊，诸筋皆失其常度，拳挛疼痛，宜螺旋法治之。

---

① 膝盖骨：今名"髌骨"。
② 胻骨：今名"小腿骨"。
③ 成骨：今名"胫骨"。
④ 劳堂骨：又名"外辅骨"，今名"腓骨"。
⑤ 内踝：今名"胫骨内踝"。
⑥ 外踝：今名"腓骨外踝"。
⑦ 跗骨：古今同名。
⑧ 趾：趾骨，古今同名。趾骨共14块或13块。
⑨ 跟骨：古今同名，是跗骨的组成部分。

正面名目图

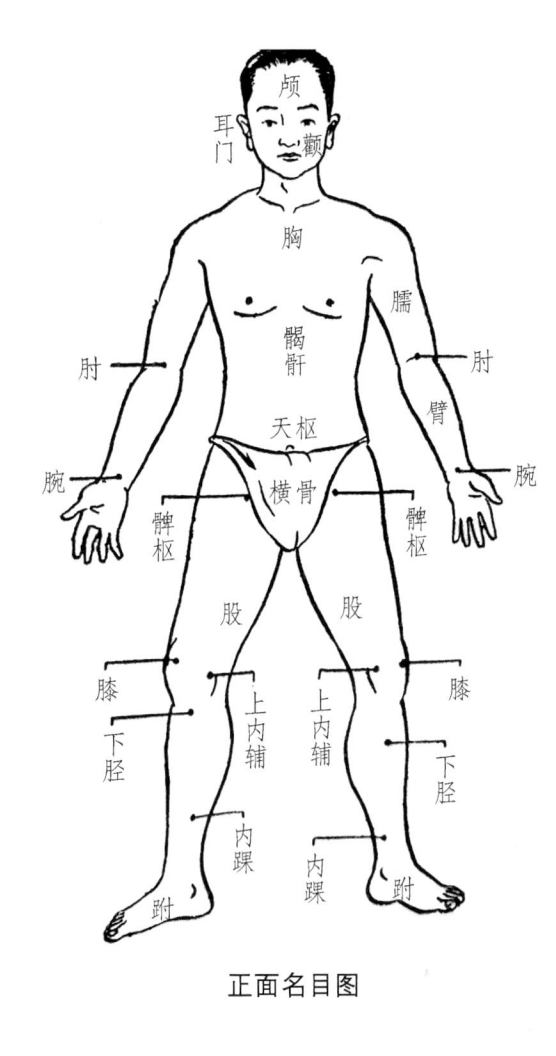

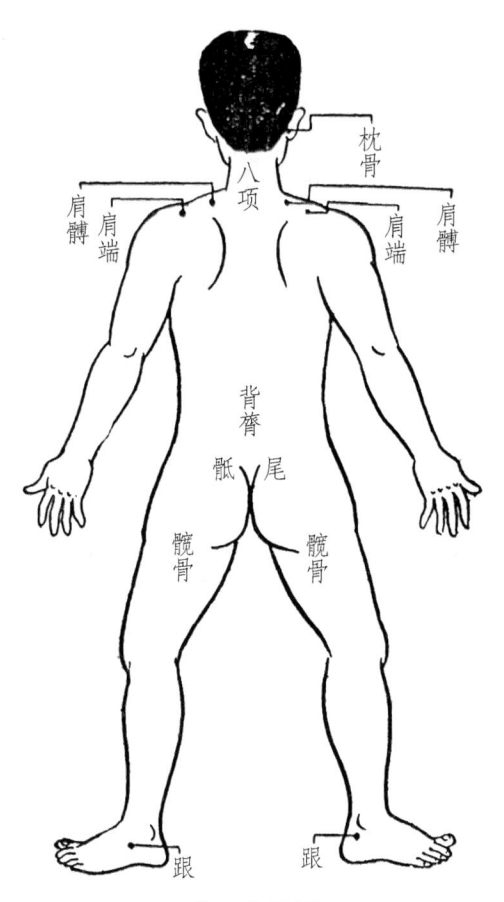

背面名目图

中医骨伤科古代十大名著校注

中国接骨图说 检骨

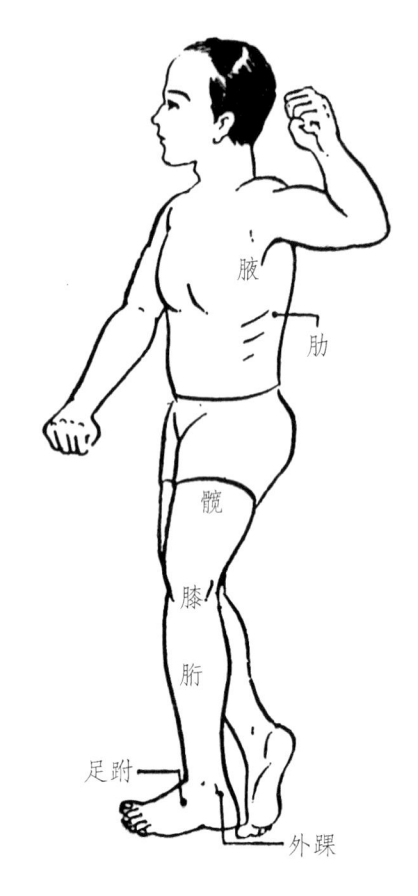

侧面名目图

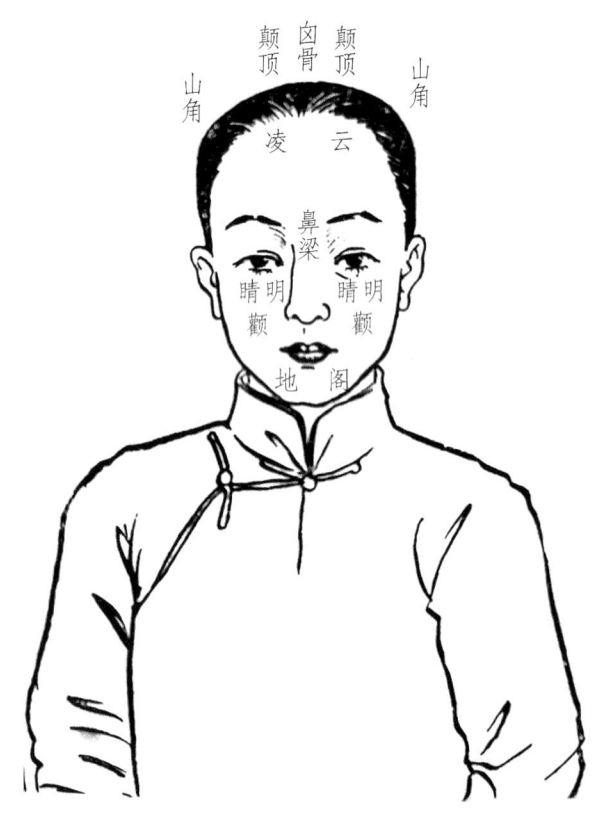

颠顶正面图

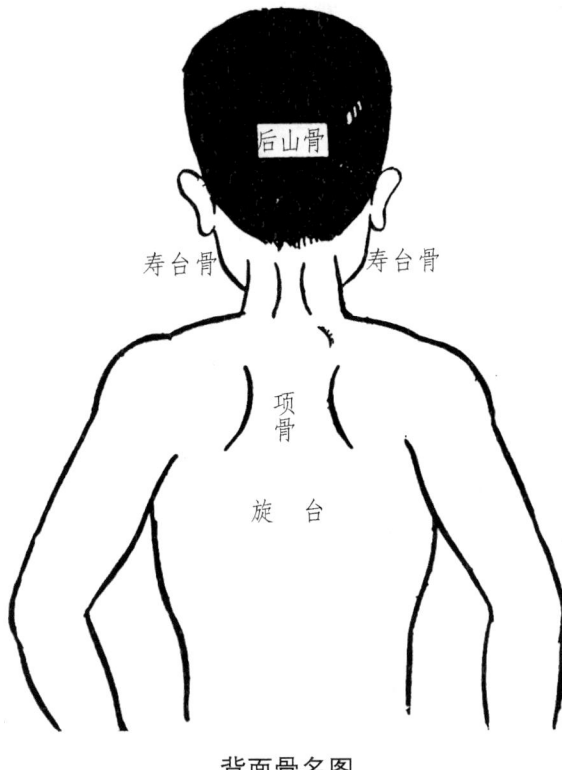

背面骨名图

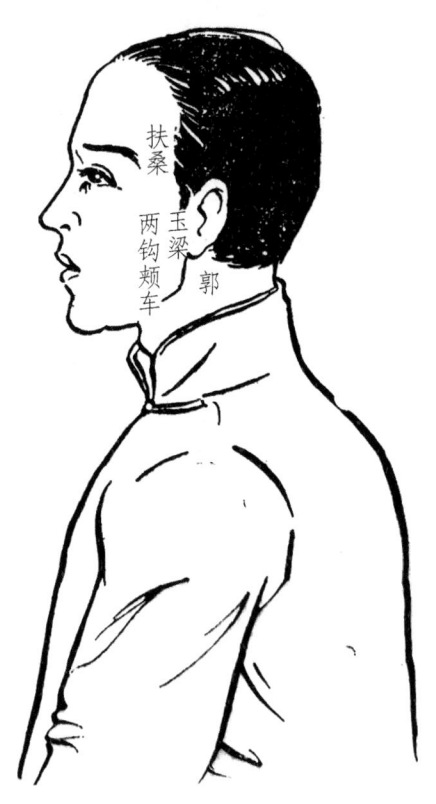

后山骨
寿台骨　寿台骨
项骨
旋台

侧面骨名图

扶桑
玉梁　郭
两钩颊车

中医骨伤科古代十大名著校注　中国接骨图说　检骨

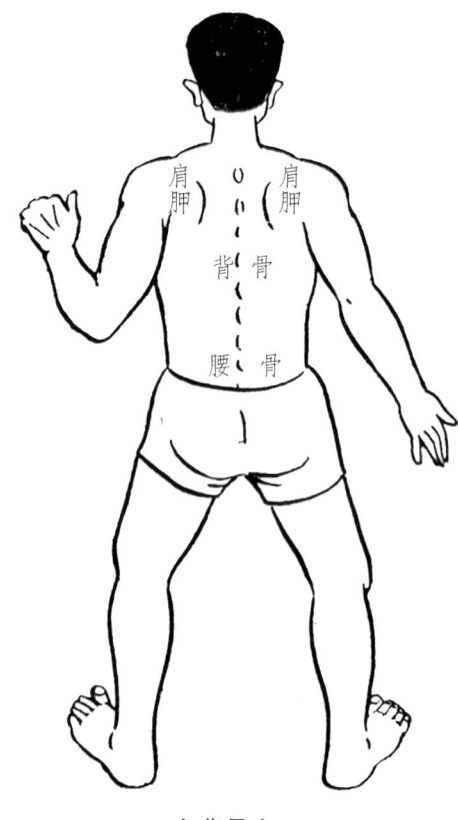

肩背骨名图

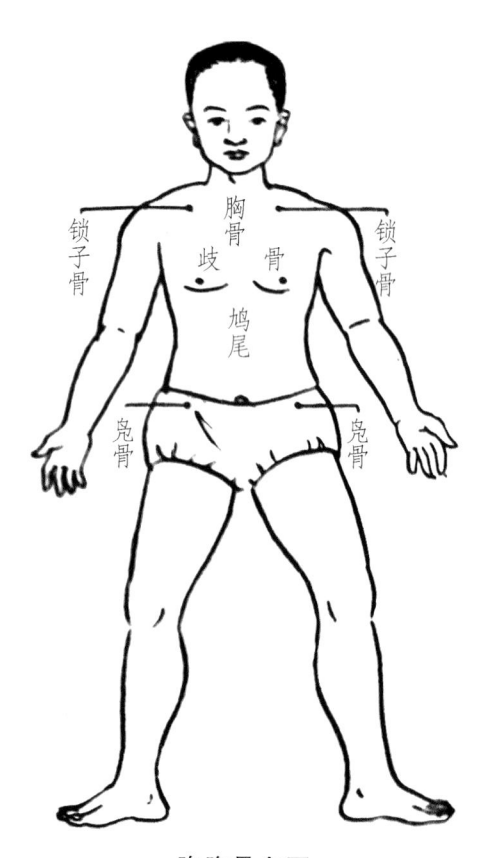

胸腹骨名图

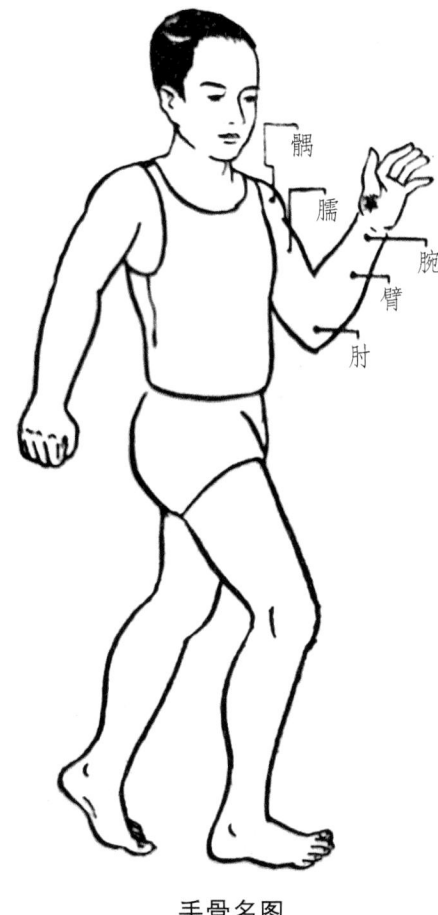

手骨名图

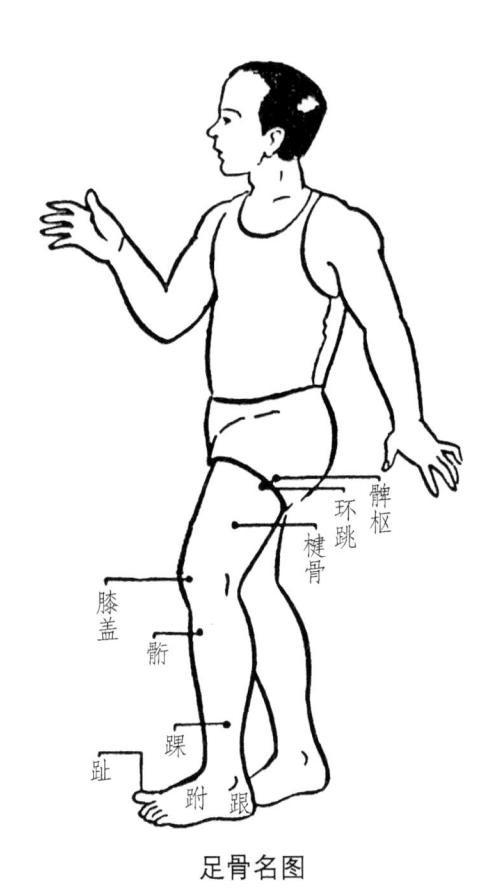

髃
臑
腕
臂
肘

足骨名图

髀枢
环跳
楗骨
膝盖
骺
踝
跗
跟
趾

中医骨伤科古代十大名著校注 | 中国接骨图说 检骨

脉证治法

刘宗厚①曰：打扑金刃损伤，是不因气动而病。生与外，外受有形之物所伤，乃血肉筋骨受病。非如六淫七情为病，有在气在血之分也。所以损伤一证，专从血论，但须分其有瘀血停积而亡血过多之证。盖打扑坠堕，皮不破而内损者，必有瘀血。若金刃伤皮出血，或致亡血过多，二者不可同法而治。有瘀血者，宜攻利之。若亡血者兼补而行之。又察其所伤有上下轻重浅深之异，经络气血多少之殊。唯宜先逐瘀血通经络和血止痛，然后调气养血补益胃气，无不效也。顷见围城中军士被伤，不问头面手足胸背轻重，医者例以大黄等利之。后大黄缺少，甚者遂以巴豆代之，以为不于初时泻去毒气，后则多致危殆。至略伤手指，亦悉以药利之，殊不知大黄之药惟与有瘀血者相宜，其有亡血过多，元气胃气虚弱之人，不可服也。

戴院使②云：仆踣不知曰颠，两手相搏曰扑，其为损一也。因颠扑而迷闷者，酒调苏合香丸灌之。因颠扑而损伤，宜逐其恶血，酒煎苏木调苏合香丸，或鸡鸣散，或和气饮加大黄，入醋少许煎，或童便调黑神散，不用童便用苏木煎酒调亦得。颠扑伤疼，酒调琥珀散极佳，乌药顺气散亦可。

大法固以血之瘀失分虚实，而为补泻。亦当看损伤之轻重，轻者，顿挫，气血凝滞作痛，此当导气行血而已。重者，伤节折骨，此当续节接骨。非调治三四月，不得平复。更甚者，气血内停沮塞，真气不得行者必死，急泻其血通其气，亦或有可治者焉。

凡打扑伤损者，先用手寻揣伤处，用药熨数次，整顿其筋骨，以敷药搽之，后用杉篱裹帘法。骨细碎者，别有正副夹缚定之法。正夹用杉皮去外重皮，约手指大，指排肉上，以药敷杉皮上。其药上用副夹。用竹片去里竹黄，亦如指大，疏排夹缚。

凡打伤跌扑，其痛不可近者，先用草乌散、九乌散之类之麻药，则麻倒不知疼处，或用刀割开，或用剪去骨锋，或以手整顿，骨筋归元端正，后用夹板夹缚定。或箭镞入骨不出，亦可用此药麻之。或铁钳拽出，或用凿凿开取出。若人昏沉，后用盐汤，或盐水，或铁酱汁，或浓煎茗与服立醒。

---

① 刘宗厚：原书作"刘宗原"，误，今改正。刘纯，字宗厚（又作景厚），祖籍今淮南，后移居今西安。明代医家，著《伤寒治例》《医经小学》，增补《医学折衷》，易名《玉机微义》。

② 戴院使：戴思恭，字原礼，今浙江江浦人。明代医家，朱丹溪弟子，曾任御医，担当太医院使，后人亦称戴院使。著《证治要诀》《证治要诀类方》《推求师意》等。

凡骨断皮者，不用酒煎药。或损在内皮破肉者，可加童便在破血药内。若骨断皮不破，可全用酒煎药服之。若只损伤，骨未折肉未破者，用正骨顺气汤、折伤木汤之类。

凡皮破骨出差曰拔，撙捺不入，用快刀割皮间些捺入骨，不须割肉，肉自破。后用莞尔膏敷贴。疮四傍肿处，用敷药。若破血而血多出者，用手整时最要快便。

凡平处骨断骨碎，皮不破者，只用敷药、药熨、馒熨。若手足屈直等处，及转动处，只宜绢包缚，令时数转动，不可夹缚。如指骨碎断，止用苎麻夹缚，腿上用苎麻绳夹缚。冬月热缚，夏月冷缚，余月漫缚。凡伤重其初麻而不痛，应拔伸捺正，或用刀取开皮，二三日后，方知痛，且先匀气血。

凡筋挛、筋缩、筋翻者，掺以蚯蚓膏，而后频用揉法。满肿硬坚者，用振梃法轻击之。瘀血聚积，或青紫黑色焮熟者，以三楞针刺数处出血，贴以鲫鱼泥、生鱿泥之类。

凡肉破出血不止者，以发绳住其上，阅青筋放五六针。青筋不见者，以三棱针，刺足委中穴。血突出高二尺许，渐渐如线流于地约升余，其人或晕倒，或如委顿状，面失色则疮口出血顿止。

《素问》云：人有所坠堕，恶血留内，腹中满胀，不得前后，先饮利药，此上伤厥阴之脉，下伤少阴之络。刺足内踝之下，然骨之前。血脉出血，刺足跗上。动脉不已，刺三毛上，各一痏。见血则已，左刺右，右刺左。善悲惊不乐，刺如下方。

《灵枢》云：身有所伤，血出多反中风寒。若有所坠堕，四肢懈惰不收，名曰体惰。取小腹脐上三结交，阳明太阴也。脐下三寸，关元也。

《脉经》云：从高颠仆，内有血，腹胀满，其脉坚强者生，小弱者死。破伤之脉，若瘀血停积者，坚强实则生，虚细涩则死。若亡血过多者，虚弱涩则生，坚强实则死。皆为脉病不相应故也。

凡砍刺出血不止者，其脉止。脉来大者，七日死。滑细者生。

《灵枢》云：有所坠堕，恶血留内。有所大怒，气上而不行下，积于胁下则伤肝。又中风及有所击仆。若醉入房，汗出当风则伤脾，又头痛不可取于腧者。有所击堕，恶血在内。若肉伤痛未已，可侧刺，不可远取之也。

十不治证

胸背骨破入肺者，纵未即死，二七难过。左胁下伤透至内者。肠伤断者。头颅骨碎脑盖伤者。小腹下伤，内横骨破者。血出尽者。肩内耳后伤透内者。腰骨压碎者。伤破阴子者。脉不实重者。

敷药法

　　用蜜。或糯米糊，或东水流，或生姜自然汁，或无灰酒，或火酒，或霹雳酒，或酽醋，或陈酱汁，或童便，和散药为泥。鸡翎二三十茎，缚作刷子，扫痛处，俟其干更涂，如此三四层为度。若有肉破处，则唯布其四面，而露其口。两三日后，用柳篦，铲落旧药，换新药，或用药水泡洗，去旧药亦可，惟不可惊动损处。

药熨法

　　用木绵布方五寸，裹药一剂，以麻丝括定。余其丝条尺许，浸火酒于砂锅中，定文于文火炉上，不令有潮气，须酒色微红时，取三指大青竹筒长五六寸，两头不留节，以所括麻条通竹筒中，络其末令如鼓桴熨患处。揉摩数次。

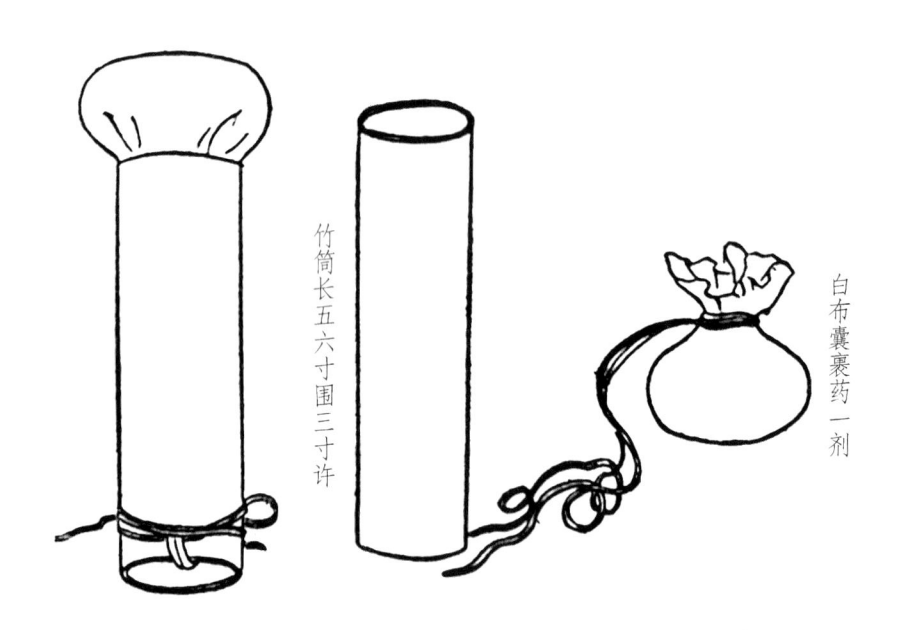

熨药器图

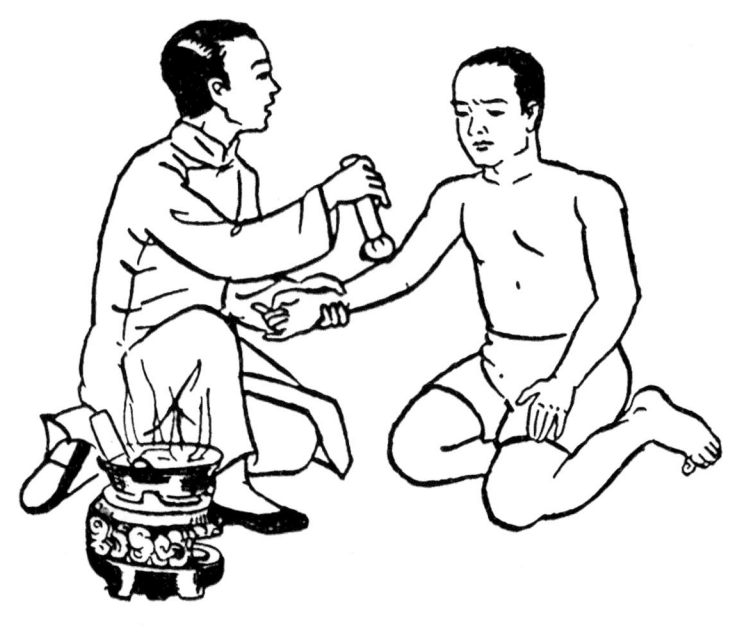

药熨按排图

熨 斗 烙 法

先捣烂葱白一味,合定痛散为泥,敷于痛处,以毛头纸蘸醋贴药上。烧铁熨斗烙纸上,以伤处觉热疼口中有声为度。

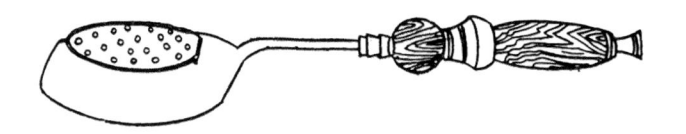

铁熨斗图

馒 熨 法

以药泥摊厚好纸上厚五分,更以纸覆其上,敷于患处。烧铁馒子令通红,烙熨其纸上。一法以药泥摊纸上厚五分,纵六寸,横四寸,从四边起纸来裹之,为一片板。先以铜板架火炉上，置一片板于其上，俟热透熨熨于患处。

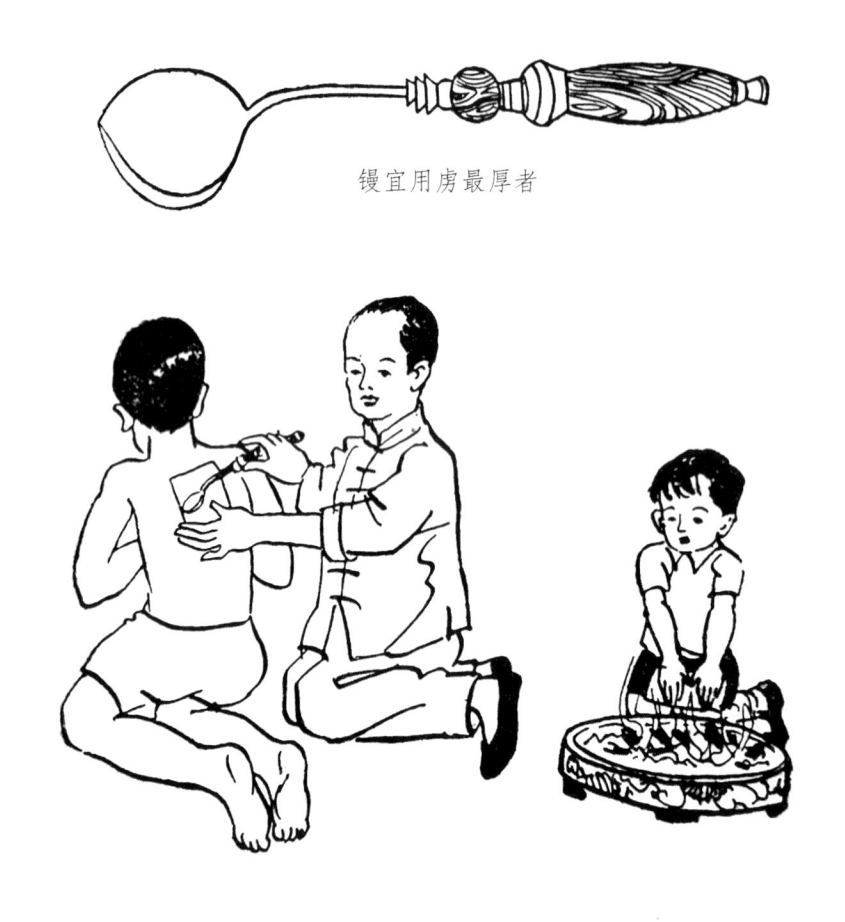

镘宜用房最厚者

镘熨按排图

振 梃 法

振梃，木棒也，长尺半圆围三寸五分，或面杖亦可。受伤之处，气血凝结疼痛，肿硬先用布迭令三重，敷患处。以此梃轻轻振击其患处，上下四旁，使气血流通，得以四散，则疼痛渐减，肿硬潮消也。

制以桐木为佳

长一尺五寸围三寸五分

振梃图

腰 柱 法

腰柱者，以杉木四根，制如扁担形，宽一寸，厚五分。长短以患处为度，俱就侧面钻孔，以布联贯之。腰节骨被伤，错笋膂肉破裂，筋斜佝偻者，先以布缠围患处一二层，将此柱排列于脊骨两旁，再以布缠覆柱上数层，令端正为要。

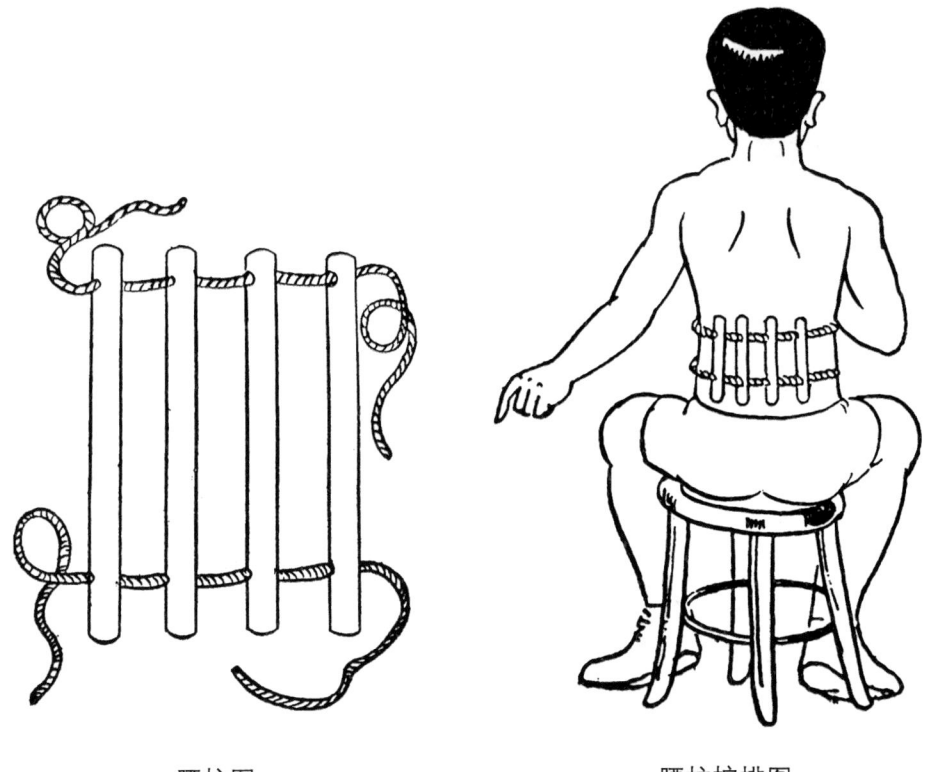

腰柱图　　　　　　　　　腰柱按排图

杉篱法

　　杉篱者，复逼之器也。量患处之长短阔狭，曲直凹凸之形，以杉木为片，以布卷定之。酌其片数记其次以布联编之，令不得紊乱，有似于篱，故名焉。手足骨断、骨碎、筋斜、筋断者，先以布缠之，以此篱环抱之，再以布缠卷篱上则骨缝吻合，坚牢无离绽脱走之患，令不动摇为要。

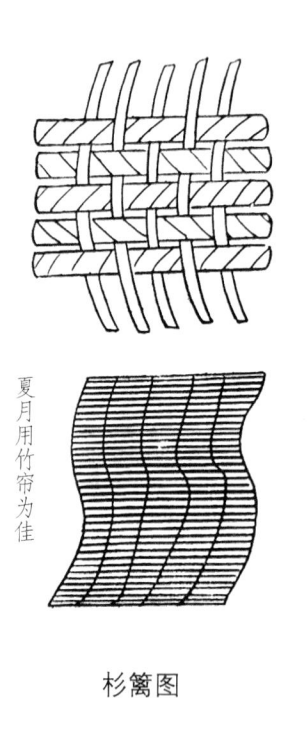

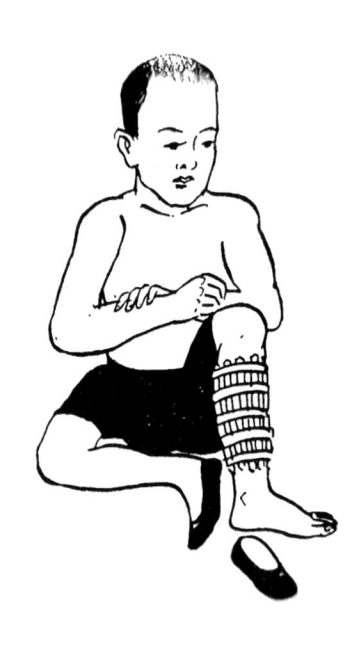

夏月用竹帘为佳

杉篱图　　　　　　　　　杉蓠夹缚图

裹帘法

　　裹帘以白布为之，层缠患处，故名裹帘。其长短阔狭，量病势用之。和兰医书①精录其事，桂川月池先生之译，别有其书，故唯举一二图而不复赘焉。

---

① 和兰医书：原指日本明治时期的荷兰医学，最早传入日本，后泛指西方欧美医学书籍。

单睛图　　　　　　　　白兜缚

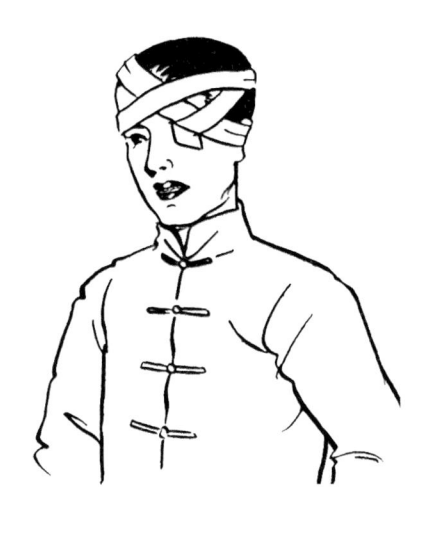

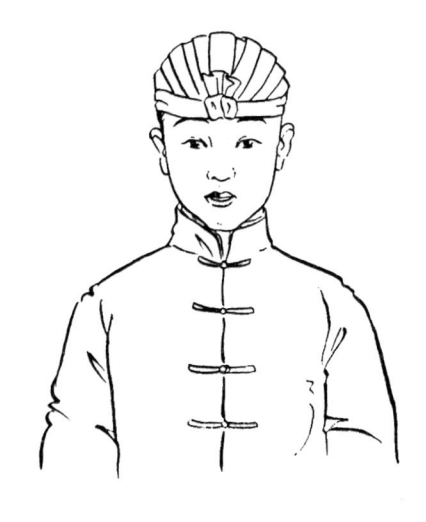

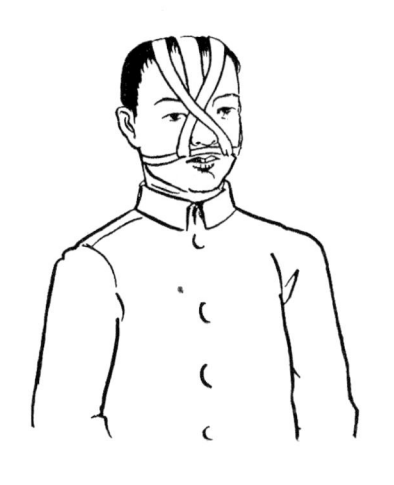

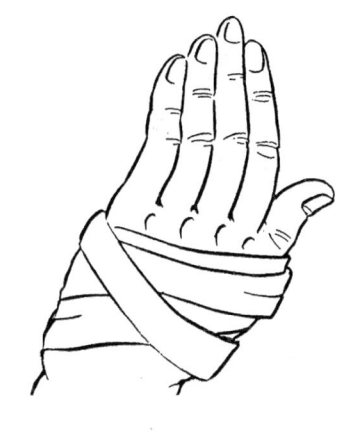

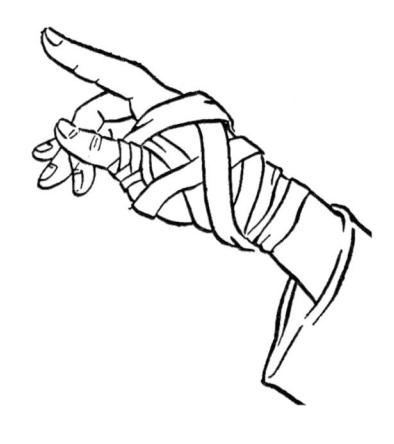

绞准缚 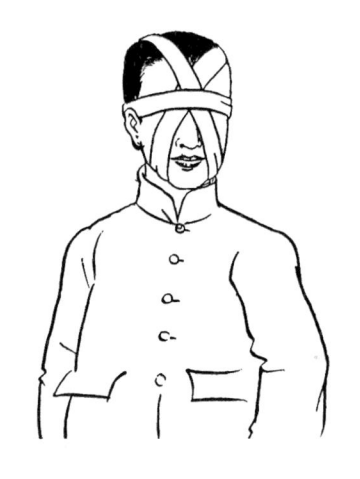　　　　　　　　双睛缚

搤腕缚　　　　　　　　编拇缚

中医骨伤科古代十大名著校注

中国接骨图说　裹帘法

839

中医骨伤科古代十大名著校注

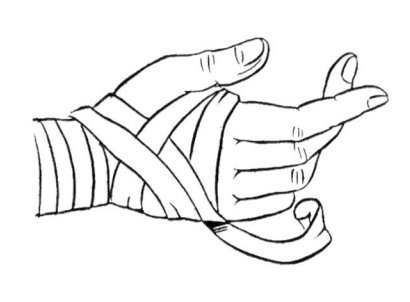

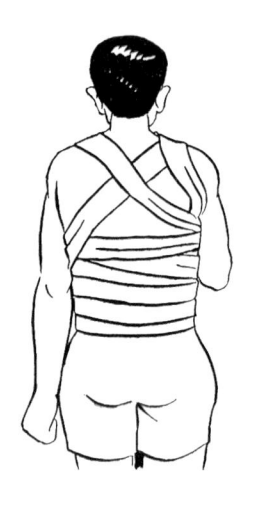

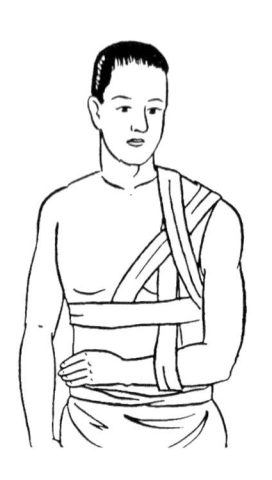

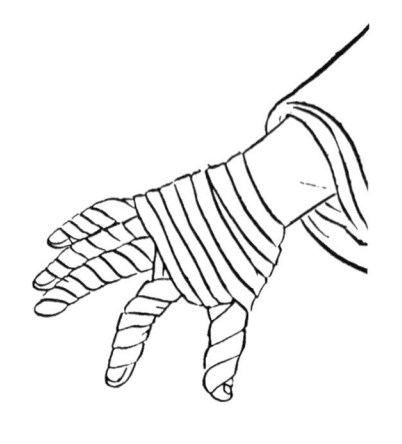

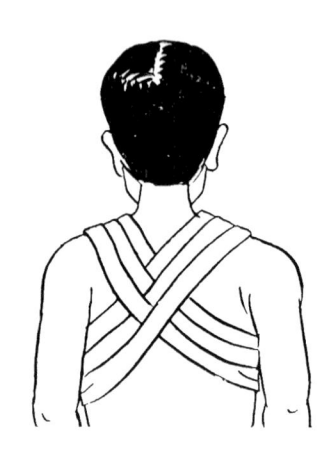

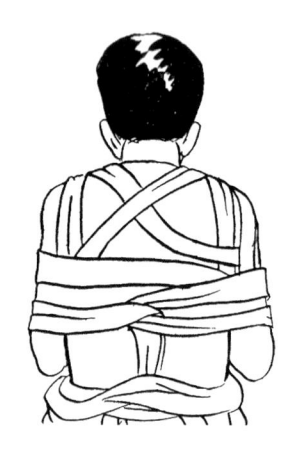

中国接骨图说 裹帘法

裹甲缚　　　　　　龟手缚

十字带　　　　　　井字带

钩臂带　　　　　　挈肘带

840

鼌髃带　　　　　　　　　护膊带

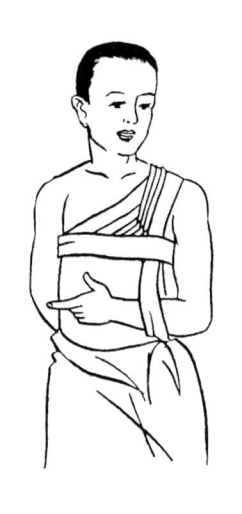

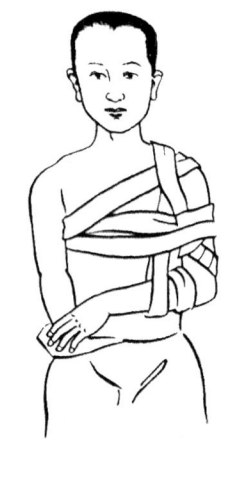

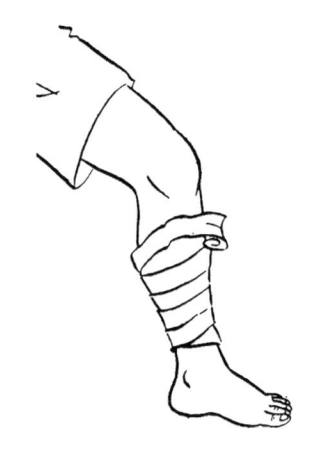

蛇形缚 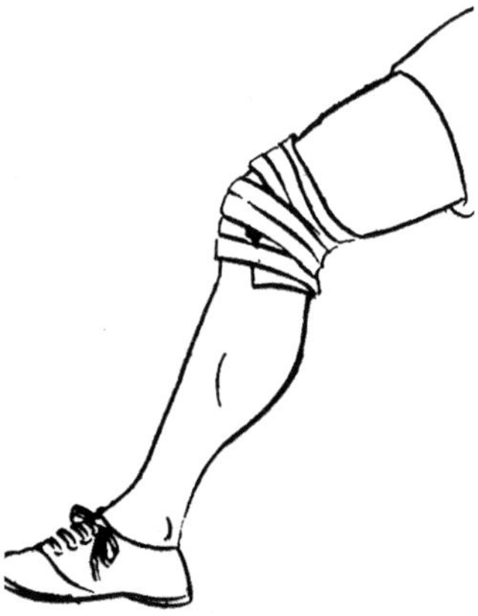　　　　　　　　　匾髌缚

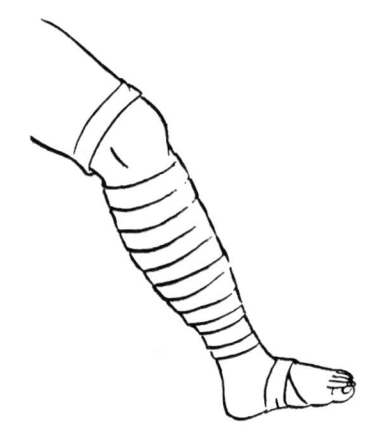

螺形缚 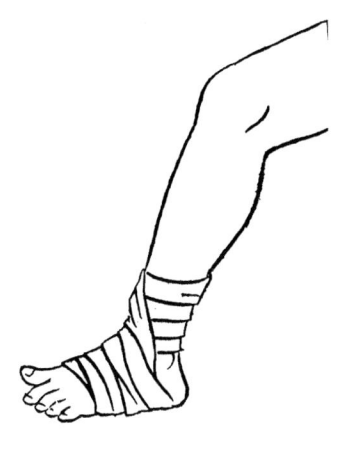　　　　　　　　　蛇象缚

中医骨伤科古代十大名著校注　中国接骨图说　裹帘法

841

正骨图解

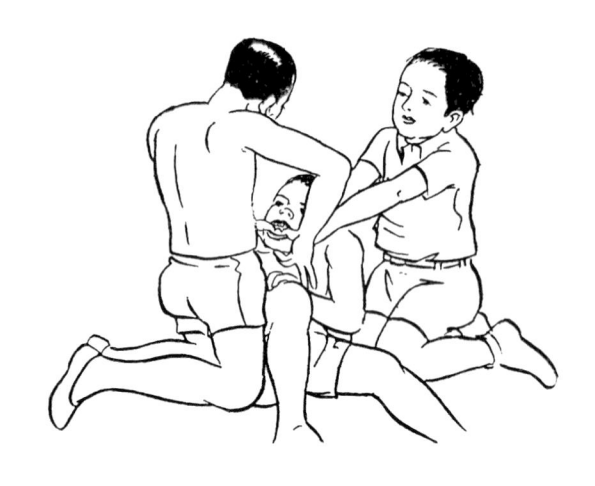

探珠母法

探珠母法

使患者正坐，一人坐背后生腰，以两手承枕骨边，腕骨当项，指头并向上面把定，要令不动摇。医蹲踞前面，以两手大拇指，入患者口中，撑牙关尽处，四指捧下颏，乘势极力向喉咙突下，更向上突上，则双钩入上环。

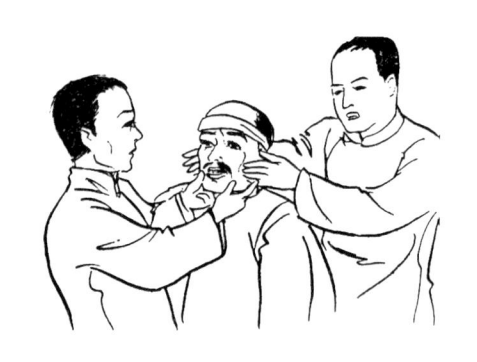

探珠子法

患者佐者坐如母法。医以右手腕骨，捧持腮骨，指头向颊车起大拇指，当地仓外面，探求牙关尽处，自皮

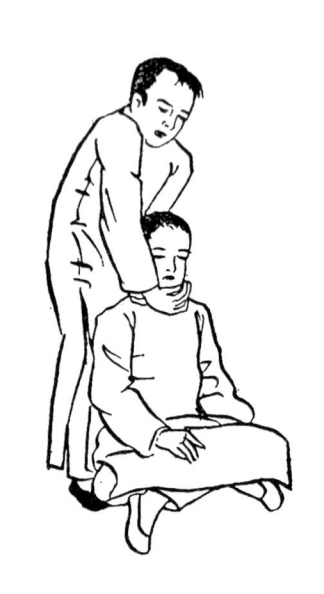

探珠子法

上捺下如母法，左手受持下颏左傍，要令不摇而已。

熊顾母法

使患者开两踵于臀外而安坐，医在其背后，践开两脚而直立，低头视患者之额上，按右手于额中央，翻左手以虎口挟持其项骨，指透用力把定发际玉枕骨下陷处，翻右手载其颐

熊顾母法

于掌上，前后相围，左手自肩用力提之，右手应左手之提，自下抬之，务勿不正，左右齐一，令右顾三次，然后当患者头后于胸膛，以左手按额中央，翻右手挟持项骨，载颐于左手掌上如前，令左顾三次。然后当患者头于胸前，以左手按额中央，翻右手挟持项骨左手掌上如前，令左顾三次。

熊顾子法第一

使患者坐如母法，一人在患者之前，践开两脚，以两手搭患者之肩井上边，指头向肩胛用力推镇焉。医直立其背后，两手挟定如母法，提时左右徐徐令顾以己之呼吸为度，自肩至腕用力施震震法，其提上之势，恰如拔颈状，渐伸时当患者脑后于胸膛，捺托令不驰，以项手代颐手，相围如前法，徐徐牵上，筋骨抒缓时，令左右顾数次。

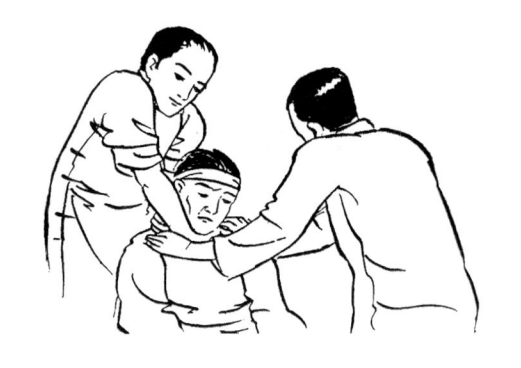

熊顾子法第一

熊顾子法第二

使患者坐如母法，医坐其右侧，立右膝，安置右肘于髌上，翻掌载患者颐于其上．覆左手虎口挟定项骨．用力抬上如母法提。左顾时，右膝载胕而将送之，此法为贵人设，如其重症，犹须前法。

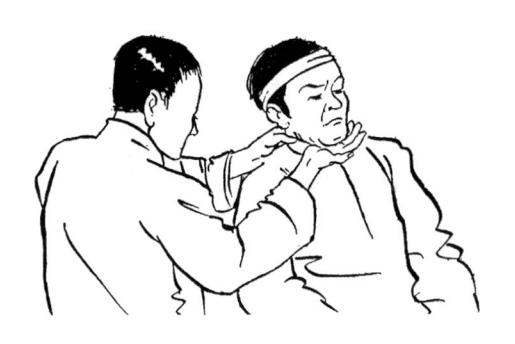

熊顾子法第二

熊顾子法第三

使患者仰卧。医箕踞其头上，以两足蹈定患者之肩井，翻左手挟项骨，右掌勾颐徐徐令顾如子法第一，其左顾也，用力蹈右肩，右顾反是，其左右递互十次。

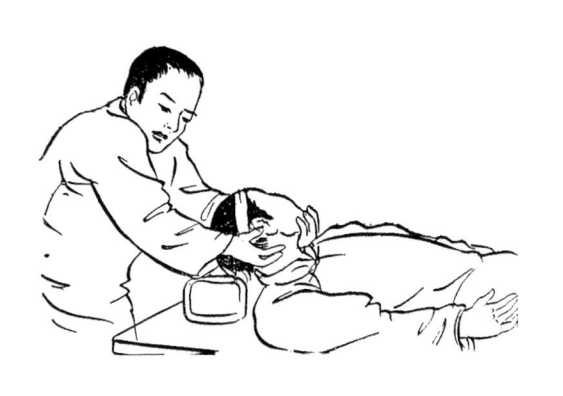

熊顾子法第三

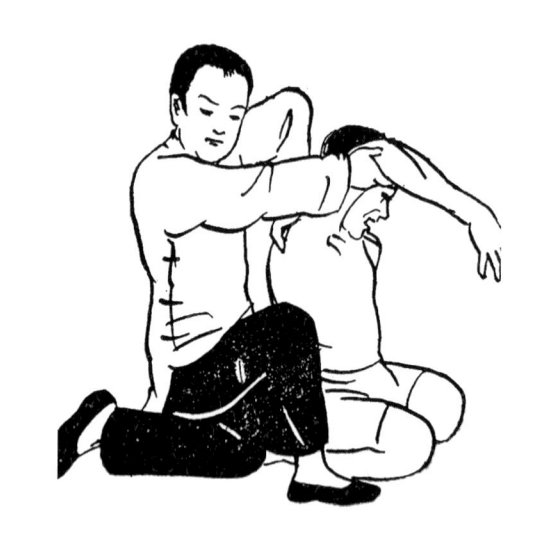

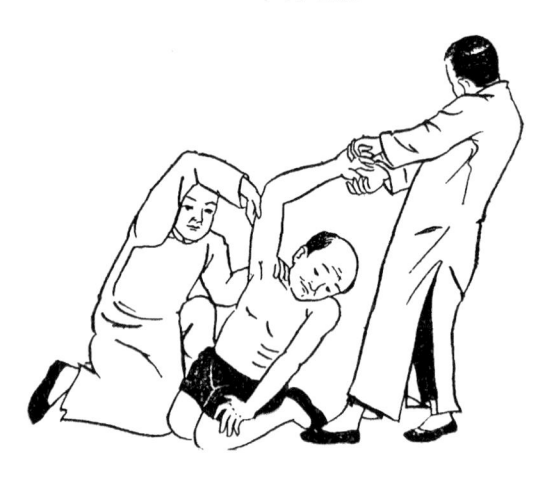

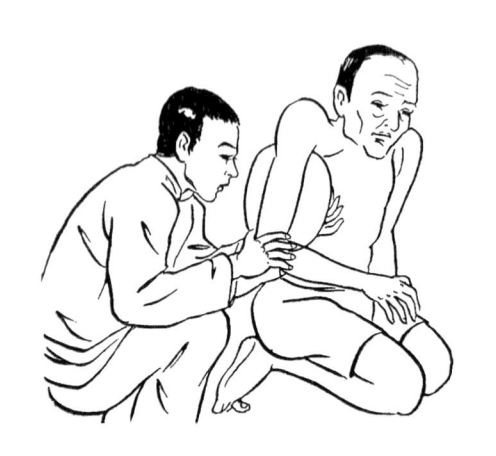

车转母法

使患者正坐，医坐其右侧如雁行，斜敧右膝趺左踵，安置左臀于其跟上，用为跗，覆左手搭患者肩上，掌中当肩井，指头及缺盆大拇指在肩髃后陷处，翻右手掌拘持患者肘后，用力拽举如弯弓状，循患者耳后，斡旋如转缫车状，右手拽则左手拇指用力捺肩髃后，循耳后斡旋，则四指头用力捺缺盆，运转数次。

车转母法

车转子法第一

医坐如母法，一人在患者前扶患手，其法开两足而立，翻右手把患者之大拇指鱼腹，翻左手把住患掌背腹，随医旋转轻牵，慎勿缓弛，医与扶者为掎捔势，齐一旋转，其法小异母法，左手覆住肩井，大拇指揣入臑腧陷中，以右手虎口向肘逆握患者臑间，用力于肩，与扶者回转，及其耳后，则斜肩屈肘扬之斡旋一次，又转来至耳后，则用力于掌，捺定臑肉，开指头转掌，顺换握，徐徐回转，而至胁肋，则扶者放手而退，医乘势而头挫顿。

车转子法第一

车转子法第二

使患者端坐，医坐其右背后如雁行，立右膝，以右手轻握患者肘后，而徐徐启之，用左手掌，插絮团于其胁肋与肘间，用指头推入于腋下，团皆入则更用虎口冲上，使右手所握之患肘渐切近于胁肋，则臑骨发起复其旧，尚不去絮团，用裹帘如法。

车转子法第二

车转子法第三

使患者屈其左肘，以掌按其膻中，而端坐，医坐右侧，斜欹左膝，以二叠软布，当患手腋下，以左手掌抑之，以右手握定其腕后，以抑腋下手，急推倒，其手法机发。在妙诀焉。

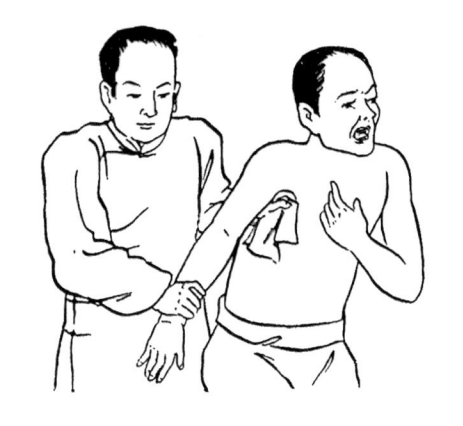

车转子法第三

车转子法第四

使患者正坐，医雁行于背后跋扈两脚，以左手搏住患者肩髃，以右手把定患者右腕后，带回转之意，徐徐颤掉而拽患者肘高举，而跨飞右脚于患者膝前乘势回转，其回转也，拽于患者膝头，至于胁下，沿耳后高举，令不驰，斡旋数次，如母法。

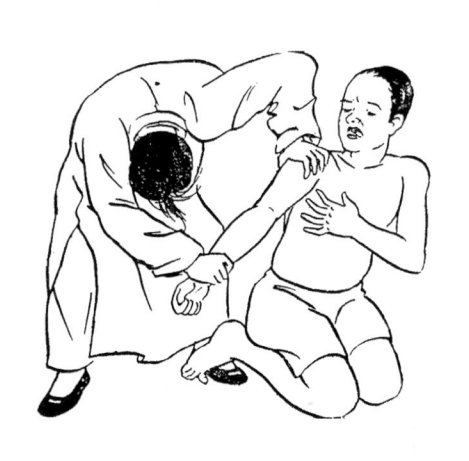

车转子法第四

车转子法第五

使患者正坐，医立其右背后雁行，跋扈两脚，左手覆患者肩井，四指当缺盆云门上，大拇指当臑腧穴，紧固捺定，右手把住患者右腕，乘拽势退辟右足，而拽倒患者，载其右肩髃于左足跗上。左手犹在缺盆肩井，而抑定，屈右足，欹左膝，以跗扇翻其所载肩髃，其诀也，以所把住右手，捏撩扇翻要与足跗一齐。

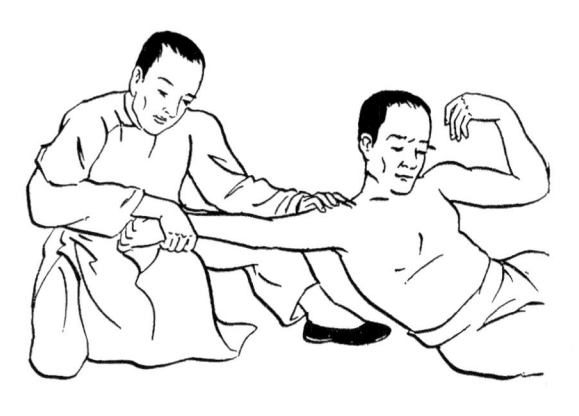

车转子法第五

中医骨伤科古代十大名著校注　中国接骨图说　正骨图解

845

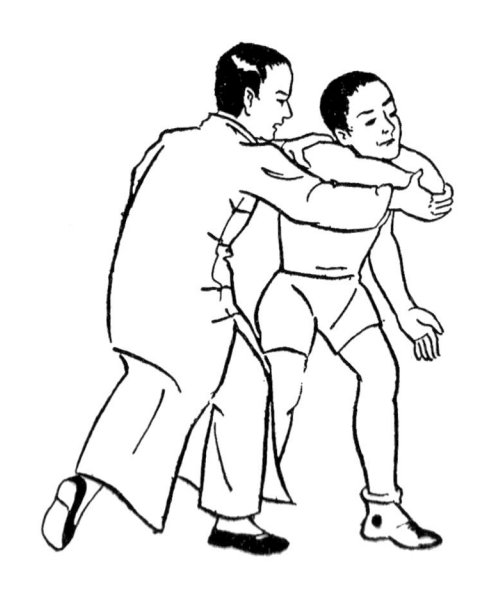

车转子法第六

使患者正立，医立患者背后如雁行，欹右膝跂左踵如母法，左手大拇指揣入臑腧陷处，四指覆肩上，右手把住其肘后徐徐动摇，乘举势，有拗之光景，以推出为度。

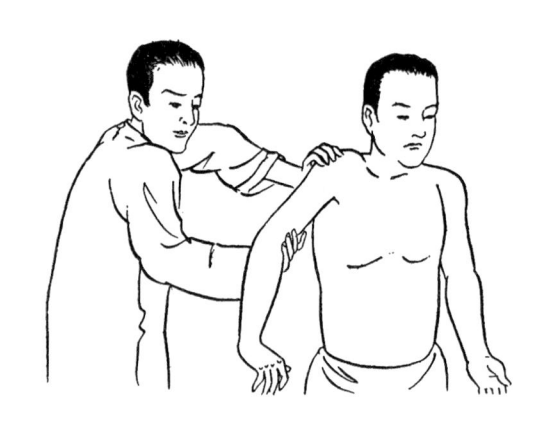

车转子法第六

车转子法第七

使患者正立，医立背后如母法，以左手掌覆肩髃拇指当臑腧穴，四指头当缺盆云门上，右虎口挟持患者肘后，如母法自腋下，轻控于背后，沿耳后斡旋，将举回，则左手拇指推臑腧穴，至耳后，则掌中推髃骨上，转向前，则推缺盆下，每斡旋互推三处，手裹在妙诀焉，一名三折车转。

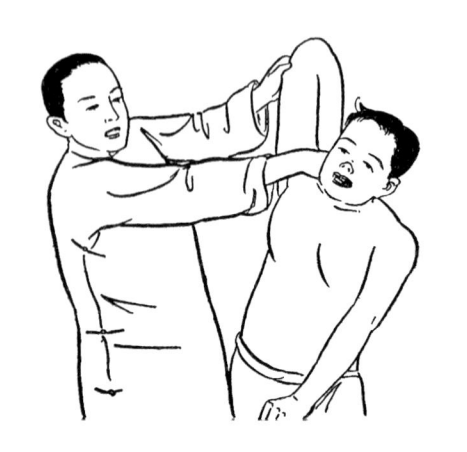

车转子法第七

车转子法第八

使患者正立，医对立，立左膝，右手搭患者肩井上边，四指至肩胛，如钩引于前状，左手抬握患者肘头为微回意，而捺背后，则右手拽之，往来数次，以缺盆骨露起为度。

车转子法第八

圆旋母法

使患者正立，医在患肘前，对坐其间尺余，立左膝于患者右侧，微侧身向患者之左，右手握定患手腕后内侧，左手掌上承载肘尖，伸首合住头颅于患者右肩髃下膊上。令患者不动摇，以所握手，捺屈患手于患者颐下胸边，左旋向外回转而拽伸之，合住肩髃额颅与承载肘尖左掌，握拽腕后右手者，其期要一齐焉。

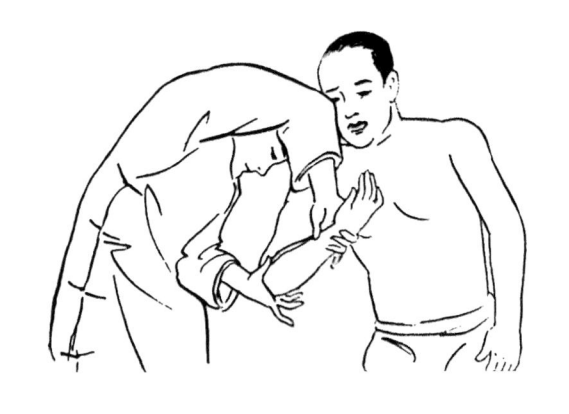

圆旋母法

圆旋子法第一

使患者俯卧，医对其右侧，立左膝，跂右踵，跗臀于跟上，以右手握定患手掌后，当左手于患者腋下，用力于腕，急速推倒患者，倒时医捩左手静。以足泽受患手肘尖，以右手微挠其腕骨于外，曳定于内焉。

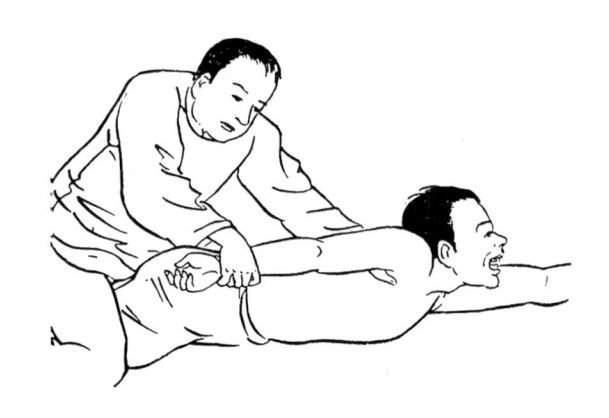

圆旋子法第一

圆旋子法第二

使患者正立，以帨巾暝其两眼，结之脑后。又以巾卷其患手腕后寸口，以绳索及绢带约六七尺许，扎住其上，系其末于楹，佐者一人在患者左侧，欹坐，以两手抱持之。医双手握面杖，极力自头上打绳索中央，势如击弦上，则肘骨顿复。

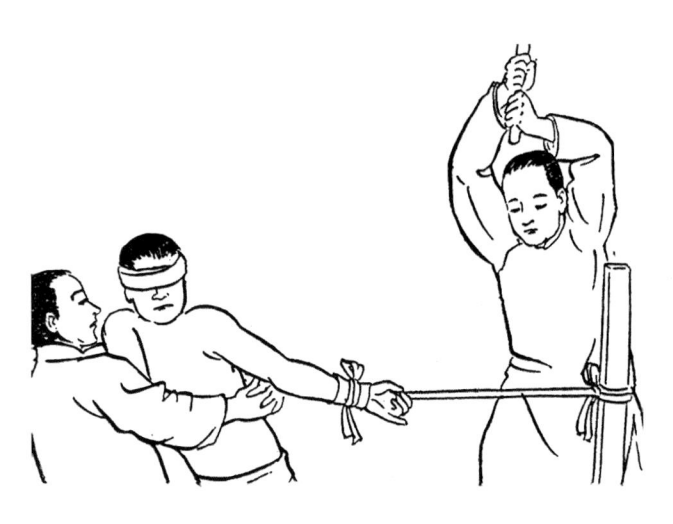

圆旋子法第二

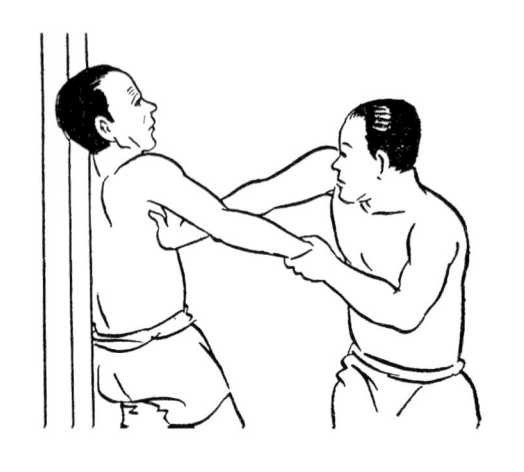

圆旋子法第三

使患者负楹若墙正立，医对立于其伤肘，斜右膝，伸右手以掌按住患者右乳上，以左手握患手腕后外侧，右掌捺乳上，则左手带向内回转之意，而徐徐随呼吸拽伸焉。

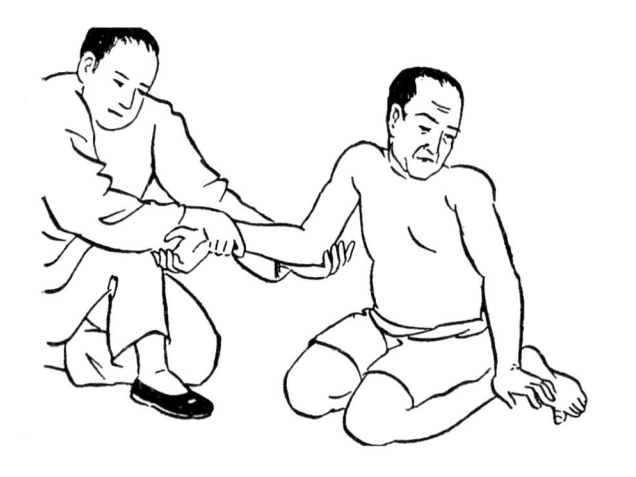

圆旋子法第三

圆旋子法第四

依母法回转臂肘颇缓，半伸半屈如人字样，勿令伸，承肘左掌之大拇指食指，挟肘骨带掬之意，徐徐回转臂骨，则肘骨合缝。

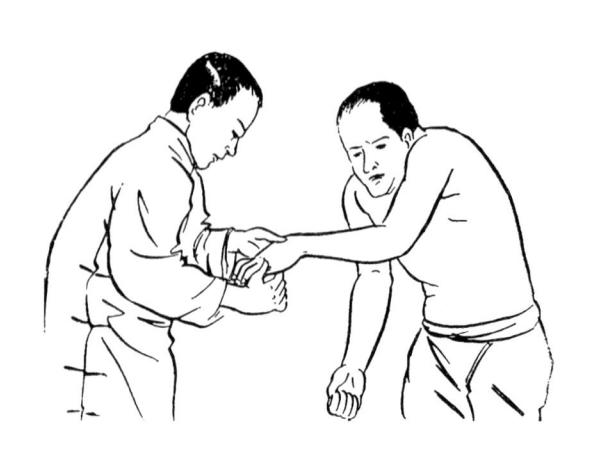

圆旋子法第四

跃鱼法

使患者正立，而覆患手，医对立其前侧右手，上大拇指，下四指，把住患手四指中节。仰左手，上大拇指，下四指，挟其腕骨不缓不紧，乘势而右旋拽伸之，登时以所挟腕骨之大拇指，摎聚皮肉于腕骨上，则腕前筋脉为之不挛急，令骨节易运转，而转大拇指，推入阳池穴陷处，其运转也。要以挟腕骨手冲上，以握四指手曳下，左右有引诀于上下之意，而骨节宽容焉。

跃鱼法

游鱼法

使患者正坐，医对坐，侧右手上拇指下食指，把定患指头。左手亦上大指下食指，挟患节上，运转如跃鱼法。

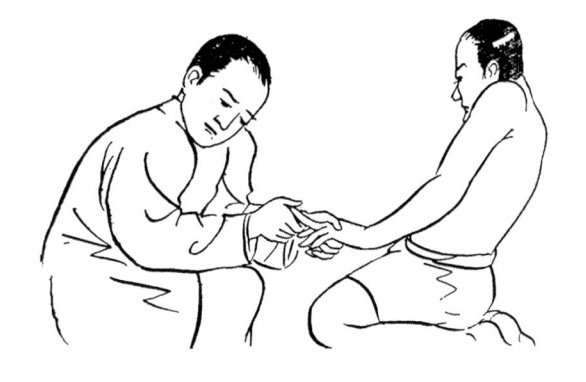

游鱼法

鸾翔法

使患者正立，医踞其背后，跂左踵，跂出右脚，生腰直身当左掌于患者胛骨，四指头钩胛骨上棱骨，以掌侧骨揣捺肩胛侧骨，右手入患者腋下，屈肘伸五指，衡患者乳上，张肘腕后承定患者肘后，令伸肘，医用力于曲肘，自肩捺上托送患者肘于颐边，乘其捺送之势，左手从之，指头用力捺镇胛骨。掌侧骨亦用力捺送其胛骨于外，送极而右手微带在旋意。自肩用力拽来，规以患者之体，其拽来右手钩承之，其推送左手以整顿为要。

鸾翔法

靡风母法

使患者叉手盘立，医坐其背后，立右膝跂左踵，置臀于跟上，右腕当脾俞，其指头向胁肋骨横推之，其肘尖架住膝头，以为用力地，插入左手于腋下，屈臂如轩，伸五指横左乳上。掌后腕骨在胸肋拥抱之，使患者体微仰，而挠于后，右手承载患者体，以微推出意转回之，其回也，左手从肩，右手从腰，徐徐为之，勿疾速焉。

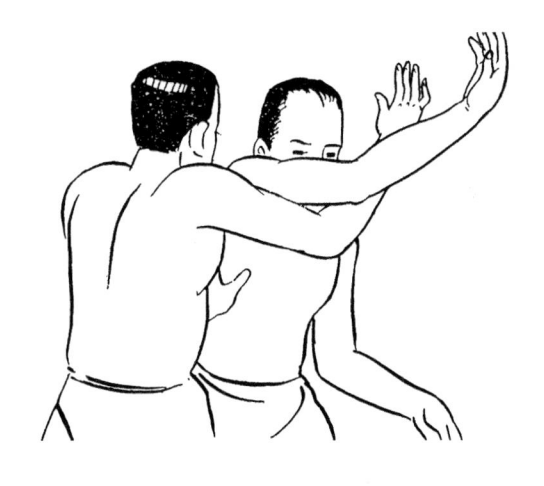

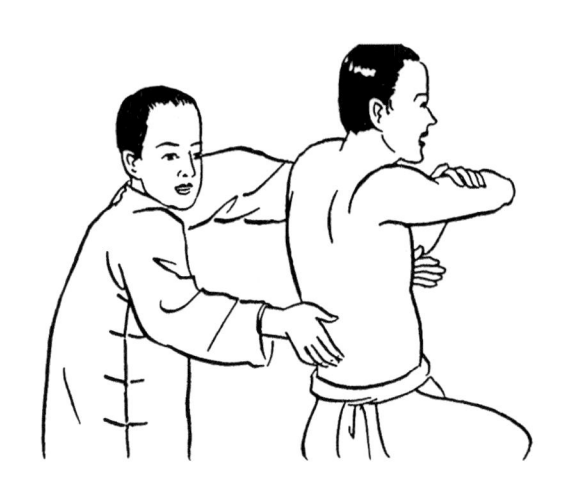

靡风母法

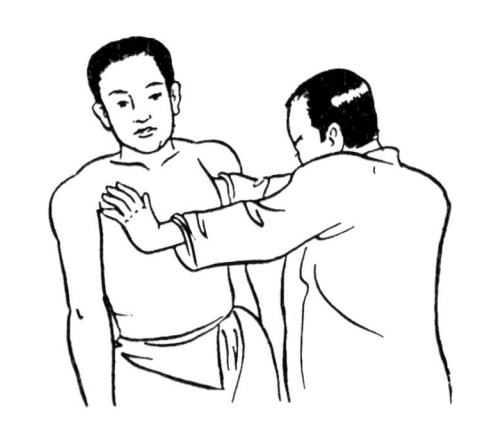

靡风子法第一

使患者正立，医对立于患者左胸，斜欹右膝，右手插入患者左腋下，横其腕于背脾俞拗中，勾定于患体，当左手腕骨于两乳间拗中，伸四指压之，带母法之意，从其呼吸，捺送胸肋数回，与母法前后相反耳。

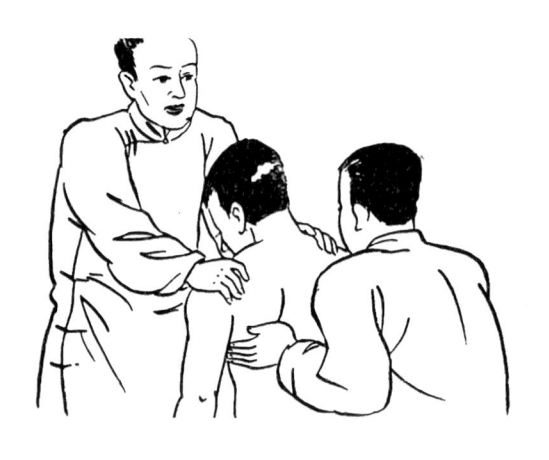

靡风子法第一

靡风子法第二

使患者正立，佐者一人在前跂扈，以两手搭住患者两肩髃上，医蹲踞患者背后中央，跗两手肘尖于两膝头，两腕骨横当胛骨下，四指斜向两腋拥之，佐者搏右肩，则医捺右胛承之，搏左肩则捺左胛承之，如被靡风状，左右数次。

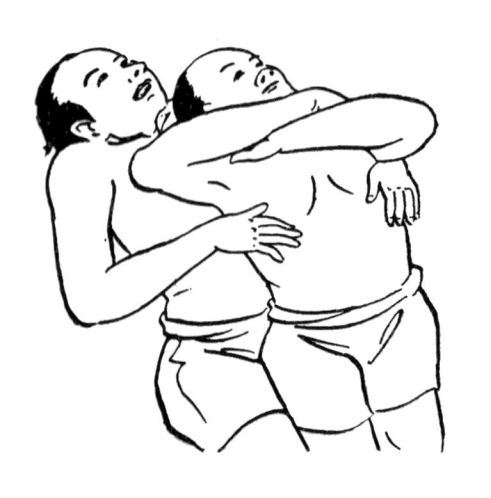

靡风子法第二

靡风子法第三

使患者叉手正立，医立在背后，跂两踵，安住臀于跟上，插入两手于腋下，合抱患者叉手下，以胸膺切当患者膏肓下边，两拘向上反张，令患者背乘于胸上，摩轧之，戾身左转，又戾身右转，左右挟转六七回。

靡风子法第三

鹤跨母法

使患者交臂于胸前而正立，医在其背后，跂两踵跗臀于跟上，用两膝头，紧挟患者两骽骨。两手插入两腋下，以钩上之，生腰左之右之，戾回动摇，而患处平直为度。

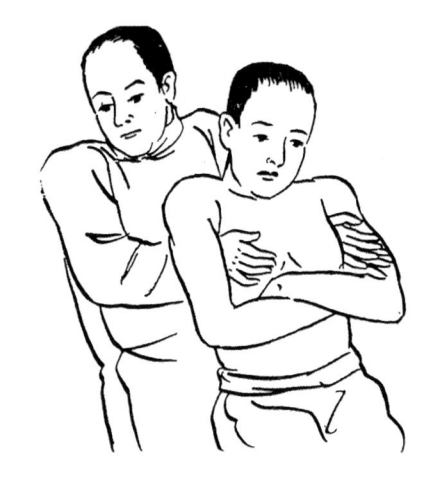

鹤跨母法

鹤跨子法

使患者正立，医在其左背后，立右膝跂两踵，跗臀于跟上。用右手腕骨，当脊骨患处。伸五指向右胁肋，架住其肘尖于膝头，以为用力之地。左手插入左腋下，屈肘伸五指，横胸上玉堂华盖。张肩抱患者体，右腕骨捺转脊骨，其转也，令其体斜仰。

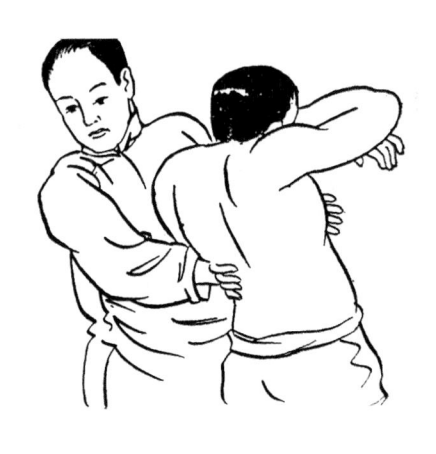

鹤跨子法

骑龙母法

使患者俯卧，而伸脚屈右膝，医立左腰侧，开两脚跂入其右足于患者胯间。屈腰下左手探求腰间脊骨之合缝处，逆掌押其骨尖。下右手持膝头，屈上如燕尾法乘势回转曳伸之，当其回转曳伸时，以左掌紧捺骨尖，要在中其肯綮焉。

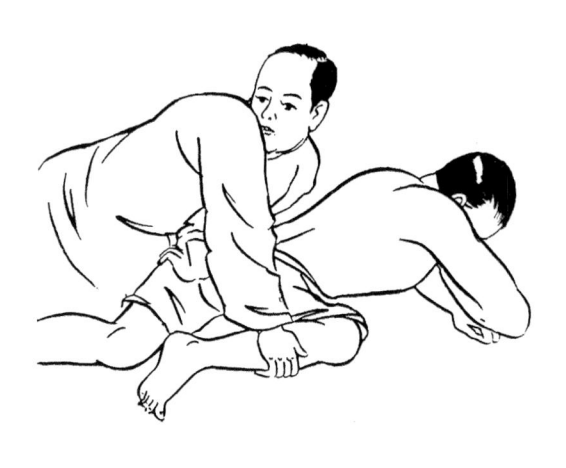

骑龙母法

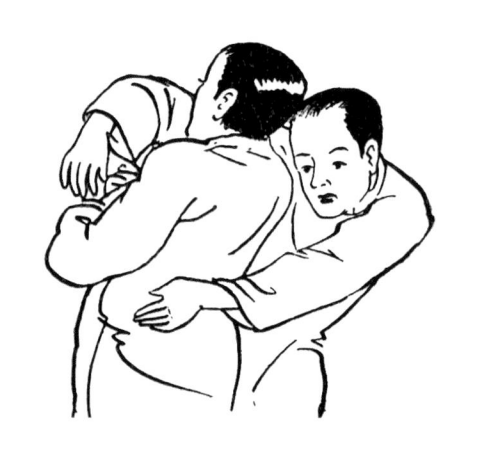

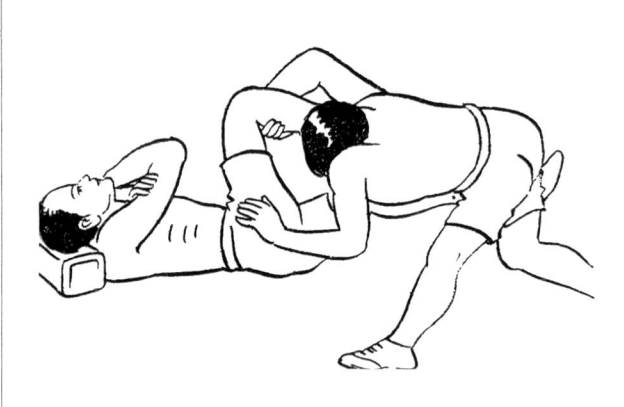

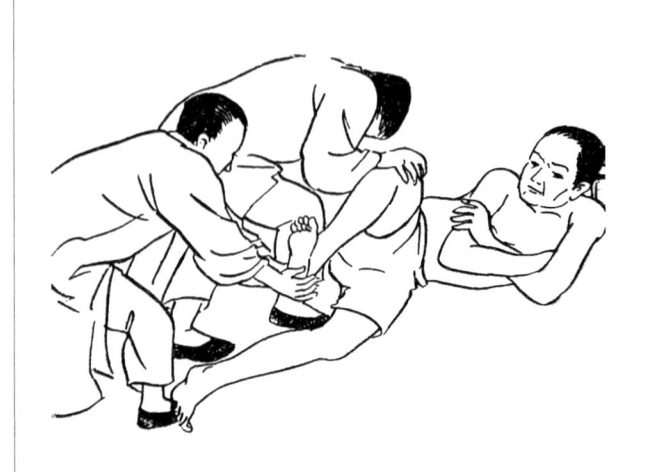

骑龙子法

使患者正立，医立其腰后，患处在右则拔入左脚于患者右侧。右手掌横当腰间尖骨上，其指头向外插入左手于右腋下，伸五指横当右乳上，如抱持定，使患者形偃仰，极力于右掌，乘以腕骨动摇之势顿挫，推转于前，当其推出。右手如挽患者体，跨越于右脚，相代于左脚，与手如一齐。

骑龙子法

燕尾母法

使患者上其右髀侧卧而半屈其膝，医立其腰后，跋扈折腰。以左手掌，捺罨髀枢尖骨，右手屈四指，钩住膝头举试之。要髀骨尖头入于掌心，若不入则更为焉。更屈承举膝头，托送患者乳下季肋间，乘势向下顿挫回转之，当其回转曳伸也。左掌紧推髀枢尖，带自外面向于背之意，以掌推臀，则应机而复焉。

燕尾母法

燕尾子法第一

使患者侧卧如母法，佐者与医斜向立，屈腰持患者踵与骭骨，从医运转无用自意。医如母法，立于腰后，屈腰下一手掌于髀枢骨尖，要紧押按定当运转令髀骨尖不突起，一手承持膝头如母法，屈上膝头于季肋边，徐回转三次，乘势挫顿以归窠。佐者亦随之曳伸其踵矣。

燕尾子法第一

852

燕尾子法第二

使患者侧卧如母法，插入叠被于裹帘所缚伤股间。佐者对立患者面前，两手持被前端。医右手斜合持补后端，而提举之，左手紧捺髀骨尖，回转如母法。其右手不及脚，只被中将送之也，亦要徐迟其曳也，乘势而复其位。

燕尾子法第二

尺蠖①母法

使患者仰卧，医对坐其右脚傍，立左膝生腰，左掌覆定患者膝盖骨上。右手紧握踵，徐徐捺屈脚于患者胸前，冲入跟于股间，势射会阴，顿回转而拽伸焉。其登也用力于覆盖骨掌，其曳来也，使盖骨不顿于地，向上而以握踵右手，回转拽伸数回。

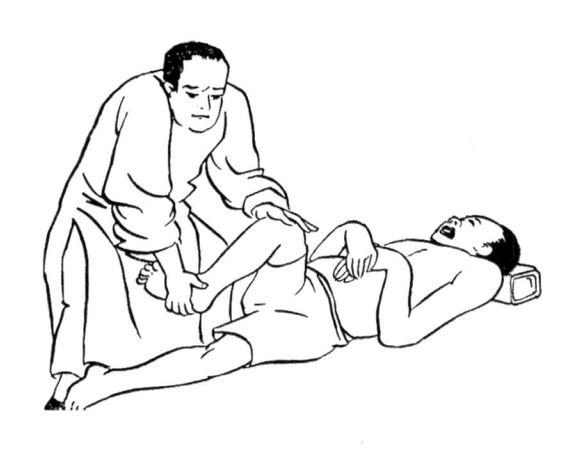

尺蠖母法

尺蠖子法第一

使患者坐，医对坐患脚右前，而立左膝，右手握定踝骨，左掌搭患者项用其四指头，钩压左枕骨边，使患者顿首于前，乘其势右手拽定脚。

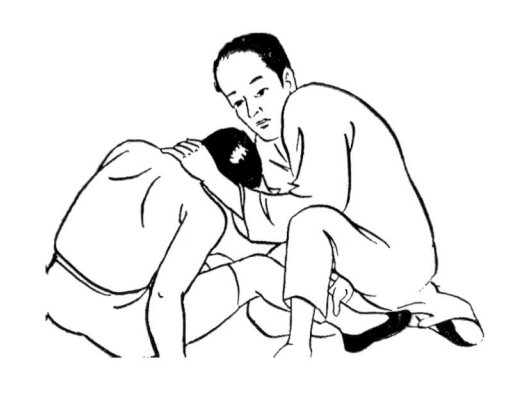

尺蠖子法第一

---

① 尺蠖（huò）：虫名。其行先屈后申，如人布手知尺之状，故名尺蠖。

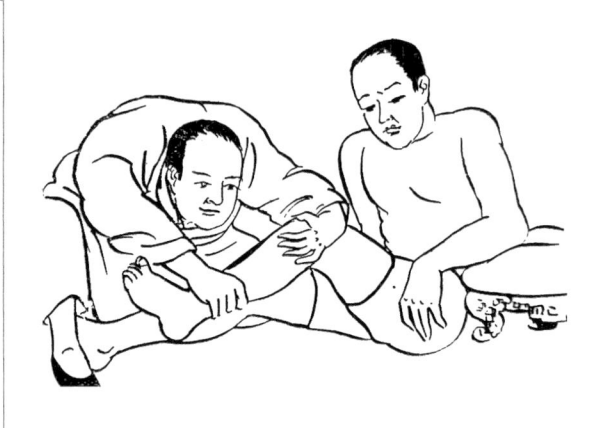

尺蠖子法第二

元使患者伸出患脚于前，医对其膝右傍而坐，一手握定脚跟，一手屈掌，用虎口钩住，上移膝盖骨上际，按抚下之，下之也，以握跟手，屈伸其膝如母法，盖骨稍稍下而归元。

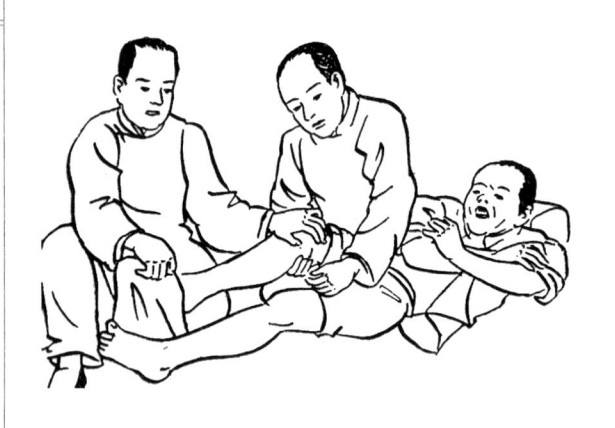

尺蠖子法第二

尺蠖子法第三

先以杉篱裹帘法，缠缚股骨伤处。佐者一人以两手抱持裹帘上。医对坐如母法，用小被载患脚踵跟，左手覆膝头如母法，以右手徐拽其被，则佐者抱持而相应焉。

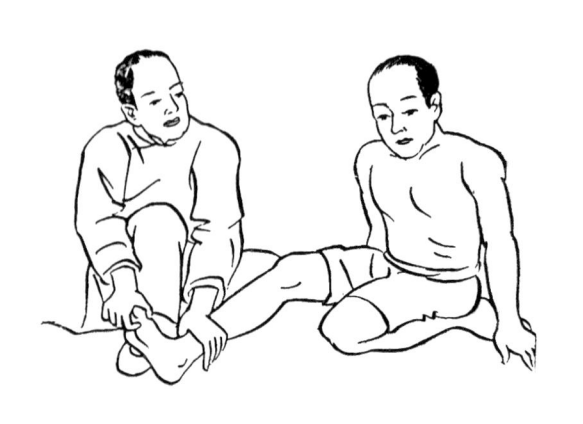

尺蠖子法第三

弄玉法

使患者跂出右膝于前而坐，医傍其膝外侧与患者并坐，倒左手以虎口挟定踝骨，覆右手握患足指令其跟着地，带以四指上钩以鱼腹下托之意，而旋转之。左手乘其势，令踝骨上下，恰如弄玉状，则复其旧。

弄玉法

螺旋法

使患者伸右脚于前而坐，医对坐于其足心，左手掌心拘住其跟骨泄之，要令不弛。右手上大拇指，把住足四指，推出其跗，左旋回转而拽伸之，左掌中之跟左旋回转如螺壳形。

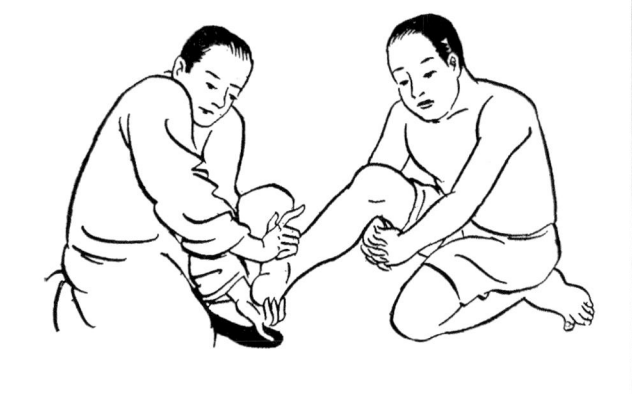

螺旋法

鸱尾法

使患者立右膝仰出足跗而坐，医傍其外侧立左膝，斜与患者并坐。屈左手四指头横当其足心涌泉穴而捺上，覆右手以腕骨，当其足跗上，握四指捺屈而向于外回转，其屈压也，捺跗上腕则自上推下，捺涌泉指则自下推上，皆极力回转焉。

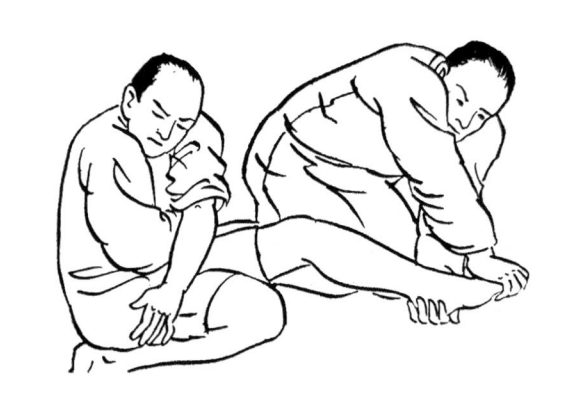

鸱尾法

接骨经验方

麻 药 部

整骨麻药

草乌三分　当归　白芷各二分半

上末每服五分，热酒调下。麻倒不知痛，然后用手如法整理。

九乌散

曼陀罗花一钱　露蜂房三分五厘　鸠粪三分五厘　反鼻一钱，一方无反鼻

上四味细末，以麻酒饮服，实人九分，虚人八分，昏沉不醒者，与浓煎茗一碗为妙。

草乌散　治伤骨节不归窠者，用此麻之。然后下手整顿。

白芷　川芎　木鳖子　猪牙皂角　乌药　半夏　紫金皮　杜当归　川乌各二两

舶上茴香　草乌各一两　木香半两

上为细末。诸骨碎、骨折出臼者，每服一钱，好酒调下，麻倒不知疼处。

熨药部

艾肠泥　治打扑筋挛骨闪挫，及久年打扑痛。

藏瓜姜糟　熟地黄各六十钱　生姜擦二十钱　艾十五钱

上四味内擂盆研烂为泥，摊好厚纸上，再以纸覆其上，敷患处，烧铁镘烙熨纸上。

黄酒散　熨骨节疼痛。

飞罗面二合　鸡卵三枚　樟脑二钱

上三味，以好酒五合，文火煮，蘸白布蒸熨数次。

蒲黄散

马鞭草　蒲黄　乌头各四钱

上无灰酒或霹雳酒炼为泥，涂患处，厚六七分，以绢或纸覆之，用火针熨其上。

马鞭散

生地黄　蒲黄　马鞭草

上三味

定痛散　治一切打扑损伤，定痛消肿，舒筋和络。

当归　川芎　芍药　桂枝各一钱　三奈三钱　麝香三分　红花五钱　紫丁香根五钱　升麻一钱　防风一钱

上为末。以葱白汁和为泥。敷痛处。以毛头纸蘸醋贴药上。烧铁熨斗烙纸上，以伤处觉热疼，口中有声度。

熨烙泥　治打扑及肩臂手足不可屈伸者。

酒糟七十钱　冬青叶五十钱　桂枝　合欢皮　生地黄各七钱

上先细剉冬青叶三味为末，和糟入白杵为泥，团之如齅饼大，以纸作盂盛药于其中，置患处烙其上。

国寿散

百草霜十五钱　飞罗面二十钱　飞罗面　生姜汁五钱

上以酒和匀贴纸上，以火针熨其上。

洎夫蓝汤　打扑伤损肿痛，诸般之熨药，正骨家常用。

忍冬三钱　黄柏二钱　红花四分　硝石一钱三分　樟脑八分　当归四分　川芎六分　桂枝八分　地黄五分

上以布裹一剂，浸火酒中，煮令色微红，熨患处。

膏 药 部

蚯蚓膏 缓筋挛筋缩骨关强者。

蚯蚓四十八钱，水洗，去泥净

上清酒三十二钱，麻油百九十二钱，令相和，内蚯蚓，文火煮，以水气尽为度。

莞尔膏 疗一切金疮止痛方。一名百效油。

麻油一合　椰子油四钱　乳香一钱六分　小麦一合

上小麦浸麻油三日，煮令焦，漉去麦渣，入椰乳炼收。

敷 药 部

一白散 治打扑伤痕紫黑，有瘀血流注无热者。

半夏

上末姜汁调敷。

鲫鱼泥 治折伤肉烂肿痛者。

生鲫鱼

上去肠骨为泥，涂患处。

生鳝泥 治折伤肉烂焮热者。

泥鳝

上擂烂为泥，涂患处。

茴香酒

茴香　樟脑　红花

上三味，浸火酒，纳磁器封固三十日。

鸡舌丹 不问新旧诸般打扑，杏荫斋常用此方。

桂心末四十钱　丁子一钱　肉桂二钱　糯米二合

上细末，用密绢罗厨筛出，陈酱汁和匀，鸡翎扫搽患处。

翻风散 治手掌后软骨高起，不痛不脓，无寒热者。

轻粉一钱　山椒末二钱

上二味，研罗为细末，水调涂遍。

救急奇方 治诸伤瘀血不散。

野苎叶

上于五六月取收野苎叶，擂烂涂金疮上，如瘀血在腹用顺水擂烂服即通，血皆化水，以死猪血试之可验。秋月恐无叶，可早收之。

黑龙散 治坠马，或高坠，腰脚肿痛。

苦瓠霜_{大瓣者共霜} 盐梅

上二味，烧存性，清酒或火酎和，调摺痛处。

赤地利散 治打扑伤损，青紫肿硬，数日不减者。

赤地利　黄柏　石灰

上三味为细末，酽醋和匀，鸡翎扫涂。

杨梅散 治打扑肿硬痛。

黄柏　杨梅皮　胡椒

上三味为细末，火酒和匀为泥，搽涂患处。

假母布刺酒 久年打扑痛。

火酒_{四百八十钱} 片脑_{十钱}

上搜令相得，纳壶煮溶，封其口，理土中百日，取出羽扫患处。

琥珀散 疗手足闪挫方。

酒糵_{二十钱} 松脂_{四十钱} 鸡子

上为末，糊调涂损处，以柳皮或蘗皮覆药上，复以绵布卷扎，如此每日一度。

无名散 诸般撷跌打扑。

杨梅皮　鹿角霜　石灰_{韭浸汁} 无名异_{各等分}

上酢或酒和调为泥，摊纸上以罨患处。

玳瑁光 治坠马折伤打扑，一切骨节疼痛不治之症。奇验方。

阿胶_{二钱}

上以生姜汁煮胶烊消，合生姜渣搅令相得，适寒温，临卧敷患处，冷不成功。以绵被覆药上半时许，觉热为知。

生鲈泥 治打扑。

生鲈鱼　砂糖

上二味，杵成泥，研匀敷痛处。

麟血散 折伤奇方。

乳香　麟血　红花　面粉

上热酒醋和匀。

青泥 疗打扑。

接骨木叶

上擂烂，取自然汁搽患处。

缀药 耳鼻伤损落者。

用人发入阳城罐，以盐泥固济煅过为末，乘急以所伤耳鼻蘸药，安缀故处，以软绢缚定。

消毒定痛散　治跌扑损伤，肿硬疼痛。

无名异　木耳 炒　川大黄 各五钱

共为末，蜜水调涂，如内有瘀血，砭去敷之，若腐处更用膏药敷之尤好。

麻肌散

川乌　草乌　南星　半夏　川椒

上末，唾调搽之。

洗 药 部

散瘀和伤汤　治一切碰撞损伤，瘀血积聚。

番木鳖 油煠，去毛　红花　生半夏 各五钱　骨碎补　甘草 各三钱　葱须

上水五碗，煎滚入醋二两，再煎十数滚，熏洗患处，一日十数次。

蒴藋煎　疗打扑疼痛，肿不消。

忍冬　蒴藋　接骨木　艾　石菖　莲叶　折伤木 各一两　食盐 一合

上七味，以水二升，煎取一升，洗损处。

片脑水

樟脑

上大寒节取井花水，脑一味盛麻囊浸三十日。

丸 散 部

鸡鸣散　治从高坠下，及木石所压。凡是伤损血瘀，凝积气绝死。烦躁，头痛，不得叫呼，并以此药利去瘀血，治折伤神妙。

大黄 一两酒蒸　桃仁 二十粒，去皮尖

上研细，酒一碗，煎至六分，去渣，鸡鸣时服，次日取下瘀血即愈，若气绝不能言，急擘口开，用热小便灌之，即愈。

当归导滞散　治打扑损伤，落马坠车，瘀血大便不通，红肿青黯，疼痛昏闷，畜血内壅欲死。

大黄 一两　当归 二分半　麝香 少许

上三味。除麝香别研外，为极细末，入麝香令匀，每服三钱，热酒一盏调下如前。内瘀血去或骨节伤折疼痛不可忍，以定痛、接骨、紫金丹治之。

夺命散　治刀刃所伤，及从高坠下，木石压损，瘀血凝积，心腹痛，大小便不通。

水蛭 用石灰拌慢火炒令黄色，半两　黑牵牛 二两

上末，每服二钱，热酒调下，约行四五里，再用热酒调黑牵牛末二钱催之，须下恶血成块，以尽为度。

八厘散 治跌打损伤，接骨散瘀。

苏木一钱　铁砂一钱　自然铜三钱，醋淬七次　乳香三钱　没药三钱　血竭三钱　麝香一分　红花一钱　丁香五分　番木鳖一钱，油煠去毛

上共为细末，黄酒温服，童便调亦可。

黑药方 治打扑伤损。

干过腊鱼霜二钱　山椒为霜，二钱

上为末，温酒送下。

当合丸 治打扑伤损，兼下血。

百草霜十钱　赤豆炒至红色为度，一钱　萍蓬黑炒，五钱　蝮蛇酒炙，一钱

上末温酒送下，味噌汁亦佳。

疏血丸 此药止血开胃。

百草霜三钱　好阿胶蛤粉炒成珠　藕节　侧栢叶　茅根　当归

上共为细末，炼蜜为丸，如梧桐子大，每服五钱。早晚陈酒送下。

塞鼻丹 此丹治跌打损伤，鼻中流血不止，神气昏迷，牙齿损伤，虚浮肿痛者，及一切衄血之证，皆可用之。

朱砂　麝香　丁香　乌梅肉　川乌　草乌　当归　三奈各一钱　乳香　皂角七分

上共为细末，用独头蒜泥为丸，以丝棉包裹，塞于鼻中。

回阳玉龙丸 崇敷跌打损伤，气虚寒冷。

草乌二钱　炒南星一两，煨　军姜一两，煨　白芷一两　赤芍一两，炒　肉桂五钱

上共为末，葱汤调搽，热酒亦可。

六味地黄丸 伤损之证，肌肉作痛者，乃荣冲气滞所致。宜用后元通气散，筋骨间作痛者，肝肾之气伤也。

熟地八两　山萸肉四两，去核　怀山药四两　牡丹皮三两　泽泻三两　茯苓三两

上共为末，炼蜜为丸，如梧桐子大，空腹白汤服三钱。

苏合香丸

沉香　木香　丁香　白檀　麝香　安息香酒熬膏　香附子　白术　荜茇　诃子肉　朱砂　犀角镑各一两　乳香　片脑　苏合香油入息香膏内，各五钱

上将各味咀成片，为细末，入脑、麝、安息香、苏合香油同药搅匀，炼蜜为丸，每丸重一钱，用蜡包裹。每用大人一丸，小儿半丸，去蜡皮以生姜自然汁化开，擦牙关，别煎姜汤少许，调药灌下，神效。

鹭霜散 治一切久年打扑痛。

去鹭足翅肠，以红花，花人参一两，填腹。

上纳土器，盐泥封固，烧存性为细末。热酒送下一钱。

黑神散

黑豆_{去皮炒，半斤}　熟干地黄_{酒浸}　当归_{去芦，酒制}　肉桂_{去粗皮}　干姜_炮　甘草_炙　芍药　蒲黄_{各四两}

上为细末，每服二钱，酒半盏，童子小便半盏，不拘时煎调服。

汤药部

复元活血汤　治从高堕下，恶血凝结，肿硬疼痛，不可忍者。

柴胡_{五分}　当归　穿山甲_炮　栝蒌根_{各三钱}　甘草　红花_{各二分}　桃仁_{去皮尖，五十个}　大黄_{酒浸，一两}

上杵桃仁研烂，余药剉如麻豆大，每服一两，水二钟，酒半盏，煎至七分，去渣，食前温服，以利为度。

敛血剂　治因金刃伤而动经脉，卒晕欲死者，故产后血晕及打扑动经脉者皆主之。

萍蓬　桂枝　木香　当归　黄芩　白术　黄连　甘草　川芎　丁子　地黄　槟榔　茯苓　大黄　人蓑

上十五味，细剉盛布囊，渍麻沸汤，须臾绞顿服。

清上瘀血汤　治上膈被伤者。

羌活　独活　连翘　桔梗　枳壳　赤芍药　当归　栀子　黄芩　甘草　川芎　桃仁　红花　苏木　大黄

上生地黄煎，和老酒、童便服。

清下破血汤　治下膈被伤者。

柴胡　川芎　大黄　赤芍药　当归　黄芩　五灵脂　桃仁　枳实　栀子　赤牛膝　木通　泽兰　红花　苏木

上生地黄煎，加老酒、童便和服。

正骨顺气汤　杏荫斋诸般打扑伤损通用之。

当归　川芎　白芍药　苍术　厚朴　茯苓　半夏　白芷　枳壳　桔梗　干姜　桂枝　麻黄　甘草　羌活　蜜香

上姜水煎

赤地利汤　治打扑奇方。

赤地利

上水煎，顿服。一方烧存性，糯米粉中停，温酒送下。

鳖鱼汤　治打扑折伤。

鳖鱼二钱　当归六分　川芎五分　大黄四分

上四味，以水二合，煮取二分，日二服，服之则患处觉痛，久者服十余剂愈，神效。

加减苏子桃仁汤　治瘀血内聚，心经瘀热，大肠不燥者。

苏子二钱半，末　红花一钱　桃仁炒　麦门　橘红各三钱　赤芍　竹茹　当归各二钱，酒洗

上水三钟，煎一钟，渣二钟，煎八分，温服。

犀角地黄汤　撞扑胸膛吐血者。

犀角　生地黄酒浸，别捣　牡丹皮　白芍药各等分

上水煎

桃仁承气汤

大黄　芒硝　桃仁　桂枝　甘草

上水煎服，以利为度。

抵当汤

水蛭　䗪虫各三十枚，去翅足　大黄一两，酒浸　桃仁三十枚，去皮尖

上以水五升，煎取三升，去滓温服一升，不再服。

调经散

川芎　当归　芍药　黄芪各一钱半　青皮　乌药　陈皮　熟地黄　乳香别研　茴香各一钱

上作一服，水二钟，煎至一钟，不拘时服。

折伤木汤

折伤木　当归　川芎　地黄　大黄　芍药　泽泻　枳实　茯苓　蒲黄　甘草

上十一味。

四物汤

当归三钱　川芎　白芍　熟地各二钱

上水煎。

百合散

川芎　赤芍药　当归　百合　生地黄　侧柏叶　荆芥　犀角　丹皮　黄芩　黄连　栀子　郁金　大黄各一钱

上水煎，加童便和服。

加减承气汤

大黄　朴硝各二钱　枳实　厚朴　当归　红花各一钱　甘草二分

上水酒各半煎服。

玉烛散

生地黄 当归 川芎 赤芍药 大黄酒浸 芒硝

上引用生姜水煎。

方 剂 索 引

一 画

一片雪 …………………………………… 610
一白散 …………………………… 412，857
一字散 …………………………………… 408
一阳丹 …………………………………… 603
一赤散 …………………………………… 411
一厘丹 …………………………………… 746
一厘金 …………………………………… 643
一黄散 …………………………………… 411
一粒金丹 ………………………… 215，565
一绿散 …………………………………… 412
一紫散 …………………………………… 412

二 画

二十五味药 …………………………… 453
二仙大力方 …………………………… 644
二仙丹 ………………………………… 643
二陈汤 ………………………… 118，423
二妙丸 ………………………………… 50
二味苏参饮 …………………………… 48
二味参苏饮 ……………………… 121，442
十三味加减汤 ………………………… 562
十三味煎方 …………………………… 795
十全大补汤 ……………… 49，115，441，741
十味参苏饮 ……………………… 121，442
十味参苏散 ……………………………… 48
七气汤 ……………………………… 14，19

七味白术散 …………………………………… 51
七宝丹 ………………………………………… 605
七宝散 ………………………………………… 19
七厘散 …………………… 213，409，562，617，
621，641，733，736，796
七星丹 ………………………………………… 622
七将擒挐方 …………………………………… 716
七雄丹 ………………………………………… 609
八仙止痛膏 …………………………………… 618
八仙丹 ……………………………… 565，643
八仙逍遥汤 …………………… 94，199，442
八仙酒 ………………………………………… 644
八仙散 ………………………………………… 214
八宝丹 …………………… 213，629，733，747
八珍汤 …………………… 48，115，192，422，742
八厘宝 ………………………………………… 217
八厘宝麻药 …………………………………… 567
八厘散 …………………… 86，197，408，860
八将散古方 …………………………………… 573
人马平安散 …………………………………… 204
人中白散 ……………………………… 429，743
人参平肺饮 …………………………………… 51
人参养荣汤 …………………………………… 441
人参清肺汤 …………………………………… 770
人参散 ………………………………………… 568
人参紫金丹 ………………… 87，198，436
人咬伤方 ……………………………………… 750
九龙丹 ………………………………………… 421
九龙针 ………………………………………… 640
九鸟散 ………………………………………… 855
九转紫气膏 …………………………………… 650

三 画

刀口生肌散	749
刀斧药	642
刀疮药	89，426
刀箭伤方	748

万金膏	54
上部末子药	454
上部汤药方	454
上部损伤	452
小儿烂头方	652
小儿疳药方	653
小儿鹅子方	653
小芎黄汤	431
小红丸	12，13
小承气汤	15
小香胶散	704
小便下血肚痛方	797
小柴胡汤	48，115，430，562，677
小黑丸	14
千里散	408
千金一笑散	641
千金不夺散	613
千金托里散	768
千金破血散	613
川芎肉桂汤	440
川芎行经散	433
川芎汤	215
川芎散	565
丸药方	609
广利方	56
飞龙夺命丹	563，736
马鞭散	856

三 画

三合济生丸	572
三宝散	603
三黄败毒散	747
三黄宝蜡	744
三黄宝蜡丸	99，191，432
三黄散	747
土龙散	411
下部末子药	454
下部汤药方	454
下部损伤	452
大芎黄汤	56，431
大成汤	15
大红丸	12
大岳活血丹	695
大宝红药方	714
大活血丸	427
大活血丹	11
大神效活络丹	92，200，443
大料七厘散	614
大黄汤	677
大麻风神方	653
大紫金皮散	696
大紫荆皮散	434
万全神应丹	437
万安丹	646
万应回生膏	563
万应红玉膏	765
万应膏	734
万灵丹	201，604
万灵通导散	612
万灵膏	87，196，415
万金不换乳香寻痛散	734

四 画

开牙散	195
开关吹鼻散	570
天下第一金疮药	447
天牛散	699
无名散	858
无瑕散	778
木香匀气散	696
木鳖膏	417
五龙丹	749

五加皮汤	88, 431
五苓散	413
五虎丹	652
五虎红药神仙丹	715
五积散	15, 413, 604
太乙救苦针	640
太乙膏	124, 213, 416, 646, 703
太保散	607
车前汤	216
车前散	566
止血方	770
止血定	610
止血定痛生肌散	124, 212, 444
止血定痛散	198, 674
止血药	426
止血散	409, 451, 567
止血黑绒絮	190
止痛生肌散	199
止痛托里散	678
止痛药	113, 425
止痛接骨散	678
止痛续筋接骨方	649
止痛散	102, 212, 415
中部末子药	454
中部汤药方	454
中部损伤	452
内托黄芪丸	699
内伤神效方	455
内伤脏腑方	455
内补散	411
内塞散	411
水火丹	650
水药方	616
水药歌	621
见血生	748
气痛方	647
升降横气丹	646
升麻汤	569
片脑水	859
化瘀散	207
风损膏	650
风流散	754
匀气散	14
乌丸子	17
乌龙角	18
乌龙膏	88, 211, 416
乌药顺气散	434
六龙丹	749
六君子汤	52, 118, 430, 742
六味地黄丸	51, 117, 433, 860
六味汤	742
六神木香汤	606
火龙丹	420
心痛方	647
巴戟汤	113
双乌散	697
双解散	413

五　画

玉龙散	411, 565
玉贞散	754
玉红膏	190, 416, 645
玉枢丹	420
《本事》玉珍散	57
玉壶丸	407
玉真散	201, 414, 672, 701
玉烛散	123, 414, 863
末药方	716
正骨顺气汤	861
正骨紫金丹	86, 211, 436
甘葱煎	192
艾灰玉龙膏	606
艾肠泥	856
本事地黄散	434
左右胁痛方	647
左龙丸	56
左盘龙方	447

867

石头伤方	646
石决明散	429
龙骨膏	698
平安散	647
平胃散	697
灭痕方	701
打伤接气方	570
打沙包洗手方	644
东垣圣愈汤	441
归原养血汤	677
归脾汤	49, 422
四斤丸	50
四龙丹	749
四生散	51
四仙喝住散	614, 618
四圣散	410, 699
四君子汤	48, 115, 205, 430, 742
四物汤	14, 49, 115, 194, 422, 742, 862
四季金疮药	747
四草定痛汤	442
四症神方	213
生干地黄散	434
生地汤	451
生地黄散	429
生血补髓汤	202
生血补髓饮	678
生肌末	643
生肌定痛散	749
生肌药	655
生肌结口方	610
生肌散	198, 449, 609, 617, 643, 675, 732, 734, 770
生脉散	50
生鲈泥	858
生鳝泥	857
失笑散	414
代痛散	201, 675, 796
仙方活命饮	443
仙正散	19
仙传火龙行气法	613
仙传火龙行气散	734
仙传膏	417, 746
白丸子	52, 56
白玉灵验散	606
白玉膏	653, 766
白末子	425
白术汤	56, 422
白术防风汤	56, 438
白灰散	700
白金散	414, 612, 758
白药末	16
白胶香散	104, 212, 429
白鲫鱼膏药方	653
白癣疮方	652
瓜皮散	209
外伤见血方	457
外伤肿痛方	456
外敷方	750
外敷药	649
外敷麻药	431
外敷麻药方	746
外敷膏子药	455
冬合口药粉方	748
立止牙痛方	654
立安散	413
玄妙饮	209
闪气散	214
半夏白术天麻汤	445
加味五积散	646
加味归脾汤	118, 206, 441
加味四物汤	442, 742
加味芎归汤	53, 206, 441
加味芎䓖汤	116, 696
加味交加散	123, 435
加味承气汤	49, 119, 207, 439, 742
加味逍遥散	114, 205, 435
加味健步虎潜丸	107, 444
加味调中益气汤	446

加减苏子桃仁汤	86, 197, 445, 862	当归散	13, 450, 695
加减补筋丸	104	当归膏	415
加减承气汤	862	当合丸	860
加减活血住痛散	759	吐血不止方	716
加减紫金丹	99, 437	吊药方	562
发散方	735	回生内补散	615
圣灵丹	420	回生丹	215, 422
圣神散	412, 758	回生再造饮	715
圣愈汤	49, 117, 206, 422	回生续命丹	613, 715
		回阳玉龙丸	860

六　画

		回阳玉龙膏	52, 124, 213
		回阳膏	415
刑伤夹拶方	570	回春再造丸	613
刑杖方	569	先锋散	775
吉利散	674	舌断唇伤方	747
地龙散	120, 207, 414	竹叶石膏汤	51, 122, 439
地黄汤	201	竹叶黄芪汤	51, 122, 439
地黄膏	416, 700	伤损奇方	611
地榆防风散	55	自然铜散	694
地榆绢煎	447	血竭汤	568
地鳖紫金丹	563, 736	血竭散	217
耳内出脓方	654	行气活血汤	676
芎归汤	422	行军金疮方	214
再生活血止痛散	613, 715	全身丹	609
再造紫金丹	205	合口长肉方	749
百合散	116, 205, 413, 862	杀蛆药	426
百草散	411	各部酒药方开后	607
夺命丹	195, 796	刘氏跌打损伤膏	445
夺命回阳方	743	羊毛饼	452
夺命散	859	羊花散	567
夺香散	698	关圣散	778
托里散	53, 413, 742	壮筋骨丸	751
托骨大黄散	452	壮筋养血汤	202
至真散	16	壮筋续骨丹	675
过街笑	453	冲和汤	777
当门吹鼻丹	717	汗板疮	653
当归导滞汤	440	江鳔丸	56, 407
当归导滞散	53, 206, 859	守田膏	614
当归补血汤	49, 114, 117, 206, 438	安胎万全神应散	444

安胎和气饮	204
安胎神方	447
安神汤	423
安髓散	409, 612, 758
冰硼散	653
寻伤丸	766
寻痛丸	704, 766
寻痛住痛散	759
异功散	742
导气通瘀锭	86, 197, 443
导滞散	695
收珠散	199, 678
收膜散	200
阴红汤	20, 217, 568
防风汤	55, 423
防风通圣散	644
如玉膏	654
如圣金刀散	190
如神散	412
妇人跌损方	717
观音针	640
观音针方	733
红丸子	17
红末子	425
红末药	768
红花破血散	605
红花散	569
红散子	424

七　画

走马散	412
赤地利汤	861
赤地利散	858
芙蓉膏	93, 416
苣子膏	417
花蕊石丹	743
花蕊石散	53, 121, 208, 428, 696
苍术散	702

劳伤丸药方	564
劳伤药酒方	564
劳伤煎药方	797
克敌散	776
苏木散	604
苏气汤	423
苏合丸	209
苏合香丸	427, 697, 860
杜仲汤	216
杜仲散	566
杖疮方	611, 649
杖疮珍珠散	435
杏仁汤	216, 566, 569
杨花散	217
杨梅疮方	652
杨梅散	858
杨梅熏药方	652
豆豉饼	115
医牛马疮方	451
还魂丹	629
还魂汤生地	678
还睛汤	199
扶危散	208
折伤木汤	862
抓破脸皮方	570
护风托里散	678
护心丸	207
护心丹	797
里东丸	406
吹猪闭舌方	653
牡丹皮散	114, 428
牡蛎散	702
何首乌散	428
住痛生肌止血方	732
住痛散	409, 759, 769
佛手散	413, 714
返魂夺命丹	715
坐板疮	653
灸熨法	87

应手丹	642
应痛丸	408，704
辛香散	415，604，758
怀德堂笔记方	447
羌活汤	55，193，423
羌活防风汤	55，438
羌活乳香汤	123，440
羌麻汤	423
冷气痛方	651
没药丸	55，117，407，696
没药降圣丹	54，436
没药散	449
补中益气汤	50，114，205，438，617，677，742
补气养血汤	198
补肉膏	418
补肌散	93，211，412
补肾壮筋汤	202
补肾养血汤	677
补肾活血汤	676，678
补肾浸酒方	647
补唇舌方	654
补损丹	421
补损接骨仙丹	124，212，443，614
补损续筋丸	123，212，432
补筋丸	104，203，407
补筋汤	203
君臣散	215，564
附子四逆汤	440
附方消风散	612
附：消风散	611
坠马方	697
陀僧膏	191
忍冬膏	417
鸡舌丹	857
鸡鸣散	215，414，571，695，859
驱风丸	14

八　画

青泥	858
青城山仙传接骨方	745
英雄丸	643，733
松皮散	703
松葱膏	418
拔毒生肌	748
拔箭方	610
拔箭镞方	749
拔簇散	610
抵当汤	113，194，424，862
虎骨散	217
国寿散	856
明目生血饮	677
明目地黄汤	199
固齿散	93，409
败弩筋散	428
败毒散	652
败蒲席煎	448
和气散	606
和伤丸	644
和伤治血汤	218
和伤活血汤	441
和血定痛丸	432
和营止痛汤	203
和营养卫汤	192
和解散	610
金刀如圣散	451
金刃伤方	453
金不换	453
金伤散	449
金体神膏	429
金枪药	426，616，642，643
金枪逆力散	611
金枪铁扇散	192
金旺散	609
金疮方	569

金疮灰蛋散	732		
金疮迎刃散	732	**九　画**	
金疮降真散	732		
金疮药方	562	春合口药粉方	747
金疮神效方	455	玳瑁光	858
金疮铁扇散	749	毒箭伤方	750
金疮秘方	446	封口金疮药	674
金瓶导气散	642	封口药	90, 426
金簇伤方	448	荆叶散	701
乳香寻痛散	611, 716	荜茇散	89, 414
乳香定痛散	52	草乌散	702, 728, 855
乳香神应散	434	草蝎经进方	455
乳香趁痛散	433	茴香酒	857
乳香散	13, 408, 565, 704	胡椒饼	452
乳香膏	703	药酒方	217, 567, 675
乳疮验方	655	药蛆方	54
肿痛围药方	745	按骨敷贴方	620
周身水药	608	战青散	609
周身引药	608	点赤热眼方	654
昏昏散	770	点眼八宝丹	630
狗咬方	654	点眼瘅方	653
庚金散	616	星凤散	409
泽兰散	413, 450	虻虫散	210
治打足拐	570	咽喉痛验方	654
治足骨挟碎	570	香苏饮	424
治破风	569	香薷饮	424
定血散	449	秋合口药粉方	748
定痛丸	19, 449	重伤方	648
定痛当归散	434	复元活血汤	113, 194, 861
定痛和血汤	208	复元通气散	114, 194
定痛乳香散	434	复原活血汤	52, 438
定痛接骨紫金丹	641	复原通气散	52, 434
定痛散	87, 196, 409, 675, 856	顺气活血汤	676
定痛膏	101, 212, 416	顺风散	766
参附汤	50, 119, 422	保合太和汤	775
参黄散	194	保安万灵丹	767
承气汤	193	保命丹	213, 419, 766
经验正骨丹	746	胆导法	427
		胜金丹	421

胜金散	209
独圣散	413
独参汤	49, 115, 422, 742
独活汤	423
急风散	408, 701
急救回阳丹	618
急救散	410
急救灌转方	570
疮毒方	651
养血当归地黄汤	56
姜黄汤	568
首乌丸	14
将帅定风散	604
将军匀气散	607
将军膏	614
洁古末药散	436
洪宝丹	54, 419, 747
洞蛮方	214
洗手膀方	644
洗心散	697
洗伤药	425
洗伤药方	567
洗药	11, 18, 20, 54
洗药方	652, 716
洗药荆叶散	434
洗疮方	651
活血止痛方	649
活血止痛汤	677
活血止痛饮	677
活血丹	17, 218, 419, 421, 695
活血汤	676
活血住痛散	433, 603, 759
活血和气饮	442
活血顺气何首乌散	113
活血通经止痛散	716
活血散	412, 699
活络丹	421
活腰散	612
泊夫蓝汤	856
祛伤散	195
神仙一把抓	453
神仙保命丹	214
神仙换骨丹	608
神仙接骨丹	796
神圣饼子	447
神圣散	604
神妙佛手散	607
神效七厘散	750
神效太乙膏	52
神效内伤丸	766
神效生肌散	749
神效当归膏	53, 90
神效佛手散	732
神效接骨奇方	715
退风散	214
退肿膏	416
退毒定痛散	677
退热散	411
除风益损汤	439
除痕方	20

十 画

蚕蛾散	748
莲叶散	733
莲枣丸	651
莪棱散	612
莞尔膏	857
真宝膏	608
桂附八味丸	433
桂枝汤	215, 565, 568
桂蕊散	603
桔术四物汤	442
桔梗汤	216, 566
桃仁汤	451
桃仁承气汤	49, 113, 193, 439, 862
桃红散	18
桃花散	214, 414, 565, 567, 602, 758, 797

夏合口药粉方	747
破伤风方	746
破伤风奇方	621
破伤秘方	446
破血丹	419
破血药	427
破血消痛汤	113，440
破血散瘀汤	440
破瘀汤	451
逐瘀至神丹	436
逐瘀定痛散	207
损伤筋骨方	745
损伤膏药	674
损骨方	745
柴胡四物汤	439
柴胡汤	193
柴胡饮	424
逍遥散	742
蚌霜散	606
铁布衫	614，643
铁针入肉方	750
铁城散	777
铁扇散	410，678
铅粉散	700
秘传洗血丹	620
秘传赛仙丹	620
秘制朱砂膏	573
秘治跌打损伤膏	445
透骨丹	218，421
健步虎潜丸	203
健脾养胃汤	199
臭科散	410
胶艾汤	20，451
胶艾安胎散	435
脑风散	778
脓疱疮方	652
疳药方	653
痄腮肿痛方	654
益气养荣汤	115，441
益母膏	417
消下破血汤	99，440
消风住痛散	433
消风败毒散	616，748
消风散	409，568，603，758
消石散	450
消肿膏	417
消毒定痛散	53，90，433，859
海桐皮汤	89，216，431
海桐散	566
涂封方	452
流精方	653
润肠丸	49，122，407
浸药酒验方	648
害眼方	654
宽筋汤	568
宽筋散	202，777
家传千金诀	615
家传损伤方	616
家传跌打末药方	615
家传遍身练力方	615
被人咬伤方	570
调气散	410
调经活血汤	614
调经散	114，862
通闭总方	618
通关散	195，412，605，646，647
通导散	646
通肠活血汤	678
通经活血止痛散	612
通瘀丸	646
预防脐风方	655

十一画

黄丹散	700
黄末子	424
黄末药	768
黄花散	797

黄金膏	417
黄药末	16
黄酒散	856
豉灸法	427
排风汤	15
接骨大验方	620
接骨丹	419，420，421，621，639，649，715
《本事》接骨方	55
接骨方	648
接骨仙方	446
接骨至神丹	436
接骨如神丹	796
接骨灵验丹	642
接骨金丹	430
接骨药	15，426
接骨药方	745
接骨神方	446，453
接骨散	19，55，678，698
接骨紫金丹	196，437，614
接骨膏	418，571
接骨敷药	648
掺头药	418
救死活命丹	743
救苦下毒汤	652
救急方	697
救急奇方	857
救跌死打伤无气立地即活方	616
雀儿散	647
蚯蚓膏	857
蛇咬痛肿方	654
铳子伤肉方	750
假母布刺酒	858
敛血剂	861
欲吐痰方	570
脚骨痛方	647
脱骨断筋方	745
象皮膏	217，566
猪胆汁导法	123
猪蹄汤	52

麻丸子	17
麻仁丸	200
麻肌散	859
麻肺丹	418
麻药	406，675
麻桂温经汤	204
麻黄汤	568
粒金丸	608
断指方	746
断臂断指方	746
清下破血汤	861
清上瘀血汤	99，440，861
清心去毒散	678
清心药	113，425
清心药方	694
清心活气汤	677
清心莲子饮	51
清肝止痛汤	677
清肺止痛汤	677
清胃散	50，413
清暑益气汤	438
清燥汤	50，423
混元膏	85，196，415
淮乌散	759
续骨神丹	429
续断散	450
续筋丹	420
续筋骨方	567
缀药	858

十二画

琥珀和伤丸	675
琥珀散	676，858
琥珀碧玉散	209
琥珀膏	674
葫芦方	452
散血汤	775
散血膏	416

散瘀和伤汤	86, 197, 442, 859	温凉散	748
葛根汤	423	滋肾丸	51
葱熨法	427	滋荣双解汤	614
棱莪散	715	滋荣双解散	716
硫麝散	209	割断食管方	645
雄黄散	449	谦甫朱砂丸	56
雄鼠散	408	犀角地黄汤	48, 113, 193, 440, 862
搽髻头方	655	疏风败毒散	123, 435
搽疮方	651	疏风顺气汤	676
搜风丸	14	疏风养血汤	198
搜损寻痛丸	432	疏风理气汤	676
紫金丹	195, 420, 606, 641, 796	疏风理气活血汤	676
紫金丹引	606	疏血丸	88, 211, 407, 860
紫金皮散	428	疏肝饮	646
紫金散	18, 564		
紫金膏	417	**十三画**	
紫荆皮散	702		
跌打方通用	617	蓝子散	450
跌打既好筋不伸方	568	蓝汁饮	424
跌打损伤方	453	蒴藋煎	859
跌打损伤药酒	444	蒲黄散	450, 856
跌打损伤膏验方	573	禁声饮子	698
跌打疼痛	620	槐花散	676
跌打筋骨方	649	榆丁散	409
跌打膏药	431	碎米疮	653
跌扑刀伤接骨方	693	碎骨丹	622
喉伤未断方	746	雷火针	640
黑丸子	13, 52	蜈蚣散	55, 449
黑末子	425	腰痛方	645
黑末药	768	解肌汤	562
黑龙散	11, 54, 411, 567, 858	解诸毒药方	451
黑虎丹	14	痹药	406
黑药方	860	痹药昏昏散	759
黑神散	412, 565, 610, 697, 759, 861	瘀血流注紫黑方	649
筋骨闪挫膏药方	750	新旧损伤方	621
舒肠活血汤	201	新吐血方	643
舒筋活血汤	202	新伤骨痛,皮下红肿不退方	611
舒筋散	409	煎油单	609
痘后翳障验方	653	慈云散	410

塞鼻丹	90, 211, 419, 860
辟秽丸	604

十四画

搫开吹喉散	570
搫开灌下方	570
截血膏	91, 418
截疟方	654
蔓荆汤	215
蔓荆散	565
膀胱气方	651
褐铁散	208

十五画

敷药方	621, 716
敷药立效方	611
敷药初方	621
敷跌打青肿方	124
黎洞丸	99, 192
鲫鱼泥	857
熨烙泥	856

十六画

橘术四物汤	114
整骨麻药	431, 675, 855
整骨麻药方	745

十七画

臁疮血风疮	653
鹭霜散	860

十八画

瞿麦丸	448
巉峒丸	406
翻风散	857

十九画

藿香正气散	435
鳖甲散	13
蟾酥丸	204
鳖鱼汤	861
癣疮方	652
麒麟竭散	428

二十一画

麝香散	697
麝香膏	216, 566

二十三画

麟血散	858

后 记

在全国名老中医药专家学术继承工作导师李顺保的精心策划、组织和领导下，兰州石化总医院（甘肃中医药大学第四附属医院）骨伤科全体医生经过两年有余的搜集、精选、细挑出中医骨伤科古代十大名著，又经过一年余的精细注释，于今终成正果，提交学苑出版社审阅出版，甚感欣慰！这不仅是全国名老中医药专家学术继承工作导师李顺保工作室的建设项目，更是"传承精华，守正创新"，为我国中医骨伤科事业的发展贡献绵薄力量，责无旁贷。

本书经编委会成员共同努力完成，其中协助主编工作和校注的有：田凯文校注《伤科汇纂》，撰写 415 千字。柳直校注《正骨心法要旨》，撰写 74 千字。何维俊校注《伤科补要》《江氏伤科学》，撰写 190 千字。郭东武校注《治伤秘旨要纂》《伤科大成》，共撰写 190 千字。赵君虎校注《跌打损伤回生集》《仙授理伤续断秘方》，撰写 136 千字。任森校注《正体类要》《中国接骨图说》，撰写 139 千字。以上编委共同完成 114 万 4 千字。编委会秘书徐学斌和马玉娇协助编委们做了大量工作，深表谢意！

李顺保

2024 年 1 月